嚥下障害の臨床
リハビリテーションの考え方と実際

●編集
日本嚥下障害臨床研究会

●編集委員
苅安　誠
清水 充子
谷本 啓二
津田 豪太
本多 知行

第2版

医歯薬出版株式会社

編　　集／日本嚥下障害臨床研究会

編集委員／苅安　　誠（京都学園大学 健康医療学部 言語聴覚学科）
　　　　　清水　充子（埼玉県総合リハビリテーションセンター 言語聴覚科）
　　　　　谷本　啓二（広島大学）
　　　　　津田　豪太（聖隷佐倉市民病院 耳鼻咽喉科摂食嚥下センター）
　　　　　本多　知行（燿光リハビリテーション病院 リハビリテーション科）

(五十音順)

This book was originally published in Japanese
under the title of :

ENGESHOUGAI-NO RINSHOU
RIHABIRITĒSHON-NO KANGAEKATA-TO JISSAI
　(Rehabilitation for Dysphagia—Think and Practice)

Editors :

HONDA, Tomoyuki et al.
HONDA, Tomoyuki
　Department of Rehabilitation
　Osaka City Kita Hospital

© 1998　1st ed.
© 2008　2nd ed.

ISHIYAKU PUBLISHERS, INC.
　7-10, Honkomagome 1 chome, Bunkyo-ku,
　Tokyo 113-8612, Japan

執筆者一覧

本多知行（燿光リハビリテーション病院リハビリテーション科）
熊倉勇美（千里リハビリテーション病院）
武内和弘（広島国際大学総合リハビリテーション学部リハビリテーション学科）
苅安　誠（京都学園大学健康医療学部言語聴覚学科）
清水充子（埼玉県総合リハビリテーションセンター言語聴覚科）
巨島文子（京都第一赤十字病院リハビリテーション部）
谷本啓二（広島大学）
益田　慎（県立広島病院小児感覚器科）
溝尻源太郎（みぞじりクリニック耳鼻咽喉科）
木佐俊郎（松江生協病院リハビリテーション科・出雲市民リハビリテーション病院）
藤島一郎（浜松市リハビリテーション病院）
矢守麻奈（県立広島大学大学院総合学術研究科保健福祉学専攻）
河崎寛孝（相澤病院リハビリテーション科）
太田清人（株式会社　栖のき）
津田豪太（聖隷佐倉市民病院耳鼻咽喉科摂食嚥下センター）
海老原覚（東邦大学大学院医学研究科リハビリテーション医学講座）
海老原孝枝（杏林大学医学部高齢医学・東京大学大学院医学系研究科・東北大学大学院歯学系研究科）
川岸　恵（元福井医療短期大学リハビリテーション学科）
岡田澄子（元藤田保健衛生大学医療科学部リハビリテーション学科）
足立了平（神戸常盤大学短期大学部口腔保健学科）
東　嶋美佐子（長崎大学大学院医歯薬学総合研究科保健学専攻作業療法学分野）
小野高裕（新潟大学大学院医歯学総合研究科包括歯科補綴学分野）
椎名英貴（森之宮病院リハビリテーション部）
北條京子（浜松市リハビリテーション病院）
小島千枝子（藤田保健衛生大学医療科学部リハビリテーション学科）
塩谷由美子（市立岸和田市民病院リハビリテーション部言語療法室）
仙田直之（松江生協病院耳鼻咽喉科）
髙嶋絵里（福井県済生会病院リハビリテーション部）
金谷節子（金谷栄養研究所）
稲田晴生（化学療法研究所附属病院リハビリテーション科）
藤田泰之（びわこ学園医療福祉センター草津小児科）
尾﨑隆之（岩美町国民健康保険岩美病院内科）
吉田光由（広島大学大学院医歯薬保健学研究院先端歯科補綴学研究室）
藤原百合（聖隷クリストファー大学リハビリテーション学部言語聴覚学科）
鎌倉やよい（日本赤十字豊田看護大学看護学部）
石田眞南（株式会社　デンタルタイアップ）
藤原ゆみ（特定医療法人　万成病院歯科）
田川麗子（独立行政法人地域医療機能推進機構　滋賀病院）
大塚昌彦（広島大学大学院医歯薬保健学研究院歯科放射線学教室）

＜執筆順＞

（日本嚥下障害臨床研究会の事務局：〒734-8553　広島市南区霞1-2-3　広島大学大学院医歯薬保健学研究院先端歯科補綴学研究室内
TEL 082-257-5677）

カラーグラビア

1　第1章 2 準備期・口腔期

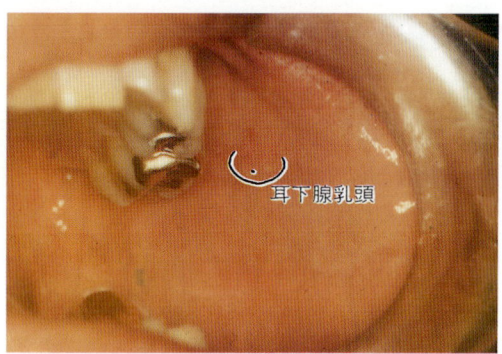

図6　耳下腺乳頭

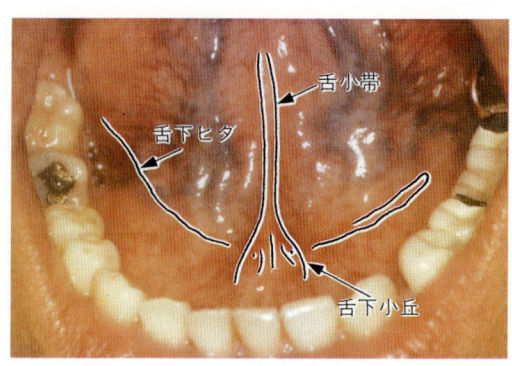

図7　舌下部の構造

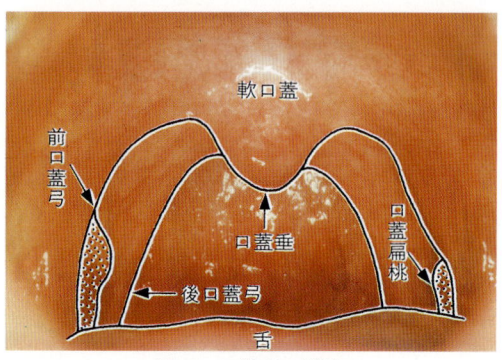

図8　口峡部の構造

2　第3章 1-3) 摂食・嚥下障害の危険因子

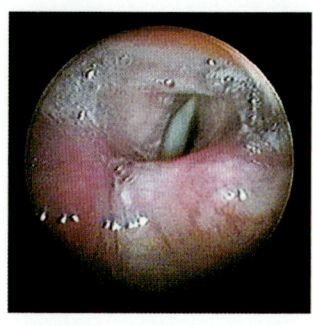

図3　声門上に唾液の貯留した脳血管障害患者の内視鏡所見

3　第4章 4-4) 咽頭期における間接訓練

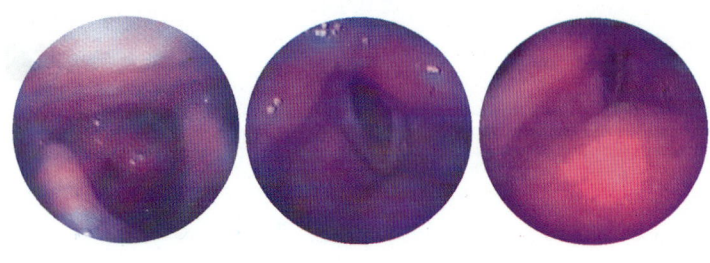

図1（左）　のどづめ状態の内視鏡的観察．披裂部と喉頭蓋の接近，両側仮声帯の接近で声門が観察できない

図2（中）　左一声帯麻痺例の呼吸時の内視鏡所見

図3（右）　図2と同一症例がプッシング法を行ったときの発声時内視鏡所見．披裂部と喉頭蓋の接近，健側（右）仮声帯の過内転はみられるが，声門閉鎖は強化されていない

第3章 4-2) ビデオ内視鏡検査

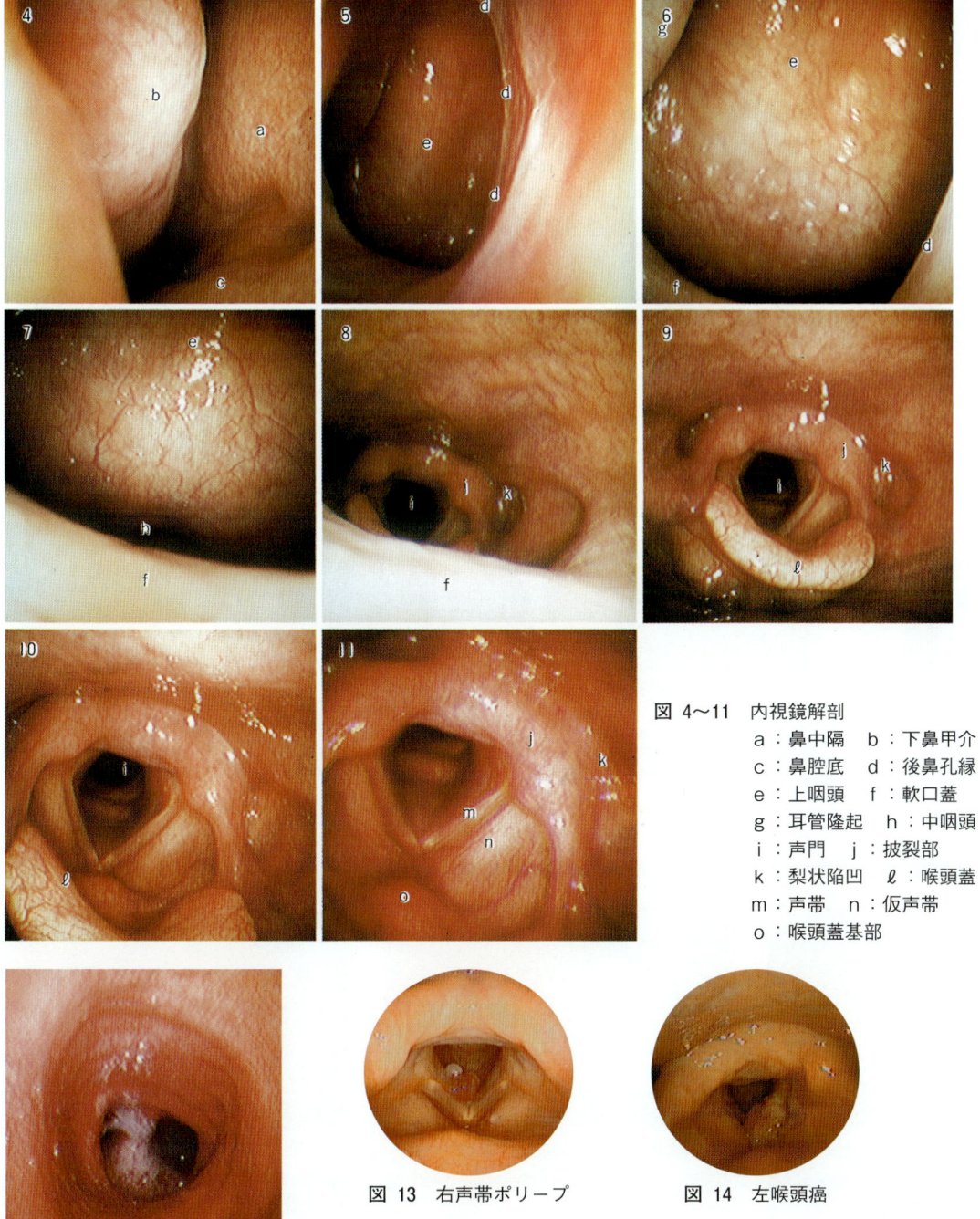

図4〜11 内視鏡解剖
a：鼻中隔　b：下鼻甲介
c：鼻腔底　d：後鼻孔縁
e：上咽頭　f：軟口蓋
g：耳管隆起　h：中咽頭
i：声門　j：披裂部
k：梨状陥凹　l：喉頭蓋
m：声帯　n：仮声帯
o：喉頭蓋基部

図12 声門での咳反射が消失しており，気管内まで内視鏡を進め気管分岐部まで観察

図13 右声帯ポリープ

図14 左喉頭癌

VI

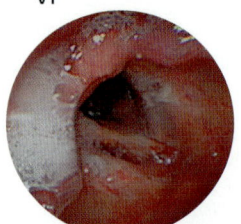
図15 多量の唾液残留と唾液誤嚥あり

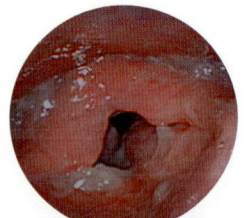
図16 粘稠な痰が喉頭内腔に付着

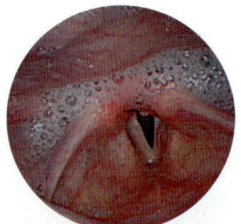
図17 左喉頭麻痺：吸気位（復正中位固定）

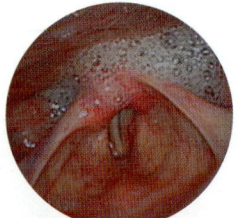
図18 左喉頭麻痺：発声位

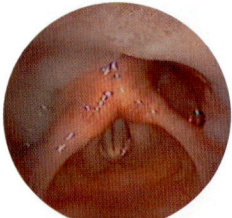
図19 着色水嚥下前

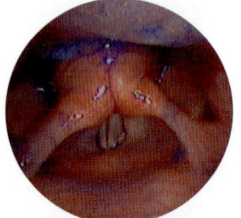
図20 着色水嚥下後：梨状陥凹に少量の着色水残留

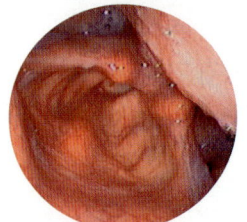
図21 ヨーグルト嚥下前

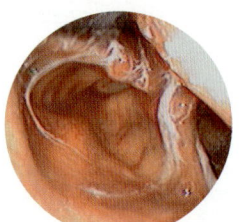
図22 ヨーグルト嚥下後：線状の残留が喉頭内腔にまであり

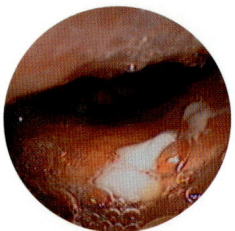
図23 喉頭蓋先端に少量のプリン残留あり

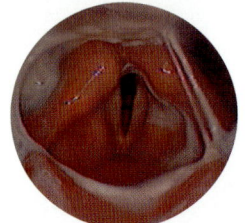
図24 梨状陥凹から喉頭内腔にヨーグルト残留多い

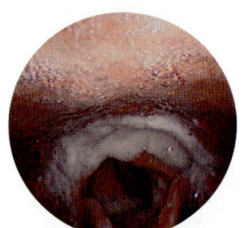
図25 両側梨状陥凹にのみプリン残留あり

5 第4章 4-2)-(3) 口腔衛生

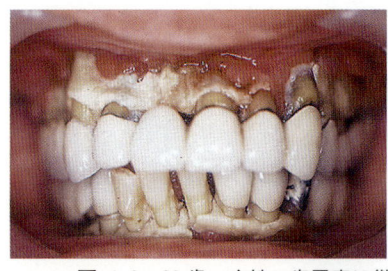
図1,2 68歳，女性．歯周病に継発した歯肉壊死，顎骨骨髄炎（腐骨）

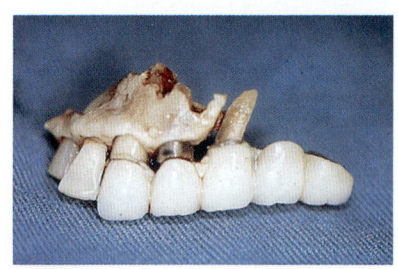

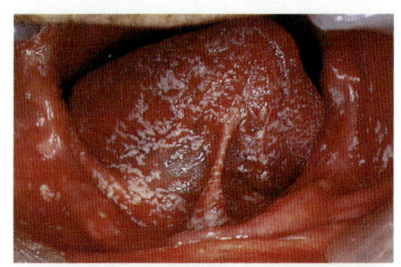
図3 口腔真菌症（カンジダ）

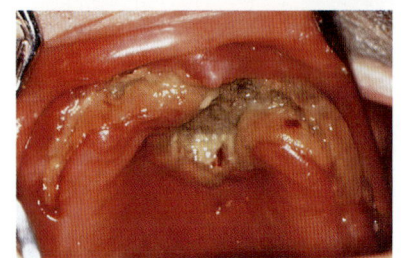
図4 80歳，女性．義歯を入れっぱなしにしていたため，歯肉の褥瘡部から感染．歯肉壊死，敗血症をきたし，突然意識レベルが低下した

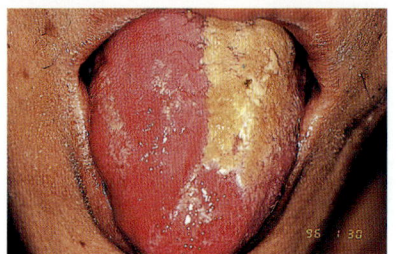
図5 64歳，男性．脳梗塞患者にみられた舌苔．左片麻痺のため舌の左半分の自浄作用がない

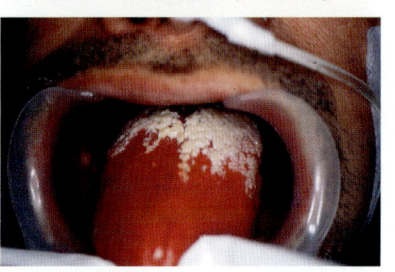
図7 嚥下障害患者の舌苔．舌後方は口蓋に接触していないと思われる

6 第4章 8 摂食・嚥下障害患者の食事

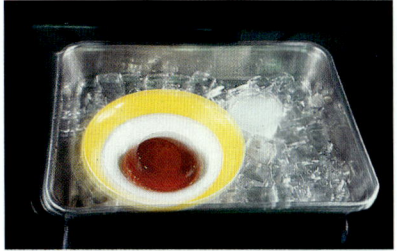

図1 開始食．氷を入れたバットでのゼリー提供（夏期）

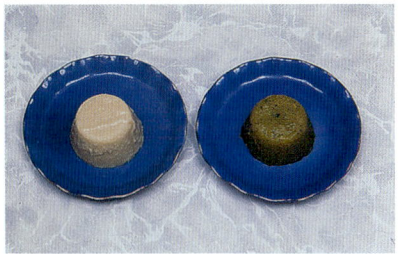

図3 嚥下Ⅱ食．パンプキンとサーモンゼリー

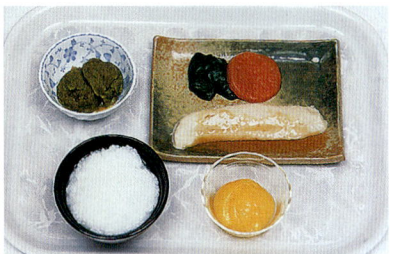

図4 嚥下Ⅲ食

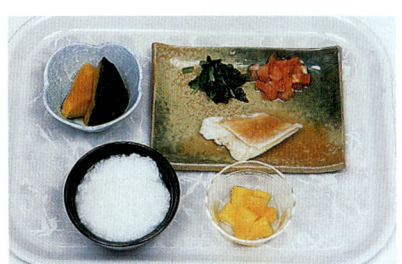

図5 移行食

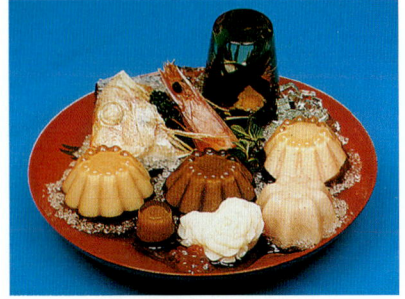

図6 お正月の嚥下食

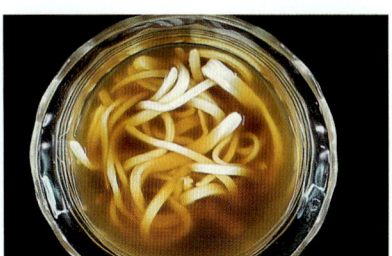

図11 バリウムうどん

7 第5章 3-1）聖隷三方原病院

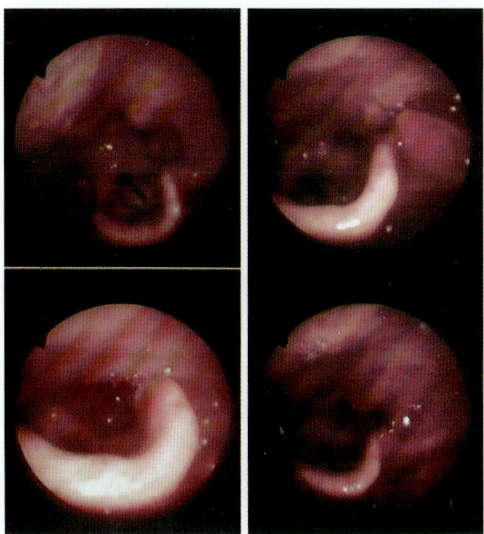

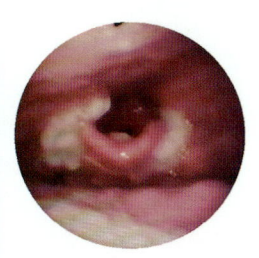

図1-3 症例1：VE所見（左．ゼラチン丸飲み　上．お粥．咽頭残留あり．）

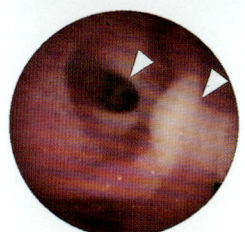

図2-4 泡状の唾液が常に気管に泡入している．表面はほとんど泡状の唾液で覆れている

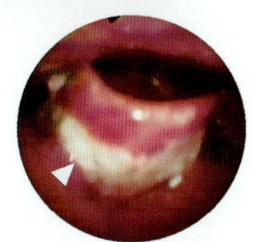

図2-8 VE残留所見

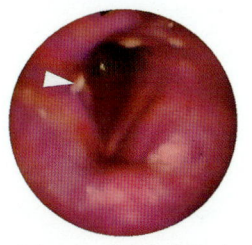

図2-9 小さな食塊が声門上に観察される

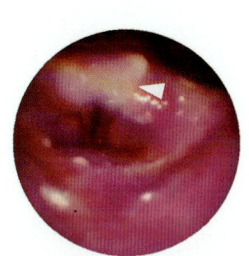

図2-10 誤嚥された食塊が咳で喀出されるところ

第2版序文

　1990年半ば頃から摂食・嚥下障害の重要性が認識され始めたなか，日本嚥下障害臨床研究会9年間の集大成として1998年9月に初版が刊行されました．嚥下障害に直接関連する各職種が今までの経験を生かした臨床的な考え方をまとめた初版は，他に類をみない画期的な書籍であったと思っています．この書籍が発刊されたあとも嚥下障害に対する研究の進歩は目覚ましく，診断・評価の発展，臨床経験の積み重ねからの発見など，新しい概念や知見が多数出てきました．こうした現状を考慮した結果，初版にこれらを盛り込み改訂しようという気運が研究会のなかで高まり，このたび第2版の出版となりました．初版から10年の歳月を経ています．

　さて，第2版の特徴としては，1) 10年の歳月を経た現在でも重要と思われる基本的な考え方は初版内容を極力踏襲したこと，2) この10年間で定着してきた嚥下障害に対する新しい概念や評価を取り入れたこと，3) 研究会のワーキンググループがまとめ上げ冊子にまでなった「嚥下障害の臨床における各職種の役割と業務内容のガイドライン」の内容を盛り込んだこと，などがあげられます．とくにガイドラインとは，嚥下訓練を行うにさいし「指示を出す側」と「指示を受ける側」の役割と業務内容を理解し，嚥下障害を診るための必須事項としての一般的基準，より深く専門的に診るための努力目標としての専門的基準を設定したものです．チームアプローチを考えるうえでの手引きとして活用いただけると，より深くチーム内の各職種を理解でき実力のあるチームを形成できるのではないかと思っています．さらに，嚥下障害領域での認定看護師制度が発足してから，嚥下を専門的に扱う看護師が最近少しずつ増えてきています．他の職域でも嚥下障害の専門家を養成しようとする動きがあります．嚥下障害は各職種のチームアプローチが大切ではありますが，各職種のいわゆる「棲み分け」はまだ明確ではありませんし，明確にすべきかどうかという議論も一方では存在します．こうした棲み分け，どの職種がどこまで実践していくのかを考える意味でもガイドラインは役に立つのではないかと考えています．

　「摂食・嚥下障害って何ですか」という時代から，現在は「摂食・嚥下障害は扱えて当然です」のようになってきました．関連各職種の認知度は大変高くなり実践も含めてこの10年間で随分裾野は広がってきたと思っています．今後この領域はどのようになるのでしょうか．咀嚼と嚥下の関係が発見されたように摂食・嚥下関連事項のメカニズムや基礎的研究はさらに発展し，我々にまた新しい知見をもたらしてくれるでしょう．これらを積極的に取り入れて日常臨床に生かしていくことがこの研究会のメンバーに課せられた課題となってくると思います．一方，臨床的な現場では，摂食・嚥下障害に対する取り組みが本当に役に立っているのかどうかのエビデンスを求められる取り組みが必要になってくると思いま

す．役に立っているのかどうかの検証は大変大切です．検証の手法や考え方を研究会でも身につけていく必要性があるでしょう．また，本当にきちんとした実践ができているかどうかの自省も必要でしょう．摂食・嚥下障害のリーダーとなる医師・歯科医師の取り組みの実際はどうでしょう．きちんと指示や明確な方針が出せているでしょうか．さらに，認知症における摂食・嚥下障害の領域はまだまだ十分な対応ができていないのも現実です．この領域を深めていくことも時代の要請であると思います．また，各職種がどこまで内容的に嚥下訓練を担っていくかの"職種の棲み分け"についての議論が出てくるかもしれません．そうしたことを考えていくうえでのひとつの土台を第2版ではまとめることができたのではないかと思います．紙面も限られているので十分な内容を網羅できなかったところもあると思います．手にとって読んでいただいた先生方の忌憚のないご意見やご批判をいただければ幸いと思っております．

　最後になりましたが，編集委員は初版に関与した清水先生・谷本先生・本多が残り，新編集委員として苅安先生・津田先生に入っていただいて編集にあたりました．

　また，発刊にあたっては医歯薬出版の関係諸氏には大変なお力添えをいただきました．深く御礼申し上げます．

2008年4月
本多知行

第1版序文

　昭和から平成に代わった1989年6月，私達は同好の士を募って，静岡県の熱海市において第1回の嚥下障害臨床研究会を開催した．参加者は9名で，それがわずか9年を経て本書を産む端緒になるとは，誰も予想しなかった．

　当時は，宿舎のふすまを外してスクリーン代わりにし，持参のスライド映写機で発表を行った．演題は，1）嚥下障害患者へのチームアプローチ，2）X線映画法による口蓋裂術後患者の嚥下に関する研究，3）X線ビデオ撮影による嚥下動態の観察，といったものであった．

　発表後は，浴衣を着て酒を酌みかわしながら夜遅くまで議論に花が咲いた．気取らずに，なんでもわからないこと，知らないことがあれば，膝つき合わせて遠慮なしに聞くことができるというのは，このときからの我が研究会の良き伝統である．

　当時，アメリカで言語病理学を学び，帰国後，福井医療技術専門学校で教鞭をとっていた苅安　誠（言語聴覚士）は，摂食・嚥下障害のリハビリテーションへの関心が高く，本研究会が始まった当時から日本リハビリテーション医学会などで研究発表を行っていた．その苅安から研究会開催の提案を受けて，有馬温泉病院で成人の言語障害の臨床に携わっていた熊倉勇美（言語聴覚士）は，すぐに当時広島大学歯学部附属病院で口蓋裂の臨床と研究に取り組む武内和弘（言語聴覚士）に声をかけたのである．

　このようにして言語聴覚士3名が世話人となってスタートした研究会も2回目以降，参加者の数は口コミで徐々に増え，さまざまな関連職種に人脈が広がっていった．苅安はリハビリテーション医学会のポスターセッション会場で出会った佐賀県社会保険病院の本多知行先生（リハビリテーション医），島根県立中央病院の木佐俊郎先生（リハビリテーション医），それに聖隷三方原病院の藤島一郎先生（リハビリテーション医）を，熊倉は音声治療の仲間であった「みぞじりクリニック」の溝尻源太郎先生（耳鼻咽喉科医）を，武内は同じ広島大学歯学部に籍を置く谷本啓二先生（歯科放射線科医）をというふうに，研究会への参加をお願いし，現在の研究会を支える主要メンバーが揃っていったのである．

　その後，1993年10月には神奈川リハビリテーション病院の伊藤裕之先生（耳鼻咽喉科医）を迎えて特別講演会を開き，平成7年7月の広島市での第8回研究会では『嚥下障害・治療におけるVF検査』という企画ものに初めて取り組んだ．これを大会会長の谷本啓二教授が冊子としてまとめ，これが医歯薬出版の編集担当者の目にとまり，本書を刊行するきっかけともなったのである．

　このように研究会発足の頃からの流れを振り返ってみると，最近の摂食・嚥下障害リハビリテーションに対する関心の高さには目を見はるものがある．研究会やセミナーが開かれれば，どこも満員の盛況で，ちょっとしたブームといってよ

いような雰囲気である．

　アメリカの言語病理学の強い影響のもとで育ってきたわが国の言語聴覚療法は，基本的に摂食・嚥下障害のリハビリテーションに関心が高い．1997年12月に「言語聴覚士法」が成立し，言語聴覚士は「診療の補助として，医師または歯科医師の指示の下に嚥下訓練‥を行う」と，具体的な業務が盛り込まれた．このことから，突然，しかも十分な指示なしに嚥下訓練が行われる恐れはないだろうか，リスク管理の不十分なまま訓練が実施されることはないだろうか，などなど現場での混乱の発生が心配される．指示を出す立場と具体的に訓練を行う立場の真剣な取り組みが厳しく要求されるであろう．いずれにしても摂食・嚥下障害のリハビリテーションに言語聴覚療法という立場から関わっていきたいと願うのはわれわれ三人の共通の気持ちである．

　本書の編集にあたっては，編集委員の先生方に大変なご苦労をお願いした．というのも，苅安は再びアメリカKansas大学に留学中であり，熊倉は病院内外の雑多な業務に追われ，武内は新たに大学で教鞭をとるようになるなど，時間的に大変窮屈な状況であった．それを見かねて谷本・溝尻両先生がご配慮くださったものである．

　この本は我が嚥下障害臨床研究会発足から9年目の総集編であり，私達が臨床で学んだことのすべてが記されている．おそらく数年のうちに本書の内容は改訂しなければならなくなるに違いない．それくらいこの分野ではまだ未知のことが多い．

　年ごとに新しい知見が積み重ねられてゆく摂食・嚥下のリハビリテーションを単なるブームで終わらせることなく，本書を試金石として，本研究会は今後もこの領域の着実な進歩に貢献し続けていきたいと願っている．

　　　　　　　　　　　　　　　　　　　　1998年8月　　熊倉勇美
　　　　　　　　　　　　　　　　　　　　　　　　　　　武内和弘
　　　　　　　　　　　　　　　　　　　　　　　　　　　苅安　誠

目次

- ●カラーグラビア● ——————————————————————————— IV
- ●第2版序文● ————————————————————————(本多知行) IX
- ●第1版序文● ——————————————(熊倉勇美・武内和弘・苅安　誠) XI
- ●本書で扱う範囲● ————————————————————(本多知行) 1
- ●本書で使用する主な用語● ————————————————(苅安　誠) 3

第1章　摂食・嚥下機能（解剖と生理）とその障害　　11

第1章のあらまし
(清水充子) 12

1．先行期
(巨島文子) 14

1．先行期とは…14
2．先行期異常の病態と障害部位・原因疾患…14
・高次脳機能障害…14　・姿勢保持機能…16　・口に食物を搬送する機能…16
・感覚障害…17　・嚥下障害を伴わない摂食障害…17
3．まとめ…17

2．準備期・口腔期
(谷本啓二) 18

1．準備期・口腔期とは…18
2．準備期・口腔期の解剖と生理…18
・準備期・口腔期の解剖…18　・準備期・口腔期での摂食・嚥下の流れ…21　・食塊形成の場所…24

3．準備期・口腔期異常の病態と原因疾患…28
・準備期の静的障害…30　・準備期の動的障害…31　・口腔期の障害…31

3．咽頭期・食道期
(益田　慎) 34

1．咽頭期の仕事…34
2．咽頭期に関連した解剖の基礎知識…34
・反射運動としての嚥下運動…34　・嚥下に関連した筋肉…35　・蠕動運動と蠕動様運動…36
3．咽頭期の嚥下運動の目的と実際…36
・逆流防止弁は正常に働いているか…36
・咽頭の絞り出し…37　・誤嚥をしないために…39
4．食道期…42
・食道期の目的…42　・逆流防止弁…43
・食塊はスムースに流れるか…44

第2章　重症度に関連する諸因子と臨床の流れ　　45

第2章のあらまし
(溝尻源太郎) 46

1．重症度に関連する諸因子とその分類
(本多知行) 48

1．重症度分類を考えた経緯…48
　2．重症度分類に関連する因子…50
　　・年齢…50　・疾患特異性と障害部位…51
　　・全身状態…53　・意識レベル…54
　　・認知・知的機能…54　・嚥下障害のステージ…55　・誤嚥の程度…57
　3．重症度分類…58
　4．新しい重症度分類：才藤の分類…59

2．諸因子への対応の優先度と臨床の流れ
　　　　　　　　　　　　（木佐俊郎）62
　1．誤嚥リスクを優先した臨床の流れ…62
　2．臨床的フロー・チャート作成の試み…62
　3．臨床的流れと基本的姿勢…64
　4．急性状態における臨床の流れ…66
　5．慢性状態（在宅，施設）での臨床の流れ…69

3．治療の組み立て
　　　　　　　　（溝尻源太郎・津田豪太）71
　1．取り組みの基本…71
　　・目標指向的な取り組み…71　・予後予測の問題…71　・摂食・嚥下障害の治療の目的…72
　2．摂食・嚥下障害の治療目標の設定…72
　　・患者自身の問題…73　・患者を支援する家族の介護能力や支援体制…74　・治療を提供する医療機関や担当者の問題…74
　3．治療の進め方…76
　　・治療はいつから開始するか…76　・他の訓練との兼ね合い…77　・嚥下障害に影響を与える他の症状との兼ね合い…77　・間接訓練，直接訓練…77　・歯科補綴的アプローチ…77　・手術…77　・全身管理…78　・リスク管理…78

第3章　検査と診断（評価）　79

第3章のあらまし
　　　　　　　　　　　　（谷本啓二）80

1．疑診から診断へ
　　　　　　　　　　　　　　　　　　82
　1．嚥下障害のスクリーニング…（藤島一郎）…82
　　・疑うこと…82　・ていねいにみて，重みづけをする…82　・油断をしない…83
　　・変化に気づく…84　・誰が診るか…84
　　・スクリーニング検査…84
　2．摂食・嚥下の精査…（木佐俊郎）…85
　　・問診…85　・理学的所見…86
　3．摂食・嚥下障害の危険因子…（矢守麻奈）…89
　　・摂食・嚥下障害患者数…89　・摂食・嚥下障害の原因疾患…90　・脳血管疾患の場合…90

2．診断への手がかり
　　　　　　　　　　　　　　　　　　94
　1．摂食・嚥下障害に直結している症候…（河崎寛孝）…94
　　・摂食・嚥下障害の原因疾患の診断…94
　　・とくに注意すべき症候…100
　2．他の症状との関わり…105
　　・高次脳機能障害…（熊倉勇美）…105　・発声・構音器官の障害…（武内和弘）…107　・嚥下障害と発声発語障害の関連…（苅安　誠）…113　・その他の身体所見…（太田清人）…122

3．ベッドサイドで行う検査
　　　　　　　　　　　　（木佐俊郎）128
　1．疑うことの重要性と検査所見…128
　2．「水飲みテスト」の有用性と限界…128
　　・咽頭反射のチェックの重要性…128
　　・「着色水飲みテスト」…129　・「唾液飲

・「みテスト」との関連…130　・「水飲みテスト」とVF適応…130　・「水飲みテスト変法」…130

4．詳細な検査
132

1. ビデオ嚥下造影法（videofluorography of swallowing：VF）…（谷本啓二）…132
　・検査に必要な装置…132　・画像情報以外のデータの記録…135　・検査の目的…135　・検査の方法…136　・造影剤と安全性…138　・検査食（模擬食品）…140　・検査手順…140　・X線被曝…143　・評価表…143　・嚥下造影正常解剖学…145

2. ビデオ内視鏡検査（VEまたはFEES）…（溝尻源太郎・津田豪太）…147
　・VEの実際…148　・内視鏡解剖と基本的観察事項…148　・フードテスト…150　・VEの長所・短所…151

3. その他の検査…（谷本啓二）…152
　・頸部聴診法…152　・超音波検査法…152　・筋電図法…152　・舌圧検査法…152　・嚥下圧（咽頭・食道内圧）検査法…152　・その他の画像検査（CT，MRIなど）…153

5．総合評価
155

1. 総合的な見地から…（本多知行）…155
　・総合的評価を誰が行うのか？…155　・総合評価と治療方針…156　・評価・治療で注意しないといけないことは何か…158

2. 手術介入の立場から…（津田豪太）…159
　・耳鼻咽喉科へ紹介のさいに必要な情報…159　・評価のポイント…161　・手術療法の適応…161

第4章　リハビリテーションの実際
163

第4章のあらまし
（本多知行）164

1．リハビリテーションプログラムの立案
（本多知行）166

1. 嚥下訓練とは…166
　・間接訓練…166　・直接訓練…167　・直接訓練での注意点…168

2. どんなかたちで嚥下訓練を施行していくのか…170
　・嚥下障害をとりまく要因…170　・嚥下障害に関する直接要因…171　・嚥下障害に関する客観的要因…171

3. 摂食・嚥下障害のゴールをどのように考えるか？…172

2．患者管理の実際
175

1. 気管カニューレ管理と嚥下障害…（津田豪太）…175
　・気管切開術と嚥下機能…175　・気管切開術の高さ…176　・カニューレ…176　・カニューレ装着例での嚥下訓練…179

2. 経管栄養法（カテーテル）の問題…（木佐俊郎）…180
　・経鼻と経口の使い分け…180　・胃瘻…183　・胃瘻の適応とIOCとの使い分け…185　・IOCが胃瘻の注入速度に与えた影響…186

3. その他の補助的栄養法…（木佐俊郎）…186

4. 訓練中のリスク管理…（木佐俊郎）…186

5. 嚥下障害患者のMRSA対策…（海老原 覚・海老原孝枝）…187

6. 誤嚥性肺炎の問題…（海老原 覚・海老原孝枝）…188

3．心理・社会面への配慮
190

1．障害の理解と訓練の受け入れ…（清水充子）…190
2．疾患により異なる対応…（清水充子）…190
・脳卒中や頭部外傷等による脳損傷などに起因する摂食・嚥下障害への対応…190　・進行性疾患による摂食・嚥下障害への対応…191
3．社会との関わり─外で食べることを含めて─…（川岸　惠）…192
4．患者会の役割…（川岸　惠）…193
・嘆願書"経口摂取のお願い"…（TK生）…195
・患者体験記…（斎藤和博）…196

4．間接訓練（食物を用いない訓練）
201

1．間接訓練の適応と導入…（岡田澄子）…201
・間接訓練の適応と目的…201　・間接訓練の導入…201　・間接訓練の進め方…202　・間接訓練の留意点…202
2．全身への配慮…202
・全身への配慮の留意点…（本多知行）…202　・呼吸・気道に関係すること…（本多知行）…204　・口腔衛生（口腔ケア）…（足立了平）…206　・咽頭衛生，気管切開例に対して…（溝尻源太郎・津田豪太）…210　・食前の総合的準備─嚥下体操およびグループ訓練─…（清水充子）…215
3．先行期・準備期・口腔期…220
・意識レベル・認知面に対するアプローチ…（東嶋美佐子）…220　・口腔内形態の機能的意義と摂食・嚥下リハにおける歯科補綴的アプローチ…（小野高裕）…223　・口腔器官の運動性の改善…（椎名英貴）…229
4．咽頭期における間接訓練…234
・咽頭期の役割と咽頭期障害の訓練目標…（清水充子）…234　・thermal tactile stimulation…（苅安　誠）…236　・Shaker（シャキア）法…（清水充子）…239　・Mendelsohn（メンデルソン）法…（清水充子）…240　・pushing法（プッシング法：押し訓練，声帯の内転訓練）…（清水充子）…241　・supraglottic swallow（息こらえ嚥下，声門越え嚥下，声門閉鎖嚥下法）…（清水充子）…242　・chin down法…（岡田澄子）…243
5．IOC（間欠的経口経管栄養法）…（木佐俊郎）…244
6．バルーン法…（北條京子）…246
・バルーン法の適応判断…246　・実施方法…247　・バルーン法のプログラム…248　・バルーン法の効果判定と継続期間…248　・バルーン法の効果…248

5．直接訓練（食物を用いる訓練）
250

1．直接訓練の概要…（清水充子）…250
・直接訓練の適応とリスク管理…250　・直接訓練の導入…250
2．直接訓練の一般的事項…（清水充子）…252
・食べさせる物…252　・食べさせ方…256
3．摂食・嚥下障害の各期における直接訓練…（小島千枝子）…269
・先行期障害…269　・準備期Ⅰ（口への取り込み）障害…271　・準備期Ⅱ（咀嚼と食塊形成）障害…273　・口腔期（咽頭への送り込み）障害…274　・咽頭期（咽頭通過，食道への送り込み）障害…274　・食道期（食道通過）障害…280　・各期共通の工夫…281　・段階的摂食訓練の重要性…282
4．段階的な摂食訓練と効果判定…282
・摂食訓練の開始条件…（塩谷由美子）…283　・摂食訓練の基本的な流れ…（塩谷由美子）…283　・段階的摂食訓練を構成する要素…（矢守麻奈）…287　・一口量…（矢守麻奈）…288　・経口摂取の回数…（矢守麻奈）…288　・食物形態…（矢守麻奈）…289　・段階的摂食訓練の留意点…（矢守麻奈）…290

6．NST
(仙田直之) 292

1．NST とは…292
2．NST の目的・役割…292
3．栄養障害と摂食・嚥下障害…292
4．栄養管理手順…293
　・栄養のスクリーニングとアセスメント…293
　・栄養療法のプランニング…293　・栄養モニタリング…294
5．NST 導入の効果…295
6．地域一体型 NST…295

7．手術的介入
(津田豪太) 296

1．手術の実際…296
2．嚥下機能改善手術…296
　・準備期障害に対する手術…296　・口腔期障害に対する手術…297　・咽頭期障害に対する手術…298　・食道期障害に対する手術療法…301　・その他の障害に対する手術療法…301
3．誤嚥防止手術…301
4．気管切開術の取り扱い…303
5．術後のリハビリテーション…(髙嶋絵里)…303

8．摂食・嚥下障害患者の食事
(金谷節子) 305

1．栄養必要量と所要量…305
2．食物形態と物性的特徴…305
3．嚥下食の進め方…305
4．季節感のある楽しい食事のための工夫…306
5．嚥下食の調理法…306
6．緑茶による水分摂取と「とろみ茶」…307
7．嚥下造影用検査食…310
8．栄養補助食品…310

9．フォローアップ
(藤島一郎) 312

1．フォローアップのポイント…312
2．検査…312
　・全身状態のチェック…312　・神経学的検査…313　・精神的な要因…313　・嚥下機能の変動…313
3．指導…313
　・ノートへの記載…313　・注意事項の徹底…313　・栄養指導…313　・口腔衛生，口腔疾患の治療…313　・服薬指導…314　・嚥下機能が改善してきた場合…314
4．問題が起こったときの対処…314
　・緊急の場合…314　・食事がとれないとき…315

第5章　チームアプローチの実践　317

第5章のあらまし
(溝尻源太郎・谷本啓二) 318

1．業務分担
(藤島一郎) 320

1．医師…320
2．リハビリテーション科…321
3．看護部門…322
4．栄養科…322
5．歯科…322
6．放射線科…323
7．薬剤師…323

2. 各職種の役割と業務内容のガイドライン ―チームアプローチへの手引き―

［日本嚥下障害臨床研究会 ワーキンググループ（WG）］…324

1. 各職種の役割と業務分担の考え方…324
2. リスク管理…325
3. 指示を出す側の役割と業務内容…327
   - 医師・歯科医師の役割と業務内容…327
   - 主治医・リハ科医の役割と業務内容…330
     1）主治医の役割と業務内容
     2）リハ科医の役割と業務内容
   - 協力医の役割と業務内容…332
     1）神経内科医の役割と業務内容
     2）脳神経外科〔リハ科併任〕医の役割と業務内容
     3）小児科医の役割と業務内容
     4）消化器科（内科・外科）医の役割と業務内容
     5）耳鼻咽喉科医の役割と業務内容
     6）歯科医の役割と業務内容
4. 指示を受ける側の役割と業務内容…340
   - 言語聴覚士の役割と業務内容…340
   - 看護師の役割と業務内容…341
   - 理学療法士の役割と業務内容…343
   - 作業療法士の役割と業務内容…343
   - 歯科衛生士の役割と業務内容…345
   - 管理栄養士の役割と業務内容…345
   - 診療放射線技師の役割と業務内容…346

3. チームアプローチの実践例

349

1. 聖隷三方原病院…（藤島一郎・小島千枝子・北條京子）…349
2. 埼玉県総合リハセンター…（清水充子）…356
3. 福井県済生会病院…（津田豪太）…366

文献…372
あとがき…谷本啓二…384
索引…385

本書で扱う範囲

　人間の本質的な欲望である食欲は，「口から食物を摂取する」ことで初めて満たされるものである．しかし最近の疾病の重症化や高齢社会の到来によって，「口から食べられない」，すなわち「嚥下障害」を有する患者が増加してきている．

　嚥下障害に陥ると，栄養補給には経管栄養で栄養カテーテルにつながれることになったり，点滴にたよらざるをえなくなったり，患者のQOL（生活の質）は大変低下する．また嚥下障害に伴って起こってくる嚥下性肺炎（誤嚥性肺炎）は不幸な転帰となる場合もあり，かなり注意をしなければならない重要な問題である．

　最近こうした嚥下障害をもつ患者に対して，「なんとか栄養カテーテルを抜いて安全に経口摂取できるようにならないか，患者のQOLをもっと向上させたいがどうしたらよいのか」という考え方に対する関心が次第に高まってきている．

　我々の研究会は1989年から，こうした嚥下障害をもつ患者に対してどのように対処していったらよいのかを考えてきた．こうした経緯からこれまでの臨床経験に基づいて，「摂食・嚥下障害についての臨床の手引書」を研究会が主体となって作成することになった．臨床の場面で摂食・嚥下障害の扱いかたにとまどっている関連職種のスタッフが，この本をひもとくことで少しでも摂食・嚥下障害について理解が深められればこのうえない喜びである．

　摂食・嚥下障害の詳細は本書の各章にゆずることにするが，簡単にいえば，正常の摂食行為や嚥下運動に障害が起こることである．われわれの摂食行為とは，1）自分の目で食物を認識し（先行期），2）口の中に取り込んで咀嚼し（準備期），3）飲み込みやすくなった食物を咽頭の方へ送り込み（口腔期），4）嚥下反射によって食塊が咽頭を通過し食道へ送り込まれ（咽頭期），5）蠕動運動により食塊は食道から胃に送り込まれる（食道期），の5段階から成り立っている．

　口腔期までは随意運動であり，咽頭期は反射運動で一秒以内に完結する素早い運動である．こうした一連の嚥下運動のメカニズムは大脳皮質や脳幹部からの指令で制御されており，嚥下に関連する諸器官が時間的にずれのない運動を行ってはじめて誤嚥を回避できるのである．我々は嚥下運動というものが実は大変精巧な運動で成り立っており，さらにそれが無意識のうちに行われていることに気づかなければならない．

　さて嚥下障害はこの神経・筋のメカニズムが破綻することで起こってくる場合（動的障害＝機能的障害）と，嚥下に関連する諸器官の通路に問題が起こって嚥下がうまくいかない場合（静的障害＝器質的障害）に大きく原因が分類される．前者は脳血管障害や神経・筋疾患が代表的な疾患であり，後者は頭頸部悪性腫瘍の手術後など耳鼻咽喉科や口腔外科疾患が代表的である．

　一方，同じ嚥下障害といっても脳血管障害における球麻痺と仮性球麻痺では，その嚥下障害のタイプが全く異なるのである．たとえば，球麻痺では「筋力が低下」しているから筋力強化訓練という概念はあるが，仮性球麻痺では筋力強化という概念はあまりなく「いかにタイミングよく嚥下運動を起こさせるか」がポイントで，時には姿勢や筋緊張だけが問題となることもある．また，神経・筋疾患においては嚥下障害が進行することも十分考えなければならない．進行性の嚥下障害は脳血管障害における非進行性の嚥下障害とはその性質において全く異なる．そのため嚥下のリハビリテーションを施行するさいには，その違いを明確にわかったうえで行うのが原則である．嚥下障害に対して画一的な訓練をすべて行えば治療になるという考え方は適切ではない．

さらに主として成人に起こる嚥下障害と脳性麻痺による小児の嚥下障害とでは，その成因において全く異なるものである．小児の嚥下障害の症例には嚥下運動の発達という観点を重要視しなければならず，成人の考え方だけで臨んだり成人と同様の訓練方法をとるのは誤りに近いと考えられる．加えて，摂食障害という言葉だけからすると，いわゆる拒食症や過食症といった心因性の精神科的疾患も思い描いてしまう．したがってどうしても「摂食・嚥下障害」といったときには，どの範疇で考えるかの明確な枠組みが必要であると考えられる．

　そこで本書で取り扱う範囲は，現在までの研究会の性格から「成人における摂食・嚥下障害」で，かつ神経・筋のメカニズムの破綻における動的（＝機能的）嚥下障害が中心であることを明確にしておきたい．小児の嚥下障害や口腔癌などの手術後における嚥下障害の記載は残念ながらほとんどない．疾患でいえば，脳血管障害が一番該当するかもしれないが，神経・筋疾患も念頭においての記載も随所にみられる．最近では，高齢者の嚥下障害も大きな問題となっている．認知症による記載は少ないけれども，これらにも十分対処できるような内容である．

　この手引き書が摂食・嚥下障害で悩んでいる治療スタッフにとって摂食・嚥下障害の理解を深め，患者に対してより良いアプローチができることを研究会会員一同願っております．

　（なお本書では「リハビリテーション」を「リハ」と略して使用する場合がある）

本書で使用する主な用語

① 嚥下と摂食
② 嚥下反射
③ 舌の区分と名称
④ 梨状陥凹
⑤ 食道入口部
⑥ 蠕動と蠕動様運動
⑦ 咽頭クリアランスと咽頭残留
⑧ 気道防御の問題：喉頭侵入・誤嚥と誤飲
⑨ 咳嗽（反射）と咳払い
⑩ 嚥下障害の類型
⑪ 誤嚥性肺炎
⑫ ビデオ嚥下透視検査（VF 検査）
⑬ 治療・代償アプローチ
⑭ 口腔衛生と口腔ケア
⑮ 代替栄養法
⑯ 粘度
⑰ アイスマッサージとアイシング

① 嚥下と摂食

嚥下 swallowing, deglutition は，飲食物を口腔で食塊 bolus（飲み込むことのできる状態となった塊）として形成，その食塊あるいは口腔〜咽頭の分泌物（唾液，痰など）を，食道を介して胃まで送る過程をさす．この過程の時間・空間を嚥下の運動で分けたものが期 stage，食塊の移送あるいは通過で分けたものが相 phase である．

この嚥下諸期（相）は，狭義には口腔 oral・咽頭 pharyngeal・食道 esophageal の 3 期（相），広義には咀嚼と食塊形成の口腔準備 oral preparatory 期（食塊形成の前段階であるため相はない）を入れて 4 期，飲食物の認知と口への取り込みの先行 anticipatory 期を入れて 5 期，に分けられる．先行期を除いては，解剖・生理学的レベルで嚥下過程を分析・記述するのに役立つ．

一方，摂食 eating, feeding, ingestion は，精神科および小児科領域でよく用いられ，飲食物を体内に取り込む一連の行為 act あるいは行動 behaviorをさす．この摂食は，狭義には取り込みの行為・行動（前述の先行期にあたる），広義にはそれに加えて上記の嚥下を含む．厳密には，取り込むものは飲食物に限られ，唾液など分泌物の嚥下は範疇外となる．一般的な表現にすると，摂食は「取り込み」，嚥下は「飲み込み」，となるだろうか．

嚥下障害 dysphagia は解剖・生理学的異常によって起こる飲み込み困難をさし，摂食障害は行為・行動の異常による食事および飲み込みの問題をさす．脳卒中の嚥下障害では，嚥下の生理学的異常のみならず，食行動および飲食物への注意の低下，座位保持の困難や上肢・手指の運動機能の異常，そして食べる・飲む意欲の欠如や嚥下への不安など心理的な問題，などが結果として生体を維持するための栄養・水分摂取を妨げることがある．これらを勘案すると，摂食・嚥下障害（これも dysphagia）と命名することにより，行為・行動と解剖・生理の異常という 2 つの視点からとらえることができ，その障害のいっそうの理解をはかることが可能となる．

関連用語として，食事の障害は，厳密には乳幼児期のどちらかといえば他動的な与食 feeding とその後の自動的あるいは自発的な食事 eating とに分かれ，それぞれ小児科・精神科領域で食事障害として扱われている．小児科では脳性麻痺に代表される口腔の原始的反射の抑制の異常による哺乳の問題，精神科では青年期の拒食・過食症（DSM Ⅳ-TR あるいは ICD-10）では摂食障害 eating disorders，その下位項目に神経性食思不振症・神

経性大食症など）あるいは統合失調症や老年期の認知症での食行為の異常（異食症など）を扱う．

❷ 嚥下反射

嚥下は口腔・咽頭・食道の3期からなり，気道と消化管の交差する咽頭を安全かつ効率的に食塊を移送する咽頭嚥下 pharyngeal swallow は（咽頭期嚥下）反射によって実現する．この嚥下反射 swallowing reflex は，食塊による咽頭への機械的刺激により始まり，その感覚入力が，嚥下中枢に至り，一連の運動を発令することで，食塊の移送と気道の防御を達成する．

咽頭期嚥下の一連の運動をプログラム化して制御するのは脳幹下部の延髄の孤束核腹背側，左右の延髄網様体にある介在神経線維群，通称「嚥下中枢」swallowing center である．この一連の運動は，早期に獲得され，適応的に実現されるもので，Central Pattern Generator（CPG）と呼ばれている．なお，この運動は，刺激に対する定型的な反応である反射（不随意運動）系と咀嚼・送り込み運動などに関連する大脳運動野・基底核からの随意運動系（その入力による閾値低下）の二重制御機構となっている．この観点から近年は咽頭嚥下反応 pharyngeal swallow response とも呼ばれている．

嚥下反射のトリガーとなるのは，口峡を越えた食塊の中咽頭への機械的（触圧）刺激で，感覚情報はⅨ，Ⅹ脳神経（舌咽，迷走）と孤束を介して嚥下中枢ならびに視床そして大脳体性感覚野へと伝達する（求心路）．この情報を受けて，嚥下中枢は舌〜咽喉頭の一連の運動を疑核（Ⅸ，Ⅹ脳神経核）とⅫ脳神経核（舌下）へとプログラム化された指令を下す（遠心路）．

ちなみに，摂食中枢は食欲をつかさどるもので，視床下部外側にあり，興奮により過食，破壊により長期の食欲不振をきたす．咀嚼ならびに呼吸中枢は，各々橋・延髄にあり，嚥下中枢と密接に連絡をとりあっている．

反射とは，外から与えられた刺激に反応して，不随意的に起こる定型的な運動現象をいう．嚥下反射に関連する反射として，口蓋反射，咽頭反射，絞扼反射（催吐反射），嘔吐反射がある．口蓋反射は左右の口蓋弓を別々に綿棒で軽くこすったときに同側の軟口蓋が持ち上がるものである．咽頭反射は，咽頭後壁を綿棒で軽くこすると軟口蓋が持ち上がるもので，舌咽神経を刺激し，咽頭神経叢を介して迷走神経運動枝（咽頭枝）の興奮を生じるものである．一方，絞扼反射 gag reflex は，舌根や咽頭粘膜への刺激に対する咽頭閉鎖（絞扼）・軟口蓋挙上・舌後退といった反応を生じ，軽い嘔気（本人のむかむか感，しかめ顔が観察される）を伴うことが多い．これは舌咽神経を刺激し，迷走神経運動枝と舌下神経などの興奮を生じるためである．また，嘔吐反射 vomiting reflex は，舌根部や咽頭にかなり強い刺激を与えたときに，延髄の嘔吐中枢が活性化し，横隔膜や腹壁が収縮して腹腔内圧を上昇させ，噴門や食道の弛緩と声門閉鎖をきたして，胃内容物を吐出する協調運動である．いずれも口腔〜口喉頭への刺激に対する反射ではあるが，そのメカニズムは異なるので，区別をしておきたい．なお，絞扼反射が低下・消失しているからといって嚥下反射が起こらない・起こりにくいとは限らない．

❸ 舌の区分と名称

舌 tongue は，口腔内に位置する筋のかたまり（集合体）であり，その形状と運動が，嚥下ならびに発語（調音・構音）では，重要な役割を担っている．舌の中では上下・前後方向に筋（内舌筋群：垂直舌筋・縦舌筋）が走行し，外部との連結（外舌筋群）もあるので，舌の位置や形状が変化でき，多様な構えや運動を成し遂げることができる（図1・左）．

舌は，音声学や解剖学などで，区分と名称が与えられているが，解剖学的な指標による明確な区分はない（図1・右）．一般に，舌の前方で，尖っ

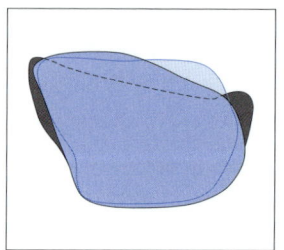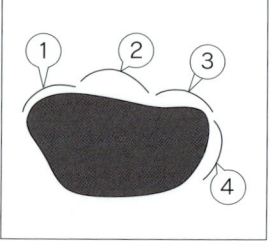

図1

た部分①は，『舌先あるいは舌尖（tip）』と呼ばれ，嚥下時の送り込みではじめに持ち上がる部分で，子音/t//d//r/の調音時に上顎・歯茎〜硬口蓋に接触する場所でもある．舌の前②は，『舌端（blade）』と呼ばれ，嚥下前の食塊保持や子音sの調音時には両側を持ち上げ中央を凹ませ，一方嚥下時に食塊を搾送するさいには口蓋に押し当てる部分でもある．口腔内での舌の後方部分③は，『舌面・舌背（dorsum）』と呼ばれ，嚥下時に口腔と咽頭を遮断すべく持ち上がり，子音/k//g//ŋ/の調音時には軟口蓋に接触する．なお，この部分は奥舌面とも呼ばれ，前方を前舌面と区分している[1]．なお，IPA（international phonetic alphabet）ではこのdorsumを前と後ろに分けている[2]．咽頭の前面を形成する舌の最後方・下部④をなすのが，『舌根（baseあるいはroot）』と呼ばれる場所である．嚥下時には，後退し咽頭の圧縮に寄与する．ちなみに，舌の前方下部には，舌小帯（lingual frenulum）と呼ばれる靭帯があり，舌先の運動の自由度を制限している．なお，音声学では，母音の発声時の口腔内での相対的な舌全体の位置を前舌・中舌・後舌と記述する．子音の調音時には，舌先・舌面・舌根rootを唇歯・口蓋〜咽頭に接近・接触させるが，上の場所によって接近・接触できる舌の部分がほぼ規定される（制約と考えてよい）ため，調音点（構音点）は上の部位を示すのが通例となっている．

医学（耳鼻咽喉科）の教科書では，舌を舌体と舌根，舌下部に分け[3]，舌体は舌尖，舌背，舌縁，に区分している[4]．音声学の教科書では，上述のように区別している[5]．

❹ 梨状陥凹 piriform sinus (es) or fossa (e) Recessus piriformis

梨状陥凹（りじょうかんおう）は，下咽頭 hypopharynxに位置する左右一対の逆円錐の形状をしたくぼみである．このくぼみは，上面が中咽頭腔に開放し，前面〜側面を披裂部と披裂喉頭蓋ヒダに，側面〜後面を咽頭壁に囲まれ，その円錐の下端は食道入口部を構成する輪状咽頭筋の収縮により閉じている[1]．Gray's Anatomyでは，次のように記されている："A small piriform fossa lies on each side of the laryngeal inlet, bounded medially by the aryepiglottic fold and laterally by the thyrohyoid membrane." (p. 625)[2]

この空間は，咽頭の下部（咽頭食道接合部の直上）がその前方に位置する喉頭に圧迫されて生じた凹みとも考えられる（第1章の咽頭期・食道期に詳述）．その形状は洋ナシを半分に切ったものに似ていることから，梨状piriformと命名されたと言われている．ちなみに，陥凹や窩は，体表面や体内，構造物のくぼみを示す．梨状窩（りじょうか）とも呼ばれる．

梨状陥凹は，嚥下においては，咽頭を経由する食塊の通路となることからも重要である．喉頭蓋谷で左右二手に分かれたあるいはそれを乗り越えた食塊は，披裂喉頭蓋ヒダの外側を通り，左右の梨状陥凹に入り，食道入口部の開きに伴い，食塊が一体となって食道に流れ込む．嚥下障害例では，梨状陥凹に食塊が停留することがよくある．

この梨状陥凹は，下咽頭での食物路 lateral food channelである．解剖学の教科書[1]にも，「咽頭において両者（呼吸と嚥下）がいわば信号機つきの交差点をつくっている．」（p.237），という記述もあり，Gray's Anatomyにも咽頭がAerodigestive tract（気道消化管）の項目に記載されていることからも，この管腔気道と消化管の役割を果たしていることが認識されている．

梨状陥凹の大きさについては，3次元画像による計測が報告されている．コーンビームCTによるサイズ計測では，成人10名で，深さは左右平均の範囲が3.1〜8.8 mm（中央値の左右平均が5.8 mm）で，容積は4分位で片側64〜267 mm^{3}であった．また，頭部回旋により反対側の梨状陥凹が大きくなる者がほとんど（10名中9名）であった[3]．母音発声時のMRを用いた研究では，日本人成人（男性3名，女性1名）で両側合わせて容積が2.1〜2.9 cc（すなわち片側で約1 cc），その深さは1.6〜2.0 cmで，音声の音響分析により示されるスペクトルでの4〜5 KHzのアンチホルマントからも推定できるとされている[4]．容積が前者で小さかったのは，計測した部分（特に上端，後者では咽頭本体との接合部分までの空間まで含んでいる）の違いがあり，発声時に喉頭の位置変化

により梨状陥凹が拡張された分が加算されたのかもしれない．

❺ 食道入口部

食道は，消化管の上部で，咽頭と胃を接続する筋性の管腔で，3つの生理的狭窄（食道入口部，気管支分岐部，横隔膜貫通部）がある．最上部の食道入口部は，咽頭と食道の境界に位置し，咽頭食道接合部（Pharyngo-Esophageal Segment：PES）と呼ばれている．この部位は，輪状咽頭筋という括約筋が収縮して閉じた状態にあり，嚥下時にそれが弛緩することで開放するので，上部食道括約部（Upper Esophageal Sphincter；UES）と呼ばれ，その開放は輪状咽頭部の開口（Crico-Pharyngeal Opening：CP-opening）と記されることがある．

食道入口部は，通常は閉じていて，胃・食道内容物の逆流を防ぎ，嚥下時に食塊が下咽頭に入るあたりで，輪状咽頭筋の弛緩が起こり，その部位を前方から圧迫している喉頭の移動に伴い，ごく短時間（1秒以内）開放することで，食塊通過を促す．食道入口部は，食塊の分量や形態によって，その開きの程度と持続時間を変化させる（適応）．一般に，飲み込みの分量が多いとき，液体よりも固形物の方が，より大きく，より長く開放する．なお，咽頭食道接合部 PES は，喉頭を摘出した人たちの代用音声（無喉頭音声 alaryngeal speech）の音源として，食道粘膜ひだの振動が得られる新声門 neoglottis でもある．ちなみに，剣をのどに通す奇術師は，気道確保の姿勢をとりながら随意的に PES を開くことで，その損傷を防いでいる．

❻ 蠕動（ぜんどう）と蠕動様運動

蠕動は，食道などの管状構造が収縮と弛緩を繰り返すことで内容物を前進させる運動である．嚥下食道相では，食塊は迷走神経支配の内輪筋と外縦筋の段階的収縮により胃へと送られる．その後は，食道上部（輪状咽頭部）がその持続的収縮により食塊の逆流を防いでいる．

一方，咽頭筋の収縮は，その上部の鼻咽腔閉鎖と前方の舌口蓋閉鎖（舌背挙上と口蓋弓収縮）を伴って，当該咽頭腔の食塊内圧を高める．さらに，食道入口部の開放に伴う圧変化（低圧）により，食塊は下方へと移動する．この運動は，食道での管の完全閉鎖を伴う前進運動（チューブを上から下にしぼるようなもの）と区別され，蠕動様運動と呼ばれる．

❼ 咽頭クリアランスと咽頭残留

食塊は，咽頭をまとまって通過し，正常な構造と嚥下機能であれば，咽頭内に残留することはない．これは，咽頭の閉鎖（上部：口蓋咽頭部，上前方：口峡，下前方：喉頭），上下径の短縮（喉頭の挙上），周径の狭まり（咽頭の蠕動様運動）によって，咽頭腔が小さくなり，食塊内圧が上昇し，開放された食道の陰圧に伴い，食塊は吸引されるがごとく食道に引き込まれていく．

咽頭クリアランス pharyngeal clearance は，咽頭の食塊処理能力で，食塊をもれなく咽頭を通過させ食道に送り込むことが正常嚥下で期待されている．このためには，咽頭の蠕動様運動だけでなく，舌根部の後退，喉頭の挙上，輪状咽頭筋の弛緩が重要な役目を果たす．

飲食物（造影剤も含む）や分泌物の残留あるいは貯留は，喉頭蓋谷や梨状陥凹によくみられ，咽頭クリアランスの問題である．原因は，運動制限，感覚低下（中・下咽頭），構造上の問題（骨棘など）がある．喉頭蓋谷での残留は，舌根後退や喉頭蓋の倒れ込みが不十分なときによくみられる．一方，梨状陥凹での残留は，食道入口部の開放の空間的・時間的制限，咽頭内圧の上昇不足で，よくみられる．

❽ 気道防御の問題：喉頭侵入・誤嚥と誤飲

嚥下時には，異物が固有の気道に入らないように，喉頭を閉鎖させ，気道を防御する．このとき，気道に異物を吸引しないように，喉頭閉鎖に伴い呼吸も一時停止する（嚥下性無呼吸 swallowing apena）．

上気道は鼻腔・咽頭腔・喉頭前庭・声門上部，下気道は声門下腔・気管・気管支からなり，喉頭前庭以下は固有の気道である．喉頭前庭は，喉頭口（喉頭蓋上縁，披裂喉頭蓋ヒダ，披裂部，披裂間ヒダ）から仮声帯までをさす．声門は左右の声帯の間隙のことで，声門上部と声門下腔はその上

下をさす．

　食塊が固有の気道（喉頭前庭以下）に流入した状態（嚥下透視検査などで観察可能）を以下の基準で喉頭侵入と誤嚥に区別している．喉頭侵入 laryngeal penetration は，食塊が披裂喉頭蓋ヒダのレベルをこえて前方の喉頭前庭に一時的に流入した状態をさし，正常な嚥下でも観察されることがある（液体の嚥下，高齢者に比較的多い）．一方，誤嚥 aspiration は，食塊や分泌物・胃内容物が声門をこえて下気道に入った状態をさす．健常者でも睡眠中に唾液などの分泌物のごく一部が下気道に混入することがあるが，臨床的にはこれは誤嚥とは呼ばない．誤嚥は，食塊の一部あるいは全部が声門以下の下気道に流入することを意味する．誤嚥に伴い，正常では咳反射，すなわち「むせ」choking and coughing を直ちに生じる．ただし，喉頭以下の知覚が低下しているときや咳の運動ができない状態にあるときには，むせがないか，遅れて起こることになる．

　不顕性誤嚥 silent aspiration（通称，むせのない誤嚥）は，臨床上有意な誤嚥があるにもかかわらず，咳反射（むせ，咳き込み）を認めない状態で，嚥下透視検査，内視鏡検査，着色水飲みテスト（これは気管切開例に対して行う），などで観察できる．これは，気道防御の鍵となる喉頭や下気道の異常を示すものでもある．

　ちなみに，誤飲（misdirected）は，本来は口にすべきではないもの（飲食物・胃内容物，本人が意図して飲んだ薬以外のもの＝いわゆる異物 foreign body）が咽喉頭・気管・食道に入った状態をいう．幼児でのおもちゃやコイン，高齢者での義歯などは，誤飲の好例である．なお，誤飲した物を誤嚥することもある

❾ 咳嗽（反射）と咳払い

　咳嗽（がいそう）は，短い吸気に引き続いて声門の閉鎖が起こり，胸腔内圧が上昇し，その結果として声門が開放して強い空気の流れとともに気道内容が押し出される現象である．このとき，声門下圧は 50cmH$_2$O にも達し，流速は 60 m/s にも及ぶ．

　この咳嗽（咳嗽反射 cough reflex）は，異物やガスが気道（主に喉頭以下）に入ったときに，気道を防御するための身体の仕組みとして生じるものである．これは，異物やガスの機械的・化学的刺激により，喉頭〜気管の気道粘膜にある irritant receptor や C-fiber から求心性情報が上喉頭神経を介して，延髄の咳中枢に至り，遠心性の脊髄を下行して横隔・肋間神経を経て横隔膜と肋間筋・腹筋への経路と疑核から迷走神経の反回（下喉頭）枝を経て内喉頭筋に至る経路で，咳の運動反応が実現する．

　一方，咽喉の違和感からの解放や習癖として行われる咳は，随意的な活動で，咳払い throat clearing と呼ばれる．咳払いは，声門を強く締め付け，大量の呼気を送るために，咳と同様に，気道内の異物を除去する働きもある．ただし，声帯を強く振動させるため，声帯を痛める怖れがあり，注意しておきたい．

❿ 嚥下障害の類型

　嚥下障害の原因疾患（病因 etiology）は，器質的障害と機能的障害とに大別できる．器質的障害は，解剖学的異常（舌切除・口蓋裂・骨棘・食道がんなど）によるもので，静的障害，通過障害とも呼ばれている．一方，機能的障害は，生理学的異常（舌・喉頭の知覚運動機能低下など）によるもので，動的（神経学的）障害とも呼ばれている．

　なお，この分類は嚥下の解剖と生理の相互関係を無視している点に留意したい．たとえば，舌切除例での舌運動範囲の制限という動的障害もその形態異常に起因するものと考え，器質的障害に分類される．また，舌の運動神経障害に伴うことのある舌の萎縮という形態異常もその根底にある神経障害をもとに，機能的障害に分類される．

　ちなみに，機能的障害を，運動障害と機能的障害に分けるむきもあり，ここでの機能的障害は解剖生理学的異常がないが嚥下障害をきたしたもので，除外分類となっている．構音障害を，器質・運動・機能性に分類するのと同じ発想である．

⓫ 誤嚥性肺炎

　誤嚥性肺炎 aspiration pneumonia は，飲食物・分泌物・胃内容物の誤嚥が原因で起こる肺炎（肺自

体の炎症）のことである．嚥下性肺炎とも呼ばれる．肺炎の症候は，誤嚥した物により異なる．細菌感染による肺炎は，口腔・咽頭の嫌気性細菌（病原体）が唾液などの分泌物や飲食物とともに誤嚥により下気道に入ったもので，摂食・嚥下障害で最もよくみられる．なお，同じ量と頻度の誤嚥があっても，生体の反応は必ずしも同一ではないため，肺炎の発病とその程度が異なる．たとえば，体力低下のある高齢者では誤嚥性肺炎を起こしやすく，注意を要する．

誤嚥をしても，正常であれば，むせ（喉頭・気管への異物侵入を防ぎ喀出する咳反射）で，気道を防御する．食事中の頻回のむせは，摂食・嚥下障害を示唆する症状である．長期にわたる，あるいは多量の不顕性誤嚥が高齢者や全身状態の不良な患者に口腔咽頭の不衛生を伴って起こるとき，肺炎を発病する可能性が高い．

本書では，誤嚥性肺炎と嚥下性肺炎を同義として用いることにする．

⑫ ビデオ嚥下透視検査（VF検査）

嚥下の動態（食塊の移動と嚥下の運動）を観察する標準的方法は，X線透視画像を動画としてビデオなどの記録媒体に収録するもので，ビデオ嚥下透視検査 videofluorography（VF検査，嚥下造影検査，ビデオ嚥下検査）と呼ばれる．

バリウムを飲み下す消化管透視の手法を嚥下動態の観察用に改変したこと（観察部位を口腔〜上部食道とする，低粘度のバリウム水あるいは安全な造影剤を嚥下させる，側面像を中心に正面像を適宜撮影する．記録媒体としてビデオを用いる．）から，米国ではModified Barium Swallow（MBS），簡便にvideoswallowともいわれている．

本書では嚥下造影またはVF検査と呼ぶことにする．

⑬ 治療・代償アプローチ

摂食・嚥下障害の治療は，安全かつ効率的な嚥下（誤嚥・残留なしに食塊を胃に送ること）ならびに必要十分な水分と栄養の摂取を目的とし，治療アプローチと代償アプローチとに大別できる．一般に，（機能的）障害 impairment には治療アプローチを，能力低下 disability には代償アプローチを採択する．

治療 therapeutic アプローチは，機能回復を目標とした手術や嚥下訓練をさす．嚥下訓練は，飲食物を用いる直接訓練（いわゆる摂食訓練）とその前段階あるいはそれに並行してなされる間接訓練（実際の嚥下の要素となる個別の運動の再学習あるいは嚥下の前提となる刺激-促通）とに分けられる．なお，間接訓練は唾液の嚥下を含むが誤嚥の危険があっても実施できるのに対して，直接訓練は少なくとも特定の飲食条件（食物形態と分量や姿勢）で誤嚥なしに嚥下が可能になってから開始する．

ちなみに，臨床では，直接訓練の息こらえ嚥下 supraglottic swallow を飲食物なしで練習したり，間接訓練の冷却刺激で微量の氷・水を用いることもあるなど，訓練手技と直接・間接訓練の対応は必ずしも一致しないこともある．しかし，嚥下の安全性の判断と訓練方法（直接・間接）との関係を示す点では有用な分類である．

一方，代償 compensatory アプローチは，機能回復の可能性が低い場合あるいはその回復過程で行われ，以下の方法をさす：1）代替栄養，2）肢位（体位）・相対的肢位 alignment（体幹後傾，側臥位）や頭頸位（患側への回旋，健側への側屈，前屈 chin-down）の変化，3）飲食物の分量 volume や形態 consistency・粘度 viscosity の設定，4）補助具舌運動不良に対する舌接触補助床（PAP）の装用．いずれの方法も，長期的あるいは一時的に選択・適用されるもので，その効果を判定しながら適時の調整あるいは変更が必要である．なお，肢位と頭頸位は，あわせて姿勢 posture と呼ばれることもある．

⑭ 口腔衛生と口腔ケア

口腔衛生は，歯磨きや口腔清拭により口腔内を清潔に保つもので，細菌による誤嚥性肺炎の予防および口腔内知覚（飲食物の味覚や食塊の触圧覚等）の感受性の保持といった摂食・嚥下障害への効用がある．

一方，口腔ケアは，口腔の疾病予防のための取り組みの総称で，口腔清掃，義歯の装着と手入れ，

咀嚼・摂食機能の向上や口腔乾燥症（口渇）の防止のための手技を含む．

⑮ 代替栄養法

摂食・嚥下障害の最大の問題点は，生体維持のために必要十分な栄養・水分を摂取できないことである．これを補完するための短期的あるいは長期的（ときに永続的）栄養法として，代替栄養法がある．この代替栄養法は，点滴と経管に大別でき，点滴には経中心静脈と経末梢静脈，経管には経鼻・経口・瘻孔手術がある．なお，栄養法という名称になってはいるが，水分補給も含まれている．

点滴には，中心静脈と末梢静脈を経由する方法があり，重力とバルブあるいはポンプを利用して，一定量の輸液を一定時間に注入する．中心静脈栄養 TRN すなわち経静脈的高カロリー輸液（intravenous hyperalimentation，通称 IVH）は，長期間の栄養管理に適しているが，感染症の問題やコスト高をかかえている．一方，末梢経静脈栄養は，静脈に点滴針を挿入して輸液を注入するもので，安全かつ簡便で短期の栄養・水分補給に適しているが，液もれや注入カロリー量の制限が問題となる．

経管栄養には，栄養注入用の管（カテーテル）を鼻から胃に通す経鼻胃管（通称 NG 法），その先端を十二指腸にとどめる経鼻十二指腸管，食道に留置する経鼻食道管などがある．いずれも短期間の栄養補給に適しているが，鼻腔〜咽頭の分泌物増加や内容物の逆流による誤嚥や下痢，管を留置するため活動の制限や不快感，管の走行による嚥下運動の妨害，留置された管の汚染などの問題がある．経口で管を留置しない方法（間欠的挿入）として OE 法（IOE）と口腔ネラトン法（IOG）がある．また，胃瘻や空腸・食道瘻は，経管栄養が必要な場合に行う手術法（経皮内視鏡下で造設可能，PEG）で，管理は比較的容易であるが，下痢などの問題がある．

⑯ 粘度（ねんど）

粘性（粘度）viscosity は，流体内部でそれを構成する分子の流れの速度が一様ではないとき，速度を一様にしようとするような流体の性質で，実在の流体は少なからず粘性を有している．粘度は，流体 fluid（液体や半固体）の変形のしにくさを示す尺度である．粘度が高いもの（たとえばトロミをつけた液体）は変形しづらく，粘度が低いもの（水やお茶）はさらさらで変形しやすい．変形しやすいということは，流れるときに，拡散しがちで，隙間に入り込むことがある．これが，喉頭閉鎖が不完全な場合に，液体で喉頭侵入や誤嚥を生じやすく，増粘剤を添加した液体でそれを防止できる理由である．

粘度は，粘度計で測定できる．ドラムの中に測定対象となる流体を入れ，ドラムの回転に対する抵抗から粘度（単位：cP センチ・ポアーズ）が算出される．簡便な方法として，Line Spread Test（LST）がある．中心点から等間隔で 5 mm おきに円を描き，その上にガラス板を乗せ，直径 2 cm の筒に対象となる流体を 5 cc 入れ，筒を抜き取る．この数秒後に，流体の拡散を中心点からの距離で示す（図 2）．この方法で得られた値と粘度計の測定値がほぼ直線的な正の比例関係であったことから，この方式が実際に使用できるものと考えられる．

⑰ アイスマッサージとアイシング

のどのアイスマッサージは，thermal-tactile stimulation 冷却触圧刺激に類似する方法で，口腔〜咽頭に冷たい刺激を与え同時に触圧（機械的）刺激を加え，咽頭嚥下を促進する治療手技である．ただし，アイスマッサージは刺激の部位について thermal-tactile stimulation の原法（第 4 章参照）のきまりに従わないものである．

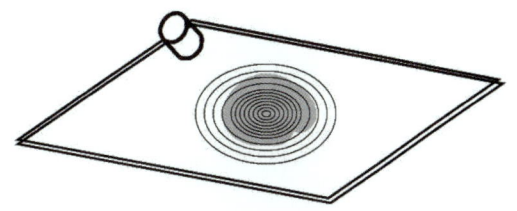

図 2　Line Spread Test（LST）用の目盛つきの硝子盤の上に円筒から拡散した対象の物体

一方，アイシングは，顔面や頸部（もちろん他の体表面）に氷を包んだ入れ物をあてて，筋の過剰な収縮を抑えたり，唾液の分泌を制御する目的で使用される．アイスマッサージだけではアイシングと区別しがたいので，のどのアイスマッサージと明示すべきである．本書では，thermal-tactile stimulation を狭義の嚥下反射促通手技として，のどのアイスマッサージを口腔咽頭に冷刺激を加え分泌された唾液の嚥下を促す手技として区別をする．ただし，本邦では臨床的には，「のどのアイスマッサージ」が通用しているので，それを多くの場合に使用する．

第1章

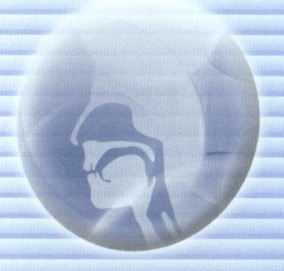

摂食・嚥下機能（解剖と生理）と
その障害

第1章のあらまし

　本章では，摂食・嚥下の営みに関わる器官の解剖と生理，およびその障害について詳述する．臨床上の対応に視点をおいた具体的な記述がされており，目前にした患者の障害の理解を進め，治療・訓練・指導の組立てと実践の背景を支えることにお役立ていただけるはずである．また，臨床に携わるための学びを進める学生諸氏にも，臨床像に結びつけながら摂食・嚥下の実際を学ぶことに役立つことと思われる．

　本書冒頭の「本書で使用する主な用語」にもあるように，嚥下運動の流れは狭義には口腔・咽頭・食道の3期でとらえられているが，リハビリテーションの視点に立って摂食・嚥下障害像をみるには，食物を認知して口へ運ぶまでの先行期と，口に取り込んでから咀嚼する準備期を含めた5期を設定する[1]．また，準備期，口腔期の関連の深さを表現した，口腔準備期というとらえ方[2]も深めてゆく必要があろう．

　本章ではこの摂食・嚥下運動の段階にそって，先行期から順に5期を3節に分けて，臨床場面での留意点などに触れながら解説してゆく．

　第1節では先行期の特徴を生理学的，神経学的背景から臨床像に結びつけた記述がなされている．さらに，先行期に異常を来たす状態について，高次脳機能，姿勢保持機能，口までの搬送機能等の観点からその背景が神経学的に述べられ，症状診断および臨床的な対応に役立てることができる．見逃すことができない薬剤による影響についても述べられている．続く準備期・口腔期に関連し，影響を与える先行期の症状は，訓練を始める初期から的確に把握し，問題点に対処しておきたいところである．また，毎食を安全に，かつ本人にとって満足のゆくものとするためにも，先行期の問題は，対応を工夫し，できれば解決しておくことが望まれる．認知や心理的な背景を含む様々な要因によって引き起こされる可能性を認識して対処したい．

　第2節は，準備期・口腔期である．食物を嚥下しやすい形状に整え，安全に嚥下することを導いてゆくのがこの期の大切な働きで，また，同じ器官を用いて運動を連続的に続けてゆくため，準備期・口腔期と連続して記述した．神経支配と筋や感覚の関係について，運動が遂行される順に理解しやすく表現されている．準備期の運動に関与する筋群の働きが示された表は，運動の作用が明記されており，障害をみるさいに役立つ．多くの神経支配により，知覚や味覚の影響を大きく受けながら食塊を咽頭に移送してゆく口腔期については，リハビリテーションとしてのとらえ方が詳細に述べられている．障害の現症とその見方，背景の解釈が著されており，臨床で問題に遭遇したときに，助けとなる視点が盛り込まれている．また，この過程は，まだまだ研究段階でなおも解明されつつある点を多く含む．Doddsらの報告した液体保持から嚥下開始のさいの，Dipper type と Tipper type の嚥下様式や，Palmer の提唱した咀嚼嚥下の新しいモデルの紹介も興味深い．

第 3 節は，咽頭・食道期である．咽頭期はそれまでの運動から一変して，反射的に運動が成立してゆく過程である．その反射運動に作用する神経と，連続的に起こってゆく嚥下運動について，理解を助ける例を引きながら詳細に述べられている．咽頭・喉頭の解剖学的構造のシェーマや，VF 像と照合させた図解は，立体的な仕組みの理解を助けてくれる．さらに，問題がある場合の評価や指導・訓練への実際的な提言も述べられており，臨床上の参考となる．

　食道期は，蠕動運動によって不随意に送られてゆく過程であるが，咽頭を過ぎたら「もう安心」というわけにはいかない，という背景が著されている．確かに臨床上，食道期に問題がある例に出会う機会はそう多くはない．しかし，原因をつかみにくい逆流を起こす場合に，実は食道期に問題がある例などがあり，食道期の仕組みと障害像をつかんでおく意義は深い．図説も参考としていただきたい．

　以上，本章では，摂食・嚥下障害のリハビリテーションに携わる者にとって，基礎的であるが，時に理解しにくい解剖学的構造や連続した運動の仕組みについて，理解しやすくかつ臨床上役立つ記述がなされている．入門者の方には是非一読をお勧めする．また，実践の経験を積まれた方にとっても，ある時には問題解決の糸口を見出す一助となる場合もあるのではないだろうか．さらに，患者さんやご家族に対して理解されやすい説明をするさいの拠り所としていただけるのではないかと期待している．

第1章 摂食・嚥下機能（解剖と生理）とその障害

1 先行期

1 先行期とは

　先行期とは摂食・嚥下機能の最初の段階で，食物を認識し，口腔に取り込むまでの行動を指す[1]．

　ヒトは生命を維持するために摂食調節機能を有し，空腹感により，食欲を満たすために食物を求めて摂食し嚥下する．摂食調節機構には視床下部・辺縁系の神経回路と内在性物質がある．脂肪組織，胃と腸，膵臓などの末梢組織は，多くの摂食調節分子を産生し，迷走神経や血流を介して中枢神経に情報を送っている．これらの神経ペプチドは，覚醒度，モチベーションの維持，自律神経機能・免疫調整・高次脳機能に影響を与え，脂質・糖・エネルギー代謝調節，ひいては栄養状態に関わる[2,3]．この機構により摂食は適切にコントロールされている．さらに，視覚・嗅覚・味覚・触覚・聴覚などの五感，嗜好，情動などの情報が大脳皮質連合野などの上位中枢で統合され，複雑なネットワークを形成して巧妙に制御されて摂食の調節に関わっている．

　精神障害や脳卒中などをきたすと，この調整機構が崩れ，拒食や過食を引き起こし，栄養不良や肥満・糖尿病・高脂血症を招き，動脈硬化を進めたり，さらなる疾患（脳卒中・心臓病など）を合併したりする．

　ヒトは食物を認識し，食事に関する行為のプログラミング（意図，計画，実施）を行う．まず，空腹感を覚えると，何を，いつ，どこで，誰と，どのように食べるか考える．調理方法や量や価格などを選択し，食事の準備をする．見て（視覚），触って（触覚），色や大きさを確認し，においをかぎ（嗅覚），味わい（味覚），食物を認識する．食事・味の経験や記憶，生活習慣と照らし合わせて食物の性質を分析・評価して食べる．手で食べるか，器具（箸など）を用いるか，食器を手に持つか，一口量・咀嚼の程度など，判断し，様々な食物を多種多様な方法で摂取する．実際に口まで食物を運ぶ能力の評価は，機能訓練の方法，食事の介助や姿勢を決めるために必要である．

　食欲は嚥下訓練を推進する．反対に嚥下機能が低下していても食欲は存在するため「食べたくても食べられない」場合がよくある．この問題を受け入れられない場合，訓練意欲の低下や危険行動を起こすことがあるので，注意して精神面のサポートを行う．とくに誤嚥の病識が乏しく，指導を守ることができない場合，安全性の高い指導内容に変更する場合がある．精神状態，栄養状態・全身状態も摂食に影響する．

　脳卒中ではこの先行期に障害をきたすことが多く，損傷部位・神経学的所見・病態を把握し，治療方針，介助法を考える．

2 先行期の異常

1）高次脳機能障害

　ヒトが食べるためには，覚醒して食事に対する意欲があり，食物を認識し，食事という行為を理解できる必要がある．摂食・嚥下障害に影響を及ぼす高次脳機能障害に注意する．主に意識障害，注意障害，記憶障害，失語症，失行症，失認症などである．病識が乏しい場合には，家族によく説明し，誤嚥の危険性に関しての十分な説明と同意の下に摂食・嚥下訓練を行う必要がある．

　摂食・嚥下障害の原因となる疾患を**表1**に示す．

表1 摂食・嚥下障害の原因と疾患[15]

A 器質性嚥下障害
1. 搬送路の異常と周辺病変の圧迫による嚥下障害
 炎症　腫瘍　腫瘤　外傷　異物　奇形　瘢痕狭窄
2. 運動障害性嚥下障害
(1) 舌運動障害　口腔咽頭の知覚障害　唾液減少
(2) 嚥下反射の異常
　　偽性球麻痺
　　舌咽・迷走神経求心路の障害
　　嚥下中枢の異常
(3) 咽頭・食道の横紋筋の異常
　1) 筋力低下
　　　下位運動ニューロンの障害
　　　　脳血管障害　運動神経疾患　ポリオ　多発神
　　　　経炎　筋萎縮性側索硬化症など
　　　神経筋疾患　重症筋無力症
　　　筋疾患　多発筋炎　皮膚筋炎　ミオパチー
　2) 蠕動障害・*deglutitive inhibition などの障害
　　　上部食道：狂犬病　破傷風
　　　錐体外路系疾患　偽性球麻痺
　　　上部食道括約筋　舌骨上筋群の異常
　　　輪状咽頭筋弛緩不全
(4) 食道平滑筋の異常

*deglutitive inhibition：蠕動運動を推進する機構で，食塊後方部の収縮運動に対して，食塊前方部では弛緩して圧差を作ることで食物推進を図る．咽頭期嚥下運動は，この一連の運動の始まりである．

B 機能性嚥下障害
（搬送路にも搬送機構にも異常のないもの）
(1) 嚥下痛をきたす疾患：急性咽喉頭炎・多発性口内炎など
(2) 心因性：ヒステリー・拒食症など

表2 摂食・嚥下障害をきたす薬剤

1. 意識レベルや注意力を低下させる作用
　抗不安薬・催眠剤・抗うつ薬・抗精神病薬
　抗てんかん薬・抗ヒスタミン薬（古典的）
　筋弛緩薬
2. 唾液分泌低下
　抗コリン薬・三環系抗うつ薬
3. 運動機能低下　錐体外路症状
　定型抗精神薬・消化性潰瘍治療薬
　筋弛緩薬
4. 粘膜障害
　化学療法・非ステロイド系抗炎症薬・抗菌剤

(1) 意識障害・注意障害

意識障害があると気道防御反射は低下し，誤嚥の危険が高いため，意識レベルは少なくともJCS（Japan coma scale）スケールでは1桁，GCS（Glasgow coma scale）ではE4以上である必要がある．注意障害があると，誤嚥や窒息のリスクが上昇する．また，食事に集中できず，食事の中断やペーシングの障害などがみられる．半側空間無視なども食物の認知で問題になる．薬剤による医原性の場合もあるので，注意する（**表2**）．

(2) 遂行障害

遂行機能とは，目的をもった一連の行動を有効に成し遂げるために必要な機能であり，自ら目標を設定し，計画を立て，実際の行動を効果的に行う能力である．この機能は前頭葉と関連が深く，摂食行動のプログラミング（目標設定・立案・実行・行動）の異常をきたすことがある[4]．

(3) 記憶障害

記憶障害があると，食べたことを忘れる，食べ方の注意や指導された内容を覚えられないために，不適切な食品を摂取して誤嚥することがある．十分な注意を要する[5]．

(4) 失行症

失行は，「運動可能であるにもかかわらず合目的的な運動が不可能な状態」と定義され[6]，筋力低下，無動症，感覚遮断，筋トーヌス異常や姿勢異常，運動疾患，知能低下，了解不良や非協力に起因するのでない熟練運動の障害と記述されている[7]．失行では，口腔顔面失行，嚥下失行が嚥下障害と関連がある．偽性球麻痺との鑑別を要する．

① 口腔顔面失行

喉頭，咽頭，舌，口唇，頰などの諸筋群が反射的，自動的には正常に作動するが，随意的，意図的には目的とした行為を正しく遂行できない状態

である．大脳優位半球病変で生じやすく，劣位半球でも報告がある．中心前回弁蓋部，縁上回などを責任病巣とする報告がある[8]．

②嚥下失行

　反射的な嚥下運動は保たれていながら意図的な嚥下行為が障害されている症例が嚥下失行と呼ばれてきた．顔面失行の一型と考える説もある．「反射的な嚥下運動」「意図的な嚥下運動」と口腔期・咽頭期嚥下運動との関係についての定義が一定していないのが現状である[9,10]．責任病巣は左縁上回とされている．

観念失行（参考）

　Liepmannにより，個々の運動はできるが，複雑な一連の運動連鎖が必要な行為が障害されると定義され，系列動作障害，客体操作障害など，複数の状態がある[11]．食事に伴う一連の動作が困難となる可能性がある．損傷部位は，左半球頭頂葉後方領域とされている．

(5) 失認症

　失認症には視覚失認，聴覚失認，触覚失認があり，関連する認知障害として身体失認や視空間認知障害がある．これらは摂食・嚥下機能に影響を及ぼす[12]．

(6) 認知症

　精神遅滞や認知症を伴う患者には十分な評価を行い，食事に対する意欲，食事という行動の理解，食物の認識，摂食行動が可能か確認する．認知症はAlzheimer病，脳血管性認知症，レビー小体型認知症，前頭側頭葉型認知症などがあり，それぞれに特徴があり，摂食・嚥下障害の病態が異なる．疾患の診断を正確に行い，病態に合わせて対応する必要がある[5,13]．

2）姿勢保持機能

　体幹の機能障害・失調の有無を確認する．脳性麻痺，パーキンソン病，ジストニア，痙性斜頸などは姿勢制御が困難な疾患である．姿勢が保たれないと嚥下機能の低下につながり，ひいては排痰・呼吸機能にも関連する．安定した姿勢作り，姿勢保持訓練は異常な筋緊張を低下させる．姿勢を保持できるか，座位がとれるか，何に座るか（床上・車いす・椅子）．姿勢の工夫をするために評価する．

3）口に食物を搬送する機能

　頸部・体幹・四肢の筋緊張・筋力低下・感覚障害・巧緻運動障害・失調症状・不随意運動があると，口に食物を搬送できない．脳卒中，パーキンソン病・脊髄小脳変性症など変性疾患他，多数の原因疾患がある．薬剤性パーキンソニズムは薬剤を中止して改善するが，パーキンソン病では薬物投与が有効であり，原因を調べ，まず原疾患の治療や対症療法を行う．代償法や訓練を検討し，適切な食事器具・介助法を考慮する．

4）感覚障害

　口腔過敏や粘膜障害・疼痛などにより摂食できない場合がある．口内炎，咽喉頭炎，癌疾患などには注意する．

5）嚥下障害を伴わない摂食障害

(1) 空腹感・食欲・食思形成の異常

　視床下部外側野は摂食を亢進させる摂食中枢，腹内側核は摂食を抑制する満腹中枢であり，視床下部の室傍核や弓状核，延髄孤束核が関与している．この部位の障害で食思形成の異常が生じる[2,3]．

(2) 摂食障害

　患者自身によって引き起こされ，持続する意図的な体重減少によって特徴づけられる障害を摂食障害と呼ぶ．著しいいそう状態を呈する神経性食思不振症と，体重は標準の範疇にある神経性大食症がある．やせや食行動異常（拒食や過食），さらに慢性的なストレス状態にあるため，種々の神経内分泌的異常が観察される．検査により器質的・機能的な嚥下障害を認めないことを確実にする必要がある[14]．

3　まとめ

　先行期ではまず，原疾患・神経所見を明らかに

し，病態・原因を解明することに努める．原疾患があればその治療を優先し，薬剤など原因のあるものは排除し，検査や評価のうえ，病態に応じた対症療法，代償法，訓練法を行う必要がある．

第1章 摂食・嚥下機能（解剖と生理）とその障害

2 準備期・口腔期

1 準備期・口腔期とは

準備期は，文字どおり食物を嚥下するための準備の時期である．すなわち，食物を口に取り込み，咀嚼を終えるまでの時期である[1,2]．

準備期に要する時間は，食物の種類，粘度，固さによって，かなり変動があり，また咀嚼の回数も含め，個人差が大きい[3]．

水分や流動物では咀嚼を行う必要がないかわり，口腔内での保持が問題になる．また粘度の高いものは舌の動きと唾液との混ぜ合わせの要素が，固形物では咀嚼の要素が大きい．

口腔期は，咀嚼によって形成された食塊を飲み込むために咽頭に移送されるまでの過程をいう．食塊が咽頭へ移動を始めた時点，または食塊を咽頭へ移送するために舌が運動を開始した時点を嚥下開始（口腔期の開始）といい，食塊の先端が口峡部（後述）を越えた時点を咽頭期の開始時点という．

嚥下造影（videofluorographic study of swallowing：VF）では，便宜的に，食塊の先端が下顎枝後縁または下縁を初めて越えた時点を咽頭期の開始として扱っている．口腔期の終了は食塊の後端がこの部を越えた時点をいう．これらの流れを表1に示す．

2 準備期・口腔期の解剖と生理

1）準備期・口腔期の解剖

準備（咀嚼）期と口腔期は同一の場所でほぼ同一の器官を用いて引き続いて行われる運動である．

表1 準備期からの摂食・嚥下の流れ

開口→食物の取り込み→口唇閉鎖→口腔内保持→
→［液体］───→（食塊形成）
→［半固形物］→舌と口蓋による押しつぶし，唾液と→
　　　　　　　の混合→（食塊形成）
→［固形物］───→咀嚼→（食塊形成）
（ここまで準備期）→咽頭腔への移送（口腔期）──
　　　　　　→咽頭期→食道期

これらに主要な働きをする解剖学的器官・構造には，口唇，頬，舌，歯，硬・軟口蓋，上下顎とそれらに関連する諸筋（口輪筋・頬筋などの表情筋，咀嚼筋，口蓋筋，舌筋，舌骨上筋，舌骨下筋），唾液腺などがある．

主な神経支配は以下のとおりである．

三叉神経（V）	咀嚼筋
	口腔粘膜の感覚
顔面神経（VII）	表情筋
舌咽神経（IX）	軟口蓋筋
	舌根・咽頭感覚
舌下神経（XII）	舌運動
交感・副交感神経	唾液分泌

舌は準備期・口腔期・咽頭期に主要な働きをするが，解剖学的には舌尖・舌体・舌根に分けられ（図1），その運動は舌下神経（XII）によって支配される．舌の上から見える部分を舌背というが，その知覚や味覚は舌尖から分界溝（有郭乳頭の後方のV字状のくぼみで中央に舌盲孔がある）までの前2/3は下顎神経（V_3）の枝の舌神経によって支配され，後1/3の舌根部は舌咽神経（IX）によって支配される．ただし舌根の一部は迷走神経（X）の支配を受けている[4,5]（図2）．

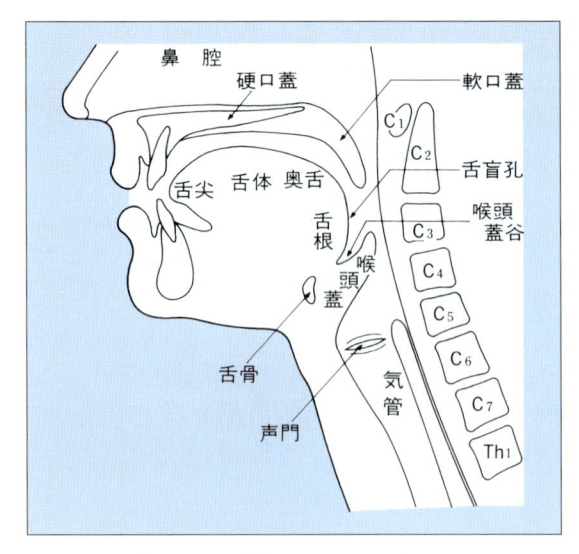

図1　準備期から咽頭期に関わる器官

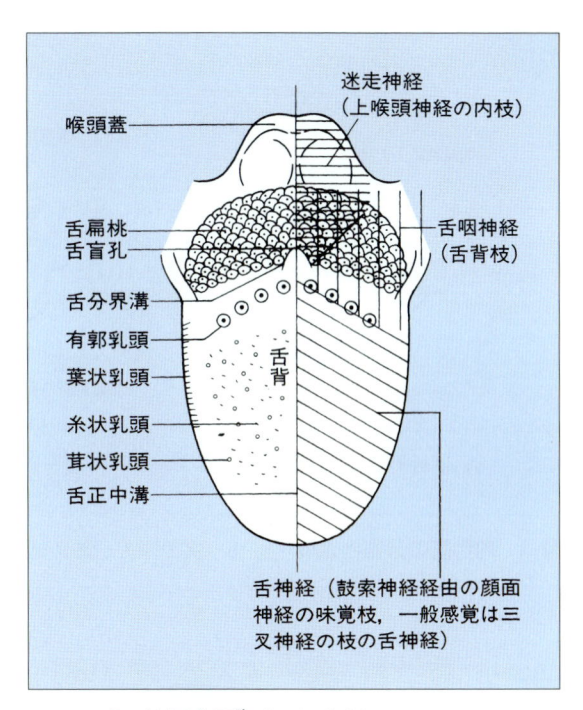

図2　舌の神経支配[5]（一部改変）

また，舌神経中の味覚神経線維は，途中で知覚神経線維と分かれ，鼓索神経となり，顔面神経（Ⅶ）の主枝の中を通って延髄（孤束核）に達する．

三叉神経核と顔面神経核は橋に，舌咽・舌下神経核は延髄にある．

味覚と知覚の神経支配は以下のとおりである．

> 味覚の神経支配：舌の前2/3と軟口蓋は顔面
> 　　　　　　　　神経（鼓索神経・大錐体神
> 　　　　　　　　経）
> 　　　　　　　　舌の後1/3は舌咽神経
> 知覚の神経支配：舌の前2/3は三叉神経（舌
> 　　　　　　　　神経）
> 　　　　　　　　舌の後1/3は舌咽・迷走神
> 　　　　　　　　経

舌筋群は内舌筋と外舌筋に分けられる．内舌筋（図3）は上縦舌筋・下縦舌筋・横舌筋・垂直舌筋からなり，舌の形を変える働きをする．縦舌筋は舌の内部を前後に走り，主に舌を短くしたり，舌尖を上下に動かす．横舌筋は舌の内部を線維性舌中隔から舌背や舌の側面に向かって走り，また，垂直舌筋は舌の前部の背部粘膜から下面へ延びている．これらは協同して舌を細め長くしたり舌を平たくして幅広くする．

外舌筋は，図4に示すようにオトガイ舌筋・舌骨舌筋・茎突舌筋がある．オトガイ舌筋は下顎骨のオトガイ棘より起こり舌尖から舌根付近まで幅広く分布する．舌骨舌筋は舌骨（大角と体部の一部）より，茎突舌筋は側頭骨の茎状突起より起こる．舌はオトガイ舌筋の後部線維によって突き出され，前部線維と茎突舌筋によって引っ込められる．また，オトガイ舌筋と舌骨舌筋によって下制される．茎突舌筋は舌を引っ込めるのみならず，口蓋舌筋（口峡部：前口蓋弓）とともに奥舌を挙上する．舌は解剖学的には舌尖・舌体・舌根に分けるが，リハ領域では舌体の後方部をしばしば「奥舌」（図1）と呼ぶ．

咀嚼時に食物と混ざって食塊形成に参加する唾液腺には，耳下腺，顎下腺，舌下腺の3大唾液腺（図5）と，口の中の粘膜をいつも湿らせておく口唇腺，頰腺，舌腺，口蓋腺，臼歯腺などの小唾液腺がある．

耳下腺は純粋な漿液性でさらさらとした唾液を出し，耳介の下付近にある．耳下腺の中を顔面神経が通って顔面神経叢をつくっており，これより深い部分を深部，浅い部分を浅部という．耳下腺管はステノン（またはステンセン）管と呼ばれ咬

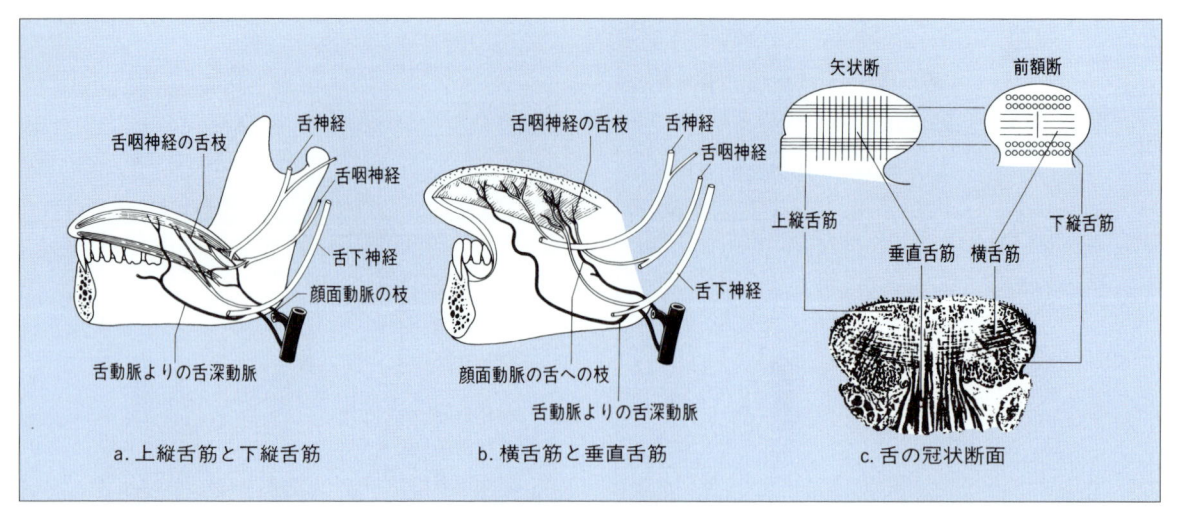

図3 内舌筋の分布と走向（a, b：文献6）（一部改変），c：文献7））

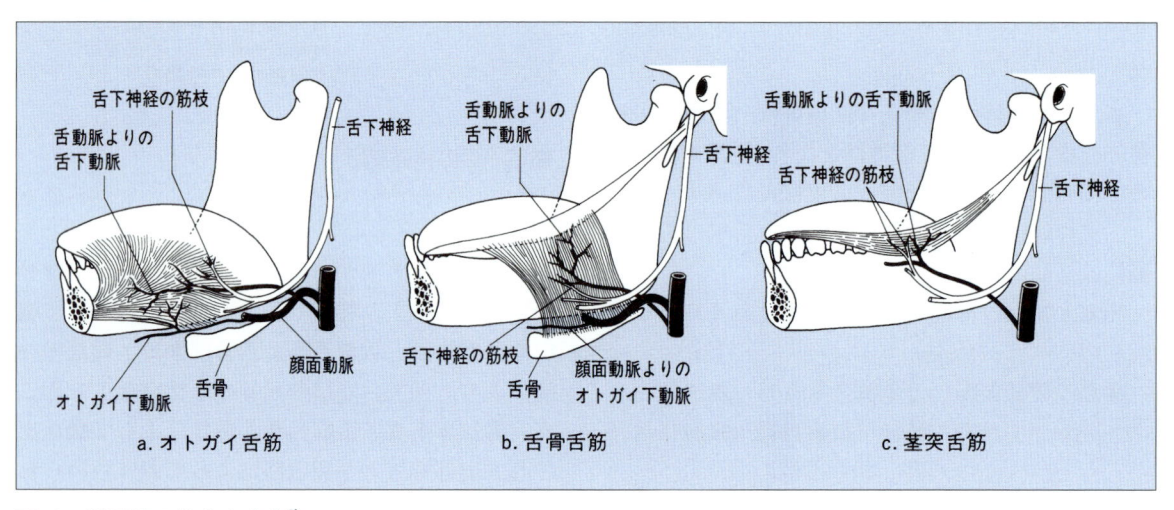

図4 外舌筋の分布と走向6）

筋の表面を前走し前部境界で内側に入って上顎第一～第二大臼歯の頰側の粘膜に開口し，耳下腺乳頭という膨らみを形成する（図6）．（図6, 7, 8はグラビア頁 1 参照）

顎下腺は顎下三角内に存在し，粘液と漿液の混合腺である．顎下腺管はワルトン管と呼ばれ，舌下小丘という膨らみのところで開口する（図7）．

舌下小丘の正中側には舌小帯というヒダがあり，これが短いと発音時の舌運動が妨げられることがあるが，嚥下時の舌運動への影響はほとんどない．舌下腺は舌下部の両側にあるが，舌の内下面に舌下ヒダを形成し，ヒダにそっていくつかの小さな開口部がある．これは小舌下腺と呼ばれる．舌下腺にはさらに大舌下腺と呼ばれる腺葉群

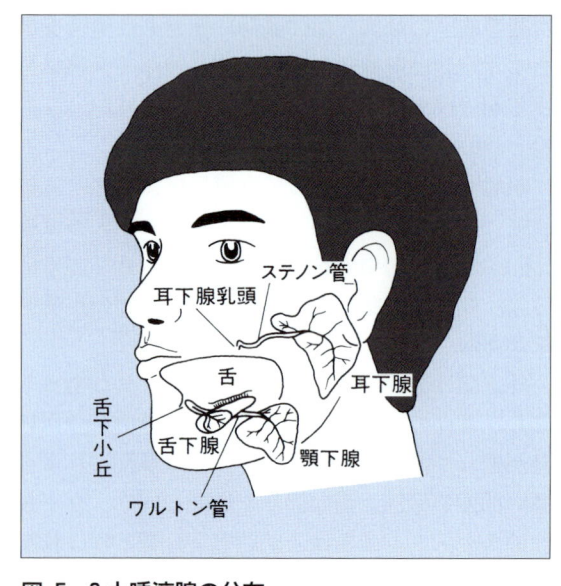

図5 3大唾液腺の分布

があり，これが合わさって大舌下腺管を形成する．この開口部は途中で顎下腺のワルトン管に合流するものと，独立して開口するものとがあり，個人差がある．舌下腺は主に粘液を分泌する．

　大唾液腺は，圧迫することにより唾液を流出させることができる．耳下腺は下顎角から下顎枝後方を内側に，顎下腺や舌下腺はそれらに相当する下顎の内方を上に向かって圧迫すればよい．小唾液腺は多数の分泌口で口腔内に開口し，漿液腺と粘液腺がある[7]．

　軟口蓋は口腔と咽頭を境とする部分にあり，食塊を形成して口腔に保持しているとき，咽頭に流れ出さないよう舌と協力して防いでいる．これを舌口蓋閉鎖（lingual seal）という．これは液体を口腔に保持する場合と，クッキーなどの咀嚼の必要な固形物を検者が指示があるまで飲まないよう説明して嚥下する場合（指示嚥下，命令嚥下という）などにみられる．指示を与えず，自由にパンやクッキーなどの固形物を食べた場合は，咀嚼しながら，咀嚼されたものから順に，喉頭蓋谷に送られ，ここで食塊形成されて嚥下される[8]．

　軟口蓋は，口蓋帆張筋・口蓋帆挙筋・口蓋垂筋・口蓋咽頭筋・口蓋舌筋などからなっている．このうち口蓋帆張筋のみ三叉神経支配で，その他は舌咽・迷走神経によって支配されている．口蓋舌筋・口蓋咽頭筋はそれぞれ口蓋舌弓（前口蓋弓，anterior faucial pillar）・口蓋咽頭弓（後口蓋弓，posterior faucial pillar）を形成し，この間に口蓋扁桃を擁し，口峡と呼ばれ口腔と咽頭の境界となっている（図8）．

2）準備期・口腔期での摂食・嚥下の流れ

　準備期からの摂食・嚥下の流れを表1（18頁）に示し，これに従って準備期・口腔期を解説する．表2には準備期・口腔期に働く筋群の一覧を示した．

　準備期は開口から始まる．開口は舌骨下筋によって舌骨を固定し，舌骨上筋を収縮させることによって行われるといわれているが，もちろん舌骨が全く動かないという意味ではなく，舌骨に支点をおいた舌骨上筋が主な役割を果たすという意味である．

徐々に開口していくと下顎骨の関節頭（下顎頭）は回転運動をする．いわゆる顎関節の蝶番運動であるが，大きく口を開けるときは咀嚼筋の1つである外側翼突筋によって，下顎を前方に滑走させて開口することになる（図9）．

　食物が口に入ると，口が閉じられ口唇が閉鎖される．閉口は外側翼突筋以外の咀嚼筋によってなされ，口唇の閉鎖は口輪筋による．食物を噛みきるのは前歯（切歯）の役目である．

　咀嚼運動は下顎を単に上下に動かすだけではなく左右にもずらして，いわゆる臼磨運動を行う．下顎を左右に動かすのは片方の外側翼突筋が収縮することによる．左右の外側翼突筋が協調して収縮弛緩することにより下顎の左右運動は行われる．側頭筋は下顎を上方や後方に引きあげるが，すべての咀嚼関連筋が協調して初めて臼磨運動は行われる．

　口腔への食物の取り込みにおいては，液体では口唇が，固形物では前歯が重要な役割を果たす．口腔に液体を取り込むと咀嚼することなく嚥下を開始する．飲み方も一口だけ飲む場合とごくごくと連続飲みする場合で異なる．一口だけ飲む場合は口腔に取り込み，そのまま食塊形成して口腔期へと移行することが多い．口腔内に保持しておいて合図によって飲むよう指示した場合は，口腔底に保持するタイプ（dipper type）と舌の上に保持するタイプ（tipper type）がみられる[9]（図10）．

　dipper type は口腔に液体を保持しているとき，食塊形成を行ったときのように液体を舌の上にのせるのではなく，口腔底部や口腔前庭部に液体を保持している状態あるいは唾液をためている状態で，舌の先端が液体をすくい上げて（dip）から嚥下するタイプをいう．

　tipper type は固形物などで食塊形成を行ったのと同様で液体を舌背部と口蓋で保持する状態をいい，舌の尖端（tip）が前歯の裏面に接して保持しているタイプをいう．

　dipper type は舌に何らかの問題があるとするものもあるが，正常でもしばしば観察され，これ自体異常ではないと考えられる．dipper type でも嚥下を開始すると tipper の状態を経て嚥下するからである．しかし，tipper type で保持するよう指示

表 2 咀嚼筋，舌骨上筋，舌骨下筋，口蓋筋（解剖学 1・3，森於菟他，金原出版，1992．一部改変）

咀嚼筋	起始	停止	支配神経	作用
咬筋	浅部は頰骨弓の前2/3の下縁と内面，深部は頰骨弓の後2/3の下縁	下顎角の外面の咬筋粗面	三叉神経	下顎骨を引き上げて歯を嚙み合わせる
側頭筋	側頭鱗外面	下顎骨筋突起	三叉神経	下顎骨を引き上げて歯を嚙み合わせる．下顎骨を後ろに引っ張る
外側翼突筋	上部は側頭下稜，下部は翼状突起外側板	下顎頸，顎関節包，顎関節円板	三叉神経	下顎頭を前方に引く．片方のみが働くと下顎骨を左右に動かす
内側翼突筋	翼状突起翼突窩，外側板，上顎骨の一部	下顎角内面	三叉神経	下顎骨を引き上げて歯を嚙み合わせる

舌骨上筋	起始	停止	支配神経	作用
顎二腹筋	前後の二腹からなり中間腱は舌骨小角の付近で滑車により舌骨体に支持される．後腹は乳突切痕から起こり中間腱に至る．前腹はこれに続いて下顎骨前部後面の二腹筋窩に着く		前腹は三叉神経，後腹は顔面神経	下顎骨を固定すると舌骨を引き上げ，舌骨を固定すると下顎骨を下げて口を開ける
茎突舌骨筋	茎状突起基部	舌骨大角基部	顔面神経	舌骨を後上方に引く
顎舌骨筋	下顎骨体内面の顎舌骨筋線	舌骨体，正中縫線	三叉神経	舌骨を引き上げる．下顎骨を固定すると舌骨を引き上げ，舌骨を固定すると下顎骨を下げて口を開ける
オトガイ舌骨筋	下顎骨オトガイ棘	舌骨体前面	舌下神経，C_1，C_2	舌骨を前上方に引き上げる．下顎骨を固定すると舌骨を前方に引き口底を短くし，舌骨を固定すると下顎骨を下げて口を開ける

舌骨下筋	起始	停止	支配神経	作用
胸骨舌骨筋	胸骨柄，胸鎖関節包，鎖骨	舌骨体	頸神経ワナ C_1-C_4	舌骨を引き下げる
肩甲舌骨筋	下腹は肩甲骨上縁から中間腱に着く．上腹はこれに続き舌骨体下縁外側部に着く		頸神経ワナ C_1-C_4	舌骨を下後方に引く
胸骨甲状筋	胸骨柄，第一肋骨	甲状軟骨	頸神経ワナ C_1-C_4	甲状軟骨を引き下げる
甲状舌骨筋	甲状軟骨	舌骨体と大角の後面	舌下神経，C_1，C_2	舌骨を下げる．舌骨を固定すれば甲状軟骨を上げる

口蓋筋	起始	停止	支配神経	作用
口蓋帆挙筋	側頭骨岩様部，耳管軟骨	軟口蓋	舌咽・迷走神経	口蓋帆の緊張（口蓋弓緊張時），口蓋帆を引き上げる
口蓋帆張筋	蝶形骨棘，翼状突起舟状窩，耳管膜性板	翼突鈎を経て軟口蓋	三叉神経	口蓋帆を張る
口蓋垂筋	後鼻棘	口蓋垂尖端	舌咽・迷走神経	口蓋垂を短縮する
口蓋舌筋	口蓋舌弓の中にあり，横舌筋に続いて舌側縁から口蓋舌弓の中を軟口蓋に至り反対側の同じ筋と結合		舌咽・迷走神経	口峡を狭く，奥舌を高める
口蓋咽頭筋	耳管骨部，翼突鈎，軟口蓋より起こり口蓋咽頭弓の中を外下方に進み咽頭縫線，甲状軟骨後縁に着く		舌咽・迷走神経	口峡を狭くする

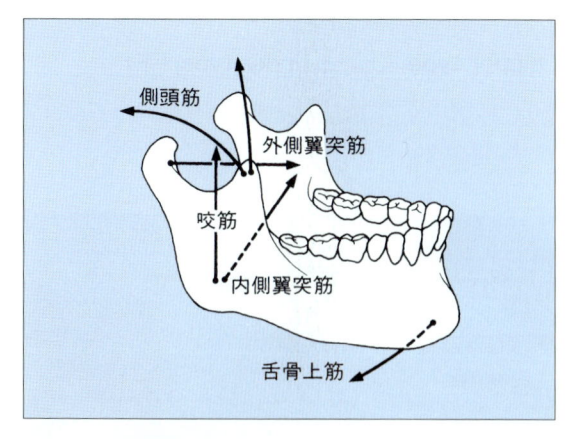

図 9-1 咀嚼筋の作用
（解剖学 1．森於菟他，金原出版，1972 より）

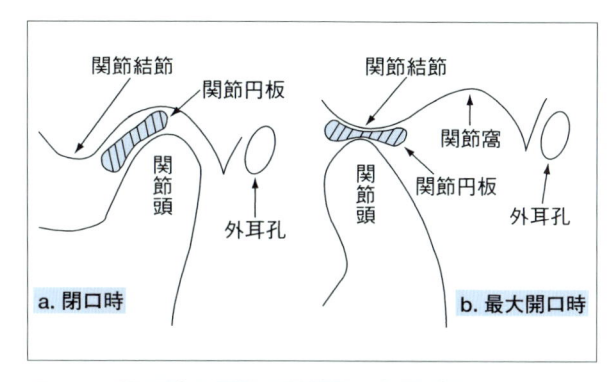

図 9-2 閉口時の下顎の関節頭の位置（a）と最大開口時の関節頭（b）の位置．最大開口時には関節頭は関節結節をこえて前に移動する

してもできない場合や，dipper type で保持していて嚥下をしたとき，舌の上で食塊形成様の状態にならず，舌の両外側を通って嚥下される場合がある．これは口蓋裂患者などでも時々みられ，鼻腔への逆流を防ぐための代償動作の一種のようである．

その他，舌運動不良のため舌面の上にうまく食物をのせられない場合もある．このような場合は，口腔底部に残留していたり，頬と歯（歯槽）との間の溝（口腔前庭）に残渣がみられたりするため，嚥下後に口腔内診査を行うなど注意深い観察が大切である．

口腔における食塊の形成には舌が大きな役割を担うが，硬・軟口蓋や歯，頬，口唇，唾液腺も参加する．咀嚼により粉砕され唾液と十分混ぜ合わさって形成された食塊は舌背部にのせられる．このとき，舌の中央はスプーンのように陥凹し，舌の前縁や外側は口蓋または歯とともに，食塊が外にこぼれないように閉鎖し，奥舌は高まって軟口蓋とともに舌口蓋閉鎖を行い，食塊を口腔に保持する（図11）．食塊の形は，量や形態（固形物，液体），粘度など食物によって異なる．液体では一般に紡錘形になるが，量が少なかったり，空気を含む場合などは上が欠けた状態になる．

蜂蜜のように粘度の高いものや，ヨーグルト，ゼリーなどのように半固形物では咀嚼というより舌と硬口蓋による押しつぶしが行われる．

このとき，舌が主体となって押しつぶすのであるが，下顎はわずかに開閉口を伴った咀嚼運動様の回旋運動を行いながら半固形物と唾液とを混ぜ合わせる．歯はほとんど接触せず，口唇は閉じていることも開いていることもある．

固形物は，開口後，適当な大きさに前歯で噛みきり，食物を舌の上にのせ口腔内に運ぶ．前歯が無い場合では，噛みきることができないため口腔に運ぶまでに食べ物を小さくしないといけない．咀嚼は，咀嚼筋・舌骨上筋・舌骨下筋など口腔周囲を取り巻く筋の協調運動によって，下顎骨が開閉することで行われる．強く噛みしめるのは咀嚼筋の役割であり，臼歯ですりあわせるようにするのは外側翼突筋が働くことによる．咀嚼が終わるまで食物を口腔に保持するのは，前方は口輪筋，後方は奥舌と軟口蓋，口蓋舌筋・口蓋咽頭筋の役目である．舌は前後，左右，上下に動き，臼歯の間に食物をのせ，頬筋は歯と頬の間に入った食物を口腔に押し戻す役目をする．

咀嚼を行う間に食物は徐々に粉砕されるとともに唾液と混ぜ合わされ，泥状塊となる．

従来，舌面上（口腔）で食塊形成がなされ，口腔期が始まるとされてきたが，Palmer[8]は指示による嚥下では口腔で食塊形成されるが，自然な嚥下では食塊が喉頭蓋谷（咽頭）に貯留されることを指摘し，新しい考え方（モデル）を提唱した．

実際クッキーやパンの嚥下を観察していると咀嚼されたものから順に喉頭蓋谷に送られ，ある程度まとまると嚥下（反射）が起こり，従来生理学でいわれてきた口腔相，咽頭相の区別は自然な咀

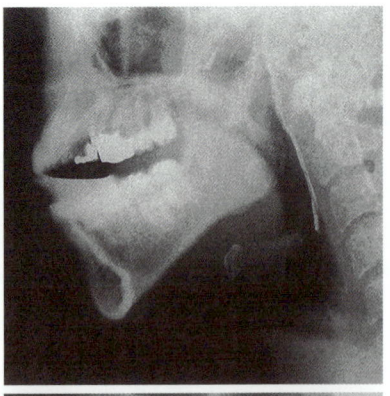

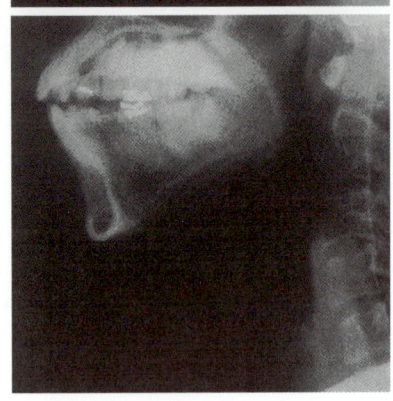

図 10　dipper type（上）と tipper type（下）

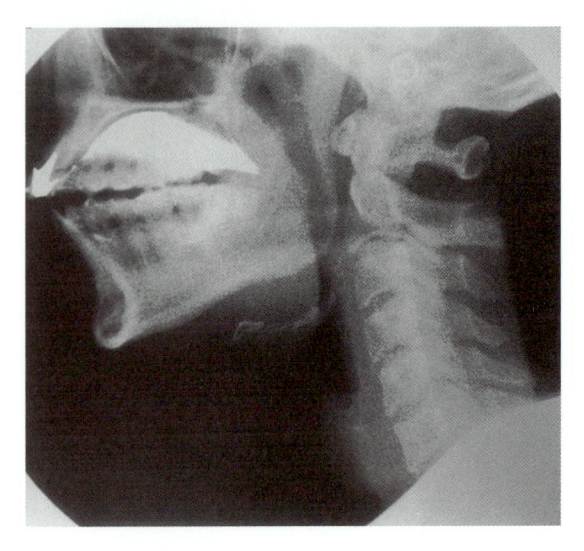

図 11　食塊形成

嚼・嚥下では困難であることがわかる．
　咀嚼においては大臼歯が最も重要な役目を果たすが，なかには小臼歯で臼磨運動を行う者もいる．また人には，右噛み，左噛みなどのように噛み癖がある場合も多いが，このような癖をもっている場合は，片側性に咬筋が発達したりして顔貌が左右非対称になったりすることもある．
　咀嚼がスムーズに行われ，舌や頬の粘膜を傷つけないためには，口腔内の情報が正確に中枢に伝えられる必要があり，口腔内の感覚神経の働きも重要である．
　味覚は食思や咀嚼に影響を及ぼすが，その低下や脱失は亜鉛欠乏症のような特殊な場合を除いて，単独で出現することはほとんどない．その意味では味覚は先行期〜準備期に関わる．
　嚥下の口腔期が始まると舌尖が前歯の舌側に接し，順次舌と口蓋の接触は後方へ広がり（搾送運動），食塊を後方へ送る（図12）．このときほぼ同時に軟口蓋が挙上を始めるとともに，奥舌が下がり（舌口蓋閉鎖解除），舌根がやや前方に移動すると，食塊は咽頭へ流れ込み始める．軟口蓋はその

まま挙上し，前内方に突出してきた咽頭壁と接して上咽頭と中咽頭の間を閉鎖し鼻腔への通路を遮断（鼻咽腔閉鎖）する（図13）．
　この頃から食塊は咽頭相に入るが，食塊の尾部が口峡を通過するまで口腔相が終了したことにはならない．食塊のほとんどが口腔を通過する頃，前方からの搾送運動は舌根部に及び，前下方部へ移動していた舌根は咽頭後壁とともに蠕動様運動を行うため再び後方へ移動する．
　このとき軟口蓋も鼻咽腔閉鎖を行いながら下降し，咽頭壁の収縮運動，舌根の後方移動とともに蠕動様運動を行う．そして，徐々に両者は安静位へと移行する．この頃は，食塊はすべて食道へと移行している．嚥下反射を起こす部位と程度をPommerenke[10]が1928年に報告しているので参考のため表にして示した（表3）．

3）食塊形成の場所

　これまで嚥下を準備期，口腔期，咽頭期，食道期と分けるのが通例であったが，本項では準備期と口腔期を分割することはむずかしいという理由

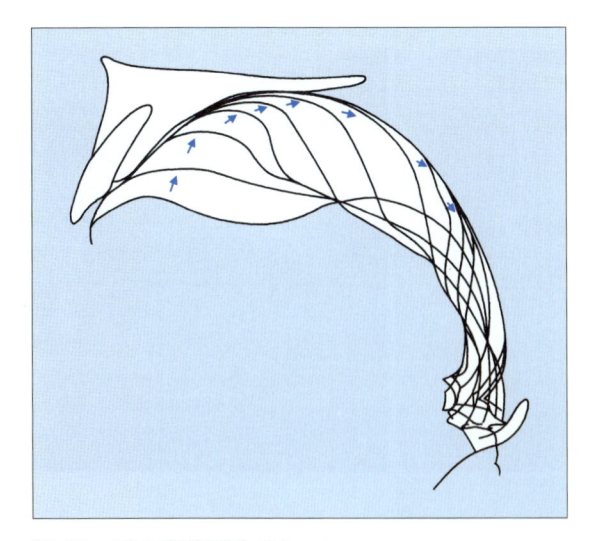

図12 舌の搾送運動パターン

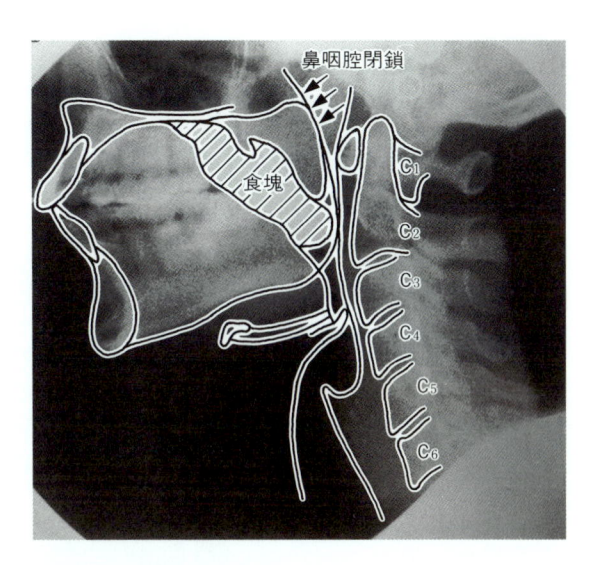

図13 鼻咽腔閉鎖

から準備期・口腔期を合わせて扱った．口腔期・咽頭期・食道期は，生理学では，口腔相・咽頭相・食道相と呼ばれることが多い．期は食物を咀嚼・嚥下する過程において，各々の筋がどのようなタイミングで役割を果たしているかを示し，相は食塊が口腔，咽頭，食道のどこに存在しているかを示すとされる．生理学で扱う嚥下は正常嚥下で，期と相が一致しているが，病的な状態，たとえば，後述する図14の例のように，舌口蓋閉鎖不全の場合では，咽頭相なのに準備期というように相と期の乖離（かいり）がみられることがある．このため期と相は使い分ける必要があるとの主張があるが，臨床では混同して用いられることも少なくない．

生理学で扱う口腔相・咽頭相・食道相では，食塊は口腔で形成され，この時点から口腔相が始まるとされている．これまでの通念では，食塊形成は口腔で行われるものであったが，前項でも述べたように食塊形成を行う場所は口腔に限らないので，ここでまとめて解説する．

まず，咀嚼の必要な食べ物，たとえば，最も日常的なご飯について考えると，口腔に取り込んで咀嚼を開始する．そして，ある程度咀嚼されると，まだ口の中に，ご飯があるうちに箸で追加のご飯を取り込む．この頃になると，咀嚼されたご飯の一部は，咽頭に運ばれ（二次輸送）多くは喉頭蓋

表3 嚥下反射を起こす部位[10]

部　位	＋	＋＋	－
軟　口　蓋	4.0%	15.2%	80.7%
口　蓋　垂	30.4%	1.6%	68.0%
咽頭後壁（口腔レベル）	27.8%	47.5%	24.7%
口蓋咽頭弓（後口蓋弓）	30.4%	28.0%	41.6%
口蓋舌弓（前口蓋弓）	60.3%	16.7%	3.0%
口　蓋　扁　桃	28.6%	19.1%	52.3%
舌　根　部	36.3%	7.3%	62.1%
咽頭後壁（舌根レベル）	18.8%	50.5%	30.7%

＋：軽く刺激して嚥下反射が起こった．
＋＋：強く刺激すると嚥下反射が起こった．
－：嚥下反射が起こらなかった．

谷に貯留するが，人によっては梨状陥凹まで到達するものもある．この後，口腔内で嚥下が開始され，口腔期が始まり，喉頭蓋谷付近で口腔の食塊と喉頭蓋谷にすでに送られていた食塊が一緒になって，より大きな食塊が形成され咽頭から食道へ搬送される．図15にクッキーの咀嚼嚥下を示す．約3gのクッキーを口腔内に取り込んで，咀嚼し，咽頭で食塊を形成して嚥下する過程がわかる．この場合は，壁付着性（粘着性）が強く，口蓋に付着残留したため，この後，何度も舌で口蓋を舐め，嚥下を繰り返した．

図 14　舌口蓋閉鎖不全の1例

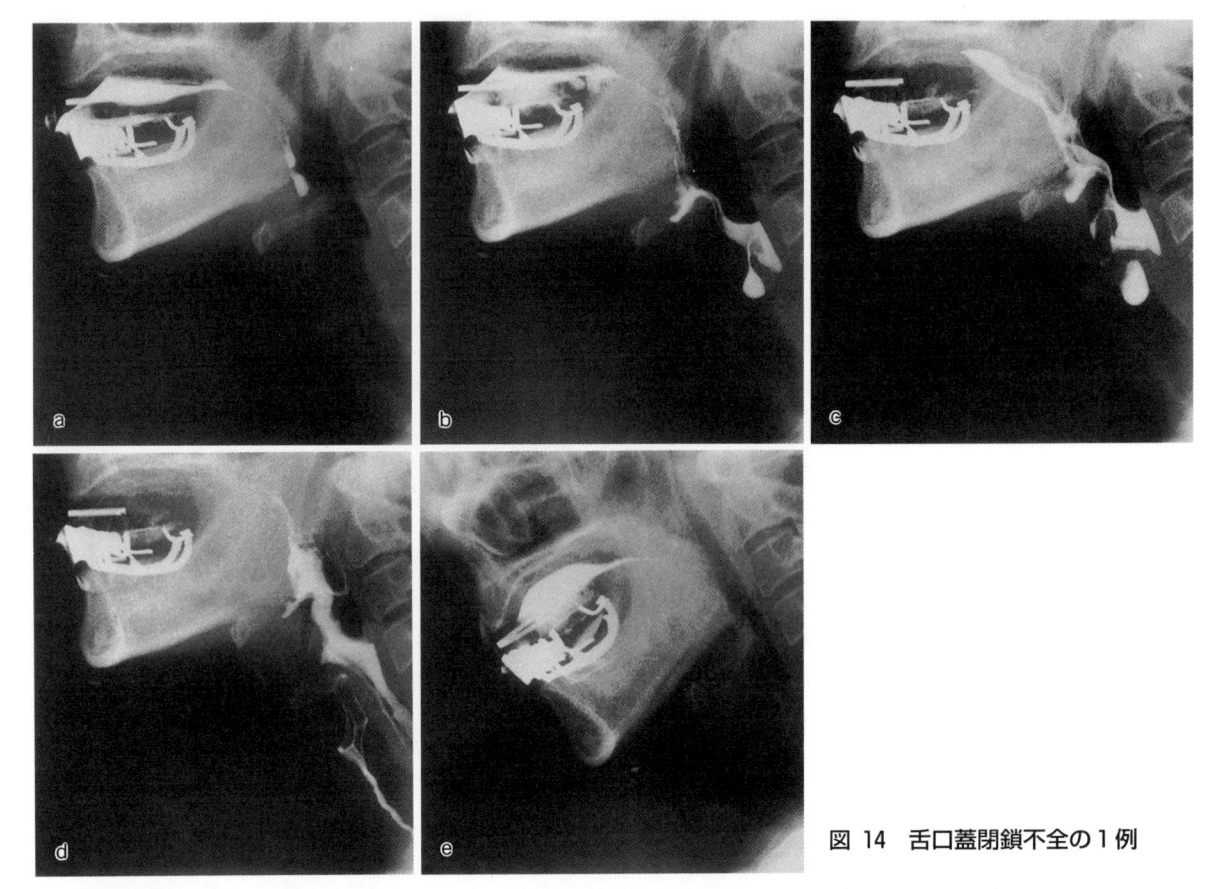

a．舌口蓋閉鎖不全のため嚥下を開始していないのに造影剤が咽頭へ流れ込んでいる（準備期で咽頭相）
b．梨状陥凹をあふれた造影剤は喉頭へ流入しているが嚥下はまだ行っていない（準備期で咽頭相）
c．嚥下が起こり，嚥下反射も起こったが喉頭に入った造影剤は声帯を越え気管へ入っている（誤嚥）
d．気管に入った造影剤は下方へと流れているが，梨状陥凹に貯留していた造影剤は口腔から食塊として送られてきた造影剤とともに食道へと流れていった．
e．顎引き姿勢をとると重力により舌口蓋閉鎖不良を代償することになる．この後正常な嚥下が行われた．

　咀嚼の必要な食べ物はすべて咽頭で食塊を形成するかというとそうでもない．一口量が少ない場合は，口腔で食塊形成を行うことが多い．「飲んで下さいという指示があるまで飲まないで下さい」と被験者に要求すると健常者では，指示があるまで口腔に保持し，食塊形成は口腔で行われる．ヨーグルトやプリンのように，口腔内で押しつぶしを行う場合は，口腔内へ取り込んだ量が多いと少量を咽頭に送って，喉頭蓋谷に貯留し，図15のようなパターンで嚥下するか，一部を先に咽頭に搬送し，残りを口腔内に保持したまま，咽頭で食塊形成を行って嚥下する．残りは口腔で食塊形成する場合もあれば，図15のパターンをとって咽頭で食塊形成する場合もある．喉頭蓋の反転は，いずれの場合も起こるが，量が少ない場合は起こらないこともある．液体の嚥下は，口腔でじっくり味わうようなものでは，口腔で食塊形成が行われるが，ごくごくと連続的に飲む場合には，咽頭での食塊形成が一般的である．**図16**に一口で液体（胃の透視検査用のバリウム（Ba）を10倍希釈したもの）を嚥下する場合を，**図17**にビール（Baとビールを1：1で混ぜたもの）を連続的に嚥下する場面を示した．1回（指示）嚥下と連続嚥下で最も異なるのは，1回嚥下では口腔で食塊形成を行うのに対し，連続嚥下では，1回目は同様だが，2回目からは，軟口蓋・喉頭ともある程度挙上し

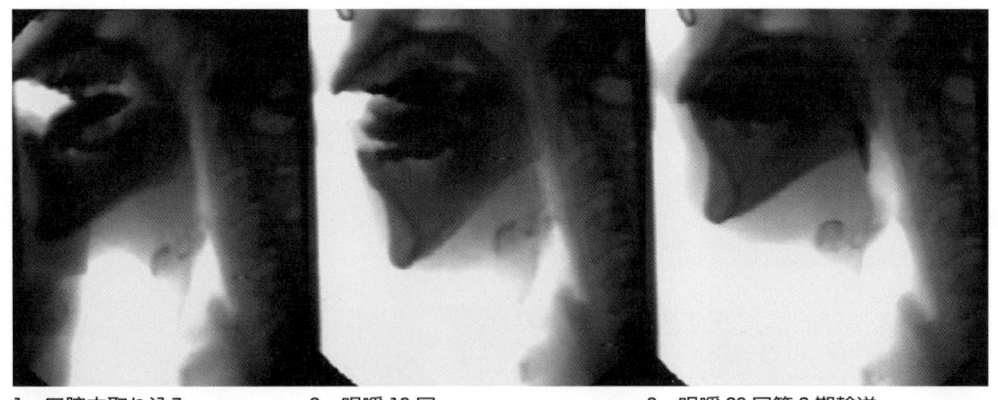

1 口腔内取り込み
2 咀嚼10回
3 咀嚼20回第2期輸送
4 咀嚼25回喉頭蓋谷貯留 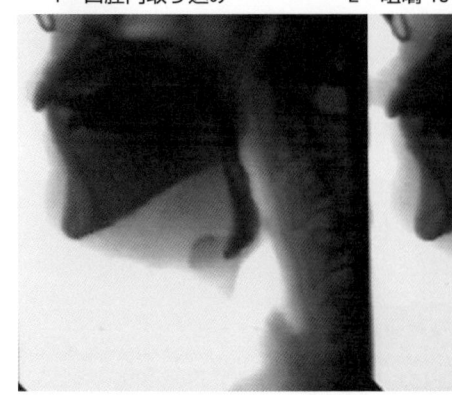
5 嚥下開始（口腔期）舌口蓋閉鎖のため口蓋と舌の間のクッキーが無くなっている（矢印） 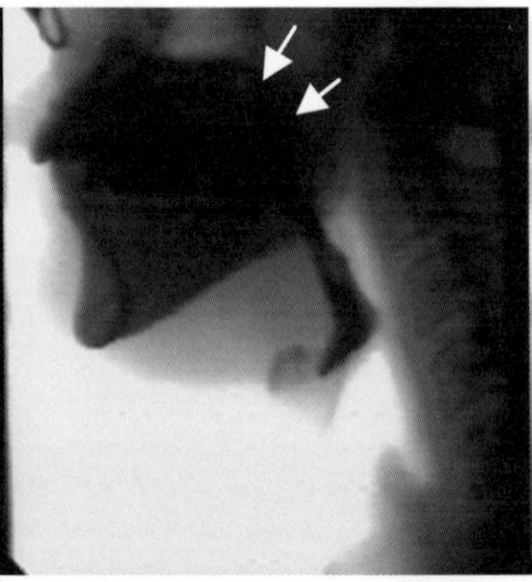
6 矢印は口腔から新たに搬送されたクッキーの先端 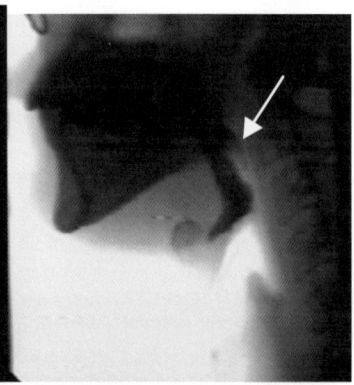
7 拡大食塊形成（咽頭に貯留していた咀嚼済みのクッキーと口腔から新たに搬送されたクッキーが一緒になって食塊形成が行われた） 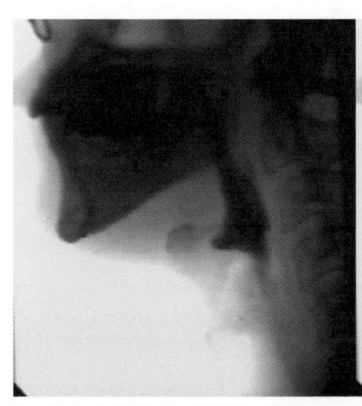
8 食道期開始（喉頭蓋反転） 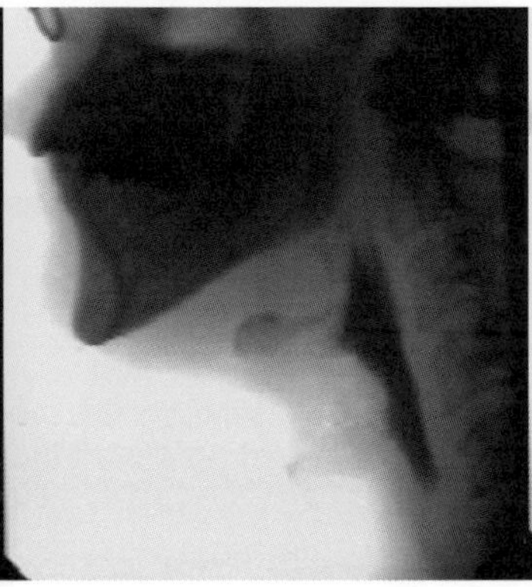
9 咽頭期終了 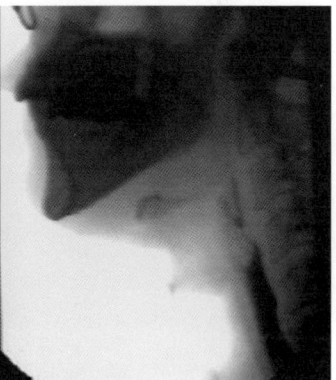
10 喉頭下降開始（食道期） 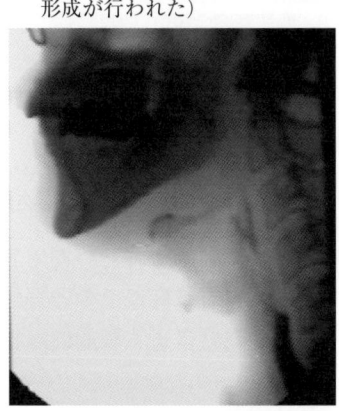

図15 クッキーの咀嚼嚥下（1〜10）

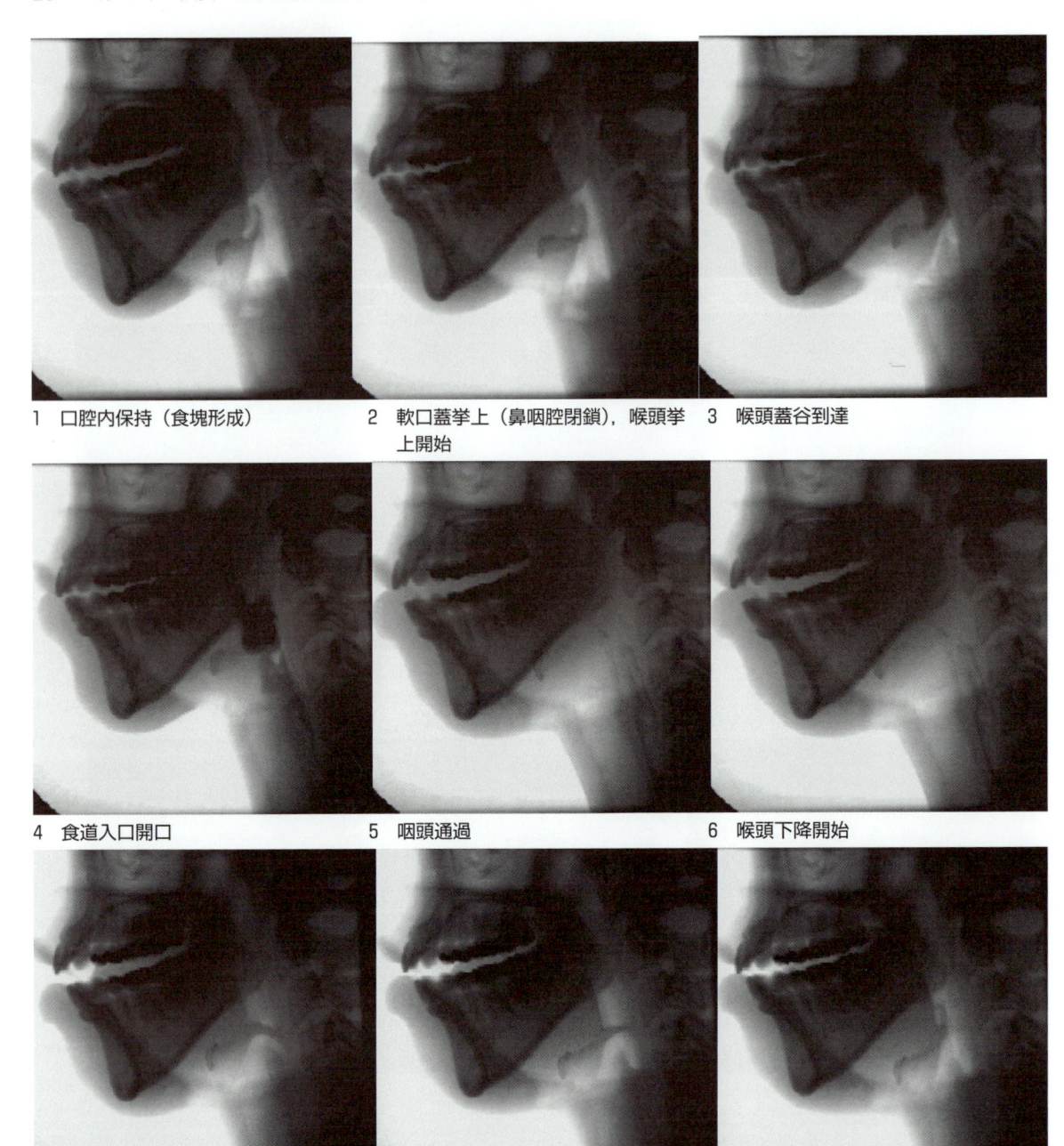

1　口腔内保持（食塊形成）　　2　軟口蓋挙上（鼻咽腔閉鎖），喉頭挙　　3　喉頭蓋谷到達
　　　　　　　　　　　　　　　　　上開始

4　食道入口開口　　　　　　　5　咽頭通過　　　　　　　　　　6　喉頭下降開始

7　喉頭蓋復位開始　　　　　　8　喉頭蓋復位中（水平）　　　　9　喉頭蓋完全復位（喉頭下降中）

図16　バリウムの指示嚥下（1〜9）

たまま嚥下の準備段階を保っており，嚥下が終了して初めて安静位のときの状態に戻ることである．食塊形成の場所は，液体は口腔で，固形物は咽頭のように簡単ではないので，読者自らが日常の食事のなかで意識してみることをお勧めする．

3　準備期・口腔期異常の病態と原因疾患

　嚥下障害は静的障害と動的障害という用語を用いて分類されている．前者は構造上の器質的障害をいい，後者は運動の異常による機能的障害をい

1　口腔摂取開始

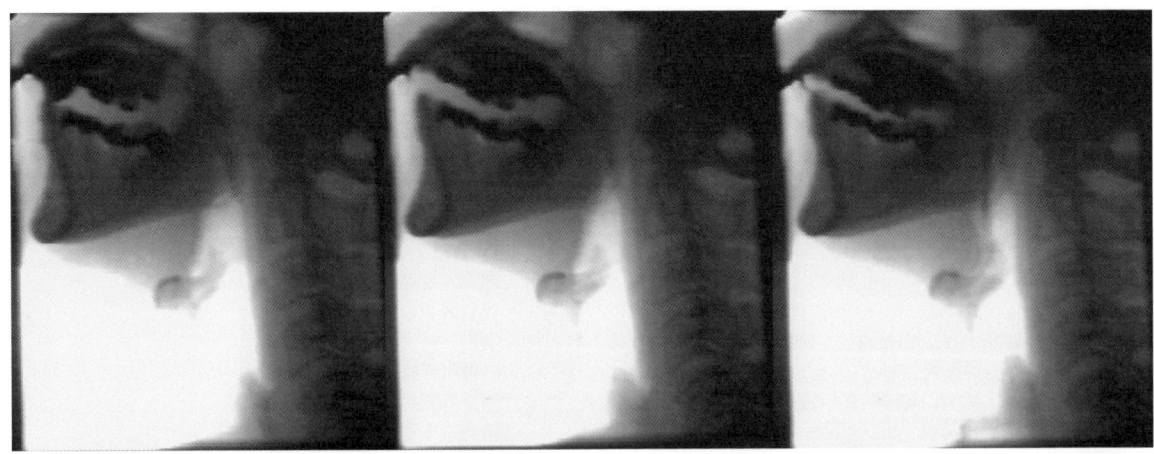

2　口腔内保持（1口目）

3　軟口蓋挙上（鼻咽腔閉鎖），喉頭挙上開始

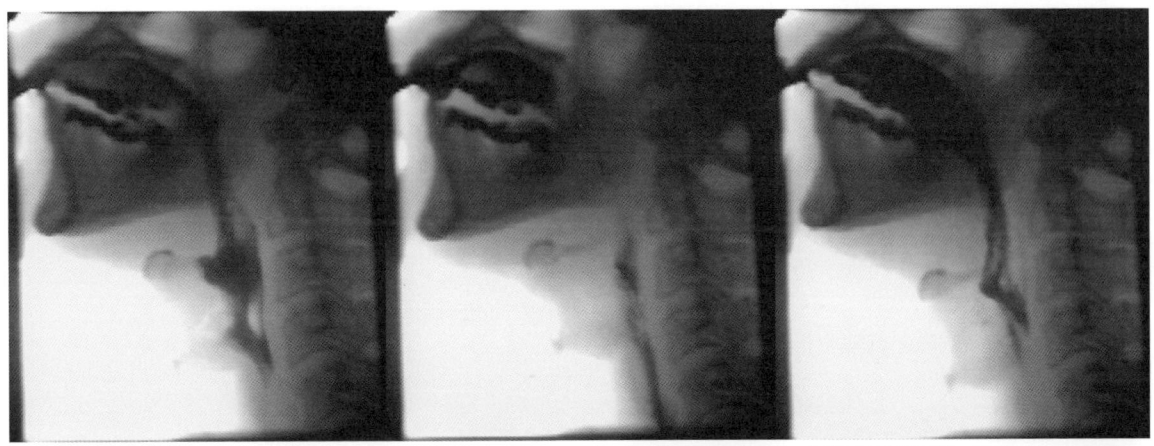

4　梨状陥凹到達，食道入口開口

5　咽頭通過（喉頭最大挙上），2口目の口腔内摂取保持，軟口蓋下降（鼻咽腔閉鎖は維持），喉頭下降開始

6　軽度鼻咽腔閉鎖，咽頭流入梨状陥凹到達，喉頭下降停止

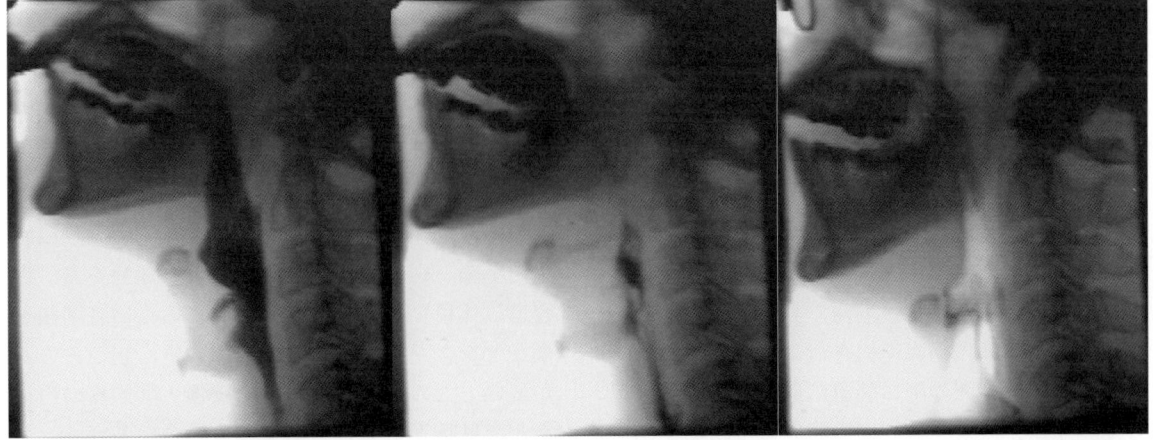

7　下咽頭での食塊形成後食道流入開始，鼻咽腔閉鎖強化，喉頭挙上再開（喉頭流入あり），3口目の口腔摂取開始

8　咽頭通過，喉頭下降開始，口腔摂取終了口腔内保持

9　連続嚥下では，口腔摂取・嚥下を繰り返すが，喉頭下降や，鼻咽腔閉鎖解除が完全に起こるわけではなく，2回目からは鼻咽腔閉鎖と喉頭挙上を軽度に維持し，全嚥下が終了するとこのコマのように喉頭が完全に下降する（声門部は画面の下方に出ている）

図17　ビールの指示嚥下（1〜9）

表 4　嚥下障害の原因とその分類（標準耳鼻咽喉科・頭頸部外科，医学書院，1989．より）

A．静的障害 static disorders（通路の異常による障害）通路そのものの病変と通路周囲の病変とが含まれる
　1）炎症：非特異性急性・慢性炎症，火傷（熱・化学薬剤など）による炎症，梅毒，結核など
　2）腫瘍，腫瘤：新生物，静脈瘤，動脈瘤など
　3）外傷（手術を含む）
　4）異物
　5）奇形
　6）瘢痕狭窄：炎症の後遺症，Plummer-Vinson 症候群の器質障害型など
　7）その他：憩室，変形性頸椎症など

B．動的障害 dynamic disorders（運搬動作の異常による障害）
　1．核上性　錐体路両側性障害＝仮性球麻痺
　　　　　　錐体外路障害（運動減退性不随意運動，運動亢進性不随意運動）
　　血管障害：脳梗塞，脳出血など
　　変性疾患：筋萎縮性側索硬化症，パーキンソン病など
　　炎症：膠原病，ベーチェット病，多発性硬化症（非化膿性脱髄炎），脳炎，脳幹脳炎など
　　腫瘍
　　中毒
　　外傷
　2．核性（球麻痺）
　　変性疾患：筋萎縮性側索硬化症，脊髄性進行性筋萎縮症など
　　血管障害：ワレンベルグ症候群などの延髄の梗塞，あるいは出血
　　炎症：急性灰白髄炎，脳幹脳炎など
　　腫瘍：延髄部の腫瘍
　　先天性：延髄空洞症
　　中毒
　　外傷
　3．核下性
　　炎症：脳神経炎，ギラン・バレー症候群
　　腫瘍：頭蓋底部，頸部，胸部などの腫瘍
　　代謝障害：糖尿病など
　　中毒
　　外傷（手術も含む）
　4．神経筋接合部，筋原性
　　特発性：重症筋無力症，筋ジストロフィー症など
　　炎症：多発性筋炎，全身性エリテマトーデスなど
　　中毒：有機燐中毒，ボツリヌス中毒など
　　外傷（手術を含む）
　　内分泌障害：甲状腺機能亢進症（甲状腺中毒性ミオパチー）
　5．心因性
　　ヒステリー
　6．その他
　　食道けいれん，特発性食道拡張性（無弛緩症，アカラジア）

C．知覚異常
　1．嚥下痛をきたすもの
　2．知覚鈍麻をきたすもの

う．これらを表4に示した．

1）準備期の静的障害

　準備期で大きな役割をする筋群の外傷や炎症が起こると開口障害がしばしばみられる．この原因として智歯周囲炎や扁桃炎などがあげられる．歯科的疾患ではさらに，歯周疾患（いわゆる歯槽膿漏）や齲蝕が原因で歯髄炎をきたし，さらに根尖に炎症が波及した根尖性病変でも顎骨に炎症が及び骨髄炎や周囲の筋炎を引き起こすこともある．

　蜂窩織炎は周囲の隙に急激に炎症が波及した場合であるが，波及する周囲の筋群には咬筋や内側翼突筋，舌骨上筋，外舌筋，広頸筋などが含まれることが多く，口を閉められないほど口腔底部が腫脹することもある．また急性耳下腺炎は口腔からの逆行性感染などで起こり，発熱や耳下腺の腫脹のみならず，周囲の咬筋や頬筋，頸部の筋にまで広がることがあり，開口障害を起こすこともある[11]．

　舌癌や咽頭癌などの手術で口腔およびその周囲の筋の切除や再建を行うと，患者の思うような運動ができなくなる．たとえば，舌切除後の患者では，時に下顎骨離断術まで施行されており，口唇閉鎖不全，再建または残存した舌の運動不良，舌容量（体積）不足や形態異常による舌口蓋閉鎖不全などをきたし，さらに咽頭期障害も起こることが多い．このため，舌癌・口腔癌・咽頭癌の術後などでは嚥下造影を必要とする場合が多い．

　齲蝕や歯周疾患による臼歯部の欠損は咀嚼困難につながるため，義歯などによる修復が必要である．近年，着脱可能な義歯ばかりでなくブリッジやインプラントも発達しているが，老人病院やリ

ハ施設には歯科がないことも多く，義歯不適合のまま放置され，噛めなくなることも多いので，歯科医との連携が望まれる．

顎関節症は，顎関節の円板前方転位が原因のことが多い疾患で開口障害やクリック（カクカクという音）をきたす疾患であるが，歯科との連携で治療可能な場合も多い．顎関節の腫瘍は比較的まれではあるが，関節頭の滑膜や軟骨に由来する良性・悪性腫瘍があり，顎関節症と誤らないよう注意が必要である．

また，最近あまりみられなくなったが顎関節強直症のように関節が線維性もしくは骨性に癒着して開口不能となる場合もある．

以上，準備期の静的障害について主なものを述べたが，口腔期でも共通するものが多い．しかし，顎関節のみの障害では口腔期障害をきたさない場合もある．

2）準備期の動的障害

準備期の動的障害のうち，開閉口障害は顎関節に問題があって起きることが圧倒的に多い．

口唇閉鎖は顔面神経麻痺，とくに末梢性のときや中枢性でも両側性障害のときに強く障害される．

口腔と咽頭腔の間の閉鎖（舌口蓋閉鎖）が完全でないと，嚥下動作の前に食塊が咽頭にこぼれることになり，この閉鎖には舌咽神経と舌下神経が主に働いている．

咀嚼にとって舌の正常な動きと筋力はとくに大切である．運動麻痺や失調により，食塊が形成できなかったり咽頭腔にこぼれ落ちたり，歯の上に食塊を舌の上にのせられなかったり，食塊を咽頭腔へ運べなかったりする．液体では舌の中央部に包み込むようにして口腔内に保持し，次の口腔期に移るが，それができないときには口腔底に保持し重力を利用して咽頭へ送ることもある．

これらの原因のひとつは脳血管障害であり，仮性（偽性）球麻痺や球麻痺，小脳性の失調などにより上記の障害が起こる．

仮性球麻痺は両側性の麻痺で通常筋の萎縮はみられない．脳幹性のものは球麻痺をきたす場合が多く一側性であるが症状は強く，筋萎縮を伴う．いずれの場合も，感覚障害を伴っていたり，障害は複合してみられることが多い．

神経疾患（筋萎縮性側索硬化症（ALS），重症筋無力症，進行性筋ジストロフィー，パーキンソン病など）によるものでも，病変の部位により様々な準備期の異常が出現する．

ALS，とくに球麻痺型では早期に口腔，咽頭の筋力低下と舌の萎縮が出現するため口腔内保持と食塊形成，咀嚼をほぼ同時におかす．

重症筋無力症でも早期から口腔，咽頭に障害をきたすタイプがあるが，いずれも運動の繰り返しで症状が悪化する．

進行性筋ジストロフィーではとくに筋緊張性ジストロフィーと眼・咽頭ミオパチーで準備期〜口腔期の異常をきたしやすい．

パーキンソン病では動作緩慢と固縮のため運動の巧緻性が失われ，舌の動きが低下するほか，顎の硬直，口唇，舌の振戦により咀嚼や食塊形成，咽頭への送り込みを阻害する．また唾液の分泌過剰や逆に口内乾燥をきたしていることも多いが，薬物の影響も考慮すべきである．

末梢性顔面神経麻痺では口唇閉鎖が不十分になり，関節リウマチによる顎関節拘縮，頸部病変の術後[12]，顎関節症は開口を阻害し，舌や口唇の不随意運動や振戦も同様に障害になる．また唾液の分泌減少や過多は咀嚼と食塊形成に影響を及ぼす．

長期の絶食や経静脈栄養により，廃用性に舌の動きや咀嚼力が低下することもよくみられる．

薬物によるものでは意識水準を低下させるもの，たとえば過剰な抗てんかん薬が準備期にも影響を及ぼす[12]．

口腔期の障害は，食塊を形成してから，食塊が口峡を越えて咽頭へ送られる段階までの異常をいう．異常の原因のほとんどは舌と軟口蓋に起因するが，これらはいずれも咽頭の構成要素でもあり，咽頭期でも重要な役目を果たすもので，口腔期単独の障害ということはありえない．

3）口腔期の障害

口腔期において重要な役割をまとめてみると，①食物の保持，②食塊形成，③舌口蓋閉鎖，④舌

搾送運動ということになる．これらの障害について考えてみる．

　咀嚼を終えて食塊形成に移ってからが口腔期であるが，食物を口腔に保持するためには，口唇閉鎖（口輪筋など）が重要でこれが悪いと，口に入れた食べ物がすぐにこぼれてしまうし，流涎がみられる．頰粘膜（頰筋など）の緊張が悪いと歯と頰との間（口腔前庭）に食べ物がはさまったまま残留する．

　準備期・口腔期のこれらの障害は，ベッドサイドで容易に観察できる．食塊形成が良いか悪いかは必ずしもベッドサイドで観察できるわけではないが，嚥下造影検査を行えば容易にわかる．食べものを舌背部にうまくまとめることができず，口腔底や口腔前庭にバラバラになる場合がある．これは食物の性状によって異なるので，工夫してバラバラになりにくいものを摂取することによって避けることができる．

　舌口蓋閉鎖（舌，軟口蓋，口峡）不良は，嚥下前の誤嚥を引き起こす．咳反射のない患者では，むせのない誤嚥（silent aspiration）となり，臨床的観察のみでは，知らないうちに誤嚥性肺炎になることもあるので注意が必要である．舌口蓋閉鎖が不良のとき口腔に保持した食物がだらだらと咽頭に流れ込む．このとき，咽頭は当然まだ嚥下反射が起こっていないので，多くは両側または片側の喉頭蓋谷を経て梨状陥凹へ貯留するが，喉頭口は開いたままの状態なので，量が多くなると披裂間切痕部から喉頭へ流入する．

　また，量が多くないときでも梨状陥凹へ貯留していると，喉頭口との距離が非常に短いため，嚥下反射が起こったとき喉頭挙上とともに梨状陥凹からすぐに喉頭口に流入して誤嚥を生じる．嚥下障害の原因は脳血管障害が最も多いが，口腔期に限定される場合は少ない．図14に示した舌口蓋閉鎖不全例では，食塊形成期に舌口蓋閉鎖が悪いため咽頭にだらだらと流れ込み（図14a），口腔期が始まる前に披裂間切痕から喉頭へと流入し（図14b），嚥下反射が起こった後（図14c）声門付近に溜まっていた造影剤は気管へと流入した（図14d）．この例では顎引き姿勢をとることにより（図14e），奥舌が高くなり食塊の重力による咽頭への流入を防ぐことができ，誤嚥が全くみられなくなった．

　舌の搾送運動が悪い場合には，舌搾送運動パターンが前から後ろにスムーズに行われないもの（パーキンソン病など）や，舌の挙上力が弱く十分口蓋に押しつけることができないため，口蓋と舌の間に空間ができて食物が残留するもの（舌下神経麻痺）などがある．舌の運動が悪いと咀嚼運動も食塊形成もうまくいかない．また，舌やその他の器官の動きが遅くなって嚥下障害をきたすこともしばしばみられる．/pa/, /ta/, /ka/と単音および連続音を発音させてみると，ある程度障害が予測できる．/pa/は口唇閉鎖を，/ta/は舌尖が口蓋前方に接触し，嚥下開始直後の状態を，/ka/は奥舌が高まった状態を要求する．舌知覚麻痺による求心性刺激の消失は食物の位置がわからなくなり，嚥下反射を遅らせ誤嚥の原因となりうる．ちなみに谷本ら[13]は両側舌神経伝達麻酔を行って，舌の無知覚を起こすと喉頭侵入（laryngeal penetration）の頻度が増すことを報告している．

　口腔・顔面の末梢神経支配は，三叉神経，顔面神経，舌咽神経，迷走神経，舌下神経と脊髄神経のC_1〜C_4によってなされる．これらの神経は知覚神経と運動神経からなる混合神経である．三叉神経は顔面の感覚と咀嚼筋の運動を主につかさどる．顔面感覚のうち触覚と痛覚の神経線維は，顔表面から脳幹部までは一緒に走るが，その後温痛覚の神経線維のみは脳幹部を下行し，延髄ないしは頸髄上部まで下行してから反転し，反対側の脳幹を上行し，再び触覚線維と一緒になって上行する．このため，触覚と温痛覚は左右逆の麻痺がでるので注意を要する[14]．

　三叉神経の運動神経は主に咀嚼筋を支配する．咀嚼筋群は閉口筋であるが外側翼突筋のみ下顎を前方に出す作用をもっている．顎関節では，開口を行うと下顎頭が回転をする（蝶番運動）．小さく口を開けたときは，蝶番運動のみであるが，口を大きく開けると，外側翼突筋の作用により下顎は前方に引かれ，側頭骨の関節窩から前にすべり出て関節結節を越える（滑走運動）複合運動となる（図9-2）．顎関節は下顎頭と側頭骨の関節窩でできているが，この間に関節円板という軟組織が

介在して座布団のような役割をしている．最近よくいわれる顎関節症で音がする場合，この円板が前に落ちていること（前方転位）が多い．

三叉神経麻痺で外側翼突筋が働かないとそちら側（患側）が動かないため，反対側（健側）のみ前にでてあたかも患側に引っ張られたように顎が偏位することになる．また，口蓋帆張筋は三叉神経支配であり，これが麻痺すると口蓋垂が健側に引っ張られる．舌の前2/3は三叉神経の知覚神経によって支配されている．このため，三叉神経が麻痺すると食べ物が口の中のどこにあるかわからなくなり，求心性の刺激が伝わらず，嚥下反射の遅れにつながる．

舌神経中の味覚線維（鼓索神経）は顔面神経であるが，その神経がどの部位で障害されているのかによってみられる症状は異なる．また，顎二腹筋前腹，顎舌骨筋は三叉神経（下顎神経）が支配しており，これが麻痺すると舌骨の挙上力が弱くなり，ひいては喉頭挙上が制限され誤嚥の原因となる．

顔面神経は舌の前2/3の味覚を支配している．また顔面全体の運動も支配しているが，前額部（ひたい）の神経は両側の大脳皮質の支配を受けているので，一側の大脳皮質や内包などの損傷による中枢性顔面神経麻痺では障害されない．

一方，下部顔面の筋は一側支配なので一側の神経損傷により麻痺がみられる．すなわち中枢性顔面神経麻痺では**図18a**に示すように患側の鼻唇溝消失，口裂の下垂，口笛不能など下顔面筋の麻痺がみられ，末梢性では図18bのように麻痺は顔面全体に及び，前額部に皺を作れず，目を閉じようとしても閉じられないため麻痺性兎眼となる[14]．口輪筋や頰筋など口腔を閉じ，頰に適度な緊張を与える役目もあるため，その障害により口から食べ物がこぼれたり，嚥下後口腔前庭（頰と歯槽や歯との間の溝）に食物が残ったりする．

また味覚の障害は食欲の低下につながる．顔面神経はその他，広頚筋，茎突舌骨筋，顎二腹筋後腹も支配しており，舌骨の挙上力にも影響がでる．

舌咽・迷走神経は舌根部や軟口蓋の味覚と，軟口蓋を含む口峡部や咽頭部の知覚と運動を支配している．このため，これらが障害されると主に咽頭期の障害が起こる．軟口蓋や咽頭粘膜の知覚麻痺により嚥下反射が起こりにくくなり，軟口蓋が麻痺すると健側に引っ張られる．また咽頭後壁も健側のみ収縮するため，後壁全体がカーテンで引かれたように健側へ引っ張られたようにみえ，これをカーテン様徴候という[14]．

舌下神経は舌の筋と舌骨に付着する筋の一部（オトガイ舌骨筋，甲状舌骨筋）の運動を支配している．麻痺により舌運動障害が起こり，準備期・口腔期に問題が生じる．舌骨に付着する筋の麻痺は喉頭挙上を不良にし，誤嚥の原因となる．舌下神経の麻痺は舌の麻痺性萎縮をきたすこともある（筋萎縮性側索硬化症で顕著にみられる）．

以上，準備期・口腔期に関する神経についておおざっぱにみてきたが，これらの病変を発生させる原因は脳腫瘍，脳血管障害，炎症，外傷，その他様々である．これらがどこ（どのレベル）に発生するか，損傷部位により当然出現する障害は異なるので，十分な神経学的検査と患者の状態把握が重要である．

神経筋接合部・筋疾患のうち重症筋無力症は，骨格筋の脱力，易疲労性をきたす自己免疫疾患で咀嚼筋の疲労による咀嚼力低下と舌運動障害による咽頭への送り込み障害が起こり，夕方や食事の終わりに悪化する．このため，嚥下造影検査を行う場合，1日のうち疲れた夕方や食事の直後など，疲労した時期に検査を行わないと異常なしという結果が得られることもある．

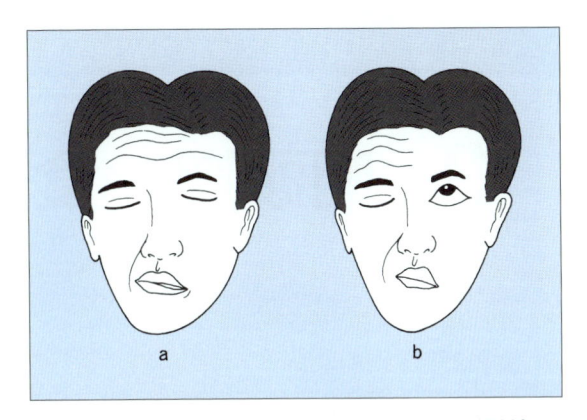

図18 顔面神経麻痺（a：中枢性，b：末梢性）

第1章 摂食・嚥下機能（解剖と生理）とその障害

3 咽頭期・食道期

1 咽頭期の仕事

　人間の体は合目的にできている．嚥下に関係する組織や神経機構も当然嚥下に合目的であるはずである．そこで，咽頭期（嚥下第2期）の解剖と生理を考える前に，咽頭期で本来しなければならない仕事を考えてみる．本来できなければならない仕事ができないのはなぜかを考えることで，咽頭期のどこに問題があるかを考えてみるとよい．

　では，咽頭期の仕事とは一体何であろうか．2つの大きな仕事があると考えるとすっきりする．1つ目は口腔から咽頭に送られてきた食塊を，1回の嚥下で残らずすべて食道に送り込むことである．2つ目は誤嚥をしないことである．この2つの仕事を遂行するための作業は，密接に関連しており，お互いが補完しあう関係にある．このためばらばらに考えることにやや無理もあるが，あえてこのように考えてみたいと思う．

2 咽頭期に関連した解剖の基礎知識

1）反射運動としての嚥下運動

　咽頭期の運動はほとんどが不随意運動で成立している．この運動パターンを反射としてとらえたときには，反射弓を想定する必要がある．反射弓は知覚受容体→求心路（神経）→反射中枢→遠心路（神経）→運動器（筋）という構成で形成される．

　今どこに食塊があるかを感じる神経（知覚受容体）は，まず口腔では三叉神経である．舌根部付近では舌咽神経が感じて，中咽頭下半部からは迷走神経が感じている．それぞれの神経が求心路として延髄（反射中枢）に情報を送ると，延髄がどの筋肉を順番に動かすかを決めてそれぞれに対応した運動神経に順序よく命令を出すことで，嚥下運動という一つの連続した運動を成立させている．

　食塊に関する情報を感じることが鈍くなる病態としては，糖尿病性の神経症が代表的である．知覚受容体が鈍くなることで，食塊が咽頭に侵入してきても嚥下反射は起こりにくくなる．結果として，誤嚥の確率も増えてしまう．さらに咳反射の知覚受容体である喉頭粘膜や気管粘膜の感受性も低下するので，誤嚥をしても防御機転である咳反射が起こりにくくなる．加えて，糖尿病によって感染に対する抵抗力も弱くなっているので，誤嚥することが肺炎に結びつく確率は通常よりも高い．糖尿病による嚥下障害はたちが悪い．

　さて，嚥下運動の中枢である延髄は全く独立した中枢ではない．嚥下運動に限って話をすれば，大脳からの支配も受けているといわれている．それが証拠に大脳病変によって注意力障害のある患者にも嚥下障害はあって，嚥下に集中させることで嚥下の状態が改善するという事実をあげることができる．また，仮性球麻痺の患者やParkinson病の患者にも嚥下障害は発生することから，延髄以外の大脳基底核，中脳や小脳も嚥下運動に関連しているということは容易に想像のつくところである．

　反射弓を完成させるためには遠心路を特定する必要があるが，かなり大雑把に解説をするならば，一部の例外を除いて，嚥下運動咽頭期の遠心神経は迷走神経である．迷走神経は「スネル臨床解剖学」によれば，「舌咽神経の枝や頸部交感神経幹からの枝とともに咽頭神経叢を形成したのちに茎突

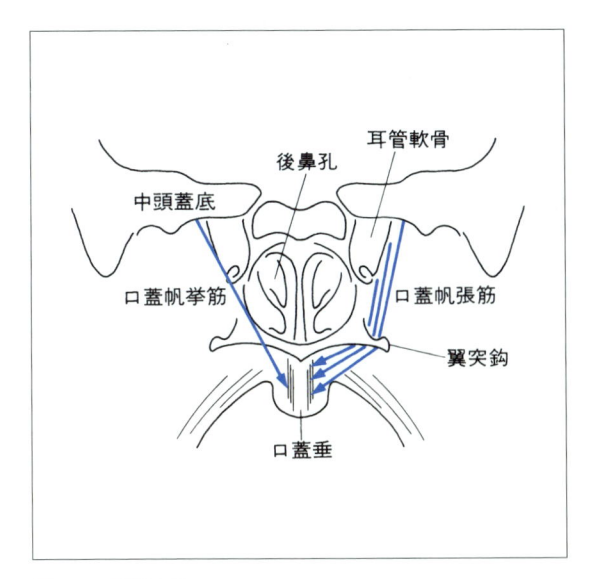

図1　口蓋の筋

咽頭筋（舌咽神経支配）を除くすべての咽頭の筋，口蓋帆張筋（三叉神経支配）を除くすべての口蓋の筋」を支配するというからわかりやすい．

2）嚥下に関連した筋肉

　咽頭期の嚥下運動のなかで軟口蓋の挙上に関連している筋肉は，かなり大胆にいうと口蓋帆挙筋と口蓋帆張筋の2つである．他の筋肉も作用しているが，臨床上はこの2つの筋肉に注目していれば十分であろう．**図1**は，軟口蓋を後方から観察している図である．口蓋帆挙筋は中頭蓋底から口蓋垂の基部に走行する筋肉で，その収縮により口蓋垂基部を中心とした軟口蓋は挙上する．

　もう1つの軟口蓋挙上筋である口蓋帆張筋は耳管軟骨と中頭蓋底に起始をもつ幅の広い筋肉である．この筋肉の特徴は，翼突鈎と呼ばれる骨の突起にひっかかって，その走行を垂直からほぼ水平に変えることにある．筋の終末は軟口蓋の正中線である白線とされるが，左右の口蓋帆張筋は正中付近で絡み合っている．その特徴のある走行から想像がつくように，口蓋帆張筋の作用はたるんで下に垂れ下がった軟口蓋を，ピンと張ることによって軟口蓋を挙上することである．したがって，その収縮によって軟口蓋は挙上するとともに緊張度を増すことになる．

　図2は嚥下に関連する筋肉を左側面からみた模

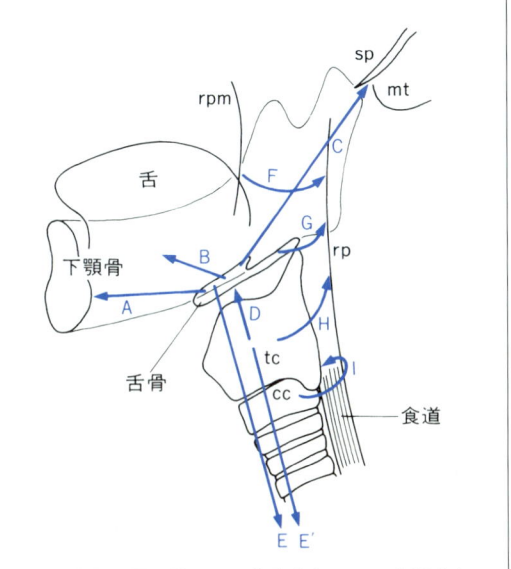

rpm：翼突下顎縫線　sp：茎状突起　mt：乳様突起
rp：咽頭縫線　tc：甲状軟骨　cc：輪状軟骨
A：オトガイ舌骨筋，顎二腹筋前腹
　（舌骨と喉頭の前方移動＞舌骨と喉頭の挙上）
B：顎舌骨筋（舌骨と喉頭の挙上）
C：茎突舌骨筋，顎二腹筋後腹（舌骨と喉頭の挙上）
D：甲状舌骨筋（喉頭の挙上）
E：胸骨舌骨筋，肩甲舌骨筋，
E'：胸骨甲状筋（舌骨と喉頭の下降）
F：上咽頭収縮筋（中咽頭の収縮）
G：中咽頭収縮筋（中咽頭の収縮）
H：下咽頭収縮筋（中咽頭と下咽頭の収縮＞喉頭の挙上）
I：輪状咽頭筋（食道入口部の開閉）

図2　咽頭の筋肉

式図である．多数の筋肉が入り乱れた部位ではあるが，舌と口蓋に関係する筋肉を取り除き，舌骨と喉頭を中心にすえてとらえると意外なほどすっきりする．これらの筋肉は，嚥下中に舌骨と喉頭を前上方に移動させる筋（図中A，B，D），咽頭腔を狭くする筋（図中F，G，H，I），そして嚥下終了後に舌骨と喉頭を元の位置に戻す筋（図中C，E）に大別することができる．

　喉頭を挙上するための筋は舌骨に集中している．その舌骨が上方に移動することに伴って喉頭も上方に移動する．そのような働きをする筋のなかにあって，甲状舌骨筋は唯一喉頭と舌骨を引き寄せるために作用する．後述するように，嚥下中

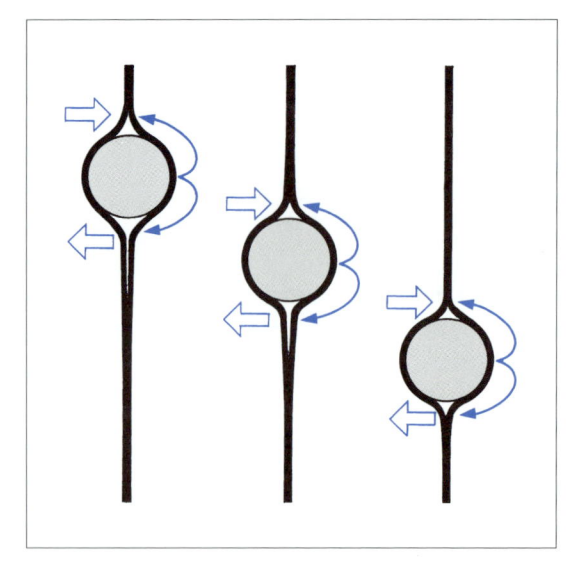

図 3　蠕動運動

の喉頭閉鎖を完全にするために，甲状舌骨筋の収縮は重要な役割を担っている．

　咽頭腔を狭くするための筋は咽頭収縮筋と呼ばれ，上・中・下の3つのパーツから構成されている．咽頭収縮筋の終末は咽頭縫線という靱帯である．咽頭縫線は頭蓋底から垂れ下がる紐のような構造であり，咽頭収縮筋が収縮して咽頭腔が狭くなると同時に咽頭後壁はしなやかに前方に移動する．咽頭縫線のこのような特性は，後述するような咽頭の蠕動様運動と喉頭の前方への移動にとって有利である．

　咽頭収縮筋の走行に注目すると，上咽頭収縮筋がほぼ水平に走行しているのに対して，中咽頭収縮筋さらには下咽頭収縮筋と下がるに従って，徐々に筋の走行が斜めになっている．その特徴から中咽頭収縮筋の起始である舌骨には筋の収縮に伴って上方に力がかかり，下咽頭収縮筋の起始である喉頭には舌骨以上の上方への力が作用することになる．

　下咽頭収縮筋の斜走を下方に追いかけると突然水平に走行する咽頭収縮筋が現れる．輪状咽頭筋である．下咽頭をグルッと取り囲むように走行しているのであるが，この筋の特徴は括約筋であることである．筋の一般的な特徴は安静時には弛緩し，作動時に収縮することであるが，括約筋はその逆の動きをしており，安静時には収縮し作動時に弛緩するという特徴をもつ．後述するように輪状咽頭筋は安静時には収縮して食道からの逆流を防止する弁として働き，嚥下時には弛緩して食塊を食道に導き入れなければならない．

3）蠕動運動と蠕動様運動

　食道や小腸，大腸のような管腔臓器は内容物を一定方向に移動させるために蠕動運動をしている．蠕動運動とは食物があるすぐ上（口側）の管腔を収縮させ，すぐ下の腔を拡張させることを繰り返すことで，管腔の中にある食物を下に移動させる運動である（図3）．蠕動運動は粘膜下神経叢や筋間神経叢と呼ばれる臓器内に存在する神経組織でコントロールされており，中枢からある程度独立した運動を行うことができる．その証拠に，切り離した小腸であっても血行さえ保てば正しい蠕動運動を行うことができる．

　咽頭の管腔としての動きだけに注目すると，食塊のすぐ上を順序よく収縮させて食道の方向へ誘導している（図4）という点では蠕動運動と同じである．それが食道や小腸と異なる点は，その運動のコントロールが臓器内の神経組織で行われているのではなく，迷走神経を介した延髄によって行われていることである．一部には咽頭粘膜下神経叢や咽頭神経叢と呼ばれる神経組織を想定している解剖書もあるが，混乱を避けるために咽頭のこのような運動を蠕動運動とは区別して蠕動様運動と呼ぶことにする．

3　咽頭期の嚥下運動の目的と実際

1）逆流防止弁は正常に働いているか

　咽頭は4つの腔と接している．鼻腔，口腔，喉頭腔および食道腔である．このうち咽頭期において鼻腔に通じる経路は始終閉鎖されているし，口腔への経路も咽頭期の途中から閉鎖され，嚥下が終了するまで開放されることはない．鼻腔への経路は軟口蓋を挙上することで閉鎖され，口腔への経路は後舌面（舌背）を口蓋に押し当てることで閉鎖している（図5）．これらの逆流防止弁が不完全な場合には，VF側面像で鼻腔や口腔に流動物

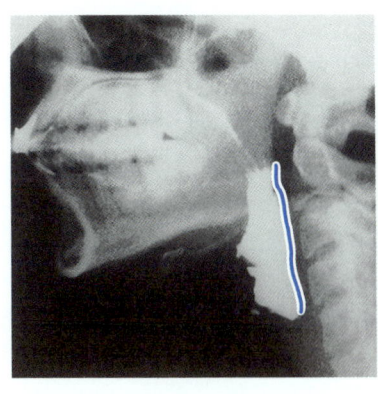

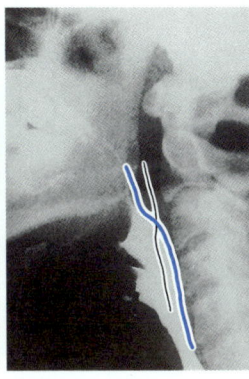

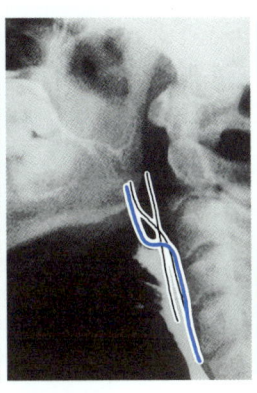

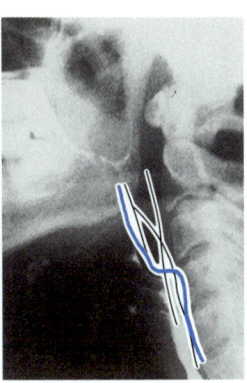

図4 咽頭の蠕動様運動
正常者の嚥下における咽頭後壁の動きのトレースを順に重ね書きしている
（25歳男性，ボランティア，10 ml のバリウム水を嚥下中の側面像）

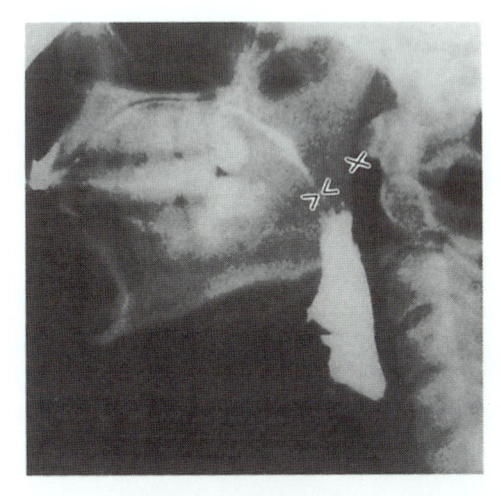

図5 嚥下咽頭期（第2期）における逆流防止弁
＞＜は舌による口腔への逆流防止弁を示す．×は軟口蓋による鼻腔への逆流防止弁を示す（25歳男性，10 ml のバリウム水を嚥下中の側面像）

が逆流する像として確認される．そして，嚥下終了時に鼻腔や口腔に逆流した嚥下物が不意に咽頭に流れ込んでくることが誤嚥のリスクとなる．

しかし，鼻腔や口腔に逆流することの問題点はそれだけではない．咽頭腔の上方で内圧を高め，下方で内圧を下げることで，食塊を上方から下方へと流す推進力（driving force）が発生している．逆流防止弁が不完全な閉鎖をしていると，咽頭腔上方の圧力が逃げて低くなり推進力も下がってしまう．結果として，咽頭における嚥下物のクリアランスは低下してしまう（図6）．

2）咽頭の絞り出し

ケーキのデコレーションをしたことがあるだろうか．生クリームなどを"絞り袋"で絞り出すときをイメージしていただきたい．上の口から順序よく絞り込まないと，チューブのなかのクリームはきれいになくならない．下の口が広ければ抵抗なく絞り込みやすいが，小さな口だと絞り出すときに抵抗を感じることになる．

咽頭において絞り込みに相当する運動が咽頭の蠕動様運動である．咽頭収縮筋が最大限収縮し，咽頭の蠕動様運動が完了したときには中咽頭から食塊の影はなくなってしまうはずである．咽頭収縮筋が最大限収縮したのに中咽頭から食塊の影がなくならないときには，2つの原因を考える必要がある．1つには咽頭の蠕動様運動が弱いのではないかということである（図7）．VF側面像でわかりにくければ，VF正面像でも確認すると良い．うまく蠕動様運動が働いていれば中咽頭の左右の壁が接触するような像がみられる．

もう1つのポイントは舌根にある．舌根は嚥下中に後方に移動している．中咽頭上半の前壁を形成している舌根が可能な限り後方に移動することで，中咽頭の空間を狭くしている．なるべく狭くすることで，咽頭収縮筋の仕事量は減り，咽頭の絞り出しはより完全なものになる．逆に舌根の後方移動が十分ではなかったり，舌根そのものが萎縮してボリュームが足りなかったりすると咽頭の

図6 鼻腔への逆流防止弁が働かない症例
(a) 嚥下を開始した直後から大部分の食塊が鼻腔に逆流している．
(b) 1回目の嚥下が終了した時点でもほとんどの食塊が残留している．
(c) 続けて3回空嚥下を繰り返したが，咽頭が最大に収縮したときでも食道にはほとんど食塊は流れていない．
(d) 3回目の空嚥下終了時に閉鎖していた喉頭腔が開き，咽頭に残留していた食塊を誤嚥してしまった．
(58歳男性，左中咽頭腫瘍摘出＋前腕皮弁による再建術後，10 mlのイオパミロン®を嚥下中の側面像)

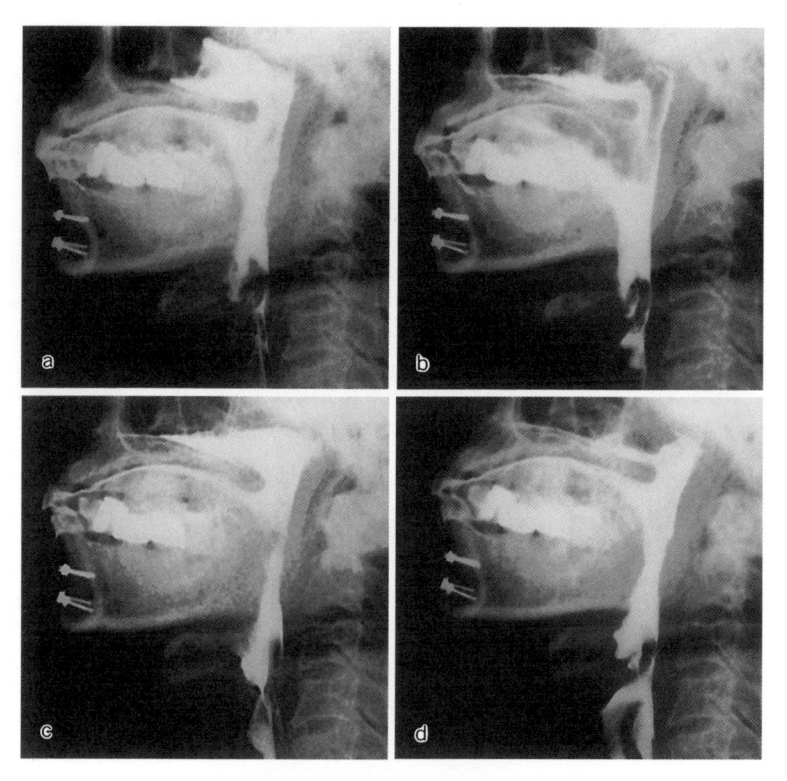

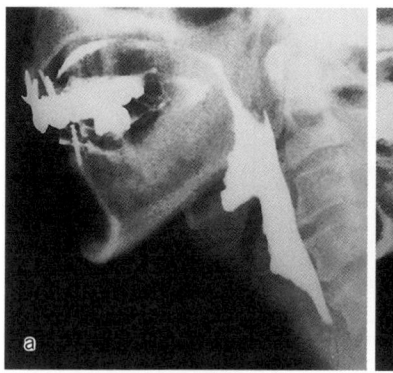

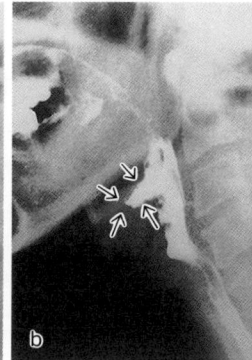

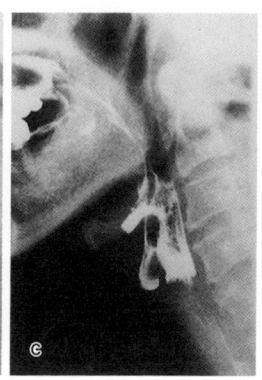

図7 咽頭の蠕動様運動が弱い症例
(b) に示すように咽頭が最大に収縮したときでも咽頭の後壁に大きな変化はない．また，このとき喉頭蓋谷が大きく開いており（bの矢印），舌根の後方移動も不十分であることがうかがえる．結果として嚥下終了時に多くの残留があり，誤嚥をしてしまった(c)．(74歳男性，原因疾患不明，10 mlのイオパミロン®を嚥下中の側面像)

絞り出しは不完全に終わり，嚥下物の咽頭クリアランスが低下する可能性がある．あご引き体位はこの舌根の後方移動を助ける体位だと考えている（図8）．

さて，ケーキのデコレーションの例え話に話を戻すと，絞り出しの下の口に相当する部分が下咽頭もしくは食道入口部である．この部位での抵抗が高ければ，咽頭の絞り出しには高い力が要求され，逆に食道入口部の抵抗が低ければ，咽頭にかかる絞り出しの負担は減ることになる．

食道入口部の開き具合のコントロールには輪状咽頭筋が作用している．輪状咽頭筋の特性は安静時に収縮して，嚥下時に弛緩することである．輪状咽頭筋が嚥下中に弛緩しなかったり，弛緩する

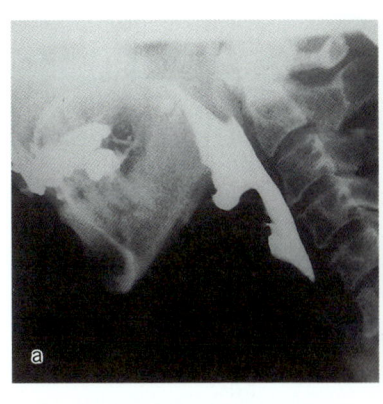

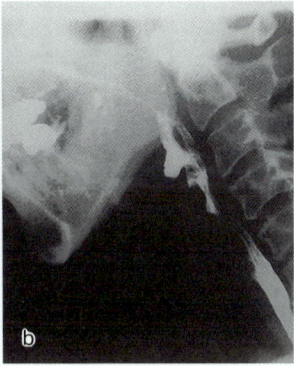

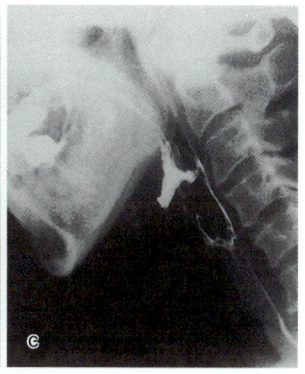

図 8　あご引き体位が有効な症例
　図7と同一の症例．あごを引くことにより舌根が後方へ移動した．結果として咽頭が最大に収縮したときにおける咽頭の残留容積は大幅に減少し（b），嚥下終了時における残留量を減らすことができた（c）．この症例では誤嚥が消失するまでの効果が得られた（74歳男性，原因疾患不明，10 mlのイオパミロン®を嚥下中の側面像）

　タイミングをはずして食塊が下に移動しようとする動きを妨げたりすると食塊は咽頭腔のなかで身動きできない状態で停留してしまい，嚥下中あるいは嚥下後に誤嚥が発生する．では，輪状咽頭筋が弛緩しただけで，食道入口部は大きく開くのであろうか．この手の質問の答えはいつも「ノー」である．

　下咽頭はもともと漏斗状の形状をしていて，断面が大きな中咽頭と断面の小さな食道を効率良く連結している（図9）．しかし，安静時には喉頭という軟骨に囲まれた硬い筒状の構造に前方から押しつぶされて梨状陥凹という独特な形状を呈している．後方は椎体という動きようのない硬い組織であるために，梨状陥凹が漏斗の形に戻るには輪状咽頭筋の弛緩にタイミングをあわせて，喉頭が前方に移動する必要が生じる（図10）．

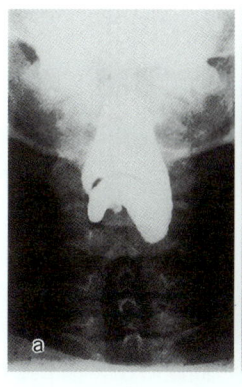

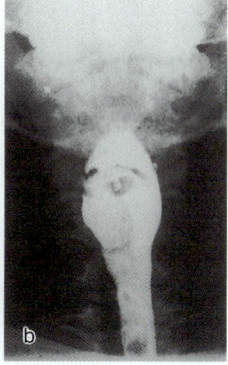

図 9　下咽頭の形状変化（1）
　梨状陥凹という独特な形状が（a），漏斗状の本来の形状に戻った瞬間を示す（b）（25歳男性，ボランティア，10 mlのバリウム水を嚥下中の正面像）

3）誤嚥をしないために

　誤嚥をしないための必要条件は，嚥下が始まる前にあるいは嚥下が終了したのちに咽頭に食塊が存在しないことと誤嚥防止機構が嚥下中にしっかりと働くことである．嚥下中の問題に話を絞って考えてみると，誤嚥防止機構の第一にあげなければならないのは喉頭閉鎖である．喉頭閉鎖は喉頭蓋の倒れ込みと声門閉鎖の二重構造から成立している．

(1) 喉頭蓋の倒れ込み

　喉頭蓋の倒れ込み（epiglottic tilt：翻転）に固有筋（披裂喉頭蓋筋）が作用しているが，その力は弱く，固有筋だけでは喉頭閉鎖は成立しない．喉頭蓋は後方に下がってきた舌根に押しつぶされる格好で喉頭を閉鎖する．しかし，舌根が上から押さえつけるだけでは喉頭蓋の倒れ込みは不十分である．舌根が喉頭蓋を押さえつけた状態で，喉頭蓋の付け根が上方に移動することで喉頭蓋は完全に倒れ込む．すなわち，喉頭蓋の倒れ込みには喉頭挙上が必要である．さらに喉頭は上方のみなら

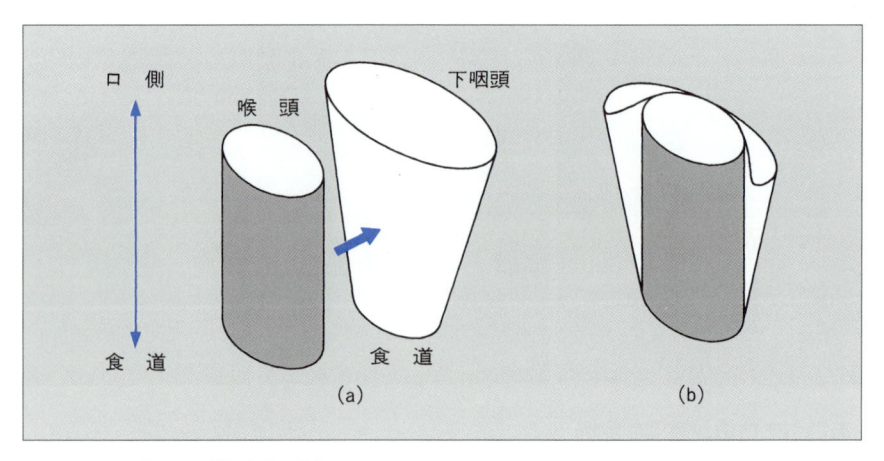

図 10　下咽頭の形状変化（2）
漏斗状の下咽頭が喉頭という固い筒に前壁を圧迫されて梨状陥凹という独特な形状になることを模式的に示す

ず前方に移動することでさらに喉頭蓋の倒れ込みによる喉頭閉鎖を強化している（図 11）.

したがって，喉頭蓋が倒れ込むための必要条件として，嚥下中に舌根が後方に居座ることと喉頭が上方および前方に移動することをあげなければならない．舌根の後方への居座りは口腔への逆流防止弁として働くと同時に，咽頭の絞り込みにとっても必要な運動であるのは前述の通りである．さらに喉頭の前方への移動も食道入口部の開放には必要な運動である．問題のない嚥下運動はすなわち無駄のない運動である．

(2) 喉頭の動き

喉頭，とくに甲状軟骨の嚥下中における前上方への動きは舌骨が動くことで生じている．とくに前方への移動は，舌骨に付着する顎二腹筋の前腹と顎舌骨筋が主な作用筋となる．いずれの筋も三叉神経運動枝が支配神経である．オトガイ舌骨筋も前方への移動に一役買うが，これは舌下神経の支配である．

嚥下運動中の VF 側面像では喉頭と舌骨がほぼ一緒になって動いているが，唯一舌骨の動きと喉頭の動きが食い違うときが生じる（図 12）．これは甲状舌骨筋の作用で，喉頭の上方移動の最後のひと押しとして登場する．この筋の作用により，喉頭は舌骨に接近するような動きをみせる．このとき，喉頭蓋の倒れ込みはさらに強化される．

なお，舌骨から下方に伸びる舌骨下筋群は C1 と C2 からなる頸神経ワナの支配を受けており，喉頭と舌骨を嚥下終了後に引き下げる仕事をしている．そのなかにあって甲状舌骨筋は喉頭を引き上げる異色の存在といえる．支配神経も甲状舌骨筋だけは舌下神経だとする説もある．

(3) 声門閉鎖

声門閉鎖が可能かどうかの観察は，発声時の喉頭観察で可能であるが，嚥下運動で重要なことはタイミングと持続時間である．VF 上でこの運動を確認するためには正面像を観察しなければならない．しかし，造影してしまうと造影剤の陰影と声門の陰影が重なって声門の観察はできない．ひとつの試みとして，丘村は水を嚥下させて正面像を観察することを提唱している[3]．確かにこの方法は声門に限らず，軟部組織の運動を確認するうえで有効な手段である（図 13）.

水を嚥下させての声門の観察は，頸椎の陰影が重なることもあり撮影条件をうまく設定しないと確認できないことも多い．しかし，よく考えてみれば，声門閉鎖が問題になるのは誤嚥症例である．VF 検査中に誤嚥をすれば，声帯や仮声帯も造影される．誤嚥をして声帯が造影された直後に水を嚥下させれば声門の観察は容易である．ただし，このとき患者は容易でない状態かもしれない．検査の必要性をよく考えてされることをお勧めす

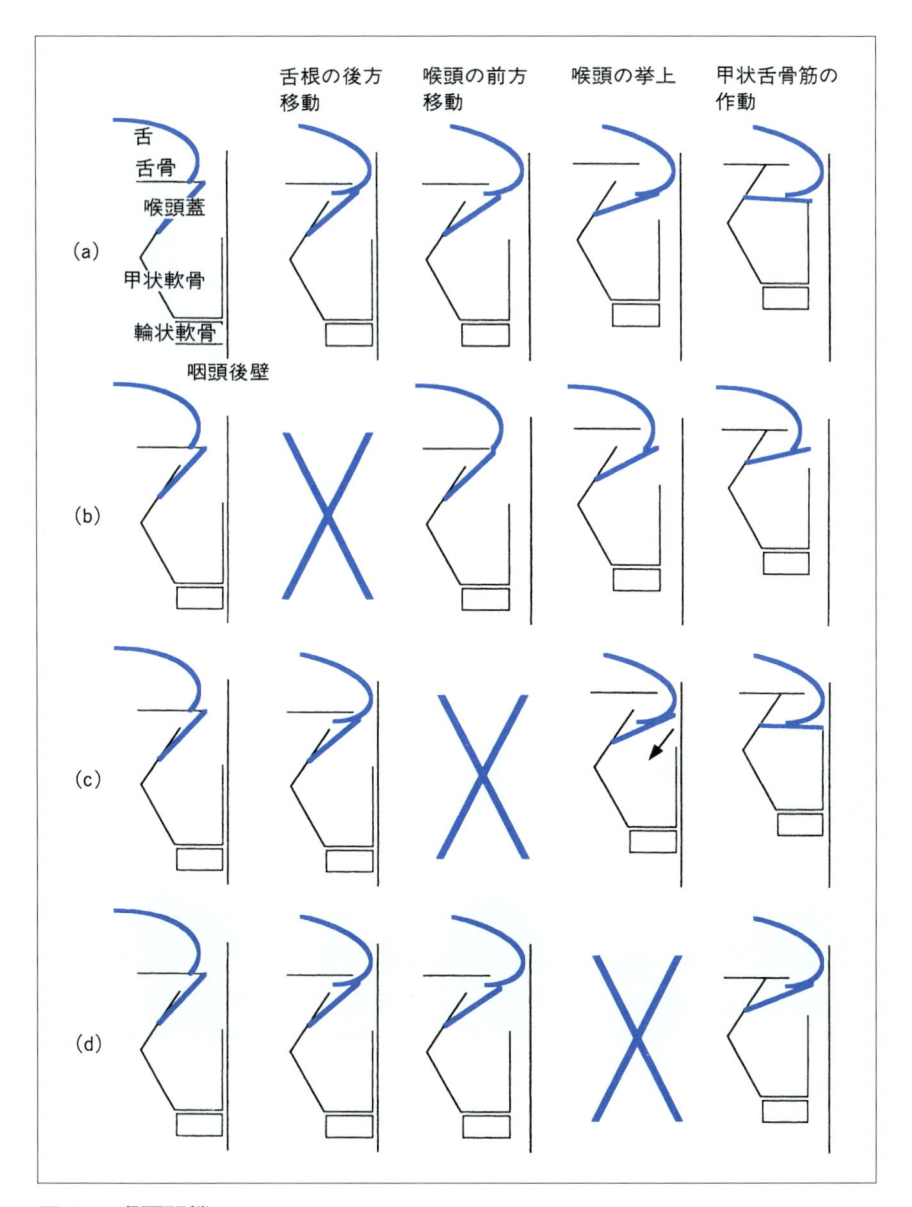

図 11 喉頭閉鎖
　丘村のモデルをさらに模式的に示した．実際の動きはここまで単純ではない．(a) は正常のパターンである．(b) に舌根の後方移動がなかったら，(c) に喉頭の前方移動がなかったら，(d) に喉頭の挙上がなかったらという条件で同じようなシミュレーションをした．
　(b) 舌根の後方移動がないと喉頭蓋による喉頭閉鎖が不十分になるうえに，咽頭上方の空間が広く開き残留物が多くなる結果となる．
　(c) 喉頭の前方移動がなくても喉頭閉鎖は一見よさそうにみえるが，食道入口部が開かないために逃げ場を失った食塊は喉頭挙上中に喉頭腔に逃げ場を求めて侵入してくる．
　(d) 喉頭の挙上がなくなると喉頭蓋による喉頭閉鎖はほとんど得られない．

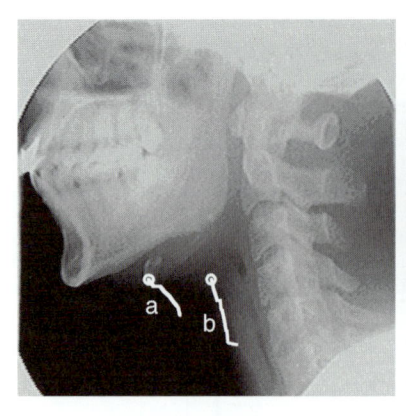

図 12 舌骨と喉頭の動きの軌跡
　VF画面上で舌骨の先端（a）と披裂の上端（b）の軌跡を喉頭挙上開始から挙上しきるまで追う．披裂（喉頭）の上方への移動が舌骨の上方への移動より大きいことがわかる

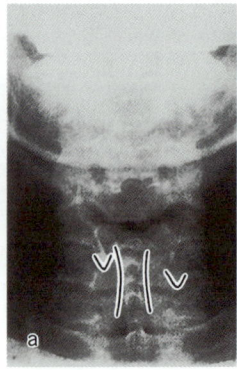

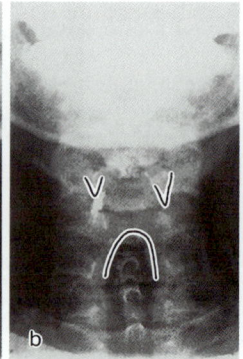

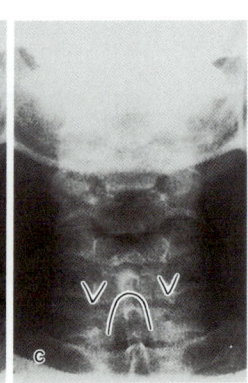

図 13 声門閉鎖
　バリウム嚥下直後に水10mlを嚥下した．コントラストがはっきりしないので梨状陥凹と声門をトレースして強調した．（c）に示すように喉頭が下がってきて，梨状陥凹が元の位置に戻った時点でもまだ声門閉鎖が得られている（25歳男性，ボランティア，10mlの水を嚥下中の正面像）

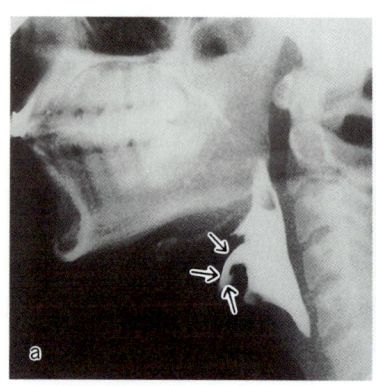

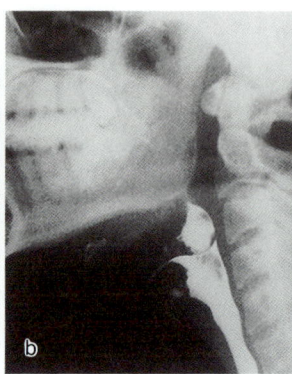

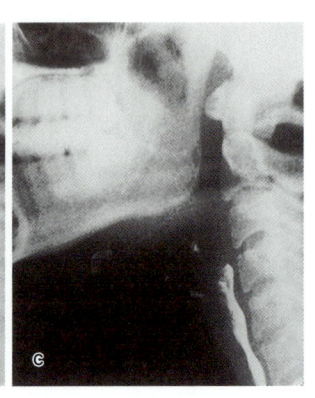

図 14 喉頭侵入
　嚥下運動中に喉頭腔に侵入してきた食塊だが，声門下までは到達せず（aの矢印），嚥下中に喉頭から排出され（b），嚥下終了時には喉頭からは消失している（c）．誤嚥とは区別しなければならない状態である（25歳男性，ボランティア，10mlのバリウム水を嚥下中の側面像）

る．
　流動物を嚥下するさいに，嚥下咽頭期の早い時期に喉頭腔に食塊の一部が流入するものの嚥下中に喉頭からすべて排出され，声門以下には流入しない症例をみることがある．食塊の口腔から咽頭への流入のタイミングが早すぎる（喉頭挙上のタイミングが遅すぎる），あるいは吸気をしながら嚥下をしているなどが原因として考えられる．嚥下に対してとくに訴えのないボランティアにVFを施行すると，何人かに同様の所見を認めることがある（図14）．かくいう筆者がそうであるが，このような所見を喉頭侵入と呼ぶ．喉頭侵入は正常ではないかもしれないが，実際には「問題のない」嚥下として扱ってかまわないと考える．

4 食道期

1）食道期の目的

　食塊が食道に入ったら「もう安心」というわけにはいかない．食道の構造は確かに単純な管腔組織であるから，嚥下に問題が発生することは少な

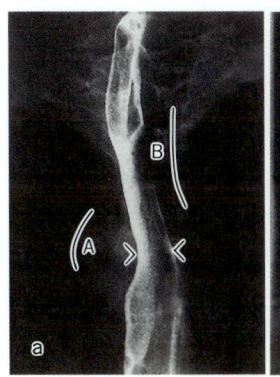

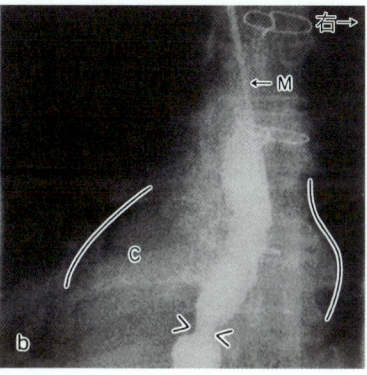

図 15 食道の生理的狭窄

狭窄部を＞＜で示す．(a)は第二狭窄部，(b)は第三狭窄部である．第一狭窄部は食道入口部（輪状咽頭部）である．Aは弓部大動脈，Bは気管，Cは心臓，Mは栄養カテーテルを示す．((a)：47歳男性，ボランティア，バリウム水を嚥下中の正面像，(b)：74歳男性，延髄梗塞後，間欠的N-Eカテーテル法によるリハビリを施行中に位置確認のためカテーテルにバリウム水を通して造影中の正面像）

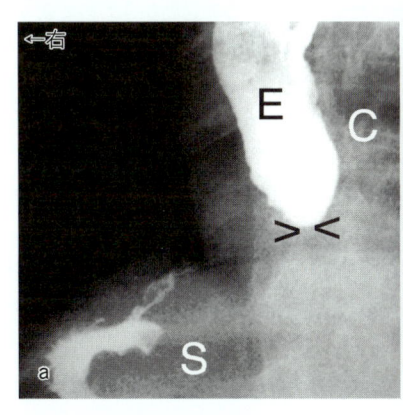

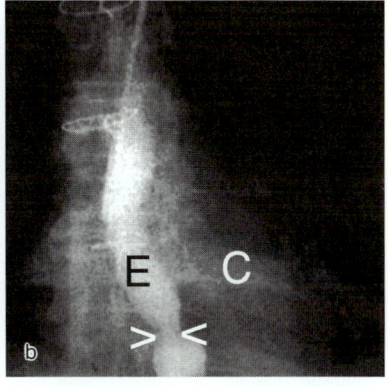

図 16 食道アカラシア

LESの位置を図中の＞＜で示す．(a)は，73歳・男性のアカラシア症例．LESよりも上方の下部食道に著明な拡張がみられる．(b)は比較のために図15(b)と同一症例の下部食道と胃噴門部を示す．左右をそろえるために，(b)の写真の左右を反転している（Eは食道，Cは心臓，Sは胃）

い．しかし，そんな食道にも2つの大きな役割がある．ひとつは食塊をスムースに胃まで送り届けることである．さらにもう1つの目的は胃にいったん入った物は逆流させないということである．

2）逆流防止弁

食道には生理的な狭窄部位が3カ所あるといわれている．食道入口部である下咽頭，大動脈弓や気管分岐部と交わる部位，そして食道が横隔膜を通過する部位（胃入口部）である（図15）．このうち，食道入口部と胃入口部には括約筋が存在しており，胃からの逆流を防止している．括約筋とはリング上に存在する筋肉で，安静時に収縮することで狭窄部位を作っている．当然ではあるが口側から食塊が降りてきて，これらの部位を通過するときには，タイミングよく，また十分な持続時間をもって括約筋は弛緩しなければならない．下咽頭の括約筋は輪状咽頭筋であり，これに関する説明は前述のとおりである．

胃の入口部にある括約筋は食道胃境界部括約筋ともLES（lower esophageal sphincter）とも呼ばれる．これに対して，輪状咽頭筋のことをUES（upper esophageal sphincter）と呼ぶこともある．

LESが問題になって発生するのが食道アカラシアである．アカラシアとは括約筋が弛緩できないことで発生する通過障害である．胃の入口で通過障害が起きるので，VFでは横隔膜の陰影と交わる部位がくびれてその直上の食道が著明に拡張するという特徴のある所見を得ることができる（図16）．

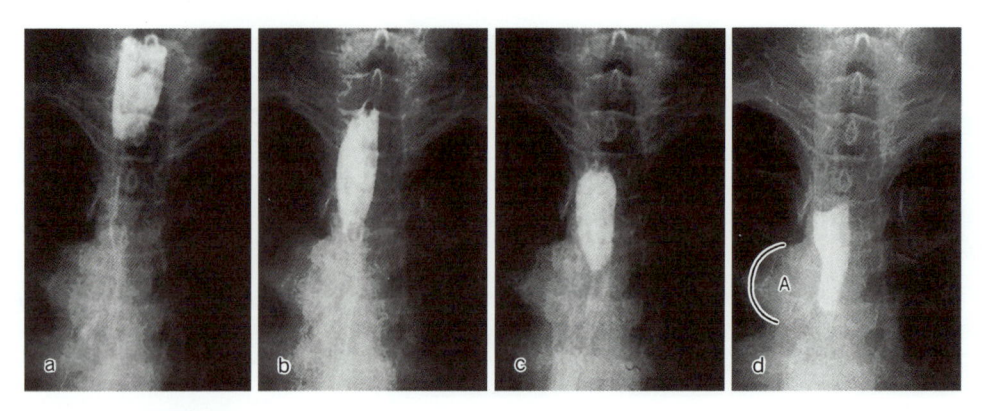

図 17　食道期障害例
パンを嚥下するさい，食道に入るまでは問題なかったが，食道の蠕動運動がきわめて弱く，ついには第二狭窄部で停留してしまった（d）．（b）は（a）の1秒後，（c）は（a）の2秒後，（d）は（a）の60秒後．この後，水を嚥下するとパンはきれいに嚥下された（53歳女性，オリーブ橋小脳萎縮症＜OPCA＞，バリウムパンを嚥下中の正面像）

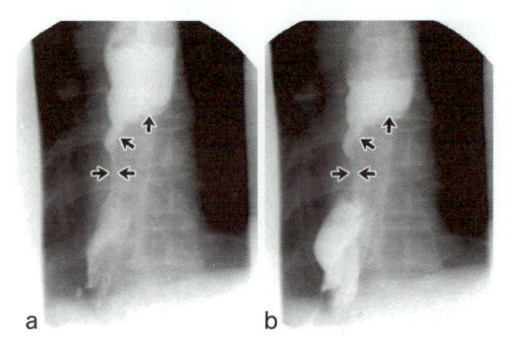

図 18　食道癌症例
（b）は（a）の5秒後．矢印で示した部分の下部食道が狭窄しており，通過障害を引き起こしている．生理的狭窄とは異なり，時間が経過しても狭窄部位の形状は変化しない（66歳男性，20 m*l* のバリウム水を嚥下直後の正面像）

3）食塊はスムースに流れるか

(1) 食道の絞り出し

食道が食塊を下方に移動させる力は蠕動運動による．前述したが，蠕動運動は食塊の直上を絞り，直下を開くという運動を連続して行うことで，食塊を下方へと移動させる運動である．この運動は様々な疾患で力が弱くなり問題が発生する．問題が発生したときに，食塊がひっかかる部位が先ほどの生理的狭窄部位になる．

図17に示すのはオリーブ橋小脳萎縮症（OPCA）を基礎疾患にもつ患者のVF像である．パンなどの固形物だと食道と大動脈で交わる部位（第二狭窄部）でひっかかって動かなくなる．水などの流動物はひっかからないので，洗い流すことはできる．食道の蠕動運動は粘膜下神経叢でコントロールされているといわれているが，この症例のような所見をみると蠕動運動にも迷走神経を介しての中枢神経のコントロールも作用していることがわかる．

(2) 邪魔者はいないか

邪魔者の代表はやはり癌などの腫瘍性病変である．とくに癌は内腔に突出するばかりでなく，全周性に浸潤すると食道の横方向への進展がなくなることから通過障害を引き起こすことになる．

少なくとも，本人が飲み込みにくさやつかえ感などを訴えているのに，VFではそれを説明するだけの十分な異常所見がみられない場合には，食道の所見をとっておくことが重要になる（図18）．

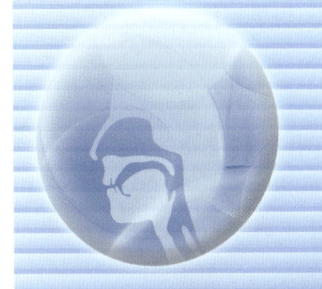

第 2 章

重症度に関連する諸因子と臨床の流れ

第2章のあらまし

　摂食・嚥下機能（解剖と生理）とその障害を前章で詳述した．続く本章では，摂食・嚥下障害の重症度に関連する諸因子と臨床の流れについて，3節に分けての解説がなされている．検査と診断（評価）に先立って臨床の流れに触れるのは，幅広く多職種にわたる摂食・嚥下障害の担当者にとって，細かな検査・診断よりもまず全体的な臨床の流れを知ることが，現場で役立つだろうと考えた本書の特色の1つである．

　第1節は，重症度に関連する諸因子とその分類である．摂食・嚥下障害症例にあたるときに，どのようなリハビリテーションを計画するか，それによりどのような結果が推定されるか，まずおおよその見通しを立てたいものである．漠然と手当たり次第に思いつくままのリハビリテーションを行うことは，かえって機能の低下を招くこともあり避けなければならない．そこで役立つのが，臨床経験に基づいて作成された重症度分類である．

　本書の分類の特徴は，時間をかけて様々な検査を行ったうえでのものではなく，基本的な項目（年齢，疾患特異性と障害部位，全身状態，意識レベル，認知・知的機能，嚥下障害のステージ）に立脚している点にある．これらの項目の評価から，摂食・嚥下障害の臨床で最も問題となる誤嚥の程度もおおよそ推測できるだろうと考えたものである．いわば臨床の入口での分類であり，摂食・嚥下障害症例と接する各医療機関，各担当者が，みずからの力量に応じた症例であるかを素早く診断することを眼目としている．みずからの力量を越えていると考えた場合は，適切な後送病院なりに転送することを考慮せねばならない．それが摂食・嚥下障害に悩まされている患者の立場に立った正しい選択であろう．しかし実際には，近くに適当な後送病院がないとか，摂食・嚥下障害以外の要因によって転送できない場合も多いと思われる．そのときには，やみくもに取り組まず，経験のある先人に教えを乞うなり，本書のような参考書をひもとくなりして，一歩一歩安全に進めることが望まれる．

　第2節は，誤嚥を軸として考えられた臨床の流れである．誤嚥は急性的には窒息，慢性的には嚥下性肺炎による致命的な問題を起こす危険性をもっている．第1節にも述べられているように誤嚥の有無や程度は，基本的な項目の評価からある程度類推できる．第2節ではさらに進んで，咽頭反射（絞扼反射）の有無から水飲みテストまでを，症例の状態に応じて手順を踏んで進め，誤嚥の可能性を評価していく．

　誤嚥が強く疑われる場合，最終的には嚥下造影で確認することになるが，ここで大きな壁に直面することがある．それは嚥下造影は医療機関のX線透視室でしか行えないという制約である．X線透視のできる医療機関に入院中の症例や，入院外でもそこまで移動できる症例では嚥下造影が可能でも，それ以外のたとえば慢性状態で移動の容易でない在宅症例などではどうすればよいのか．嚥下造影での精密検査ができなければ，代替栄養法から脱却できないのだろうか．1つの

現実的な対応策として，第1節の重症度分類と第2節の水飲みテストなどの評価から誤嚥の程度を類推し，誤嚥があるものと想定したリハビリテーション計画を立てて実行することができる．嚥下造影ができない場合の多くは，このように対応せざるをえないだろう．もう1つの対応策として本書で推奨したいのは，嚥下造影に代わる検査法として内視鏡検査を行うことである．第3章で紹介するが，ビデオ内視鏡検査は「いつでも，どこでも，繰り返し行える」ことが特徴であり，誤嚥の有無についてもある程度の評価ができる．内視鏡検査を依頼できる医師（耳鼻咽喉科医と限らない）が身近にいれば，ぜひ試みてほしい方法である．いずれにしても，誤嚥が危険な症候であることは間違いなく，安全なリハビリテーションを進めるためにはその対策を欠かすわけにはいかず，第1節，第2節を指針としてリハビリテーション計画を立てたい．

　第3節は，リハビリテーション計画を実行するさいの留意点を述べている．リハビリテーションを進めるには摂食・嚥下障害の程度だけでなく，ほかの様々な要因に対する配慮も必要となる．リハビリテーション医学の領域では患者本人や家族に，障害をきたした原疾患，障害の程度，リハビリテーション計画，回復の見通しなどの情報を極力正確に伝達し，患者を取り巻く諸条件も加味して，実際的な進め方をよく相談のうえ，決めていく必要がある．摂食・嚥下障害でもこれらの原則はあてはまり，治療目標（ゴール）の設定が重要視されている．ただ往々にして患者自身の能力や意思はさておき，介護能力など周囲の事情のみで決められがちであることは留意しておきたい．情報伝達でむずかしいのは，患者自身への病名告知の問題である．非進行性疾患の場合は差し障りないとしても，現在の医療では回復・治癒が期待できない進行性疾患（筋萎縮性側索硬化症など）の場合の病名告知は，進行癌の告知と同様まだ日本では一般的ではない．進行性の疾患では，リハビリテーションのやりすぎがかえって状況を悪化させたり，末期での対応などにむずかしい面があるが，病名告知の有無で対応が異なるので，いまのところケースバイケースで対処せざるをえない．徐々に低下する機能に合わせた，きめ細かな対応が必要となる．一方，非進行性疾患では治療目標達成のために積極的なリハビリテーションを行うべきであるが，リハビリテーション施行時のリスク（感染，窒息，脱水，低栄養など）の予測とそれへの対応が現実的な問題となり，どのようなときにリハビリテーションを中止するかの基準などについて主治医とリハビリテーション担当者の間で合意を得ておかないと，混乱を招くことになる．さらに，先行期の障害や高次脳機能障害についての対応も必要になるなど，リハビリテーションの実施には理解し考慮せねばならない事柄が多い．第3節の内容を参考に，患者・家族の信頼を得られるリハビリテーションを進めたいものである．

第2章 重症度に関連する諸因子と臨床の流れ

1 重症度に関連する諸因子とその分類

　我々が摂食・嚥下障害の患者を目の前にしたとき,「この患者がどの程度重症で, どのような訓練をどのくらいの期間施行したら, 経口摂取にもっていけるのだろうか」と考えることが一般的である. しかし,「本当に食べられるようになるのだろうか」と考え込んでしまう患者がいることも事実である. こうした違いはいったいどこからくるのであろうか.

　初版が刊行された1998年当時は, 摂食・嚥下障害ということばすら一般的ではなかった時代である. その後, 当研究会や日本摂食・嚥下リハビリテーション学会 (1996年創立) などの活発な普及活動があり,「口から食べる」という現場の関心度や興味は大変高くなった. 現在の医療・介護の現場では, 摂食・嚥下障害を日常的な問題ととらえて, 経口摂取に向けての積極的な取り組みをしているのが現状である. 十年間でこの領域の発展には目をみはるものがある. このように好ましい環境が整ってきたのはうれしいことではあるが, その重症度に応じた対応が十分できているかというとまだ心もとない場合が多いと筆者は感じている. とくに, 摂食・嚥下障害に携わる職種間での関心度の格差や温度差による治療継続の困難さや, 処方を受け取る側の言語聴覚士からは「摂食・嚥下障害があるのでとにかく嚥下訓練」といった重症度や方針なしでの処方が増えているという状況をよく聞くようになった. いわゆる「嚥下訓練お願い」のおまかせリハである. こうした問題を解決するためには, 重症度と今後の方向性を各職種がしっかり立てられることが必要である.

　初版における私の小論は, そのほとんどが十年経た現在でも重症度を理解するうえで欠かせない重要な因子が網羅されていると思っている. しかし, 重症度を考えるさいには, 全身状態の把握がかなり重要視されるようになってきたこと, VF検査が多くの施設で行われるようになり嚥下内視鏡検査 (VE) もかなり普及したこと, さらに重症度分類では才藤らの新しい分類が提唱されたこと, などこの10年間で大きく変化したところもあるので, これらについては概略を述べることにする.

1 重症度分類を考えた経緯

　最近の摂食・嚥下障害に対する関連各職種の関心度は非常に高いものがある. しかしその反面, どの施設においても統一的で一般的な治療が施行されているわけではないために,「関心はあるが何をどのように治療していったらよいのか?」「自分たちの施設スタッフで治療可能な状況なのだろうか?」「患者の評価はするが, 今後の方針がたてられない」などの悩みや疑問をよく耳にする. また, 摂食・嚥下障害の患者を多く扱ってみると, いわゆる嚥下のリハビリテーションがうまくいって経口摂取可能となった症例も多く存在するが, かなりのリハや手術療法などを駆使してもうまくいかない症例も存在する.

　臨床的には, どの症例が重症でどの症例が軽症であるかを見極めることは大変重要である. たとえば, 嚥下障害の患者がA, B, Cの3人いたとしよう. 評価がしっかりしている人がみたら, Aはちょっとした労力をかければ必ずよくなるし, Bはかなり大変, Cに至ってはとてもじゃないが治療がむずかしいと判断したとする. ところが経験が浅くこの評価までできなかった別の人は, Cは明らかに嚥下障害があるのだから何とか治療をし

表1　摂食・嚥下能力のグレード（藤島）[1]

Ⅰ．重症 経口不可	1	嚥下困難または不能．嚥下訓練適応なし
	2	基礎的嚥下訓練のみの適応あり
	3	条件が整えば誤嚥は減り，摂食訓練が可能
Ⅱ．中等症 経口と補助栄養	4	楽しみとしての摂食は可能
	5	一部（1〜2食）経口摂取
	6	3食経口摂取＋補助栄養
Ⅲ．軽症 経口のみ	7	嚥下食で，3食とも経口摂取
	8	特別に嚥下しにくい食品を除き，3食経口摂取
	9	常食の経口摂食可能，臨床的観察と指導要する
Ⅳ．正常	10	正常の摂食・嚥下能力

食事介助が必要な場合はAをつける（例：7Aなど）．
条件：体位（　　　　　　　　　　　　　　　　　　　　　　　）
　　　食物形態（　　　　　　）一口に含む量（　　　　　　）食事時間（　　　　　　）

Gr.1は重症意識障害，全身状態不良例がほとんどを占める

てよくしないといけない，Bも同様である，と判断したとすれば，その後の方針は全く異なってしまうことになる．

おそらく，Cを何とかしようと思って始めたスタッフは，嚥下障害のむずかしさをいやというほど思い知らされ，成功感もなく挫折してしまうだろう．

供給できうる治療資源に限度がある場合には，3人のうちどの患者を優先的に治療していくかという選択をせまられる場合もある．上記の例においてはその選択を誤った結果どの症例も成功に導けなかったとすれば，医療者側が深く反省すべきであると考える．

こうした観点でみてくると，摂食・嚥下障害をもつ患者に対しては，**初期評価において，ある程度の重症度判定ができることが重要**になってくる．さらに評価を行う担当が，ある程度職種が異なっても，今後の方針にあまり差異が生じないことが必要と考えた．

歴史的には，このような重症度に関係する評価法がいくつか報告されている．

藤島[1]の「摂食・嚥下能力に関するグレード」（**表1**），Cherney[2]の「嚥下障害重症度スケール」（**表2**），窪田[3]の「嚥下能力のグレード」（**表3**），などである．

これらの評価法は，ある時点での患者の評価とその変化をみるのには大変役に立つ評価法である．しかし，自分たちが（現有スタッフで）積極的に扱える症例なのかどうかという観点に立つと，評価のあとにまた困ってしまう．

これらの他に，窪田[3]の「麻痺性嚥下障害の重症度分類」（**表4**）がある．嚥下の機能障害のタイプと，認知代償能力のグレードを組み合わせて重症度の分類を報告している．これは先に述べた評価表よりははるかに我々の観点に近いかたちであるが，藤島が「重症度分類というより病型分類であろう」というように，分類のあとの治療指針に示唆が少ないこと，さらに嚥下障害に関係するのは認知障害ばかりではないことなどから考えると，まだ我々の求めているものとはやや異なる印象である．

才藤ら[4]は嚥下障害患者の管理の概要を述べており，そのなかで患者側の要因をあげ，それに評価，リスク管理，治療・対応が関与し，摂食能力の帰結を5段階に分けて示している（**図1**）．まさに我々が知りたい内容はこの全体像ではあるが，当然，治療・対応は各施設で異なり，一般的には適用しにくいであろう．

我々の目標とするのは，

1）初期評価からある程度の帰結が予想できないか？
2）それが困難なら少なくとも初期評価時点で今後の治療方針を間違わずに選択でき

表2 Cherney の嚥下障害重症度[1,2)]

レベル1：十分な嚥下能力
　　　　すべての栄養が経口摂取可能
　　　　食物形態制限なし
レベル2：軽症嚥下障害（嚥下は可能だが嚥下能力が低下している）
　　　　すべての栄養が経口摂取可能
　　　　通常食を食べていない：食物形態に制限がある
レベル3：中等度嚥下障害（嚥下能力の高度の低下）
　　　　いくらかの栄養は工夫をして経口摂取が可能
レベル4：重症嚥下障害（嚥下機能なし）
　　　　全栄養が非経口的な栄養による

表3 嚥下能力のグレード[3)]

条件：1. 介助人　2. 食品　3. 摂食方法と時間

グレード	判定基準
1	条件の如何を問わず，嚥下困難または不能
2	1・2・3の条件がととのえば，誤嚥が少なくなる 　要介助：2・1　　要監視：2・2
3	適切な食品が選択され，摂食方法と時間に注意すれば誤嚥が少なくなる
4	適切な食品が選択されていれば，ほとんど誤嚥がない
5	普通の食品でも，摂食方法と時間に注意すればほとんど誤嚥がない
6	普通に嚥下が可能

表4 麻痺性嚥下障害の重症度分類[3)]

機能障害のタイプ	認知・代償能力のグレード*	重症度の分類
1. 咽頭型	a (3, 4)	1a
	b (1, 2)	1b
2. 口腔型	a (3, 4)	2a
	b (1, 2)	2b
3. 口腔・咽頭型	a (3, 4)	3a
	b (1, 2)	3b

* 認知・代償能力のグレード
　1．ほとんど認知が認められない．
　2．認知がやや認められるが，代償はほとんどない．
　3．代償が認められるがなお不十分である．
　4．障害に対する十分な代償が認められる．

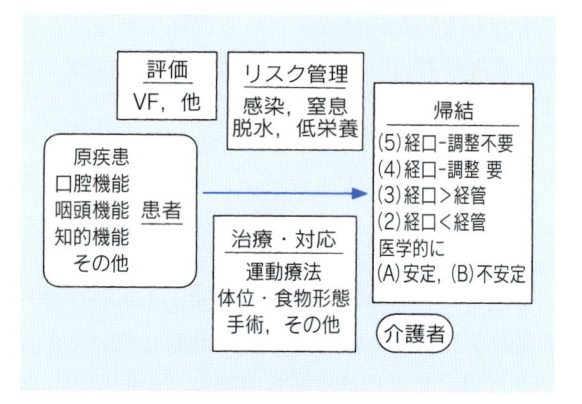

図1 嚥下障害患者の管理の概要[4)]

得るか？
ということである．

　それには嚥下障害に関連する患者側の要因をきちんと把握することが，今後の治療に大きく関係するものであると考えられる．

　そこで筆者の理解する範囲内で，摂食・嚥下障害に関連する因子を列挙し，その内容をもとに重症度分類を試みた．

2　重症度分類に関連する因子

　重症度に関連する因子として，つぎの7因子を考えた．これは単独で存在するものではなく，摂食・嚥下障害に複雑に絡み合っている因子である．それ故，単独の因子がよいからといって全体像がよいということではない．しかし可能な限り単独に存在したと仮定したときに，その因子は初期評価時によい印象としてとらえられるかどうかという観点で，その内容を解説してみる．

① 年齢
② **疾患特異性と疾患による障害部位**
③ 全身状態
④ 意識レベル
⑤ 認知，知的機能
⑥ 嚥下障害のステージ（障害部位）
⑦ 誤嚥の程度（VF検査）

1）年齢

　年齢については何歳を基準にして考えたらよいかは異論のあるところであるが，若年者と高齢者

（筆者の印象では60歳程度で区切る）を比較すれば，若年者が高齢者より治療反応性はよいだろうと思われる．

疾患以外の合併症（ここでは主に誤嚥性肺炎を指す）が起こっても，若年者では治療反応性がよく回復する場合が多い．しかし高齢者では治療の甲斐なく不幸な転帰となる場合もある．

また，合併症の治療が長期に及んでくると，高齢者はそれだけで**廃用症候群***を起こしやすく全身状態悪化につながる危険性が十分存在する．

さらに年齢要因で重要なことは，古川の報告[5]にあるように「70歳以上では加齢による筋力の低下，靱帯のゆるみなどにより喉頭挙上が悪くなって，誤嚥の危険性が高まる」ことである．つまりこの年齢になれば，原疾患の影響以外にも加齢による変化を考慮しなければならないことになる．

また若年者は，障害部位によって一概にはいえないが，比較的理解力はよいことが多い．しかし高齢者では認知症の合併がよくあることで，嚥下訓練の理解力はかなり低い．

まとめると，年齢が若いことは利点であり年齢が高くなると，他の要因の影響を受けやすく利点は少ないと考えられる．

2）疾患特異性と障害部位

摂食・嚥下障害の状況が今後進行していくものなのか，非進行性で今後の悪化は考えにくい状況なのか，では今後の方針に大きな差がある．

進行性疾患による嚥下障害は，口腔期・咽頭期とも障害されることがほとんどである．さらに嚥下訓練のなかでの代償的アプローチも功を奏することが少なく，嚥下訓練を施行しながらも原疾患の進行があり，摂食・嚥下障害のリハがうまくいかないことも少なくない．機能再建の手術を施行してもその効果持続時間が短く，これで大丈夫というわけにはいかない．

加えて，難病とされる神経・筋疾患（筋萎縮性側索硬化症など）については，いわゆる病気の「告知」の問題がからみあって，一番適切な時期に，処置や方針が主治医以外では取りにくい場面も多い．進行性疾患では残念ながらリハの効果は期待しにくく，むしろ如何に現状を維持していくかという意味で，将来をみすえた早期からのリハが嚥下障害においても必要である．「次第に経口摂取不能となり誤嚥性肺炎の危険性が十分ある」という本人の精神的負担を考慮しながら，どのように治療を進めていくかは主治医を含めた担当スタッフに与えられた課題である．

大変むずかしい問題ではあるが患者のQOLを高く維持するために関連職種のアプローチが期待されるところである．ときには積極的な「告知」が必要な場合も存在すると筆者は考えている．「進行性疾患についてはややむずかしいか…」ととらえた方がよいであろう．

逆に，脳卒中のような非進行性疾患では，上記の進行性疾患にみられる特徴はほとんどなく，嚥下訓練においても代償的アプローチが可能であり，治療しやすい面が多い．しかし脳卒中ではあとで述べる障害部位によってその治療しやすさは異なる．いわゆる球麻痺は仮性球麻痺よりもむずかしい面が多い．

まとめると，疾患特異性からすれば進行性疾患は利点は少なく，非進行性疾患は利点が多い印象ととらえられる．

次に発症後期間について考える．一般的には病気が発症してどのくらい経過しているかということであるが，ここでは「病気が起こってどのくらいの時期に嚥下障害の治療が始められたか？」という観点で考えてみる．

たとえば脳卒中を例にとると，その一側性病変でも急性期にはかなりの割合（60％近くとの報告[6]もある）に嚥下障害が合併しているといわれている．したがって早い段階から嚥下障害に対する注意と処置が必要であり，疾患の自然回復とともに誤嚥性肺炎の合併症を起こさずに嚥下障害が

---

* 本来は活動的であるべき器官が長期臥床によって使用されず機能が衰えてしまうことをいうが，最近では不活動性に起因して起こる症候についてもこの言葉が用いられる．嚥下障害との関連では，長期に渡る栄養チューブの留置の状況が一番考えやすい．この状況下では口腔・顔面器官（とくに舌）は運動性が低下し，顎関節の拘縮なども起こり開口障害を呈することもある．長期臥床による頸部の後屈拘縮もよくみられ，これがあると嚥下運動がうまくいかず誤嚥を起こす要因となったりする．

よくなっていくことが多い．これを知らずに無防備に経口摂取をさせていると，誤嚥性肺炎を起こす可能性が高くなる．発症後期間は短い方が利点があると思われる．

　発症後期間が長期に及んだ症例の弊害はないだろうか？　まず長期に及ぶ例としては，本質的に嚥下障害が重度で，いたしかたなく嚥下障害が長期に及んでしまっている例（脳卒中でいえば，約10％程度存在するとの報告がある[7]）とか，急性期から回復期にかけて何らかの理由で嚥下の状態が悪く，栄養カテーテルがずっと留置されその後の検討がなされていない例などがある．

　前者は嚥下障害が重度であるので理解できるが，後者は嚥下障害の評価可能な施設で評価してみると大きな異常は認められず，カテーテルを抜いただけで経口摂取が可能になった例もある．このように笑い話とはいいきれない話も存在する．つまり初期の治療がかえりみられず放置されてしまった症例である．医療者側の反省が求められるところである．

　長期に及ぶ経口摂取の禁止および栄養カテーテルの留置は，さらに口腔器官の廃用症候群を引き起こす可能性が高い．顔面筋や舌などの運動性の低下から筋力低下や可動域制限，さらに顎関節の拘縮により開口制限が起こったり，口腔ケアの不十分さから口腔内知覚低下を引き起こして咽頭嚥下反射の惹起を阻害したりする．顔面・口腔・咽頭・喉頭などの諸器官のあるべき正常の姿をいつも念頭におき，廃用症候群を引き起こさないようにするにはどうしたらよいのかも十分考えなければならない．以上から，発症後期間が長期に及ぶことは利点ではないことに気づく．

　まとめると，発症後期間が短いことは利点であり，長いことは不利である印象が強い．しかしここで付け加えておきたいことは上記の笑い話の症例である．十分な評価なしに放置されている症例があることも知っておきたい．摂食・嚥下障害の治療現況からすると，この発症後期間についてはあまり気にしない方がよいと筆者は考えている．嚥下障害があれば発症後期間には左右されず，評価・治療を試みるべきであると思っている．

　次に障害部位，即ち病巣部について考える．病巣部では，大脳半球性病変と延髄を中心とした脳幹部病変とに分けて考えることが大切である．

　大脳半球性病変ではとくに一側性病変でも急性期は嚥下障害の合併率が高いことを銘記すべきである．2～3週間で自然に回復する症例が多いが，この時期に不用意な摂食をさせると誤嚥性肺炎の危険性が高い．両側性に病変が存在すると，仮性球麻痺という状態になる．仮性球麻痺では，嚥下反射は比較的よく残っており，口腔期の障害が強く食塊の移送が困難であるが，いったん咽頭期に移行すると嚥下反射がよく起こってくる．この時間的ずれが誤嚥を引き起こしているのである．また仮性球麻痺では**感情失禁**[*]や**情動障害**[**]を示す症例もある．これがあると嚥下障害としては先行期の障害となり，食事時には本人に対して集中力を高めたり注意を喚起したり，さらに周囲の環境設定などが必要となる．しかし嚥下反射が残存しているだけ扱いやすいと考えられる．主に多発性脳梗塞などでしばしばみられる．

　一方，球麻痺は脳幹部の延髄が障害された場合で，嚥下障害のタイプは口腔期，咽頭期ともに障害され，とくに咽頭期の障害が強く，嚥下反射が少し残っているものから，ほとんど消失してしまう重度のものもある．したがって球麻痺では誤嚥が著明であることが多く，治療としても難渋する例がしばしば認められる．脳卒中では代表的なワレンベルグ症候群がある．喉頭挙上が不十分でかつ食道入口部の開大が悪く，輪状咽頭筋の弛緩が得られない状況のため，食塊は咽頭部に貯留停滞し嚥下後の誤嚥が著明である．保存的治療ではあまり改善が認められず，手術療法になる例もよく

---

[*] ちょっとした刺激でも泣いたり笑ったりしてしまい，感情をコントロールしにくい状態をいう．多発性脳梗塞の仮性球麻痺の患者によくみられる．嚥下障害との関連では摂食時の感情失禁は，嚥下に集中できずにむせをよく起こしたりする．

[**] 脳に疾患があると感情表現にも色々異常が認められる．感情的に興奮しているとか，逆に鈍麻しているとか，抑うつ的である，色々なことを心配しすぎる，怒りっぽくなったり，感情失禁がひどかったり，など様々である．嚥下障害との関連では感情失禁では摂食時にむせたり，ひどい抑うつ状態は口を全く開けないなど食事をするのも困難であることがある．

みられる．しかしこの疾患は自然軽快も多く存在し，見極めがむずかしい．年齢が若く，理解力があり，喉頭挙上もある程度ある，さらに麻痺側に頭部（頸部の方がわかりやすいが）を90度回旋する代償的嚥下方法[8]が施行可能な症例などは，保存的療法によく反応して改善しやすい症例である．

進行性病変としての球麻痺症状は，筋萎縮性側索硬化症（ALS）によくみられる．この場合，誤嚥性肺炎を繰り返し構音障害も重度になってくると，喉頭摘出術が施行されることもある．非進行性の疾患における同手術では経口摂取が可能になる症例もあるが，ALSでは口腔期障害が強く口腔器官の運動性が低下しているために，経口摂取はできたとしても不十分なことが多く，その効果が期待できない場合もある．

以上まとめてみると，大脳病変である仮性球麻痺は比較的利点が多く，延髄病変である球麻痺は大変不利であることが多いと思われる．

3）全身状態

全身状態については，内科的な状態と運動機能について考えられる．内科的な合併症がなかなか落ち着かないと，全身耐久性が低く嚥下訓練にも十分望めないことが多い．逆に，嚥下障害のために内科的な全身状態が安定しない症例[4]もある．嚥下障害全般の治療というよりは，栄養状態をまず根本的に改善させてやることが先決である症例も存在する．基礎疾患とは別に，元気がなくボーとしていたりコミュニケーションが悪く反応が鈍いなどの状況は，嚥下障害による脱水症や低栄養状態であることがあり，これを改善することで反応がよくなり嚥下反射もよく出現するようになる症例もある．

また，ぜひ知っておかなければならないことは，とくに高齢者に起こりやすいdeconditioningという概念である．deconditioningとは，「身体を動かさないことによって引き起こされる様々な身体的な変化をいうが，これらの変化は運動を開始することで回復可能な変化である」と定義されている[9]．様々な身体的変化とは，酸素消費量の低下，持久力が低下して疲労しやすくなる．筋力の低下，運動開始までの反応時間の遅延，バランス・可動性の低下などがあげられる．またdeconditioningは起こる原因によって急性と慢性とに分けられ，前者は病気の急性発症に伴い安静臥床をしいられたために起こってくるものである．後者は病気の発症はないが，運動不足の日常生活を継続することに伴って起こってくるものである．

我々が重要視しなければならないのは急性のdeconditioningの状況であろう．高齢者は色々な疾患を抱えているために，病状の急変や悪化はよく経験することである．急変するとすぐにdeconditioningに陥りやすい．原疾患が直接嚥下障害に関連する病気ではなくとも，このdeconditioningの状況のなかで不用意な摂食を繰り返すと，誤嚥性肺炎を引き起こす可能性が十分あるということである．deconditioningの状態では嚥下諸器官の筋力低下が起こっているので，嚥下時の各筋肉の働くタイミングがずれる可能性が十分ある．いったん誤嚥性肺炎を起こしてしまうと，原疾患の重症さも加わって不幸な転帰となることもあるので十分注意しなければならない．こうしたときにはdeconditioningの状況を改善させることが第一である．運動療法を施行したり，病棟での生活のなかで活動性をあげる試みをたくさんとりいれたりする．嚥下については舌の運動や嚥下反射を惹起させる訓練を含めた口腔ケアを十分行い，さらに随意的な咳が出せるような呼吸訓練や声門閉鎖訓練をしっかりと行う．その後に，摂食をさせれば誤嚥性肺炎を起こすことをかなり防止できると考えられる．

運動機能については，歩行が比較的保たれている症例は全身状態もよく嚥下の状況を改善するにはよい要因である．しかし嚥下障害を合併する疾患では，運動機能において大脳の両側性障害による両側片麻痺であったり，脳幹障害の四肢麻痺であったり，筋固縮の強いパーキンソン病や症候群であったり，脳幹・小脳障害による失調症状が強い場合など，むしろ運動機能は比較的悪くADL能力もかなり低いのが普通である．運動機能が悪いと自然にベッド臥床が多くなり，それだけでも全身状態を悪くする要因となることがある．先に述べたワレンベルグ症候群は歩ける嚥下障害の代

表的な例である．運動機能がよいことは，十分な呼吸ができ，また随意的な咳を出すことが可能であり誤嚥防止のための訓練にも利点が多い．

全身状態と嚥下障害とは密接に関連していることが理解できると思う．しかし，実際の嚥下障害が全身状態の悪化からきているものなのか，嚥下障害そのものからきているものなのか，を判別するにはかなりむずかしい場合も多い．こうした場合の判別のポイントは，直接的に嚥下機能を障害する疾患を有しているかどうかで考えると理解しやすい．嚥下機能を直接障害する疾患がなければ，全身状態が落ち着いてくれば嚥下機能は回復してくることが多く，その経過をみながらアプローチを考えていけばよい．ところが嚥下機能を直接障害する疾患があり，なおかつ全身状態を悪化させる基礎疾患や合併症を有している場合は，かなり重症な嚥下障害と理解すべきであろう．嚥下障害は軽度なのだが全身状態が悪いために摂食にもっていけない症例などもある．また，こうした症例のほとんどが気管カニューレを有しているので，この扱い方にも頭を悩ます状況となる．きめ細かな嚥下機能評価と全身状態の把握が欠かせず，可能なら適宜嚥下造影検査や嚥下内視鏡検査を是非加えたい症例である．

以上まとめてみると，全身状態はよい方が利点があり，運動機能もよい方が，そうでない場合よりは嚥下障害を改善させやすいと考えられる．

4）意識レベル

意識レベルが明らかに悪い場合は経口摂取を行わせることはないが，軽い意識障害では注意を要する．とくに「何となくボーとしている」とか，「種々の指示に対する反応が何となく遅い」とか，「一日のうちでも意識が清明で反応がよい時間帯と，何とはなしに寝てしまうような時間帯が交互に起こるような生活リズムである」とか，「口の中に食物が入ってもなかなか飲み込もうとしない」などの症例での経口摂取においては，十分な注意がないと誤嚥を起こす．このような状況は，随意運動が十分に行えない状態でかつ嚥下反射がかなり遅延している状態であるので，誤嚥が起こりやすい．こうした症例には顔面・頸部のアイスマッサージが効果のある場合がある．これにより意識レベルが改善され嚥下反射が早くなった症例がある．

また嚥下訓練における直接訓練（摂食訓練）を開始する基準として，意識レベル１桁（88頁表５参照）という報告がある[10]ので，意識レベルについては，嚥下障害を扱うときにはよく知っておかなければならない．

以上簡単ではあるがまとめてみると，意識レベルが清明か，あるいは１桁程度であることは利点であるが，それ以外では不利であることが多い．

5）認知・知的機能

食物を食べるとき，まず「食物を目でみて何であるのかを確認」し，次に「その食物を食べるかどうか決定」し，食べるとすれば「どのくらいの量を食べるのかを決定」する段階がある．これを摂食行為の５段階[11]から考えると，先行期にあたる．意識障害があればこうした段階の障害は理解できるが，意識障害がない症例でも，食物をみても何の反応も示さない症例や，スプーンで口のところにもっていっても口を開けなかったりする症例などがある．これらは食物の認知障害を疑う．

藤島[12]は，「目を開けているのは脳幹部の機能，周囲に気配りをするのは視床と大脳皮質の機能，空腹を感じるのは視床下部の機能，食欲を感じるのは大脳皮質の機能」と大変わかりやすく述べていて参考になる．どこに障害が起こって認知が不可能なのかをよく見極める必要がある．

さらに失語，失行，失認といった高次脳機能障害にも目をむける必要がある．

言語障害には構音障害と失語症があるが，構音障害がある場合には口腔器官の運動性が低下している場合が多く，食塊の移送には不十分さがあるので注意が必要である．しかし構音障害があるからといって必ずしも嚥下障害がひどく誤嚥があるということではない．

失語症では本人の言っていることが十分理解できない面が数多くあり，さらにこちらの言っていることがどの程度理解できているかの判断も困難であるので，大変注意を要する．意識障害とも区別しにくい症例や，ただ「うん，うん」とうなず

くだけの症例には十分な注意をしながら接して，誤嚥を起こしていないかどうかのチェックが是非とも必要になってくる．

失行については，右片麻痺患者にみられることが多く，優位半球の頭頂葉や中心回領域の障害で起こる．観念失行は物品の使用方法などがわからなくなるものや，観念運動失行といって指示された動作と自動的な動作との解離が著明であったり，肢節運動失行といって麻痺が強くてできないというわけではないのに，箸やスプーンの使い方が拙劣であったりすることがある．また口腔顔面失行は，指示に応じた顔の動きや，舌を出したりできない状態をいう．さらに，嚥下しよう（いわゆるゴックン）とするとなかなかできずに何かの拍子には嚥下が可能であったりする「嚥下失行」あるいは「嚥下躊躇」などの報告[13,14]もある．

失認については，左片麻痺に多くみられ，劣位半球の頭頂葉障害で起こる左半側空間無視に注意する．このような患者は，テーブルの左側の食事を残したり，動作を急ぐ傾向があり，大変注意が足りなかったりするので，安全な摂食方法に対する指示をきちんと守っているかどうかの確認はいくらしてもしすぎることはない．

以上，高次脳機能障害について簡単に説明したが，かなりの部分で困難なことが多い．高次脳機能障害の合併は摂食・嚥下障害の治療に不利である．

知的機能においては，嚥下リハのほとんどが本人の再学習を促す訓練であることからすると，訓練を十分に理解するだけの知的機能があることが望ましい．誤嚥を起こさない摂食の方法などの指導は，嚥下運動が障害されている状況からの説明が必要であり，少なくともある程度コミュニケーションがとれることが重要である．高齢者になると原疾患による知的機能の低下もなくはないが，認知症が合併するときにはなかなかうまく訓練が進まないことが多い．知的機能はよい方が利点であり，認知症があるとかなり不利である．

6) 嚥下障害のステージ

嚥下障害のステージとはLeopoldの摂食行為としての5段階（先行期，準備期，口腔期，咽頭期，食道期）を考えたときに，どこの段階（ステージ）が障害されているのかを意味している．

(1) 先行期

先行期は，食物を認識し，何をどのくらいどんなふうに食べるかを決定する時期である．認知障害や情動障害や知的障害などが存在すると上手く嚥下することができない状況になる．たとえば，「がつがつとむさぼるように摂食している」とか，「感情失禁のために嚥下の途中で泣いたり笑ったりして，そのときにむせたりする」などは先行期障害の典型的な例である．認知障害，情動障害，知的障害などのために，摂食のペース（食事の食べるスピードの配分）が乱れた状況なので，摂食訓練時において摂食のペースを十分指導する必要がある．本人にまかせておくと誤嚥の危険性がある場合は，摂食を介助者にまかせることもある．介助者にも介助のペースを指導する必要性が生じてくる．先行期障害の大部分は，誤嚥の少ない上手な摂食をさせることが主体となるので周囲の環境が重要になってくる．こうした観点からすれば，本人のもつ本質的な嚥下機能（たとえば後に述べる咽頭期障害と比較した場合）は比較的よく残存しているために，摂食・嚥下障害の治療を考えるさいには利点があると考えられる．

(2) 準備期

準備期は食物が口のなかに取り込まれ，咀嚼されて咽頭に送り込みやすい食塊を形成するまでの時期をいう．準備期の障害では高齢者に多い義歯の不適合の問題がある．たとえば脳卒中では急性期によく義歯がはずされてしまい，急性期をすぎて食事が開始されても放置されたままであることが多い．咀嚼運動は準備期の大変重要な運動であるので，早急に適した義歯を装着させることが大切である．準備期においては，口唇・頰筋などの顔面筋，咀嚼筋，そして舌などの運動が主体である．これらの筋肉は随意筋なので適切な運動療法を施行することで，障害部位の改善に効果のあることが多い．

準備期の問題としてさらに注意しなければならないことは口腔ケアの問題であろう．口腔ケアが

十分なされないと，口腔内の知覚刺激が鈍麻してしまい，正常な嚥下反射を引き起こすことが困難になる．ひいては誤嚥を引き起こす原因にもなる可能性があることを知っておきたい．また口腔内雑菌は誤嚥性肺炎の大きな原因とされており，口腔ケアが十分でないと誤嚥性肺炎も予防できないことになる．口腔ケアは単に口腔清掃という観点ばかりでなく，顔面，口腔，舌の運動も含めて誤嚥性肺炎の予防という観点で行って欲しいものである．

以上まとめると，準備期の障害はその障害のあることに気づいて対処すれば改善できることが多い．リハにおいても随意運動の障害は比較的訓練しやすい場合が多いので，後に述べる咽頭期の障害などよりは，ずっと利点が多いと思われる．

(3) 口腔期

口腔期は，準備期で形成された食塊を咽頭に向けて口腔内を移送させる運動をいう．口腔期の運動の主体は舌運動で随意運動である．口腔期の障害は舌運動の障害が多く，舌の食塊形成・保持障害，食塊の移送障害などが起こってくる．球麻痺による舌運動はその病態に応じた運動障害を示すが，仮性球麻痺による舌運動障害は，舌が口腔内の後方に丸く落ち込んで前後にも左右にもわずかにしか動かない場合をよく見かける．こうした舌では，当然食塊形成・保持障害や移送障害が起こってくるし，口腔期の重要な部分である舌運動の開始がかなり遅延し，保持障害，移送障害のために咽頭期に上手に移行できずに誤嚥を起こしてくる．このような舌に対しては，直接舌をひっぱり出して前後左右の動きを促通させたり，口の周囲にハチミツなどを塗ってそれをなめるように運動させたりすることで，舌運動の改善が得られる．

進行性疾患でなければ，舌はかなり運動療法が奏効する器官であると筆者は考えている．さらに言語療法を加えて舌運動の促進を構音訓練面から行うと，かなり運動障害が改善できることが多い．

以上まとめてみると，口腔期の障害は，舌運動を中心とする随意運動の面が多いだけに咽頭期の障害よりは利点が多いと思われる．

(4) 咽頭期

咽頭期は口腔期に引き続いて，咽頭から食道に食塊を移送させる時期である．この時期には咽頭筋群が，ある一定の時間系列に従って順序よく収縮すること，それと同時に喉頭挙上が起こって気道を保護し，食道入口部を開いて食塊を通りやすくする運動が反射運動（嚥下反射）として，一連に起こってくる時期である．これらは1秒以内で完結する運動で，この運動がうまくいかないと，誤嚥という状況になる．

咽頭期は反射運動なので基本的にはこの運動自体をよくする方法はないといわれている．いかに上手な嚥下反射を惹起させるかということが一番大切である．それには口腔期の状態をよくすることが重要であり，口腔期障害に対するリハを十分確立することがよい方法である．さらに誤嚥を防止する訓練は，咽頭期障害にとって重要な訓練である．こうした訓練をすることで次第に嚥下反射の惹起が早くなり，誤嚥が少なくなることがある．とくに仮性球麻痺ではこうした症例が多い．

しかし球麻痺では嚥下反射自体が起こりにくい症例もあり，このような症例では誤嚥の程度が重度で訓練だけでは改善できない場合が多い．時には手術療法を選択しなければならない場合もある．嚥下障害で有名なワレンベルグ症候群は咽頭期障害を示す代表的な疾患である．この疾患は自然経過でよくなる例，頸部を患側に回旋する代償的な嚥下訓練が効果のある例，かなり重症で手術療法を施行しなければならない例，など様々な状況を呈する疾患である．

以上まとめてみると，咽頭期の障害は誤嚥と直接関係するため，また特異的な訓練方法が少ないために，この時期の障害はかなり大変で不利な場合が多いと考えられる．さらに誤嚥が重度であると全身状態に及ぼすリスクが高く，はなはだ厄介な状況に陥る場合が多い．

(5) 食道期

食道期の障害は，むしろ通過障害（癌などの静的障害）としての疾患が多いので，リハ領域としてこの障害を直接扱うことは少ない．しかし誤嚥

性肺炎を引き起こす原因としての胃食道逆流現象は知っておいた方がよい．

とくに脳卒中の脳幹部障害では，食道の蠕動運動が弱い症例もあるので注意したい．蠕動運動を直接高める方法の明確なものはないが，経口あるいは経鼻からの経管栄養を行うさいに，その先端を食道において栄養を注入する方法（OE 法が代表的）を用いると食道の蠕動運動を促進させると考えられる．逆に経鼻胃管の形では食道をバイパスしてしまうことから，むしろ蠕動運動を低下させてしまうことになるのではないかと思われる．

まとめてみると食道期の障害は嚥下機能（口腔期・咽頭期）が残存しているので利点が多い．しかし逆に治療的なリハの内容が少ないために，ある意味では不利で厄介なことが多いと考えられる．

7）誤嚥の程度

誤嚥の評価は現在のところ，嚥下造影検査（VF）が確実に評価できる検査である．最近では誤嚥の有無判定に嚥下内視鏡検査（VE）もよく用いられる．しかし VE では誤嚥の定性的評価は可能であるが，VF 以上に定量的評価は困難である．また VF 検査普及率は少しずつ向上してきているが，VE においてはいまだ一般的な検査とは言いがたい現状がある．そのため本項では VF を中心に記載した．しかしながら VF がどこででも行われているほどまだ一般的な検査ではないことに問題が多い．誤嚥については，まず誤嚥がどのような状況で起きているかを考える必要がある．

誤嚥のタイプとしては，耳鼻咽喉科的に喉頭挙上期型，喉頭下降期型，混合型，嚥下運動不全型などの分類がある[15]．この分類は喉頭運動のどの時期に誤嚥が起きているかでの誤嚥の分類である．同時に耳鼻咽喉科的な手術法の選択に大きく関連しての分類方法である．また Logemann[16]は，嚥下前の誤嚥（before swallow），嚥下中の誤嚥（during swallow），嚥下後の誤嚥（after swallow）に分類している．この分類は，嚥下運動のどの時期に誤嚥が起きているかの状況を評価したものである．両者の分類はともに誤嚥を防止するには，どのような訓練をしたらよいのかを示唆してくれる．嚥下造影検査では誤嚥の有無ばかりでなく，誤嚥のタイプまできちんと把握できることが重要となってくる．

ところがこの誤嚥の分類のみでは重症度の判定には向かない．重症度としては「どのくらいの量を誤嚥したら危険なのか」ということがわかるのが一番である．しかしながら現在ではこのような重症度分類はない．藤島[1]は，誤嚥に関するグレードとして大量の誤嚥を約 1% 以上，わずかな誤嚥は約 1% 以下としているが，嚥下量の条件はなく，また誤嚥量は検査時の嚥下条件（患者の全身状態や検査時の嚥下物の種類など）で異なるために，確固とした重症度分類とはなりえないように思われる．おそらくかなり熟達した検者が嚥下造影検査をしても，1% 以上の誤嚥を示すことが多いのではないかと思われる．これが大量の誤嚥と評価されると，そこからは何も進まなくなってしまう可能性もある．各条件を一定にして各施設間で十分な比較検討ができるような嚥下造影検査評価を作成し，誤嚥についてもどの程度までは安全なのかについて結論を出せるようになることが今後期待されることである．

しかし「誤嚥≠誤嚥性肺炎」や「誤嚥≠摂食の禁止」であることはこの領域をやっているものにとっては周知の事実である．こうした状況や嚥下造影検査手技が施設間で異なることや，検査自体がまだ一般的でないことを考慮すると，「誤嚥の程度」で重症度を判定する基準は作りにくいことがわかる．

筆者は，この嚥下造影検査による誤嚥の程度は初期評価において是非必要なものとは考えていない．なぜなら嚥下造影検査で客観的に認められる異常な嚥下障害やそれに伴う誤嚥の状況は，これまでにあげてきた因子の総合的な結果がたまたま目に見えるかたちに現れたものではないかと考えるからである．目に見えることは見えないことよりも多彩な情報を提供してくれるが，だからといって嚥下造影検査ができないから嚥下障害の患者が扱えないと考えることには賛成できない．

これまでにあげた因子から，「おそらくこんな嚥下造影検査の結果になるであろう」というような予想ができることが先決であるし，そのことが

表5　関連因子の再分類

A：嚥下障害をとりまく要因
　年齢，全身状態，
　疾患特異性と障害部位（病巣部を除く）
　意識レベル，認知・知的機能
B：嚥下障害に関する直接要因
　障害部位としての病巣部
　嚥下障害のステージ
C：嚥下障害に関する客観的要因
　誤嚥の程度（VF検査）

表6　障害部位とステージとの関係

B ┬ B1：仮性球麻痺＝先行期〜
　│　（大脳脳幹の病巣）　口腔期・咽頭期障害
　│
　└ B2：球麻痺＝口腔期・咽頭期障害
　　　（延髄の病巣）

B：嚥下障害に関する直接要因

臨床的には大変大切なことであると考える．したがって当然誤嚥が多ければ不利ではあるが，誤嚥の程度はさしあたりあまり関係ないと考えることにしたい．嚥下造影検査が不要であるといっているのではないことを強調しておきたい．

3　重症度分類

　この分類は，「嚥下障害の患者が色々な治療的介入がされて，どのような結果（＝どのくらい食べられるようになったかという帰結）になったか」というような重症度分類ではない．あくまで臨床的に嚥下障害患者を診たときに，「どのように扱っていったらよいのか」という指針を与えるものと理解していただきたい．つまり，初期評価時点で誤りのない治療方針の決定がある程度できないといけないと考えて分類したものである．その施設の現有勢力（スタッフ）でどのような考え方で行っていったらよいのか，というように解釈していただければ幸いである．

　摂食・嚥下障害に関連する因子を嚥下障害という観点に立ってさらにまとめなおしてみると，表5のように3つに分類できると考えられる．

　このように分類したときに，Bにおいては，さらに病巣部と嚥下障害のステージをあわせて考えてみると，

B1：仮性球麻痺（大脳・脳幹の病巣）
　　　＝先行期〜口腔期・咽頭期障害
B2：球麻痺（延髄の病巣）
　　　＝口腔期・咽頭期障害

のように大きく分けられる（表6）．

　このように考えれば，Cはある程度予測可能になってくると思われる．そして我々が知っておきたいものこそがCなのである．即ちCは独立した存在ではなく，A, Bの結果目に見えてきたものであり，このA, B, Cの組み合わせはそんなに数多く存在するものではない．

　以下にその組み合わせと，その組み合わせに対するCの予想を記載する．「○：ほぼ問題なし，×：かなり問題あり」とする（表7）．

1）A○，B1○，B2○
→この場合のCは○に近いはずであるし，あっても誤嚥は軽度であろう

2）A○，B1×，B2○
→この場合のCは×ではあるが，誤嚥の程度は軽いであろう

3）A○，B1○，B2×
→この場合のCは×であり，誤嚥も中等度から重度存在するであろう

4）A○，B1×，B2×
→この場合のCは×であり，誤嚥はかなり重度であろう

5）A×，B1○，B2○
→この場合のCは×ではあるが，誤嚥は軽度である可能性が高い

6）A×，B1×，B2○
→この場合のCは×であり，誤嚥は軽度もあるが中等度以上であろう

7）A×，B1○，B2×
→この場合のCは×であり，誤嚥は中等度から重度であろう

8）A×，B1×，B2×
→この場合のCは×であり，誤嚥はかなり激しく重度であろう

表7 関連因子と誤嚥の程度

| | A | B | | C |
		B1	B2	
1)	○	○	○	○（軽　　度）
2)	○	×	○	×（軽　　度）
3)	○	○	×	×（中～重度）
4)	○	×	×	×（重　　度）
5)	×	○	○	×（軽　　度）
6)	×	×	○	×（中 等 度）
7)	×	○	×	×（中～重度）
8)	×	×	×	×（重　　度）

A：嚥下障害をとりまく要因
B：嚥下障害に関する直接要因
B1：大脳・脳幹の病巣（仮性球麻痺）
B2：延髄の病巣（球麻痺）
C：嚥下障害に関する客観的要因（誤嚥の程度）
○：ほぼ問題なし
×：かなり問題あり

というように8つに分類できるのではないかと考えられる（詳細に考えれば，「A○とはどういうことなのか？　Aの因子は5つもあるのでそれぞれの因子に○×があるだろう．そしたら総合的には，○×のどちらになるの？」とか「5)において，本当にA×，B○，という状況はあるの？」とか「7)の存在は本当にあるの？」など，数多くの疑問がわいてくるであろうが）．

組み合わせの全部をあげると表7のようになる．臨床的には5)，7)の存在は少ないように思われる．嚥下障害をとりまく要因にかなり問題がある場合は，やはり6)，8)の方が一般的であろう．Aの因子については，どれを優先して考えたらよいかはむずかしいところではあるが，個々の因子の利点，不利なところの説明を参考にして，全体的な印象でとらえていただけるとよい．

○に近いのは，「年齢は若く，全身状態はよく，理解力もよく，非進行性」であろうし，それとは逆に「高齢で，意識もはっきりせず，理解力も悪い，さらに進行性」であるというのでは×の要因があまりに多いことになる．

以上のように分類してみると，
1)，2)，5)は軽度嚥下障害として集約でき，3)，6)，7)は中等度嚥下障害として集約でき，4)，8)は重度嚥下障害として集約できる．したがって，ここに嚥下障害の重症度分類を表8のように規定することを提案したい．

このような3段階に分類できれば（もちろんその前に，7つの因子がどのようになっているかの評価が一番大切だが），たくさんの嚥下障害の患者を治療していく優先順位や，初心者のスタッフが今後の治療方針を誤ってしまうことは少ないであろう．

Grade 3は必ずどこの施設でも治療の検討をして欲しいし，**Grade 2**は嚥下についてわかっているスタッフが必要なので，それができる施設では取り組んでいくし，それが不可能であれば他に応援を頼むことを考える．**Grade 1**は残念ながら，かなりの専門家のいる施設に紹介するのが一番よいと考える．これを初心者が手懸けるとリスク管理が不十分なまま進めてしまう危険性があることを注意しておきたい．

もちろん，Grade 1だからといって治療アプローチを放棄した方がよい，といっているのではない．こうした重症度分類を念頭におくことが，あらゆる嚥下障害患者を診てゆくさいに有用だと思われる，ということである．

摂食・嚥下障害をどのように扱っていったらよいかという観点で，臨床的に治療の入り口での重症度分類を試みた．摂食・嚥下障害に関連する7つの因子の考え方に異論のある方もあるであろう．また重症度分類についてもいくつかの意見があるかもしれない．

しかし現在あちこちの病院や施設において人間の本質にかかわる「口から食べること」が見直されてきて，「口から食べられないこと」に非常に関心が高まってきている．こんななかでただやみくもにこの障害を扱って，危険性を増大させることは厳に慎まなければならない．臨床的に，初期評価の時点で重症度が把握できることは，安全にこの治療を進めていく原点であると考える．

4　新しい重症度分類：才藤の分類

才藤は平成11年（1999年）厚生科学研究事業[17]において，「摂食・嚥下障害の臨床的病態重症

表 8　嚥下障害重症度と関連因子

		〈関連因子〉		
		A	B1	B2
G₃ 軽度嚥下障害	Grade 3.［組み合わせ 1），2），5）］ 軽度の嚥下障害．治療法はリハ中心で改善が期待可能な症例である．さらに可能であれば，どこの施設でも取り組んで欲しい症例と考える	○ ○ ×	○ × ○	○ ○ ○
G₂ 中等度〜重度嚥下障害	Grade 2.［組み合わせ 3），6），7）］ 中等度から重度の嚥下障害．治療法はリハにかなり主体をおいた治療をし，時によっては手術的治療も考慮してゆく症例である．治療者も比較的嚥下のわかったスタッフが必要で，さらに専門家にも相談していくことが必要な症例である	○ × ×	○ × ○	× × ×
G₁ 重度嚥下障害	Grade 1.［組み合わせ 4），8）］ 重度の嚥下障害．リハ主体では改善が困難であることが多く治療にはかなりの専門家が必要になってくる．改善には手術的治療が前提になってくることもある	○ ×	× ×	× ×

A：嚥下障害をとりまく要因
B1：仮性球麻痺（大脳・脳幹の病巣）
B2：球麻痺（延髄の病巣）

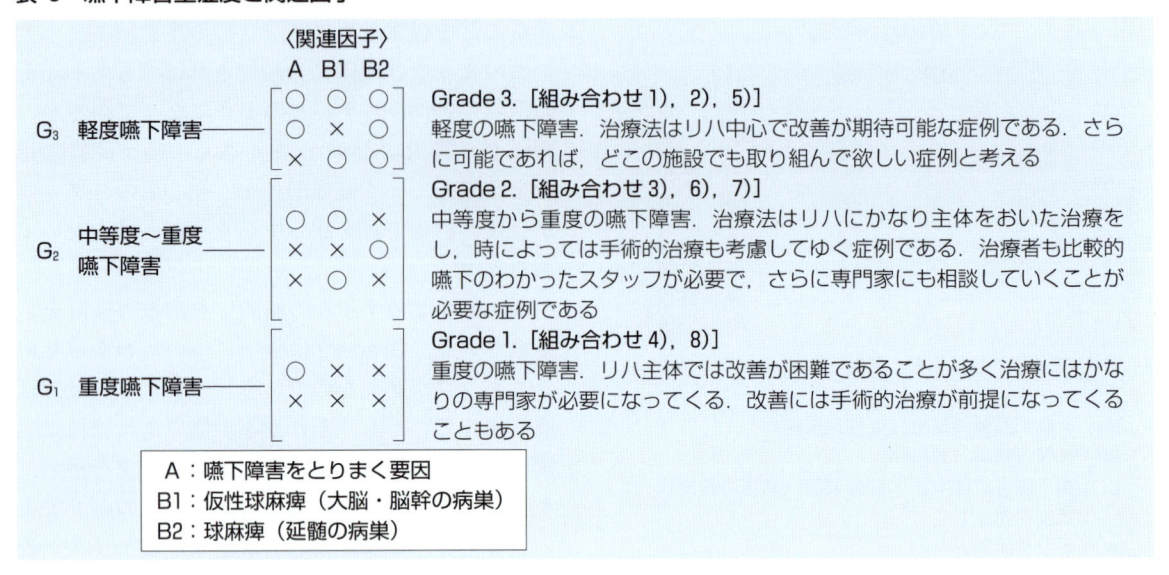

表 9　摂食・嚥下障害の臨床的病態重症度に関する分類[17]

誤嚥なし	7. 正常範囲
	6. 軽度問題
	5. 口腔問題
誤嚥あり	4. 機会誤嚥
	3. 水分誤嚥
	2. 食物誤嚥
	1. 唾液誤嚥

度に関する分類」を新しく提唱した（**表9**）．この分類の特徴は，まず誤嚥がある・なしの2つに分類し，誤嚥なしを正常・軽度問題・口腔問題と3段階に分類，誤嚥ありを機会誤嚥・水分誤嚥・食物誤嚥・唾液誤嚥の4段階に分類し，全部で7段階に分類した．この分類は臨床的な対応法（食物や体位の工夫）や合併症のリスク（誤嚥のために経管栄養を選択，医学的な安定性の有無）が判断基準となっている．また嚥下訓練の適応についてなどにもふれており，多彩な内容が網羅された重症度分類である．分類が7段階という点では，ADLの評価でよく用いられるFIM（Functional Independence Measure）の分類に似ていて，いかにもリハ的であると評価したい．

この分類をわかりやすく考えてみると，基本的に誤嚥がない準備期・口腔期だけの問題はそれほど心配なく摂食可能であると評価され，咽頭期に問題があって誤嚥がある場合は，それが時々起こるのか（機会誤嚥），水で頻繁に起こるのか（水分誤嚥），食物で頻繁に起こるのか（食物誤嚥），経口摂取しなくとも自分の唾液でも誤嚥してしまうのか（唾液誤嚥），をよく評価するということであろう．これらのことは臨床的によく遭遇する状態である．嚥下各期の問題をわかりやすい材料を用いることで嚥下機能を評価した重症度分類であるところが大変画期的である．それぞれの重症度分類内容を（**表10**）に詳述した[18]．

さらに才藤はこうした重症度分類がVFやVE検査を施行せずに，危険のない安全な摂食に結び付けることを目標に，新しい摂食・嚥下機能評価を作成し「非VF系嚥下機能評価」を同時に提唱している．この評価を基準に「非VF系での嚥下機能評価フローチャート」にのっとり，摂食・嚥下障害の臨床的病態重症度の7段階を決定していくという考え方である．紙面の都合とこの章の内

表 10[18]

> 7．正常範囲（normal）：摂食・嚥下に問題なし．嚥下訓練の必要なし．
> 6．軽度問題（minimum problem）：摂食・嚥下に軽度の問題があり，若干の食事形態の工夫が必要なレベル．誤嚥なし．症例によっては嚥下訓練（間接的・直接的）の適応．
> 5．口腔問題（oral problem）：主に準備期や口腔期の中等度から重度の障害があるもの．咀嚼に対して食事形態の工夫が必要．誤嚥無し．嚥下訓練（間接的・直接的）の適応．
> 4．機会誤嚥（chance aspirator）：通常の摂食方法では誤嚥を認めるが，一口量の調整，姿勢効果，嚥下代償法（誤嚥防止法）などで，水の誤嚥も十分防止できるレベル．適当な摂食・嚥下方法が適応されれば，医学的安定性は保たれる．嚥下訓練（間接的・直接的）の適応．
> 3．水分誤嚥（water aspirator）：水の誤嚥を認め，誤嚥防止法の効果は不十分であるが，食物形態効果は十分に認めるレベル．嚥下食が選択される．適当な摂食・嚥下方法が適応されれば，医学的安定性は保たれる．嚥下訓練（間接的・直接的）の適応．
> 2．食物誤嚥（food aspirator）：誤嚥を認め，食物形態効果が不十分なレベル．水・栄養管理は経管栄養法が基本となる．経管栄養法を行っている限り医学的安定性は保たれる．間接的訓練の適応．直接的訓練は専門施設内で施行．
> 1．唾液誤嚥（saliva aspirator）：常に唾液も誤嚥していると考えられるレベル．持続的な経管栄養法を必要とするが，誤嚥のために医学的安定性を保つことが困難．合併症のリスクが高く，直接的訓練も施行が困難なレベル．

容面から，ここでの詳細な評価法・フローチャートについては割愛するが，他の参考文献で是非確認していただきたい[19,20]．

以上，重症度分類についての私の考えを述べてきた．摂食・嚥下障害患者の重症度を評価するときには，摂食・嚥下機能の重症度を評価判定しているのか，摂食・嚥下能力の重症度を評価判定しているのかをきちんと分けて考えることが大切である．機能障害が能力障害に影響を及ぼすのは当然であるし，機能障害が回復しなくとも代償的な方法で安全に摂食させて嚥下能力をあげることも可能である．私の重症度分類は機能の重症度を重点に考えたものである．こうした考え方が身につけば複雑な摂食・嚥下障害患者にも適応できうると考えている．摂食・嚥下障害患者の対応に困っている関連各職種に少しでもこの考え方がお役に立つことを願っている．

第2章 重症度に関連する諸因子と臨床の流れ

2 諸因子への対応の優先度と臨床の流れ

1 誤嚥リスクを優先した臨床の流れ

摂食・嚥下障害は決してまれではなく，軽度のものを含めると高頻度とさえいえる．臨床場面において限られたスタッフと設備のなかで効果的な対応を進めていくためには，優先度の高い問題から強弱をつけて，順序よく解決に向けて方向づけをしていく能力が求められる．

臨床においては，何よりもまず誤嚥のリスクが高い場合の対応が最優先されなくてはならない．その場合，どういう疾病のどういう病態の場合に誤嚥リスクが高まるのかの予備知識が必要で，予防的対応が求められる．また，この点では，**疾病レベル**[*]にとどまらず，麻痺のレベルや範囲，能力障害の重症度など**障害レベル**[**]でも検討が求められる．

摂食・嚥下障害のうち，最も怖いのが誤嚥であり，誤嚥性肺炎や窒息は生命に直結する大きな問題である．誤嚥しかけると健常者の場合はむせが生じてすぐわかる．しかし，摂食・嚥下障害を有する場合には，「むせない誤嚥」が少なくなく，発熱や呼吸困難・窒息などむせ以外の症候で判明するので厄介である．

前節に述べられたように，摂食・嚥下障害の重症度に関連する諸因子は数多いが，これらを「誤嚥リスクへの対応」という軸にそって整理・重みづけをし，対応の優先度と臨床の流れをつくっていくことが肝要と考える．その過程においては，摂食・嚥下に関わる（経口摂取）QOLを重視しすぎるあまり，深追いしすぎて誤嚥性肺炎（この反復は後天性呼吸窮迫症候群を招くことがある）や窒息を招いたり，いざ誤嚥時の対応（どこへ駆け込むか）が遅れたり，責任の所在（主治医やかかりつけ医は了解しているのかなど）が不明確なままリハビリテーション（以下リハ）が進められていたり，といったことがないようにしたい．

2 臨床的フロー・チャート作成の試み

そこで，**図1**に示すように，急性期を扱う病院における臨床的流れと，**図2**に示すように慢性期・維持期を扱う家庭や**療養型病院・施設**[***]からスクリーニングされてくる流れに大別してフロー・チャートを作成してみた．

このなかで，摂食・嚥下障害の一般医が行うスクリーニングとそれ以外の嚥下障害の病態・診断・治療に精通している医療スタッフが行う精査

---

[*]障害に対する医学的リハビリテーション（以下リハ）を立案するときにまず，疾病の性質についての十分な検討が必要である．具体的には，基礎疾患の病勢が現在は回復期にあるか進行期（退行期）にあるか，出血，梗塞，腫瘍，炎症，変性，中毒などのどれに分類される病態か，病巣の範囲や重症度はどの程度か，によってリハ・プログラムが異なることを指す．

[**]障害に対する医学的リハを立案するとき，疾病の性質によって影響されない障害の共通性（法則性）の部分に注目して，検討していく思考過程を指す．つまり，障害の現れ方（部位と重症度）と回復過程には共通性・法則性があり，そこに注目してリハ・プログラムを組んでいくことをいう．たとえば，中枢性麻痺では弛緩期，連合反応出現期，共同運動出現期，分離運動出現期へと回復していく経過は，傷病によらず一定である．

[***]第2次医療法改革では「療養型病床群」として介護型ケアにシフトした人員配置が認められる等，従来の「老人病院」等が長期療養に向いた運用形態に改められた．また，療養型施設とは，「老人保健施設」や「特別養護老人ホーム」さらには「身体障害者療護施設」等で，これらの一群の病院・施設を指して療養型という．

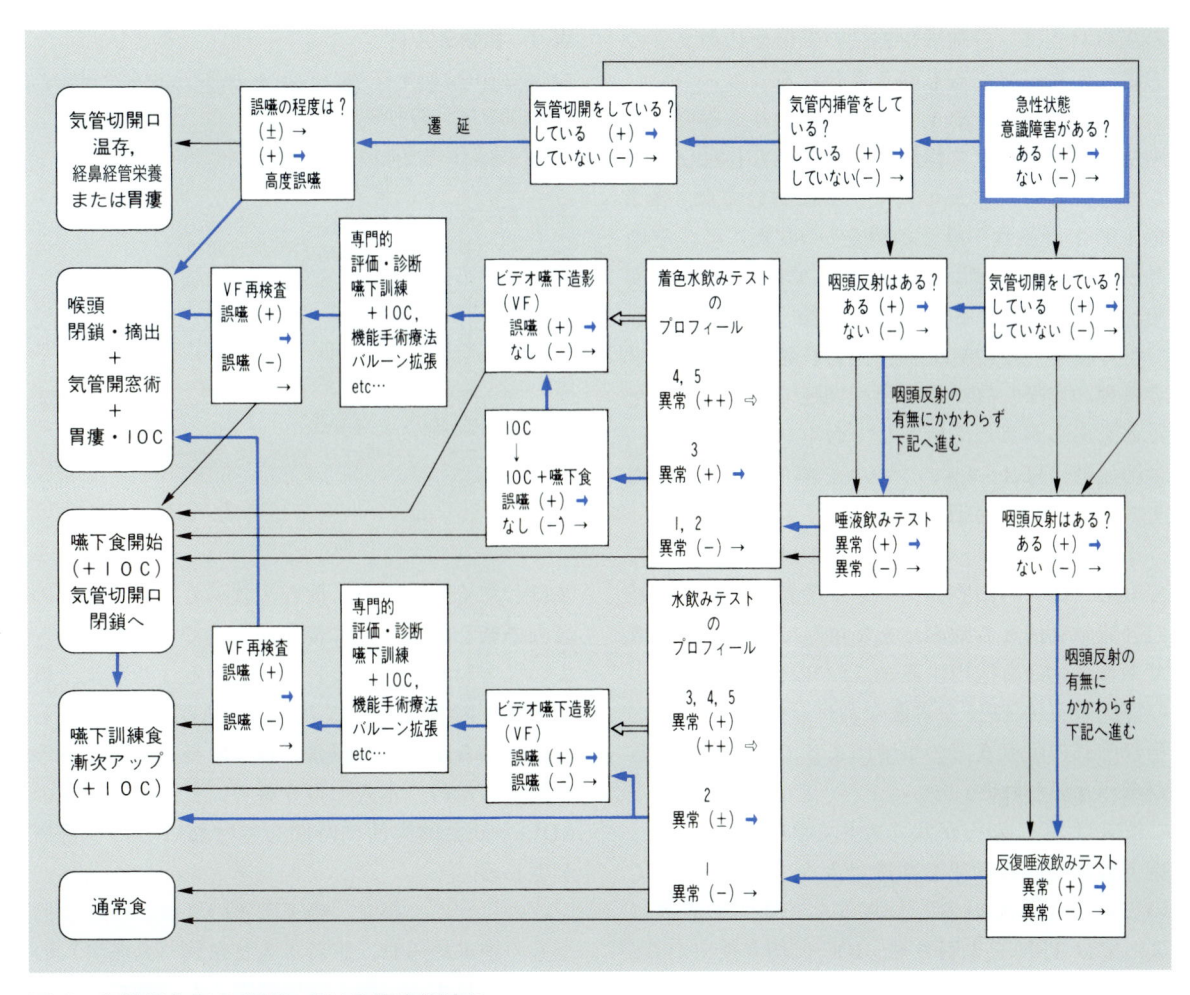

図1 急性期を扱う病院における臨床的流れ

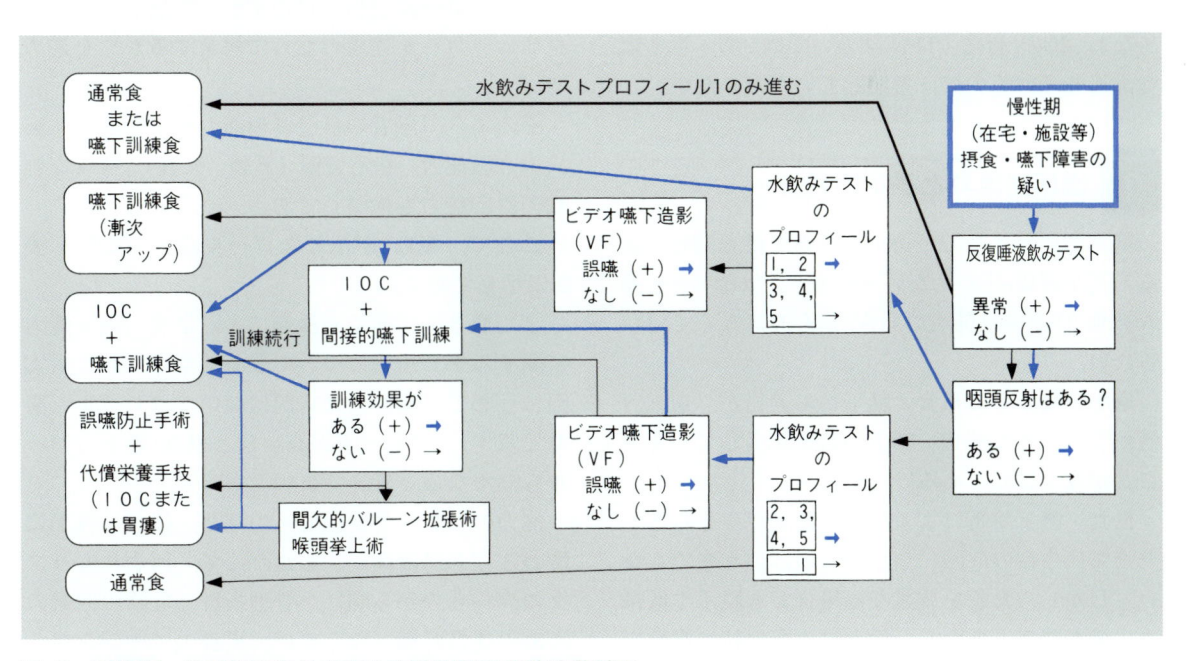

図2 慢性期・維持期を扱う家庭や病院施設での臨床的流れ

の境界引きは，各地域や施設の事情やスタッフの力量で異なってくるものと思われる．

一般にフロー・チャートは，起こりうる可能性を最大限に網羅して作成するべきかもしれない．しかし，このフロー・チャートにおいては，第3章1節2)「摂食・嚥下の精査」(85頁)と，そのさいに繁用する「咽頭反射，水飲みテスト」や「(反復)唾液飲みテスト」(第3章3節「ベッドサイドで行う検査」<128頁>)，さらに第4章2節「患者管理の実際」(175頁)との関連で，簡略化したことをあらかじめお断りしておく．嚥下(訓練)食開始時には3～4gのプリンを嚥下させる「食物テスト」(表1)が役に立つ．

また，このフロー・チャートでは代替栄養としてIOC(間欠的口腔カテーテル栄養法，間欠的経口経管栄養法とも呼ぶ)を多用しているのが特徴である．IOCを採用するか，ほかの代替栄養法(中心静脈栄養法TPNや胃瘻など)を採用するかは，それぞれの医療機関の事情によって異なっているだろうと思われる．

筆者は，IOCの方が低コストで手術不要なこと，嚥下機能の改善効果も期待できることから，IOCの方を多用している．もちろん，時期や症例によってはTPNを先行させ，IOCに切り換えたり，行き先が施設の場合は胃瘻に変更したりすることも少なくない．

なお，IOC，胃瘻，TPNについては，第4章2節で詳述しているので，参照していただきたい．

3　臨床的流れと基本的姿勢

基本的姿勢として，適正な評価が最も重要である．過小評価(「むせない＝安心」ではない)も過大評価(「誤嚥＝肺炎の発症」)も避けなくてはならない．

過小評価からは摂食・嚥下への過信が，過大評価からは不当な摂食・嚥下の禁止が生じてしまうことが往々にしてある．

摂食・嚥下障害による誤嚥・窒息が生じると，ただちに生命の危険につながるのはいうまでもない．しかし，緊急を要さない場合でも脱水や低栄養・栄養障害をきたし，徐々に生命保持に影響を

表1　食物テスト[9]

ティースプーン1杯（3～4g）のプリンを摂食．空嚥下の追加を指示30秒観察する
判定不能（口から出す，無反応）
1a：嚥下なし，むせなし，湿性嗄声 or 呼吸変化あり
b：嚥下なし，むせあり
2 ：嚥下あり，むせなし，呼吸変化あり
3a：嚥下あり，むせなし，湿性嗄声あり
b：嚥下あり，むせあり，湿性嗄声あり
c：嚥下あり，むせなし，湿性嗄声なし，呼吸変化なし，口腔内残留あり
4 ：嚥下あり，むせなし，湿性嗄声なし，口腔内残留あり，追加嚥下で残留消失
5 ：嚥下あり，むせなし，嗄声・呼吸変化なし，口腔内残留なし

及ぼしてくる．また，飲む・食べるという人生の最大の楽しみの一つに苦痛が生じてくるわけで，このことは即QOL低下につながる．さらに，摂食・嚥下障害を有する人は他のADL障害を有している場合が多い．摂食・嚥下に長い時間と労苦を要するため，本人にも介護者にとってもほかのADLや社会的生活に時間をさけないという苦痛が生じる．

このように，摂食・嚥下障害の評価には総合的なものが求められ，患者本人と家族(介護者)の生活をも見すえ，何が問題であるか評価をし，現実可能なゴール(何を目指すか)を設定し，プログラム(ゴール達成のために何をするか)を進めていく[1]．

その場合，患者の自己管理能力や学習能力，家族の介護能力，在宅資源(看護・介護)，様々な施設の対応能力も検討しておく．

ここで，藤島[1]が示したゴール設定の雛形を表2に示しておく．

また表3に，同じく藤島による摂食・嚥下能力に関するグレードについて改めて掲げておく(実際に「している」摂食状況についてはレベル(表4)で表す)．グレードが高いほど摂食・嚥下のゴールも高くなると考えてよい．

能力のグレードが低いものほど，摂食・嚥下に関わるリスクは高い．したがって，何よりもリスクの高いものから順に，管理指針と危険の回避のための代償対策(たとえば，摂食のペーシング，

表2 嚥下障害の評価とゴール[1]（一部改変）

	評　価	ゴール
1．機能形態障害 　A．認知	1．認知機能が悪く，食物を認知できない	認知機能を改善し，食物を認知する
B．口唇，口腔	1．口唇の動きが悪く，食物の取り込み不良 　　流涎が多い 　　食物の口腔内保持不良 2．舌の動きが悪く，食塊の舌根への送り込み不良 3．咀嚼不良	口唇の動きを改善し，食物の取り込み改善 流涎を減少 口腔内保持改善 舌の動きを改善し食塊の舌根への送り込み改善 咀嚼機能を改善する
C．口腔から咽頭，食道	1．食塊の咽頭への送り込み不良 2．嚥下反射が減弱 3．嚥下反射の誘発不良 4．食物の咽頭通過不良	送り込みを改善 嚥下反射を強化 嚥下反射の誘発を強化 咽頭通過を改善
2．能力障害	1．口から一定の時間内に食事がとれない 2．誤嚥が多く，肺炎の危険性がある	1．一定の時間内に経口摂取可能になる 2．補助栄養を併用し，栄養を確保 1．体位や食物形態の工夫などで誤嚥をなくす 2．経口摂取を中止し，補助栄養とする
3．社会的不利*	1．（食べられないために）家に帰れない 2．（栄養摂取が十分にできないために体力がなくて）復職できない 3．（鼻からチューブが入っているために周囲の目が気になって）外出できない	（摂食能力を改善したり，代償的方法を考えて）家庭復帰する （摂食能力を改善したり，代償的方法を考えて）復職をめざす （間欠的な経管栄養，胃瘻などをして）外出できるようにする
4．心理的障害	1．（経口摂取できないために）抑うつ状態にある 2．嚥下訓練に対して意欲がない 3．経管栄養を受容できない	（心理的サポートや薬物使用により）抑うつ状態を改善する （心理的サポート，訓練の意味を伝える，訓練法の工夫などで）意欲を引き出す （心理的サポート，他の残存能力の開発，生きがいの提案などで時間をかけて）障害の受容をめざす

* その他「他人と同じ食事が食べられない」「食事に時間がかかる」「食事中に会話ができない」など，患者の価値観に照らし合わせて摂食・嚥下障害に伴う越えがたいハンディキャップがある

表3 摂食・嚥下能力のグレード（評価とゴール）[1]

Ⅰ．重症 経口不可	1	嚥下困難または不能．嚥下訓練適応なし
	2	大量の誤嚥あり，嚥下困難または不能 基礎的嚥下訓練のみの適応あり
	3	条件が整えば誤嚥は減り，摂食訓練が可能
Ⅱ．中等症 経口と補助栄養	4	楽しみとしての摂食は可能
	5	一部（1〜2食）栄養摂取が経口から可能
	6	3食とも栄養摂取が経口から可能
Ⅲ．軽症 経口のみ	7	嚥下食で，3食とも経口摂取が可能
	8	特別に嚥下しにくい食品を除き，3食とも経口摂取が可能
	9	普通食の摂食嚥下が可能だが，臨床的観察と指導を要する
Ⅳ．正常	10	正常の摂食嚥下能力

食事介助が必要な場合はAをつける．（例7Aなど）

表4 摂食・嚥下状況のレベル評価[2]

1	嚥下訓練を行っていない
2	食物を用いない嚥下訓練（間接的訓練）を行っている
3	ごく少量の食物を用いた嚥下訓練を行っている
4	楽しみレベルの嚥下食を経口摂取しているが，代替栄養が主体
5	1〜2食の嚥下食を経口摂取しているが，代替栄養も行っている
6	3食の嚥下食の経口摂取が主体で，不足分の代替栄養を行っている
7	3食の嚥下食の経口摂取している．代替栄養は行っていない
8	特別食べにくいものを除いて経口摂取している
9	食物の制限はなく，3食を経口摂取している
10	摂食・嚥下障害に関する問題はなし（正常）

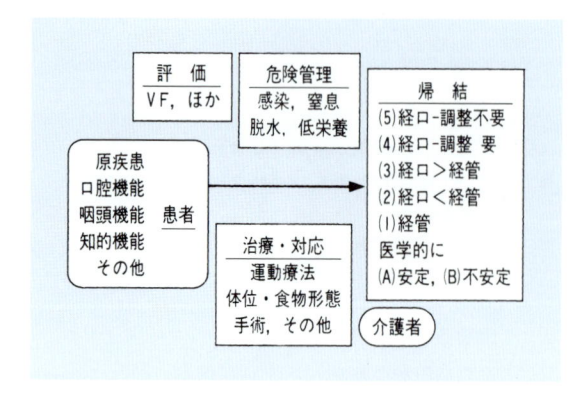

図3 摂食・嚥下障害患者の管理の概要[5]

嚥下障害用の食事内容)，いざリスクが現実のものになった場合の対応（窒息時のハイムリッヒ法[4]，吸引手技[1]など），治療方針（誤嚥性肺炎の内科的加療）などをすぐ実行できるように準備しておく．そのさいの責任の所在も明確にしておく．これらの「備えの作業」を行ってからはじめて，リスクをもたらしたり，現実の摂食・嚥下困難をもたらしている原因を一つひとつ検索し，可能なものがあれば実際の加療の構えをとる．

　加療はまず，疾病レベルから行う．疾病レベルの改善だけで摂食・嚥下障害そのものが消失〜軽減する場合が少なくないからである．そのあたりの関係については，才藤[5]が図3に示すように簡潔にまとめている．

　治せない難病とかすでに加療済みで疾病の後遺症である場合は，それらの後遺障害に対しての加療を行う．ここでは，加療対策が疾病レベルにとどまらないリハ医学的な対応設定の仕方が，大いに役に立つ．この場合，すぐには差し迫っていない問題だとゆっくりと立案しがちであるが，あまりおっとり構えると進まないものである．救急医療の現場にいるぐらいのつもりで精力を集中して立案する．加療の方法には，外科的手術も含まれるから，その方面の知識を十分もって，適応を厳密に検討する姿勢が必要である．

　立てた治療プランは再評価を繰り返しながら修正していく．プランを実行し終わったとしても，一定期間をおいてフォローアップをすることが大切である．そこからのフィードバック経験は，その後の臨床を豊かにしていってくれる．既述した摂食・嚥下能力のグレードは，フォローアップするさいの指標にもなる．

4 急性状態における臨床の流れ（図1）

　救命救急センターがあるような急性期病院において，摂食・嚥下障害を扱う場面は数多い．そこで，図1に従って，臨床で遭遇する流れを，フローチャート形式で述べていくことにする．

　救急を扱う病院には，脳卒中，頭部外傷，頸髄損傷など多くの急性状態をもつ疾病・外傷で患者が担ぎ込まれてくる．そのなかには，意識障害を有する場合と，意識は清明な場合とがある．意識障害を有する場合ではとくに，舌根沈下などで気道閉塞が起こりやすくなり，また呼吸中枢そのものも障害を受け，呼吸状態が危うくなると気管内挿管が行われる．図4に経鼻・経口ルートのそれぞれの実施場面を示す[6]．気管内挿管を要す状況が長引く場合には，気道の通り道が唾液や喀痰の嚥下・喀出の通り道を兼ねるため，しばしばこれらの分泌物の喀出・嚥下困難をきたす．

　こうした理由と挿管の長期使用によるトラブルを避けるために気管切開に至ることがしばしばある．表5に気管切開の一般的適応について示しておく[7]．

　気管切開を続けている患者で意識障害が改善してきた場合，このフローチャートでは咽頭反射（絞扼反射）のチェックをする．咽頭反射のチェックの意義は第3章3節にも示しているので参照されたい．

　咽頭反射の存在の有無にかかわらず，反復唾液飲みテスト[9,10]（以下「唾液飲みテスト」と略す）を行う．これは口腔内を人工唾液などで湿らした後に空嚥下を繰り返してもらい，一定時間に何回空嚥下ができるかをみる方法である．30秒以内に2回以下では異常とみなされる．詳細は第3章3節で標準化したものを示しているので参照されたい．

　「唾液飲みテスト」での異常の有無にかかわらず「着色水飲みテスト」を行う．これは窪田ら[11]の「水飲みテスト」に改良を加えたものである．水にメチレン・ブルーなどで無害に着色し，嚥下

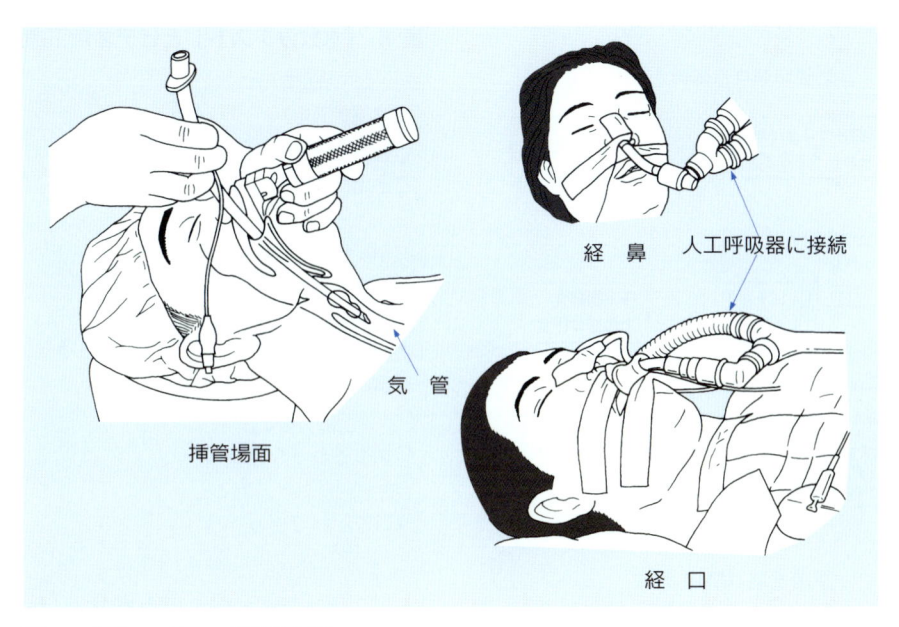

図 4 経鼻，経口の挿管場面[6]

表 5 気管切開の一般的適応[7]

A）緊急気管切開
 1）気管内挿管が不可能な上気道閉塞による窒息，炎症，異物，腫瘍，声門浮腫，両側反回神経麻痺，後咽頭の出血・膿瘍
 2）気管内挿管が困難な顔面および頸部外傷

B）選択的気管切開※
 1）長期呼吸管理を要する場合
  脳血管障害や頭部外傷などの中枢神経疾患，破傷風
 2）重度の呼吸器疾患を有する場合
  肺炎などの炎症，胸部外傷による肺挫傷や胸郭損傷
 3）喀痰排出が困難な症例
  呼吸運動により胸部痛の強いもの．中枢神経障害，高齢者
 4）周術期における気道確保目的
  鼻腔，口腔，咽頭，気管上部，頸部などの手術

（とくに B-1，3 が高頻度で，摂食・嚥下障害と関連してくる）
（※待期的，計画的気管切開ともいう）

させてみた後で，飲み方とむせの程度によりプロフィールを判定し，さらに気管切開口から着色液が吸引されてくるかどうかをみる方法である．これも詳細は第3章3節で示しているので参照されたい．

この「着色水飲みテスト」でプロフィール1（ほぼ正常の飲み方が可能）と2（分割すれば飲め，むせもなく着色液も吸引されない状態）は「嚥下訓練食」（嚥下障害用の食事——いわゆるミキサー食）を開始する．場合によっては，IOC（間欠的口腔カテーテル栄養法）[8]を間にはさみながら経口食の量・回数を漸次，増やしていく場合もある．それとともに，気管切開口を閉鎖していく手立てをしていく．この手順を簡略化したものを図5に示すが，詳細は第4章2節「患者管理の実際」に記しているので参照されたい．

「着色水飲みテスト」でプロフィール4, 5（むせあり着色液も吸引できる場合）はVF（ビデオ嚥下造影）の適応である．

プロフィール3は「30 ml の着色液を薬杯で一気に飲めるがむせることがある——そのさいに着色液を少量吸引できる」という状況である．この場合はIOCさらにIOC＋「嚥下訓練食」へと進めていく．うまくいくことが確認できれば気管切開口閉鎖へもっていき，嚥下訓練食漸次アップへと進める．嚥下訓練食を開始して，誤嚥がなお疑われればVFを行う．

以上のように「着色水飲みテスト」でプロフィール4, 5と3の一部がVFの適応になる．

VFの誤嚥や異常所見に対して専門的評価・診

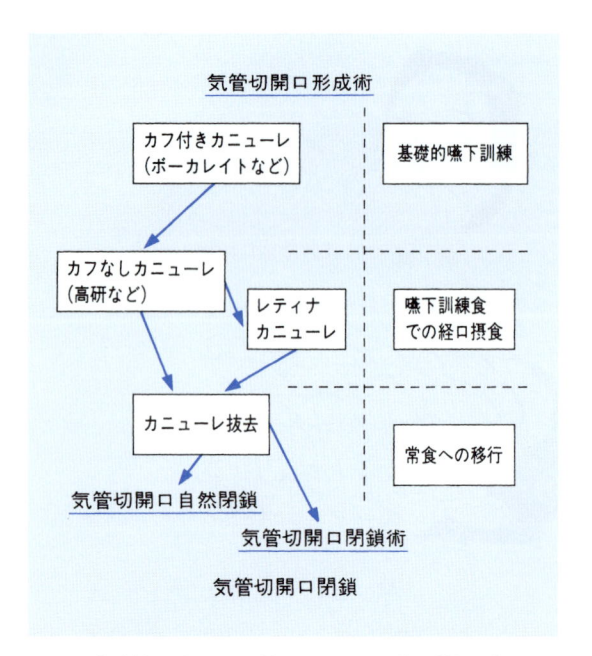

図5 気管切開口を閉鎖していく手順（簡易化した図）[1]（一部改変）

表6 「水飲みテスト」とビデオ嚥下造影（VF）所見

水飲みテスト \ 誤嚥(VF時)	なし	軽〜中	高度	計
むせることがしばしばで全量飲むことが困難　5	4	10	6	20
2回以上に分けて飲むかむせることがある　4	14	13	4	31
1回で飲むことができるが、むせることがある　3	5	3	0	8
2回以上に分けるがむせることなく飲む　2	10	3	2	15
1回でむせることなく飲むことができる　1	0	0	0	0
計	33	29	12	74

□部分が「むせのない誤嚥」

断，間接的嚥下訓練＋IOC，バルーン拡張術[12]，機能的手術療法などが検討される．

　これらの加療が行われた後，VFを再度施行する．VF上，高度の誤嚥所見がない場合，注意深く嚥下訓練食を開始し，直接的嚥下訓練も加える．経過がよければ気管切開口閉鎖のプロセスに入っていく．

　しかし，VF上で高度異常が残存し，専門的加療の効果が認められない場合は，やむをえず喉頭閉鎖（または摘出）術＋気管開窓術（場合により胃瘻またはIOCのような代替栄養法を追加）を検討する．

　ここで登場する気管開窓術とは，気管切開口が自然閉鎖しないように周囲の皮膚と粘膜を縫合する手技を加えたものである．喉頭閉鎖（または摘出術）は音声機能が犠牲になる手術であるため，十分なインフォームド・コンセントがなされる必要がある．トーキングエイド®など代償コミュニケーション手段を要す例では操作できる知的能力や顎や手指など随意運動のできる部位を十分検討しておいてから結論をだす．

　急性状態または亜急性ではあるが意識清明で気管切開までは要さないか，あるいは気管切開がすでに閉じられている状況である場合には，咽頭反射をチェックする．咽頭反射が陽性で「唾液飲みテスト」に異常がない場合（30秒間に2回以上の空嚥下が可能）には通常食へ移行する．しかし，咽頭反射の有無にかかわらず「唾液飲みテスト」で異常がある場合は「水飲みテスト」を行う．本テストでプロフィール1であれば通常食を試行する．プロフィール2は「2回以上に分けて飲むが，むせなく飲むことができる」というものである．プロフィール2で咽頭反射陽性であれば嚥下食漸次アップ＋IOCへ移行する．

　しかし咽頭反射陰性の場合は，VFの設備のある施設であればVFへもっていく方が無難である．才藤ら[13]や我々の研究（表6）ではプロフィール2であっても咽頭反射陰性であったためVF適応とした症例の3分の1でVFで誤嚥所見がみられている．このように，咽頭反射（−）例で「むせのない誤嚥」がみられることがあるので，VFを行う方が望ましい．

　VFで誤嚥（＋）例は専門的評価・診断のうえ，嚥下訓練＋IOC，バルーン拡張術，機能的手術療法へ進める．そしてVFを再検し，結果がよければ嚥下食漸次アップ法（＋IOC）へ，高度誤嚥が執拗に続くなど，VF結果が悪ければ喉頭閉鎖（または摘出）術＋気管開窓術（＋胃瘻＋IOC）を考慮

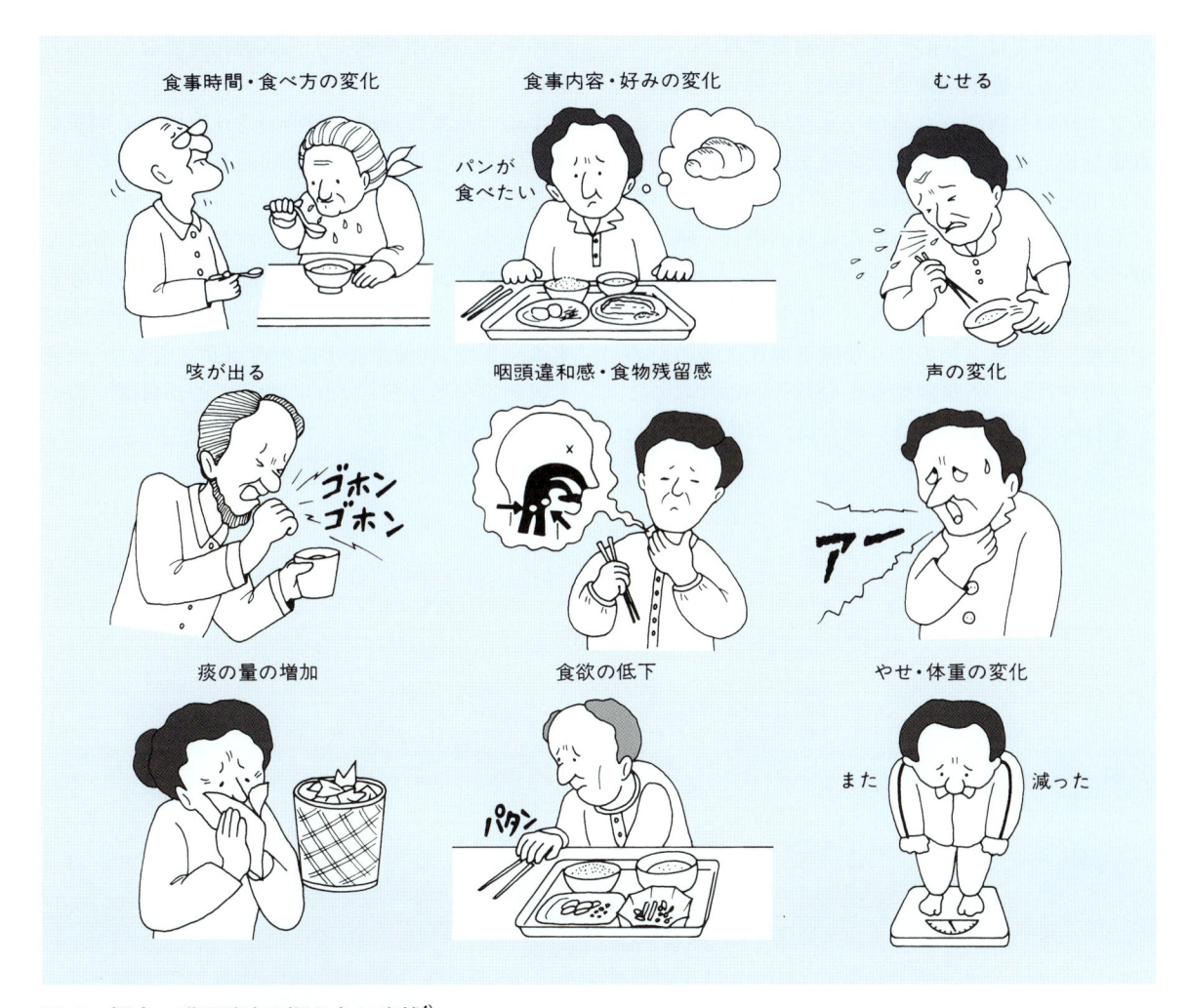

図6 摂食・嚥下障害を疑う主な症状[4]

していく．
　なおVF適応の症例では，ビデオ内視鏡嚥下機能検査（video-endoscopic swallowing study：VE）[14]も合わせて行えばなおよい．ビデオがなくて，気管支ファイバー鏡だけで所見をとるのでもよい．

5　慢性状態（在宅，施設）での臨床の流れ（図2）

　最初に嚥下障害を見つける人の存在が必要で，摂食・嚥下に関わる場面をもつ職種がこれを担当する場合が多い．ときに家族がこの役割をもつことがある．
　図6に示すような状況があって摂食・嚥下障害の疑いをもたれた場合，「唾液飲みテスト」を行い，異常の有無にかかわらず咽頭反射をチェックする．咽頭反射が陽性で，「水飲みテスト」でプロフィール3～5であればVFへと進める．咽頭反射が陰性であれば，プロフィール3～5に限らずプロフィール2であっても，VFを行う方が「むせのない誤嚥」の検討に役立つ．
　咽頭反射が陽性例で「水飲みテスト」がプロフィール1～2の症例においては，常食または嚥下訓練食を継続してよい．プロフィール3～5でもVFで誤嚥のないことが判明した症例では嚥下訓練食を開始し，合わせて誤嚥予防の手立て（誤嚥防止の自主訓練や摂食時の体位など適切な介護法の指導）を講じる．VFで誤嚥が比較的軽度な

症例においては，IOC＋嚥下訓練食で対応してみる．しかし，嚥下訓練食を開始した場合の誤嚥リスクが高いと判断される中〜重度例では，IOCと食物を使わない間接的嚥下訓練を行う．効果があればIOC＋間接的嚥下訓練を続ける．効果がさらにあれば嚥下訓練食を用いた直接的摂食・嚥下訓練へと進む．

訓練効果がなければバルーン拡張術や輪状咽頭切断術，喉頭挙上術のような嚥下機能改善のための手術を行い，術後訓練も十分行う．これらのことを行っても効果が出ない場合は，誤嚥根絶のための手術（喉頭全摘＋永久気管孔造設など）へと進む．

手術の基本原理は，誤嚥の通り道になる喉頭を摘出することにより気管と咽頭を完全に分離することにある．喉頭摘出とともに自動的に永久気管瘻になる．そのさいには，発声が犠牲になることや代償コミュニケーション手段についての十分なインフォームド・コンセントのうえで手術を実施する．また，代償栄養手段の併用が必要な場合（嚥下運動不全型など）はIOCで行くのか胃瘻で行くのかを決定する．

第2章 重症度に関連する諸因子と臨床の流れ

3 治療の組み立て

本章第1節では「重症度に関する諸因子」，第2節では「（誤嚥の危険性の評価に立脚した）臨床の流れ」を学んだ．それらはあくまで摂食・嚥下障害に焦点を合わせて考えられたものであり，治療を組み立てていくうえで他にも考慮すべき点がたくさんある．重症例になるほど，多くのことに目配りが必要となる．入院中だけでなく，その後が自宅復帰か施設入所か，その見通しをも視野に入れて考えなくてはならない．

本節では，まずリハ医療で重要な目標設定と予後予測について述べ，次いで実際の臨床のなかで摂食・嚥下障害の治療を，どう組み立てていくかについて，基本的なことがらを整理してみる．

1 取り組みの基本

1）目標指向的な取り組み

リハの対象となる患者のうち，摂食・嚥下障害のみが問題となるのはむしろ例外的で，多くの場合は他の障害を併せ持っている．どの症例に対しても，疾患の性質（進行性か非進行性か，など），機能障害，能力障害，社会的不利，心理的障害，さらに社会的背景を把握し，可能であれば患者自身を中心に家族も交えての話し合いの場をもって，社会復帰・職場復帰までを目標とするのか，家族に囲まれた自宅復帰ができればよいのか，それとも施設入所となるのか，つまり「どこでどのような生活を目指すのか」，についての合意を形成する．それがリハの主目標[1]となる（図1）．往々にして，患者自身の気持ちはさておき，家族との話し合いだけで決められがちであるが，可能な限り患者本人の意向を尊重する姿勢を持ち続けたい．

主目標を設定するのに，疾患，機能障害，能力障害，社会的不利などが，どの程度まで回復するかの見通し（予後予測）を正確に立てられるか，その内容で患者自身が同意できるか，などむずかしい点がある．リハを行う経過のなかで，より適切な目標設定へと修正していく柔軟性をもちたい．

摂食・嚥下障害の予後予測も大きくかかわってくるが，摂食・嚥下障害は障害の一部であって，患者の全体像から主目標は設定される．たとえば，主目標が社会復帰だから経口摂取で自立しなければいかないかというと必ずしもそうではない．まれではあるが，経管栄養を自己管理して職場復帰を実現した例もあるという．

「口から食べて，はじめて生きていることが実感できる」というような記述を目にすることがあるが，口から食べられることは大きな幸せではあるが，それだけが幸せではないので，治療者側の人生観を押しつけないようにしたい．

摂食・嚥下障害のような個々の機能障害や能力障害に対する目標は副目標とされ，主目標達成のために優先されるものから順位付けをして実施する．このあたりのリハの基本的な考え方は文献[1,2]を参照いただきたい．

2）予後予測の問題

予後予測について，嚥下障害以外の身体障害の予後は，経験のあるリハのスタッフならある程度予測可能である．リハは，一定の時間的制約（入院期間は限られるため）のなかで行われることも考慮したうえで予後を予測する．そうすることでリハ担当者も予定を立てられ，一時的にその患者

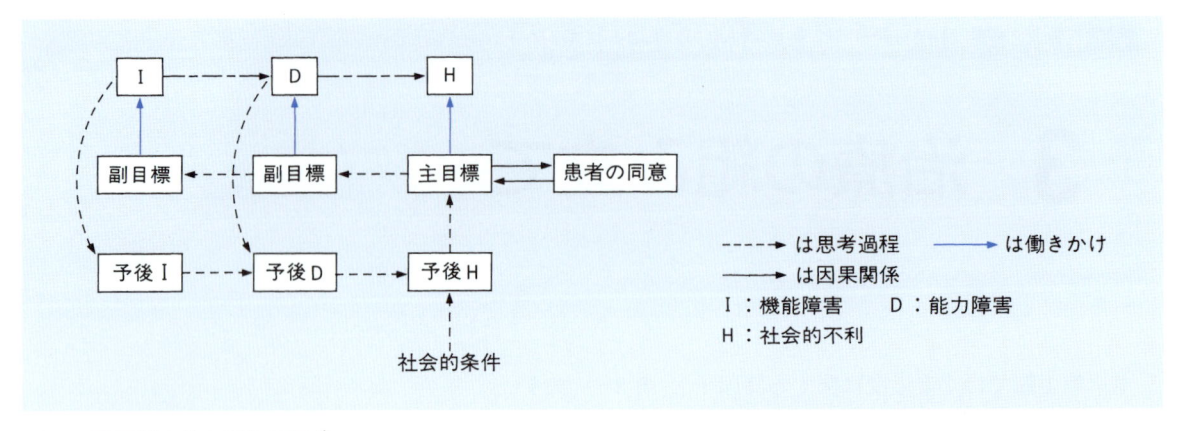

図1 目標指向的な取り組み[1]

に力を集中することも可能となる．また予後予測も，疾患・機能障害・能力障害・社会的不利とレベルごとに分けて行うことが必要である．摂食・嚥下障害は他の身体障害に比べてまだ経験の蓄積が少なく，現状ではまだ予後予測はむずかしいので過小評価をしがちである．

3）摂食・嚥下障害の治療の目的

「必要な栄養を確保し，肺炎の予防につとめる」ことが治療の目的である．もちろん何でも食べられ，経口摂取のみで必要な栄養を摂取し，肺炎を起こさないことが理想であるが，現実にはそこまで至らない場合も多い．今，直面している症例が，どの程度回復しうるかの見通しを立て，そのために必要な治療を計画，治療上の注意点を確認し，順序よく実行していくことが必要である．とはいえ，まだ臨床経験の蓄積が少なく未解明なことの多いこの領域では，試行錯誤になるのもやむを得ないところがある．同時に，また予見しうるリスクを未然に回避することにも十分な配慮が必要である．

さらに摂食・嚥下障害には「食べたいのに食べられない」ばかりでなく，「食べられるのに食べさせてもらえない」場合のあることを忘れてはならない．たとえば，嚥下性肺炎を起こすことを恐れるあまり，経口摂取可能なのに代替栄養のままにされていたり，ある病院で鼻腔経管栄養とされていた症例が，転院して経鼻カテーテルを抜いた途端に食べ始めることもある．また，先行期障害なのに咽頭期の訓練ばかりを行うような誤った方向に進まないよう，まず正確な診断に全力を尽くさなければならない．診断に関しては第3章で詳しく述べる．

全身状態の把握も速やかに行う．低栄養，脱水があればその補正，嚥下性肺炎を起こしていればその治療を直ちに開始する．全身状態を改善し，摂食・嚥下障害に対する治療を行える体力の回復をはかる．

2 摂食・嚥下障害の治療目標の設定

摂食・嚥下障害の治療・リハでも，機能障害，能力障害，社会的不利，心理的障害という4つの概念をしっかりもつことが役立つ[3]．

摂食・嚥下障害の治療目標の設定とは，主目標で設定された生活様式に合わせて「どのような形で必要な栄養を確保し，肺炎を予防するか」を計画することである．これには様々な段階がある．大まかには，経口摂取のみ，経口摂取と代替的栄養法の併用，代替的栄養のみ，と分けることができる．それぞれは食物形態，経口摂取と代替的栄養法の比率，具体的な代替的栄養法などで，さらに細かく分類される．常食経口摂取可でも全介助を要したり，代替的栄養法のみでも自立ということもありうるので，介助の要不要も忘れずに考慮する（図2）．

気持ちとしては全例「経口摂取自立」を目指したいと思っても，現実には叶わない．あまり高い

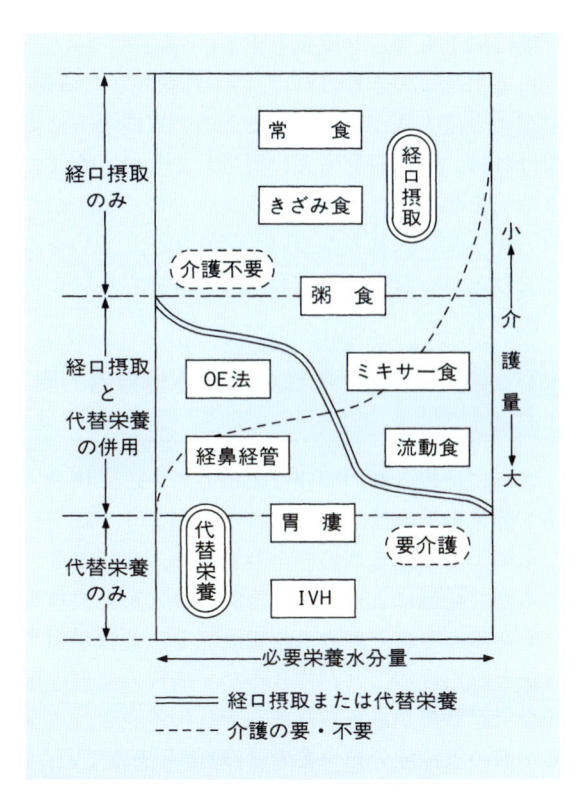

図2 摂食嚥下障害の治療目標（モデル図）
（注：本図はあくまで概念図である）

目標を掲げると挫折感を味わうだけであったり，逆に目標が低すぎると安易に流れる恐れもある．目標を設定せずに「いけるところまでいく」だと，徒に時間を費やすだけになりやすい．しかし予後予測の問題には，流動的なもの（後に述べる，治療者側の要因など）や，まだ解明されていない点が多いから，実際に適切な目標を設定することは容易ではない．したがって初期に設定した目標にあまりこだわらず，経過によって設定目標を柔軟に変えていくことになる．現実的には治療目標は幅のあるものとして，治療しながら修正を加えて徐々に絞りこむことになろう．

たとえば在宅での介護者がいて要介護の自宅復帰が主目標となり，多少でも経口摂取ができるようになりそうと判断した患者に対しては，最初は，ただ「自宅での経口摂取を目指す」のみを治療目標として示す．訓練を進めていきながら，自宅へ退院したときの，経口摂取の食事形態・量・姿勢，介護の方法・量，補助栄養法の必要性などを明らかにしていって，治療目標の内容を詳細にしていく．このように，進めながら治療目標の内容をより詳細にしていく形態をとるべきで，途中で治療目標を大きく訂正しなければならないようなことが生じないように，治療目標の提示内容は注意して言葉を選んで行いたい．

予後を予測したり，治療目標を設定するうえで考慮すべき点は，患者自身の問題，患者を支援する家族の介護能力や支援体制，治療を提供する医療機関や担当者の問題などである．

1）患者自身の問題

この問題では，本章第1節で述べられた諸因子をまずあげることができる．さらに意識が清明であれば，患者自身の意向を十分にくみ取らねばならない．このとき，病名告知の有無が問題となる．一般に，進行性の疾患では告知が不十分なことが多く，日本の現状ではむずかしいことも多い．告知がないと十分なリハはできず，リハの立場からは告知をしてほしいものである．

摂食・嚥下障害のリハの対象となる疾患の多くは，脳梗塞，脳出血など非進行性疾患（再発しない限り発症時が最も重症で，その後はある程度回復し，そこで固定する）であり，本人にも病名が伝えられ，再発予防に努めるような指導がなされる．一方，少数ではあるが現在の医学的治療では治癒の期待できない，筋萎縮性側索硬化症などの進行性疾患もある．この場合の病名告知は，近い将来の死の宣告でもあり，慎重を期さねばならない．癌の告知でも，早期癌で生命予後のよいと思われる症例では行いやすいが，治癒の望みがたい進行癌ではむずかしいのと同様である．

進行性疾患では徐々に障害が進行するので，治療・リハの目標は現状維持もしくは進行を少しでも遅らせることであり，治療・リハのやりすぎが，かえって進行を早めてしまうことがありうる．障害の軽減を願う患者との溝を埋めるため，リハの立場からは病名告知をしてほしい，ということになる．病名告知にあたる主治医に課せられた任務は重い．患者自身，家族の意向をくみ取る努力はもちろん，その時々の時代背景等をも勘案し，ケースバイケースでより良い選択をしてほしい．最近

では告知することが徐々に増えつつあるようである．

また病名告知がなされている場合でも，考えなければならない問題は多々ある．たとえば，気管切開である．進行性疾患で，呼吸障害が生じたとしよう．呼吸管理のための気管切開を行うべきか否か，意見が分かれるところだろう．「そこまでしなくても…」という意見，「最近は人工呼吸器が進歩し，在宅でも管理可能になっている．気管切開してでも…」という意見．医療従事者は常に見聞を広め，昔の常識でなく，時代にあった判断をしていくことが必要だろう．「説明と同意」の時代にふさわしいのは，客観的な事実に立脚した温かい心での話し合いである．

2）患者を支援する家族の介護能力や支援体制

次に患者を支援する家族の介護能力や支援体制であるが，現状ではこの問題が目標を設定するうえで最も優先されていることが多いようである．それは，将来の生活場所の検討が目標設定に重要だからである．

とても経口摂取は望めないと思われる症例でも，「口から食べられるようになったら家へ連れて帰る」という言葉をよく耳にする．他方，在宅寝たきり症例で「入院中は食事を出されて，ただ食べろ食べろと言われ続け，肺炎を起こし容態は悪くなる一方だった．死んでもいいから連れて帰ると強引に退院した．かかりつけ医に鼻からカテーテルを入れてもらって，流動食にしてから熱は出ないし，血色も良くなったし，本当によかった．」という話も聞く．家族の思いは様々なのである．

患者の経済状況や家族の生活，家族関係，家族の能力，家の環境，地域の支援体制などから考えて，患者にどのくらいの介護ができるかがわかり，患者の予後予測と合わせれば，自宅退院できるかがわかってくる．とりわけ家族の能力の評価が必要であるが，能力は，その患者への介護の意欲，新しいことを学習できる力，時間的余裕などから判断する．ここでもあまり固定的にとらえないようにしたい．患者の状態の変化次第で，介護への意欲は向上もするし減退もする．

自宅退院ができなければ，いずれ転院となるが，食事の介護方法が転院先のところで可能な方法でなければ，結局経管栄養に戻されてしまうかまたは肺炎を起こす．手のかかる食事をつくる余裕がないから受け入れられない，気管切開しているから受け入れられないと言われ，転院できないという現実もある．

3）治療を提供する医療機関や担当者の問題

さらに治療者側の問題は山積している．摂食・嚥下障害の治療は，低栄養にならぬよう，肺炎にならぬようにするための全身管理と，リハが主であるが，症例によっては手術的な介入が必要な場合もある．それぞれの治療施設，それぞれの担当者がどれだけのことができるか，病院の能力の冷静な自己評価が求められる．それに基づき，本章第1節の重症度分類を参考に，対応を決めていく．

まず，施設全体として過去の実績をふまえて，このレベルの患者はどこまでよくすることができそうかを常に考えておく．手にあまる症例と判断されるときは，他の病院の能力とも比較して，他に能力の高い病院があり，受け入れ可能なら転院も検討する．そのためには，日常から嚥下の研究会などに参加して，アンテナを高くしておくことが必要である．

医療上の保険算定としての摂食・嚥下訓練は摂食機能訓練として認められているが，従来までは「医師または歯科医師」の指示により，「言語聴覚士または看護婦等」が「月4回まで，1回185点算定できる」というような非現実的な内容であった．しかし平成20年度の改正によって，「摂食機能障害を有する患者に対して，個々の患者の症状に対応した診療計画書に基づき，医師又は歯科医師若しくは医師又は歯科医師の指示の下に言語聴覚士，看護師，准看護師，歯科衛生士，理学療法士又は作業療法士が，1回につき30分以上訓練指導を行った場合に限り算定する．ただし，治療開始日から起算して3月以内の患者については，1日につき算定できる．」という文面に変わり大きな改革がみられた．これは，まさに多くの医療職種

が多角的に取り組むチーム医療を反映している改正であり，限定されていた医療職種の壁が払われ，言語聴覚士以外のリハビリテーションスタッフや口腔ケアを担当する歯科衛生士にも治療に参加する道が開けたこととなった．それは同時に，摂食・嚥下治療に参加するスタッフが各々責任をもつことと，チームの一員として連携をもって治療に参加することの重要性が示されたものと考える．また，主にオーダーを出す医師・歯科医師に関しても，実際の治療スタッフへ丸投げ的なオーダーではなく，治療計画の立案と個別対応したオーダー，さらに治療の効果判定や，もし治療で肺炎などを併発したさいの責任をもつというリスクマネージメントの立場ももっていることが明確化されたことになった．

つまり，医師または歯科医師の指示は，過去の蓄積の豊富な分野のリハでは，「評価のうえ，適応があれば訓練計画の立案，実施をよろしく」でも構わないかもしれないが，こと摂食・嚥下障害に関しては，極力具体的なものでなければならない．そのためには，この領域にかかわる医師または歯科医師が研鑽を積むことが何よりも必要である．同時に，リハにあたる言語聴覚士，看護職，理学療法士，作業療法士，歯科衛生士にも研鑽に努めることを期待したい．各職種が，摂食・嚥下障害の臨床にどのようにかかわるかは，第5章にそれぞれの立場から述べているので参照いただきたい．

各職種の協力体制の確立も急務である．このとき，各職種がばらばらに独自の判断で進めるのではなく，チームアプローチが必要である．多くの職種が関係するのでその意志疎通が最も重要で，定期的にカンファレンスを開きたい．また小さな問題でも，発生したら連絡箋を書くことなどこまめに連絡を取り合い，解決しないときは，適宜，短時間でもよいから臨時カンファレンスをもって，問題の共有化だけでも行うことが望ましい．このようなカンファレンスの積み重ねがチームアプローチを形成していく支えとなる．

具体的に各職種の条件を考えてみよう．

(1) 看護師

まず看護師である．食事は毎日必ず関わってくる問題であり，看護師との協力体制がどの程度できるかが，最も重要であるといっても過言ではない．病院の体制にもよるが，病棟によって看護の重点が違い，食事に関われる時間が異なる．看護は常にチームで動いており，チームで実際に中心的に動いている中堅の看護師が嚥下障害に積極的に取り組もうとするかどうかである．看護師が摂食・嚥下障害の治療で，実際にどのような役割を担うかは，それぞれの施設の事情により大きく異なるであろう．患者と最も密に接しているのが看護師であり，この部門の協力，参加なくしては大きな困難に直面する．

(2) 医師または歯科医師

次に医師であるが，病院内に嚥下に関心のある医師がいるかどうかも非常に重要な因子となる．いなければ，摂食・嚥下障害に取り組むのは大変困難である．一般病院ではもとより，リハ専門病院でも医師が摂食・嚥下障害に興味を示さないことが珍しくないようだ．摂食・嚥下障害に関心を示さない医師，歯科医師からの指示だけで取り組むことは，必要かつ有効なリハを円滑に進められないばかりでなく，全身管理，リスク管理などの面で多くの危険が予想される．まず，医師，歯科医師が関心をもつことが，摂食・嚥下障害の治療を安全に進めるうえで不可欠のことである．

日本の病院は単独主治医制をとるところが多く，患者の治療方針・処遇については主治医の決定権が非常に強く，また患者の状態に強く責任を感じるのも主治医である．よって，摂食・嚥下障害のある患者を主治医として受け持つことの多い医師が，摂食・嚥下障害に関心をもちやすい．コメディカルスタッフから対象患者の主治医にはこまめに報告をして，絶えず意識を高めるように働きかけたい．

主治医以外でも，日常から相談をもちかけて，協力してくれるように心がけるとよい．摂食・嚥下障害を専門とするリハ科の専門医がいれば最良だが，具体的には**表1**のような医師が身近にいる

表1 身近にいると心強い医師

| 障害が専門のリハ科医師 |
| 咽喉頭が専門の耳鼻咽喉科医師 |
| 口腔が専門の歯科医師 |
| 神経が専門の神経内科・脳神経外科医師 |
| 呼吸・肺炎が専門の呼吸器科医師 |

と心強い.

(3) コメディカルスタッフ

実際にリハを担当するスタッフの嚥下障害への関心度も当然大きな問題である．仮に言語聴覚士が指示を受けたとしても，理学療法士，作業療法士の協力を得ながら全身的なアプローチ，高次脳機能障害に対するアプローチが必要な場合が多い．だが，リハ専門スタッフ，言語聴覚士・理学療法士・作業療法士にとっても嚥下障害は新しい分野であり，嚥下障害にアプローチするには新たに勉強することが必要である．したがって，個々のスタッフまたはチームとして新しい分野に取り組む人材・体制があるかどうかが重要である．ほかにも栄養士・歯科衛生士など，参加してほしい職種がある．この点も第5章を参照いただきたい．

3 治療の進め方

治療の内容は，間接訓練，直接訓練，歯科補綴的治療，手術の介入などであるが，次章以降に詳しく述べられているので，ここでは細かな内容には触れない．ほかに全身管理・リスク管理なども治療の一部である（図3）．

原則として実際の食物を用いない間接訓練から，食物を用いる直接訓練へと進めるが，直接訓練開始後も間接訓練を継続しておくことが望ましい．その間に，必要な歯科的治療や後に述べる補綴物の作製も行っておく．重症例では手術的介入が有効な場合があり，手術のタイミングも重要である．一般論として手術の時期は，非進行性疾患では急がず，進行性疾患では遅れに失しないようにと考えられている．患者自身の「早く家に帰りたい」という気持ちが，手術決断の決め手になる

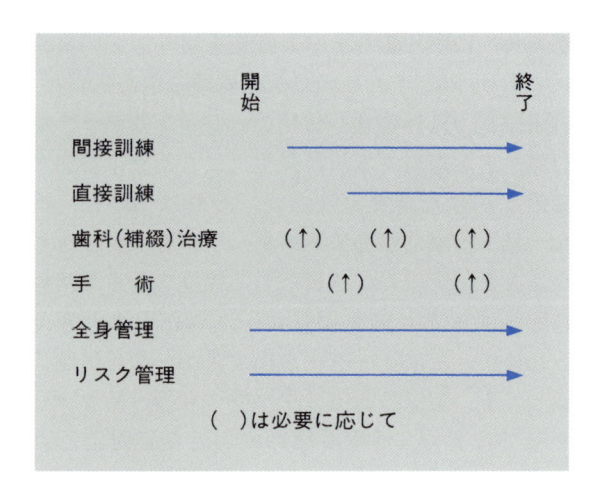

図3 治療の進め方

ことが多いようである．

治療の進め方は，すでに述べたチームアプローチのためのカンファレンスの場で，協議，確認する作業をぜひ行いたい．

1）治療はいつから開始するか

急性期の対応は，どのような状態の症例であっても，摂食・嚥下障害に対する治療の必要ありと判断された場合は速やかに開始する．それでは脳卒中の発症直後で，意識がなく気管内挿管されているような症例でも行うのか？ その通り．代替栄養法による脱水の予防，必要な栄養素の補給，口腔・咽頭の衛生状態を良好に保つことは，本節の最初に述べた摂食・嚥下障害の治療の目的「必要な栄養を確保し，肺炎の予防につとめる」ことと合致する．摂食・嚥下障害の治療と認識しているいないにかかわらず，実際には，始まっているのである．

積極的な訓練を開始するのは，藤島[3]（表2）や二木[4]（表3）の基準を参考にするとよい．要約すれば，日中意識が覚醒していて（意識障害1桁；88頁・表5参照），開口挺舌の指示に従え，全身状態が安定していることである．

2）他の訓練との兼ね合い

リハに積極的に取り組むほど時間を要し体力を消耗するので，患者の全体像，リハの主目標を考慮し，定められた優先順位に従うことになる．ま

表2 嚥下訓練開始の基準[3]

（Ⅰ）意識レベル
・日中覚醒していること（JCS, 3-3-9度方式で1桁）
・意識レベルが変動しているときは嚥下時の意識が清明であること
（Ⅱ）全身状態の安定
・呼吸状態，循環動態，体温などが安定していること
・カルテ，温度板記載の徹底，慎重な情報理解分析が必要
（Ⅲ）その他医師の病状判断で許可を出す場合

表3 嚥下訓練開始の基準[4]

1. 日中意識が覚醒していて（意識障害1桁），開口提舌の指示に従えること
　——失語症がある場合は経時的な客観的判断が必要
2. 全身状態が安定している
　——呼吸が安定（痰が多くない），発熱がない，血圧が安定している，など
3. 医師の病状判断——進行の停止など

た実際にリハが始まり，運動療法をしてから摂食・嚥下訓練を行う日は調子がよいが，摂食・嚥下訓練を先にする日は調子が悪いという話はよく聞く．このような意味でも，カンファレンスを開いて共通の認識をもつことが，効率のよいリハを進めるのに役立つ．

3）嚥下障害に影響を与える他の症状との兼ね合い

高次脳機能障害（失語，失認，失行）は，その領域の専門家であればすぐわかることだが，その存在に気づかないと判断を誤ることがあるので，最小限の知識は得ておきたい．身体症状としては，体位と姿勢が摂食・嚥下には重要である．体位と姿勢の違いは第3章（123頁）で詳しく述べられる．

4）間接訓練，直接訓練

摂食・嚥下の間接・直接訓練を行うとき，訓練の効果，限界，副作用を知ることが必要で，まだまだ未解決の部分が多いことを常に念頭において検討することが重要である．言い換えれば，それぞれの障害パターンに対する個々の訓練の一般的な効果，限界と副作用をよく知り，検討するとい

えよう．

5）歯科補綴的アプローチ

摂食・嚥下の準備期，口腔期を担う口腔の機能を最大限に発揮させるには，義歯だけでなく舌接触口蓋床（舌の可動性が悪い場合などに，硬口蓋の位置を低くするための補綴物）の装着，鼻咽腔閉鎖不全に対する軟口蓋挙上床の装着なども行われている．これらの補綴物の着用が，どれだけ機能改善に寄与するかは，まだ明らかではなく今後の解明が待たれる分野である．

6）手術

摂食・嚥下障害に対する手術は，代替的な栄養路を確保する手術と，誤嚥防止や食道入口部の通過を改善する手術に大別できる（表4）．

代替的な栄養路を確保する代表的な手術は胃瘻（内視鏡下を含む）で，多くの外科医が行える普及した手術である．内視鏡下の手術の進歩により局所麻酔下の侵襲の小さい手技で可能となった．リスクの大きい症例でも行えるのは大きな福音である．

誤嚥防止や食道入口部の通過を改善する手術には，耳鼻咽喉科医が行う喉頭摘出術，喉頭気管分離術，上食道口開大術（棚橋法），輪状咽頭筋切断術，喉頭挙上術などがある．これらの手術により劇的な改善が得られることもあるが，ほとんど効果のない場合もあり，どのような症例にどのような手術を行えば改善が得られるのか，適応についての科学的根拠はまだ十分ではない．経験的にある程度判断できるスタッフや施設はあるが，判断が不十分なまま手術していることも多いようである．喉頭摘出以外の手術は，行っている施設，術者が一部に限定されている．

表4 摂食嚥下障害に対する代表的な手術

1. 代替的栄養路の確保	胃瘻（内視鏡下手術を含む）
2. 誤嚥防止や食道入口部通過改善	喉頭摘出術 喉頭気管分離術 上食道口開大術（棚橋法） 輪状咽頭筋切断術 喉頭挙上術

7）全身管理

　全身管理・リスク管理では常に，摂食・嚥下障害がもたらす低栄養と肺炎に注意することと，偶発的に生じる窒息の問題を念頭におかねばならない．

　間接訓練に入る前は，代替的栄養の確保と口腔・咽頭衛生が不良な場合に生じうる肺炎の予防が直面する課題である．ただ患者・家族で勝手に食物を経口摂取してしまうことが往々にしてあるので，危険性の十分な説明が必要である．そのさい，ただ叱りつけるのではなく，「気持ちはわかりますが，まだ無茶をしてはいけませんよ」と暖かく言葉をかけたいものである．隠れ食いをする症例が，その後めきめき改善することをしばしば経験する（199頁参照）．

　訓練開始後，訓練の内容によってリスクが異なるのは当然で，実際の食物を用いない間接訓練では危険は少ないが，実際の食物を用いる直接訓練になると嚥下性肺炎，窒息の危険性が出てくる．また回復を急ぐあまり，性急な訓練を重ねると患者の疲労を増してしまうこともありうるので，注意が必要である．

　訓練は段階を踏んで安全確認しながら行うが，段階を変える（間接訓練から直接訓練，食物形態の変更など）ときに，とくに注意が必要である．直接訓練では嚥下性肺炎を起こす恐れがあるが，そのリスクを冒してよいかの判断は主治医が下す．そのさい，全身状態，主たる疾患の進行状況との関連，つまり発熱すると疾患の回復が遅れることがあるが，全くアプローチしないと廃用の進行が考えられ，廃用もあまり進行すると非可逆性になる可能性があり，回復の可能性が減少するかも知れないことも考慮せねばならない．この点は，主治医か主治医の立ち合いのもとで嚥下リハ担当者が，本人と家族に説明して同意を得ることが必要で，判断の責任者を明らかにすることが患者サイドにもチーム内にも安心感をもたらす．将来的には言語聴覚士などに，ある程度の権限委譲がなされるかもしれないが，当面は主治医（主治医以外ではリハ科の担当医でも可）が責任者でありチームリーダーとなるのがわかりやすい．

8）リスク管理

　リスクを回避，または最小限にくい止めるため訓練中止の基準と再開の基準を，チームカンファレンスなり，嚥下リハ担当者と主治医の相談なりで一応の目安だけでも決めておくとよい．摂食・嚥下障害は高齢者も多く，嚥下性肺炎でも発熱が軽度であったりするので，一定の基準に達したら必ず責任者の判断を求めることが望ましい．その意味では，厳しめの基準を設定しておく方が安全ではある．一旦中止となった訓練を再開する基準もむずかしい．中止・再開は，体温，胸部の聴診所見，炎症反応（CRPなど）・白血球数の推移，要すれば胸部X線所見などを参考に判断する．

　中止や再開を決定した場合，嚥下リハ担当者への連絡を義務づける．病棟主体の訓練では，病棟看護師と主治医で中止を決定して嚥下リハ担当者への連絡が遅れることがある．病棟看護師も医師も多忙なので，そのつど関連スタッフへ相談する時間的余裕はなく，とりあえず独自で決定せざるを得ず，この後の報告も忘れていることが多い．嚥下リハ担当者は訓練のない日でも毎日病棟カルテだけでも見るようにして担当の患者の状態は把握するように心がけるべきである．

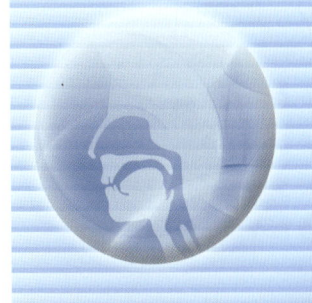

第 3 章

検査と診断（評価）

第3章のあらまし

　本章の **1．疑診から診断へ** では，摂食・嚥下障害のスクリーニングと精査について述べるとともに，摂食・嚥下障害の危険因子についても考える．

　摂食・嚥下障害のスクリーニングの役目を担っている医療者は，現在，医師をはじめ，看護師・言語聴覚士，理学療法士のほかに，在宅医療の普及に伴い，訪問医療スタッフ，訪問歯科医師や歯科衛生士などであろう．そこで，患者の身近にいる医療者（専門外の場合も多いと想定される）がまず，どのようなことに着眼して患者を観察すれば，摂食・嚥下障害の存在を早期に見つけることができるか，そのポイントがわかりやすく概説されている．

　また精査として，具体的な問診と理学的所見，それらから何がわかるのかについてここで解説した．また摂食・嚥下障害の早期発見に役立つ危険因子については，筆者の豊富な臨床経験に基づいて具体的に紹介している．

　2．診断への手がかり では，摂食・嚥下障害に直結する諸問題について概説し，他疾患に対する薬物療法の影響なども紹介する．また，高次脳機能と嚥下障害の関わりや摂食・嚥下とほぼ同じ器官を使って行われる発声との関わり，その他の身体所見の評価法についても詳しく説明され，摂食・嚥下障害にどのように関わってくるかについてもわかりやすく説明してある．なお，「嚥下障害と発声発語の関連」の項では，発声発語と嚥下との関係を述べたうえで，発声発語の評価について詳しく触れ，嚥下機能の向上に役立つ発声発語訓練法について目的と方法を詳述しているので，とくに言語聴覚士にとっては必読と思われる．

　3．ベッドサイドで行う検査 では，「水飲みテスト」の有用性と限界について詳しく述べられており，スクリーニングにこの方法を応用しようとする方は，この項をとくに注意して読んでおいていただきたいところである．

　4．詳細な検査 では，ビデオ嚥下造影法（VF，嚥下造影）とビデオ嚥下内視鏡検査（VE）について詳しく述べた．

　VFは，誤嚥を客観的に証明する最も確実な方法であり，とくに不顕性誤嚥の発見には欠かせない方法のひとつである．本章では，VFを行うにはどのような装置や機器が必要か，また，造影剤にはどのような種類があり，誤嚥する可能性がある場合どんな造影剤が安全でどんな造影剤が危険か，どんな手順で検査を行うか，などについて詳しく述べてあるので，はじめてVFを行おうとする場合はとくに参照してほしい．

　摂食・嚥下障害の治療にはリハビリテーション（以下リハ）と手術という2つの大きなアプローチの仕方がある．このうちリハが主体を占めているが，そのためには多くの職種が関わってチームアプローチをすることになる．現状では，関わるべきほとんどすべての職種によって協力体制

が整えられているところはごく少数の病院に過ぎないが，多くの現場で工夫がなされている．

　そこで，5．総合評価では，誰が総合的評価を行うのかについてともに考え，リハ医が総合評価をすることを提案している．また，総合評価をするにあたっての因子について簡単に紹介した．治療方針の組み立てについては第2章に詳しく述べられているので，そちらを参照されたい．ここでは実際の場面における問題点についても触れている．また，手術的介入を行う場合，耳鼻咽喉科医はどのような視点に立って考え，どのような手術法を選択すべきかについて考え方を述べてある．種々の嚥下障害に関する手術法については第4章7節「手術的介入」のところで詳しく述べてある．

第3章 検査と診断（評価）

1 疑診から診断へ

1 嚥下障害のスクリーニング

本稿は初版で「一次スクリーナーの立場から」という項目だてがなされていた．これは編集者が「はじめに嚥下障害を見つける人」という意味合いで使用された用語とのことであった．集団検診の進んでいる胃ガンや乳ガン，胸部の呼吸器疾患ならいざ知らず，「嚥下障害の一次スクリーニング」などといわれてもほとんどの医療従事者にはぴんとこない．第2版では本稿をスクリーニングとしてまとめて記述することにする．

嚥下障害の頻度は高い．老年症候群のなかでも大きな比重を占めるし，高齢者の肺炎はほとんどが誤嚥性肺炎である．日常診療で扱う数も大変多い．肺炎の治療は抗生物質を必要とし，副作用，菌交代現象，医療費の高騰など多くの問題を抱えている．嚥下障害と肺炎はイコールではないが，嚥下障害を早期に発見して指導，管理することはきわめて大切である．しかるにまだまだ我々は患者の嚥下機能に無関心なのではないであろうか？嚥下障害に関しては医師だけでなく患者の身近にいるあらゆる医療者がスクリーナーとして大切な役割を果たしうる．

本稿では軽視され見過ごされがちな嚥下障害スクリーニングについて，誰でもが観察しうるポイントを含めて述べることとする．

1）疑うこと

患者と接する場合に「嚥下障害はないか？」と思うことからすべてが始まる．漫然と接していては何も見つからない．たとえば咳が出ると患者が訴えていても「咳＝風邪」としか考えていなければ，薬を投与して終わりである．実際に長期間，

表1 嚥下障害を疑う主な症状

ムセ：どういうときにむせるか？
咳：食事中や食後の咳は多くないか，夜間の咳はないか
痰の性状，量：食物残渣はないか，食事を開始してから量は多くないか
咽頭異常感，食物残留感
胸に食物が詰まった感じ
のどに酸っぱい液が戻ってくる
声：食後に声の変化はないか，がらがら声ではないか
食欲低下：嚥下障害が原因のことがある
食事内容の変化：飲み込みやすい物だけを選んでいないか
食事時間の延長：口の中にいつまでも食べ物をためている，なかなか飲み込まない
食べ方の変化：上を向いて食べる，汁物と交互に食べている，ぼろぼろ口からこぼすなど
食事中の疲労
体重減少，脱水：他の原因が不明なときはとくに大切
繰り返す誤嚥性（嚥下性）肺炎
口腔内の汚れ

ひどい場合は1年以上にわたり漫然と風邪薬が投与されていた嚥下障害患者が何人かいる．どういうときに咳が出るのか，食事中なのか，食後か，夜間か，またどのくらい続くのか，いつ頃から出始めているのかなどを詳しく聞かなければならない．診察する側に嚥下障害を疑う姿勢がなければ何も始まらない．表1に疑うべき症状[1]をあげた．また，表2に聖隷三方原病院で使用している問診票[2]を示したので参考にしてほしい．

2）ていねいにみて，重みづけをする

嚥下造影や嚥下内視鏡検査をする前に，まずていねいに患者を診察することが基本である．嚥下障害をまず疑うといっても嚥下障害ばかりに目がいって他の重大な疾患を見逃しては本末転倒であ

表 2　嚥下障害の質問紙

| 氏名　　　　　　　　年齢　　歳　　男・女 |
| 　　　　　　　　　　平成　年　月　日 |
| 身長　　cm　体重　　kg |
| あなたの嚥下（飲み込み，食べ物を口から食べて胃まで運ぶこと）の状態について，いくつかの質問をいたします．いずれも大切な症状です．よく読んでA，B，Cのいずれかに○を付けて下さい．この2，3年のことについてお答え下さい． |

1	肺炎と診断されたことがありますか？	A. 繰り返す	B. 一度だけ	C. なし
2	やせてきましたか？	A. 明らかに	B. わずかに	C. なし
3	物が飲み込みにくいと感じることがありますか？	A. しばしば	B. ときどき	C. なし
4	食事中にむせることがありますか？	A. しばしば	B. ときどき	C. なし
5	お茶を飲むときにむせることがありますか？	A. しばしば	B. ときどき	C. なし
6	食事中や食後，それ以外のときにものどがゴロゴロ（たんがからんだ感じ）することがありますか？	A. しばしば	B. ときどき	C. なし
7	のどに食べ物が残る感じがすることがありますか？	A. しばしば	B. ときどき	C. なし
8	食べるのが遅くなりましたか？	A. たいへん	B. わずかに	C. なし
9	硬いものが食べにくくなりましたか？	A. たいへん	B. わずかに	C. なし
10	口から食べ物がこぼれることがありますか？	A. しばしば	B. ときどき	C. なし
11	口の中に食べ物が残ることがありますか？	A. しばしば	B. ときどき	C. なし
12	食物や酸っぱい液が胃からのどに戻ってくることがありますか？	A. しばしば	B. ときどき	C. なし
13	胸に食べ物が残ったり，つまった感じがすることがありますか？	A. しばしば	B. ときどき	C. なし
14	夜，咳で寝られなかったり目覚めることがありますか？	A. しばしば	B. ときどき	C. なし
15	声がかすれてきましたか（がらがら声，かすれ声など）？	A. たいへん	B. わずかに	C. なし

る．とくに高齢者は病歴がとりにくく，多臓器疾患を併せ持っている．知的・認知機能に問題がある場合も多い．時間をかけてじっくりとみて，何が一番大切な問題点であるかを冷静に判断することが大切である．嚥下障害に問題があっても全身状態が悪ければ，まず全身状態を改善することが第1で，そのことにより嚥下機能が改善することもしばしばある．他の全身状態に問題がないか，あっても原因が明らかで安定していれば嚥下障害に焦点を絞っていけばよい．問題点に重みづけをすることが重要である．ただ，今なにを優先してすべきであるかの判断は大変むずかしい．とくに重症の場合は嚥下障害の治療よりも栄養管理が大切だと判断されてPEGが優先されてしまうという困ったことも現場では発生している．早めに嚥下障害の専門家に相談し嚥下障害の予後について見通しをもって治療することが必要となる場合もある．

3）油断をしない

我々医療者の陥りやすい罠として，重大な生命の危険をきたす問題があるとそちらにばかり注意が集中して，「食べる機能」を考える余裕がなくなってしまうことがある．私が経験した循環器科患者の例をあげる．心不全の治療を終えてほっとして，今まで絶食にしていた患者に主治医がいきなり常食を許可したのである．むせながらも患者は久々の食事が嬉しいし，元気になるためには食べなければいけないと思っていた．しかし患者は誤嚥してすぐに誤嚥性肺炎となり，心不全も悪化するというとんでもないことが起こった．ていねいにみていれば嚥下機能に問題がある患者であることは看護記録からも明らかであった．心不全が落ち着いた段階で次に重要なのは嚥下機能の評価と嚥下障害に対する対策であったはずである．心不全という危機を乗り切ってほっとした油断が招いた合併症であった．これ以外にも食欲がないだけと思っていた患者が，実際は嚥下障害で食べられなかったとか，必死で喘息の治療をしていたが，嚥下障害による慢性の誤嚥が原因であったなどという例も少なくない．常に注意を払い油断をしないという心構えが必要である．

4）変化に気づく

初診の場合は問診で家族や付き添いの話から想像する以外に手はないが，毎日接している患者の場合は小さな変化を見逃さないことが大切である．外来で定期診察に来院した患者に元気がないのでよく聞くと「尿の出が少ない」という．しっかり水分をとっているか確認すると，「お茶がむせるのでなるべく飲まないようにしている」と言う．検査をすると脱水であったというような例は少なくない．このようなときは点滴をするだけで元気を回復する．そして，水分にトロミを付けたりお茶ゼリーなどにして補う方法を教える．この先どこまで嚥下障害の診断を追求すべきであるかは症例ごとに異なる．繰り返す場合，進行性の場合，栄養障害，呼吸器合併症を併発してくる場合やその危険性が高いと判断された場合などは精査を行い専門家の指導を受ける必要がある．

5）誰が診るか

冒頭にも述べたように嚥下障害のスクリーニングという考え方そのものが現在の医療には浸透していない．したがって，スクリーニングは誰がするかという問題が起こる．最近は人間ドックの項目の中に「むせることがありますか」などの嚥下障害のスクリーニングが組み込まれ始めているが，現状では広く医療関係者に嚥下障害とその治療ができることをもっと啓蒙する必要がある．さらに，嚥下障害が疑われたとしてその後どうしたらよいか，専門医に紹介したくても紹介できる専門医が少ないという大きな問題も存在する．学会も参加者が増え，各地で講習会が開かれ，書籍やビデオも手に入りやすくなった．日本看護協会の認定看護制度で「摂食・嚥下障害看護」のコースがスタートし，言語聴覚士協会でもSTの摂食・嚥下障害認定制度をスタートさせようとしている．このように，コメディカルでは嚥下障害に関する関心の高まりと確実な知識や技術の集積がなされつつあるが，医師の関心が少ないことは大変気がかりである．嚥下障害を扱うには多くの分野の知識を要求するが，何科が主に扱うかが明確でないことも大きな問題である．医学教育で嚥下障害がほとんど扱われていないことも問題である．根本的なところから見直しをはからないと問題の解決はおぼつかない．

とはいえ嚥下という日常頻回に行われる行為に対しては，患者の身近にいる医療者がまず異常に気づき，できることから始める以外に手はない．看護師や言語聴覚士，理学療法士などの場合もあれば，在宅医療の普及に伴い，訪問医療スタッフ，訪問歯科医師や歯科衛生士，また，その家族も大切なメンバーである．

6）スクリーニング検査

スクリーニング検査としてよく知られたものに窪田の水飲みテスト[3]がある（表3）．また，才藤らの反復唾液飲みテスト[4]もスクリーニングとしては大変優れている．水飲みテストは必ずしも原法にこだわらなくてもよい．少量の水を飲んでもらい様子を観察するだけでも大変役に立つ．このときのむせや声の変化，患者の反応，聴診所見が参考になる．原法にこだわって，いきなり30 mlの水を飲ませると激しくムセてしまうことがあ

表3 水飲みテストの方法

常温の水30 ml を注いだ薬杯を椅坐位の状態にある患者の健手に手渡し，"この水をいつものように飲んで下さい"という．水を飲み終わるまでの時間，プロフィール，エピソードを測定，観察する．

プロフィール
1. 1回でむせることなく飲むことができる．
2. 2回以上に分けるが，むせることなく飲むことができる．
3. 1回で飲むことができるが，むせることがある．
4. 2回以上に分けて飲むにもかかわらず，むせることがある．
5. むせることがしばしばで，全量飲むことが困難である．

エピソード
すするような飲み方，含むような飲み方，口唇からの水の流出，むせながらも無理に動作を続けようとする傾向，注意深い飲み方など

プロフィール1で5秒以内：正常範囲
プロフィール1で5秒以上，プロフィール2：疑い
プロフィール3，4，5：異常

表 4 アイスマッサージ嚥下誘発テスト

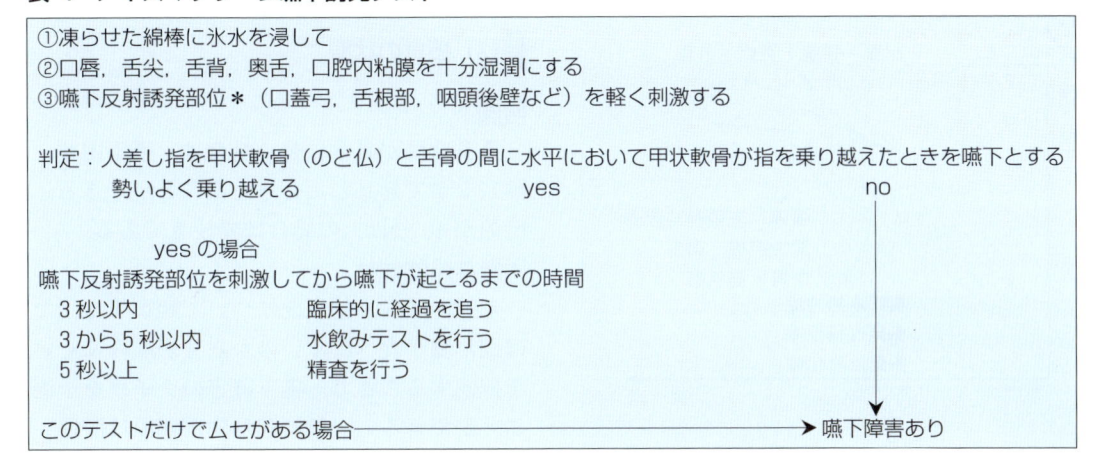

① 凍らせた綿棒に氷水を浸して
② 口唇，舌尖，舌背，奥舌，口腔内粘膜を十分湿潤にする
③ 嚥下反射誘発部位＊（口蓋弓，舌根部，咽頭後壁など）を軽く刺激する

判定：人差し指を甲状軟骨（のど仏）と舌骨の間に水平において甲状軟骨が指を乗り越えたときを嚥下とする
　　　勢いよく乗り越える　　　　　yes　　　　　　　　　　　no

　　　　　yes の場合
嚥下反射誘発部位を刺激してから嚥下が起こるまでの時間
　3 秒以内　　　　　臨床的に経過を追う
　3 から 5 秒以内　　水飲みテストを行う
　5 秒以上　　　　　精査を行う

このテストだけでムセがある場合　　　　　　　　　　　　　　→ 嚥下障害あり

り，これは決して行ってはならない．最近は改訂水飲みテストも広く行われるようになった．反復唾液飲みテストは指示に従えない患者や重度の仮性球麻痺患者では評価が困難である．そのようなときは口腔内と咽頭をアイスマッサージ[4]して嚥下が起こる様子や，嚥下が起こるまでの時間を観察するとよい（表4）．筆者は 3 秒以上なら「疑い」，5 秒以上なら「問題あり」と一応の目安にしている．さて，どこまでスクリーニングの段階で検査をするか，その結果をどのように生かすか，各人のおかれた立場で判断をする以外に手はない．専門家へ紹介するために必要な事項としては検査というより，詳しい実際の食事場面の様子や，何が困っているのか，何が心配で，どのようにしたいのかなどの具体的な問題を明らかにすることである．

さて，現在の日本の状況では嚥下障害疑いをもった場合でも，専門家にみてもらうことがなかなか困難である．嚥下障害の患者がリハビリテーションで改善可能なのか，代償的方法で補う以外手がないのか，外科的治療を受けるのかこの判断を行える医師は数少ない．また，外科的治療を受けたくても嚥下障害に精通した耳鼻科の医師も数が少ない．日本の嚥下障害治療はまだまだこれからである．

2 摂食・嚥下の精査

1）問診

(1) 基礎疾患の把握および発症経過

急激な発症は脳幹梗塞（ワレンベルグ症候群など）などの脳血管障害を念頭におく．脳・神経の炎症のこともある．また，緩徐な発症の場合は神経・筋変性疾患（パーキンソン病，筋萎縮性側索硬化症など）の部分症状を疑う．また，咽頭や食道の腫瘍にも留意しておく．以前に片麻痺を起こした既往があり，反対側の麻痺をきたしたのを契機に摂食・嚥下障害が発症あるいは増悪する場合は仮性球麻痺を疑う．夕方や食事の終わりに嚥下機能が悪化する場合は重症筋無力症を疑う．

図1に示すように，経過をおおまかにつかむことにより，基礎疾患の性質を推定できる．

(2) 症状

<u>飲み込み困難</u>

通常は嚥下困難と通過困難に分けられる．嚥下困難とは，主に口腔から咽頭へ食物を送り込むことができない場合をいう．嚥下困難は食塊が口腔内に停滞したりする場合や，咳込みなどの症状を伴う．通過困難とは，咽頭違和感（胸のつかえも含む）や苦悶感（胸焼け）などを訴え，また付随症状として嘔吐がある[1]．

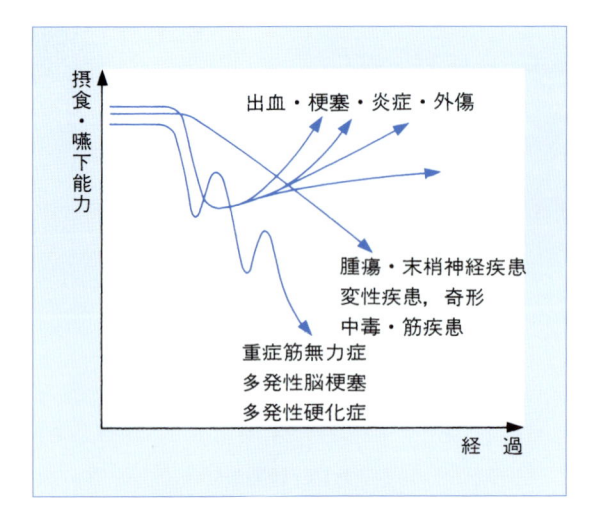

図1 摂食・嚥下障害の発症経過と基礎疾患

誤嚥

食事中のむせや窒息などの訴えは，誤嚥が食塊の性状により変化するものか，誤嚥が嚥下前・嚥下中・嚥下後に起こるかにより，訓練プログラムが異なってくるので注意しなければならない．

口腔内残留

口腔内感覚障害や舌運動障害，頰部周辺筋群麻痺などが示唆される．口腔底，頰歯間など食物がどこに残留しているか確認し口腔ケアに生かすことが重要である．不衛生になり唾液の誤嚥により嚥下性肺炎を誘発する危険性が高くなる．

口腔内逆流

咽頭期の口腔・咽頭遮断が不十分であったり，舌の送り込みと食道入口部開大のタイミングのずれ，舌運動障害および食道入口部の狭窄がある場合に，食塊の口腔内への逆流が起こる．

鼻腔内逆流

軟口蓋の鼻腔・咽頭遮断が不十分なために鼻咽腔内への逆流が起こる．こうした鼻咽腔閉鎖不全がある場合，軟口蓋麻痺や口蓋組織の欠損[2]が疑われる．

嚥下痛

炎症，異物，外傷，悪性腫瘍などの鑑別が必要になる．

咬んでしまう

口唇，舌，頰を咬んでしまう場合，これらの部位の咀嚼との協調性障害および感覚障害を疑う．

また歯列の状態や義歯との整合性も問題になる．

(3) 摂食の状態

時間

摂食時間が異常に長い場合は，嚥下困難・咀嚼障害などで延長したと考えることができる．摂食時間が40分以上の場合は要注意である．

困難な食物性状

形態，濃度，粘稠度について観察する．たとえば固形物が食べにくいのか水分が飲みにくいのかを確認することで，嚥下障害のタイプを予測することができる．一般に固形物が咽頭に貯留し食べにくいときは輪状咽頭筋の弛緩不全，水でよくむせるのは仮性球麻痺に伴う嚥下障害の場合に多い．

1回摂食量

過剰に口腔内に押し込んで誤嚥しやすくしていないか状況を聴取する．また一口量が異常に少量の場合は，嚥下困難および通過困難を疑う．

介助の有無と方法

食事介助が必要なのか，それはどのような方法なのかを把握する．

(4) 一般状態

肺炎・気管支炎の既往：過去に肺炎・気管支炎を起こしているかどうか，それは誤嚥性のものではないか，また肺炎が慢性化していないか確認する．同時に，食事開始後に痰が増えたり性状が汚なくなってきていないか，発熱・咳嗽が持続していないかなどを確認することにより確実な情報が得られる．

体重減少：栄養や水分の摂取量減少を示唆する．とくに短期間における減少には留意する．

2) 理学的所見

(1) 全身状態

体重測定をし，栄養摂取状態（とくにやせていないか）を把握する．臨床検査（総蛋白，アルブミン，中性脂肪，ヘマトクリット，Na^+，K^+，Cl^-，中性脂肪など）により正確な状態を把握できる．

体温を測定し，誤嚥性肺炎による発熱がないか

確認する．発熱がある場合，CRP，白血球数，血清蛋白分画，赤沈などのような炎症反応の確認をする．発熱があっても誤嚥によるものと即断してはならない．膀胱バルーンカテーテル留置例では尿路感染症であったりすることも頻繁である．

(2) 問診および視診

口腔

義歯・歯列の状態は咀嚼能力に影響する．齲歯（虫歯）の有無および状態（とくに大臼歯の欠損），咬合状態も確認する．口臭および舌苔の有無により，口腔衛生状態の把握ができる．舌苔が厚い場合，細菌の増殖が予測され，唾液を誤嚥することにより肺炎に陥る危険性が高くなる．口臭がある場合も同様であり，口腔内の食物残渣などが原因となる．流涎は唾液の嚥下困難，もしくは口腔周辺の感覚障害や，認知症などを含む重度知能障害が疑われる．流涎を常時一側に認めるものは感覚障害および閉口不全を疑い，両側に認めるものは知能低下を疑う．唾液量が多い場合は，口腔内知覚過敏や自律神経障害が，また唾液量が少ない場合は口腔内知覚減弱や水分摂取困難，シェーグレン症候群が考えられる．

咽頭

咽頭の腫脹，発赤，疼痛に注意する．咽頭内の白苔は咽頭内が不衛生な場合にみられ，また食物残留がみられる場合は，嚥下が完全に遂行されておらず咽頭の蠕動様運動が不十分であったり，嚥下反射の減弱が原因の場合もある．

声門

声門閉鎖不全においては嗄声を呈する．声門を観察するさい，間接喉頭鏡にて声門を確認した後，患者に高声（高い音で/e/と言わせるなど）を発声させ，声門の閉鎖具合を確認する．腫脹，発赤など炎症徴候も見逃さない．疼痛を伴う場合も注意する．声門上に唾液が貯留している場合は湿性声となり，唾液の喉頭侵入・誤嚥および喉頭知覚低下を疑う．

(3) 理学的胸部所見および呼吸機能評価

誤嚥性肺炎を起こしてないか，無気肺，胸水，胸膜肥厚などの有無を聴打診にて評価する．正常呼吸音（気管・気管支・肺胞の各呼吸音）の部位・性状とともに副雑音（ラ音，水泡音）にも留意する．習熟できておれば頸部聴診法を取り入れてもよい．

呼吸のコントロール能力がどうかチェックしておくことは重要である．強制換気，とくに随意的咳嗽が可能か，誤嚥物を十分に喀出可能かどうか，随意的呼吸停止能力，呼気持続時間を確認しておく．これらの評価は，後述される間接訓練（基礎的訓練）の効果発揮およびリスク管理上に欠かせない．頸髄損傷や脳卒中・神経筋疾患などによる四肢麻痺では体幹肋間筋など呼吸補助筋が麻痺または弱化するため，とくに重要な評価である．腹式呼吸力の強化に必要な横隔膜の筋力をチェックしておく．

食事後の呼吸数と脈拍数（1分当りの）を測定し，食前に比べ著しく上昇する場合（たとえば呼吸数で10，脈拍数で20以上）は，疲労（体力不足），軽度呼吸困難を疑う．

(4) 神経学的検査

まず意識状態を評価する．表5，6に示すように，Ⅲ-3方式やGlasgow Coma Scaleなどを参考にする．意識障害のある患者は摂食・嚥下障害の治療を進めていくうえで，誤嚥する危険性が高い．

また，知的レベルおよび認知・情動機能の評価も重要である．意思疎通能力や失語症により障害されていないか，認知症や知的障害がないかを診る．詳細に調べるには，長谷川式簡易認知症評価スケール（あるいはミニ・メンタルステート）やWAIS成人知能検査を使用する．通常，日常生活上に影響がなければ問題はない．強制笑いや感情失禁などは摂食中の誤嚥の危険性が高くなるので注意しなければならない．

その他の高次脳機能障害（失行，失認，注意障害など）の有無を，実際の食事場面で注意深く観察する．一口量，時間配分，食事を残した部分などから推測する．

失語症や聴覚障害は直接嚥下障害を引き起こすものではない．しかし，摂食・嚥下障害のある患者にこれらが合併していると訓練指導のさいに，コミュニケーションが取りにくいので留意する．

表5 Ⅲ-3方式による意識障害レベルの評価（1〜300で表現する）

Ⅲ．刺激をしても覚醒しない状態（3桁の点数で表現）
　3．痛み刺激にまったく反応しない　　　　　　　（300）
　2．痛み刺激で手足を動かしたり，顔をしかめる
　　　　　　　　　　　　　　　　　　　　　　　（200）
　1．痛み刺激に対し，払いのけるような動作をする
　　　　　　　　　　　　　　　　　　　　　　　（100）
Ⅱ．刺激すると覚醒する状態（2桁の点数で表現）
　3．痛み刺激を加えつつ呼びかけを繰り返すとかろう
　　　じて開眼する　　　　　　　　　　　　　　（30）
　2．大きな声，または体をゆさぶることにより開眼す
　　　る　　　　　　　　　　　　　　　　　　　（20）
　1．普通の呼びかけで容易に開眼する　　　　　　（10）
Ⅰ．刺激しないで覚醒している状態（1桁の点数で表現）
　3．自分の名前，生年月日がいえない　　　　　　（3）
　2．見当識障害がある　　　　　　　　　　　　　（2）
　1．意識清明とはいえない　　　　　　　　　　　（1）
　R：Restlessness
　I：Incontinence
　A：自発性喪失 Apallic state
　例：100-I, 20-RI, 3-IA

（脳卒中の外科研究会による）

表6　Glasgow Coma Scale（グラスゴー昏睡尺度）

E．開眼（eye-opening）
　4．自発的に（spontaneous）
　3．話しかけに対して（to speech）
　2．痛みに対して（to pain）
　1．なし（none）
V．最良言語反応（best verbal response）
　5．見当識あり（orientated）
　4．錯乱した会話（confused）
　3．不適当な言葉（inappropriate）
　2．理解不能（incomprehensible）
　1．なし（none）
M．最良運動反応（best motor responese）
　6．命令に従う（obeying）
　5．局所的に（localizing）
　4．逃避反応として（withdrawal flexing）
　3．異常な屈曲反応（除皮質性）
　　　　　　　　　　　　（abnormal flexing）
　2．伸展反応（除脳性）（extending）
　1．なし（none）

注：EVM score（反応の合計点）は3〜15に分かれる．合計点が3ないし4は昏睡を示す

失語症の型はSLTA（標準失語症検査）等で分類する．そのなかでも，流暢にしゃべるが聴覚理解の悪い「ウェルニッケ失語」と，理解も表出もともに障害されている「全失語」に注意する．

聴覚障害は聴力検査等で老人性難聴，高音急墜型難聴をチェックし，コミュニケーションのとり方を検討する．その場合，必要であれば補聴器を装用してもらう．

最後に脳神経系のチェックは重要不可欠である．Ⅴ（三叉神経），Ⅶ（顔面神経），Ⅸ（舌咽神経），Ⅹ（迷走神経），Ⅻ（舌下神経）に留意する．

顎関節の開閉と左右運動が十分に可能であるか，歯の咬合が正しく行われるか（Ⅴ），口唇の突きだしや閉鎖（Ⅶ），口の左右への開きができるか，流涎の有無（Ⅶ），舌の前後・左右・上下・反転運動（Ⅻ）などについて詳細に調べる．口腔（口腔周辺）（Ⅴ）や舌の知覚障害（Ⅶ，Ⅸ）の有無（過敏性も含め）や軟口蓋の動き（Ⅹ），喉頭・舌骨の動きと力強さ（Ⅹ），咽頭反射（Ⅸ，Ⅹ），嚥下反射の有無や潜時の観察，原始反射（咬反射など）や病的反射（下顎反射など）の有無，随意的な咳（咳払い）の可否なども重要である．

(5) 姿勢（頸・体幹機能）

摂食可能な体位を調べる．正しい姿勢を保持のできない患者には，嚥下運動に何らかの悪影響がみられる．たとえば，咽頭期において喉頭が挙上するさいに頸部の軽度屈曲位保持が必要であり，これが伸展位になることもある．姿勢分析と同時に頸部の関節可動域および筋緊張の程度について，詳細に評価しなくてはならない．

(6) 嚥下運動の観察

まず空嚥下をさせ（つばを飲み込ませ），その状態を観察する．そのさいの咽頭の触診（頸部の触診で，甲状軟骨や輪状軟骨等の動きをみる）は重要である．唾液飲みテスト[3]，水飲みテスト[4]などで，一定の条件下で唾液や水を嚥下させ，嚥下に要する時間，プロフィール，エピソードなどを測定観察する．現在の栄養状況（点滴，経鼻管など）や，食べている食事のレベル（嚥下食，普通食

表 7 摂食・嚥下障害の検査

- 脳脊髄画像（CT, MRI, SPECT）：病変部位
- 嚥下造影（VF）：嚥下諸器官の動きと構造，食塊の動き，誤嚥，残留
- 嚥下内視鏡（VE）：声門，咽頭，喉頭粘膜の状態，嚥下器官の動きと構造，誤嚥，残留
- エコー：舌の動き，口腔内の食塊の動き
- 筋電図（EMG）：嚥下関連筋の活動
- 電気声門図（EGG）：喉頭の運動，声門閉鎖の開放（発声時）
- 嚥下圧測定（manometry）：咽頭食道内圧
- シンチグラフィー：睡眠時の誤嚥
- 頸部聴診：嚥下音，呼吸音

を把握し，嚥下状況，摂取量，摂取時間，介助度，疲労度について観察する．

(7) その他の諸検査

病歴や診察から得られた病巣診断を確定し，障害の程度を定性化・定量化するために，VF，内視鏡検査，嚥下圧，筋電図（EMG），電気声門図（electroglottography：EGG）などを必要に応じて行っていく（**表 7**）．

これらの場合，検査という特殊状況で患者の能力が発揮されず，最も悪い場合での評価を過大視して診断をくだしてしまわないよう注意する．あくまでも，全体像をみて評価する姿勢を忘れないようにする．

その他，誤嚥のリスク管理上，大切と思われる検査として，誤嚥による呼吸障害をチアノーゼが出現する前に把握する方法として，酸素飽和度計（パルスオキシメーター）の活用が考えられる．

また，嚥下障害患者に胃食道逆流現象（GER：gastroesophageal reflux）が起こり，胃液を誤嚥した場合には，胃酸により急激な呼吸窮迫が生じる．誤嚥のある患者では GER のチェックも重要である．亀背（円背）があって腹部を圧迫されやすい高齢患者では GER が潜在している可能性を念頭におく．このような場合は，食道・胃内視鏡による粘膜評価や食道 24 時間 pH 測定が検討される．誤嚥の潜在についてはアイソトープ検査（シンチグラフィー）も有用である．

3 摂食・嚥下障害の危険因子

摂食・嚥下障害，とくに誤嚥を早期に発見し，適切な訓練・マネージメントを開始するためには，嚥下機能に焦点をしぼったスクリーニング・諸検査を行う前に，まずハイリスク患者の同定を行う必要がある．ことに神経・筋疾患による動的嚥下障害[1]は，摂食・嚥下器官の形態的変化を伴わないため，患者自身や家族，介護・看護職員にもその存在が見落とされがちで，発熱や体重減少により初めて誤嚥を疑われることが多い．極端な場合は，発熱でさえも摂食・嚥下障害を疑われず，原因不明として処理されることもある．また，意識障害・言語障害などのため，患者からの正確な訴えが困難な場合も多い．

本項では，ビデオ嚥下造影で検出された誤嚥と，診療録情報や臨床的観察との関連から，摂食・嚥下障害の危険因子について述べる．

医師だけでなく看護・介護職員，リハビリテーション職員，患者・家族によっても容易にチェックできる診療録情報や臨床的観察から危険因子を抽出することで，より早期に，より軽度の摂食・嚥下障害患者の検出が可能となる．これによって早期に摂食・嚥下リハが開始され，呼吸器合併症の予防や全身的リハの促進，ひいては在院期間の短縮や QOL の向上にもつながる．

1）摂食・嚥下障害患者数

摂食・嚥下障害の罹患率はどの程度であろうか．軽症例をどこまで算定するか，あるいは患者・利用者の疾患構成等，病院・施設の機能・特性によりその差は大きいと考えられる．

一例をあげよう，筆者が言語聴覚士（ST）として勤務していた東京都立駒込病院は，悪性腫瘍と感染症を重点医療とする稼働病床 801 床の総合病院である．地域から急性期脳血管疾患（CVA）患者も救急搬送され，また神経内科は各種神経疾患の診療も行っている．

筆者在勤中のある 21 カ月間に ST に処方が出された連続 207 症例のうち，121 症例（58.5％）が摂食・嚥下障害を示していた．これは直ちに摂食・嚥下障害の罹患率を示すものではないが，主

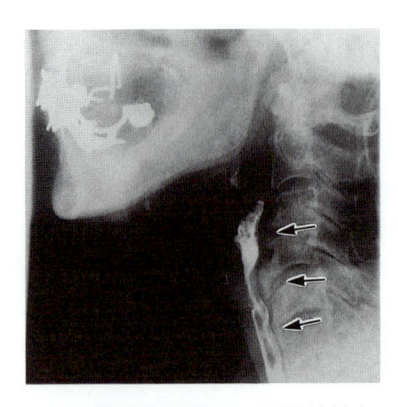

図2 変形性頸椎症，両側性被殻出血
症例（81歳，男性）C₃～C₄，C₄～C₅，C₆（矢印）に骨棘が生じ，咽頭・食道を圧迫している

治医がSTによる摂食・嚥下障害の評価・訓練が必要であると考えた患者数である．ただし，この期間当院はSTが1名しか配置されておらず，むせや発熱がない軽症例や植物状態などの重症例は処方からもれていた恐れもある．

2）摂食・嚥下障害の原因疾患

駒込病院における摂食・嚥下障害の原因疾患では，CVAが最も多く62名であった．この他に，CVAの既往歴があって，痙攣，切断，骨折，憩室，低酸素脳症，変形性頸椎症（図2），外科手術などをきっかけとして摂食・嚥下障害を発症・増悪した者が9名おり，CVAを有する者は71名（摂食・嚥下障害者中58.7％）であった．CVA発症時直ちに駒込病院に入院した41名（CVA患者中57.7％）は，平均11.2病日でSTの初診を受けた．一方CVA＋合併症群は，1例を除いてCVA発症から6カ月以上，最高48カ月が経過していた．

すなわち，摂食・嚥下障害の原因疾患の約60％はCVAを有し，さらにその内の60％は発症後約10日前後の急性期であった．また6カ月以上経過して慢性期に入ったCVA患者の中には，骨折や手術，痙攣などによる長期臥床や投薬内容の変化がさらなる嚥下機能低下を起こしたと考えられる例がみられた．

CVA以外の摂食・嚥下障害患者50名のうち，神経筋疾患が25名，悪性新生物9名（うち脳腫瘍・悪性リンパ腫5名，食道癌・肺癌術後の迷走神経障害3名，縦隔腫瘍1名），膠原病5名（全身性エリテマトーデス1名，CREST症候群合併4名），頸椎・頸髄疾患4名，感染症3名，感染症＋悪性新生物（AIDS＋悪性リンパ腫）2名，神経筋疾患＋頸椎疾患・頭部外傷各1名であった．神経筋疾患は半数を占めたが，罹病期間は1～12年と多様で，疾患の進行状況も様々であった．

摂食・嚥下障害の直接的原因となるような頸椎・頸髄疾患を有する者は計7名であった．頸椎・頸髄疾患による摂食・嚥下障害は，変形性頸椎症による骨棘の咽頭・食道圧迫や，頸髄損傷による頸部可動域制限等によって生じたものである．変形性頸椎症による摂食・嚥下障害は静的障害に分類されるが[1]，腹側の骨棘は神経症状が出現せず，発見されにくい．脳血管障害や神経筋疾患に合併することもあり，注意を要する．

3）脳血管疾患の場合

摂食・嚥下障害の原因疾患として最も多くみられた脳血管疾患（CVA）についてさらに検討を加え，摂食・嚥下障害の危険因子のより詳細な同定を試みる．

(1) 危険因子抽出の方法

東京都立大塚病院は母子保健，リウマチ・膠原病，リハビリテーション，障害者医療を重点医療とする稼働病床500床の総合病院である．筆者在勤当時は44床のリハ科病棟を有していた．回復期を中心に，急性期・亜急性期患者や外来患者も対象として，常勤ST 4名が診療にあたっていた．

筆者在勤中の1989年5月～1995年12月の間に東京都立大塚病院において嚥下造影検査を行ったCVA症例197名（男性139名，女性58名）について，1）検査時の誤嚥の有無，2）誤嚥のタイプ，3）誤嚥のタイミング，4）年齢，5）病巣，6）初回嚥下造影検査までの発症経過月数，7）言語症状，8）発話明瞭度，9）運動機能・姿勢を調査した．調査項目1）により患者を誤嚥群・非誤嚥群に分け，項目2），3）で誤嚥の病態を同定した．その後4）～9）の各項目について誤嚥群の出現頻度

表 8 脳血管障害の誤嚥率

年　齢	病　巣	発症経過月数	言語症状	明瞭度	運動機能
40歳代　50%	両側＋脳幹　50% 大脳	4～6ヵ月　44%	音声・構音障害 ＋失語症　83%	5　67%	車いす自立　44%
50歳代　45%	両側　49% 大脳	0～3ヵ月　43%	音声・構音障害 ＋認知機能障害　50%	4　50%	車いす介助　43%
60歳代　42%				3　48%	

（明瞭度とは「音声言語医学会・麻痺性構音障害検査法検討委員会」による5段階の発話明瞭度判定基準）

（誤嚥率）を求め，誤嚥率が高い項目特徴を脳血管障害による誤嚥の危険因子とした[2,3]．

(2) 結果と考察（表8）

①誤嚥の発生率

嚥下造影検査施行中に誤嚥を示したCVA症例は，197名中82名（男65名，女17名）で，被検者中41.6%であった．姿勢や一口量が調整され口腔・咽頭の食物貯留がモニターされている造影検査では，誤嚥は最小限に抑えられている．従って検査時の誤嚥率41.6%は，あらゆる予防措置を講じたうえでの最小限の誤嚥発生率を表すものと考えられる．検査時誤嚥を示さなかった患者の中にも，日常場面では不適切な摂食方法や食物形態のためにむせや誤嚥の徴候を示す者が認められた．

②誤嚥のタイプ

誤嚥者82名のうち，「むせのない誤嚥」（silent aspiration）を示した者が46名（誤嚥者中56.1%）存在した．むせの無い誤嚥がかくも高率にみられることから，日常における誤嚥の頻度はむせの頻度よりもかなり高率であると考えられる．

③誤嚥のタイミング

Logemannの分類による嚥下前・嚥下中の誤嚥が44名（53.7%）と半数以上を占め，嚥下後の誤嚥は22名（26.8%），その他16名であった．

嚥下前・嚥下中の誤嚥は，舌運動障害による食塊の形成不全や早期咽頭流入，口腔期の延長，喉頭挙上の遅延，喉頭挙上の範囲縮小・期間短縮などによるものである．従って，誤嚥そのものは咽頭期に生じているが，口腔期障害とも関連が深い．

嚥下後の誤嚥は，咽頭収縮の低下や喉頭蓋閉鎖不全・喉頭挙上不全により，喉頭蓋谷や梨状陥凹に残留が生じ，これが気管に流入したもので，そ

の要因は主として咽頭期障害にある．

以上から，CVA急性期～回復期症例の誤嚥の多くは口腔・咽頭期障害によるものであった．

④年齢

誤嚥群・非誤嚥群間の平均年齢は各々65.0歳，65.3歳で，有意差はなかった．誤嚥率は40歳代が50%と高かった．従来誤嚥は高齢者に多い印象があった[4]が，CVA症例では病巣が両側大脳半球あるいは脳幹＋小脳，両側大脳半球など複数にあれば，比較的若年の症例にも高率に認められた．

⑤病巣

両側大脳半球・脳幹双方に病巣のある群の誤嚥率が50%，両側大脳半球に病巣のある群が49%と高かった．ただし一側大脳損傷群であっても，急性期や病巣が広範囲な症例，合併症が重篤な症例，高齢者を中心に21%に誤嚥が認められた．

⑥初回検査までの発症経過月数

平均経過月数は，誤嚥群・非誤嚥群間に有意差はなかった．誤嚥率は0～3カ月群が43%，4～6カ月群が44%と他群より高率であった．また大きなCVA発作から37カ月以上経過している群にも38%の誤嚥率を認めた．

従来，CVAによる嚥下障害は急性期を脱すると軽快するとされていたが，（超）慢性期に入ってもなお誤嚥を示す者がみられた．十分な期間の専門的・集中的訓練を行うとともに，（超）慢性期に入っても小梗塞の再発や加齢による嚥下機能低下を考慮する必要が示唆された．

⑦言語症状

誤嚥率が83%と最高であったのは，音声（湿性・粗糙性・気息性嗄声）・構音障害＋失語群であった．なおこの群の失語症は，すべて発語失行を伴う非流暢タイプであった．次いで音声・構音障害＋認

表 9 認知機能障害による嚥下困難の症状

- なかなか嚥下運動を開始しない．
- 咀嚼ばかりしていて嚥下に移行できない．
- 一口量の調整ができず一度に大量に摂取してしまう．
- 嚥下しないうちに次から次へと食物を口に入れる．
- 口に食物が入っているのを忘れてよそ見をしたり，話を始める．

表 10 摂食・嚥下障害の危険因子

1. 原因疾患
- 脳血管疾患の急性期・亜急性期
- 脳血管疾患の既往歴と併せて骨折や手術，痙攣などによる全身状態低下，長期臥床状態や投薬内容の変化がある
- 脳血管疾患慢性期で身体機能に小梗塞再発や加齢による機能低下がある
- 両側大脳半球＋脳幹，または両側大脳半球の脳血管障害病巣
- 神経筋疾患発症 1 年以上
- 脳悪性リンパ腫を含む脳腫瘍，肺癌・食道癌（術後・放射線治療後を含む）
- 頸椎・頸髄疾患
- 膠原病（とくに CREST 症候群の合併）
2. 言語症状
- 音声（湿性・粗糙性・気息性），構音障害
- 非流暢性失語
- 認知機能（注意・記憶障害，運動性保続，発動性低下）
- 会話明瞭度が 3 以上に悪化
3. 身体機能
- 車いす移動
- 頸部・体幹の姿勢保持困難

知機能障害（発動性低下や注意障害など）群が，50％と高い誤嚥率を示した．

湿性嗄声の患者は声門上や梨状陥凹に痰・唾液が貯留しており，喀出も困難である（図 3・グラビア頁 **2**）．貯留の原因としては嚥下回数の減少や嚥下効率の低下，喉頭周囲の感覚低下が，喀出困難の原因としては咽頭収縮力や呼気圧の低下が考えられる．湿性嗄声は濁った声，ゴロゴロ声などとも表現され，粗糙性と評価される場合もある．湿性嗄声患者の喉頭を内視鏡で観察すると，慢性的に唾液を誤嚥している場合が多い．ところが咳嗽反射は実際の誤嚥より低頻度にしか生起せず，他はむせのない誤嚥（silent aspiration）となっている．飲食物摂取の場合も同様の危険性が推測される．

息漏れのある，気流雑音を含んだ声は気息性と評価され，声門閉鎖不全を伴う．嚥下時にも声門閉鎖不全の可能性が推測され，喉頭の防御機能低下の恐れがある．

湿性・気息性嗄声いずれの患者にも，咽頭期嚥下障害の存在が疑われる．

音声・構音障害を示さずに（すなわち口腔器官に著明な運動障害が無く）認知機能障害のみを示す群でも 33.3％が誤嚥していた．認知機能障害により，表 9 のような症状がみられる．

すなわち，CVA による嚥下障害は，失行や発動性低下，注意・記憶障害などによる不適切な摂食方法によっても増悪されると考えられる．

⑧発話明瞭度

患者の発話明瞭度を日本音声言語医学会の基準で 5 段階に分けると

1. 全てわかる
2. 時々わからない
3. 内容を予測できればわかる
4. 時々わかる
5. 全くわからない

となる．

誤嚥群の平均明瞭度は 3.1，非誤嚥群の明瞭度は 2.3 で，誤嚥群の会話明瞭度は有意に悪化していた．明瞭度 1，2 では誤嚥率は各々 25％，30％だが，3 では 48％，4 では 50％と明瞭度の悪化に伴って誤嚥率も上昇し，明瞭度 5 では誤嚥率 67％に達した．明瞭度が低下している者は，口腔器官の運動障害や鼻咽腔閉鎖機能・喉頭機能が低下していることを示している．

CVA による誤嚥は，音声・構音障害とともに生じることが多く，その重症度も音声・構音障害の重症度に並行している例が多かった．

⑨運動機能・姿勢

移動能力（mobility）については，歩行群でも 26％の誤嚥率を示したのは注目すべきことであるが，これらの多くはワレンベルク症候群であった．車いす自立群の誤嚥率は 44％，車いす介助群は 43％でこの 2 群間では有意差が無い．しかし姿勢保持能力（stability）については，変形性頸椎症・頸部過伸展・頸部前屈・円背・体幹支持困難・麻

痺側への傾きなど頸部・体幹の姿勢に問題のある者が多かった.

CVA による誤嚥率は，歩行可能群より車いす群に高く，また姿勢保持能力の低下により増悪される．CVA による嚥下障害は運動機能や姿勢保持能力の低下により増悪されると考えられる．

(4) まとめ

以上をまとめると，摂食・嚥下障害の危険因子は表 10 のとおりである．

第3章 検査と診断（評価）

2 診断への手がかり

1 摂食・嚥下障害に直結している症候

1）摂食・嚥下障害の原因疾患の診断

　摂食・嚥下障害の原因となる疾患や病態を確定することを「診断」といい，摂食・嚥下障害の障害の全体像を把握することを「評価」という．「診断」は主として医師の仕事だが，日本では摂食・嚥下障害を専門に対応する医師が未だ少ないので，「評価」が中心で「診断」が不十分な症例をみることもある．

　総合病院で，各科の疾患の治療の過程のなかで，嚥下障害が疑われたら嚥下専門医が，精査をする場合は，診断に困ることはあまりないが，嚥下障害の精査のシステムをもたない病院では，明確な診断がつかないまま対応せざるを得ないこともある．

　摂食・嚥下障害の原因となる疾患を表1にあげた．疾患は多岐にわたり，自然経過も治療による効果も異なる．単一疾患とは限らず，合併することもある．原因疾患の治療をしたら，嚥下障害も改善することがあるし，一方，治療しても急速に進行する疾患もある．しかし，

　①嚥下のように高度に協調のとれた過程に生じた症候から，神経学的病変を特定するのは困難である
　②一見同様に見える症状を呈する多様な疾患が存在し，疾患特異性が十分解明されていない
　③発症から時間が経過すると，代償動作や廃用が加わり，解析がさらに困難となる

　以上の理由から，摂食・嚥下障害の所見のみからの診断は困難で，他の症状・所見，既往歴，合併疾患の経過などと合わせて，多職種で診断するのがよい．

　診断へ向けての基礎知識として，部位診断および，CT・MRIでの病巣診断について述べる．

(1) 舌の萎縮 atrophy（図1・2）

　舌はまず，大きく口を開けて静止した状態で観察し，次に，前方に挺出，左右に交互に早く動かす，舌尖を鼻に向かって近づけさせるよう，指示して，動きを見る．

　舌は萎縮すると一般には，皺が多くなり，薄くて柔らかく運動麻痺を呈する．

　病変部位としては，
　①延髄の舌下神経核
　②髄内および髄外の舌下神経線維
　③舌を冒す筋疾患
　が考えられ，その鑑別点は，
　①線維束性収縮（fasciculation）があれば神経原性疾患
　②両側性なら運動ニューロン疾患か筋疾患，片側性なら舌下神経病変によることが多い（図3）．

(2) 萎縮を伴わない舌の麻痺 paralysis

　前方に挺出させると，麻痺側へ偏位している．
　病変部位は，偏位方向と反対側の皮質延髄路のどこかである．ただし，発症から長時間が経過すると，萎縮を伴うこともある．

(3) 味覚鈍麻 hypogeusia

　摂食・嚥下障害の原因となることは少ないが，しばしば合併することがある．

　①舌の前方2/3の鈍麻は，顔面神経の分岐の鼓索神経が支配しているので，特発性顔面神経麻痺やラムゼイハント症候群，錐体骨内病変（骨折，

表 1 嚥下障害の原因

局所的疾患	全身的疾患（症状が全身的に出現することが多い疾患）	
A．口腔 　1．顔面神経麻痺 　2．腫瘍 　3．腫瘍摘出術後 　4．ジスキネジア 　5．大舌症 　6．義歯不適合による粘膜刺激 B．咽頭・喉頭 　1．急性炎症 　2．腫瘍 　3．腫瘍摘出術後 　4．反回神経麻痺 　5．外的圧迫 　　a．頸椎疾患 　6．経鼻経管栄養チューブ留置 　7．気管切開カニューレ留置 C．食道 　1．炎症 　2．狭窄 　　a．構造の異常 　　　i．腫瘍 　　　ii．リングとウエッブ 　　　iii．逆流性食道炎の後遺症 　　b．外的圧迫 　3．形態異常 　　a．憩室 　　b．食道裂孔ヘルニア 　4．蠕動運動の障害 　　a．逆流性食道炎 　　b．食道痙攣 　5．アカラジア	A．脳血管疾患 　1．両側大脳の多発病巣 　　a．皮質・皮質下型 　　b．内包型 　　c．脳幹型 　2．一側性脳血管障害 　3．延髄の嚥下中枢を巻き込んだ病巣 B．脳腫瘍 C．炎症 　1．脳脊髄炎 D．頭部外傷 E．変性疾患 　1．パーキンソン病 　2．筋萎縮性側索硬化症（ALS） 　3．脊髄小脳変性症 F．筋疾患 　1．多発性筋炎，皮膚筋炎 　2．重症筋無力症 　3．筋緊張性ジストロフィー 　4．眼・咽頭筋ジストロフィー 　5．ミトコンドリア脳筋症 G．末梢神経障害 　1．ギラン・バレー症候群 　2．ジフテリア 　3．アミロイドーシス 　4．多発ニューロパチー	H．神経発達障害 　1．脳性麻痺 　2．延髄空洞症 I．多発性硬化症 J．シェーグレン病 K．神経ベーチェット病 L．中毒性疾患 　1．農薬中毒 　2．ボツリヌス中毒 M．代謝異常 　1．急性ポルフィリン症 　2．白質ジストロフィー N．廃用症候群 O．老化 P．精神的原因

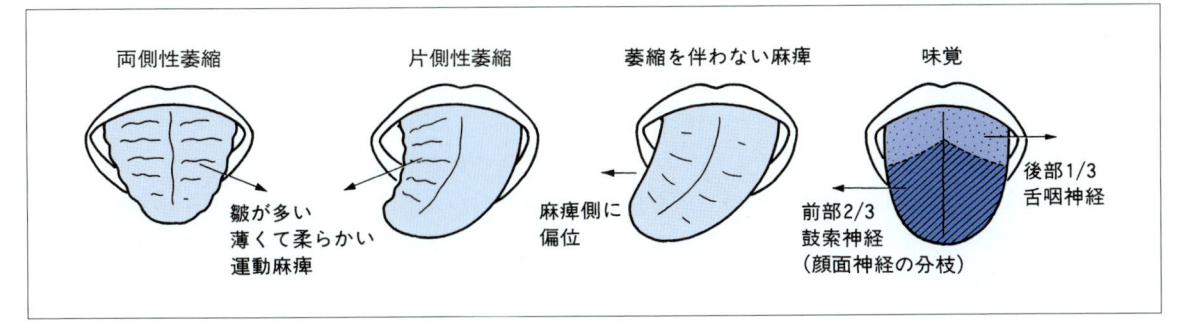

図 1 舌の萎縮・麻痺・味覚[1]

中耳炎，真珠腫，腫瘍）などで起こる．
　②舌の後方1/3の鈍麻は，舌咽神経の障害で起こる．
　③全体的な知覚低下は，亜鉛欠乏や，老化，薬剤の影響などで起こるが，原因不明のことが多い．

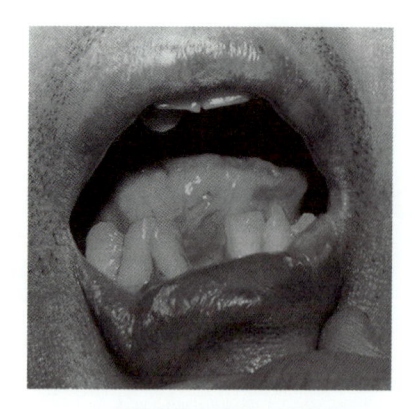

図2　舌の萎縮(筋萎縮性側索硬化症)

(4) 口ジスキネジー oral dyskinesia

口や舌をもぐもぐと動かしている持続性の不随意運動で，単独では通常嚥下は障害されないが，仮性球麻痺などが合併していると嚥下障害が悪化することがある．

原因としては，①歯科・口腔疾患（義歯適合不良，歯牙脱落，咬合不全，口内炎），②薬剤の副作用（向精神薬，抗パーキンソン薬など），③大脳基底核の障害，④錐体外路系変性疾患，⑤原因不明などがある．

鑑別はむずかしく，原因となる病態の改善をはかってみる治療的診断となることが多い．

(5) 律動性ミオクローヌス myoclonus

嚥下障害の患者で，軟口蓋や口蓋垂，外眼筋，顔面筋，咽頭，喉頭，横隔膜などが1～3 Hzで律動的に収縮しているのを時々見ることがある．

嚥下障害が改善してもミオクローヌスは続いている症例もあり，現在のところ，嚥下への影響は解明されていない．

ギラン・モラーレ Guillain-Mollaret の三角を構成する部位のどこが損傷されても出現し，病変はここにある（図4）．

(6) 軟口蓋・咽頭の麻痺

嚥下障害の中心をなすところであるが，支配神経が同時に障害されることが多く，現在のところは，皮質延髄路の損傷である「仮性球麻痺」と，末梢性の損傷の「球麻痺」の2つに分類されてい

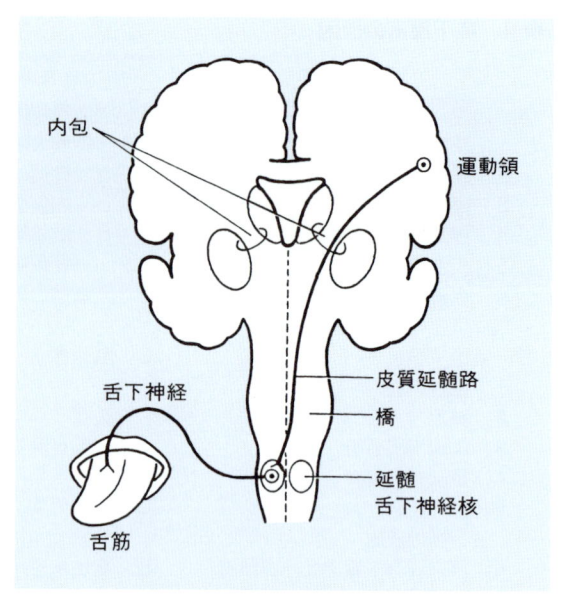

図3　舌の萎縮・麻痺の責任病巣[1]

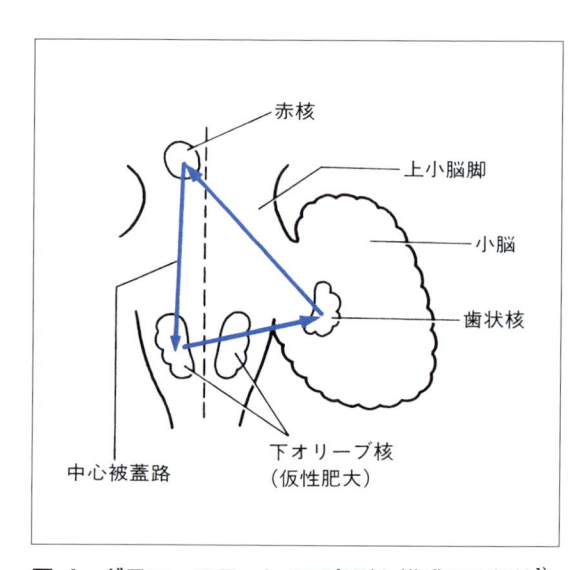

図4　ギラン・モラーレの三角形を構成する部位[1]

るだけである（図5）．

中枢性か末梢性かの鑑別点は，①中枢性では下顎反射が亢進することが多い．②舌の萎縮があれば末梢性．③カーテン徴候は延髄病変で出現する（図6）．

それぞれの原因疾患は，経過別に表2にまとめた．

「仮性球麻痺」と，「球麻痺」に分類するだけでは実際のリハビリテーションにはあまり役に立たない．「仮性球麻痺」のさらなる詳細な分類が必

要である．

(7) 下部脳神経麻痺症候群（図7・8）

舌咽（Ⅸ），迷走（Ⅹ），副（Ⅺ），舌下（Ⅻ）神経は，延髄から出て近接した走行をとって咽喉部と頸部の筋に分布する．

この経路に病変があると，球麻痺を伴う末梢性の脳神経症状を呈する．

(8) 痰の貯留

湿性嗄声や death rattle（臨終気管雑音：「ゴロゴロ」「ガラガラ」音）が聞こえたり，のどに何かへばりついたような感じを自覚するとき，我々は，"のどに痰がある"と表現する．広辞苑によれば，痰とは"気管から吐き出される粘液性物質"のことである．しかし，嚥下造影検査で嚥下反射後に咽頭に食塊が残留したとき，患者は痰がひっか

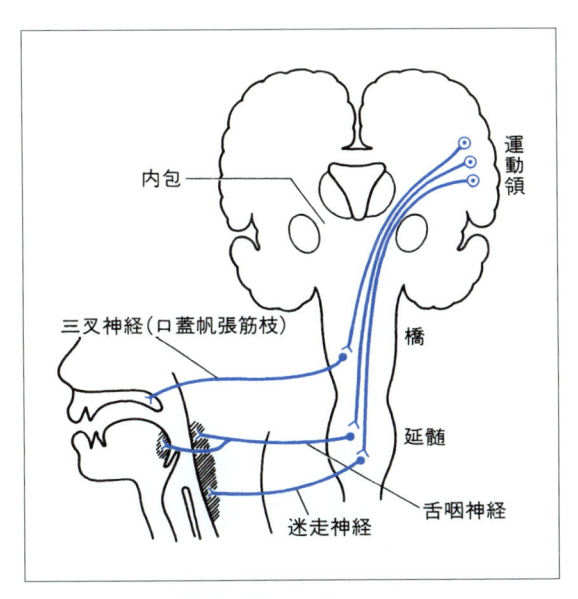

図5 嚥下の神経支配の経路[1]

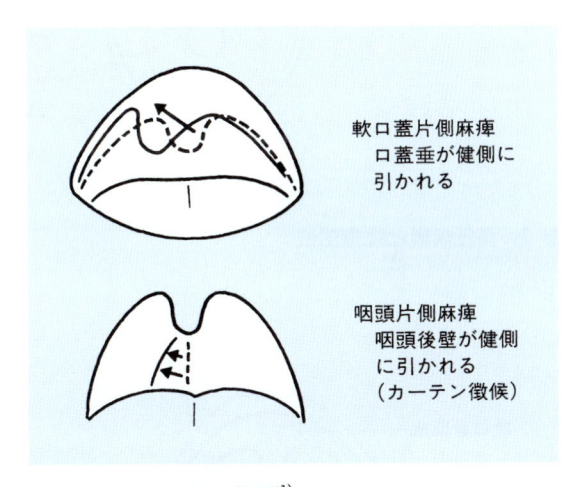

図6 カーテン様症候群[1]

表2 嚥下障害の原疾患

	経過	疾患		経過	疾患
仮性球麻痺	急性発症	脳梗塞 脳出血 頭部外傷	球麻痺	急性発症	脳幹梗塞 ギラン・バレー症候群 農薬中毒 ボツリヌス中毒 脳幹脳炎 ジフテリア ポリオ 急性ポルフィリン症
	慢性進行性	多発性脳梗塞 脳腫瘍 慢性硬膜下血腫 脳脊髄炎後遺症 運動ニューロン疾患（ALS等） パーキンソン病 脊髄小脳変性症 進行性核上性麻痺 膠原病 白質ジストロフィー		慢性進行性	運動ニューロン疾患（ALS等） 延髄・橋部腫瘍 延髄空洞症 多発性筋炎 眼・咽頭筋ジストロフィー
	変動性	多発性硬化症		変動性	重症筋無力症 多発性硬化症

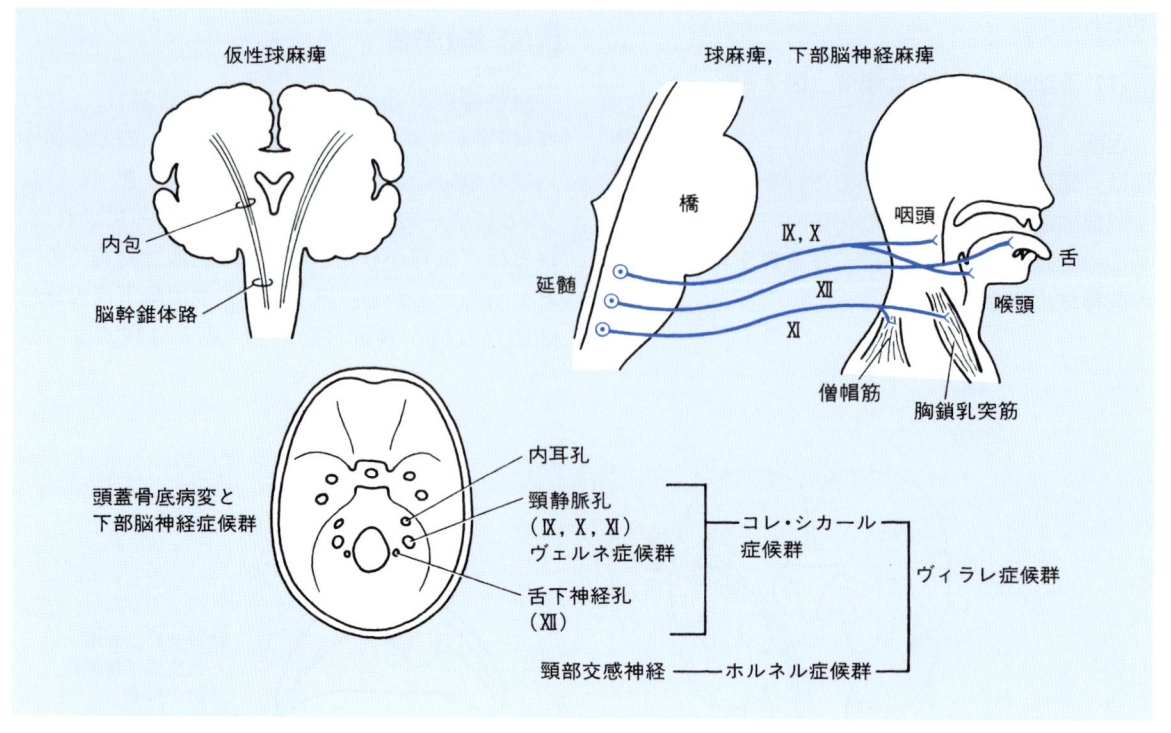

図7 責任病巣と障害部位[1]

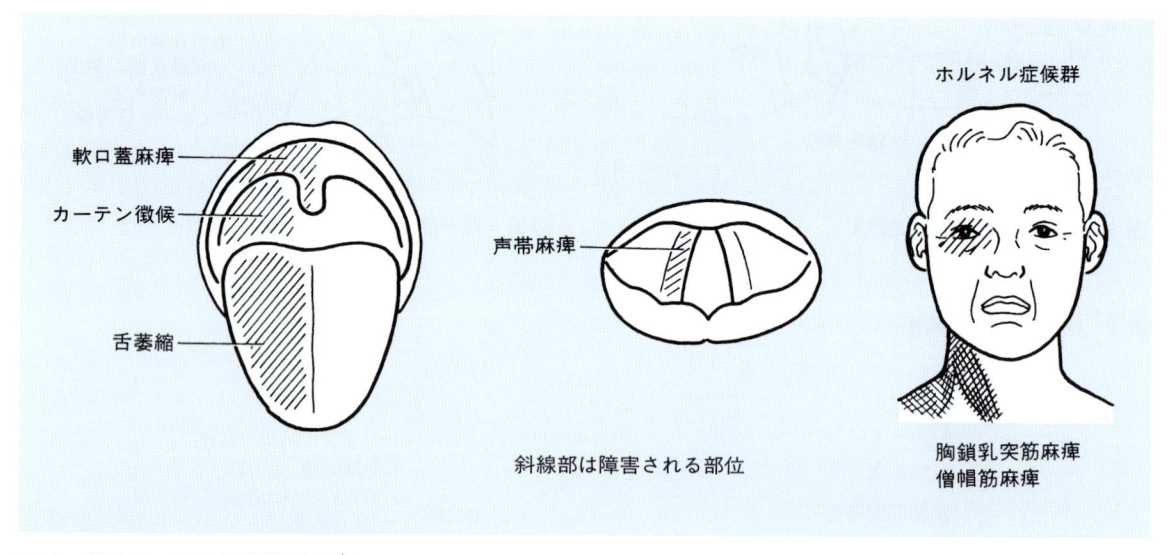

図8 球麻痺・下部脳神経障害[1]

かっていると訴えた．また，痰を訴える患者の咽頭をファイバースコープで観察しても発赤や唾液様の液体しか見えないことがある．どうも我々は咽頭付近に何かあることを感じたときに，何でも痰と考えてしまうようである．

よって，痰の貯留が主訴のとき，

①肺炎や気管支炎で痰の量が増加しているが，排痰が困難．
②嚥下困難のため，唾液や分泌液が咽頭に残留している．
③嚥下困難のため，食塊が咽頭に残留している．
④咽頭や喉頭に炎症が生じている．

①〜④の状態が考えられ，肺雑音の有無やビデオ内視鏡検査が鑑別診断に有用である．

(9) 聴診

聴診は有効な診断法である．耳を近づけるだけでなく，聴診器を使用すると色々な音が聞こえてくる．

聴診器は，価格が高いものを選びたい．音が違う．また，メンテナンスも重要である．使用しないときは釣り下げてまっすぐにしておき，アーマオールなどのひび割れ防止剤を時々塗布し，イアーピースの耳垢を随時取り除く．音を聴くのは膜型だけに決めておくのが簡便だが，皮膚とぴったり密着するよう場所や大きさを選ぶ．

呼吸の音と嚥下の音と心臓の音の上に重なって異常な音が聞えるので，まず，自分自身の音をよく聴いて正常の音を記憶することである．

また，音は患者の体位によっても変化するので，普通は座位で聴く．患者にはある程度大きくかつ速く努力呼吸をしてもらった方が微細な音まで聞こえる．「吸って，吐いて」と声をかけるのも聴きやすい．頸部や胸部の皮膚の上に直接聴診器を当てるのが普通だが，口唇の前方や薄いシャツの上からでもある程度は聞こえる．シャツの衣擦れの音との区別は必要であるが．

主な異常な音は，

①痰の貯留している音：ゴロゴロ，ガラガラという音で，頸部で大きく聞こえる．吸引して変化をみる．

②断続的な音：ブツブツ，パリパリという音で，肺炎や肺水腫等で気道内に分泌液があるときに吸気時に聞こえる．

③連続的な音：ヒューヒュー，ピーピー，ギーギーという音で，呼気時に多いが，吸気時に聞こえることもある．喘息などで気道が狭くなったときに生じる．

④いびき様の音：ガーガー，ゴーゴーという音で，意識障害等で，舌根が沈下して気道を狭くしているときに聞こえる．

⑤呼吸音の減弱：無気肺や肺気腫，肺の切除手術後が代表的だが，片麻痺の麻痺側の肺も減弱していることが多い．

異常音は，吸気時と呼気時のどちらで聞こえるかを聴き，どの部位で一番強く聞こえるかを探す．また，咳をさせてみて減弱したら，痰の音の可能性が高い．

なお，「頸部聴診法」に関しては，成書を参照下さい．

(10) 顎関節症

病因：かみあわせによる歯根膜からの感覚の変化や，外傷など咀嚼系全体に影響を及ぼすできごとがあったことが考えられる．

症状：①咀嚼筋，頸部の筋肉の疼痛
　　　　②下顎運動障害
　　　　③顎関節痛，顎関節雑音

診断：①症状，経過
　　　　②切歯点部の最大開口径が4cm以下や上下にまっすぐ開口できないときに顎運動異常を考える．
　　　　③顎関節部画像診断，咀嚼筋筋電図

(11) 脳の画像診断（図9〜12）

詳細に症状・理学的所見を調べることで，損傷部位の推定は一般に可能であるが，多発性脳梗塞など，症状が多彩なときは所見の評価が困難なことがある．CTやMRIで異常な部位を探し，その部位の名前をアトラスで調べ，その部位の損傷で出現する症状を調べる．そして，その症状が患者に現れていないかという視点で再度評価すると，新たな所見が得られることがある．

CTは撮影時間が短く，むせや不随意運動などで多少動いていても撮影できて便利であるが，嚥下障害では脳幹の評価は重要であり，できればMRIも撮影したい．

しかし，明らかに巣症状があるのにMRIではそこに病巣を認めない症例がある．また，逆の場合もある．シングルフォトンエミッションCT（SPECT）やポジトロンエミッションCT（PET），functional MRI（fMRI）など機能画像診断法によって，神経細胞の機能は低下しているが，細胞自体のホメオスターシスは保たれている領域（ischemic penumbra）などの存在が解明されてきている．すなわち，CT・MRIの病巣局在診断法だけでは説

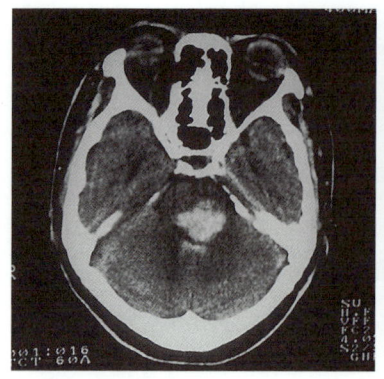

図9 頭部CT
　脳幹出血（発症時）

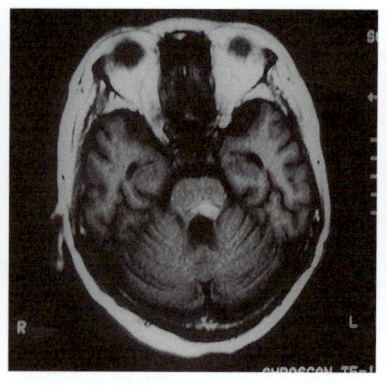

図10 頭部MRI
　脳幹出血（発症3カ月後）

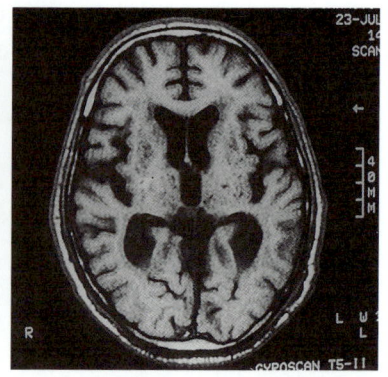

図11 多発性脳梗塞・頭部MRI
　（T₁強調）

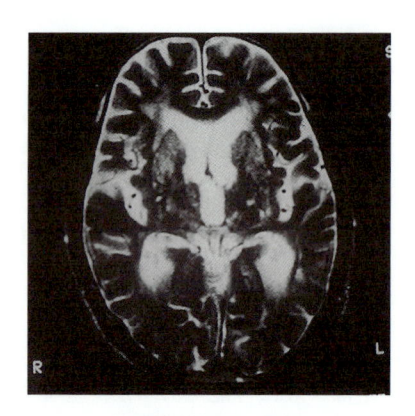

図12 多発性脳梗塞・頭部MRI（T₂強調）

明できない症状・所見が存在するので，注意が必要である．

　画像診断は，原因疾患の診断の大きな補助手段であり，脳の他の病変など合併症の存在も診断され，リスク評価，予後の予測が明確になってくる．

　このような知識を背景に，嚥下障害と他の症状・所見から類推される損傷部位と，CT・MRI・筋電図・血液検査などの検査データが一致するか，さらに経過がその疾患の一般的経過と合致するかなどから，疾患は診断される．

2）とくに注意すべき症候

(1) 気管切開カニューレ（図13）

　舌根沈下が持続するときや重症呼吸不全で人工呼吸器が長期にわたり必要な場合，痰の量が多いが排痰が困難で窒息の危険がある症例などで，気管切開が施行される．気管切開は簡便で，集中治療や生命維持にはよい方法だが，次の理由で，嚥下障害に悪影響を及ぼしている．

　①喉頭挙上運動を抑制する
　②嚥下時の喉頭閉鎖が弱まる
　③声門の閉鎖ができず，また声門下圧が減弱するので，喀出する力は減弱する
　④気管切開より上部に空気の流れは少なく，また異物（カニューレ）を留置するので，気道清浄力は減少する
　⑤カフの圧迫によって食道の通過障害が生じることがある

　気管切開のために嚥下障害が持続し，唾液などの誤嚥から痰が多い状態が続き，気管切開が閉鎖できないという悪循環に陥ることがある．カフに空気を入れても誤嚥の予防は困難である．全身状態が安定したら，カフの空気を抜いたり，スピーチバルブを使用するなど，なるべく早急に気管切開を閉鎖するよう努力することが望ましい．

(2) 経鼻経管栄養カテーテル留置（図14）

　経鼻経管栄養カテーテル留置は，摂食が困難な患者によく使用される簡便な手技であるが，これも以下の機序で嚥下障害を悪化させている可能性があり，誤嚥性肺炎を生じることもある．

　①異物の留置による慢性刺激や，口呼吸による粘膜の乾燥などのために，咽頭・喉頭粘膜が損傷

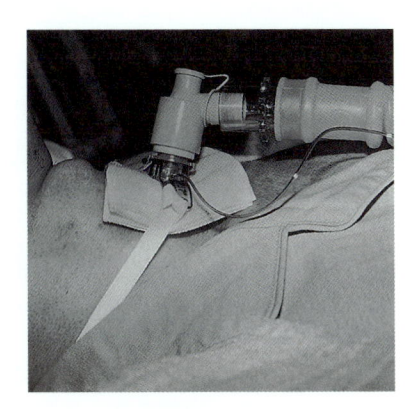

図 13　気管切開カニューレ
人工呼吸器を接続している

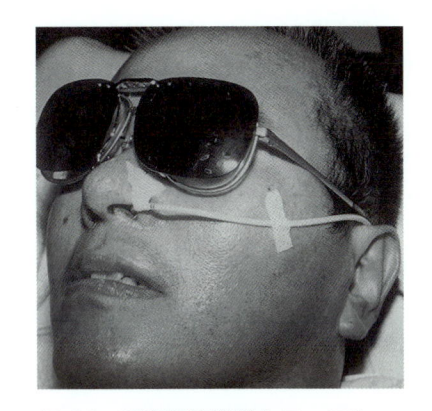

図 14　経鼻経管栄養カテーテル

され，咽頭・喉頭の感覚の変化が生じ，嚥下反射や咳嗽反射などが抑制されることがある．また，唾液分泌は亢進する．

②夜間に胃食道逆流が生じることがあることはよく知られている．

③鼻からのカテーテル留置は不快感が強く，軽度の意識障害・認知症などがあれば，自己抜去する患者も多い．しかし，自己抜去が頻回な患者は上肢をベッドに縛り付けられ，気力・体力ともに低下し，寝たきりへの道を歩んでいくことがある．

④カテーテルのために食塊の通路の偏りが生じる

以上の問題点は，留置していることが主な原因であり，間欠的に挿入する方法にすれば，大きく改善される．また，当然ながら，カテーテルの径は，なるべく細いものを選ぶべきである．カテーテルが閉塞するのを防止するため，太いカテーテルが挿入されていることがあるが，つまりにくい薬剤を選択するなどの工夫をすべきである．

(3) 薬剤の影響（表3）

① 注意力・集中力を低下させる薬

脳卒中の後遺症としててんかん発作が生じることがあり，その予防のために，抗てんかん薬が処方されていることがある．入院生活で不眠はつきものであり，患者の希望などにより，睡眠作用の強い抗不安薬がよく使われるが，翌日まで残ることがある．また，麻痺した手足や，肩こりの筋肉の緊張をやわらげるため，筋弛緩剤が使われることがある．徘徊したり，せんもう状態になった患者には抗精神病薬が使用される．

② 錐体外路症状

抗精神病薬や消化機能賦活剤などで筋固縮（トーヌス異常）・姿勢反射障害などの錐体外路症

表 3　嚥下に影響する薬剤

	種　類	商品名（例）
パーキンソニズム・錐体外路系障害を生ずる薬剤	消化性潰瘍薬	・ドグマチール
	制吐薬	・プリンペラン ・リサモール
	脳血管障害後遺症用薬	・グラマリール
	動揺病・鎮吐・めまい用薬	・ノバミン ・トレステン
	抗精神病薬	・セレネース ・リスパダール
	抗うつ薬	・トリプタノール ・テトラミド
注意力・集中力低下・眠気	抗てんかん薬	・アレビアチン ・デパケン
	抗不安薬	・セルシン ・ユーロジン
	抗精神病薬	・セレネース ・リスパダール
	抗うつ薬	・トリプタノール ・パキシル
	筋弛緩薬	・テルネリン
	解熱・鎮痛薬	・ボルタレン
	抗ヒスタミン薬	・ポララミン
嚥下困難	筋弛緩薬	・ギャバロン ・ダントリウム

状が出現する．一般病院では投与量も少ないのでそれほど遭遇することはないが，注意をはらうべきである．

③ **食欲不振**

多くの薬剤で食欲不振が生じることがあり，注意すべきである．

④ **体力・気力の低下**

足が腫れていると利尿剤が開始される場合があるが，とくに高齢者では脱水やカリウムの低下が生じることがある．

⑤ **誤嚥**

嚥下造影検査をしていると薬剤の経口摂取が困難な患者が案外多いことに気づくが，病棟からは問題点としてあがってこないことがある．病棟では，液体に溶く，食事にまぜる，経管栄養食の注入前にまとめて注入するなど，ともかく体内に入れようとの懸命の努力がなされている．無理な服薬方法によって誤嚥や投与量の変動が生じている可能性がある．薬剤の服薬方法について検討するべきである．

薬は食品ではないので，どんな薬にも副作用はある．ただその副作用に耐えられるかどうかがひとりひとり違う．薬によって嚥下障害が悪化することもあるのだということを知って，薬剤の種類や分量や剤形を調節する必要がある．

(4) 誤嚥性肺炎

① **誤嚥性気管支炎**

佐々木は[8]，誤嚥性肺炎とは異なる誤嚥性気管支炎という新しい疾患概念を提案しており，診断基準として

①嚥下反射の低下
②咳反射の低下
③微熱
④頻回の急性気管支炎
⑤誤嚥の証明
⑥病理組織像＝肺炎のない気管支炎

をあげている．

筆者も主治医として嚥下障害の患者の治療にあたってきて，佐々木の指摘する誤嚥性気管支炎と考えざるを得ない病態が非常に多いことを経験している．

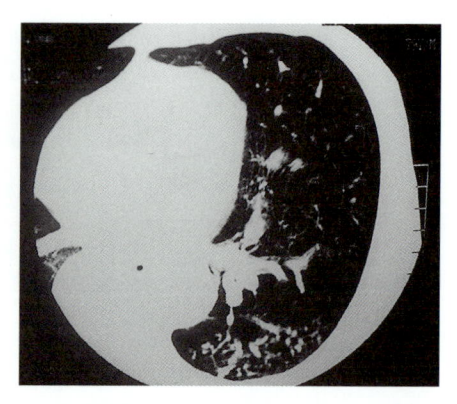

図15 胸部CT thin slice（DABの疑い）

筆者の印象として，佐々木の診断基準に加えて，

①発熱は微熱の続くタイプと時々一過性に高熱の出るタイプがある
②白血球数の上昇は大きいが，CRP上昇は軽度という症例をよくみる
③発熱の原因が気管支という証明がむずかしいことが多く，除外診断になることが多い
④誤嚥性肺炎と混在して発症している

などが特徴的と考えている．

治療は，抗生物質投与と誤嚥に対する対策をまず行い，不十分な症例には，マクロライド系やニューキノロン系抗生物質の少量長期投与や気管支拡張剤，ネブライザーなど慢性気管支炎の治療を随時加えている．頻回に発熱を反復する症例には，炎症所見が改善しても一定期間，経口摂取も直接訓練も中止して体力の回復をめざしてみると，訓練を再開しても発熱しなくなることがある．

② **び漫性嚥下性細気管支炎（DAB）（図15）**

1978年に中山が剖検所見から提案した疾患で，呼吸細気管支領域の肉芽組織の形成が特徴である．症状は，食事中や直後に咳・喘鳴・喀痰が増加し，絶食により改善することで，胸部CT thin sliceにて，び漫性の小粒状影と気管支壁の肥厚を認め，血液ガスで軽度の低酸素血症を呈するが，非典型例も多く，診断困難であるとしている．

佐々木は，このび漫性嚥下性細気管支炎も誤嚥性気管支炎に含むと述べている．

③ **誤嚥性肺炎**

A 病因

①嘔吐後に胃内容物を誤嚥：胃酸よりも消化酵

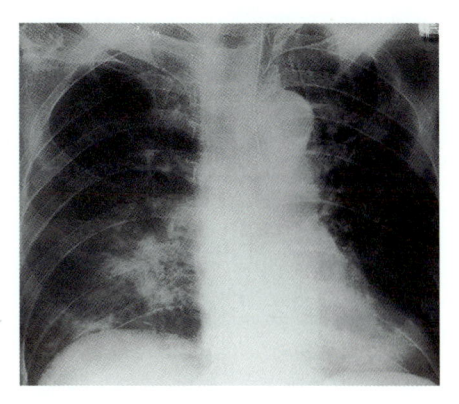

図 16　誤嚥性肺炎（右下葉）

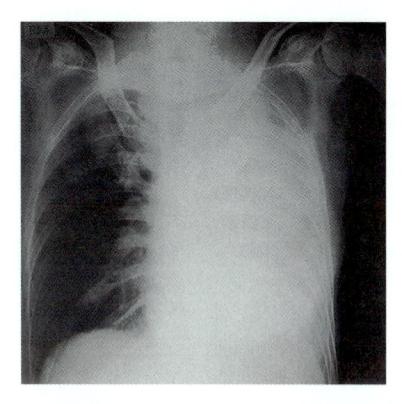

図 17　無気肺（誤嚥して左主気管支が閉塞）

素によって化学性肺炎が生じるもので，Mendelson 症候群と呼ばれている．

②microaspiration：体調が悪く，免疫能の低下したときに口腔内細菌や胃内容物を少量ずつ誤嚥して肺炎を起こすもので，歯槽膿漏には注意が必要である．口腔内は 3 日間寝たきりでグラム陰性桿菌や嫌気性菌が検出され，また，唾液も気道や肺の障害を起こす．

③防御機構の減弱による誤嚥：嚥下反射や咳反射の低下や，胃食道逆流を認める．咳反射の低下等のために，嚥下造影検査で「明らかに誤嚥しているのに，むせが生じない現象」を認めたときは，silent aspiration（むせのない誤嚥）と呼ぶ．②の microaspiration とは別の概念であるが，混同して用いられることもある．

B 症状

①気道閉塞によるもので，呼吸困難，低酸素血症，チアノーゼ，咳を呈する．

②化学的肺炎によるもの：誤嚥後数時間後に急激に重篤な状態へ陥り，呼吸困難，低酸素血症，喘鳴，肺水腫，ARDS（後天的な呼吸窮迫症候群）を生じる．

③細菌性肺炎によるもの：食物残渣の誤嚥や，不顕性の胃食道逆流による化学的肺炎も混じることがあり，咳，痰，発熱，多呼吸，ARDS を示す．

C 診断

①発熱は 2/3 の症例に認め，平熱のこともある．

②胸部 X 線（図 16・17）：化学的肺炎では，スリガラス様陰影や無気肺，肺水腫の所見を呈する．細菌性肺炎では，斑状陰影や区域性の陰影で，陰影は右下葉が多いが，重力の方向なので寝たきりの患者では一定しない．

③一般血液検査：白血球数，CRP，赤沈，α-グロブリン，γ-グロブリンの上昇を認める．

④血液ガス：換気血流不均等分布が生じて著明な低酸素血症となる．

⑤喀痰細菌検査：弱毒グラム陰性桿菌と嫌気性菌の混合が多い．

D 治療

広域スペクトルの抗生物質の投与と心肺集中治療と，時にステロイドを使用することもある．

ACE 阻害剤やアマンタジン等嚥下障害に有効とされる薬物療法を追加する．

嚥下障害の最大の問題である誤嚥に対しての研究はまだまだ不十分である．毎日の少量ずつの誤嚥が，その時は肺炎など生じなくても長期的に気管支・肺の変化を生じていく可能性は否定できない．しかし，今も嚥下障害に苦しむ患者のため，試行錯誤を繰り返しながらアプローチしていかなければならない．

(5) 低栄養

摂食・嚥下障害があると栄養摂取が困難となる．低栄養状態になると，体力は低下し，リハビリテーションをすすめるのも困難となる．栄養状態を常に評価しておくことは摂食・嚥下障害の治療の基本である．

低栄養には，蛋白質，脂肪，炭水化物の主要栄

表4 低栄養の原因

疾　患	摂食・嚥下障害 消化・吸収障害 　・肝臓疾患 　・胃切除手術後 　・逆流性食道炎など 代謝・内分泌疾患 　・糖尿病など 消耗性の疾患 　・誤嚥性気管支炎 　・褥創・癌など 精神障害 　・うつ 　・発動性の低下など
加　齢	味覚，嗅覚，視覚，唾液分泌の低下による食欲低下や嗜好の偏り 便秘による食欲低下
医療行為	薬剤の副作用 経静脈的栄養管理の方法 栄養指導
環　境	食事介助者の存在・時間・能力 食事の場所 経済的問題

表5 エネルギー所要量[10]

ストレス	エネルギー所要量 (kcal/kg/day)	疾患例
軽　度	25	軽症感染症 待機的手術
中等度	35	重症感染症 骨折 脳卒中急性期
重　度	45	肝不全 重度熱傷

養素欠乏と，ビタミン，ミネラル，微量元素の微量栄養素欠乏がある．

低栄養に陥る原因を**表4**に示した．胃切除の既往があったり，肝臓病があると，経管栄養ではなかなか栄養状態が回復せず，対応に困ることがある．また，誤嚥性気管支炎や褥創など慢性の炎症があると，消耗し，栄養状態が悪化しやすい．炎症があると血糖値も変動する．さらに，微量栄養素も忘れてはいけない．

診断には，

①body mass index (BMI) = (体重 (g)／身長 (cm) の2乗) が20以下

②血清アルブミンが3.5 g/dl以下

の2項目が実用的である．

体重測定には車いす用の体重計があると便利で，定期的に測定して変化をみることが大切である．また，**表5**の簡易推定方法で計算したエネルギーカロリー所要量と実際に摂取しているカロリー量を比較してみることも有用である．その他，微量栄養素も血液検査で測定可能である．

治療は，原因疾患の治療と必要な量の栄養の補給である．

(6) 脱水

高齢者は，

①体液組成の変化により，水のストックが減少している

②加齢や中枢神経疾患により，渇中枢機能が低下し，脱水時の口渇感が減弱している

③腎臓の尿濃縮力が低下している

という理由から一般に脱水に陥りやすく，嚥下障害で水分摂取が困難な状態では，いっそうの注意が必要である．

脱水の原因としては，

①水分補給が不十分

②感染症や気温などによる不感蒸散の増加

③薬剤や糖尿病などによる尿量の増加

④下痢

がある．

症状は，何となく元気がない，食欲がない，うつらうつらしているくらいでわかりにくい．他覚的には，舌が乾燥していることが診やすいが，口を開けたままにしている患者では判定不能である．

血液検査では，脱水前のデータと比較して，ヘマトクリット値や総蛋白量，尿素窒素の上昇が認められる．また，尿量も減少してくるが，おむつでは測定困難であり，尿の色が濃くなったことで疑う．少量の持続性の出血による脱水との鑑別が困難なことがある．

治療は，原因疾患の治療と水分補給である．

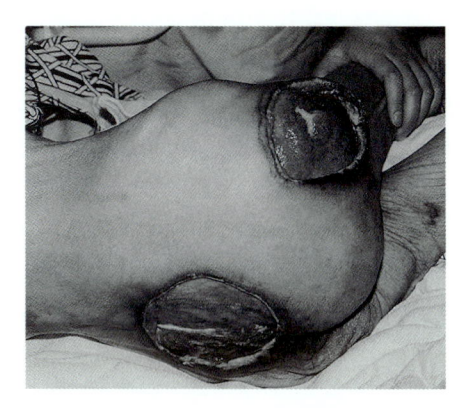

図 18 褥創（寝たきり，嚥下障害の患者）

表 6 廃用症候群の症候[9]（一部引用）

原因	症候
局所性廃用	・関節拘縮 ・筋の萎縮による筋力低下 ・褥創 ・骨粗鬆症，尿路結石
全身性廃用	・心肺機能低下 ・消化器機能低下 ・易疲労性
臥床によるもの	・起立性低血圧 ・脱水（血液量減少）
感覚・運動刺激の不足によるもの	・知的活動低下 ・姿勢・運動調節機能低下 ・うつ傾向 ・感覚の低下

(7) 廃用症候群 disuse syndrome（図 18）

廃用症候群は，「長期の臥床または不活動により，活動的であるべき器官が長く使われないことによって機能が衰えること」と定義されており，日本では一般に発病後のリハビリテーションの開始が遅れることが多く，発症しやすい．また，高齢者ほど症状の進行は早く，不可逆性変化となる時期も早くなるので，注意が必要である．

主な症候を表 6 にまとめたが，摂食・嚥下障害においても，顎関節の拘縮，嚥下筋の筋力低下，食事中の易疲労性・起立性低血圧・座位保持困難・集中力低下，味覚・嗅覚の低下，食欲・意欲の低下，学習能力低下など廃用症候群の関与は非常に大きいと考えられ，診断にあたっては常に念頭におくべきである．また安易な絶食は廃用症候群を進行させることを忘れてはならない．

(8) 義歯

種類：金属冠，ブリッジ，部分床義歯，総義歯
適合：入院して義歯をはずしている安静期間が長くなると，口腔内も痩せて，筋力は低下し，義歯の適合が不良になる．適合は，
①引っ張らないと外れないか
②患者自身が義歯が合っていると思っているか
③義歯周囲の舌や頬などの組織との調和をとりながら義歯床面積ができるだけ大きくなっているか
でみる．

管理
①歯垢・歯石が付着しやすいので，毎食後，義歯専用の洗浄剤と歯ブラシを用いて義歯を清掃する．
②義歯床下の粘膜を常に圧迫して血行も悪いので，寝ている間ははずす．
③義歯を支えている歯槽骨は徐々に萎縮・変形してくるので，だんだん合わなくなってくる．がたつきを感じたら義歯安定剤は短期間だけとして，すぐに歯科医を受診する．

2 他の症状との関わり

1）高次脳機能障害

(1) はじめに

高次脳機能障害のみでは致命的な摂食・嚥下の問題を引き起こすことはない．しかし，脳卒中後などの「摂食・嚥下障害」に対するリハビリテーション（以下リハ）をすすめるさいに，高次脳機能障害を合併していると，安全な栄養摂取が困難となるばかりでなく，訓練の効率的な実施が妨げられる．実際には，高次脳機能障害ばかりでなく，急性期では「意識障害」，回復期では「認知症」などを合併することがあり，問題は複雑である．今後，摂食・嚥下リハの基礎的研究，評価・訓練技

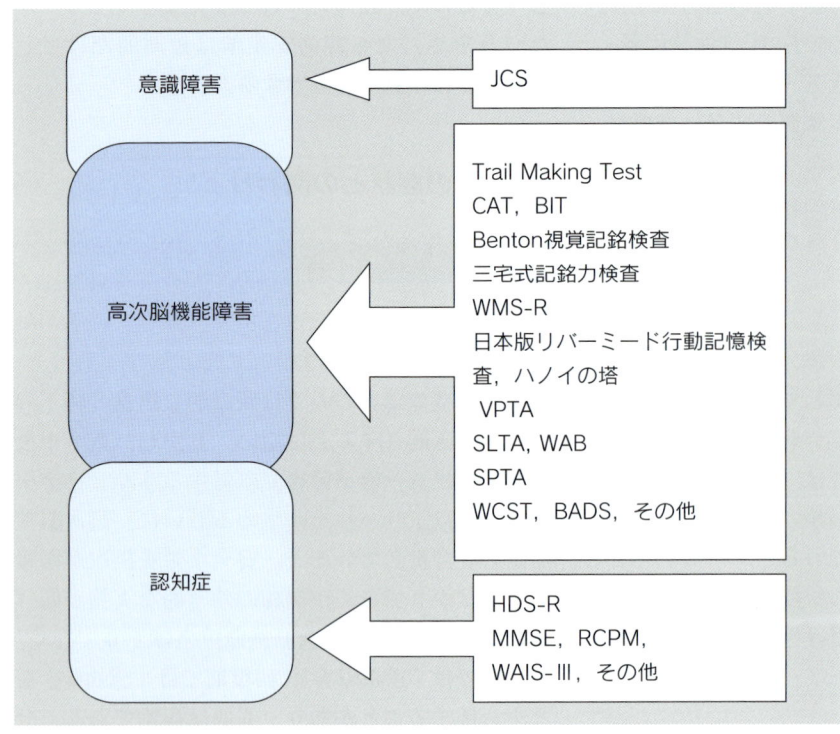

術の進歩，社会的関心の増大，またサービスの充実とともに，「高次脳機能障害」だけでなく，「意識障害」や「認知症」の摂食・嚥下の問題，などを含めニーズは多様化していくものと思われる．

(2) 頻度

脳卒中の「急性期」では，意識障害による摂食困難が比較的高率に発生し，栄養法選択の予後予測に悩むことが多い．広島県のN病院の調査では，2006年4月から2007年3月までの1年間にST処方が出された612例のうち171例（27.9％）に"いわゆる意識障害による摂食困難"がみられたと報告している．岡山県のO病院で行われた同様の調査でも，意識障害の割合が高く，意識障害50例のうち34例（68％）に摂食困難がみられたとしている．また，高次脳機能障害が18例あり，そのなかで3名（16.6％）に摂食困難が認められたという．

これが「回復期」になると，摂食・嚥下に影響を及ぼす問題は複雑となる．香川県のH病院・回復期病棟では，2006年9月から2007年8月までの1年間にST処方が出された患者が79例あったが，摂食に影響を与えた障害について調べてみると（重複あり），割合の多い順に，意識障害13/13（100％），注意障害15/33（45.5％），認知症8/20（40％），失行3/8（37.5％），空間無視4/15（26.7％），記憶障害5/24（20.8％），遂行機能障害1/6（16.7％），失語症1/20（5％）であったとしている．摂食に影響を及ぼす障害に意識障害や認知症のほかに，様々な高次脳機能障害のあることがわかる．

(3) 症状

高次脳機能障害のうち，代表的なものをとりあげ，摂食・嚥下に関係のある症状を述べる．

①注意障害：わずかな刺激に反応し，食事に集中できない．正しい姿勢が保てず，誤嚥・窒息を起こすことがある．

②失行：口腔顔面失行では，顔面・舌・口唇などの運動麻痺がないにもかかわらず，その意図的な使用が困難なために，咀嚼や食塊形成に支障をきたすことがある．観念失行では，箸やスプーン

図1 症状と検査

などの使用が困難となることもある．

③半側空間無視：一側の食べ物を無視し，食べ残しが認められる．

④記憶障害：食事の注意点を指導しても忘れ，「注意書き」を作成しても，その存在を忘れてしまうことがある．

⑤遂行機能障害：行き当たりばったりに食べ，適切な食事摂取がむずかしいことがある．

⑥失語症：意思疎通が困難となり，摂食・嚥下の方法や注意点についての説明が伝わりにくい．

(4) 検査・評価の方法

詳しくは専門書にゆずるが，図1のように必要に応じて，検査・評価を実施する．

(5) 対処法

①注意障害：カーテンを引く，テレビを消すなど注意を集中するための環境を整える．注意機能に直接働きかけるような訓練を同時進行で行う．

②失行：触覚の手掛かりを利用したり，手を持って誘導する．繰り返し誘導することで，口頭指示や動作模倣で不可能であった運動が摂食場面で可能となる場合もある．

③空間無視：テーブルやプレートの上を整理し，注意を促すような目印をつける．

④記憶障害：摂食時に，見えるところに「食事の時の注意事項」を提示し，毎回言語化して確認し，家族や介助者への指導も行う．様々な代償法も利用する．

⑤遂行機能障害：何をどういう順に食べるかを言語化するなど，自己教示法を用いて食事をすすめる．

⑥失語症：残存した言語モダリティ（形式）の活用を行う．コミュニケーションノートなどの代替手段を活用する．

2）発声・構音器官の障害

(1) 発声・構音器官

ヒトの発声・構音（発語）器官は図1のごとくである．このように発声・構音器官は，口腔から喉頭にかけて，多くの部分が嚥下器官と共通しているので，嚥下障害を示す患者はしばしば音声障害や構音障害を伴う．

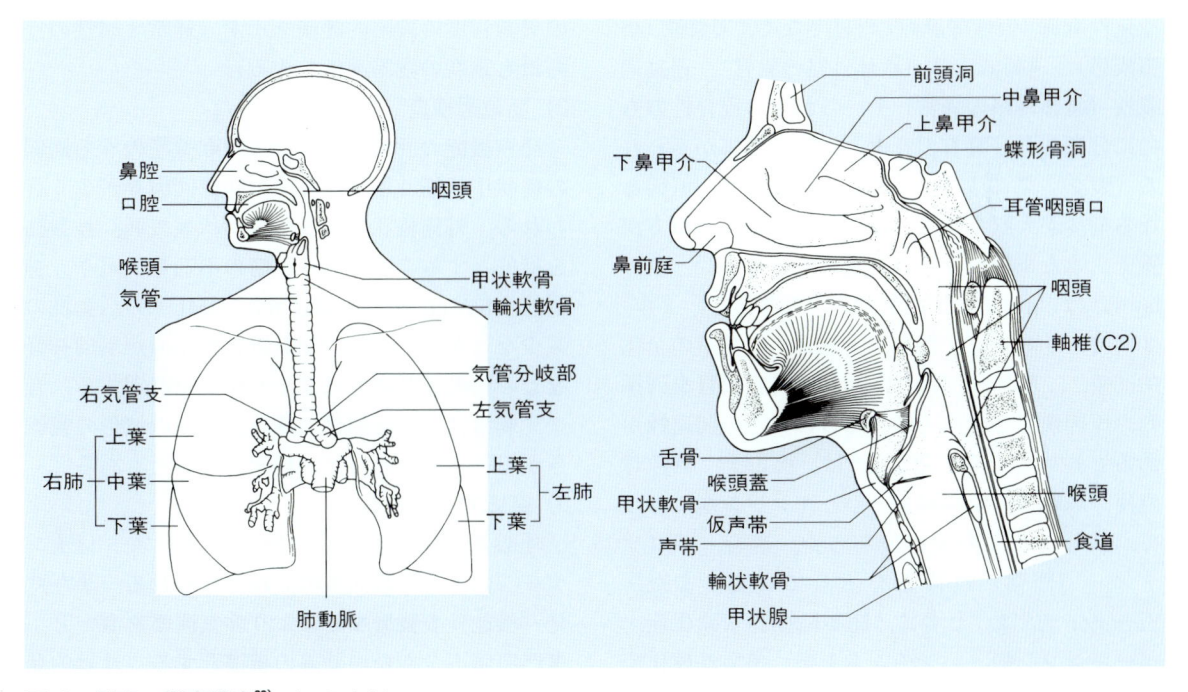

図1　発声・構音器官[20]（一部改変）

表 1　運動性構音障害の定義と症状

- 神経・筋系の病変による発声発語器官の運動障害で起こる，話しことば（speech）の異常．いわゆる"ろれつ"の回らない状態．
- 呼吸，声，共鳴，調音，プロソディー（抑揚，速さ，リズム）などに異常が起きる．飲食物を上手に飲み込めず，誤嚥したり，むせたりする症状（嚥下障害）を伴うこともある．
- 脳梗塞や脳出血，交通事故や労働災害などの頭部外傷，筋萎縮性側索硬化症，脊髄小脳変性症，パーキンソン病（症候群）などが原因で起きる．
- ことばの理解，読み書きなどの側面は障害されない．ただし，失語症や認知症，感情失禁を合併することも少なくない．

(2) 運動性構音障害

　口腔から食道にかけての器質的障害による通過障害などによっても嚥下障害が起きるが，外傷や脳卒中などの疾病により神経学的障害を起こすと，嚥下障害とともにしばしば嗄声や構音障害を引き起こす．嚥下障害と最も関連の深い話しことば（speech）の障害は，従来，麻痺性構音障害（dysarthria）と呼ばれた運動性構音障害（motor speech disorders）の一部と考えられている（表1）．神経系の損傷部位により弛緩性麻痺（球麻痺など）や痙性麻痺（仮性球麻痺）だけでなく，失調性（小脳疾患），運動低下性（錐体外路の異常），運動過多性（錐体外路の異常）や，これらの混合性のものに分類され，特有の音声と構音の障害がみられる（表2）．このような音声・構音障害は，原因となる病変が大脳半球の片側よりも両側にある方が重く，また末梢になるほど重いことが多い．Darleyら[1]は，dysarthriaの異常音声の特徴を，①声，②共鳴，③呼吸，④韻律，⑤調音，⑥発話の全体的印象，に大別し，合計38種類の異常項目を列挙し，原因疾患と音声・構音障害に一定の関連性があると述べている．福迫ら[2]は，疾患を，仮性球麻痺，球麻痺，小脳疾患，パーキンソン病に分けて，話しことばの要素である声，構音，プロソディー（韻律）の特徴を示している．また，Yorkstonら[3]は，とくに，筋萎縮性側索硬化症，パーキンソン病，ハンチントン病，多発性硬化症を取り上げ，それらの個々の疾患ごとに話しことばの障害と嚥下障害について詳述している．

(3) 音声障害の評価

1) 聴覚的評価

　病的音声について日本音声言語医学会[4]は，GRBAS尺度を用いて，嗄声度（G：grade of hoarseness），粗糙性（R：rough），気息性（B：breathy），無力性（A：asthenic），努力性（S：strained）の5属性で段階評価することを提案している．明瞭度を除き，最も重症の場合を"4"とし，正常な場合を"0"とする．評価基準の統一を目的として「嗄声のサンプルテープ」[5]と「麻痺性構音障害の評価用基準テープ」が用意されている[6]．声の高さ・大きさ，話す速さ，話し方，共鳴・構音などの異常を含めて総合的に評価する（表3）．

　粗糙性（R）は，不規則な声帯振動に起因するいわゆるがらがら声で，二重音声（diplophonia）となることもある．気息性（B）は，発声時の声門閉鎖不全による息漏れした，かすれた声をいう．無力性（A）は，喉頭原音が著しく弱いため，いかにも細く弱々しい聴覚的印象となる．努力性（S）は，声帯が硬かったり緊張が強い状態で，無理をしてしぼり出すような声が聞かれる場合の指標である．嗄声度（G）は，これらを総合的にみて嗄声の異常程度の段階的評価を示す（通常4属性のうち最も重度の段階評価とする）．

2) 筋電図検査

　発声機能の評価としては，内喉頭筋のうち両側の輪状甲状筋と甲状披裂筋の筋電図検査がよく行われる．外側輪状披裂筋や後輪状披裂筋，披裂筋を標的とすることもある．筋の不随意放電や，神経筋単位（neuromuscular unit：NMU）の活動性の減少などから，声帯の運動障害の原因が反回神経などの運動神経麻痺によるものかを判別する．音や光刺激による喉頭部の誘発筋電図の波形の複雑さから神経麻痺の有無を検索することもある[7]．

3) 空気力学的検査

　呼吸運動の異常には，肺活量計やストレインゲージによる呼吸曲線の記録が行われる．また，発声機能検査装置などにより呼気流率を測定し，声門閉鎖不全や発声効率の指標とする．連続的発語時の喉頭の効率をより精密に測定するには気孔

表2 運動性構音障害の基盤にあるスピーチに関連した筋の特徴[21]（一部改変）

運動障害性構音障害のタイプ	呼吸器官	舌	口唇	咽喉	口蓋咽頭
〈弛緩性〉 1. 損傷部位 　a）下位運動ニューロン（不特定） 2. 徴候 　a）筋緊張低下 　b）筋力低下 　c）麻痺 　d）萎縮 　e）束攣縮 　f）片側または両側 　g）反射減弱	1. 損傷部位 　a）脊髄（LMNs） 　b）呼吸筋 2. スピーチの特徴 　a）文節が短い 　b）声が小さい 　c）呼気が息切れする	1. 損傷部位 　a）舌下神経（XII） 　b）神経筋の接合部 　c）舌の筋 2. スピーチの特徴 　a）舌音の構音が不正確 　b）舌の交互運動と連続運動が遅い	1. 損傷部位 　a）顔面神経（VII） 　b）神経筋の接合部 2. スピーチの特徴 　a）口唇音が不正確 　b）口唇の交互運動や連続運動が遅い	1. 損傷部位 　a）反回神経と/または上喉頭神経（X） 　b）神経筋の接合部 　c）喉頭筋 2. スピーチの特徴 　a）気息性，嗄声 　b）失声（両側の障害による） 　c）短く突進的で発話の長さは句の単位 　d）呼気時の喘鳴	1. 損傷部位 　a）咽頭神経叢（IXとX） 　b）神経筋接合部 　c）口蓋咽頭筋 2. スピーチの特徴 　a）開鼻声と呼気の鼻漏出 　b）口腔内圧を要する子音が不正確
〈痙性〉 1. 損傷部位 　a）皮質延髄路 2. 徴候 　a）筋緊張亢進 　b）筋力低下 　c）麻痺 　d）典型的には両側 　e）反射異常亢進	スピーチの特徴 　a）文節が短くて変動する 　b）声の大きさの変動が過剰で爆発的	スピーチの特徴 　a）舌音の構音が不正確 　b）舌の交互運動と連続運動が遅い	スピーチの特徴 　a）口唇音が不正確 　b）交互運動や連続運動が遅く，ぎこちない	スピーチの特徴 　a）絞扼，努力性嗄声 　b）文節の長さが短い（呼気流に対する喉頭の抵抗が増す）	スピーチの特徴 　a）開鼻声と呼気の鼻漏出 　b）口腔内圧を要する子音が不正確
〈失調性〉 1. 損傷部位 　a）小脳 2. 徴候 　a）運動のタイミング，範囲，運動力，速度，方向の協調不全	スピーチの特徴 引き伸ばしたり，爆発的なイントネーションで変動する	スピーチの特徴 　a）舌音の構音が不正確 　b）音の引き伸ばしや間隔があく 　c）舌の交互運動や連続運動が遅くて不規則	スピーチの特徴 口唇音の産生に関してのみ舌と同じ特徴	スピーチの特徴 　a）声の大きさが爆発的 　b）ふるえと気息性嗄声	スピーチの特徴 特にない
〈運動低下性〉 1. 損傷部位 　a）黒質 　b）線条体 2. 徴候 　a）筋緊張亢進（固縮） 　b）運動範囲の制限 　c）静止時の振戦	スピーチの特徴 　a）発話が短くなる 　b）声が小さくなる 　c）スピーチが急に途切れる．（沈黙）	スピーチの特徴 　a）舌音の構音が不正確 　b）舌の交互運動や連続運動が遅くて不規則 　c）舌音の産生が短く突進的	スピーチの特徴 口唇音の産生に関してのみ舌と同じ特徴	スピーチの特徴 　a）単調なピッチ 　b）声の大きさが平坦	スピーチの特徴 特にない
〈運動過多性〉 舞踏病 1. 損傷部位 　a）線条体 2. 徴候 　a）変動のある筋緊張亢進 　b）すばやくて痙動する運動 　c）運動範囲の制限 ジストニア 1. 損傷部位 　a）錐体外路 2. 徴候 　a）変動する筋緊張亢進 　b）反復するゆっくりしたツイスト状の運動 　c）運動範囲の制限 アテトーゼ 1. 損傷部位 　a）錐体外路 2. 徴候 　a）変動する筋緊張亢進 　b）ゆっくりでねじれるような運動 　c）運動範囲の制限	スピーチの特徴 舞踏病 　a）声の大きさの過度の変動 　b）力が入った吸気と呼気のためいき アテトーゼとジストニア 　a）搏動的でうなるような声 　b）吸気と呼気時におけるノイズ	スピーチの特徴 失調性の運動障害性構音障害と同じ	スピーチの特徴 口唇音の産生に関してのみ舌と同じ特徴	スピーチの特徴 　a）粗糙性嗄声 　b）声の大きさやピッチのコントロールの変動	スピーチの特徴 特にない
〈混合性〉 ALS 　痙性-弛緩性 MS 　痙性-失調性 特にない	スピーチの特徴 上記の特徴の混合	スピーチの特徴 上記の特徴の混合	スピーチの特徴 上記の特徴の混合	スピーチの特徴 上記の特徴の混合	スピーチの特徴 上記の特徴の混合

表3 麻痺性構音障害評価用紙（日本音声言語医学会）[6]

患者名＿＿＿＿＿＿＿＿　歳　男・女　　評価年月日＿＿＿＿＿＿＿＿
音声サンプル（文・繰り返し音）　　　　　評　価　者＿＿＿＿＿＿＿＿

注意：
1）各項目の評価に当たっては，正常な場合を"0"とし，最も重症な場合を"4"とする．ただし，明瞭度は正常な場合を"1"，最も重症な場合を"5"とする．
2）さらに，各患者の年齢，性に留意して評価する．
3）音声サンプルは，評価項目の各カテゴリー，すなわち音質，声の高さ・大きさ，話す速さ，話し方，共鳴・構音，全体評価，について少なくとも1回以上聞き，評価を行う．つまり，1人の音声サンプルを少なくとも6回聞くことが望ましい．

		項　目	異常の程度（0：正常，±4：最も重症）	備　考
声　質	1	粗　糙　性	0　2　4	
	2	気　息　性		
	3	無　力　性		
	4	努　力　性		
声の高さ・大きさ	5	高さの程度	低 -4　-2　0　2　4 高	
	6	声の翻転		
	7	大きさの程度	小　　　　　　大	テープの場合，評価不要
	8	段々小さくなる		
	9	大きさの変動		
	10	声のふるえ		
話す速さ	11	速さの程度	遅 -4　-2　0　2　4 速	
	12	段々速（遅）くなる	遅　　　　　　速	
	13	速さの変動		
話し方	14	音・音節がバラバラにきこえる	0　2　4	
	15	音・音節の持続時間が不規則にくずれる		
	16	不自然に発話がとぎれる		
	17	抑揚に乏しい		
	18	繰り返しがある		
共鳴・構音	19	開　鼻　声	0　2　4	
	20	鼻漏れによる子音の歪み		
	21	母音の誤り		
	22	子音の誤り		
	23	構音の誤りが不規則におこる		
全体評価	24	異　常　度	0　2　4	
	25	明　瞭　度	1　3　5	

表4 日本語の主な子音一覧

一対の子音のうち，左側が無声子音，右側が有声子音である．ただし，鼻音，はじき音，接近音は，有声音のみを示してある．この他に，異音として [m̥, β, f, v, θ, ð, ɟ, x, ɣ, ɦ, l, ɭ, r, ɺ] などが現れる．また，[s, ʒ] は [ɕ, ʑ]，[w] は [ɯ] とも表記される．

調音法	両唇	歯茎	後部歯茎	硬口蓋	軟口蓋	口蓋垂	声門
破裂音	p, b	t, d		(c, ɟ)	k, g		ʔ
鼻音	m	n		ɲ	ŋ	N	
摩擦音	ɸ	s, z	ʃ, ʒ	ç			h
破擦音		ts, dz	tʃ, dʒ				
はじき音		ɾ					
接近音	(w)			j	w		

付きニューモタコグラフも用いられる．

4）喉頭ストロボスコピー

振動する声帯の動きは，早すぎてそのままでは視覚的に直接観察できない．そのため光源を位相をわずかずつずらして断続的に発光させることにより，声帯のスローモーション運動を観察する*．これにより，左右の声帯運動の対称性，声門閉鎖の有無，両声帯の振幅の大きさや規則性，粘膜波動の有無と大きさ，非振動部位の存在などを検索し，声帯振動の異常を評価する[8]．

5）音響分析

コンピュータと音響分析用のソフトウェアを用いて，基本周期のゆらぎ（jitter）や振幅のゆらぎ（simmer），ホルマント・パターンと雑音成分などを検索する[8]．

(4) 構音障害の評価

1）日本語の音声とその障害

日本語には5つの母音と約30の主要な子音がある（表4）．母音は，口の開き，舌の位置，唇の型（円唇・非円唇）で決まり，子音は，それぞれ調音点（両唇〜声門），調音法（破裂音〜弾音），有声─無声（声帯振動の有無）が異なり，その結果，個々の語音が一義的に決まり，聴覚的に識別される．しかし，発声・構音器官に麻痺や失調，筋活動の低下などがみられると，調音時に，本来の調音点から離れたり，破裂や摩擦のタイミングがずれたり，弱くなったり，あるいは強くなりすぎて，日本語の各音を相互に区別している示差的特徴（distinctive features）があいまいになり，歪み音などの異常が起こる．

2）構音検査

標準的な構音検査は，単音節，単語，文，自発話の検査からなる．あらかじめ単語や構音検査用の例文を用意しておく．検査は，ビデオや音声収録装置（DATやICレコーダー）などで記録する．日本音声言語医学会が提唱している，単音節（109音節）の検査，母音2音節，子音および半母音を含む2音節の検査，単語検査，文章検査からなる麻痺性構音障害者用の構音検査，およびプロソディー（アクセントやイントネーションなど）の検査を利用するとよい[9]．

構音の誤りは，発語をIPA（International Phonetic Alphabet，国際音声記号）を用いて記述し[9]，歪み，置換，省略，付加といった誤りの分類を行い，誤りが発話中にどの程度常に起きているか（一貫性）や，視覚的・聴覚的に正しい調音の手がかりを与えると誤りが改善する傾向があるか（被刺激性）などをチェックする．

3）構音器官の形態と機能の検査

構音器官の形態と機能の異常を検査する（表5）．詳細は，Darleyら[10]などの成書，もしくは麻痺性構音障害者用の発声発語器官検査など[4,11,12]を参照する．嚥下障害と関連の深い着眼点は以下のとおりである．

---

*最近は，超高速のハイスピードカメラを用いて，直接撮影も可能となった．

表5 構音器官の検査[22]

器官	形態	機能
顔面	大きさ 対称性 麻痺・不随意運動の有無	
顎	大きさ 対称性	開閉 左右
口唇	接触 対称性 不随意運動の有無	閉鎖 開閉 突出 まるめ 口角を引く
歯	欠損・過剰 歯列 咬合	
舌	大きさ 対称性 舌小帯	挺出・後退 挺出後退の反復 舌尖の動き（左右・挙上・下降・反転）
硬口蓋	対称性 高さ	
軟口蓋	対称性 長さ 口蓋垂裂の有無	[a:] 発声時の動き
咽頭	咽頭-口蓋間距離	

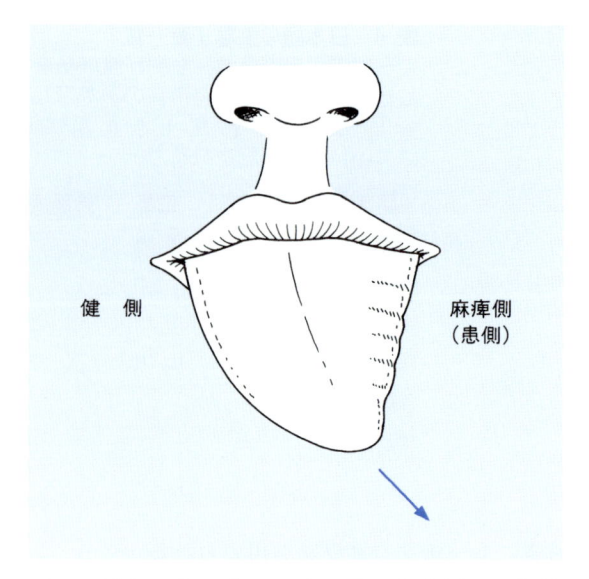

図2 舌突き出し時における舌の麻痺側への偏位（末梢性舌下神経麻痺の場合）

（健側／麻痺側（患側））

a．唇：口唇閉鎖が完全に可能で非対称性がないか，不随意運動がないかをみる．唾液や飲食物が口角などからこぼれてしまわないかもチェックする．両唇閉鎖音 pa 音の連続調音の5秒間の回数を測定する．これは，Babinski の見い出した小脳疾患患者の手の回内，回外連続交互運動障害に由来し，ディアドコキネシス（diadochokinesis）検査[13]と呼ばれているものである．

b．舌：運動麻痺（筋力低下）のため舌突出が困難となったり，突出可能でも麻痺側へ偏位したりする（図2）．萎縮や筋線維束攣縮（fasciculation）の有無もチェックする．舌のディアドコキネシス検査は，舌先の ta 音や後舌の ka 音の連続調音運動の速さと規則性をみる．

c．歯：前歯部に歯牙の欠損や著しい歯列不正があったり，無歯顎であると，s や dz, ts, ʃ, ʤ などの歯～歯茎音の摩擦が異常になり歪み音として産生される．また，義歯の適合不全のため調音運動が阻害されて構音の乱れが起きることもあるので注意する．

d．軟口蓋：しばしば患側の軟口蓋が下垂し，挙上時は健側に偏位する．咽頭後壁の筋が健側に引かれて，カーテン徴候がみられることもある．また鼻咽腔部の筋力低下や不随意運動により鼻咽腔閉鎖不全が起きる．鼻咽腔部は，嚥下運動時に口腔と鼻腔を分離し，飲食物の鼻腔への逆流を防ぐ．嚥下時ほどではないが，口腔内圧を必要とする閉鎖・摩擦音（p, t, k, s など）の子音群（いわゆる pressure consonants）の構音には鼻咽腔閉鎖が不可欠である．鼻咽腔閉鎖不全があれば，声は開鼻声となり子音は歪み，構音は全体に鼻にかかり弱くあいまいな音となる[14]．逆に，このような音声や構音の異常があれば，嚥下障害の可能性を疑うことになる．

(5) 言語療法

音声障害に対する音声外科的手術，パーキンソン病などに対する薬物療法，鼻咽腔閉鎖不全に対する咽頭弁形成術や軟口蓋挙上装置（PLP）などの装着[15]を行う一方で，発声・構音器官に対する直接的な機能訓練を行う．原則として，呼吸，発声，共鳴，構音のそれぞれのレベルで，単音から単語，文，会話と段階的に訓練を進める[16〜18]．拡

大・代償的コミュニケーション手段の利用[19]，患者や周囲の話し方の工夫の指導なども考えなければならない．

3）嚥下障害と発声発語障害の関連

(1) 発声発語（音声・構音）と嚥下の関係性と発声発語評価の意義

①気道消化管 aero-digestive tract

上部消化管と上気道は，同じ場所（口腔〜咽頭と喉頭，上気道は音声生成に関しては声道 vocal tract とも呼ばれる）を共用し，相互が時間的に占有することで，以下の役割を果たしている：①上部消化管は，その感覚運動によって，飲食物や分泌物を効率的かつ安全に胃へと搬送する．②気道は，肺でのガス交換のために空気を出し入れする（呼吸）のに適した管腔を提供し，2次的に呼気を活用して音声（言語）を生成する[1]．

②喉頭と舌 larynx and tongue

嚥下および発声発語で重要な役割をするのが上下気道の関門となる喉頭と口腔内の舌である．

喉頭は，①呼吸，②気道防御，③上体支持，④音声（発声・調音）の働きをする．喉頭は，頸部気道の前面を保護し，吸気時には声帯外転により声門を開き，気道抵抗を下げ，換気の効率を高める．嚥下時には，喉頭閉鎖（喉頭蓋の倒れこみ，声帯・仮声帯の内転）により気道を防御し，さらに喉頭挙上により咽頭腔の加圧に寄与し，喉頭の前方移動により食道入口部開大を促進する．ヒトは身体に力を入れるさいに，上体・体幹を支えるために肺の空気を漏らさないように喉頭を閉鎖する仕組みが備わっている．喉頭は，声帯の振動による発声（音声機能）と声門の開閉調節による調音の働きを有する．

舌は，嚥下時には，食塊の形成と保持，円滑な咽頭への送り込み，舌根後退による咽頭腔の加圧に欠かせない．発語時には，主な言語音（母音と子音）の調音（構音機能）に関与している．

③発声発語評価の意義

上部の消化管と気道は，嚥下機能だけでなく発声発語機能を担っている．この気道消化管に構造あるいは感覚運動の異常があれば，嚥下だけでなく，発声発語にも影響が及ぶ可能性がある．もちろん，嚥下は持続的に大きな力を要求するのに対して，発声発語は高速で正確な運動を要求するもので，根底の異常により双方で問題が表面化するとは限らない．

発声発語の状態は，特別な機器がなくとも，声や語を促し，それを聴取することで評価できる．そのときに，発声発語と嚥下との関連性を知ることで，臨床的に有用な情報を得ることができる．発声発語と嚥下の関連性より，以下の2点が合理的に導かれる：①発声発語の状態を知ることで，嚥下機能（低下）が一部推定できる．②発声発語の変化（改善あるいは悪化）が嚥下機能の向上や増悪を予測させる[2]．

(2) 発声と正常な音声

①声 voice

声は，声帯の振動で生まれる準周期的な音で，音声の中核となる．この声を生成する活動が発声である．声（音声）には，感情を表現する笑いや泣き声，あくびやため息，ハミングや歌唱なども含まれる．咳払いは，喉頭・声帯の活動で生じる音だが，声には含まれない[3]．

②発声 phonation

発声には，次の3つの要素が必要である：①振動体である声帯が表面はやわらかで芯がしなやかな（弾性に富んでいる）状態にあること，②声帯が内転して左右の声帯が接近し声門が適度に閉じた状態をつくること，③呼気が安定的に供給されること[4]．

声門が閉じかつ十分な呼気が供給される（順不同）と，増大した声門下の空気の力（声門下圧，閾値圧 3 cmH$_2$O 以上）によってやわらかな声帯は左右に押されて声門が下から上へとわずかに開く．高速の気流が声門を通過するときの声門部に生ずる陰圧（ベルヌーイ効果）と声帯を押しひろげる力がなくなったことにより声帯のしなやかな芯と膜の戻る力（弾性復元力）で声門は下から上へと閉じていく．この状態で，1秒間に数百回繰り返されるのが，声帯振動である．

発声は，声門を開くあるいは呼気供給を止めると，停止する．上気道の出口を閉じる（ハミング

で鼻をつまむ）と，声門上下圧格差が小さくなり，発声が停止する．声帯を過度に硬くすると声帯は振動しづらくなる．なお，唇を軽く閉じて，息を出すことで，唇を震わせる lip-trill は，声帯振動を擬似的に示し，上記の 3 要素の重要性を教えてくれる[5]．

③正常な音声

　正常な音声は，随意的にいつでも生成され，息継ぎまでは途切れることはない．声は，いい音色をもち，話者が意図的に自らの声の高さや大きさを変えることができ，個人の感情も反映する．

　個人の声は，高さ，大きさ，持続，音色で規定される．声の高さ pitch は，声帯振動数を反映する感覚量である．声帯の振動数は，弦となる声帯サイズ（長さ×厚み）に反比例し，年代と男女差がある．声帯長は女性で約 10 mm，男性で約 20 mm で，振動数は女性で 200〜240 Hz，男性で 100〜120 Hz 程度となる．声の大きさ loudness は，音声強度を反映する感覚量で，発声時の声門下圧に比例する（声門下圧＝呼気流量×声門抵抗）．持続 duration は，音声の時間であり，発声に使用する呼気量と空気を音声に変換する効率によって決まる．音色 tonality は，声質 quality であり，声帯振動時の声門部の状態を反映する．

　ヒトは，声帯を張ることで，声を高くする．生理的声域（下限〜上限・裏声）は，成人で 2〜3 オクターブである．吸気量の増加で肺内圧を高め（声門下圧を上昇させ），声が大きくなる．強い声では，より大きく押された声帯が元に戻る運動が速くなり，結果として声帯振動数が上昇し，声は高くなる．息をたくさん吸えば，呼気量も増えるので，次の息継ぎまでの声の持続が長くなる．声門が開いているとかすれ声，声門をきつく閉じると喉詰め声，声帯をゆるめるとあるいは声門下圧を過度に高めると，声帯振動は乱れてがらがら声や二重声となる．

(3) 発語と正常な構音

①構音 articulation

　構音（発語，調音，構語とも呼ばれる）は，言語音（母音や子音）の並びでつくられた語を生成することである．ヒトが語 word を産生するとき

狭	i		ɯ	closed
半狭	e		o	semi-closed
半広				semi-open
広	a			open
front 前舌	・・・	後舌 back

図 1　日本語の 5 母音とその調音特徴

には，脳内に貯蔵された言語の音素を配置し，その実現のための運動プログラムを神経命令として効果器の筋へと伝達し，運動を実行させる．音素の実現には，運動の制約と実行のエラーが少なからず存在するために，語音はわずかな変異を常に伴って生まれる（異音）．もちろん，異音として実現されても，聴者はそれを標的音として十分に認識できる[6]．

②発語

　発語（音声言語の生成 speech production）は，一連の言語音の時間的・空間的標的 target に適った調音器官（唇，下顎，舌，口蓋，喉頭など）の連続的運動による声道の形状変化が基盤となる．この発語運動は，高速（毎秒 10 音以上）かつ正確さが要求され，出力された音声信号は十分に明瞭で，他者にほぼ了解される品質が保たれている．

　発語には，声道での気流の調節と雑音を伴う無声子音の生成を含むので，発声と同等かそれ以上の呼吸の支持が必要となる．一般に，十分な圧力（肺内圧）5 cmH$_2$O を 5 秒間，持続的に供給（5 for 5）することが，無理のない発語に期待される．発語時には，喉頭，口蓋・咽頭（鼻咽腔），口腔の 3 つの弁の制御によって，声道の抵抗を変えて，気流の分量や方向を調節する．喉頭弁（声門）の閉鎖・開放により有無声音を，口蓋・咽頭弁の開閉により鼻音・非鼻音を，口腔弁の閉鎖・狭め・段階的開放により子音の調音様式（閉鎖音・摩擦音）と母音等の調音を，実現している[7]．

③正常な構音（図 1，表 1）

　言語音は，母音と子音からなる．母音は，連続的音声の機能単位である語の核となり，有声音源に声道全体での共鳴を与えた強い音である．一方，子音は，声道形態の調節により雑音をつくりあるいは共鳴を変化させた音で，定常的な母音と比べて，時間的変化を伴う動的な音（母音よりは

表1 日本語の子音（1989年のIPAに依拠）

調音点	両唇 bilabial	歯茎 alveolar	歯茎硬口蓋 palato-alveolar	硬口蓋 palatal	軟口蓋 velar	口蓋垂 uvula	声門 glottal	
閉鎖音	p/b	t/d			k/g		(ʔ)	stop
摩擦音	ɸ	s	ʃ	ɕ			h	fricative
破擦音		ts/dz	tʃ/dʒ					affricate
鼻音	m	n		ɲ		ŋ		nasal
接近音	w			j				approximant
弾音		r						flap

日本語の音節との対応
p：パ行　b：バ行　t：タ行（タテト）　d：ダ行（ダデド）　k：カ行　g：ガ行　ʔ：促音/Q/(二重子音 [pp][kk][ss])
h：ハ行（ハヘホ）　ɕ：ヒ　ɸ：フ　s：サ行（サスセソ）　ʃ：シ　ts：ツ　dz：ズ
tʃ：チャ・チ・チュ・チェ・チョ　dʒ：ジャ・ジ・ジュ・ジェ・ジョ
m：マ行　n：ナ行（ナヌネノ）　ɲ：ニ　ŋ：ガ行（鼻濁音）　N：ン（末尾の/N/）
w：ワ行　j：ヤ行（ヤユヨ）　r：ラ行　語中の/N/(ン）は後続の子音の調音点に近い鼻音となる

弱い）である[6)8)]．

母音の調音は，口の開き（狭・半狭・半広・広），舌の位置（前舌 front・後舌 back），口の型（非円唇・円唇）で規定される．日本語の母音（**図1**）は，前舌の狭母音/i/（イ），半狭母音/e/（エ），広母音/a/（ア）と後舌の狭母音/ɯ/（ウ），半狭母音/o/（オ）があり，/o/だけが円唇 lip-rounding を伴っている．日本語では，顎位置による口の開きと舌の運動による前後位置が，母音の音響特徴であるホルマント（共鳴周波数）の相対的位置（通称 F-pattern）を規定し，母音の明瞭さを大きく左右する[9)10)]．

子音の調音は，調音点 place，調音様式 manner，声帯振動 voicing の有無で規定される．日本語の子音は，すべて呼気で生成される肺気音で，声道のある場所（声門，軟口蓋，硬口蓋，歯茎-硬口蓋，歯茎，両唇）で，閉鎖や狭めをつくることで雑音をうみ出し（閉鎖音・摩擦音・破擦音）あるいは声道形態を連続的に変化させることで共鳴を切り替えて（接近音あるいはわたり音や弾音）音がつくられる．ちなみに，子音の音響特性は，その生成が動的ゆえに，時間・周波数の2側面で示される[11)12)]．

(4) 発声発語（音声・構音）評価の方法

①基本方略

音声信号は，身体（とくに声道）の状態とその活動を反映するものである．発声発語の評価では，まずは声や発語をよく聴くこと，そして正常と異常な状態を記述することが大切である．さらに，異常な所見を合理的にその背景の問題（原因）について説明することが肝要である．ここでは，代表的な音声所見をいくつか取り上げて，その背景を考えてみる[13)]．

①失声 aphonia：声が出せない状態であり，ささやき声がわずかに聞かれる程度で，声帯振動を伴う有声音源がない発声である．背景には，意識障害に伴う随意運動開始の問題，呼吸・気道障害，喉頭機能低下（声門閉鎖不全）などが考えられる．

②嗄声 hoarseness：声質の異常を総称するもので，気息性・粗糙性・無力性・努力性などの細目が示されている．背景には，声門閉鎖や声帯物性の問題がある．声門が閉じきれないと気流が多く流出し気息性の雑音が生じ，反対に過度の声門閉鎖や声帯緊張により声門抵抗が高すぎると絞扼-努力性の声となる．声帯の大きさ（重さ）や緊張（張り具合い）に左右差があると，振動が非周期的になり，乱れた粗い声になる．声帯が低緊張あるいは呼気が不足すると，弱々しい無力な声になる．

③声量低下 reduced loudness：生成された音声の強度（声の大きさ）が小さい状態で，声や発語を聴取するのが困難な場合もある．背景には，呼気供給の不十分さ（吸気量が不足）あるいは声帯の低緊張や声門閉鎖不全などが考えられる．

表 2　音声資料・課題と聴取評価項目

音声資料・課題	聴取評価項目
○母音の持続発声	声の有無や途切れ，声量低下，嗄声，声の高さ・大きさ
ア・イ・ウ	声のふるえ（ゆらぎ・変動，振戦）＝不安定さ
無関位 3 秒間	開鼻声・閉鼻声，母音の明瞭さ
○文章音読	不明瞭な発語，声量低下，声の高さ・大きさ
『北風と太陽』	発語の途切れ，緩慢な発語，いいよどみ
ふつうのテンポ	平板・単調さ mono-pitch
○自発話	音声言語表出，発語の流暢性と明瞭さ（全体）
独話「休日の過ごし方」	声量低下，発語の平板・単調さ
絵・漫画の叙述・説明	文の構成，語の選択，内容のまとまり
○単音節復唱	個別の標的音の調音運動（操作）
日本語 100 単音節	聴覚的刺激での生成（被刺激性）
○非言語性動作	言語性の動作との対比（乖離）
咳払い，息吹き，口膨らませ	声門閉鎖，F や S の構え，口唇閉鎖
○音声対立・ミニマルペア	発語の明瞭さ（とくに調音の弁別的特性の出しわけ能力）
t−d　天気−電気	母音・子音の 3 要素，喉頭・口蓋咽頭・口腔弁の機能
○最長発声・呼気持続時間	喉頭機能・発声効率，肺活量，平均呼気流量率（推定）
最大吸気，無関位，母音　s/z	口腔気流調節（前提），有無声音の対比（不適・声門抵抗）
○交互変換動作（DDK）	反復動作の正確さ（前提），速さ（反復率）・規則性
口腔　pataka	p 唇・顎，t 舌先・顎，k 舌背・顎の協調・高速運動
喉頭　ha ha ha …	声門開閉の高速動作，無声化・連続（不分離）

④開鼻声：口音（非鼻音，とくに母音）の生成時に過剰な鼻腔共鳴がある状態で，口蓋咽頭弁（鼻咽腔）閉鎖不全で起こる．開鼻声では副次共鳴による damping（マイナスの音響効果）により音量も低下し，発語の明瞭度も低下する．

⑤不明瞭な発語 unintelligible speech：語音の調音が不正確で，十分に了解できない連続的発語で，いわゆる呂律の回らない状態である．最も重要な調音器官である舌の運動（範囲・速度）制限（筋力低下や過大・過小な筋トーンによる）が，多くの場合に主な原因となる．他には，顎や唇，口蓋帆の運動制限，喉頭での有無声調節の問題も，明瞭度の低下に関与する．

⑥緩慢な発語 slow speech：発語が標準的な音声のペースである毎秒 10 音超をかなり下回り，時に途切れ途切れ（断綴的）や開始困難（躊躇）を伴う状態である．背景には，調音器官の運動制限があり，発語運動を遅くすることで発語の明瞭度を保つという「代償」行動であることもある．また，過度に発語とその正確さを意識するあまり，運動が緩慢で発語が滞ることもある（第二言語や特殊・緊張場面）．

②音声資料・課題と聴取評価項目（表 2）

目標とする音声特徴（所見）を効率的にとらえるためには，適当な音声資料・課題を用意する必要がある．母音の持続発声では，声（有声音源）の有無や途切れ，声のふるえ（不安定さ），嗄声，開鼻声，母音の明瞭さが評価できる．文章音読では，声と発語の総合的評価，不明瞭な発語，緩慢な発語，平板な抑揚（声の高さの単調子）などが，評価できる．独話や絵・漫画の叙述・説明では，自発的な音声言語表出の側面を観察できる．単音節は，現実の連続的発語からは乖離しているが，個別の標的音の調音運動（操作）に関しての観察が可能である．同様に，非言語的な動作（咳払い，息吹き，口膨らませ）は，言語性の課題での問題（失行などによる）を吟味するのに適当である．語・文の了解度（発語の明瞭さ）や標的音生成の正確さを評価するには，音声対立・ミニマルペアを用いた語・文を用意するとよい．

最大能力試験として，機器を使うものとして舌圧・唇圧の計測があるが，まだ一般的ではない．機器を用いない代表的音声機能検査には，最長発声持続時間（MPT）計測と口腔・喉頭の交互変換動作（diadochokinesis：DDK）がある．MPT は，

表 3 音声所見と嚥下に関する意味づけ

音声所見　findings	嚥下に関する意味づけ
○失声 aphonia	意識・覚醒レベル低下　随意運動の発動困難
	言語（高次脳機能）障害　マイナス要因
○声の途切れ voice break	喉頭ジストニー　嚥下運動制限・気道防御不全
○嗄声 hoarseness	喉頭・声帯レベルの異常（とくに喉頭麻痺）
気息性 breathy	声門閉鎖不全・声帯低緊張　気道防御不全
努力性 strained	声門抵抗増強・声帯過緊張　嚥下運動抑制
粗糙性 rough	声帯 mass/tension 左右差　気道防御不全
無力性 asthenic	声帯低緊張・呼気制限　気道防御不全
湿性 wet　うがい様 gargling	喉頭内の唾液等の貯留（疑い）　気道防御不全
○声量低下 reduced loudness	呼気制限・声帯低緊張　気道防御不全
○開鼻声 hypernasality	口蓋咽頭（鼻咽腔）閉鎖不全　咽頭圧縮不足，鼻腔逆流
○不明瞭な発語	顎の開閉運動制限・両側　咀嚼・食塊形成・保持困難
unintelligible speech	舌の切除・再建　食塊形成・保持・送り込み困難
	舌の前後運動の制限　送り込み不良
	舌の動き・構えの拙劣さ　食塊形成・保持・送り込み困難
	口唇閉鎖不全　捕食困難，口外流出
	鼻咽腔閉鎖不全　咽頭圧縮不足，鼻腔逆流
	喉頭有無声調節不良　気道防御不全
○緩慢な発語（話速度低下）	口腔調音運動の制限　食塊形成・送り込み不良
slow speech	不随意運動・ジスキネジア　嚥下時口腔開放による咽頭残留

最大吸気の後で無関位（楽な声の大きさと高さ）での母音発声を息がなくなるまで続ける課題で，3回試行の最大値を採用する．MPTは，声の空気力学的検査のひとつで，呼吸に問題がなければ，発声効率（発声時に消費する空気量：MPT＝肺活量VC/平均呼気流率MFR）を示すとされている．口腔DDKでは，/pa/，/ta/，/ka/の最高速反復により，顎と口唇・舌先・舌背での閉鎖・開放運動の適切さと速度・規則性が評価できる．喉頭DDKでは，/ha/の最高速反復により，声帯の内転・外転運動の適切さと速度・規則性が評価できる．

③音声所見と嚥下に関する意味づけ（表3）

音声（異常）所見より，ほぼ正常に保たれている機能と低下している機能を知ることができ，嚥下時の運動困難を予測することもできる[2]．失声，声の途切れ，嗄声は，いずれもが喉頭機能の低下を示し，嚥下時の気道防御が問題となりうる．開鼻声は，口蓋咽頭弁の閉鎖が不十分で，咽頭腔の遮断と加圧に支障が出る可能性がある．一方，不明瞭な発語や緩慢な発語は，主に口腔の運動制限を示し，食塊の形成と咽頭への送り込みが問題となる可能性が高い．もちろん，正常な声や発語は，喉頭および口腔の運動が比較的保たれている

ことを示すが，前述の通り，嚥下では持続的な強い力が要求され，食道入口部の開きや喉頭の上方・前方運動など，発声発語時にはみられない活動もあり，感覚入力による反射という咽頭嚥下の制御も含め，すべてが予想できるものではない．

(5) 発声発語の異常性と音響分析による運動の推定

声や発語の異常は，聴覚的に評価するだけではなく，音響分析による定量化が可能である．音響分析では，喉頭・声帯レベルの緊張度とその変化，口腔調音の運動範囲と運動速度を推定することができる．なお，音響分析の結果と声道およびその運動との関連性は，すでに多くの研究で実証されている[9)〜11)]．

①音声の異常

失声は，波形の振幅は小さく，周期性がなく，スペクトログラムでは広帯域分析で周期的成分が，狭帯域分析で基音成分が観察されない．声の途切れは，持続的な有声音成分（波形での周期性をもった大波，スペクトログラムでのボイスバー）が途絶える．声のふるえは，pitchやenergyの軌跡で観察でき，音声振戦では3〜8 Hzの周期的な

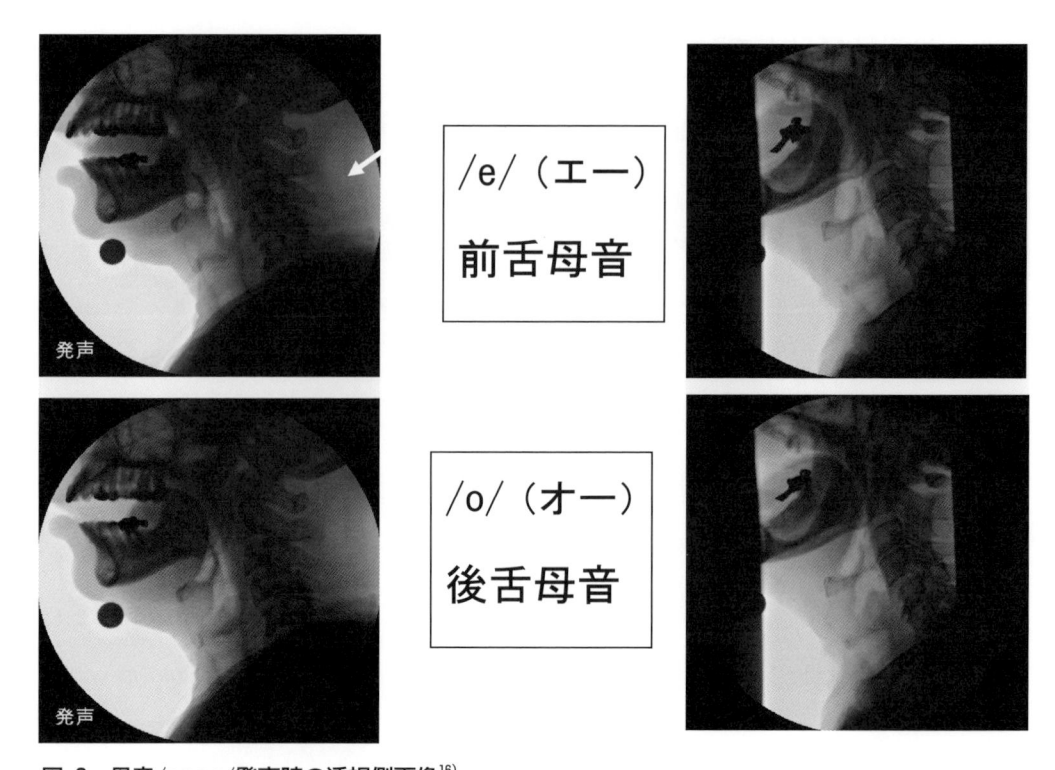

図 2　母音/eoeo/発声時の透視側面像[16]
　舌根の変位量（mm）は，発語明瞭で舌運動良好な症例（左）では 18.8 mm，発語不明瞭で舌運動不良な症例（咽頭残留あり）では 3.3 mm であった

上下動が確認できる．話声位と生理的声域は，pitch 分析によって，声の平均あるいは下限・上限より得られ，喉頭調節能力を反映する．

気息性嗄声では，雑音成分が多く，スペクトログラム上で母音ホルマント間でさえ雑音成分がみられる．気息性と無力性嗄声では，倍音成分が減弱化して，スペクトル傾斜が急になり，スペクトログラム上で第 3 ホルマント以上があまり際立ってみられない．

開鼻声では，母音の第 1 ホルマントが低く，2 KHz 以上でホルマント強度が減衰している．全体の音量も小さくなる．

② 構音の異常

不明瞭な発語は，不正確な母音と子音に分けてとらえるとよい．不正確な母音では，口の開きと舌の前後位置が不適切である可能性が高い．母音は，ホルマントの相対的位置（F-pattern）によって規定され，口の開きは第 1 ホルマント（F1），舌の前後位置は第 2 ホルマント（F2）が対応して変化する．F1 は，口を開くと上昇し（たとえばエ→ア），閉じると下降する（たとえばエ→イ）．F2 は，舌を前方に移動すると上昇し（たとえばオ→エ），後方に移動すると下降する（たとえばエ→オ）．不明瞭な母音では，近接する母音間で口の開きと舌の位置に関して際立った違いがないため，音響空間 F1～F2 で母音の面積が狭小化し，お互いの F1 値や F2 値が接近していることが確認できる[10]．

不正確な子音は，口唇の閉鎖（両唇音 pbm）の不適切さ，舌・口蓋での閉鎖や狭めの不適切さ（舌先 tdn, 舌面・舌背 kg），舌の形状変化（s ʃ ɕ），舌先の弾き（ɾ）など，調音様式に関するものがある．閉鎖が不十分だと，無音区間がなくなり，ノイズバーストが消失するなど，閉鎖と開放に伴う音響特性がみられない．また，口腔運動の制御が不良であると，標的音でみられる時間・周波数特性が失われていることが確認できる．一方，調音点のズレ（とくに舌音）は，周波数帯域が標的音のそれから逸脱することが観察できる．たとえば，[su] スが [ʃu] シュに置き換わって聴取され

るとき，おそらく調音点が後方になっており，主な音響スペクトル成分が低い周波数帯域（4.0 KHz→2.5 KHz）にあることが確認できる．

緩慢な発語では，発語の持続時間が延長し，ホルマント遷移の割合（ホルマント変化量÷時間）が小さくなる．他には，平板な単調子の発語は，pitchやenergyの軌跡に変化幅が乏しく，正常例の持続発声でみられる安定性を示している．

なお，語音は，各々が特有の強さと周波数帯域をもっている．母音は子音よりも強く，母音では広母音は狭母音よりも強い．子音では，鼻音・わたり音が強く，次いで摩擦音，小さいのが閉鎖音である．周波数域は，母音と多くの子音が低周波数に分布し，ごく一部の子音（s）で高周波数（5 KHz超）にある[14]．

(6) EOEO-Studyの結果と展望

発声発語と嚥下機能との関係を知るために，臨床例（成人の脳損傷患者）での発語エオエオ（/eoeo/とテコテコ/tekoteko/）時の音声および透視画像と嚥下造影の所見と嚥下機能評価を求め，両者の関係と予測性（音声から嚥下機能）について調べた[15]．

Study（1）

嚥下障害疑い25例（うち1例は全失語で発語なし）を対象に，嚥下障害の有無・特徴と発声発語の所見との関係を調べた．その結果，発声発語不良18例の全例で嚥下障害あり，発語良好6例のうち2例で嚥下障害あり・4例でなし．発声機能低下（失声・嗄声・声量低下）15例中11例で誤嚥あり，発声良好9例中2例に誤嚥あり．共鳴調音不全（開鼻声・調音不明瞭）17例中，送り込み困難16例，咽頭残留12例，共鳴調音良好9例中6例で送り込み困難，6例で咽頭残留あり．構音障害あるいは口腔期嚥下障害の例では，/eoeo/の第2ホルマント変化量（0.1秒間）が減少していた．以上より，発語の異常と嚥下障害には関連性があり，発語による嚥下機能の推定は可能である．ただし，発語異常がないにもかかわらず嚥下障害を有する症例もいたことから，他の評価手段（問診，観察）と組み合わせることで，嚥下機能の推定をより確実に行うことができるであろう．

Study（2）

2回以上嚥下造影検査を受けた30例，2時点での摂食状況により3群に分け，発声発語で比較した．その結果，経管から経口（改善群）14例中，発語なしから発語ありに変化8例，発語あり6例中音声改善3例．経口のまま変化なし10例．経管のまま変化なし6例中，発語なし3例，声量低下2例，調音不良1例．以上より，発語がない症例で発語が出る，あるいは音声の改善がある症例では，嚥下機能の改善が期待できる．一方，発語がないまま，あるいは音声に変化がなければ，嚥下機能に改善がない可能性が高い．したがって，発語および音声の観察が嚥下機能の予測に有用である．

一連の研究により，①発声発語の状態を知ることで，嚥下機能（低下）が一部推定できる．②発声発語の変化（改善あるいは悪化）が嚥下機能の向上や増悪を予測させる．

造影画像の分析により，嚥下の問題（誤嚥や咽頭残留）と運動の異常との関連性を理解することができる．同様に，造影により発声発語時の運動の観察もできるので，嚥下造影検査のプロトコールに発声発語課題をひとつでも盛り込むと良いだろう．たとえば，咽頭残留のある症例とない症例で/eoeo/発声時の舌の前後運動を調べた結果，咽頭残留のある症例で舌の前後運動が制限されていた（図2）[16]．こういった症例では，舌運動の向上を目標とした訓練が嚥下機能の改善につながることが予想される．

(7) 発声発語訓練による嚥下機能の向上

発声発語と嚥下は，いずれも随意的運動が起点となる口腔・咽喉頭を共有する活動で，正常では環境変化に対して適応的である[17]．いずれも道具を共有する機能であり，一方への働きかけが根底となる能力を高め，結果として他方への訓練となることが期待できる．ただし，発声発語 speakingは，連続的運動で，時間・空間的標的への正確な運動，高速，耐久性が要求される[18]．一方，嚥下 swallowingは，定型的運動で，低速ながらも高筋力，持続的収縮による姿勢（運動位置）保持が求められる．要求される運動にはこういった違い

はあるものの，発声発語を促進する訓練（リハビリテーション）が嚥下機能の改善にも役立つ可能性がある．もちろん，嚥下特有の強い力とその持続性を高めるために，従来の方法を多少は変える必要がある．

以下，発声発語の訓練（基礎・実用）を示す．いずれも，十分な訓練量がその目標とする効果を十分に得るために欠かせない[19]．なお，一部の訓練方法は，その効果がすでに実証されている（後述の文献を参照せよ）．

① **深い吸気（息）と強い・長い呼気（息）deep and forced breathing**

仕組み：意図的に呼吸運動を操作し，呼吸運動の大きさと安定性を高める

ねらい：①嚥下（困難）時の無呼吸（時間のズレや延長）の安定的な維持，②気道異物（誤嚥物や痰など）の喀出能力の向上

標　的：横隔膜や胸郭の運動性，呼吸器の弾性，呼気保持，呼気努力（強制呼気）

方　法：①普通に吸う，ゆっくりと深く吸う，素早く深く吸う，②ゆっくりと吐く，一気に吐く，一旦息を止めてから吐く，③リズミカルに，腹をへこませながら，息を吐く（発声訓練：アクセント法*の基本的内容）[20]

成果指標：呼気持続時間，ピークフロー，1秒率，頚部・体幹の姿勢・緊張，腹部のふくらみ・へこみ（Respitrace での計測）

（註）*アクセント法で用いられるリズミカルな呼息も腹筋・腹部を中心とした呼吸で，頚部・喉頭の緊張を軽減する．咳のための呼気供給を支持するとも考えられる．

② **声門閉鎖強化 enhancing glottal closure**

仕組み：いろいろな活動により声門閉鎖と息こらえを誘発する

ねらい：①喉頭閉鎖（声帯・仮声帯）による誤嚥防止，②息止め（嚥下性無呼吸）の促進と咳の強化

標　的：声帯の内転による声門閉鎖

方　法：push-pull exercise（椅子を持ち上げる，両手を合わせて引き合う等，上体に力を入れた状態の維持）[21]，硬起声，頭部挙上訓練 head raising exercise（仰臥位での頭部挙上が困難であれば座位での抵抗運動で代用する）[22]

成果指標：母音の持続発声での有声音源（音響分析での周期的波形やボイスバー），嗄声（気息性），電気声門図 EGG 接触指数，内視鏡・エコー・X線透視で観察される声帯運動・声門状態

③ **リーシルバーマン法（LSVT®）[23]**

仕組み：もっと大きな声 louder での発語で，呼気流量 Flow の増加により声門閉鎖不全例での有声音源が増え，発語の区切り phrasing を併用すること（大きな声での発声で呼気を多く使用する副産物とも考えられる）で，発語明瞭度を向上させる

ねらい：声門閉鎖と呼吸機能の向上による気道防御の支持

標　的：呼気・発声努力，声門閉鎖

方　法：母音の発声で大きな声を出す，120%の努力 effort で実施，集中的訓練（10週，40回以上），発声から機能的な発語単位である短い語句へと移行

成果指標：母音発声時の呼気流量率，声門下圧（口腔内圧による推定），音声基本周波数，音声強度（SPL），最長発声持続時間（MPT）

④ **誇張した発語運動 exaggerated speech movements（Bigger）**

仕組み：誇張した調音運動（長く・強い発語）Bigger により口腔（顎・唇・舌）・咽喉頭の運動を増強させる

ねらい：口腔・喉頭運動の拡大することで，咀嚼・嚥下時の運動と構え（姿勢）の保持を可能とする

標　的：口腔器官の運動性（運動範囲と構え保持）の拡大

方　法：母音の連続（舌前後/eoeo/：エオエオ→エーオー，口の開閉/aiai/：アイアイ→アーイー）や促音を含む語（例えば，/p/：一杯，/t/：一帯，/k/：一回）を，テンポは遅く（1秒間に2音程度）を，運動を大きく，誇張して発声させる．音声が不明瞭あるいは運動が不十分の時には，やり直しをさせる．ちなみに，「エッ？」と聞き返すことでより大きな発声発語運動が誘発できる．

成果指標：標的器官・部位の運動変位量の計測（ビデオ・レーザー光線），音響分析によるホルマ

ント変化量（dF2 舌前後運動，dF1 口の開閉運動），閉鎖区間の持続時間，pbm 調音時の口腔内圧

⑤非言語性動作 non-speech movements
　仕組み：習慣化されていない非言語的動作（悪習慣がない）から発声発語運動を再構築する
　ねらい：非言語的動作とその維持（構え）により口腔・咽喉頭の活動を正常化させる
　標　的：口腔・咽喉頭の運動要素（口の閉じ，舌の動き，舌の構え，声門の閉鎖）の適切さ
　方　法：頬ふくらませ（p/b），舌先の挙上（t/d），舌面の構え（s），声門の閉鎖（?）L-DDK
　成果指標：動作とその維持（構え）の適切さ，複数回試行の安定性（変動）

⑥明瞭度ドリル intelligibility drill
　仕組み：音声標的を適える発語運動をくり返すことで円滑な口腔・喉頭運動が得られる
　ねらい：有意味の最小対語（ミニマル・ペア）の発語により，口腔・喉頭運動の正確さを向上させる
　標　的：口腔・喉頭の調音運動（口の閉鎖，舌の動きと構え，鼻咽腔の開閉，声門の開閉）
　方　法：最小対語（ひとつの音素の違いを持つ語の組み合わせ）を用意し，調音要素を適切に区別する明瞭な音声を生成させるようなドリル（自主学習）を行わせる[24]
　成果指標：発語明瞭度（了解エラーの少なさ），調音運動の適切さ

⑦舌の抵抗運動 resistive tongue movement[25]
　仕組み：等尺性筋収縮を要求する抵抗運動により舌の筋力を増強させ，かつ舌の容量も増大させる
　ねらい：舌の筋力増強により，舌による食塊の送り込みや口腔咽頭閉鎖を支持する
　標　的：舌の筋力（舌の運動範囲と運動速度の拡大）
　方　法：口蓋に舌を押しあてる，口腔内に挿入された舌圧バルブに舌を押しあてる
　成果指標：口蓋に付けた圧センサあるいは口腔内に入れた圧力バルブで感知・計測される圧力（KPa）
　（註）筋力の増強は運動の範囲や速度の向上につながるが，筋力増強訓練だけで機能の改善を得ることは難しい[26]ので，実用的な訓練が欠かせない

⑧ブローイング blowing
　仕組み：口から呼気を出す活動により口蓋帆挙筋・張筋の活性化が促進される（鼻咽腔閉鎖に寄与）
　ねらい：呼気を口腔に出す活動で鼻咽腔閉鎖を促進し，嚥下時の咽頭圧縮を支持する
　標的：口蓋帆挙上・上咽頭括約による鼻咽腔閉鎖
　方法：口から持続的に（強く）呼気を吐き出す，ストローを口に咥えて（コップの中の水を）吹く
　成果指標：ピークフロー（鼻クリップあり—なし），口腔・鼻腔からの呼気流量（比），Nasalance（口と鼻から放射された音響信号の音圧比）

　以上のような，発声発語の訓練は，神経系の可塑性 neural plasticity（随伴する行動の変化をもたらす神経基盤の変化や適応で，訓練や環境の手がかり，経験や加齢，損傷や疾患への反応として起こるもの）により嚥下運動（随意的運動，嚥下反射あるいは咽頭嚥下反応）の改善をもたらすものと考えられる．近年 Kleim and Jones（2008）は[27]は，神経系の可塑性の 10 原則を示し，これをもとに Robbins 他（2008）が嚥下障害のリハビリテーションとの関連性を指摘している[28]：①使わないと失う（廃用）Use it or lose it，②使えば上手くなる Use it and improve it，③経験に基づく特異性 Specificity，④持続的な練習（反復）Repetition matter，⑤変化を生み出すに十分な強度の練習 Intensity matter，⑥十分な練習（時間）Time matter，⑦実用的な内容を交えた練習 Salience matter，⑧年齢 Age matter，⑨移転 Transference，⑩阻害 Interference．

　十分な効果を得るためには，リハビリテーション方法の意味づけとその作用原理を認識し，その内容と実施にあたることが大切である．脳科学者の小泉英明氏は，「リハビリテーションは，神経系の再編成である．」と述べている．そこでは，治療者は教師（コーチ），患者は生徒（選手）となり，学習（教育）が行われる[29]．運動の学習には，モデルの提示，たくさんの練習（機会），試行錯誤，結果のフィードバック，が欠かせない[30]．その過

程でよく行われる，手本を示し，それをよく見せ（能動的に見ることを促す），真似させるというリハビリテーションあるいは教育の基本的な方法は，Mirror neuron の知見からも見直すべき重要な訓練の方法であろう[31]．

4）その他の身体所見

(1) 摂食機能障害における運動機能評価

脳血管障害，神経筋疾患，脳腫瘍，頭部外傷などの疾患は，摂食・嚥下機能（以下摂食機能）障害の発症頻度が高く，その疾患の多くは同時に運動機能障害を発症する．また長期臥床など安静による廃用症候群や健常高齢者における加齢に伴う運動機能低下など，運動機能は摂食機能と関連が強く，これらを把握し摂食機能療法を行うことは重要である．

1）可動性の評価
①関節可動域測定

摂食機能に関連する評価として頭頸部・体幹の関節可動域（以下 ROM：range of motion）が重要である（表1，図1）．また食事動作を考えた場合に肩甲帯周囲や肩関節から手指までの上肢のROM も重要となってくる．ROM 制限の発生要因として年齢，罹患期間，日常生活活動能力などが示されている．60歳代以上の高齢者で ROM 制限が比較的大きい部位は，肩関節屈曲，外転，外旋・内旋，肘関節伸展，手関節掌屈であり，加齢に伴い体幹の回旋可動域も低下すると報告されている[3]．また脳血管障害では麻痺が重症なほど関節可動域制限の発生やその程度が著しいという報告がある[4～6]．とくに胸郭の柔軟性は誤嚥時の誤嚥物喀出に大きく影響するので胸郭独自の動きには注意する（図2）．

②筋力評価

筋力評価としては機器を使用したものもある

表1 頸部・体幹の関節可動域[26]

部位名	運動方向		参考可動域角度	基本軸	移動軸	測定肢位および注意点
頸部	屈曲（前屈）		60°	肩峰を通る床への垂直線	外耳孔と頭頂を結ぶ線	頭部体幹の側面で行う 原則として椅座位とする
	伸展（後屈）		50°			椅座位で行う
	回旋	左回旋	60°	両側の肩峰を結ぶ線への垂直線	鼻梁と後頭結節を結ぶ線	
		右回旋	60°			
	側屈	左側屈	50°	第7頸椎棘突起と第1仙椎の棘突起を結ぶ線	頭頂と第7頸椎棘突起を結ぶ線	体幹の背面で行う 椅座位とする
		右側屈	50°			
胸腰部	屈曲（前屈）		45°	仙骨後面	第1胸椎棘突起と第5腰椎の棘突起を結ぶ線	体幹側面より行う．立位，椅座位または側臥位で行う．股関節の運動が入らないように行う．
	伸展（後屈）		30°			
	回旋	左回旋	40°	両側の後上腸骨棘を結ぶ線	両側の肩峰を結ぶ線	座位で骨盤を固定して行う
		右回旋	40°			
	側屈	左側屈	50°	Jacoby線の中点に立てた垂線	第1胸椎棘突起と第5腰椎の棘突起を結ぶ線	体幹の背面で行う 椅座位，または立位で行う
		右側屈	50°			

が，一般的には徒手筋力検査法（以下 MMT：Manual Muscle Testing）を用いることが多い．MMT とは，抵抗あるいは重力に抗して収縮する筋または筋群の筋力を測定し，目的としている筋の運動機能を評価する検査法である[2]（**表 2**）．MMT の結果を分析することで筋群間のバランス状態，拘縮や関節可動域の制限因子の把握が可能となる．

③片麻痺運動機能評価

脳疾患で片麻痺を合併した患者の共同運動をみる評価では一般的にブルンストローム片麻痺テスト[7]（以下 BST：Brunnstrom recovery stage test）が使われているが，最近では脳卒中機能障害評価法[8]（以下 SIAS：Stroke Impairment Assessment Set）も使われるようになってきた．BST は共同運動の変化を脊髄レベルの現象とみなしており，片麻痺の回復過程で連合運動がみられる時期に注目して，回復段階を 6 段階に分けている（**表 3**）．

(2) 摂食機能障害における姿勢評価

摂食・嚥下を円滑に行うためには摂食・嚥下機

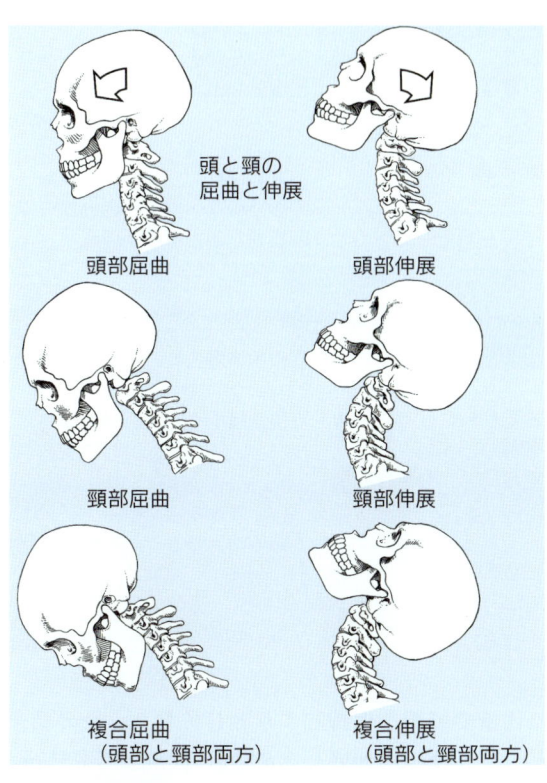

図 1 頭頸部屈曲・伸展[2]

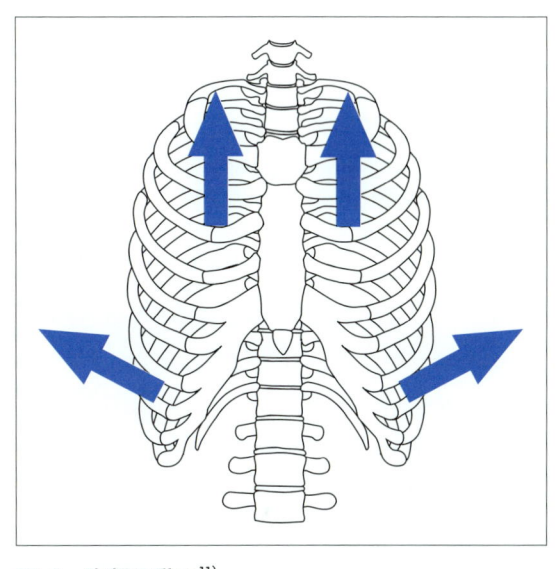

頭部屈曲　頭部伸展
頸部屈曲　頸部伸展
複合屈曲（頭部と頸部両方）　複合伸展（頭部と頸部両方）
頭と頸の屈曲と伸展

図 2 胸郭の動き[11]
呼吸運動のさい，吸気時に上部胸郭は前後径が拡大し，下部胸郭は横径が拡大する

表 2 徒手筋力テストの 6 段階判定基準[2]（一部改変）

正常，Normal（N）	5	運動範囲を完全に動かしうる能力のある場合にのみ与えられるべきで，最大の抵抗を加えてもそれに抗して最終運動域を保ち続けうる場合にのみ与えられるべきである
優，Good（G）	4	重力に抗して運動範囲全体にわたり運動を完全に行うことができると同時に，テスト肢位をくずされることなく強力な抵抗に対抗しうる筋群を意味する
良，Fair（F）	3	重力の抵抗だけに対抗して運動範囲を完全に終わりまで動かしうる筋や筋群を指す．テストする筋が重力に対抗して完全運動範囲を動かせるが，抵抗を加えられれば，その抵抗がどんなに弱いものであっても運動が妨げられ動かせないものを意味する．
可，Poor（P）	2	重力の影響を最小にした肢位でなら運動範囲全体にわたり完全に動かしうる筋を意味する
不可，Trace（T）	1	テストする運動に関与する 1 つあるいはそれ以上の筋群に，ある程度筋収縮活動が目に見えるか，手で触知できる程度のものを指す
ゼロ，Zero（0）	0	触知によっても視察によっても全く無活動のものをいう

表 3　Brunnstrom recovery stage test[7]（一部改変）

Stage	概念	上肢	手指	下肢
Ⅰ	随意運動がみられない	弛緩性麻痺	弛緩性麻痺	弛緩性麻痺
Ⅱ	共同運動が一部出現　連合反応が誘発される	上肢のわずかな随意運動が可能　わずかな屈曲共同運動が可能　わずかな伸展共同運動が可能	自動的趣旨屈曲わずかに可能　全指屈曲がわずかに出現	下肢のわずかな随意運動が可能　わずかな屈曲共同運動が可能　わずかな伸展共同運動が可能　健側股内外転抵抗運動によるRaimiste 現象が出現
Ⅲ	十分な共同運動が出現	座位で肩・肘の同時屈曲，同時伸展が可能　明らかな関節運動を伴う屈曲共同運動が可能　明らかな関節運動を伴う伸展共同運動が可能	全指同時握り，鈎形握り（握りだけ）伸展は反射だけで，随意的手指伸展は不能　全指屈曲で握ることが可能だが，離すことは不可	座位・立位での股・膝・足の同時屈曲が可能　明らかな関節運動を伴う屈曲共同運動が出現
Ⅳ	分離運動が一部出現	腰の後ろに手を持ってゆくことが可能　肘伸展位で肩屈曲 90 度が可能　肘屈曲 90 度での回内・回外が可能	不十分な全指伸展が出現　横つまみが可能で母指の動きで離せる	膝を 90 度以上屈曲して，足を床の後方にすべらせることが可能　踵接地での足背屈が可能
Ⅴ	分離運動が全般的に出現	肘伸展回内位で肩外転 90 度が可能　肘伸展位で手を頭上まで前方挙上が可能　肘伸展肩屈曲 90 度での回内外が可能	対向つまみが可能　随意的指伸展に続く円柱または球握りが可能　全可動域の全指伸展が可能	立位股伸展位での膝屈曲が可能　立位踵接地で足背屈が可能
Ⅵ	分離運動が自由にできる．やや巧緻性にかける	ステージⅤまでの課題すべて可能で健側と同程度にスムーズに動かせる	ステージⅤまでの課題すべてと個別の手指運動が可能	下腿の内・外旋が，足の内・外返しを伴って可能　立位で股外転が可能

　能のみではなく，姿勢保持など頸・体幹機能や呼吸機能が重要となる．食事動作まで言及すると上肢機能まで必要となってくる．嚥下・呼吸筋群は多くは頸・体幹に存在し，それぞれの筋は嚥下・呼吸運動以外（非嚥下・呼吸活動性）にも姿勢固定に働き，姿勢反射などの影響を受けやすい[9]．大きい四肢運動のさい，呼吸・嚥下筋は頸・体幹固定に参加しその結果呼吸を一次的に停止させる．呼吸状態の悪い患者に長時間座位をとらせることは抗重力筋などの姿勢保持筋が十分な筋活動を得られずに呼吸・嚥下筋群が非呼吸活動，非嚥下活動をすることで姿勢保持に参加し，その結果呼吸や嚥下活動が不十分になる[10]．
　正しい姿勢を保持できない患者の多くは頭頸部の代償で姿勢を保持しようとしており，その結果として頸部は過伸展し，一方向に回旋してしまう．嚥下に関与する筋（以下嚥下筋）は，肩甲骨や胸骨に付着する筋が存在するため体幹アライメントが嚥下運動に影響を及ぼす．また肩甲骨や体幹の筋緊張亢進は口腔周辺から下顎にかけての緊張と関係があるといわれており，これらにより閉口障害による流涎や異常姿勢緊張や非対称性パターンによる呼吸障害を生じ，とくに胸式呼吸が障害され発声持続が低下する．嚥下中はわずかな時間であるが呼吸を止めていなければならないため，この能力は大切である．また声門閉鎖筋の収縮も体幹筋の影響を受ける筋である[11]．陥りやすい座位姿勢の特徴として，①骨盤は後方に引かれ，体幹

表 4 摂食時の座位姿勢における留意点[25]

姿勢条件	利点と欠点	留意点
セミファーラー位 30 度	・気道より食道に食塊が入りやすい ・重力により食塊を送り込みやすい ・自力摂取が困難である ・抗重力筋が働きにくい	・下肢（股・膝関節）は屈曲位にする ・頸部は軽度屈曲位にする
セミファーラー位 60 度	・誤嚥しにくい ・自力摂取がなんとか可能である ・抗重力筋が働く	・頸部のコントロールがある程度必要である ・食環境の整備が必要である
セミファーラー位 90 度 or 椅座位	・自力摂取が容易にできる ・食塊が咽頭に落ちにくい ・抗重力筋が働く ・食塊が気道に流入しやすい	・下肢が頸・体幹機能に影響しやすい ・G-up 座位よりも椅座位の方が安定する ・椅座位の場合，足底は床に着ける
端座位	・本来の摂食姿勢である ・抗重力筋が正常に働く ・誤嚥した後の対処が容易である ・疲労しやすい	・足底は全面接地が嚥下に有利である ・頸・体幹コントロールが必要である ・四肢の正常な運動機能が必要である

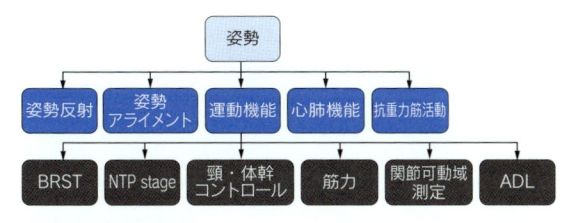

図 3 姿勢評価[25]

は過屈曲位をとり円背様になり，患側の体幹は落ち込んでいる．②頸部は過伸展し頭部も伸展位をとり（総合伸展位），顔は横を向いて傾いている．③足はしっかり床に着いていない，などがあげられる．摂食機能障害に対する姿勢設定は，誤嚥や誤嚥性肺疾患を防ぐ重要な一端を担っている．姿勢に関わる要素は多岐にわたり局所的，全身的に影響を及ぼす[12]．そのため適切な姿勢評価をすることが円滑な嚥下活動を促すための重要な要素となる．嚥下障害における姿勢は座位が中心となるため重力の影響を考慮した評価が必要である（図3）．

1）摂食時の姿勢評価

摂食時の姿勢としては，食事をする時間を考えると，その姿勢を 30 分以上保持できる姿勢での摂食が望ましいので，座位保持能力 30 分程度が目安となる．とくに脳血管障害患者においては，姿勢反射の影響が大きく，座位の指標となる立ち直り反応の正常なコントロールが不可欠となる．姿勢反射は姿勢の反射性調節に関わっている機能であり[13]，正常姿勢反射機構によって，協調性のある多様な姿勢運動パターンが可能となる．たとえば，不良姿勢となった場合に立ち直り反応が働くことにより，頸・体幹を正常な位置に戻し，座位での運動性が獲得できる．この反応が欠如していれば，機能的な座位を保つことはできない．そのために脳血管障害患者などの中枢疾患に対し，立ち直り反応の評価は重要である．また日常生活活動（ADL）や全身状態等からセミファーラー位，椅座位（車いす座位），端座位のいずれの座位姿勢が可能かどうかを把握しておく（表4）．患者の生活レベルによりその姿勢が運動もしくは休息レベルとなる[11]．たとえば，同じ座位でも正常人には休息レベルでも寝たきりの人には運動（負荷）レベルとなる．嚥下は運動であり，摂食時に有利な状態は休息レベルである．座位姿勢が運動レベルである場合，摂食時には嚥下に関与する筋が疲弊し，あるいは過剰な緊張が頸部に加わり誤嚥を助長する可能性がある．したがって姿勢が運動レベルなのか休息レベルなのか把握することで治療がより効果的になる．不適切な姿位では，経時的変化により呼吸数や心拍数の著しい増加や姿勢の崩れが生じる．そのため，ある姿位をとったさいの呼吸状態（呼吸数，心拍数）の変化を確認するこ

表5 呼吸筋

吸気筋
横隔膜
吸気補助筋
胸鎖乳突筋
斜角筋群
前斜角筋
中斜角筋
後斜角筋
外肋間筋
内肋間筋（傍胸骨部）
呼気補助筋
内肋間筋
胸横筋
腹筋群
腹直筋
外腹斜筋
内腹斜筋
腹横筋
その他呼吸補助筋群
僧帽筋
顎舌骨筋
胸骨舌骨筋
肩甲舌骨筋

※舌骨上下筋群は上気道確保に働く

表6 頸部および胸部聴診（Cervical and Chest Auscultation：CCA）[22]

嚥下前後の右もしくは左頸部および胸骨左右縁での計3呼吸音を3回聴取
1．呼吸音の変化を確認したもの
2．呼吸パターン（呼吸回数，吸気呼気比の明らかな変化）を確認したもの
の2項目のいずれかを満たすものを誤嚥疑い，陽性とする
0.5 m/以上の誤嚥においてほぼ100％近い感度と78.9％の特異度を示す．
血管雑音・呼吸雑音を元来もつ症例の判断は注意を要する[2]．

表7 パルスオキシメーター測定困難時[23]

・低酸素血症：PaO₂＜30 mmHg は困難
・不整脈：Af，AF，Vf，VF では困難
・爪の変形：爪床が目視できないものは困難
・徐脈，頻脈：30＜心拍＜150 は測定可能
・極度の貧血：Hb＜6 は測定困難
・極度の低血圧：収縮期血圧 70 以下は困難
・極度の低体温：35 度以下は困難

とや姿勢のアライメント（相対的身体位置）を事前に把握しておくことが重要である．

(3) 呼吸機能評価

すべての行動・行為は呼吸の影響を受ける．呼吸は発生学的および解剖生理学的に嚥下と関連性が高いため，呼吸状態が悪い場合には嚥下もうまくできない可能性が高い．摂食機能療法を施行するうえで，嚥下と呼吸の関係を把握することや摂食機能障害の合併症である誤嚥性肺疾患について理解することは重要である．これらより呼吸機能を適切に評価し，摂食・嚥下障害のリスクを予測し，呼吸訓練により改善を得ることで，より安全な摂食・嚥下の指導・訓練を行うことができる．そのため摂食機能療法を行う前に，患者の呼吸状態を把握しておくことが重要となる．毎回の食事の前後に呼吸パターン，呼吸数を観察することだけでも，重篤な誤嚥性肺疾患に至ることを未然に防ぐことは可能である．

嚥下と呼吸の関連として，①覚醒時，嚥下運動の80％が呼気相で起こる．また嚥下後の呼吸再開も引き続いて呼気相で起こる[14]．②低酸素血症・高炭酸ガス（CO₂）血症により嚥下機能低下をきたす[15,16]．③嚥下呼吸（声門閉鎖時に気流を伴わない横隔膜の収縮）により，気道内圧を陰圧にすることで声門閉鎖をさらに強固にする．さらに食道内圧も陰圧になることで食塊が咽頭から食道へ移行しやすくなり気道への流入を防ぐ．④嚥下性無呼吸（嚥下運動の間，呼吸が停止する）により食塊が気道へ流入することを防ぐ．もちろん，嚥下性無呼吸を適切な時間に保つため，余裕をもった呼吸機能が必要となる．⑤誤嚥・窒息に対応する予備能力として喉頭侵入・誤嚥物を喀出する咳嗽力が必要とされる．⑥気道反射という気道防御反射により，異物の気道内流入を防ぐ[16]，などがあげられる．

1）呼吸数

呼吸は，無意識のうちに規則的なリズム（呼息時間：吸息時間＝2：1）で行われている．吸気終末にはポーズがあり，吸気と呼気の間には休止期がある．健康な成人の安静時呼吸数は12〜18 回/

分で，1回換気量は約500 ml である．一般に乳幼児は呼吸数が多く，高齢者では少なくなる[17]．吸気の延長は上気道の閉塞で起こり，吸気時に心窩部，肋間，鎖骨上窩の陥没が生じる．呼気の延長はCOPD（chronic obstructive pulmonary disease：慢性閉塞性肺疾患）における末梢気道の閉塞で起こる[18]．

2）呼吸パターン

誤嚥などにより，肺内での炎症反応が生じると低酸素血症となり，呼吸は頻呼吸となると同時に浅呼吸ともなる．低酸素血症となると，体内に酸素を取り入れようと努力性の呼吸となる．つまり頸部の呼吸補助筋群を使った胸式呼吸となる．呼吸数を測定すると同時に，これら呼吸パターンや呼吸リズム，努力性呼吸の有無，呼吸様式（口呼吸および鼻呼吸）を確認すると呼吸状態を把握しやすい．

3）咳嗽

食物や唾液などが気管に入りかけたときに気道反射の1つである咳嗽反射が働き，気管内への異物の進入を防止する．この咳嗽反射が摂食中に生じるということは，食物が気道へ入りかけている，誤嚥しかけているというサインともとれるわけである．食事中に頻回に咳払いをする，むせるなどの徴候がある場合は，誤嚥を疑う．咳嗽反射の誘発には，気管圧迫法などがある．覚醒・意識レベル低下により咳嗽反射も低下するため，覚醒状態を確認したうえで評価することが重要である．

4）呼吸筋（表5）

頸部・胸郭・体幹筋群は，嚥下のために働くもの，姿勢を保持するために働くもの，呼吸筋として働くものとそれぞれに機能をもっている．1つの筋が1つの目的（嚥下だけに働く）だけでなく，様々な目的（呼吸や姿勢保持）のために働く．その割合については各筋により異なり，その目的によって違った働き方を行う[20]．したがって姿勢制御筋の筋力増強や嚥下運動への関与を高めることにより，嚥下能力が増強することも考えられる．

嚥下と関連の高い呼吸に関与する筋群においても同様である．呼吸筋では，換気運動への関与と，姿勢制御への関与の割合は個々の呼吸筋で大きく異なる．呼吸筋および換気作用をもつ姿勢制御筋の筋力増強および換気運動への関与を高めることにより，換気能力が増強し，呼吸状態が改善する[21]．呼吸状態が改善すれば，誤嚥の危険性も低下する．そのため，呼吸筋の状態を確認することが大切である．

5）胸郭の状態

安静時呼吸における胸郭の動きを視診および触診にて評価し，同時に胸郭の左右差，胸腹部の動きを確認する[19]．胸郭の動きは上部胸郭は前後方向（前後径）に下部胸郭は左右方向（横径）に拡がる（図2）．

6）聴診

聴診は肺音を聴取することにより呼吸状態を迅速に確認できる評価方法であり，肺炎や誤嚥によって生じる換気量の減少や異常呼吸音を確認することができる．また摂食嚥下時には頸部胸部聴診法[22]（表6）が有効である．聴診の基本は，①場所：肺尖部・上肺野・中肺野・下肺野，②音の大きさ：大きい・小さい，③音の高さ：高い・低い，④連続性か断続性（呼気に聞こえるか吸気に聞こえるか）の4つである．聴診器をあてる場所と雑音を分けて考え，体位を変えて呼吸雑音を聴取することがポイントである．なお背臥位の場合でも，必ず背側の呼吸音を聞くことが重要である．

7）経皮的動脈血中酸素飽和度（SpO₂）

パルスオキシメーターにより簡便に血液中酸素飽和度（SpO₂）を非侵襲的に評価することが可能である[23]．SpO₂値は，正常で95％以上をとる．摂食・嚥下指導時，安全に食事を行う呼吸予備能力，大量誤嚥の有無，肺炎に伴う低酸素血症の出現の判断に使用する[24]．この機器には2％前後の誤差があり，また低酸素性肺動脈攣縮による動脈血の酸素化の修正により，2 ml 以下の誤嚥では4％以上の変化は2.6％の陽性率にすぎないので，現在は誤嚥の有無判定には適当でないとされる．また使用条件によって測定変化が確認される（表7）[23]ので注意を要する．

第3章 検査と診断（評価）

3 ベッドサイドで行う検査

1 疑うことの重要性と検査所見

本章4節「詳細な検査」に述べるようなVFやVE、その他に示したような設備を要する検査がどこでもできるわけではない。むせが頻回にみられ誰がみても摂食・嚥下障害があることがわかる症例だけではなく、なかには疑うことによってしか誤嚥していることが発見できない場合もある。

後で述べるが、臨床場面でよく行われている「水飲みテスト」も完璧な方法ではない。また、よく耳にする話であるが、「食物（プリン）テスト」と称する摂食試行（市販のプリンを少量試食させてみて摂食・嚥下のスクリーニングを行う方法）を行い、むせがなかったということで嚥下訓練食を開始してみたところ、誤嚥性肺炎を起こし、苦い思いをすることがある。このような意味で、むせを伴わない症例でも誤嚥を確認できる手段が必要となる。

誤嚥していても肺炎像が出なければ胸部X線には所見が現れない。放射性同位元素でラベルした食物を摂取してもらい不顕性誤嚥を発見することもできるが、一般的な方法とはいえない。

誤嚥しても口腔内が清潔であれば細菌性の炎症を起こすリスクは少ない。したがって、咽頭・喀痰培養を事前にしておくことは、摂食・嚥下障害者の合併症（リスク）管理上重要である。その他、実際に起こっている炎症の有無や程度をみる検査が重要で、白血球数、赤沈、CRPなどが該当する。しかし、高齢者では重篤であるにもかかわらず反応が弱く出ることに留意する。また、摂食・嚥下障害では栄養状態が不良になるからその方面のチェックも必要である。

2 「水飲みテスト」の有用性と限界

窪田ら[1]の提唱した「水飲みテスト」は84頁に示したとおりである。その変法等も含め意義の解説を行う。すなわち、「水飲みテスト」で何がわかるのか、どこまでわかるのか、テストにおける危険性、禁忌はあるのかなどについて述べる。本法の限界を補う目的でその「変法」についても説明する。また、「水飲みテスト」とVF所見との関わりについても検討する。また「着色水飲みテスト」（表1）についても言及する。

最後に「唾液飲みテスト」（反復唾液飲みテスト）[2]（表2）について解説する。この場合に使用する人工唾液「サリベート」が、嚥下テストでは保険適用ではない点が問題である。

1）咽頭反射のチェックの重要性

「水飲みテスト」に先立って咽頭反射（絞扼反射：gag reflex）のチェックが必要である。gagがない場合でも咽頭をこすった場合のしかめ面（咽頭感覚）の有無が重要である[3]。我々の調査では、ビデオ嚥下造影時に誤嚥を認めた症例において、咽頭反射陽性例ではむせがなかったり減弱していた症例は全くなかった。このように咽頭反射があれば喉頭知覚が存在し、「むせ＝誤嚥」が信頼できる。

例外としては、頸髄損傷などのように咽頭反射があっても、むせて咳き込めるだけの呼気力が出せない症例があるので注意する。このような場合は誤嚥したときの表情で判断する。

一方、咽頭反射がない場合は「水飲みテスト」でむせがなくても安心はできない。つまりfalse negativeが存在する。すでに68頁（表6）に示し

表1　着色水飲みテスト[2]（一部改変）

対象：咽頭反射のない気管切開中の摂食・嚥下障害リスク患者 具体的内容：0.03%メチレンブルーに単シロップで甘味をつけた着色水を3～30 mℓ飲ませて，プロフィールを判定する． 目的：咽頭反射のない患者（咽頭知覚のない可能性がある）の「むせのない誤嚥」のスクリーニング．摂食・嚥下障害を治療・管理し，気管切開口閉鎖プロセスへ貢献する． 方法：30～60度のギャッジ・アップ位にしたうえで，常温の着色水30 mℓを注いだ薬杯を患者の健手に渡し，「この水をいつものように飲んでください」と命じて飲んでもらう． 四肢麻痺や高次脳機能障害などで薬杯の保持が困難な場合は介助して飲む．薬杯での摂取が困難な場合はスプーンまたは注射器にて1, 3, 5, 10 mℓへと漸増する． 　プロフィール1：30 mℓを一口で飲めて，気管切開口からの着色水の吸引もない．	プロフィール2：30 mℓを2回以上に分けて飲むが，気切口からの着色水の吸引はない． プロフィール3：30 mℓを一口で飲めるが，気管切開口から着色水が吸引される． プロフィール4：30 mℓを2回以上に分けて飲むにもかかわらず，気管切開口から着色水が吸引される． プロフィール5：3 mℓの着色水が嚥下できない．再度の3 mℓにても嚥下できない．この場合，気管切開口からの吸引の有無は問わず，3 mℓが嚥下できなければ5と判定する． 必要性または臨床的有用性：咽頭反射のない患者で「むせのない患者」が往々にして存在し，通常の「水飲みテスト」でむせがないのに高度誤嚥があったりする．着色水を使い気管切開口から吸引することにより，「むせのない誤嚥」をスクリーニングし，プロフィール3以上をビデオ嚥下造影（VF）精査に回すことができる．

表2　「唾液飲みテスト」（反復唾液飲みテスト）[2]（一部改変）

対象：摂食・嚥下障害リスクのある患者で，気管切開口の有無にかかわらず協力できる患者であれば誰でも対象となる． 具体的内容：30秒間に2回以上の速度で嚥下ができなければ嚥下障害を疑い，「水飲みテスト」（気管切開中の患者では「着色水飲みテスト」）を行う．結果の異常な患者ではビデオ嚥下造影（VF）を行う． 目的：摂食・嚥下能力の安全なスクリーニング	方法：人工唾液スプレー（市販名：「サリベート」）で，口腔内を唾液で潤し，唾液を自力で飲み込ます．口腔内を清潔にしたうえで実施する 有用性：この方法でも「むせのない誤嚥」は発見できないが，仮に気管内に誤嚥しても，唾液の抗菌作用により肺炎に至らず，「水飲みテスト」に比べて安全．認知症や高次脳機能障害患者では，指示が理解できず，実施に限界がある．

たように，咽頭反射のない症例で30 mℓの水を分割して飲めば「むせることなく」飲むことができる．「水飲みテスト」プロフィール2の症例に実際にVFをしてみると，33%の症例に誤嚥が明瞭に認められたわけである．

一方，咽頭反射がなくても，VF中の誤嚥時にむせる症例は少なくない．咽頭反射がない正常機能者もまれに存在し，咽頭反射がなくても喉頭知覚はあってむせる症例はあるということである．

したがって，咽頭反射のない誤嚥リスク症例のスクリーニングをどうするかが問題である．徳田らの調査では，咽頭反射を検査した症例67例中45例（66.7%）で咽頭反射が完全に消失していた．また，併せて「水飲みテスト」を実施したこれらの67例中でむせのあった症例（プロフィール3～5）は46例（66.3%）あり，このうちVF時の誤嚥例は29例（63.0%）もあった．一方「水飲みテスト」でむせのなかったプロフィール2の症例でもVF時に誤嚥が3例（30.0%）あった．しかし，このうち，咽頭反射の一要素であるしかめ面（咽頭感覚）のある6例ではVF時の誤嚥も喉頭侵入もなかった．したがって，「水飲みテスト」でプロフィール2が出たときは要注意である．むせのない誤嚥が出るリスクがあるからである．プロフィール2でも咽頭感覚があれば安心はできる．一方，プロフィール1は文句なくOKとしてよいといえる．

2）「着色水飲みテスト」

気管切開がしてある症例では，吸引器を用意し

表 3　水飲みテストの変法[1,4]（一部改変〈──：改変部分〉）

●方法
四肢麻痺や高次脳機能障害などで薬杯の保持が困難な場合は，介助して飲ませる．ティースプーン一杯の水を 2，3 口飲んでもらう．問題がなければ水 30 ml を注いだコップを，椅座位の状態にある患者の健手に手渡し，「この水をいつものように飲んでください」と言い，飲み終わるまでの時間，プロフィール，エピソードを測定し，観察する．
●プロフィール
1．1 回でむせることなく飲むことができる
2．2 回以上に分けるが，むせることなく飲むことができる
3．1 回で飲むことができるが，むせることがある
4．2 回以上に分けて飲むにもかかわらず，むせることがある
5．むせることがしばしばで，全量飲むことが困難である
●エピソード
すするような飲み方，含むような飲み方，口唇からの水の流出，むせながらも無理に動作を続けようとする傾向，注意深い飲み方，湿性声化など
●診断
プロフィール 1 で 5 秒以内：正常範囲
プロフィール 1 で 5 秒以上，プロフィール 2：異常の疑い
プロフィール 3，4，5：異常
ティースプーンの水でむせる場合は，休憩して再度行う．2 回ともむせれば異常，プロフィール 5 と判定する．

たうえで，メチレンブルーなどのマーカー（あらかじめ院内製剤化しておく．当院では表 1 のようにしている）で着色した水を嚥下させる．カフ付きカニューレを付けている症例では，あらかじめカフの空気を抜いておいて「着色水飲みテスト」を行う．

気管切開口から着色液が吸引されれば，プロフィール 2 であっても誤嚥の証明になる．気管切開していない症例では，この着色法では無力である．しかし，飲み込みに時間がかかっているわけであるから，VF の設備のない施設では，正常ではないとしてプロフィール 1 になるまで摂食を延期する方が無難かと思われる．プロフィール 1 まで改善しない場合は，VF に回す方がよいと思われる．

3）「唾液飲みテスト」との関連

VF 設備のない施設の場合には，「唾液飲みテスト」で補えるかといえば，そうもいかない．このテストの利点は，随意嚥下をみる良い方法で唾液を誤嚥しても水の誤嚥よりリスクが少ない点があげられる．摂食スピードとの関連をうかがい知ることもできる．しかし残念ながら，急性期病院では意識障害などのため指示に応じることのできない患者がほとんどである．したがって，いきなり「唾液飲みテスト」ができる場合は多くない．

幸いに，指示に応じることができるのであれば自分の唾液を飲み込んでもらう．表 2 に示すような手順でこれを行う．しかし，指示に応じられない症例では，口腔内を清潔にしたうえで，冷やした人工唾液を 3 ml 口腔内へ落とし込み，嚥下運動（開始）が起こるのを待つ．嚥下が 15 秒待っても起こらなければ反射の遅延を疑う．しかし，既述したように誤嚥のスクリーニングには限界があると考えられ，その点で「唾液飲みテスト」は「水飲みテスト」の性能を超える検出テストではない．

4）「水飲みテスト」と VF 適応

以上まとめると，「水飲みテスト」は，ビデオ嚥下造影（VF）を行う必要のある症例の適応決定に役立つ．「水飲みテスト」で咳き込みがあれば VF の候補とする．つまり，プロフィール 3〜5 が適応症例である．しかし，「水飲みテスト」でプロフィール 3〜5 でなくとも，2 の中にも咽頭反射のないケースに VF の適応例があることを忘れてはならない．したがって，プロフィール 2 以上を VF の適応にすれば間違いないと考えられる．

5）「水飲みテスト変法」

「水飲みテスト」では，四肢麻痺など片手でコップを用いて飲めない例への対応法が記載されていない．また，意識障害・高次脳機能障害・認知症などが原因で指示に応じられない場合の方策の記載もない．こうした場合は，介助で飲ませると思うがその量や仕方についての記載がない．

そこで，筆者は表 3 のように「水飲みテスト変

表 4 改訂水飲みテスト[4]（modified water swallow test；MWST）

方法：冷水 3 ml を嚥下させる
判定不能：口から出す，無反応
1a：嚥下なし，むせなし，湿性嗄声 or 呼吸変化あり
b：嚥下なし，むせあり
2 ：嚥下あり，むせなし，呼吸変化あり
3a：嚥下あり，むせなし，湿性嗄声あり
b：嚥下あり，むせあり
4 ：嚥下あり，むせなし，呼吸変化・湿性嗄声なし
5 ：4に加えて追加嚥下運動が30秒以内に2回可能

法」としてこれを補いたい．具体的には以下のようになる．事前に聴取した病歴や所見（スクリーニング用の問診票も役立つ）から判断して，通常の水飲みテストの実施が困難な場合は，介助で水を飲ませる．この場合，水30 ml をいきなり飲ませるのが危険と判断されれば，分割して水を嚥下させることになるので，この時点ですでにプロフィール2以下と判断される．

分割して飲ませる1回量が3 ml 以下でないと危険と判断されれば，冷水3 ml を嚥下させて判断する改訂水飲みテスト（表4）に移ってもよい．

このテストで2, 3a, 4, 5であれば，窪田の水飲みテストのプロフィール2に相当し，1a, 1b, 3bであれば，プロフィール5に相当と判断する．結局，「反復唾液飲みテスト」，「水飲みテスト」，「着色水飲みテスト」と合わせて，これらを使い分けることにより，63頁に既述したように臨床の流れをつくっていくことができる．

この臨床的流れに，さらにクエン酸吸入による咳誘発試験[5]を追加して気道防御能を加味したフロー図をつくると図1のようになる．近年，就眠中など非摂食時に細菌で汚染された唾液や痰あるいは胃液によって起こる誤嚥性肺炎のリスクを明らかにするための簡易嚥下反射誘発試験（SSPT）[6]が推奨されるようになっている．図1の流れと併用することにより，本人・家族に非摂食時にも誤嚥性肺炎が起こりうること，嚥下反射の起こる潜時が遅い場合リスクが高まることを摂食訓練開始時に説明しておくことができる．

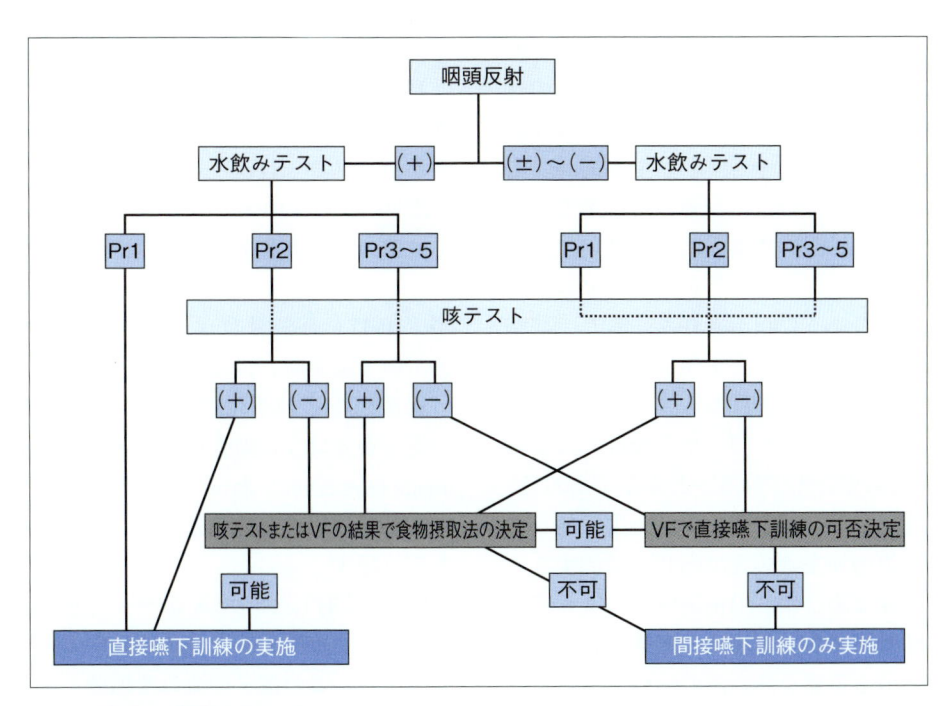

図1 摂食・嚥下フローチャート

第3章　検査と診断（評価）

4　詳細な検査

1　ビデオ嚥下造影法（videofluorography of swallowing：VF）

ビデオ嚥下造影法（以下嚥下造影と略す）は英語でvideofluorography of swallowing（嚥下ビデオX線透視法）と呼ばれ，日本語ではこれを略してVFと呼ぶことが多い．また，日本ではあまり聞かれないがLogemann[1,2]はmodified barium swallow（MBS：バリウム嚥下の変法）と呼び，通常のバリウム透視（上部消化管：食道・胃・十二指腸）と嚥下造影が異なっていることを強調している．

それは，口腔・咽頭が腔であるのに対し，食道はいつもは押しつぶされた状態であることに由来する．MBSでは，ごく少量の造影剤で検査を始め，徐々に増量する．たとえば口腔期に大量の造影剤を与えると造影剤に隠されて，舌の動きなどは見えなくなる部分ができる．咽頭でも同様である．ところが，食道ではごく少量の造影剤では蠕動運動や，狭窄・拡張，粘膜表面の凹凸の変化などの判断がむずかしいため，造影剤を口に含みごくんと一息に飲むように指示される．もし，誤嚥のある患者に食道や胃の検査を先にやると大量の誤嚥を起こして大変なことになる．このことから誤嚥の有無と食道の検査を両方やらなければならない場合，どちらが優先されるかわかるであろう．

嚥下造影は，口腔・咽頭部の検査を主目的としたもので，食道の検査は必要に応じて追加する．誤嚥があり危険な場合は，内視鏡検査のように安全な方法に切り換える．本法は，嚥下障害の詳細な検査のうち最も重要な検査法の一つである．とくに，誤嚥の有無を検討する場合，本法とビデオ嚥下内視鏡検査が重要とされる．

1）検査に必要な装置

嚥下は非常に速い運動であるので，通常の撮影法で異常を見つけるのは困難である．このため，X線透視中の像をビデオに記録する方法が一般化した．ビデオに記録すると，コマ送りやスローモーションをしたり，時間計測を行ったり，また，音声も同時に記録できるので非常に有用である．

嚥下造影をビデオに記録するにはX線透視装置のモニターに直接ビデオレコーダーを接続するとよいが，これがむずかしい場合は，モニターを直接ビデオカメラで撮影すると画質は落ちるが診断に供することはできる．音声に関しては別途マイクが必要である．

ビデオはかつてVHSが主流であったがディジタルビデオ（DV）が出現し，その後ディジタルビデオディスク（DVD），ハードディスクドライブ（HDD）等種々のディジタル記録装置が市販されている．いずれもディジタルデータなのでスローモーション・ストップモーションなど容易であるが，DVDは圧縮法により画質が劣化する場合があるので編集時には注意する．

胃透視などの消化器用のX線透視装置の主要な構成要素は，X線管球とイメージ倍増管（I.I.：image intensifier）あるいはフラットパネル，テーブルとそれらの支持装置，コントローラーなどである（図1）．

I.I.は入射してきたX線を入力蛍光面を通して光に変え，その光子を光電陰極によって光電子に変換する．この電子の流れを増強して出力蛍光面に当てることにより，可視光線に変換し，目で見える像にする装置で，入力蛍光面の直径には，6インチ，9インチ，12インチ，16インチなどがあ

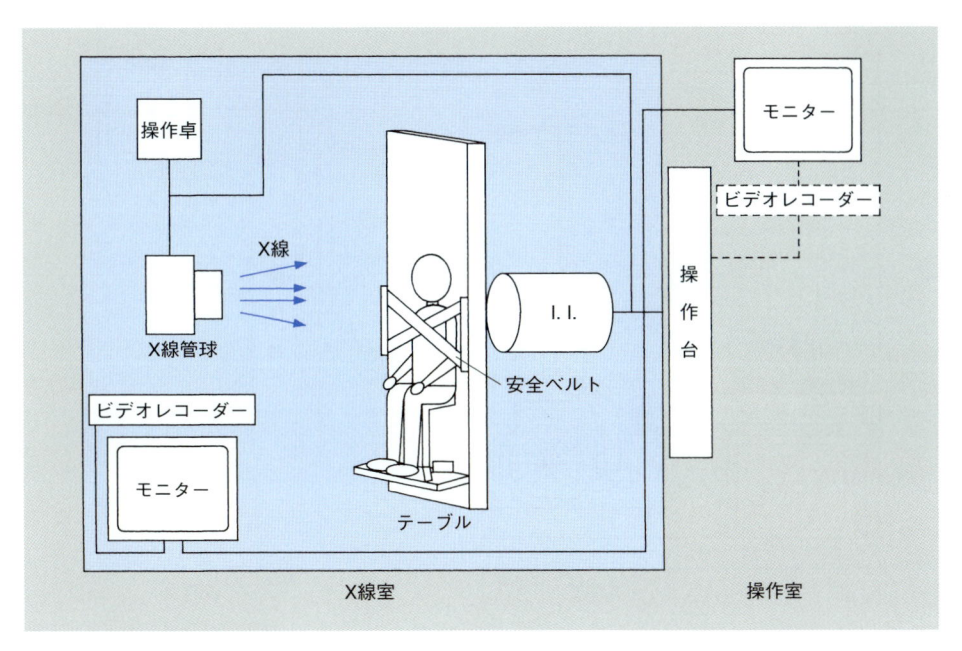

図1 検査に必要な装置

り，撮影目的に応じてI.I.のサイズを切り替えられる装置もある．I.I.の画像は中心から周囲に向かうにつれて糸巻き様の歪（ひずみ）が起こるため，距離計測を行う場合は複雑な補正が必要である．

画像としてとらえることのできる範囲は入力蛍光面の大きさによって決まり，I.I.のサイズは6インチ，9インチのように呼ばれる．6インチのように小さい場合，口腔と咽頭を同時に検査できない場合があり，この場合は目的部位のみに対象を絞って検査する．古い型の透視装置はX線管球とI.I.の間（焦点・イメージ間距離）が一定のものが多いため，嚥下障害の患者をみる場合にはやや使用しにくいこともある．新しい透視装置ではI.I.の代わりにフラットパネルを採用したものもあり，これだとI.I.でみられた糸巻き歪がなく距離計測が可能となる．

嚥下障害の検査の基本は側面座位であるが，患者はしばしば車いすを使用している．透視装置のX線管球はかなり高い位置にあるうえ，透視台のテーブルに車いすを乗せることはできない．このため，テーブルに付属している足置き台の位置を調整して腰掛けたり，この上に小さな椅子を置くなど若干工夫しなければいけない．また，車いす

の患者の検査を行うときは，適当な高さを得るため，台を作って管球と天板の間の床に置き，その上に車いすを乗せることにより対応できる[1]（図2，スロープ付きにすると乗せやすい）．

寝たきりの患者の検査はストレッチャーでの検査となるが，嚥下障害の検査の基本は側面であるため，天板とX線管球の間にストレッチャー（頭部）を入れることにより検査をする．しかし，ストレッチャーのベッドの幅が広いとX線管球とテーブルの間に入れるのが困難であったり，体位を変更して検査するのは若干困難である．このようなときは，ストレッチャーの上にリクライニング式の座椅子を置き，これに座って検査をするなど工夫が必要である．車いすなどで検査をする場合，被検者がどうしてもX線管球寄りになることが多い．このとき，像の拡大率は図3に示すように拡大が大きくなり，透視できる範囲が狭くなる．

同じ透視装置でも手術用透視装置のようにCアームと呼ばれる型のもの（図4）であれば，管球の高さが調整でき，普通の車いすに乗ったまま検査をすることができるので使いやすい．また，天井走行型といってX線管球やI.I.を天井から吊すタイプのものもある．このタイプも嚥下障害の検査に適してはいるが，X線管球とI.I.が水平方

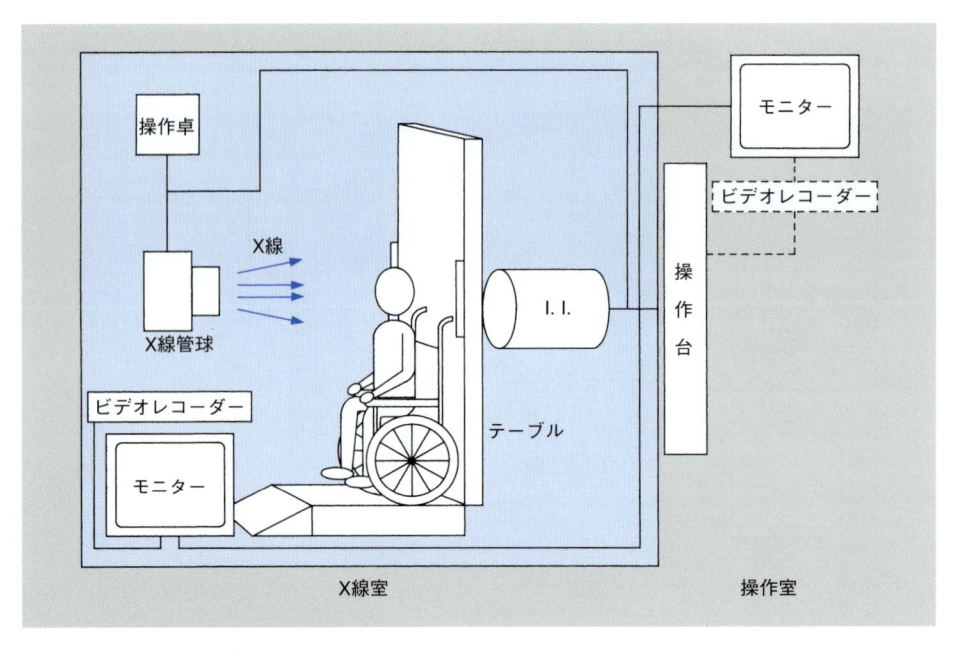

図2　検査に必要な装置（車いす）

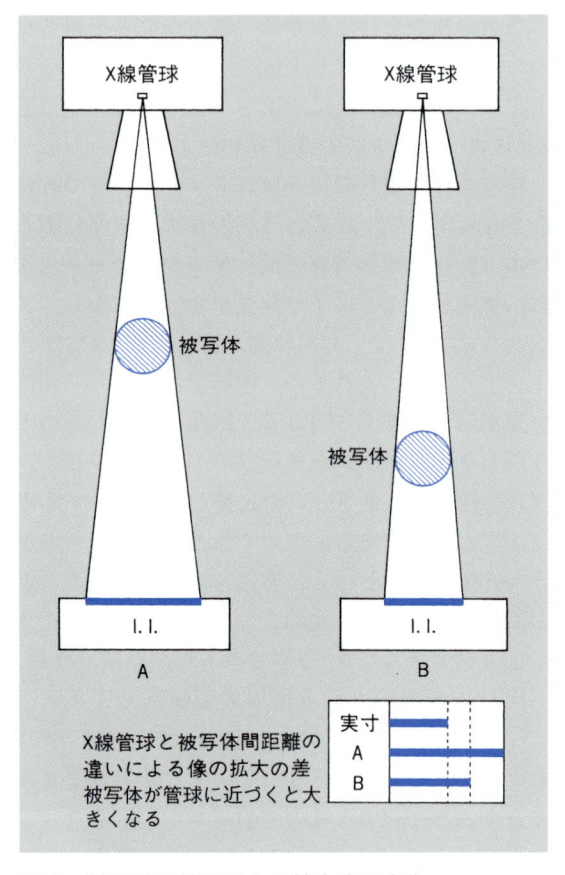

図3　被写体の位置による拡大率の変化

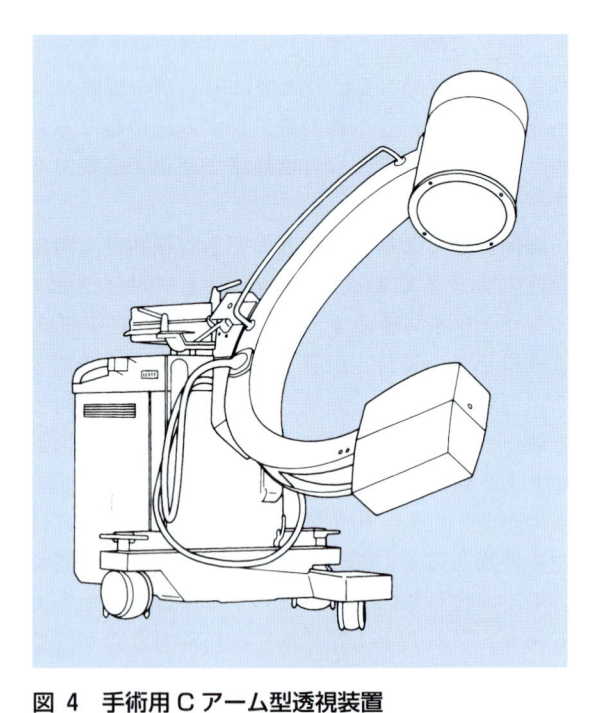

X線管球と被写体間距離の違いによる像の拡大の差
被写体が管球に近づくと大きくなる

図4　手術用Cアーム型透視装置
　X線管球とI.I.の位置関係は一定だが、上下・回転し本体も移動できる

向では連動して動くが，垂直方向では別々に動くため，検査中，X線管球を上下させて照射野を変更しようとするとI.I.の高さも同時に動かさなければいけないので調整がむずかしい．この点通常のX線透視装置では必ず，X線の中心がI.I.の中心を通るようになっているし，Cアーム型の装置は，上下左右，回転移動などを行っても，中心を通るので使用しやすい．

血管造影用のDSA（digital subtraction angiography）装置は通常Cアームで，ディジタル記録であるため，撮影直後に画像の再生が行われ，その検査結果をすぐに何度でも繰り返し再生したり，スローモーション，ストップモーションで再生することができるため，診断をするうえで非常に使いやすい．また，画質も非常に良いので細かいところまで観察することができるが，連続して撮影できる時間が短いので，事前に装置の能力を周知する必要がある．

この装置は本来の使用目的が血管造影であるため，清潔と不潔という概念をしっかりもっておく必要がある．最近の透視装置はX線テレビシステムとしてディジタル化されているうえ，X線管球も随分下まで下がるようになっているため，嚥下検査を行ううえで拡大以外は問題ないものも多くみられる．嚥下検査を行う施設で新たに透視装置の導入を行うにあたっては装置の機能をよく比較することをお勧めする．

嚥下検査専用の椅子は，わが国でも市販されているが，使い勝手は各々特徴があるため，実物を見て慎重に選ぶ必要がある．

2）画像情報以外のデータの記録

画像情報以外のデータとは患者の病名，撮影年月日，各コマの時間またはコマ数，体位，食品の種類，撮影者の指示といった情報である．これらを記録しておくと観察時に便利であるばかりか，観察者が代わったり撮影時の状態を忘れたりしたときにも困ることがない．もちろん，これらのデータがすべて記録可能な施設もあれば，このうちのごく限られた情報しか記録できない施設もあるであろう．これからその方法について具体的に説明する．

ビデオに記録している場合，これらのデータを記録する最も簡単な方法は音声に記録することである．患者を撮影する前にこれらのデータをマイク入力して記録しておく．ビデオに記録する場合，少し手間ではあるがカルテや専用の用紙，メモ用紙などに必要なデータを記入し，事前にビデオカメラで写しておいて嚥下造影を撮影する方法もある．ビデオの記録速度は30コマ毎秒である．1コマが1/30秒であるから，あるコマから次のあるコマまでかかった時間（たとえば口腔通過時間とか咽頭通過時間など）を測定したい場合は，ビデオデッキの時間表示機能を利用して知ることができる．DSA（血管撮影）装置やディジタルX線透視装置の場合，患者や性別，撮影時間等は画面内に記録される（図5）．その他の情報で是非必要なものがある場合，鉛線（ヒューズ線）で文字を作ったり，X線マーキングテープ（X-Rite, USA：阪神技研）にボールペンで書いて，これを撮影時照射野内で診断の障害にならない部分に写し込むと便利である．図6はその加工例であるが，ヒューズ線は非常に軟らかく切りやすいので簡単に加工できる．また，ベースとして要らないX線フィルムを切ってこれに貼り付けセロテープやアロンアルファなどの接着剤でとめると良い．また，距離計測のために既知の大きさのボールベアリングや10円玉（直径23.4 mm），500円玉（直径26.4 mm）などを写し込み拡大率がわかるようにすることもできるが，糸巻き歪や幾何学的変形のため正確ではない（図5）．

3）検査の目的

嚥下造影検査の目的には2種類ある．1つはその時点での嚥下障害の状態を的確に評価・決定することであり，嚥下障害のリハ途中での再評価もこれに含まれる．まず，舌背と軟口蓋の閉鎖状態や，鼻咽腔閉鎖機能，食道入口部の開大する時間やタイミング，喉頭蓋の傾きや喉頭挙上，声門閉鎖など様々な器官の運動を把握し，食塊移動との関連を観察して評価し，治療方針を立てる．とくに，誤嚥がある場合には，どうすれば誤嚥を防ぐことができるか，また誤嚥を最小限に食い止めることができるか，手術が必要か，どのようなリハ

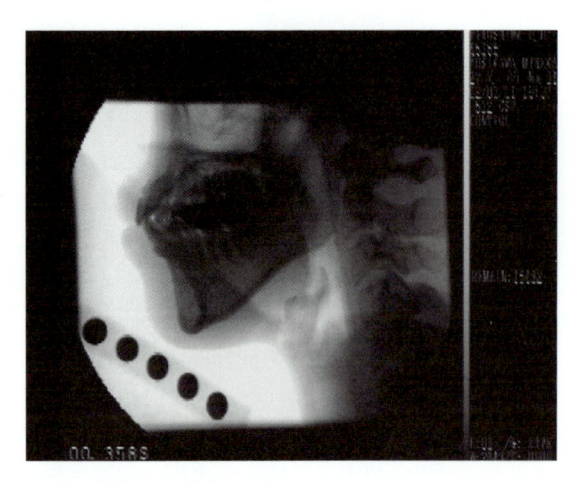

図5　DSA検査の一画面
左下に拡大率を知るためのマーカーを写している．左下隅の数字は撮影時間．右側には患者データ，日付等の情報が写されている

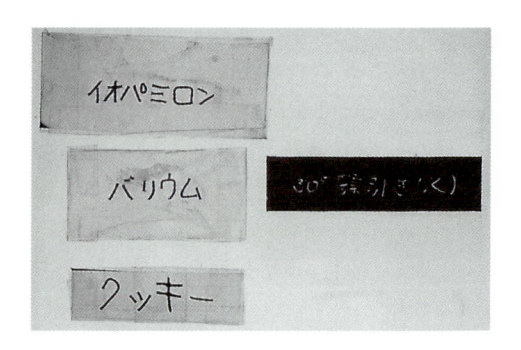

図6　X線マーカー
左はヒューズ線で作ったもの，右はX線マーキングテープに「30°頸引（水）」と記したところ

が必要かなどを検討する．

　もう1つは，現時点での患者の嚥下機能に合致した食事内容を決定する．模擬食品（後述）を使用することによって，食品の種類，硬さ，粘度などの内容を変化させ，患者がなぜ食べにくいのか，どうしたら食べやすくなるのか，どんな食品をどのくらいの一口量で，どのような姿勢で食べれば食べやすいのかなどを検査し，食事の段階を決定していく．代償的アプローチはその場で試み，安全性を確かめる．

4）検査の方法

　どんな検査の場合でも同じであるが，術者はこれから何のためにどんな検査を行おうとしているのか事前に十分検討したうえで，検査に先立って用意すべきものを整えておく．とくに，嚥下造影検査は患者や術者の被曝を伴ううえ，検査目的は患者の状態によって異なるので，よく考えてどんな検査をどのように行うか，あらかじめ十分検討して被曝が最小限となるようにする必要がある．

(1) 位置づけ

　X線撮影において最も重要なものの一つは患者の位置づけである．写そうとしてX線を出す範囲内に見たい部分が入っていないと撮影の意味がない．また，撮影の角度が少しでも異なると見え方は変わってくる．このため，通常のX線撮影では患者の位置づけが非常に重要になる．嚥下造影検査では，これに加えて患者の体位や姿勢が大きく検査の結果に影響を与える．それは，患者の病態に加えて重力の働きに起因するものも多い．

　患者の体位は大きく分けて座位（立位）と仰臥位（あお向け）である．通常人が食事をする姿勢は座位であるので，基本的には座位で検査する．しかし，患者のなかにはベッドに寝て食事をしている方もある．このような場合や誤嚥を防止する体位の検査をする場合などは仰臥位（30°頸部前屈位）で検査を行う．また，顎を引いたり上を向いたり左右に向きを変えるなど姿勢を変えることにより，嚥下の様相は大いに変化する．むせなどにより誤嚥が疑われた場合などは，その状態が再現されなければわからない．環境の変化やちょっとした姿勢の変化がいつもと異なった状態を作り出すので，とくに注意してほしい．

(2) 用意する器具

　使い捨ての注射器（1 ml，5 ml，10 ml，20 mlなど），計量カップ，経鼻チューブ，紙コップ，ハサミ，舌圧子，ライト，ティッシュペーパー，ガーゼ，吸引器など．注射器と計量カップは，1回量の計量や希釈のための計量に使用する．造影剤は粘稠なので針があると吸引しにくいのではずしたり太目の針を使う．また，舌の動きの悪い患者のとき，口腔の奥の方にバリウムを入れるのに使用することもある（とくに1 mlは細いので患者の

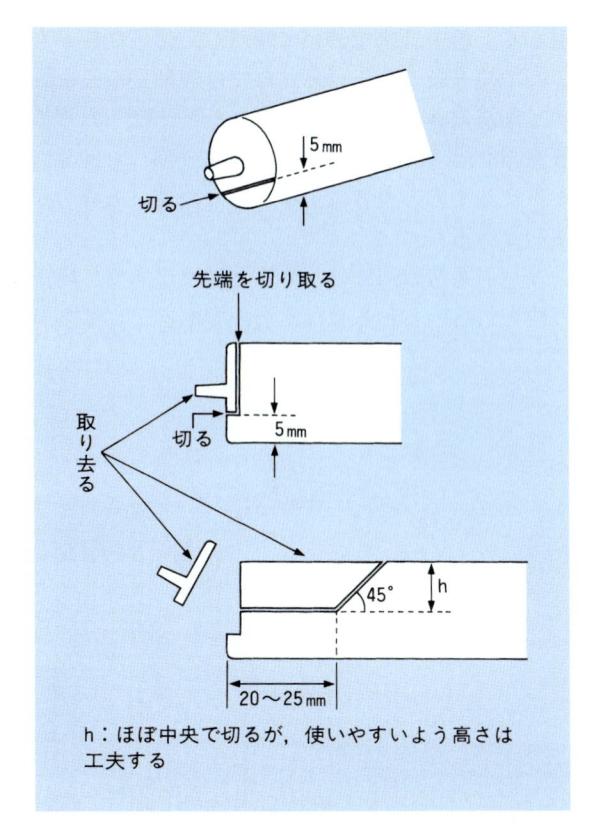

図7　20 m*l* のプラスチック注射筒から舌切除者用スプーンを作る方法[4]（一部改変）

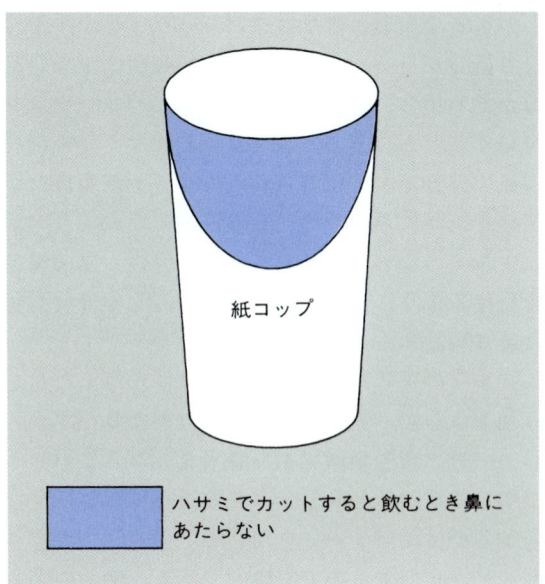

図8　鼻のあたらない紙コップ

口が大きく開かない場合に有効）．このとき，経鼻チューブを使用してもよい．

　FlemingとWeaver[3]は舌切除後の患者のための簡便な器具を開発して紹介した．図7にその作り方を簡単に示した．使い捨ての20 m*l* の注射器を加工したものであるが，糸のこや切り出し等で容易に加工できる．以下に述べる鼻のあたらないプラスチックコップの場合も同様であるが，近くに協力的な歯科医がいる場合は歯科医に依頼するとエンジンを使って簡単に加工してくれる．

　紙コップは，バリウムの希釈とコップから飲むための容器として使う．飲むとき上を向いたり，鼻にあたったりしないよう[4]ハサミで一部を切り取ることもある（図8）．

　日常，患者が使用する場合はプラスチックコップを図8のように加工する．ストローは，ストローでしか飲めない患者に用いたり，少量のバリウムを舌の特定の場所に落としたり，口腔の吸引力をみたりするのに用いる．舌圧子やライト，ガーゼなどは口の中の観察に用い，ティッシュペーパーは患者が涎をこぼしたり，食べ物をこぼしたときふき取るのに用いる．緊急時に備えて吸引器はぜひ用意してほしい．どうしても用意できない場合は，50 m*l* のような大きめの注射器と吸引用のチューブで代用する．流しは造影剤の希釈や手指の洗浄，患者の洗口などのためにあると便利である．

(3) 撮影範囲（照射野）

　照射野は観察したい部分をすべて含むのが理想である．しかし，不要な部分に照射しないのも重要なことである．このため嚥下造影では図9に示すように上は口蓋平面よりやや上方（2 cm程度），前は口唇，後ろは頸椎椎体，下は声門やや下方の喉頭・気管を含める必要がある．

　6インチのI.I.では入らない部分があるので，検査しようとする（見たい）部分が写るようにする．逆に12インチのI.I.のように大きいものを用いると余裕をもって写し込むことができるが，不要な被曝を避けるため必要な部分のみに照射野は絞らなければならない．ただし，患者の動きにより照射野からはずれそうな場合はあらかじめ大きめの照射野にすることもやむをえない．

照射野を絞ると散乱線やハレーションが少なくなり画質が良くなる．また，X線吸収の少ない部分がある場合，フィルターを使ってハレーションを防ぐことができる（図10）．これは，従来歯科矯正の分野でよく用いられた方法で，軟組織と硬組織を同時にみるため，X線管球の多重絞りの前にアルミのウェッジフィルターを付け，鼻の輪郭を見えるようにしたものである．詳しくは放射線技師に相談するとよい．

アルミのフィルターは徐々に厚さが薄くなるよう加工するが，実際作製する場合かなりむずかしい．一方，希土類増感紙を適当な大きさにハサミで切って重ねると同じような効果が得られる．接着するのは両面テープを用いてできるし，大きさも5～6 cmであるので実用的である．図中の影をつけた部分を喉頭咽頭部へ重ねるとより見えやすくなるうえ甲状腺の被曝が減る．

これらフィルターは患者が検査中に動く場合，効果がなくかえって邪魔になることもある．

5）造影剤と安全性

嚥下の検査に用いられる造影剤には，硫酸バリウム系とヨード系がある．硫酸バリウム系は通常消化管検査に用いられているもので，液体と粉末がある．粉末は水で溶いて使用し，使用期限がないので検査数が少ないところでは無駄にならないが，価格自体非常に安いもの（たとえばバリウム溶液200 mlだと約400円）であるから，毎回調合するより1人の患者に1本といった使い方の方が便利であろう．

ヨード系造影剤には水溶性と油性があり，嚥下の検査に用いられるのは水溶性である．ガストロ

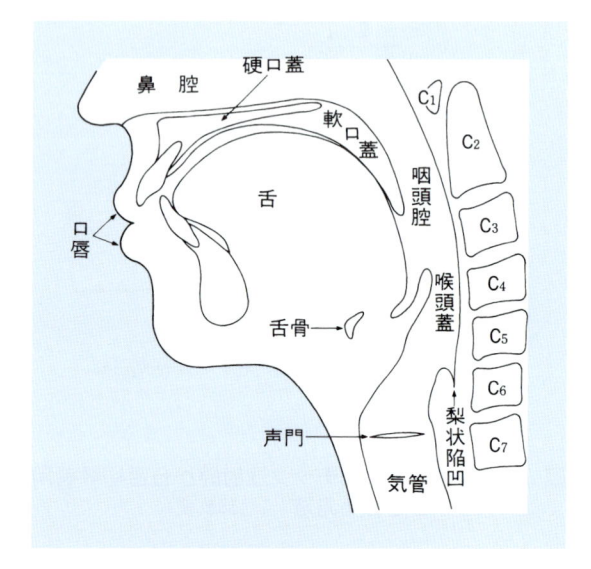

図9 嚥下造影時の照射野

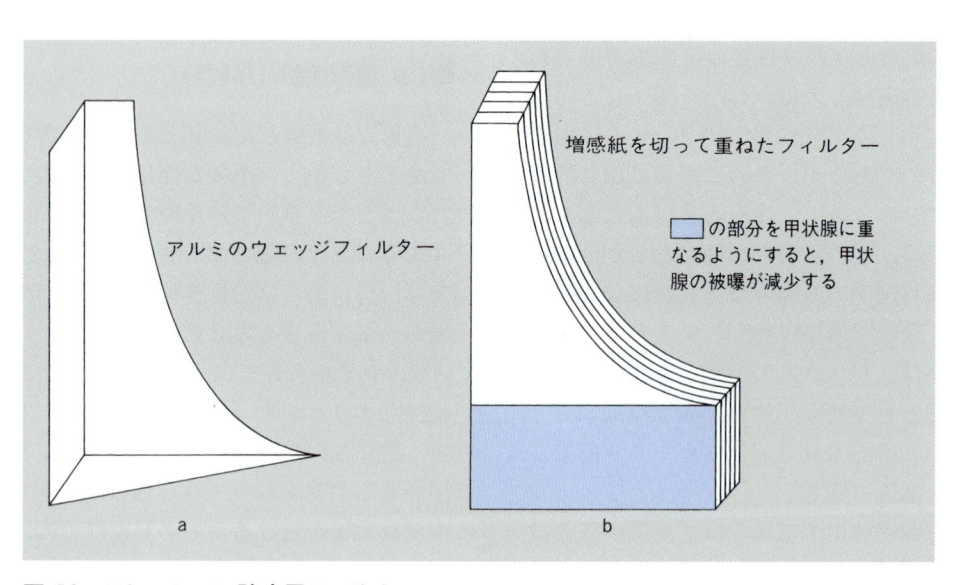

図10 ハレーション防止用フィルター
　a．アルミウェッジ　b．希土類増感紙でつくったフィルター，下方を甲状腺部に重ねると被曝軽減に役立つ

表 1 各種の造影剤[10]

分　　類	一般名	商品名	ヨード含有量(mg/ml)	浸透圧比	発売会社
イオン性モノマー性	アミドトリゾ酸	ガストログラフィン	370	約 9	バイエル薬品
非イオン性モノマー型	イオヘキソール	オムニパーク 140, 300	140, 300	約 1, 2	第一三共
非イオン性モノマー型	イオパミドール	イオパミロン 150, 300	150, 300	約 1, 3	バイエル薬品
非イオン性モノマー型	イオパミドール	オイパロミン 150, 300	150, 300	約 1, 3	コニカミノルタエムジー
非イオン性モノマー性	イオベルソール	オプチレイ 160, 320	160, 320	約 1, 2	タイコヘルスケアジャパン
非イオン性モノマー型	イオメプロール	イオメロン 300	300	約 2	エーザイ
イオン性ダイマー型	イオキサグル酸	ヘキサブリックス 320	320	約 2	テルモ

グラフィン®は消化管造影剤として販売されているが，味は苦い．消化管造影剤として適用はとられていないが，水溶性の非イオン性モノマー型造影剤であるイオパミロン®，オイパロミン®，オムニパーク®，オプチレイ®などは苦みがかった甘さがあり，少し薬臭い嫌な味は残るが比較的飲みやすい．イオン性ダイマー型のヘキサブリックス®はやや苦くあとに残る．

安全性については，いくつかの報告がある．まず臨床的には，イオン性モノマー型造影剤（ガストログラフィン®）は消化管用造影剤であるが，誤嚥して気管に入った場合，重篤な副作用である肺浮腫を起こし死亡することもある[5]ため，誤嚥の危険性がある患者には使用しない方がよい．硫酸バリウムは高濃度で大量に誤嚥した場合に死亡報告がある[6]．非イオン性製剤（イオパミロン®など）は小児で誤嚥しても問題がなかったとの報告が多い[7,8]．

実験的には，硫酸バリウム，ミクロパーク®，ハイトラスト®，ガストログラフィン®，ディオノジール®，アミパーク®，ヘキサブリックス®について誤嚥の影響をみるため，ラットに誤嚥させ，生理的食塩水を誤嚥させた場合と比較した Ginai ら[9]の報告がある．それによると，アミパーク®とヘキサブリックス®は有意な組織学的反応を示さなかった．一方硫酸バリウムはおそらく気管支の機械的閉塞により，線維化や肉芽形成を起こし，大量の場合は死亡することもあったとしている．ヘキサブリックス®はイオン性ダイマー型であり，アミパーク®は非イオン性モノマー型造影剤である．表1に商品名とヨード含有量，浸透圧比などを記した[10]ので参照されたい．また，Miyazawa ら[11]は，非イオン性ダイマー型，非イオン性モノマー型，イオン性モノマー型造影剤について，同様に実験を行い，イオン性モノマー型造影剤が副作用が最も強く，非イオン性ダイマー型造影剤が最も副作用が少なくほぼ生理的食塩水と同様であったと報告している．しかし非イオン性ダイマー型のイソビスト®は，異物混入により2007年12月20日より自主回収となり市販されていない．

これらの報告を考慮すると，誤嚥したとき最も安全と考えられるのは，非イオン性モノマー型造影剤と，イオン性ダイマー型造影剤である．これらはいずれも浸透圧が生理的食塩水に近いため副作用が少ないと考えられる．実験は濃度を300mgI/ml に近い状態で行われているが，嚥下検査の臨床ではこのように高濃度でなくても十分造影剤としての役目を果たす．このため，非イオン性モノマー型を用いる場合は，水で2倍希釈するなど生理的食塩水とほぼ等張にして用いれば危険性がより低くなる．しかし，これらの造影剤は保険適応がなく高価である．

硫酸バリウムは大量，高濃度では危険であるが，誤嚥の有無をみる場合は，少量から始めるため大量の誤嚥はない．濃度も，消化管検査をする場合に通常用いられる濃度（$BaSO_4$ 100w/v%）の5倍程度希釈しても造影剤としての役目を果たす．こ

のように希釈して少量（3 ml程度）から検査を始めれば危険性は少ないと考えられる．

注意しなければならないのは，ヨード過敏症で，このような患者にはヨード系の造影剤を用いてはならない．事前にカルテを見たり，患者によく聞いて確認しておく必要がある．また，ここでいう安全性とは，あくまで造影剤単体の話で，食物に造影性を与えるために添加した場合とは異なることを強調したい．

6）検査食（模擬食品）

誤嚥の有無の検査に液体が用いられるが，お茶や水のようなさらさらとした液体の方が誤嚥しやすいことが多い．通常の造影剤は粘稠なものが多いため，さらさらにした液体の検査をするときには水で希釈する．液体の検査によって問題がない場合は，ペーストや固形物の検査を行う．ペーストは造影剤に適量の増粘剤（トロミアップ®，トロメリン®他）を混ぜることにより簡単に作ることができる．固形物で最もよく用いられるのはバリウムクッキーである．その他，バリウム蒸しパンやバリウムうどんなど色々な模擬食品を作ることができる．

これらは，通常のクッキーやパン，うどんを作るのと同様であるが，食材にバリウム粉末を混ぜることで造影性をもたせる．バリウムの濃度は$BaSO_4$ 10w/v%以上であれば検査食として使用できるが，装置によって解像度，コントラストなど多少異なるため，事前に透視をして確認しておくと安心である．また，このような前準備ができない場合，市販のプリンやヨーグルト，ゼリー，クッキー，パンなどにバリウムやヨード系造影剤をその場で混ぜて使用することができる．患者によって嚥下困難な食品が異なるので，色々な訴えのある患者の場合は，患者にその食品を持参してもらってその場で造影性をもたせてもよい．

また，最近嚥下食として様々な食品が市販されるようになった．個々の患者に対するこれらの食品の安全性を確かめる場合も同様にバリウムやヨード系造影剤をその場で混ぜて使用する．筆者の経験では，のどに食べ物がひっかかり，食後30分位したら口から出てくると訴えてきた患者に，パンを食べてもらうと喉頭蓋谷に引っかかってそのままになっていた．水を飲むとこれがとれたので，この患者の場合は必ず食後，お茶や水を飲んでもらうことにした．カプセルが飲みにくい患者の検査では，その薬を持ってきてもらって，カプセルの中身を出し，代わりに造影剤を入れて検査を行うとよい．その他，刺身やカレーなどの検査も行ったが，これらにバリウムでは食欲が失せるため，イオパミロン®をかけて検査した．

検査食として作った模擬食品と比べて造影性は悪いが，何とか観察可能であった．造影性が著しく悪い場合は造影剤が不足しているので追加する必要がある．

造影剤は加熱することは想定されていないため，加熱して使用する場合は，メーカー等に問い合わせた方が良い．

バリウムは希釈することにより味が悪くなる．このため患者によっては協力を得られなくなることがある．このようなときは，市販の経口栄養剤用フレーバー（コーヒー味，ココア味，抹茶味など）を添加することによりおいしい香りや味を得ることができる．また，キシリトールなどの甘味料を添加することにより飲みやすい味が得られる．しかし，現在までのところ，これらの添加物が誤嚥された場合の肺に対する影響については調べられていないため，検査中の誤嚥は最小限におさえる必要がある．

7）検査手順

検査目的が誤嚥の有無の場合から述べる．検査には，硫酸バリウム溶液やヨード系造影剤など液体の造影剤を用い少量から始める．座位が可能な患者の場合，最初は座位側面小さじ1杯（3 ml）のバリウム（通常の10倍希釈液；10w/v%）か2倍希釈の非イオン性ヨード製剤などを習慣位で飲んでもらう．このとき，合図があるまで飲まないように指示し，合図とともに飲んでもらう．これにより，指示が入るかどうか，口唇閉鎖は良好か，口腔に保持しているときどのような状態かなどを観察する．

ここで，誤嚥がない場合，5〜10 mlの検査を引き続き行う．誤嚥がある場合，なぜ誤嚥するのか

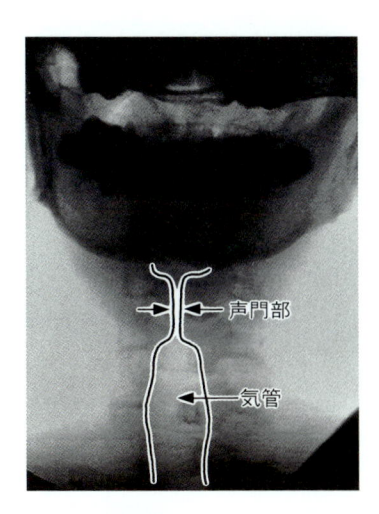

図11　正面像

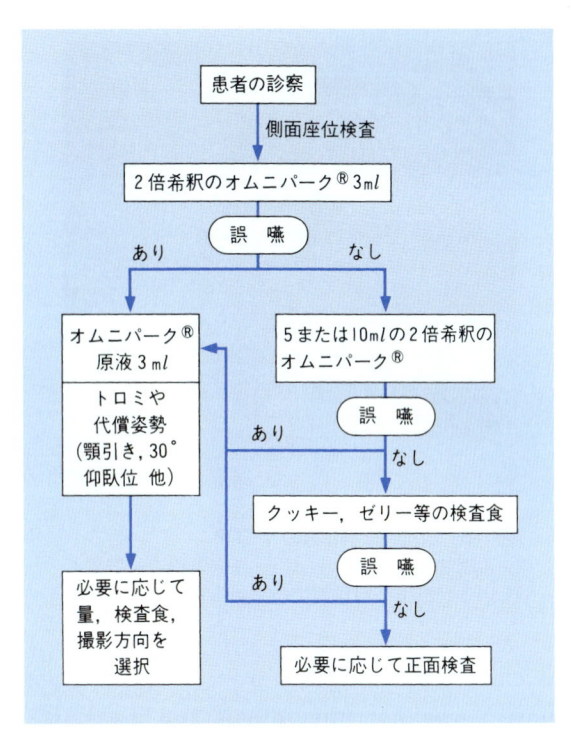

図12　嚥下造影検査手順の1例

分析し，誤嚥を防ぐ方法があるかどうかの検討を引き続き行う．具体的には代償姿勢[1]から始める．代償姿勢は，上を向いたり，顎を引いたり，仰臥位で30°ベッドアップ（この場合も必ず顎を引くよう枕などを入れる）したりして，嚥下困難を代償する姿勢のことで，重力のかかる方向を変化させたり，姿勢の変化により食物の経路の形を変化させることで，通常のリハのように生理的な運動を改善するものではない．

嚥下反射が遅れている場合，粘度が高いと誤嚥しにくくなる場合が多い．このため，造影剤の粘度を高め（希釈しない造影剤を用いたり，増粘剤でさらに粘度を増すなど）再び少量の検査を行う．誤嚥が減ったり，少ない場合はゼリーや，プリンを用いて検査を行う．代償姿勢や粘度の変化によって誤嚥がなくなった場合は1回量を5 ml，10 mlと徐々に増やし，検査を行う．誤嚥がなくなれば，必要に応じてクッキーのように咀嚼の必要な固形物の検査を行う．

正面の検査は，声門閉鎖の良否や対称性をみたり，嚥下物の流れの対称性などをみることができる．誤嚥がある場合，気道閉鎖を確認するため，正面で「あっ，あっ，あっ」と言ったり，「あー」とのばして発声することにより，声門部の動きを観察することができる（図11）．

なお，経鼻胃カテーテルは外している方が好ましいが，外さなくても検査はできる．

座位ができない患者の初回検査体位の原則はその患者が日常食べている体位である．すなわち，寝て食べている場合は仰臥位で，座って食べている場合は座位で検査する．頸の状態は嚥下の状態に大きく影響するが，これも最初の検査では日常行っている普通の食べ方（習慣位）で検査する．

要するに，検査のための検査にならないよう，できるだけ日常を再現して患者の状態を把握するのが目的である．図12に筆者の行っている検査の手順の1例を示しているが，まず，少量（1〜3 ml）の造影剤をスプーンから嚥下してもらう．1 mlでは少量すぎて喉頭蓋谷にすべて溜まったり，嚥下反射が起きなかったりすることがしばしばみられるため，通常は3 mlから始め，また誤嚥が疑われる場合でヨード過敏症のない場合，必ず非イオン性ヨード製剤を用いて行っている．舌の運動が悪く咽頭へ送れない場合は，注射筒やチューブを利用して直接口腔の奥の方へ入れる．そして，口腔へ入れた後，患者に勢いよく上を向いてもらい，重力を利用して咽頭に落とすようにする．この場合，患者は嚥下前に十分息を吸って，嚥下中

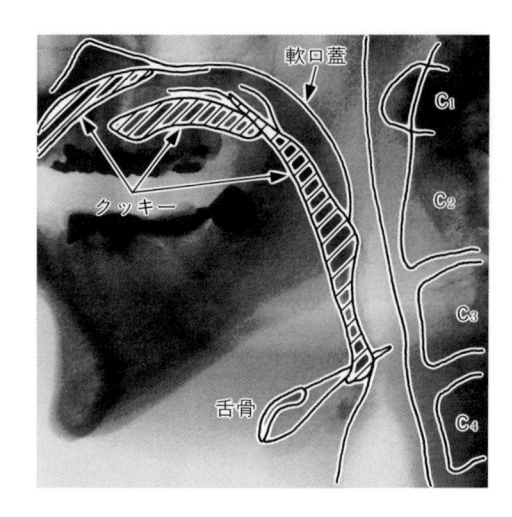

図 13 クッキー咀嚼の1コマ
咀嚼されたクッキーは，一部喉頭蓋谷に貯留しているが嚥下反射は起こっていない

息を止めておかねばならない（extended supraglottic swallow, the "dump and swallow" technique）[1]．このときは，頭が動いた後も照射野内に患者の咽頭が入るようX線を用いて検査する前に，あらかじめ広い範囲に設定しておく．また，知覚入力が減退していると考えられる場合は，Logemann[1]は次のようなことを勧めている．

1）口に運ぶときスプーンで舌をしっかり押し，食べ物がどこにあるかはっきりさせる．
2）刺激の強い食品（冷たい食べ物，堅めのもの，においの強いものなど）．
3）咀嚼しなければ食べられないもの（咀嚼によって脳に刺激が伝わる）．
4）アイスマッサージを口峡部に数回行ってから食べ物を口に入れる．
5）量を多くする．自分自身で食物を口に入れるとうまくいく患者もある．

これらをX線透視下で試みるが，全く嚥下ができない場合は意味がないので，X線を出す前に十分様子を観察することが大切である．

誤嚥があったときに試みる代償姿勢の一つに，顎引き姿勢がある．このとき30度仰臥位を併用することが多いが，顎を引くだけで誤嚥がなくなることもある．また，Mendelsohn法（食道入口部の開大不全のとき，喉頭を挙上した状態に保つようにする）を用いてうまくいくと考えられた場合，これをX線透視下で確認する．術者が喉頭挙上を手伝うと，術者の手が被曝する．何度か患者に練習してもらって自分でやれるようになってから検査をすることができれば術者の被曝は減る．

嚥下反射が遅れているような場合はトロミをつけて検査を行う．3 mlで問題がなかった場合は，そのまま5 ml，10 mlと増量させる．次に，ペーストやクッキーのような固形物の検査を行う．クッキーでは咀嚼するときの舌の動きや食塊形成の状態がわかる．量にもよるが，合図があるまで嚥下しないように指示しておかないと，患者は嚥下しながら咀嚼を行う（図13）．このような飲み方は，舌口蓋閉鎖不全（早期咽頭流入）ではなく，第2期輸送と呼ばれ異常ではない．合図があるまで嚥下しないよう指示しておくと，患者は食塊形成を行ってから嚥下をする．ペーストや固形物は誤嚥した場合，非常に危険であるので吸引の用意が必要である．固形物やペーストは目的に応じて色々な食品を用いる．それは嚥下食の段階をあげる前の検査であったり，食べにくい食品であったり患者によって様々である．

嚥下造影検査の基本は側面である．正面の検査は，前にも述べたように対称性や声門の動きを見る．咽頭の片側麻痺のように一方の梨状陥凹の動きが悪かったりすると，正面検査がとくに役に立つ．正面では嚥下物がどのような径路を通って嚥下されているか，梨状陥凹や喉頭蓋谷に残留する場合，右か左か，などが観察できる．右側に残留するようだと，しっかり右を向いて（同時に顎を引いた方がいい場合もある）嚥下をすると，嚥下物は反対側（健側）を流れ，梨状陥凹への残留が減り，嚥下後性の誤嚥が減少する．

代償姿勢の基本的考えとしては，健側を用いたり，患側を避けるために，重力を有効に利用できるような体位をとることである．横向き嚥下は患側を使わないようにすることであり，舌の動きが半側悪いときは健側を下にして，健側を使うようにするとよい．顎を引くと，舌根が咽頭後壁に近づき，中下咽頭が狭くなり咽頭部の弱くなった蠕動様運動を補助する．舌運動不良に対し上を向くのは重力で舌の咽頭への送り込み運動を代償するためである．仰臥位は，気管と食道の位置関係と

重力との関係を利用して，気管へ嚥下物が入りにくくするものである．

食道の検査は，頸部（上部，肩より上）は側面で，それより下は正面，斜位などで観察するが，食道の検査については，上部消化管造影などの専門書を参照されたい．

嚥下の検査では，程度の軽い患者では最も悪い状態を引き出し，程度の重い患者では最も良い状態を引き出して検査する[4]．また，患者はX線検査室に入ると緊張し，日常場面と検査場面で全く異なった様相を呈することもある．このことは常に心にとどめておく必要がある．

藤島[12]は検査手技として，初回は30°仰臥位，頸部前屈位から徐々に体幹垂直位，頸部フリーに近づけるとしている．施設により患者層も異なり，各施設ごとに最良の手順を求めることは重要である．

8）X線被曝

X線検査を行うにあたって，守らなければならない原則がある．それは，1977年ICRP（International Commission on Radiological Protection：国際放射線防護委員会）の勧告[13]にある3大原則「行為の正当化，防護の最適化，個人の線量制限」である．これらは各々以下のように説明されている．

「行為の正当化」は，放射線被曝を伴う行為は十分な便益がある場合でなければ導入してはならない．「防護の最適化」は，正当化された行為に関連したある特定の線源からの個人の被曝線量，被曝する人の数，被曝の可能性（潜在被曝）を経済的および社会的な要因を考慮して合理的に達成できる程度に低く保つこと．「個人の線量制限」は，通常の状態におけるすべての線源から一人の個人が受ける線量あるいはリスクの合計が，容認できないと判断されるようなものではないことを確実にするために，設定された線量の上限値を越えてはならない．

実際の検査場面においても，これらを常に念頭において検査を行わなければならない．そのために必要な実際的な注意点を以下に述べる．

まず，これから行うX線透視検査で何を知ろうとしているのかを明らかにし，得られる結果を予測し検査内容を設定する．当然ひととおりとは限らないので，いくつかの検査パターンを用意する．検査現場では照射野は可能な限り小さくする．しかし，患者が動いて照射野から必要な部分がはみ出してしまうと再透視検査となり，ムダな被曝となるので，実際のX線透視の前に練習しておくとよい．照射野を小さくすると画質も向上する．患者の腹部に防護衣を着せても検査の障害にならない場合で，患者が妊娠可能年齢であれば防護衣は有効である．高齢者であれば，とくに必要はない．

術者は，できるだけ被曝しないよう工夫する．長谷川ら[14]は検査者の立つ位置による被曝量の違いを報告しているので参考にすると良い．嚥下造影検査では検査室内に術者が入ることが多い．このため，X線を出すときは術者は必ず防護衣（0.25 mm鉛当量厚以上）を着用するか，防護衝立の後ろに立つ．患者によっては座って検査をするのに介助が必要な場合もある．このような場合でも，できるだけ器具を使って患者を固定するようにし，術者は照射野（一次X線が当たる範囲）内には入らないように工夫する．同様に，スプーンなどで患者の口に検査食を運ぶ場合でも，できるだけ直接照射野内に手指を入れないように気をつける．ときに，患者の顎を手で押さえて閉めながら検査をする風景を見ることがあるが，どうしても手で顎を押さえなければならないような場合は，鉛手袋を着用することも可能である．

9）評価表

嚥下造影検査を行った後は，必ず評価を行わなければならない．評価は造影剤の動きと周囲の器官の運動について行う．まず側面像であるが，準備期・口腔期では，咀嚼運動，口唇閉鎖，舌搾送運動，食塊形成能，舌口蓋閉鎖（咽頭流入），軟口蓋挙上（鼻咽腔閉鎖，鼻腔内逆流：咽頭期）などを観察する．咀嚼の側面撮影からは固形物の粉砕される様子がみられる．咽頭期では嚥下反射，蠕動様運動，喉頭蓋の動き，舌骨運動，喉頭挙上，喉頭侵入や誤嚥の有無，喉頭蓋谷・梨状陥凹への貯留，咽頭への逆流などのタイミングや状態をみる．頸部食道も側面像で観察できる．正面像で

表2 嚥下造影（VF）評価用紙[12]

```
                嚥下造影（VF）評価用紙           VF-No._____
氏名_____（男・女）___歳  ID:_____
病名_____    障害名_____   発症日 H__年__月__日
_____科 ____病棟・外来    主治医_____    リハ医_____
検査日 H__年__月__日__回目   実施医_____    記載者_____
O₂SAT：検査前（  ）%，検査後（  ）%
検査目的：
```

体幹角度						
模擬食品						
実施方法						
Ⅰ. 認知（意識レベル）	3 2 1	3 2 1	3 2 1	3 2 1	3 2 1	3 2 1
Ⅱ. 食物の取り込み	3 2 1	3 2 1	3 2 1	3 2 1	3 2 1	3 2 1
Ⅲ. 口腔内処理	3 2 1	3 2 1	3 2 1	3 2 1	3 2 1	3 2 1
咀嚼・押しつぶし	3 2 1	3 2 1	3 2 1	3 2 1	3 2 1	3 2 1
食塊形成	3 2 1	3 2 1	3 2 1	3 2 1	3 2 1	3 2 1
奥舌への移送	3 2 1	3 2 1	3 2 1	3 2 1	3 2 1	3 2 1
Ⅳ. 咽頭への送り込み	3 2 1	3 2 1	3 2 1	3 2 1	3 2 1	3 2 1
口腔内残留	3 2 1	3 2 1	3 2 1	3 2 1	3 2 1	3 2 1
Ⅴ. 咽頭通過	3 2 1	3 2 1	3 2 1	3 2 1	3 2 1	3 2 1
嚥下反射の遅れ	3 2 1	3 2 1	3 2 1	3 2 1	3 2 1	3 2 1
嚥下反射	3 2 1	3 2 1	3 2 1	3 2 1	3 2 1	3 2 1
誤嚥	3 2 1	3 2 1	3 2 1	3 2 1	3 2 1	3 2 1
反射的なむせ（咳）	3 2 1	3 2 1	3 2 1	3 2 1	3 2 1	3 2 1
誤嚥物の喀出	3 2 1	3 2 1	3 2 1	3 2 1	3 2 1	3 2 1
残留	3 2 1	3 2 1	3 2 1	3 2 1	3 2 1	3 2 1
喉頭蓋谷への残留	3 2 1	3 2 1	3 2 1	3 2 1	3 2 1	3 2 1
梨状窩への残留	3 2 1	3 2 1	3 2 1	3 2 1	3 2 1	3 2 1
上部食道括約筋の機能	3 2 1	3 2 1	3 2 1	3 2 1	3 2 1	3 2 1
Ⅵ. 食道通過（蠕動）	3 2 1	3 2 1	3 2 1	3 2 1	3 2 1	3 2 1
逆流	3 2 1	3 2 1	3 2 1	3 2 1	3 2 1	3 2 1
食道残留	3 2 1	3 2 1	3 2 1	3 2 1	3 2 1	3 2 1
食道の変形・蛇行	3 2 1	3 2 1	3 2 1	3 2 1	3 2 1	3 2 1
下部食道括約筋の機能	3 2 1	3 2 1	3 2 1	3 2 1	3 2 1	3 2 1

3：異常なし　2：やや異常　1：異常

```
代償手段の適応：横向き嚥下（右・左・両方），複数回嚥下，交互嚥下（     ）
　　　　　　　　頸部突出法，声門越え嚥下，随意的な咳，think swallow，バルーン法
コミュニケーション：麻痺性構音障害・痴呆・失語・その他（           ）
咽頭通過側（右・左・両方）　嚥下圧（有・無）　筋電図（有・無）
コメント：
```

は，咀嚼時左右どちらで噛んでいるかとか，舌がうまく食べ物を咬合平面にのせられるか，食塊形成はどうかなど準備期の状態を観察できる．口腔・咽頭期では造影剤の残留部位，嚥下物の対称性，梨状陥凹の状態（動き，形態，残留など），声門閉鎖などをみる．

表 3 ビデオ嚥下造影評価表の例[15]

```
ビデオ嚥下造影・ST 報告書     初回    回目      提出：   年　月　日
氏名：＿＿＿＿＿＿＿ M F        生年月日　年　月　日　所属＿＿＿
ID：                            発症：  年　月　日  担当 ST＿＿
診断名：                        評価：  年　月　日
言語障害名：
【検査時誤嚥】
□無し　□検査時無しでも日常誤嚥の恐れ　□検査時無しでも日常誤嚥観察
□有り・・・・タイミング・・・・食品・・・・分量
            □嚥下前     □液体        ml
            □嚥下中     □ペースト    ml
            □嚥下後     □ゼリー      ml
            □混合       □その他
□咳反射　□無し（silent aspiration）　□有り
□声門上流入　□無し　□有り
【病態】
□口腔期：□口唇：□閉鎖不全    □その他
        □歯（下顎）：□咀嚼運動異常　□義歯不適合　□義歯未装着
        □舌：□食塊形成不全　□食塊移送不全　□早期咽頭流入
        □その他
□咽頭期：□軟口蓋挙上不全
        □咽頭収縮不全
        □喉頭蓋閉鎖不全
        □喉頭蓋谷の残留
        □喉頭：□挙上開始遅延　□挙上範囲縮小　□挙上期間短縮　□下垂
        □食道入口部開大不全
        □梨状陥凹の残留
□頸部：□過伸展　□頸椎変形　□気管切開　□カフ付きカニューレ
□その他
【対策】
□基礎的訓練：□頸・肩 ROM　□口腔 ex　□口腔内冷却刺激　□音声・構音訓練
            □その他
□摂食訓練：□嚥下法
          □姿勢
          □一口量
          □食物形態：□固形物
                    □液体
          □経口摂取回数
          □その他
```

　これらをチェックするのに評価表を用いると便利なばかりでなく確実である．評価表にはいくつかテキストに載せられているものがある．たとえば Logemann[1] は嚥下準備期から口腔期，咽頭期，頸部食道期のチェック項目と，考えられる嚥下障害の原因からなる評価表を紹介している．転載禁止であるが，そのテキストの読者は自由に使えることになっているので参考にされるとよい．藤島[12] は，著書の中で表 2 に示す評価表とその具体的使用法を示しているので参照されたい．また矢守[15] は表 3 に示すような評価表を示し，棚橋・吉田[16] は，161 頁・表 2 の評価表を提案している．

10）嚥下造影正常解剖学

　ここでは，嚥下造影でみられる解剖・生理学的正常像について述べる．これから述べる構造はいつもすべてが見えるわけではなく，図で示している部分に見えることが多いということで，撮影条

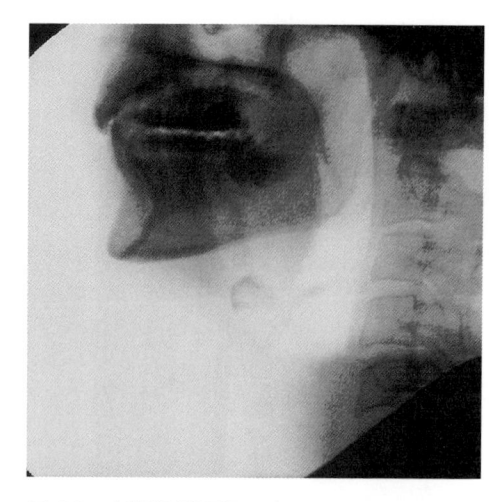

図 14　安静位側面像

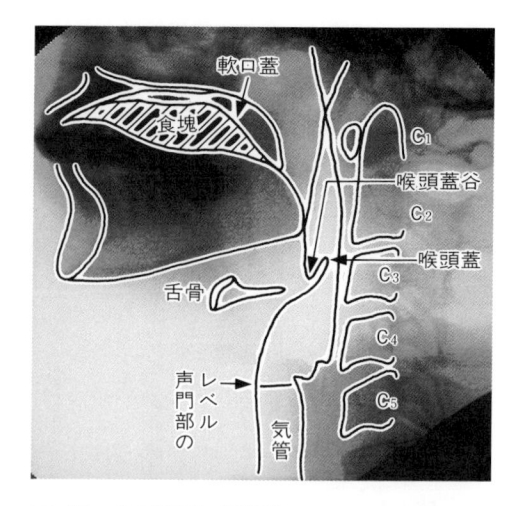

図 15　食塊形成（側面）

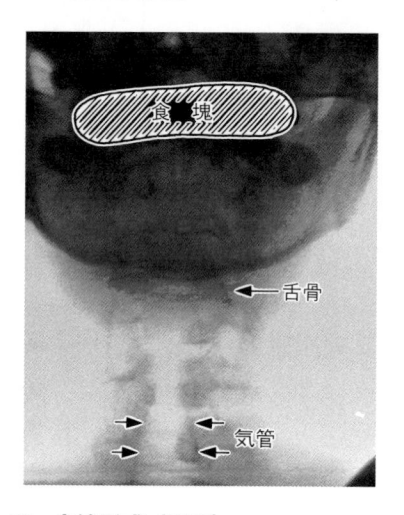

図 16　食塊形成（正面）

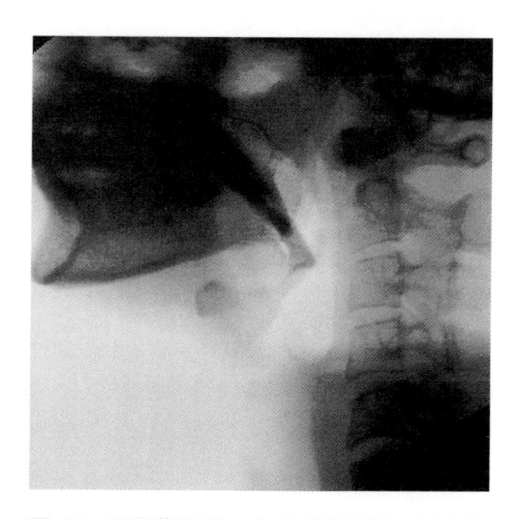

図 17　咽頭期開始，食塊が下顎枝を越えた時点
　軟口蓋は挙上し，鼻咽腔閉鎖を行っている．喉頭の挙上も開始している

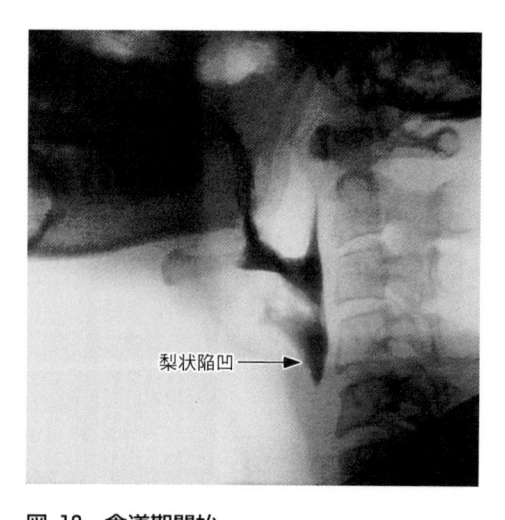

図 18　食道期開始
　食塊は梨状陥凹に貯留し，食道入口が開こうとしている

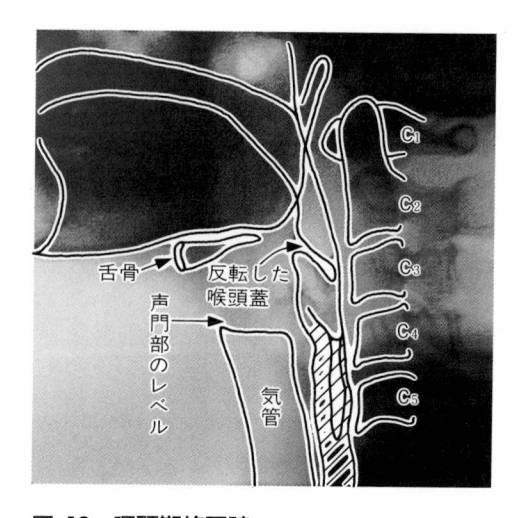

図 19　咽頭期終了時
　食塊はすべて食道に入り，反転した喉頭蓋が復位しようとしている

件や装置の違いによって非常にバリエーションがあることは理解しておいてほしい．安静位における側面像（図14）では，口唇，歯，舌，硬口蓋，軟口蓋，舌骨，喉頭蓋，中咽頭，下咽頭，喉頭，気管，喉頭蓋谷，梨状陥凹などがみられる．梨状陥凹は甲状軟骨内面と披裂喉頭蓋襞（ひだ）との間にできた陥凹で，食道の入り口の左右にある．食道は安静時には空間はなく，嚥下物が通過するときに造影剤が陥凹に入ってわかるようになる．

　正面像では顎骨に頸椎が重なってみられ，このため解剖学的構造物はわかりにくい．舌骨は通常下顎骨に重なってわからないことが多いし，喉頭蓋や喉頭蓋谷も安静位では見えない．顎骨の下方には，頸椎がみられ，これに重なって梨状陥凹や喉頭，気管がみられる．声門部は，閉鎖するなど動くと見ることができる．図11に「あー」と発声しているところの正面像を示したが，下顎骨直下で声門が閉鎖し，その下方に気管が観察される．

　次に，造影剤（食塊）を用いたときの解剖学について説明する．摂食・嚥下は，第1章でも述べたように，5期に分けられるが，嚥下は従来より口腔期，咽頭期，食道期の3期に分けられてきた．多少第1章と重複がみられるが，ここでもそれに従って説明を行う．ここで用いられた写真はDSAにより撮影された像をモニターに写し出したものである．口腔期では，安静位でみられた構造に加えて食塊，舌口蓋閉鎖などを観察する．舌尖は硬口蓋の前方部（前歯の根元付近）で接しており，奥舌は軟口蓋とともに舌口蓋閉鎖を行っている．舌の中央部に食塊が紡錘形にみられる（図15）．このケースの場合正面像では図16のようになったが，紡錘形を示す人も多い．舌骨は下顎骨の下方に位置している．咽頭期開始時点では，奥舌が低くなり，舌根も前下方に移動して斜面をつくり，食塊は口峡部を越える（図17）．このときすでに軟口蓋は咽頭後壁とともに鼻咽腔閉鎖を行っている．安静位では上下の歯は離れている場合が多いが，嚥下反射が起こってからは通常しっかり噛みしめる．食塊が食道入口に達する頃は（食道期の開始）舌骨は後上方から前上方に引き上げられる（図18）．舌根は前方に移動し，斜面はさらに急峻になる．梨状陥凹は喉頭とともに挙上し，咽頭期が終了する頃最大挙上に達する（図19）．舌骨も咽頭期が終わった後に最前上方位となる．喉頭蓋は下方に反転するが，食塊の量が少ないと反転しないこともある．少量の液体で検査したときに，喉頭蓋が反転しないので異常と間違えないようにしなければいけない．

2　ビデオ内視鏡検査（VEまたはFEES）

　嚥下咽頭期の行われる場である咽頭・喉頭の視診は最も基本的な検査法であるが，開口させて舌圧子を用いて舌を下方に圧排しても咽頭の一部（中咽頭）が観察できるにすぎない．そのため上咽頭には後鼻鏡，下咽頭・喉頭には間接喉頭鏡と呼ばれる反射鏡を用いて観察してきた．

　咽喉頭の観察に軟性の内視鏡が用いられるようになったのは1970年代であり，その後急速に普及し1980年代には単に観察するだけでなく所見をモニター上に写し出して供覧し，さらにビデオ録画できるようになった．そのような手法をビデオ内視鏡検査（videoendoscopy：VE）と呼ぶ．VEは従来の反射鏡を用いた観察法と比べると熟練を要さず，嘔吐反射の強い症例でも行いやすいなどのほか，所見を繰り返し再生観察できるので，診断の精度が上がる，客観性が増すといった利点をもっている．

　嚥下障害の分野でも検査法の1つとして紹介されてきたが，器質的障害の有無の診断に用いるという立場からのものが多かった．1980年代後半からは，嚥下機能の評価にも用いた報告が散見されるようになり，Langmoreによってビデオ嚥下内視鏡検査（frexible endoscopic evaluation of swallow：FEES）として体系づけられた．本来VEとは内視鏡所見をビデオ録画することなので，咽喉頭に限らず，胃カメラであろうと大腸ファイバーであろうとVEということになってしまうので，嚥下に関する内視鏡検査はFEESの方が相応しいのであるが，本邦ではすでにVEの表現が一般化しているため，本稿ではVEと略して進める．なお，本検査法は単なる診断的価値のみでなく，近年では種々のフードテストなどと併用することで訓練などへの応用も可能となり治療的価値も認

1）VEの実際

(1) 検者の資格

日本では，医師であれば誰でもよいが，実際に咽喉頭の内視鏡検査に習熟しているのは耳鼻咽喉科医である．最近では，リハビリテーション科や歯科の一部でもこの検査法を積極的に行う医師が増えてきており，決して耳鼻咽喉科医がいなければできない検査法ではない．米国では州によっても異なるが，一定の条件の下で speech language pathologist（日本では言語聴覚士に相当）が行うことも認められている．

(2) 必要な装置

内視鏡は外径 3.5 mm，有効実長 30 cm 程度の鼻咽喉用のものが使いやすい．PENTAX や OLYMPUS から販売されているが，使い勝手に差はない．吸引や鉗子を用いての処置を行うためのチャンネルをもつ機種もあるがやや太くなってしまう．嚥下機能の観察目的には吸引は必ずしも必要としないので，鼻腔から挿入でもあり異物感の少ないなるべく細径のものがよい．外来受診が可能な症例であれば，近年では電子スコープも細径になってきており，従来の軟性内視鏡に比べて購入価が高いことが難点ではあるが格段に解像力が優れているので，詳細な評価・診断のさいには重要な味方となってくれる．また，往診などでベッドサイドでの嚥下評価目的には，比較的コンパクトで往診可能なテレビシステムも販売されている（図1）し，数年前から販売されている乾電池式の軟性内視鏡がきわめて簡便で有用である（図2）．完全なコードレスで ICU や在宅往診にも十分対応可能であり，可能ならば持っておきたい内視鏡である．

(3) 検査手技

内視鏡を前鼻孔から挿入，鼻腔を経て上咽頭へと達し，さらに中咽頭，下咽頭，喉頭へと内視鏡先端を進め観察する．この検査による鼻出血，喉頭痙攣，迷走神経反射による徐脈の危険性なども

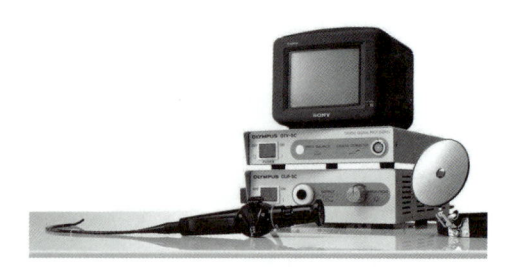

図1　内視鏡システム

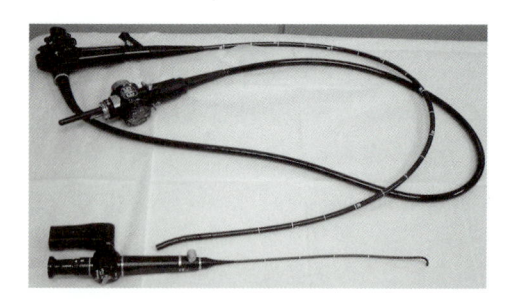

図2　コードレス内視鏡

指摘されているが[3]，我々は経験したことはない．しかし，鼻腔通過にさいして不快感や疼痛を訴える症例もあるので，通常の鼻処置に準じた鼻腔内への表面麻酔を症例に応じて行えばいい．鼻腔内に分泌物や痂皮が多いときには，前もって十分な鼻処置を行い内視鏡先端が曇らないようにする配慮は必要である．

検者の留意点として，被検者も検者も座位で行い，被検者と検者の顔が同じ高さにあることが望ましい．検者が立位で行うと，被検者が検者の顔を見上げることが多く，被検者が顎を突き出した嚥下には不利な姿勢になりやすい（図3）．

2）内視鏡解剖と基本的観察事項

前鼻孔から挿入する手順に従って，電子スコープで作成した VE に必要な解剖図（**図4〜図25：グラビア頁4に掲載**）と**基本的観察事項**（太字で記載）（**表1**）を解説する．

①（図4）右前鼻孔から挿入したところである．鼻中隔と下鼻甲介下端の間を，鼻腔底にそいながら鼻腔後部へと内視鏡先端を進める．症例によっては，鼻中隔と中鼻甲介下端の間を進める方が行

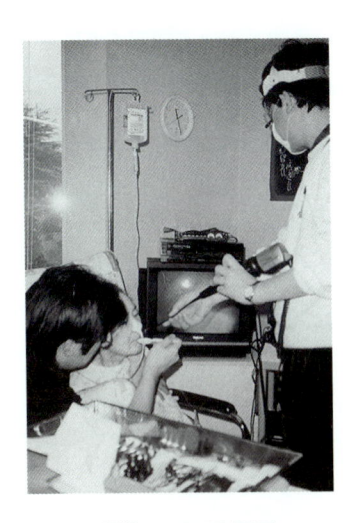

図 3　座位での VE 風景
検者が立っていると被検者は
顎を出した姿勢になりやすい

表 1　実際の食物を用いないで観察する項目

- 発声時の鼻咽腔閉鎖機能の確認
- 軟口蓋不随意運動の有無
- 随意的嚥下が可能か，および嚥下時の鼻咽腔閉鎖機能の確認
- 器質的疾患の除外
- 咽喉頭不随意運動の有無
- 咽喉頭の知覚低下の評価
- 再び随意的嚥下が可能か，および嚥下時の咽頭収縮力の確認
- 咽頭のクリアランス
- 随意的咳の評価
- 安静呼吸時，発声時の声帯運動の評価
- 嚥下反射の知覚入力の評価
- 咳反射の有無の評価

いやすいこともある．

②後鼻孔に近づくと，後鼻孔縁と上咽頭が視野に入る（図 5）．

③鼻腔から上咽頭へ進む直前で，鼻中隔後端，軟口蓋，耳管隆起の一部が見える（図 6）．

④上咽頭へ達し中咽頭方向を見たところで，咽頭の後壁と軟口蓋の間に空間がある（図 7）．ここで発声を促すと軟口蓋が拳上し，咽頭後壁と接するため両者の間の空間は消失する．軟口蓋の麻痺があれば軟口蓋が拳上しないので，空間は消失しない．一側の軟口蓋麻痺があれば，軟口蓋の拳上は左右非対称になる（**発声時の鼻咽腔閉鎖機能の確認**）．ついで随意嚥下が可能な症例であれば，空嚥下を指示して改めて鼻咽腔閉鎖を評価する．発声時に鼻咽腔閉鎖が不完全な症例でも，嚥下時は閉鎖可能な症例も多く，そのさいに咽頭側壁や後壁の運動性が評価できる．

⑤軟口蓋の後方に達すると，中咽頭，下咽頭，喉頭が視野に入る（図 8）．

⑥口蓋垂の後方付近から下咽頭・喉頭を見る．全体像を観察し，まず腫瘍など器質的疾患の有無を診断する（図 9）．嚥下機能の評価を主眼にした検査とはいえ，器質的疾患を見逃してはならない．図 13 の右声帯ポリープや図 14 の左喉頭癌のような器質的疾患が疑われた場合は，録画した所見を専門の耳鼻咽喉科医にみてもらうことが望ましい

（**器質的疾患の除外**）．また，声帯の可動性は正常であっても，喉頭を中心とした不随意運動（ミオクローヌスなど）がある症例では，声門閉鎖を含め嚥下運動との同期性が乱れることがあるので注意を必要とする．

喉頭蓋谷，声門上部，披裂部，梨状陥凹などでの唾液（図 15），喀痰や食物残渣の貯留（図 16）の有無を確認する．貯留があれば上喉頭神経内枝の麻痺による知覚低下を疑い，貯留を自覚しているのか質問してみる．「わからない」と答えることが多い（**咽喉頭の知覚低下の評価**）．

再び随意嚥下が可能であれば空嚥下を促す．十分な咽頭収縮があれば，一瞬視野が真っ白になる white out 現象が生じる．嚥下運動が起こっても咽頭収縮力が弱いと喉頭の拳上が観察されるが，white out 現象は起こらない（**再び随意的嚥下が可能か，および嚥下時の咽頭収縮力の確認**）前述の部位に貯留が認められた場合（図 15, 16），この嚥下前後でどの程度貯留内容が減少したかをみること，いわゆる**咽頭クリアランス**をある程度評価することができる．

随意嚥下が可能であれば，次いで咳をするように促す．そして，随意的な咳ができるか，またその強さをみる（**随意的咳の評価**）．咳の有無は誤嚥に対する防御として重要であり，咳の程度や咳による咽喉頭の貯留物などの変化をみることで，積極的な直接的訓練の可能性を探ることもできる．

⑦さらに喉頭に接近し，安静呼吸時や発声時の所見を観察する（図10）．声帯の内外転運動は反回神経と上喉頭神経外枝に支配されているがともに迷走神経の分枝であり，喉頭麻痺（反回神経麻痺）の有無は咽頭期嚥下に最も関係の深い迷走神経の機能を知るよい指標となる（**安静呼吸時，発声時の声帯運動の評価**）．ただし，喉頭麻痺や発声時の声門閉鎖不全はあくまでも運動障害の評価なので，咽喉頭や気管の知覚が保たれている場合には誤嚥は生じない．喉頭麻痺イコール嚥下障害と速断する必要はない．図17・18に典型的な左喉頭麻痺の所見を示す．運動麻痺による左声帯の固定と萎縮に加え，知覚麻痺による麻痺側梨状陥凹優位の唾液貯留を認める．

⑧内視鏡先端を上喉頭神経内枝の支配知覚領域である喉頭蓋喉頭面の基部や披裂部に接触させ，嚥下反射が起こるか観察する．これらの粘膜面に先端を接触させると内視鏡の視野が真っ白になり，嚥下が起こったかどうかの判断がむずかしいこともあるので，必ず助手が頸部を観察し喉頭挙上の有無を確認する（**嚥下反射の知覚入力の評価**）．

上喉頭神経内枝は嚥下反射を起こす知覚入力としては舌咽神経より鋭敏であるとも考えられており，この反射がみられた場合の診断価値は大きい．ただし実際に嚥下可能な症例でもこの反射がみられないことがあるので，反射がないとき嚥下不能と過剰診断しないように留意する必要はある．

次に内視鏡先端を声門へと進め，咳反射の有無をみる（**咳反射の有無の評価**）．上喉頭神経内枝の支配知覚領域である声帯粘膜の知覚が低下していると咳反射が起こらない．これは誤嚥する可能性が高いことを示す所見である．

⑨声門で咳反射が起こらなければ内視鏡を気管内にまで進め，気管分岐部まで観察することができる．声門では咳反射が起こらなくても，気管分岐部付近まで達すると咳反射が起こることが多い（図12）．

3）フードテスト

形態や運動性さらに感覚の評価で治療方針などが決まる場合もあるが，もし可能であればさらに

表2　実際の食物を用いて観察する項目

咀嚼・食塊の形成能
嚥下反射の起こり方
咽頭のクリアランス・複数回嚥下の効果
誤嚥
頭部回旋

詳細な検査として，内視鏡を挿入した状態で実際の食物などを嚥下してもらうフードテストをすることを勧める（表2）．実際の食物や着色水を摂取してもらい観察することで多くの情報が得られる．

①口腔期を観察することはできないが，まず，咽頭への流入する食塊を見ることで，十分に咀嚼され適切な嚥下可能な食塊がくるのか，もしくは不十分な状態の食塊が分割して流れてくるのか，時には捕食とほぼ同時に咽頭に入ってくるような早期咽頭流入が観察されることもある．この観察によって直接には観察できない準備期や口腔期の機能障害を間接的に知ることができる．

②次いで，咽頭に流入した食塊に対する嚥下反射の起こり方をみる．口腔期に引き続いて滑らかな咽頭期が起こるか，反射の惹起遅延があり食塊がどこまで達したとき反射が起こるか，もしくは全く起こらないかなどが確認できる．

③そして，嚥下運動による咽頭のクリアランス能を検討する．1回の嚥下で完全にクリアされるのか，複数回嚥下の場合には1回の嚥下でどの程度食道へ送り込めるか，何回程度の嚥下回数で完全に処理されるかを評価する．図19・20に着色水嚥下前後の喉頭所見を，図21・22にヨーグルト嚥下前後の喉頭所見を示す．いずれも3ml一回嚥下前後の状態であるが，嚥下後に着色水症例では極少量の青色の残留が梨状陥凹にみられるが，ヨーグルト症例では喉頭内腔にも白色残留が確認され重症であることがわかる．

④最も重要な観察ポイントである誤嚥については，Logemannの分類である嚥下前誤嚥や嚥下後誤嚥に関しては，嚥下運動前や嚥下運動が終了した後に食塊が声門下に流入していることで誤嚥を確認できる．最も多い嚥下中誤嚥（嚥下医学会の分類での喉頭挙上期型誤嚥）に関しては white out

表3 嚥下造影と比較したときのVEの利点・欠点

利点：いつでも，どこでも，繰り返し行える
　　　X線被曝の心配がない
　　　長時間でも観察可能
　　　咽喉頭の運動・知覚障害がわかりやすい
　　　模擬食品を作る必要がない
欠点：咽頭期そのものが観察できない

もあるので嚥下の瞬間には観察できないが，嚥下後の声門下に嚥下前にはみられなかった食塊の流入が確認できれば，間接的ではあるが十分に評価は可能である．一番問題であるムセのない誤嚥が直接観察・評価できることもVEの大きなメリットである．

⑤フードテストでは詳細な嚥下機能の評価に加えて，治療方法の検討にもきわめて有効である．着色水嚥下前後に喉頭蓋谷や梨状陥凹に残留する着色部位を確認することは容易であるが，その残留部位は知覚低下や機能低下によるクリアランス低下を示す所見である．そこで実際の直接的訓練のさいには，残留のみられたクリアランス低下部位を使わない嚥下姿勢や代償性嚥下法を習得させることとなる．つまり，喉頭蓋先端に少量の残留がある場合には空嚥下や咳嗽を指導し（図23），喉頭蓋谷に残留が目立つならばうなずき嚥下（chin down）やMendelsohn法を指導し，片側梨状陥凹への残留では頸部回旋法などを指導する．喉頭内腔が汚染される症例であえて直接的訓練を行うなら（図24），十分な息こらえ嚥下が必要と考えられるし，両側の梨状陥凹に残留が目立つ場合には，使用する食材としてプリンなどの半固形よりは短時間で通過しやすいトロミ液体を選択するとよい（図25）．

4）VEの長所・短所

嚥下障害の診断・評価には口腔期から食道期まで観察できるVF検査がやはり現時点ではgolden standardであることには異論はないが，この検査は医療施設内の透視室でしか行うことができないので，検査室への移動ができない症例やMRSA感染などで室外への移動が制限されている症例では検査自体ができない．また，複数回だったり長時間の検査では検者・被検者ともにX線被曝の問題がある．VEがVFと異なるのは，いつでも，どこでも行えるという簡便性だけでなく，X線被曝のような人体に有害なことのない点である（表3）．

VEでの観察では咽喉頭の器質的病変の有無を知ること以外に，随意的嚥下，咳，発声などを促すことや内視鏡の先端を咽喉頭の粘膜に接触させることによって嚥下反射，咳反射を誘発し，咽喉頭の運動・知覚障害の有無を知ることができる．さらにフードテストをして実際に食物を嚥下させ，咽頭のクリアランスや誤嚥の有無も観察できるので，診断・評価の目的以上に治療手段としても活用できる．先に述べたようにX線被曝の心配がないので，必要に応じて長時間でも反復してでも観察可能であり，姿勢（体位・頭位）を変えたり，食物を変えたりすることも可能である．また，嚥下反射が遅延していつ嚥下が起こるかわからない症例でも，安心して観察を続けることができるし，細径の内視鏡を用いるためほぼ自然な嚥下の観察ができる．フードテストでも，VFのように模擬食品をつくる必要はなく，実際の食物を用いればよい．これにより嚥下の動態のあらましは把握でき，診断評価に役立つばかりでなく，非侵襲的な検査法なので必要に応じて経時的に何度でも繰り返すことができる．このようにして得られた情報はリハビリテーションを安全に進めるうえで役立つ．

VE所見をモニター画面に写して供覧できるので，患者家族や医療スタッフの理解を得やすく，繰り返し再生観察することによって病態の解析にも役立つ．ベッドサイドでは簡便な検査・評価法として「水飲みテスト」などが行われているが，VEを行うことで移動の困難な症例でもさらに精度の高い評価を行うことができる．

VEの欠点としては，嚥下の咽頭期に食塊が通過するさい，内視鏡の先端が食塊や粘膜に接触するため視野が真っ白になり，咽頭期そのものの動態が観察できないことがあげられる．そのため1回の検査で得られる情報量はVEはVFより少ないが，VEのもつ多くの利点を総合的に判断すればVFに劣るものではなく，今後嚥下障害の臨床

において大いに活用されるものと期待される．とくに地域医療・在宅ケアを視野に入れれば，VFのような設備も必要とせず手軽に多くの情報を得られるVEは，第一選択の補助診断法となりうる．

3 その他の検査

1）頸部聴診法

頸部聴診法（cervical auscultation）は，食塊を嚥下するさいに，咽頭部で生じる嚥下音ならびに嚥下前後の呼吸音を頸部より聴診し，嚥下音の性状や長さおよび呼吸音の性状や発生するタイミングを聴取して，主に咽頭期における嚥下障害を判定する方法である[1]．本法は聴診器を使用したり，加速度ピックアップや小型マイクロフォンにより音を採取する．後者は，聴診音を録音機器で記録できる．聴診器は日常臨床使用されており，すぐにでも実施可能な検査となるが，嚥下音から誤嚥その他の障害を精度高く診断できるようになるためにはそれなりの訓練が必要で，詳しい文献やテキストを読まれることをお勧めする[2]．頸部聴診法と呼ばれているわけではないが，摂食前と摂食後の声を比較することにより，誤嚥の可能性を推測することもできる．たとえば，嚥下前クリアだった声が，嚥下後濡れたような声になった場合，嚥下後食物が喉頭に入り声帯が濡れたと推察され，誤嚥を疑う．X線機器などを用いた詳細な検査を行うことができない場合は，種々のスクリーニング法を組み合わせて判断することが重要である．

2）超音波検査法

超音波装置は，ベッドサイドに運ぶことも可能で，VFに比べ被曝もなく，操作も比較的手軽に行える利点がある．このように検査自体は手軽ではあるが，診断的にはこれまでのところあまり有効とはいえない．

たとえば，VFの最大の利点である喉頭流入や誤嚥を画像としてとらえることはできないし，超音波のプローブのあたっている範囲内しかとらえることができないため，悪性腫瘍の頸部のリンパ節転移のように存在診断には非常に有効であるが，嚥下障害のような多数の筋肉が相互に関連して異常をきたすような場合には適切な手段とはいいがたい．これまでの報告でも口腔期に限った報告が多い．

しかし，定量（口腔通過時間）検査も行えるし，正常嚥下をパターン化して生理学的フィードバックに応用した臨床的有効性も報告されている[3,4]．

3）筋電図法

実用的とはいえないが研究的手段としてはかなり確立されている．筋電図法は筋肉が活動するとき発生する活動電位をとらえる方法であるが，その電極には皮膚（粘膜）表面に貼付する表面電極と，検査しようとする筋に直接針を刺す針電極がある．針電極は目的とする筋に刺せれば確実に対象とする筋の運動をとらえることができるが侵襲的であり，表面電極は非侵襲的であるが，どこの筋肉をとらえているかわからない場合もしばしばあり，信頼性に乏しい部分がある．筋電図では筋の収縮の持続時間やタイミングを正確に知ることができる．

嚥下圧測定と同様，VFと組み合わせると情報がわかりやすいが，VFと同期させるのがむずかしいことが多い．近年，VFと筋電図や嚥下圧計を同期させるビデオシステム（Swallowing Workstation : Kay Elemetrics Corp. NJ, U. S. A.）が開発され，これを用いると容易に同期させることができるとされるが，日本では普及していない．

4）舌圧検査法

舌圧は1990年ごろから評価されるようになり，嚥下時に発揮される舌圧を測定するための簡易舌圧装置やエレクトロパラトグラフィを応用した舌圧測定装置が開発されている（第4章3-2)(3)）．林ら[5,6]が開発した風船状のプローブを用いた舌圧測定装置は，口腔機能の一部の定量的評価や舌圧訓練に応用され始めている（図1）．

5）嚥下圧（咽頭・食道内圧）検査法

嚥下圧測定は臨床的にはあまり用いられず研究的要素が強いが，VFではわからない咽頭，食道

内圧がわかり，障害の程度を定量的に把握することができる．咽頭は，通常「腔」であり，嚥下時，蠕動様運動により収縮力が測定される．上部食道にある輪状咽頭部は括約筋により通常収縮しており，嚥下時のみ括約筋が弛緩する．嚥下圧測定では，嚥下圧と収縮時間（duration），蠕動様波の伝搬速度などがわかる．Doddsらによると健常人では嚥下圧は口腔咽頭で100〜150 mmHg，喉頭咽頭で150〜200 mmHgであり，持続時間は口腔咽頭で0.6〜1.0秒，喉頭咽頭で0.3〜0.5秒位であり，食道の持続時間は2〜5秒である．伝搬速度は咽頭では9〜25 cm毎秒，食道では2〜4 cm毎秒であるから，咽頭の伝搬速度はかなり速いことがわかる．

圧測定にあたり，色々な問題がある．まず装置そのものであるが，従来のカテーテル式のものは測定値が不正確である．これは咽頭に入れたカテーテルの液圧の変化を口腔外で歪みゲージにつなぎ，これを電気信号に変換して圧を測定するためである．最近の装置は小型圧トランスデューサーを直接咽頭腔に入れて測定するため，測定値が正確になったといわれている．

カテーテル式では咽頭蠕動様圧を測定することはできないが，咽頭蠕動様波の開始や終了，持続時間，伝達速度は測定することができる．咽頭蠕動様圧測定は小型トランスデューサーを直接咽頭に入れるタイプでないと測定できないが，装置の直径が大きいと輪状咽頭部の圧に影響を与えるし，舌根部のレベルでは舌根の後方移動が大きな圧発生要素となり，トランスデューサーを用いた場合，方向依存性があるものでは圧測定の方向（前後方向）に向けるよう注意が必要である．

嚥下時咽頭や食道はともに挙上運動するため，圧測定センサーが測定時どの位置にあるかを知ることは必要不可欠である．このため，VFと同時に嚥下圧を測定するなどほかの方法と組み合わせて測定する必要がある．

6）その他の画像検査（CT，MRIなど）

中枢神経の診断にはCTやMRIなどが有用で，摂食・嚥下障害の原因疾患の把握に欠かせない．さらに，器質的疾患，たとえば，舌の亜全摘などの後では，口腔内の状況の把握がむずかしい．さらに，これらの患者にVF検査などを試行したときの嚥下物の動態を考察し，リハに応用する場合，3次元的状況の把握が困難となる．このような場合，CTやMRI検査などを行って3次元情報を得ることにより，口腔咽頭の情況を推察することができる．しかし，通常これらの検査は，仰臥位で撮影されるため，座位で行ったVF検査と重力のかかり方が異なるため，多少の違いがあることを考慮する必要がある．

近年，歯科用コーンビームCT（図2）が開発され普及しつつある．この装置は座位で撮影するタイプが多く口腔や咽頭腔の形態把握に役立つ．また，仰臥位での撮影ではあるが，高性能のMRIが普及してきており，1秒間に15コマ程度の検査が可能になってきた．これにより嚥下動態の断面の

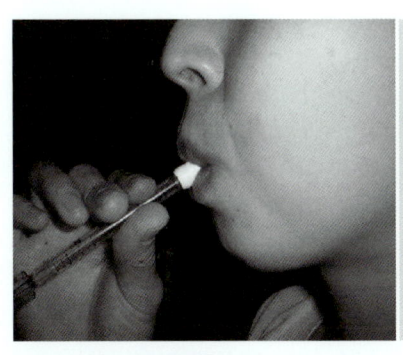

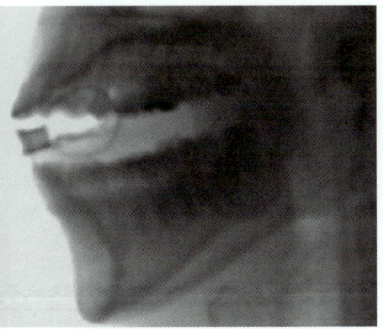

図1 舌圧測定装置
舌圧を測定しながら，舌の口蓋への圧接訓練を行うとバイオフィードバック効果が得られる．右は透視像

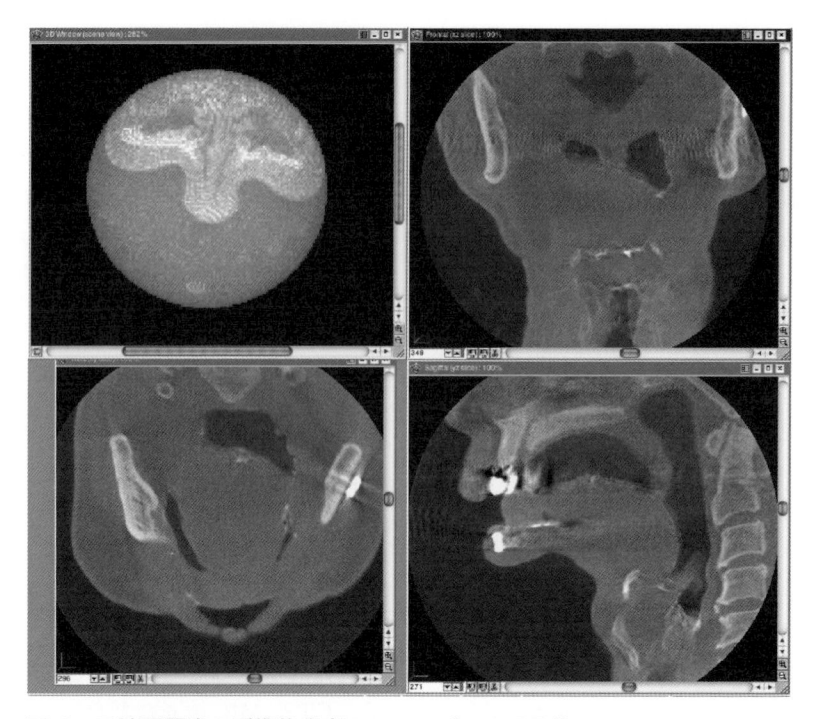

図 2　口腔咽頭癌の手術後患者のコーンビーム CT 像
　左右の非対称や器質的欠如などが理解でき，VF と合わせて考え，訓練に役立てることができる

動態解明が徐々に明らかになりつつある．

第3章　検査と診断（評価）

5 総合評価

1 総合的な見地から

本章での内容は，摂食・嚥下障害の疑診から診断，診断の手がかり，ベッドサイドで行う検査，詳細な検査という流れでできている．各項目では，摂食・嚥下障害における診断と検査がよくまとめられている．しかし個々の内容がある程度理解できていても，これらをどのように総合的に評価し，さらに治療に結びつけるかはなかなか容易なことではない．

ここでは，
(1) 総合的評価を誰が行うのか
(2) 総合評価と治療方針について（重症度分類に関連して）
(3) 評価・治療で注意しないといけないことはなにか

などについて考えてみたい．

1）総合的評価を誰が行うのか？

摂食・嚥下障害の患者を扱うときに，まず「嚥下障害がある」と疑うことが大切であるといわれている．ところが一方では，嚥下障害の起こる機序や疾患，誤嚥性肺炎などの危険性を全く考えないで，ただ「少しでも早く経口摂取させることが病気を改善させ，栄養状態をよくし，元気にさせる，この上もない治療法である」と思っているスタッフも多い．

経口摂取を考えるさいに，こうした初期対応において方向性がすでに異なってしまっている点に注意を向けることが大切である．嚥下障害を疑うこと，すなわち誤嚥の危険があるのではないかと注意を払うことで，経口摂取にはかなり慎重になるであろう．しかし頭から経口摂取が一番である

と考えてしまって，何がなんでも（むせたり，多少の発熱があっても）経口摂取を続行するといったようなことも現実には存在している．大変残念なことである．

少なくとも摂食・嚥下障害を有する可能性のある疾患を扱う主治医である一般内科医，消化器科医，神経内科医，脳外科医，耳鼻咽喉科医，リハビリテーション医，呼吸器科医の主治医は，誤嚥の危険性を十分に把握できるかどうかをもう一度考えてみる必要性があるであろう．

最近，リハビリテーション領域においてはリハ医，歯科医を初めとして看護師，保健師，理学療法士，作業療法士，言語聴覚士，歯科衛生士，栄養士，介護福祉士などのコメディカル（コデンタル）スタッフが摂食・嚥下障害に大変な興味を示し，何とかこの障害を克服できないかと考えることは一般的になってきている．

このような職種から，「この患者にこんなふうにアプローチしたいと思うがどうですか？」とか「誤嚥が心配だから何とか嚥下造影検査をして欲しい」などの相談を受けたら，まず主治医としてどのように受け答えをしたらよいのであろうか．「そんな領域は知らないから勝手にしておけ」とか「誤嚥があるのだから絶対に経口摂取は禁止である」とか「コメディカルが何をいうか．医者の言うとおりにしていればいい」とまで言う医師はいなくなったと思うが，いずれにしても主治医が窓口にならざるをえない．

主治医としてまず果たさなければならない役割は，前述した「嚥下障害を疑うこと」であり，次に「誤嚥に対する危険性を十分周囲のスタッフに知らせること」である．

主治医も含めてではあるが，誤嚥の危険性を全

く無視して経口摂取させ続けることは厳に慎まなければならない．次に，可能であれば是非とも嚥下造影検査までを主治医が習熟できればこの上もないことである．もし嚥下造影検査が困難であれば，主治医は院内で検査が可能な科にコンサルテーションをして欲しい．たいていは耳鼻咽喉科，もしくは消化器科か放射線科，あるいはリハ科などが担当していると思われる．しかし現状では，こうした科の担当者が嚥下障害の内容を十分理解して検査してくれるというわけではないことにも注意する必要がある．このときには院外でも対応可能なところに紹介することが望ましい．

誤嚥の発見ができれば，まず初期対応としての大きな方向性が異なってしまうことはないであろう．ただ何とはなしに（肺炎を繰り返しながら）今後の方針なく，この領域の患者を扱っていくのは適切な医療ではないと考える．

しかし，主治医に今後の治療方針決定までを期待するのはやや困難な面がある．摂食・嚥下障害の治療体系には，嚥下訓練に代表されるリハがあり，代替的な栄養方法を選択したり，症例によっては手術を考慮するなど，その内容には各科を超え専門的な要素が多い．そのため主治医とは限らず，こうした領域をよく知っているスタッフが現状では総合評価をしていくことが妥当である．なかでもリハの占める比重がかなり高いため，総合評価をするのはリハ医が現在では最も適当であると思われる．

嚥下に関するリハをよく理解していれば耳鼻咽喉科医・内科医なども該当するかもしれない．しかし，リハ医よりはるかに摂食・嚥下障害に対する関心度が低いために，こうした医師がこの領域に積極的に関わってこられることは現状では少ない．摂食・嚥下障害を引き起こす疾患を初期に扱うことが多いにもかかわらず残念なことではある．

上記以外の職種が総合的に評価することが可能であろうか？　嚥下障害に関連する職種として歯科医，看護師，言語聴覚士，理学療法士，作業療法士，栄養士などが考えられる．嚥下障害をよく理解していればこのなかのどの職種でもよいかというとこれも適当ではない．なぜなら前にも述べ

たが誤嚥性肺炎は時によっては不幸な転帰になるものがあり，基本的にはきちんとした医学的管理が可能な職種がリードしなければならないからである．

米国では日本でいう言語聴覚士が嚥下造影検査の実施と評価まで行ってしまうところもあるが，日本では法的にも制限がある．是非主治医と相談のうえ，各職種の力量が十分発揮させられるようなチーム作りをしたうえで取り組んでいただきたい．

最近色々な病院，施設において摂食・嚥下障害の取り組みがなされつつあるが，コメディカルスタッフだけで色々な治療法を行ったり，「おそらく大丈夫であろう」と安易な考えで摂食を継続させることは，厳に慎まなければならない．「それでは誰も手を出せないではないか」という気持ちになるが，リハにおける間接訓練についてはどの職種においても積極的に取りくんでいただきたい．

直接的に食物を摂食させる摂食訓練は，やはりある程度の摂食・嚥下障害に対する理解がある職種（リスク管理が可能）が存在するところで展開されることが望ましいと考える．このような職種が存在しない施設においては，まず摂食・嚥下障害を理解するチーム作りを行っていくことから始めていくのがよいと考える．

以上から大きな枠組みはとらえられたかと思う．導入としての主治医の役割には大変大きなものがあり，初期評価のよしあしがその後の患者の運命を左右するといっても過言ではない．主治医の反省と今後の取り組みに期待したい．

総合評価を行うものとしては現段階ではリハ医が適当であると思われるが，各職種による嚥下障害に対するチームワークができたところで主治医が積極的に関わっているところでは，そのチームが総合的な評価をしていく可能性は十分あると思われる．

2）総合評価と治療方針

問診から詳細な検査までに得られた情報を筆者なりに理解し，「リハ医が総合的に評価をするとこのようになる」という例を紹介する．本稿は，

「第2章1節 重症度に関連する諸因子とその分類」にも関連しているので是非参照していただきたい.

嚥下障害患者が紹介されてきたら，まず疾患がどのようなものであるかを考える.
・神経・筋疾患で進行性のものか
・脳卒中ならば大脳の障害なのか，脳幹部の障害なのか
・年齢は
・発症後期間は
・全身状態は（現病歴を含めて）
・現在までの摂食の状態は
・社会的背景は
・本人の摂食意欲は
・家族の希望は
など，患者をとりまく環境因子を整理する.

進行性疾患は脳卒中よりも扱いにくい．現状維持が困難だからである．今後の進行度を見極めながら，時には大胆な手術療法を加えて摂食の可能性を探る場合も少なくない．しかし原疾患を告知されていない症例もあり，対応に苦慮することが多い．誤嚥性肺炎を何度か繰り返していても進行性疾患と告知されていない症例も経験する．各科の主治医とよく相談しながら検討する必要があるが，主治医とリハ医との相互理解が得られない場合もある．患者のQOLを考えると今後の治療方針を決定していくには難題が多い.

脳卒中については，大脳病変か脳幹病変かで対応がたいへん異なる．多発性大脳病変による仮性球麻痺は比較的よくみられる疾患であり，認知機能や知的機能の障害がつよくなければ嚥下反射が残っているという点では，嚥下訓練がたいへんしやすい．脳幹病変では，一般的に口腔期，咽頭期がともに障害され嚥下反射がなかなか起こらないなどの特徴があり，嚥下障害がかなり重度で嚥下訓練も大変であると予想できる.

年齢は当然若いほうが治療の可能性は高く，高齢者になればなるほど治療が困難になっていく．70歳以上では加齢による嚥下機能の低下がいわれており，原疾患にどの程度の加齢変化を考えたらよいのか難しいところである．また若ければ機能再建獲得のためにも手術療法を加えることも可能であるが，高齢者になるとその他の合併症を有していることが多く，手術の危険性のほうが大きいために手術療法を断念せざるをえないこともある.

発症後期間は，短期間で嚥下障害を発見しアプローチすれば，回復の可能性を探ることが可能であるが，長期間嚥下障害が存在する例では，口腔器官その他の廃用症候群（51頁）も加わり訓練効果を期待できにくいことも多い．しかし嚥下障害の治療がまだまだ一般的ではないためにかなり軽症例でも放置されている場合が多く，長期に及んだ症例でも経口摂取が十分可能になる例も存在する．現時点では発症後期間は嚥下障害の治療にさいし，重要な因子にはなりにくいと考えられる．嚥下障害の患者については，とにかく全例に嚥下リハを施行すべきである.

全身状態においては，誤嚥性肺炎を繰り返す症例や急性のdeconditioningの状態では，嚥下障害は重度であると考えた方がよく，喀痰排出力が弱く，随意的咳がうまく出せない症例などは，嚥下訓練に難渋することがある．さらにいわゆる体力がない（運動耐久性の低下）症例なども，嚥下障害の治療にはマイナスの要因となることがある.

現在までの摂食状態は大変大切である．医療スタッフが嚥下障害に無関心のままで経口摂取をさせられていた症例では誤嚥性肺炎を有している例があり，診察時でも即経口摂取を中止しなければならない場合もある．このときに誤嚥の危険性や嚥下造影を患者本人に見せて色々説明をしても，経口摂取の中止を納得していただけない症例もある．「前の先生は食べろ，食べろ，食べないといけないと言っていたのに，なんで今度は食べてはいけないのか」というのが患者の意見である．このためもっと初期の段階できちんとした評価をすべきであると反省させられることがしばしばある．同時に摂食を断ち切れない患者のもどかしさを痛切に感じる場面でもある.

経管栄養における長期のカテーテルの留置は好ましい状態ではなく，口腔器官の廃用性変化が起きている症例が多い．高齢者によくみられる胃食道逆流現象などにも注意しないといけない.

社会的背景も大切で，一人暮らしであったり，日常生活動作は軽度障害で嚥下障害のみが強い症例などでは，手術的治療も考慮して可能なかぎり自立生活を営むようにしなければならない．また，日常生活は全介助であっても，是非家につれて帰りたいので安全な摂食を何とか確立して欲しいという**家族の希望**に応えることも必要なことである．

患者本人の摂食に対する意欲も重要で，声を犠牲にしてまでも安全な経口摂取を希望され手術適応となる症例もある．

身体所見を含めた直接的要因としては，先行期障害では行動療法的なところがあり，知的機能や認知機能がひどく障害されていなければ嚥下訓練が効果的である場合がある．準備期・口腔期障害では積極的に嚥下訓練，とくに間接訓練を施行すべきであり，効果のある例が多い．咽頭期障害ではこれといった決め手にかけるが，口腔器官や咽頭器官の間接訓練は是非行っていく．咽頭期障害が強いと手術的治療が必要になってくることもある．

客観的要因としての嚥下造影検査や嚥下内視鏡検査では，誤嚥の有無も大事であるが，どのような状況で誤嚥が起きているかの誤嚥の分類が大切である．それによって嚥下訓練の方法が異なるからである．

こうした患者を取り巻く要因や嚥下障害に関する直接的要因や客観的要因を細かく分析整理し，きちんと把握したうえで今後の治療方針をたてる．どのような方向性になるかの詳細は**第2章**に詳しく述べてあるので是非参照していただきたい．

結果だけを述べると重症度を Grade 1〜3 に分類し，
① Grade 3 は軽度の嚥下障害で，リハ中心の治療
② Grade 2 は中等度〜重度嚥下障害で，治療法は嚥下リハをかなり主体的に施行し，ときによっては手術も考慮してゆく
③ Grade 1 は重度の嚥下障害でリハでは改善困難なことが多い

といったように方向性を考える．

3) 評価・治療で注意しないといけないことは何か

評価・治療で大切なことは，誰が評価し，リハの方向づけをし，誰が治療していくか，そしてこの過程において患者に対する責任は誰がとるのか，患者に治療決定権はないのか，などの問題をいつも考えておくことである．なぜこうした問題が起きてくるかといえば，摂食・嚥下障害を扱うには多職種のチームアプローチが必要であるからである．結果的にチームでの責任は誰が担っていくのかということになってくる．さらにこうしたチームが組める施設は良いが，コメディカルスタッフの職種のみが主体的に治療に取り組むと，責任という観点から問題が多い．前にも述べたが総体的に責任がもてるのは主治医であろうが，通常主治医が本質的に責任をもてるほどこの領域について習熟してはいない．どうしたらよいのであろうか．

責任という観点から現状での筆者の希望を述べるとすれば，まず主治医が 1) 総合的評価における役割をきちんと担うことが徹底され，実際の嚥下障害に対する評価・治療の方向づけやリハに関してはリハ医，あるいはリハを十分知っている耳鼻咽喉科医や内科医が主体に行い，どうも保存的療法（リハだけの治療）では上手くいかない場合には耳鼻咽喉科医に手術をしてもらい，術後のリハもリハ医，耳鼻科医が担当していくことが望ましいと考える．

こうした流れのなかで必要なコメディカルスタッフが十分その職種の力量を医師の指示のもとで発揮していくという環境が一番よいであろう．やはりこの領域は誤嚥というリスクが常に付随してくるために，リスク管理がきちんとできる職種が責任をとるべきである．この領域については，主治医を初めとして医師が最も興味を示し関わっていくことが大切である．

さらにこうした流れが発展していき将来的には，日本にも嚥下障害患者を専門的に扱う「嚥下センター」なるものが設立されるのが理想である．

さて方針が決定してこの方向性でいこうとした

ときに，患者の決定権や選択権はどう考えていったらよいのだろうか．経口摂取を目標とすることに患者の期待は強いので，この時点では治療者側も患者も方向性は一致している．

問題なのは，

(1) 他院で経口摂取してきたのに，本人の状況から経口摂取を中止し嚥下訓練を十分行った方がよいと思われるとき

さらに

(2) 嚥下訓練主体のリハではどうしても経口摂取までもっていけないと判断したとき

であろう．

(1) はそのようにしないといけない理由をわかりやすく説明し，嚥下造影検査や内視鏡検査のビデオを本人や家族に見せたり，きちんとした訓練をすれば安全に食べられるようになることを確認することで納得してもらえることが多い．しかし患者が前医の言ったことをかたくなに信じていることもあり，何度危険性を説明しても経口摂取を続ける患者がいるのも事実である．こうした患者は実際に繰り返す発熱や肺炎でやっと納得してもらえることがある．何ともやりきれない気分になるが，逆にいえば「口から食べる」ことの欲求の強さを感じる場面でもある．同時に初期対応・初期評価の重要性を再認識させられる．

(2) についてもなかなか簡単にはいかない．嚥下訓練のみでは十分な経口摂取までいけない例は多数あるが，「条件つきで経口摂取を可」とすれば，条件が守れないときには誤嚥の危険性が起こってくるし，実際に条件が守れない患者もいる．

さらに対処に困るのは「楽しみのためなら経口摂取を可」とする例である．筆者は嚥下障害の治療を始めた頃，この判断には納得がいかず危険性があるのであれば，経口摂取「不可」が患者に示す選択肢であると考えていた．それは，楽しみのためだけでの経口摂取であると患者に説明しても患者はそれ以上に別のものを食べたりすることが多く，実際にそれで誤嚥性肺炎を起こしてまた入院という状況を繰り返した症例もあったし，他の症例では不幸な転帰に陥った症例もみてきたからである．

しかし現在の摂食・嚥下障害の治療の流れと，患者のQOLを考えると，この範疇すなわち，「条件つきで経口摂取を可」もひとつの帰結としての選択肢と考えられているようである．「口から食べる」ということが人間の根源的な欲求と直結していることと関係あるのかも知れない．色々議論のあるところではあろう．

さらに非典型的な例ではあると思うが，明らかに気管カニューレから食物残渣が吸引されても患者本人の強い希望により1日3回の食事をし，その後に吸引をしながら摂食を続けている症例もあると聞く．こうした症例は筆者の経験からすると，「誤嚥＝即・経口摂取禁止」とまでは思わないが，1日3食経口摂取させることには，誤嚥性肺炎の問題を考慮するとなかなか許可できない．しかし，患者本人がすべてのことを納得して3食経口摂取したいと望むならば，「全くいけないことだ」とは一概にいえない状況である．どう整理して考えたらよいのか現在でも答えがみつからない．「食べることのむずかしさ」と同時に「食べられなくなったときに患者としては何が選択可能なのか，そして治療者側としてはどれだけの選択肢を用意できるのか」はまだまだ未解決であることが多い．高齢社会のなかで，やっとこうしたことを考えていく土台ができてきたというのが実情である．

2　手術介入の立場から

我々耳鼻咽喉科医は摂食・嚥下障害を訴える症例に対し，嚥下造影検査や嚥下内視鏡検査，そして嚥下圧測定や嚥下関与筋の筋電図測定といった嚥下機能の主観・客観的評価を担当する側面と，外科的アプローチという治療手段を用いることによってその障害を消失・軽快させたりする側面をもっている．とくに総合評価となると，一般的な嚥下機能検査に加えて耳鼻咽喉科特有の検査手法を用いて，やはり耳鼻咽喉科特有の治療手段である手術を常に念頭においた患者評価をするように心がけている．

1）耳鼻咽喉科へ紹介のさいに必要な情報

軽い嚥下困難感程度であれば自主的に耳鼻咽喉

表1 紹介のさいに希望される項目

1) リハビリテーションに関して
   - 治療期間
   - 治療内容
   - 反応（改善の程度）
2) 嚥下造影検査（VF）
3) 現在の栄養摂取状況
4) 誤嚥の程度
   - 頻度・量
   - タイミング
   - 誤嚥のさいのムセの有無
5) 摂食時の状況（介助の必要性）
6) 発声・構音機能（意思伝達手段）
7) 気管切開術の有無
8) 治療内容への希望
   - 治療者
   - 患者自身
   - 家族

科を受診することはあるが，いわゆる誤嚥を伴う治療対象となるような多くの症例は同一施設か否かを問わず他の科からの紹介受診がほとんどである．そのさいには，単に「誤嚥がある」とか「食事中にムセがある」という程度ではなく，紹介元の職種や施設によって検査を含めてできることに制限があるのは当然であるが，総合評価をするうえで表1にあげるような項目に関する情報を伝えてもらうことが望ましい．

受診する患者の病状は予想以上に重度な障害から，経過観察で十分なことまで幅広く，さらに症例ごとの合併症などを含めると，とても限られた診察時間のなかだけで正確な診断や治療方針を決定することはきわめて困難である．そのため，とにかくどんな些細な情報であっても実際にその症例に接している人の評価や意見は重要なものとなる．

まず，これまでにどのようなリハビリテーション（以下リハ）が行われてきたのかということがある．もし，今までに全くリハを受けていなかったのなら，症例の障害部位と程度にそったリハを，数カ月間試みることが望ましい場合が多い．一般的にいって，嚥下障害の治療のなかではリハを中心とした保存的治療と外科的治療の正しい組み合わせが患者を安定した経口摂取に導くので，あまり早急には嚥下障害イコール手術へともっていくべきではないと思われる．

一方で，リハがある程度行われてきている場合には，その内容や期間・患者の反応などについて情報が必要である．よほどの中枢性障害や重度の合併症を有する症例でない限り，リハにある程度の反応はみられるはずなので，治療前後の比較を明確にするべきである．最近ではある程度のリハを行える施設であれば，嚥下造影検査（VF）は施行可能なので，もし患者自身の何らかの都合で外来受診が困難であるとしても，治療の経過を追った造影検査の結果をホームビデオなどに記録し郵送などすれば，最低限度の嚥下状態の評価やある程度の治療方針の決定が可能である．患者が受診できないからそれまでと安易にあきらめず，誠意をもって努力するべきである．

栄養摂取状況と実際の嚥下時の誤嚥の問題がある．施設によっては嚥下性肺炎と思われる徴候があると完全に絶食として経管栄養や中心静脈栄養にしたり，嚥下性肺炎を反復しているにもかかわらず，特別な治療食もなしに経口摂取を続けている場合もあるために，現時点での栄養摂取状況が，症例の安定して摂取し得る食形態を明確に反映するとは限らず，どちらかというと嚥下時の誤嚥の状態に関する情報の方が，治療法の決定に重要となることが多い．

同時に経口摂取をしている症例では，摂食時の環境や介助の状態も現状把握に大切である．そして，誤嚥の状態に関する情報としては，その頻度（毎食認められるのか），量や形態（たとえば，水分をコップ飲みしたときだけとか，半固形物以上の固さをスプーンで食べたときとか）などに加えて，とくに誤嚥のタイミングと誤嚥のさいにムセがみられるかどうかということが，手術を前提とした治療法決定に重要である．

誤嚥のタイミングに関しては，できることならばLogemannらの分類よりは嚥下研究会の提唱する分類の方が術式決定に大きな意味をもつので，覚えておかれることをおすすめする（表2参照）．また，嚥下造影で認められるむせのない誤嚥（silent aspiration）が認められる場合には，十分な誤嚥防止対策を講じないと，長期的にみて嚥下性肺炎を反復する結果となることが多いのでとくに注意が必要である．

表2 嚥下障害の分類（嚥下研究会）
1) 喉頭挙上期型誤嚥
　　声門閉鎖不全や嚥下反射惹起のズレから喉頭が最大挙上位に到達するまでに生じる誤嚥
2) 喉頭下降期型誤嚥
　　咽頭圧の低下や食道入口部の圧上昇によって喉頭下降期に生じる誤嚥
3) 混合型誤嚥
　　挙上期にも下降期にも認められる誤嚥
4) 嚥下不能型
　　咽頭に入ったbolusが全く食道に入らず誤嚥する場合

表3 手術療法の適応
1) リハビリテーションによる改善に限界があり，手術療法がその限界を補える場合
2) リハビリテーションも有効であるが，手術療法で短期間に著明な改善が望める場合
3) リハビリテーションを行っているがその効果がとぼしく，手術によって多少の代償を伴っても経口摂取を望む場合

2）評価のポイント

　手術療法は比較的非可逆的なものが多く，嚥下機能は改善しても手術操作によって犠牲となる機能が生じる場合もある．とくに犠牲となりやすい機能として発声・構音機能がある．

　そのため，誤嚥を訴える症例の総合評価を行うにあたっては，嚥下機能を手術によってどの程度まで改善可能であるか検討することと同時に，現時点で発声・構音機能の障害の程度や，中枢性障害や気管切開術などによって発声がなされていない場合には，代用意思伝達手段に関する検討が必要である．そして，手術によって発声・構音機能はどこまで温存することが可能であるのか，手術によって発声機能を喪失した場合の代用手段の樹立は可能なのかなどの点にも十分に注意を払う必要がある．

　重度の嚥下障害を訴えやすい脳血管障害や神経筋疾患などの場合には，しばしば嚥下障害と構音障害は平行する形で悪化するので，発声・構音機能を維持するのか嚥下機能を維持するのか，二者択一の選択を迫られる場面にも時折遭遇する．最終的に，構音機能の維持の可能性を評価するために，必要な検討項目として気管切開術の有無がある．気管切開の功罪に関しては手術の項目で述べるが，術前には気管孔を指で閉鎖して発声させて構音機能を確認したり，カニューレを抜去しながら嚥下試行を行って気管切開孔を最終的に閉鎖できるかどうかを評価する必要がある．

　術式の詳細な決定は嚥下造影検査などの諸検査から決定されるが，そのさいに紹介者の希望や患者自身，もしくは家族の希望を十分に考慮に入れる必要がある．とくに患者や家族のなかには，紹介以前に説明を受けていても，機能維持が無理な内容の術式を希望することもあるので，我々は十分なインフォームドコンセントを行い，手術後のリハまで念頭において，治療者と患者の両者が納得いく術式を選択するようにしている．単純な手段ではあるが，わかりやすく病態を説明し，話し合いを繰り返しもつように心がけることが，長期的にみて安定した治療効果を得るコツと考えている．

3）手術療法の適応

　さて，一般的に耳鼻咽喉科医が考える手術療法の適応を表3にまとめる．

　嚥下障害を生じる病態の多くはある程度リハなどの保存的治療によって改善が得られる．手術の適応は，①その不足する部分を補うようにリハで回復し得ない障害を解消する面での適応，②嚥下障害を生じる病態のうちにはリハよりも，手術療法によってきわめて短期間に改善が得られる場合もあるので，患者自身のQOLを考慮した立場での適応，③とくに構音機能などへの犠牲を払ってでも経口摂取を望む場合の適応，に大別される．

　基本的に機能改善手術であるので，患者・家族の了承のもとに慎重にその適応や時期を選択するわけだが，脳血管障害などでは，いくら手術療法での改善が望めても，再出血の可能性がある場合には麻酔管理的に問題があるし，また，糖尿病な

どの合併症のある症例は術後のトラブルの発生する確率がどうしても高くなるため，リハ医や内科医と十分に全身評価をし，術式の選択をはかることも重要である．

手術という外科的アプローチで嚥下障害の治療に介入する耳鼻咽喉科として，その他の職種にお願いしたいことがある．それは，手術療法の適応の是非について対診される時期の問題である．一般的には耳鼻咽喉科にコンサルトがあるのは，障害が発症し，リハなどの治療が行われるようになってから1年以上経過した症例が多い．そして，それらの症例に関して検討してみると保存的治療開始から約半年間は何らかの改善が得られていても，その後は嚥下性肺炎を併発したり，その他の合併症のために思ったほどの改善が得られていないことが多い．当然，患者や家族が手術療法を望まなかったり，外科的アプローチにはリスクが大きすぎる症例では長期に渡るリハとなるし，確かに長期間のリハによって回復する症例もあることも認めるが，漫然とした長期間のリハはいたずらな治療期間の延長となる可能性があるので注意していただきたい．

また，たった一度の受診ですべてを判定することはきわめて困難なので，できることならばリハを開始する前後に一度診察し，数カ月以上リハを行っても改善が得られない場合や，せめて治療開始から半年が経過したら，治療効果の判定と選択しているリハ手法の意義判定，そして，手術療法の時期を決定するためにも一度耳鼻咽喉科を受診することが望ましいと思われる．

もし，頻回な受診が困難な場合は，前述のごとく嚥下造影検査のビデオを送ったり持参するだけでも，治療法決定に大きな違いがある．

さらに，神経筋疾患や代謝性疾患のように現時点の医療では疾患の進行をおさえることが困難な症例に対しては，その疾患の性格を十分に検討し将来的に温存できる機能と廃退が予想される機能とその時期を見極め治療法を決める必要がある．筋萎縮性側索硬化症（ALS）のような比較的進行が急速な疾患では，後述の嚥下機能改善手術を行ってもその効果を数カ月から半年程度しか持続させることができない．そして，次第に諸機能の低下とともに再び嚥下障害を生じてしまう．

患者自身が自分の疾患の性格を十分に知っており，わずかな期間でも構音機能を維持した経口摂取を望む場合には嚥下機能改善手術の選択もあると思われる．しかし多くの場合には嚥下機能と発声・構音機能は比較的急速に平行して廃退していくので，音声での意志疎通が不良になってきた時点で何らかの呼吸路と消化路を分離する誤嚥防止手術を行う方が確実であり，最終的な人工呼吸器での呼吸管理が必要になったさいにもカニューレ管理が安全に行えると思われる．

患者や家族が望まない場合にはこのような積極的手段は選択するべきではないが，ある程度の犠牲を伴ってでも誤嚥がなく喀痰排出や呼吸管理が容易な状態に導くことが，かえってQOLの維持につながると考えている．

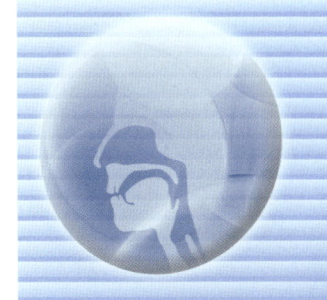

第4章

リハビリテーションの実際

第4章のあらまし

　本章では，摂食・嚥下障害に対するリハビリテーション（以下，リハと略）の具体的な内容が詳細に述べられている．その大きな内容は，第3章の検査と診断（評価）に引き続いた形での「摂食・嚥下障害治療における臨床の実際」と言い換えることができるであろう．

　リハを中心とした治療に必要ならば手術を加える，さらに食事の内容を検討しながら何とか経口摂取にもっていく．しかし摂食が不安定であると，その後のフォローアップが非常に大切となってくる．フォローアップのなかでも栄養状態はとくに重要であるが，従来の嚥下障害領域において具体的に述べられることはほとんどなかった．そこで，この数年間で各病院に定着してきた栄養の新しい概念をNST（nutrition support team：栄養サポートチーム）として説明を加えた．この第4章では，新しい概念を含めた摂食・嚥下障害患者に対する臨床的な実際とそのむずかしさを是非読み取っていただきたいと思っている．以下，各項目を簡単に解説しておく．

　1．リハビリテーションプログラムの立案では，リハが大きな比重を占める嚥下訓練についての概説があり，どのような嚥下障害に対してどのようなリハを施行すればよいのかの流れが述べられている．第2章の重症度分類との関連性も多くあり，是非そちらも参照していただきたい．

　2．患者管理の実際では，摂食・嚥下障害患者のもつ医学的な側面，つまり気管カニューレの取り扱い方，栄養補給での経管栄養の考え方，栄養チューブ（筆者は，カテーテルということばを推奨している）の取り扱い方，胃瘻や誤嚥性肺炎の考え方，など厄介な問題がわかりやすく説明されている．こうした問題で困っている方は，この項目から先に読んでも大変参考になる．

　3．心理・社会面への配慮では，治療者側が治療についてとやかく述べる前に，患者本人の体験（195頁「嘆願書"経口摂取のお願い"」，196頁「患者体験記」）を読んでみることがまず必要であると思われる．当事者の思いは大変重要であるが，専門的な書籍のなかで直接的にとらえたものはこれまでになかったと思われる．治療者側への警鐘として位置づけられ大変参考になる．神経・筋疾患者では徐々に食べられなくなってくることが現実的にあり，こうした患者に接して治療するさいには，心理・社会面という考え方を絶対に忘れてはならない．全体の内容からすると少ない紙面での記載ではあるが，大変内容のある項目である．この項目だけ単独で読んでも十分価値があると思われる．

　4．間接訓練では，訓練の概要や実際の嚥下障害各期における重要な訓練法が述べられている．訓練法にはこの数年の間に新しく確立した方法も取り入れてある．複合的間接訓練（このようなとらえ方はこの本の特徴のひとつ）とは，IOCやバルーン法などを指し，その臨床経過が詳細に述べられている．訓練の適応と実際について知りたい読者はこの項目から先に読んでみることを

お薦めしたい．

　5．**直接訓練**は，実際に食物を食べさせながら訓練することであるが，その概要と実際，効果判定や留意点などが述べられている．直接訓練の実際で「食べさせる物」と「食べさせ方」という2つの考え方は，大変重要な考え方であり是非参考にしたい．どちらか一方のみの考えだけでは訓練が上手くいかなかった経験があり，"なるほど"と思うことばかりである．

　項目は前後するが，**8．摂食・嚥下障害患者の食事**を引き続いて読むことをお薦めしたい．直接訓練と食事の問題は切っても切れない関係であるため，その基礎的な食事内容や嚥下造影検査食までの多彩な内容は大変参考となる．また，嚥下食の綺麗な写真は見ているだけでも食欲がそそられる．

　6．**NST**とは，1998年頃に欧米諸国の栄養概念が本邦に導入されたことをきっかけに，一般病院に知られるようになった概念である．栄養面での評価が大切なことから嚥下障害と関連性をもつようになった．こうした経緯と栄養の重要性について理解を深めることができると思う．
　リハだけでは十分な経口摂取に至らない患者や，どうしても誤嚥が多く経口摂取させられない患者が存在することは，この領域の大変むずかしいところである．

　7．**手術的介入**では，耳鼻咽喉科的な機能再建術が大変有効であり，その術式や適応が詳細に述べられている．また手術前後のリハの大切さが強調されている点は最も興味深いところである．

　9．**フォローアップ**では，嚥下障害の患者は様々な状況で誤嚥が起こりやすく，すぐに全身状態の悪化を招きやすい．とくに退院後の在宅生活において，いかにこの悪化の状態を早くつかむことができるかは大変重要なことである．多数の症例を扱ってきた聖隷三方原病院でさえも，このフォローアップのむずかしさが述べられている．どんな対応をしたら良いのかが具体的かつ丁寧に書かれてあるので，その重要性がひしひしと伝わってくる．

第4章 リハビリテーションの実際

1 リハビリテーションプログラムの立案

　摂食・嚥下障害に対してリハビリテーションを行うとよいと一般的にいわれている．しかし嚥下障害患者すべてに同じようなリハをすることなのであろうか．嚥下障害患者はそれぞれが異なっており，こうした患者のどの部分にリハを施行したらよいのかを十分に把握して行わないと，摂食・嚥下障害の改善はかなり困難なことである．同時に的のはずれたリハは，患者に「食べられるかも知れない」という過大な期待をいだかせることにもなり適切な治療とはいえない．時には誤嚥性肺炎を起こし不幸な転帰となるほどの危険性（リスク）を有している患者に対しては，不適切なリハは厳に慎まなければならない．

　この小論では，
　(1) 嚥下訓練とはどのようなものであるのか
　(2) どんな形で嚥下訓練を施行していくのか
　(3) ゴールをどのように考えるのか
などの観点から，摂食・嚥下障害のリハをどのように考え，何に注意をして順序よく計画を立てていったらよいのかのポイントを概説する．

1 嚥下訓練とは

　嚥下訓練とは，正式に言えば嚥下機能回復訓練とするのがよいのかも知れない．機能回復というと一般的には一度獲得された機能が障害され，その後の回復を意味するものである．成人の嚥下障害を引き起こすものはこれにあたるが，脳性麻痺に代表される小児の嚥下障害においては，発達の段階から障害されており機能回復という言葉はあてはまりにくい．ここではとくに成人における摂食・嚥下障害を取り扱うことにしているので，嚥下機能回復訓練として考えていきたい．

　機能回復の立場に立てば，嚥下機能自体が回復すれば問題ないことになる（機能障害に対するアプローチ）が，機能障害が回復あるいは改善しないときには代償的な嚥下を教えるなどの，残存機能を最大に発揮させる対処法（能力障害に対するアプローチ）なども考えなければならない．

　代償的な方法でも全く効果がなく経口摂取がかなり困難であるという症例については，今後どんな栄養管理がよいかなどを考えなければならない（社会的不利に対するアプローチ）．

　嚥下機能回復訓練の概念は，機能障害，能力障害に対して施行されるものである．

　では実際の嚥下訓練はどのようなものであろうか．食物を用いないで行う間接訓練と，実際に食物を用いて行う直接訓練の2つに大別される．前者を基本的訓練や基礎的訓練といったり，後者を摂食訓練といったりする．

1）間接訓練

　間接訓練は，基本的には嚥下に直接関与する顔面・口腔・咽頭・喉頭などの諸器官に対して，運動療法や，発声や発語を中心とした言語療法や，**嚥下反射運動の促通訓練**[*]や，**呼吸と嚥下の協調運動の訓練**[**]などを行うことである．さらに嚥下の状況を悪くする要因，たとえば頸部後屈や体幹の不安定さなどに対しても運動療法を行うことである．また，しっかりした呼気を出せるようになることは誤嚥を防止する意味で大変重要なので，呼吸訓練も非常に大切である．

　間接訓練のポイントは，身体所見がどの程度厳密に把握できるかにかかっている．顔面神経麻痺の程度や，口唇・舌運動性の低下，発声時の軟口蓋の状態，咽頭反射の有無，唾液を飲んだときの

1 リハビリテーションプログラムの立案

表 1 摂食・嚥下障害の病態と対策[1]

嚥下・摂食障害の要素	病 態	臨床症状	運動療法	代償的治療 体位など	代償的治療 食物形態など	その他
1．先行期障害	認知・行動異常 情動制御障害 経験の欠如（介助者）	切迫的摂食 強制笑い 介助ペースの問題	摂食のペーシング 介助のペーシング	情緒的に中性な環境		
2．準備・口腔期障害	舌の運動障害 口腔感覚障害	咀嚼（食塊形成）障害 食塊の口腔内停滞	舌・口腔周囲筋群の筋力強化・ROM	頭部伸展	液体（中粘度） 1回嚥下量増量 温・冷刺激の工夫	スプーン，シリンジの利用
3．前咽頭期型誤嚥（口腔期障害型）	舌運動障害と咽頭期反射惹起の低下	誤　嚥 喉頭挙上の消失現象	舌・口腔周囲筋群の筋力強化・ROM 頸部の ROM	リクライニング位 頭部屈曲とその後の伸展（tossing）	ペースト 液体（中粘度）	
4．前咽頭期型誤嚥（反射遅延型）	咽頭期反射惹起の遅延・消失	誤　嚥	thermal stimulation think about swallow	頭部屈曲	ペースト 液体（高粘度）	ストローによる反射的吸啜[*]
5．喉頭挙上期型誤嚥	喉頭閉鎖の低下	誤　嚥	嚥下パターン訓練（supraglottic swallow）声帯内転訓練	頭部屈曲 頭部患側回旋	ペースト 液体（高粘度）	
6．喉頭下降期型誤嚥	咽頭蠕動の低下 喉頭挙上不全など	誤　嚥 反復的喉頭挙上現象	嚥下パターン訓練	体幹健側側傾[**] 頭部患側回旋 鼻腔逆流があれば，外鼻孔閉鎖	液体（中粘度）	多数回嚥下
	輪状咽頭筋弛緩の障害	誤　嚥 反復的喉頭挙上現象	おくび訓練		液体（低粘度）	嚥下後咳嗽

Logemann JA（1993，1986 年），Linden P（1989 年），才藤栄一ら（1985 年）などより作成．
これらは単純化してあり，実際は病態の重複例も少なくない．
嚥下障害管理上の一般的問題（栄養，医学的安全性など）については省略した．また手術的対応についても省略した．
呼吸訓練については触れていないが，すべての嚥下障害患者にとって非常に重要な非特異的訓練である．
[*]もし意図的嚥下と解離して，吸啜的嚥下が良好な場合．　　[**]もし胃食道逆流現象がなければ，健側側臥位も有効．

喉頭挙上の状態，随意的な咳嗽が可能かどうか，そしてこうした検査時における患者の反応や理解力などを詳細に検討しておく．この総合的な評価により，摂食・嚥下障害のどの段階（先行期，準備期，口腔期，咽頭期，食道期の5段階をいう）が最も障害されているかをはっきりさせる必要性がある．

才藤[1]は嚥下障害の各段階に応じた間接訓練内容を表にまとめている（表1）．わかりやすく大変参考になるが，「どの時期が障害されているか」が不明確であると，どの間接訓練を施行したらよいのかがわからなくなってしまう．また，個々の間接訓練にどのような意味合いがあるのかも知っておかないと，訓練を行っていてもその改善効果などが評価できにくい．

間接訓練の一般的事項の具体的内容は本章4節を参照していただきたい．

2）直接訓練

直接訓練は，実際の食物を食べさせながら訓練することなので，誤嚥が一番大きな問題となってくる．誤嚥を可能な限り起こさないような体位や，食べさせる食物の質や量などに細心の注意を払う．つまり直接訓練で大切なことは，「食べさせ方」と「食べさせる物」の2つの問題をいつも考えながら施行することである．

[*] ここでは主に，thermal stimulation や咽頭のアイスマッサージをいっている．その他，オトガイ部後方の皮膚上から舌根部を押すような刺激を与えたり，舌骨や甲状軟骨を上方にマッサージすることでも，嚥下反射を誘発させることができ「ゴックン」が起こりやすくなる．
[**] ここでは主に，supraglottic swallow をいっている．大きく息を吸って，息を止めて，そこでゴックンをして（嚥下をして），その後息をはいて咳をする，という訓練である．気管切開孔や気管カニューレのある場合は，嚥下するときに切開孔やカニューレ孔を指で塞いで嚥下することを指導する．

表 2　問診からみた嚥下障害の食事の特徴[4]

摂取しやすい食物	摂取しにくい食物
1. トロッとした食物	1. パサパサした食物
2. かみきりやすい食物	2. かみきりにくい食物
3. 水分の少ない食物	3. 水分の多い食物
4. 味の濃い食物	4. 味のうすい食物
5. 好きな食物	5. 嫌いな食物

註：嚥下しやすい食物は症例によって多少異なる

　食物を食べさせる体位は，座位よりはリクライニングの位置がよいという報告[2]があり，現在ではかなりこうした状況が一般的になってきている．何が何でも座位がよいという考え方は改める必要があるだろう．また頸部を回旋させての嚥下が誤嚥をかなり防止する代償的な嚥下体位である症例もある[3]．

　次に食物の質の問題であるが，これもできるだけ誤嚥を起こさない食物を選択しなければならない．基本的には「のど越しのよいもの」ということになるが，表2のように嚥下障害患者にとって食べやすい食物と食べにくい食物のおおまかなことがわかるだけでもたいへん役に立つ[4]．

　最後に食物を食べさせる環境の問題がある．嚥下障害の患者はなかなかゴックンができない（嚥下反射が遅延している）症例が多く，また先行期障害の患者では注意散漫となり嚥下に集中できない症例も多い．したがって，可能なかぎり嚥下に集中できる静かな場所を設定してやることが大切である．

　さらに直接訓練施行時には，適切な嚥下をし誤嚥に注意しながら摂食できているかどうかの判断ができるスタッフがついている必要がある．誤った嚥下をしたときには，きちんとした指導ができることが望ましい．そして摂食させる時間は約30～40分間程度がよい．

　嚥下障害患者は嚥下の筋力が弱かったり，嚥下反射の惹起が遅延していたりするために，嚥下をするさいには集中力が必要となる．おのずとこれらがうまく行える時間には限度がある．直接訓練施行による疲労を増大させてしまうと，誤嚥を起こす可能性が高くなることをよく知っておかなければならない．

　介護者や看護師などが1時間半もかけて食事をさせ，「今日は全部食べた（あるいは食べさせることができた）」と誇らしげに言ったりする話をよく聞く．しかし嚥下障害の治療という観点にたてば，これはかなり患者本人に無理をさせ（疲労を増大させ），さらに誤嚥の危険性を増していることになるので好ましいこととは思えない．それでは「栄養がとれないであろう」という意見もあるが，十分な栄養という観点では，別の方法（たとえば，経管栄養や点滴などで補充する）で対処すべきであると考える．

3）直接訓練での注意点

　間接訓練のみで嚥下の状況がすべてよくなるわけではない．やはり「食べること」の基本は，何かを食べることによって獲得されるものである．その意味では直接訓練は大変大切なものであるが，誤嚥が心配なために「直接訓練をいつから始めるのか」という大きな問題がある．

　近藤[5]らの報告はひとつの目安になるであろう．色々な考え方はあるが，これに加えて筆者は次のように考えている．

（1）間接訓練で障害のあった顔面・口腔・舌・喉頭などの運動が良好になってきたことを確認できること

（2）嚥下造影検査や嚥下内視鏡検査で誤嚥がかなり少なくなってきたことを確認できること

（3）試験的な食品（プリンやゼリーを用いる）で口腔内処理の状態，咽頭残留の処理の仕方，随意的咳で誤嚥を防止できるような摂食の仕方を習得できていることを確認できること

（4）全身状態がよいこと（これは近藤らの報告と重複するかもしれないが大変大切なことである）

などを指標にしている．

　嚥下造影検査が不可能なところでは，(1)，(3)，(4)の臨床的な状況で判断せざるを得ない場合が多いであろう．摂食訓練を進めていって，発熱や痰が多くなるなどの状況があれば，誤嚥性肺炎の疑いがあるので摂食を一時中止しなければならない．こうした例では是非嚥下造影検査が必要であると考える．ここで無理をして摂食訓練を継続すると，全身状態をかなり悪化させるような誤嚥性

肺炎となることがある．とくに高齢者には細心の注意が必要である．

直接訓練においては段階的摂食訓練という方法がある．この段階的という意味は現在のところ，「食べさせる物においてのどごしのよい軟らかい物から次第に普通食にしていく」といった食物の質が段階的に変わっていくことを指している．食事回数を1日に1回から始め，嚥下の状況がよくなってきたのをみながら，2〜3回に上げていくというやり方での段階的という意味合いがないわけではないが，こうした意味合いは少ないようである．

直接訓練を通常の食事回数と同様に1日3回行うかどうかという1日の訓練回数の問題，あるいは比較的食べることができるようになったときに，一食だけの食物の質を上げていきながら訓練する（段階的摂食訓練）のかという訓練方法の問題，これらを同時に考え，1日3回とも食事の時間に段階的に食べられる物を食べさせた方がよいのかなど，食事回数と訓練方法の問題についての議論はたくさんあると思われる．

しかし筆者は「1日1食をきちんと完成させる方法」をとっている．なぜなら，摂食の状況が不安定なまま（誤嚥の危険性がまだあるかもしれない状態）で回数を増加させることは，誤嚥の危険性をさらに増大させることになると考えるからである．

さらに摂食訓練を始めてみると，考えていたほど簡単ではないことに気づくことが多い．むせも多くなり，痰も増えてきたりしてどうしてもうまくいかないことも多い．そのときには一段階前の訓練状態にもどさないといけないし，案外，前の状態にもどしてみるとうまくいったりすることがある．あせって，せっかく一段階上げたのだからこのまま進みたいとスタッフが思ってしまうと，患者の嚥下の状態はますます悪くなることがある．

この原因として「食物の質を上げたからうまくいかなかったのか」，「1日の摂食回数を増やしたからうまくいかなかったのか」などを見極められなければならない．

「1食完成法（勝手に筆者がつけた名称であるが）」であれば，うまくいかないときには簡単に前の状態にもどすことが可能であり，うまくいかなかった病態を考えやすい．訓練を進めていくにあたってはうまくいかなかったときに，なぜうまくいかないのか，の原因がわかるような訓練プログラムを施行しないといけない．いくつかの方法を同時に施行すると，うまくいかなかった原因が何であるのかを把握するのが遅れてしまう．これは一般的な訓練（間接訓練，直接訓練ともに）を行っていく場合も重要な注意事項と考えている．ちなみに「1食完成法」が確立すると，これを1日3回にするのにはあまり時間を要しない印象を筆者はもっている．

これは体位についても同様であり，体位を通常の座位に近づけていくのと，食物の質や回数を上げていくのとどちらを優先するかといえば，しっかりと安全に摂食可能となるまでは体位は保持しておくことがよいと思う．

嚥下の状態がかなりよくなって，ほとんど1日3回の食事が可能になってから，今度は体位を普通にもどしてうまく摂食可能かどうかの判断をしていくのが一番よいのではないかと考える．具体的な直接訓練については，「本章5節直接訓練」を参照していただきたい．

次に経管栄養から経口摂取（直接訓練）に移行するときの考え方をのべる．

直接訓練開始時のポイントは前述したとおりである．直接訓練を始めるときには，経管栄養は是非併用して行っていってほしい．

経管栄養については，最近の間欠的経管摂食法を施行するのが最もよいと思われるが，カテーテルの留置もやむを得ない場合もある．留置の場合は直接訓練にさいして，かなりの支障になるのではないかと思われるかもしれないが（厳密にいえばない方がよい），カテーテル留置のままで摂食させても臨床的に大きな問題を起こすことは少ないように感じている．

それよりも早期にカテーテルを抜いてしまい，一方では相反する栄養のことを考えながら摂食させると，「さあ食べろ，食べないと栄養がとれない」というように，本人に半ば強制をし，スタッフも「食べてもらわないと大変」という気になり，お互

いにあせってくることがある．

こうした状況での摂食はうまくいくことが少なく，スタッフ側のあせらないしっかりした考え方と態度が必要である．

「うまく摂食できなかったら，経管栄養で補えばよいか」というくらいの余裕があって欲しい．この領域における訓練においては，ときにスタッフのがんばりがよい状態をもたらしていないこともあるので注意が必要である．

最後に，直接訓練を施行していくさいにインフォームドコンセント（説明と同意）の問題がある．摂食させることでの危険性（誤嚥性肺炎の起こる可能性があること）は十分説明しないといけないことであろう．そしてこうしたリスクを考えながらも，「この程度までの摂食が可能になるであろう」というゴールがきちんと示されていることが望ましいが，後述するようにここまで望むのは一般的には困難かもしれない．

少なくとも「ただやってみましょう」とか「やってみて悪くなったのでやめましょう」というようなアプローチはできるだけ避けたいことである．さらに，患者の摂食に対する決定権（摂食を継続するのか中止にするのか）を直接訓練をする訓練側にするのか（たとえばリハ医に決定権がある），それとも主治医にするのかについては事前によく話をしておく必要がある．

この領域をよく知らない主治医に決定権があると，「誤嚥がある」，あるいは「むせが多い」というだけで摂食が中止になることがよくある．主治医に全権があるとき，摂食中止の時点から直接訓練ができなくなり，大変残念であった症例もいくつか経験してきた．「この段階までは直接訓練する側に可能ならまかせて下さい」といえることが理想ではあるが，これもなかなかむずかしいことではある．お互いの職種をよく理解し，大切なことはコミュニケーションをよくとることであろう．

「一番大切なことは何か」を考えて各職種がもてる専門性を発揮することが必要である．各職種の特殊性やチームワーク作りは**第5章**を参照していただきたい．チームアプローチの実際は大変参考になるところである．

2　どんなかたちで嚥下訓練を施行していくのか

実際に摂食・嚥下障害患者を前にして，筆者が考えていることを述べながら嚥下訓練の方向性を読み取っていただければ幸いである．この内容は「第2章1節重症度に関連する諸因子」との関連性も十分あるので，ぜひ**第2章**も参照していただきたい．

まず摂食・嚥下障害患者を診察するときに集める情報としては，

①嚥下障害をとりまく要因について：たとえば，年齢，疾患特異性，発症後期間，全身状態，意識レベル，認知・知的機能など

②嚥下障害に関する直接要因について：たとえば，疾患における病巣部，嚥下障害のステージ（摂食行為としての5段階〈先行期・準備期・口腔期・咽頭期・食道期〉のどこが障害されているか）など

③嚥下障害に関する客観的要因について：たとえば嚥下造影検査における誤嚥の程度など

などがある．

1）嚥下障害をとりまく要因

とりまく要因に関しては，嚥下訓練として今後やっていけるかどうか，訓練が身につくのかどうかという観点で考えてみる．

前項の①の状況が悪い——たとえば高齢で全身状態もよくなく（ADLも全介助に近い），何となくぼーとしていて反応が悪い——などの例は，すぐに口腔内の舌運動がどうのこうのという状況ではない．大変大切な口腔ケアは必ず行っていただきたい．そして，意識レベルを安定させるとか，全身状態をよくするなどの方針を優先させることである．こうした例に口腔機能の訓練を一生懸命行っても実りは少ない．

逆に，比較的年齢が若く，知的能力，理解力もある程度保たれている例は，積極的に嚥下訓練，とくに間接訓練をしていくよい例である．その反応性をみて引き続き直接訓練になる症例も多い．

2）嚥下障害に関する直接要因

　直接要因に関しては，疾患の病巣部における球麻痺，仮性球麻痺という観点で考えるとよい．球麻痺では嚥下反射が惹起しにくいため，間接訓練を施行してもその効果の現れない症例もあり，直接訓練にほど遠いものもある．しかし仮性球麻痺では，嚥下反射が残存している例が多く，積極的な嚥下訓練，とくに間接訓練を施行していってよい．

　嚥下障害のステージについて考えてみると，先行期障害では間接訓練も大切ではあるが，直接訓練のときに色々な注意が必要である．摂食時の環境や，本人や介護者に摂食のペーシング（食べ方の早さの指導，がつがつ食べたりはしないなど）を指導したりすることで摂食の状況がよくなることもあるので，積極的に直接訓練を施行してゆく．

　準備期・口腔期障害の例では，積極的な間接訓練を行っていく必要がある．球麻痺であれば確かに訓練の効果は出にくい面もあるが，嚥下の状態をよくするにはここの障害をそのままにしてはおけない．ここの状況をよくやれたかどうかが今後の直接訓練に影響を及ぼすこともある．

　咽頭期障害の例では嚥下反射を惹起させる訓練（thermal stimulation）や，誤嚥を防止する訓練，喉頭挙上の訓練（メンデルゾーン手技），タイミングのあった嚥下反射を惹起させるための口腔器官の訓練，などの間接訓練が大切である．やみくもに直接訓練を施行することは，誤嚥の危険性を考えると得策ではない．直接訓練では誤嚥を少なくする体位の選定が重要になってくる．

　食道期の障害では，現在のところ直接リハ的に食道運動をよくすることはできにくい．摂食訓練後は可能な限り座位に近い形で体位を保っておき胃食道逆流現象を防止するとか，間欠的経管栄養法においてカテーテルの先端を食道におく方法（IOE，あるいは INE 法）などを用いて食道の廃用性をなくし，生理的に食道を働かすことでその機能を保持していくなどの方法が考えられる．

3）嚥下障害に関する客観的要因

　客観的要因とは，嚥下造影検査の結果における誤嚥の程度である．当然，誤嚥が重度であれば直接訓練は禁止であり間接訓練が重要になる．誤嚥が軽度で状況が許せば（これは前にのべた直接訓練開始の筆者の基準），直接訓練を行っていくことになる．

　実際は，この誤嚥の程度が定量的に評価できればよいが現在のところまだ有用なものはない．藤島[6]は，1％前後で大量の誤嚥とわずかな誤嚥をグレード分類しているが，実際では各施設における造影検査時の検者の主観的判断に頼っているのが現状である．

　それよりも，どのような状態で誤嚥が起こっているのかによる誤嚥の分類の方が，訓練には役に立つ情報である．耳鼻咽喉科的な誤嚥の分類では喉頭挙上期型，喉頭下降期型，混合型，嚥下運動不全型などの誤嚥がある．

　口腔器官の訓練や誤嚥防止の訓練はどの誤嚥の分類でも一応対象となるが，喉頭挙上期型誤嚥では喉頭挙上を強める訓練や，嚥下反射を惹起させる訓練，嚥下パターン訓練（たとえば supraglottic swallow）などの間接訓練が有効であり，さらに代償的な直接訓練として頸部前屈（chin down）などが有効である．

　喉頭下降期型誤嚥では，喉頭挙上を長く保持して食道入口部開大時間を延長させる訓練（メンデルゾーン手技），嚥下パターン訓練，バルーン拡張法などの間接訓練や，代償的直接訓練としての頸部麻痺側への回旋や摂食後の咳嗽訓練などが有効である．

　混合型誤嚥では上記の訓練全体を施行することになり，嚥下運動不全型では，嚥下器官そのものが動かない場合には，上記の色々な訓練の組み合わせで対応することになる．しかし，何らかの中枢性因子で嚥下が行われない症例では，中枢神経に対して刺激を与える様々なアプローチをしないといけない．頸部のアイスマッサージは，意識障害があるときなどに利用するとよい結果が得られる場合も経験している．

　こうした患者をとりまく因子を考慮して，今後のリハプログラムを立てることになるが，実際の訓練では誰が行っていくのかという問題がまだ残っている．筆者はリハ医なので可能な限り，各

職種の専門的な領域を活かすようにリハ処方（各職種に対してこのようなリハをして欲しいという指示をいう）を行っている．

大まかにいうと，頸部・体幹や呼吸に問題がある場合は理学療法士に積極的に関わってもらうし，高次脳機能障害や上肢の食事動作に問題があったり，実際の嚥下運動に問題があったりすると作業療法士に関わってもらう．口腔器官や喉頭に問題が多い場合は，発声訓練や構音訓練を通じて嚥下運動器官をよくしてもらうように言語聴覚士に関わってもらう．さらに，全身状態があまりよくなく，気管切開もあり，意識も何となくはっきりしなく吸引回数も多いなどの例は看護師に深く関わってもらうことにしている．実際の間接訓練や直接訓練のなかのどの部分を各職種が担うかは，お互いに重複する部分も多いが，それはそれでよいと思っている．しかし訓練の内容はよく職種間で理解していることが大前提である．

直接訓練になれば栄養士との連絡も重要になってくるが，上手な嚥下食の作成や嚥下障害自体に関心がある栄養士は少ないのが現状である（もちろん栄養士ばかりでなく，他の職種にも十分いえることではある）．

こうした職種にリハを施行してもらいながら，その訓練の効果や改善具合，時には嚥下造影検査を施行してその方向性を導きながら治療にあたっているのが摂食・嚥下障害を扱っているリハ医である．

図1は摂食・嚥下障害症例における筆者のリハプログラムをフローチャートにしてみたものである．もちろん第2章で述べたように，図に示すほど明確に分けられるわけではないが，おおまかな方向性は理解できると思われる．

3 摂食・嚥下障害のゴールをどのように考えるか？

摂食・嚥下障害のゴールを才藤ら[6]は「帰結」として図1（50頁）のように表現している．この5段階は非常にわかりやすく，イメージとして考えやすい．

つまり「経口―調整不要」とは，ほぼ正常の嚥下能力でとくに心配なく3食可能であることであろう．「経口―調整要」とは，何らかの調整（食べる物や摂食の体位や周囲からの監視や注意など）が必要であるが何とか経口的に摂食可能である状態であろう．「経口＞経管」とは，基本的な栄養は経口からの比重が高いが十分とはいえないために不足分は経管で補う状態であろう．「経口＜経管」とは，ある部分，たとえば楽しみのための摂食なら経口的に許容できるが，十分な栄養摂取にはほど遠いために（あるいはこれを続けると誤嚥性肺炎の危険性がかなり出てくるなど）基本的栄養は経管から補うという状態であろう．「経管」とは，経口的に食物を摂取することは不可能で（嚥下機能が重度に障害され誤嚥が大量であるなど），基本的栄養摂取は経管のみからという状況であろう．具体的内容は，藤島[7]の「摂食・嚥下能力に関するグレード」（表3）と比較するとさらにわかりやすいと思われる．

こうしたゴール設定は比較的わかりやすいが，実際は「どの症例がどのような帰結になるのだろうか」と考えると，これもなかなか困ってしまうことである．まだこの領域では，「どの症例がどのようになった」というデータを蓄積中である．

また各病院施設の取り組み方やスタッフの関心のもち方などにより，本質的なゴール設定が十分できている状況ではない．たとえば，A施設において，かなり誤嚥がある症例で間接訓練，直接訓練を可能な限りがんばって施行したが，最終的には「経口＜経管」にならざるを得ないと判断したとする．しかしB施設では，手術的療法を加えると一段階上がると評価して，実際に手術を施行したら「経口＞経管」になったという症例は十分ありうる（第2章参照）．

このような状況のなかでは摂食・嚥下障害患者の摂食のゴールの設定は一律ではない．「どのような患者がどこまでの摂食の状況に到達したか」ということをできるだけ詳細に記録し，データを積み重ねていくことが重要である．

こうした現状をふまえて筆者が一番大切であろうと思う原則的なものは，

(1) 医学的に摂食状況が安全であること
(2) さらに可能な限り健常者と同様な摂食状況

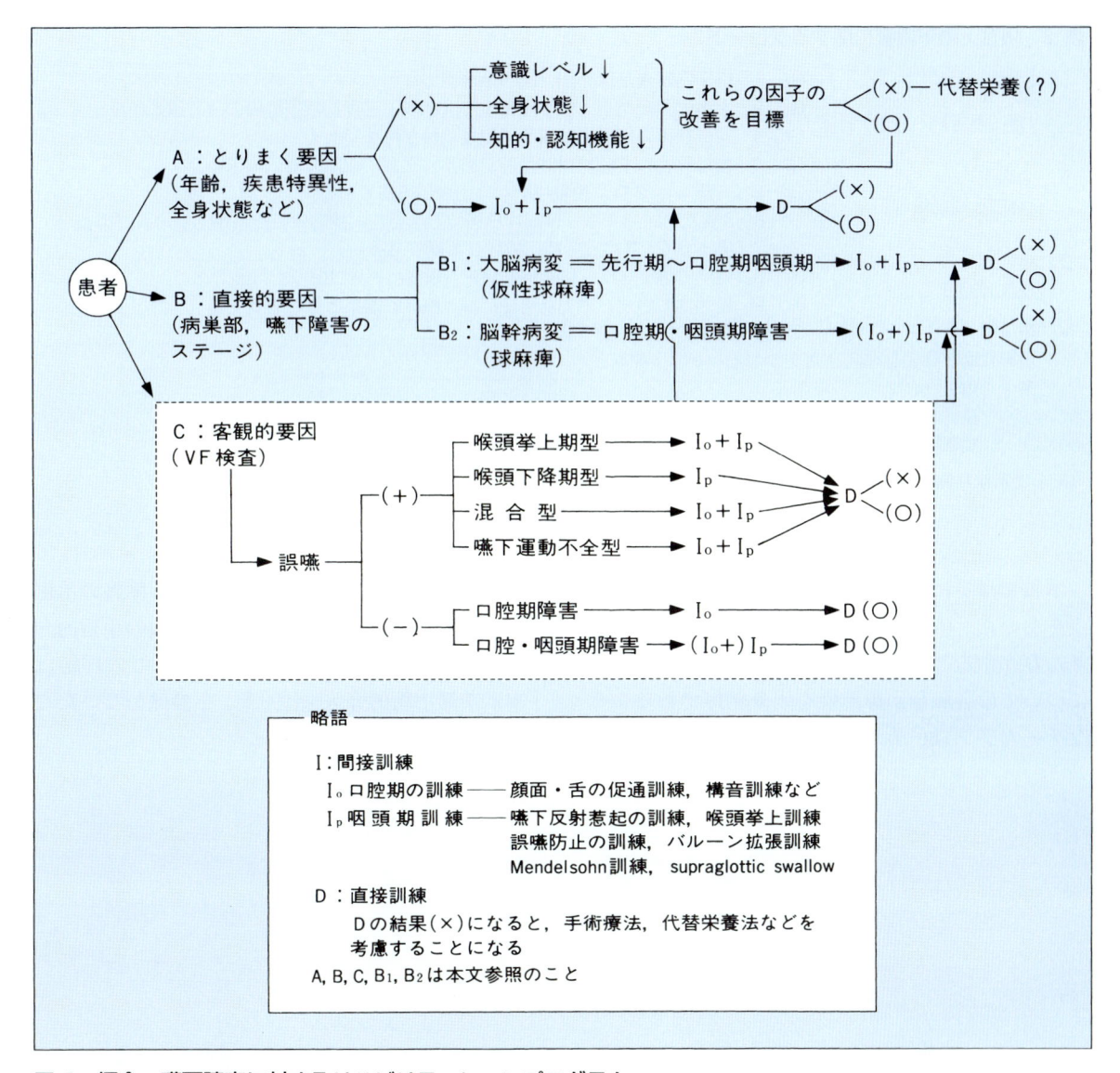

図1 摂食・嚥下障害に対するリハビリテーションプログラム

に近づけること
であろうと考える．
　ややもすると，「医学的に安全！！」であればいろいろな条件づきでの摂食でもよいものだと思って満足しているスタッフが多いのではないかと思う．この段階での摂食でとどまらず次に，「なぜいくつかの条件がはずれないのか」という結論まで是非出していただきたい．スタッフであれば，なぜ食物形態が上げられないのか，なぜ体位がリクライニングのままでないといけないのか，などを実際に取り組んでみて結果を出していただきたい．こうしたことが健常者と同様な摂食状況に近付けることを考えることであり，さらにこの領域での帰結が厳密なものになってきて，初心者においてもおおよその帰結が予測できうる因子や要因を示せることになるのではないかと考える．
　言葉は悪いかもしれないがスタッフがあきらめてしまった時点で，患者の能力がそこで決まってしまうことは誠に残念なことであると思われる．高齢社会を迎えて，「食べること」はもっと大切に考えられなければならない．患者のQOLを考えたアプローチが期待されるところである．

表 3　摂食・嚥下障害に関するグレード[7]

Ⅰ. 重　症 （経口不可）	Gr. 1	嚥下困難または不能．嚥下訓練適応なし
	Gr. 2	大量の誤嚥あり．嚥下困難または不能．基礎的嚥下訓練のみの適応あり
	Gr. 3	条件が整えば誤嚥は減る．摂食訓練が可能である
Ⅱ. 中等症 （経口と補助栄養）	Gr. 4	楽しみとしての摂食は可能である．栄養摂取は非経口による
	Gr. 5	一部（1，2食）栄養摂取が経口から可能である
	Gr. 6	3食とも栄養摂取が経口から可能であるが，補助栄養を併用する必要がある
Ⅲ. 軽　症 （経口のみ）	Gr. 7	嚥下食で，3食とも経口摂取が可能である
	Gr. 8	特別に嚥下しにくい食品を除き，3食とも経口摂取が可能である
	Gr. 9	普通食の摂食・嚥下が可能だが，臨床的観察と指導を要する
Ⅳ. 正　常	Gr. 10	正常の摂食・嚥下能力

食事介助が必要な場合は A をつける（例：7 A など）
条件：体位（　　　　　　　　　　　　　　　　　　　　　）
　　　食物形態（　　　　　　　　　　　）一口に含む量（　　　　　　　　　　　）
　　　食事時間（　　　　　　　　　　　）

Gr.1 は重症意識障害，全身状態不良例がほとんどを占める

　本稿では主に嚥下訓練としてのリハの内容に重点をおいた．嚥下訓練でよくなる症例はまだたくさん存在すると思われる．摂食・嚥下障害の治療については各職種が専門性を十分発揮できるようなチームアプローチが必要であることを再度強調しておきたい．と同時に，摂食・嚥下障害の治療の方向性については，誤嚥防止のための手術的介入は是非知っておかねばならない．この詳細は「本章 7 節 手術的介入」（296 頁）を参照していただきたい．

第4章 リハビリテーションの実際

2 患者管理の実際

1 気管カニューレ管理と嚥下障害

実際の嚥下障害患者を治療する場面では，重症になればなるほど気管切開がされてカニューレ装着の状態であることが多くなる．さて，では元々嚥下機能の障害が重症な症例で，しかも気管切開術がなされている症例に対してどのように対応していくべきなのかをまとめる．

1) 気管切開術と嚥下機能

気管切開術の適応は**表1**にまとめている通りで，確かに誤嚥性肺炎などの急性期においては，吸痰処置や酸素投与などが必要となるため，嚥下障害の治療手段の一つとして気管切開術は重要である．

一方で，咽頭期嚥下は消化管運動と呼吸運動との交流点に存在し，そのため，嚥下障害という消化管運動の機能障害を考えるうえで，呼吸運動との関連はきわめて重要である．一般に嚥下運動の直前に声門ならびに声門上部の両者が閉鎖することで呼吸は停止するが，これは気道防御の重要な運動であると同時に，声門下圧を上昇させて嚥下に必要な圧勾配を形成する働きと，頤下筋群の筋緊張を高めることによる喉頭挙上を助ける働きもしている．そして，嚥下直後に声道が解放されると呼気より呼吸が再開され，声門や声門上レベルでの誤嚥物を排出するという気道防御を行っている．しかし，気管切開がされて気管孔呼吸になってしまうと嚥下前の呼吸停止ができなくなるため，嚥下圧勾配の形成不全・喉頭挙上機能の低下・嚥下後の呼気消失などが連続して生じ，長期的にみると嚥下機能を悪化させることとなる．さらに，気管切開の部位や手技にもよるが気管内にカ

表1 気管切開術の適応

1) 頸部気管より口側に狭窄があって呼吸困難がある場合
2) 慢性肺疾患で口呼吸では十分な酸素が得られない場合
3) 大手術など諸事情により2週間を越える長期気道管理が必要な場合
4) 誤嚥による気管内の吸引・吸痰処置が必要な場合

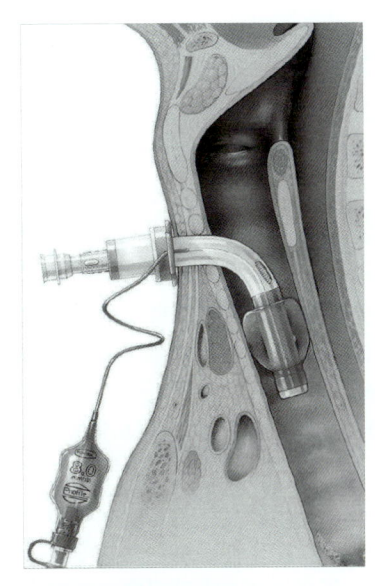

図1 気管切開の高さ

ニューレが留置され，頸部皮膚にひもやバンドなどで固定されることによって，物理的にも嚥下時に喉頭が挙上するのを気管レベルで制限することとなりやすい．つまり，気管切開術は急性期嚥下障害においては治療的役割をもっているが，亜急性期以降に関しては嚥下障害を悪化させる要因となるので注意が必要である．

さて，これから，気管切開術が施行されている

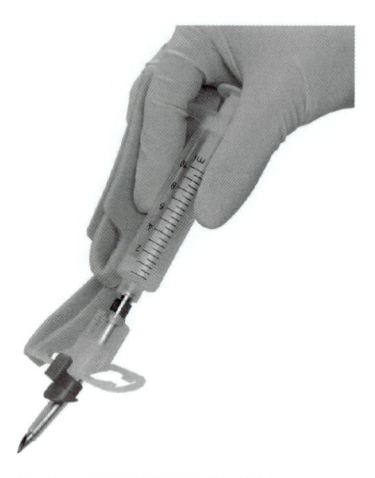

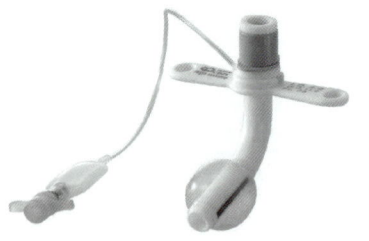

図3　最も使用されるカフ付き単管カニューレ

図2　甲状輪状間膜穿刺キット

表2　カニューレの機能

- カフ付き／カフなし
- カフ圧計（ランツ）
- 側溝（吸引ライン）
- 単管か内筒付きの複管か
- 発声のための側孔
- スピーチバルブ（さらに酸素ポート）

症例を担当するさいの確認項目について解説し，そして，気管切開術施行例に対する嚥下訓練についてまとめる．

2）気管切開術の高さ

一般に気管切開術は第2から5気管輪レベルの高さで行われる（**図1**）．これ以上高い（喉頭に近い）部位で気管切開がされると，とくに嚥下時に喉頭と気管切開部が近すぎるために喉頭挙上を低下させることが多い．さらにもし，輪状軟骨とカニューレが接していると接触という機械的刺激によって軟骨の炎症や壊死が生じ，最終的には気管内肉芽や喉頭・気管狭窄，喉頭変形などきわめて重篤な合併症となり，喉頭全摘術を余儀なくされる可能性もある．また，逆にあまりに下方（胸部に近い）での切開術では気管孔が腕頭動脈や鎖骨下動脈と近くなるため，気管孔周囲の炎症が波及すると血管損傷による大量出血や縦隔炎など致命的な合併症を起こす可能性があると言われている．また，時に，緊急時には甲状輪状間膜切開などが行われることはあるが（**図2**），それは，あくまで一時的な対応であることを忘れてはいけない．緊急気道確保目的の甲状輪状間膜切開部位に，通常のカニューレが留置されると，明らかに喉頭挙上は障害され，さらに難治なカニューレ抜去困難症となってしまう．

上記のような理由から，気管切開例では必ず頸部の状態をよく観察し，もし誤った高さや部位での気管切開と診断されるときには，致命的な結果となったり，物理的に無理な条件でのリハビリテーションになってしまうので，改めて正しい位置に気管切開術をやり直すことを含めて根本的に治療内容を再考することが望ましい．

3）カニューレ

現在，国内で使用されている気管カニューレは多くのメーカーと種類がある．その一つ一つには特徴があり，本来ならば症例ごと病状ごとに調整していくことが望ましいが，すべての種類をストックしておくことは不可能だし，非現実的である．そこで，最低限必要なカニューレの機能について解説する（**表2**）．

(1) カフ

まず，カフである（**図3**）．一般にカフは誤嚥がある症例で，誤嚥物を気管内に落とさないためのストッパーと考えられることがあるが，確かにある程度は誤嚥を防いではくれるが，誤嚥性肺炎をなくすまでのものではない．本来カフはカニューレ先端が気管内に接触して肉芽をつくることを防ぎ，気管内腔とカニューレ内腔が平行することで換気が効率よく行われることを目的として設計されている．つまり，誤嚥防止の目的でカフ圧を高くしていってもそれは誤嚥防止の効果はなく，かえって気管粘膜を強く圧迫することによって粘膜の血流障害を招き，最終的に気管内の粘膜炎や肉

図4 インジケーター（カフ圧計）

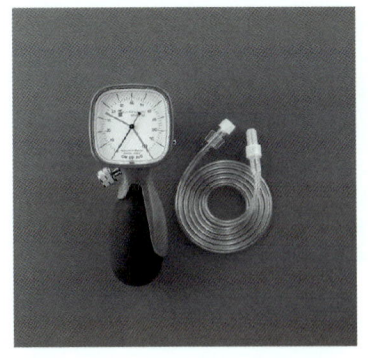

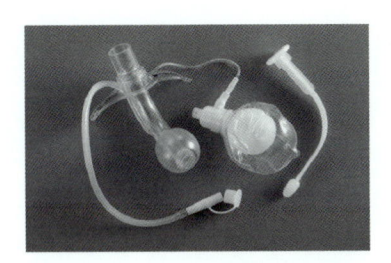

図5 カフ圧を自動調節するランツ付カニューレ

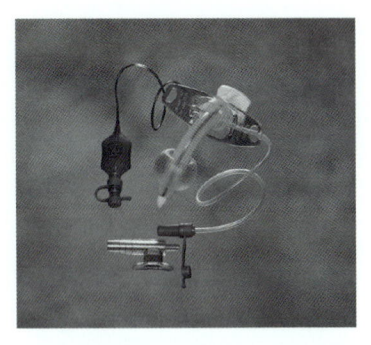

図6 側溝ライン付カフ付カニューレ

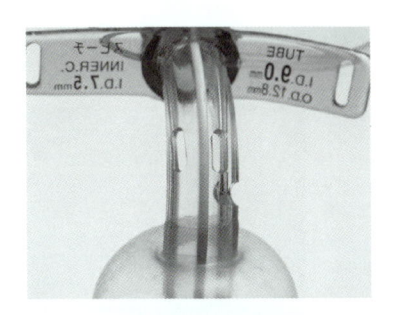

図7 カフ上吸引の側溝ラインの位置

芽，そして粘膜壊死などが生じるので要注意である．一般的にはカフ圧を「耳たぶ程度の硬さ」に保つようにすることで対応していることが多いが，正確さを求めるのであればカフ圧計（図4）などを用いる必要がある．なお，カニューレによっては過剰圧がかからないようにランツと呼ばれる圧を一定に保つように工夫されたものもある（図5）．近年のカフ付きカニューレに関しては，過剰圧の持続を避ける目的で，わずかずつではあるが圧が抜けるように設計されている機種が多いので，1日に数回は適切な圧になっているかの確認も忘れてはならない．

また，カフの直上にカフ上の誤嚥物などを吸引するための側溝ラインが設計されているカニューレも多い（図6）．メーカーによって側溝の部位や形状に工夫があり，吸引しやすさや気管への刺激性に若干の違いがある（図7）．嚥下障害症例ではどうしても唾液などの少量誤嚥が想像される場合が多いが，そのような中等度以上のリスクがある症例では，このカフ上の吸引ラインは自然嚥下（空嚥下）レベルでの唾液などの処理能力を評価する

ために重要である．我々の施設では，カフ上の吸引処置やカニューレ内の吸痰処置の頻度がある程度減少することを直接嚥下訓練開始の基準の一つと考えている．

このカフ上のラインは吸引処置以外にも重要な役割がある．吸引処置の後にラインから逆行性に送気すれば，それを呼気として発声が可能となる．発声が可能となることで，患者自身の治療へのモチベーションを上げることもできるし，治療者としてはその音声を聴取することで，気息成分から声門閉鎖を評価したり，湿性嗄声から喉頭侵入を想像したりすることができる．

(2) カニューレサイズ

メーカーによって表示方法がばらつくことがあるが，重要なのは外径（OD）である．一般に日本人の気管切開部に相当する頸部気管のODは成人男性で11〜13 mm，成人女性で9〜12 mmである．サイズの選択には頸部もしくは胸部X線から実測して予想する方が確実であるが，すでに経口挿管されている場合には，気道で最も狭い声帯レベルを挿管チューブが安全に通過していると想定すると，選択されているチューブの外径より数mm太いものが適切なサイズとなる．太すぎるカニューレではカニューレ先端で気管壁を損傷する可能性が高く，一方で細すぎるカニューレではカフを過剰に膨らませても気管内で安定させることができないため，症例に応じたサイズの選択が必要となる．通常であれば，適正なカフ圧を得るために注入される空気量は3〜8 ml 程度である．1 ml 以下ではカニューレが太すぎるし，10 ml 以上

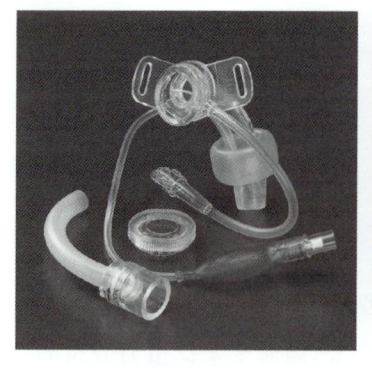

図 8　発声機能のあるカフ付き複管カニューレ

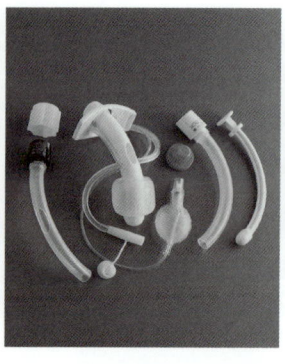

図 9　発声機能や内筒洗浄等の目的もある複管カニューレ

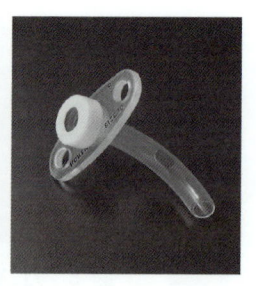

図 10　スピーチカニューレ

表 3　特殊なカニューレ
・レティナ
・Tチューブ
・アジャスタフィット

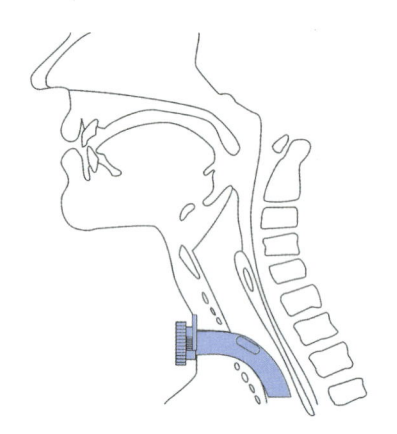

図 11　スピーチカニューレの装着状態

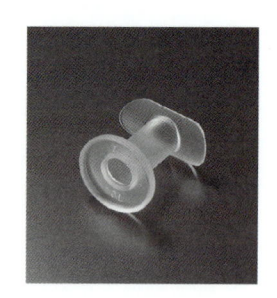

図 12　レティナカニューレ

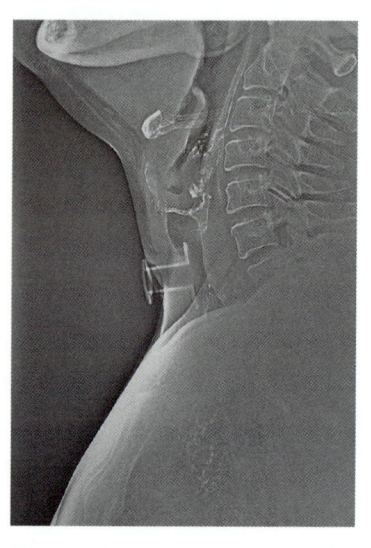

図 13　レティナカニューレの装着時

では細過ぎると考えるべきである．

(3) カニューレの種類

通常カニューレは単管であるが，内筒が留置できる複管型のカニューレもある（**図 8・9**）．内筒がある意義は 2 つある．1 つは痰などでのカニューレ内腔の汚染が顕著な症例で，定期的に内筒をはずして洗浄することで頻回なカニューレ交換を減らす目的である．もう 1 つは，外筒に側孔があり気管孔を押さえることで発声できるタイプを用いているので，発声も継続したいが常時外筒のみでは誤嚥が防ぎきれない場合に，夜間などに内筒を留置することで対応する目的である．

最後に側孔と発声用のバルブがある．一般的に側孔付きのカニューレであれば気管孔を指で押さえると発声が可能である．さらに，一方向弁のついたバルブをカニューレ孔に装着すると，基本的には指を使うことなく発声が可能となる（**図 10・11**）．

これら，カフの有無・ランツの有無・吸引用の側溝ラインの有無・単管か複管か・発声のための側孔の有無とバルブ装着など多くの選択があり，症例の必要性に応じてこまめに調節していくことが嚥下機能の回復にも重要である．

また，上記以外にも特殊なカニューレ（**表 3**）として，気管孔維持のみを目的とし，気管孔閉鎖の

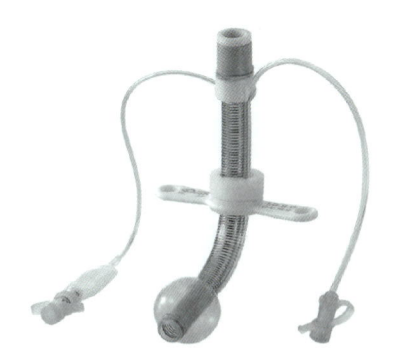

図 14　アジャスタフィット

前段階として使われるレティナカニューレ（図12・13）や，比較的広範囲な気管狭窄例で内腔の保持を目的して使われるTチューブ，気管の狭窄や偏倚が顕著な場合にカニューレの長さを調節し気管分岐部近くまで使用できるアジャスタフィットなどがある（図14）．これら特殊なカニューレの使用に関しては，専門医の診察と意見を聞く必要がある．

4）カニューレ装着例での嚥下訓練

　気管切開例での嚥下訓練は，前述のごとくカニューレの存在自体が呼吸のコントロール困難さや喉頭挙上の妨げとなっている場合もあるし，さらに，気管切開を必要とした病状では体力などの全身面での安定性も悪いことが多いので，様々な嚥下治療のなかでもハイリスクな訓練となりやすい．嚥下訓練と言ってもまず間接訓練が開始されるわけだが，気管切開例では直接音声を確認はできないことが多いためコミュニケーションもとりにくく，治療開始に当たっては患者本人の十分な理解が得られるように絵や文章を含めた説明が大切である．間接訓練としては，主に舌運動など口腔機能の訓練と排痰を目的とした呼吸器リハを十分に行っておくことが望ましい．

　そして，直接訓練の開始時期に関しては定まったものはないが，最低限度必要なこととしては患者本人の唾液がある程度嚥下できることと喀痰の自己排出がある程度できることである．気管切開術が行われていない症例でも同様ではあるが，自分の唾液すら処理できていない不安定な状態では食物を完全に嚥下することは困難であるし，気管切開がなされているために息こらえができないので，自己喀出能がないと誤嚥性肺炎になってしまうので要注意である．一般的には唾液が嚥下できるようになってカフ上から誤嚥物が吸引されることがなくなる頃が直接的訓練開始時期ということになる．ただ，やはり症例ごとに病状は様々なので，最終的には一例ごとに予備能力を含めて検討していくしかない．

　より確実に経口摂取の可否を決めていくためには，嚥下内視鏡検査や嚥下造影検査を行うことになる．しかし，全施設で可能とは言えないのでそれ以外の方法として，嚥下聴診法で嚥下前後の呼吸音の変化や誤嚥音を聴取することとか，ピオクタニンなどを用いた着色水嚥下を試行してカフ上やカニューレ内吸引の中の着色水量から誤嚥を想像する着色水嚥下検査などがある．

　嚥下聴診法では，嚥下に関する呼吸音の聴取が診断のポイントとなるので，できれば検査のときだけでもカフ圧を完全に抜いて発声がある程度できる状態で行わないと検査自体の意義が薄れてしまう．気管切開がされていても，呼気が口腔へ導ける状態であれば，嚥下聴診法で誤嚥を評価することが可能であるが，カニューレ装着による雑音が多くなるため，通常の検査に比べると異常の検出はやや困難となりやすいので注意が必要である．

　一方，着色水嚥下検査では，ピオクタニンなどで着色された液体を嚥下してもらい嚥下機能を評価する．もし，着色水を嚥下後にカフ上吸引ラインや気管内吸引から着色水が多く引けてくる場合には，まだ，直接的訓練の開始は時期尚早で間接的訓練の適応と判断される．3 ml程度の少量の水分での検査なので，その後も臨床経過を参考に試行を反復していき，誤嚥された着色水の減少が確認されれば，直接訓練を開始するタイミングに達していると判断することができる．このような状態になったらさらに深い検討として，カフ圧をすべて抜いて再検査を行うことを勧める．そこで着色水の吸引が少ない，もしくはないというように改めて同様の結果（必ず複数回施行して）であれば，少なくともカフなしカニューレに変更して発声を可能にできるし，早期にカニューレ抜去が

可能になることが予想されるから重要なポイントとなる．

いずれにせよ，ある程度の唾液が自分で嚥下できて，少量の誤嚥を自己排痰できるような状態になっていれば，気管切開がなされていても直接訓練は開始可能である．最初は，息こらえが少しでも可能となっている場合は半固形でも構わないが，できればトロミのある液体で開始する方が安全であり，もし誤嚥したさいに，カフ上や気管内からの吸引処置で誤嚥の有無を確認しやすい何らかの着色された食物を用いることが望ましい．一口量としては症例によるが2から3 mlから開始する．その後は，通常の直接訓練と同様に徐々に内容や量・回数を増やしていくが，最初の食物が誤嚥なく摂取できるようになってきたら，カニューレの変更を主治医もしくはカニューレ管理をしている医師に勧めることを忘れてはいけない．カフ付きカニューレからカフなしカニューレ（できれば発声機能がついたもの）へ変更することで，発声と息こらえができるようになるので，いわゆる息こらえ嚥下（supraglottic swallow）などの手技を追加することで訓練はさらに容易になる．そして，気管切開孔からの吸引がほとんどない，もしくは，十分な咳払いで自己喀痰排出が可能と判断されたら，最終段階としてカニューレを抜去し気管孔閉鎖へと進んでいく．

2 経管栄養法（カテーテル）の問題

1）経鼻と経口の使い分け

脳卒中などで急性期に摂食・嚥下障害を併発してくる症例に対して，意識レベルや摂食・消化吸収能力の状況に応じて，まず絶食の指示が出されることが一般的である．その場合の代替栄養法は，末梢静脈で開始され，経鼻経管栄養に移行するのが普通である．その場合，ストレス潰瘍や胃食道逆流現象などに留意して，中心静脈栄養の段階が間に挟められる場合もある．

経鼻経管栄養法は広く行われてきた簡便な方法であり，短期間の管理はしやすいが，これが長期間に及ぶと，多くの短所が生じてくる．意識障害や運動障害の回復に伴って鼻腔カテーテルをみずから抜去しようとする症例がまれでなく，この対策として24時間両手を抑制せざるを得なかった．経鼻栄養は，**表1**に示すように多数の欠点をもつ．持続留置によるカテーテル外壁汚染菌の増加[1]，

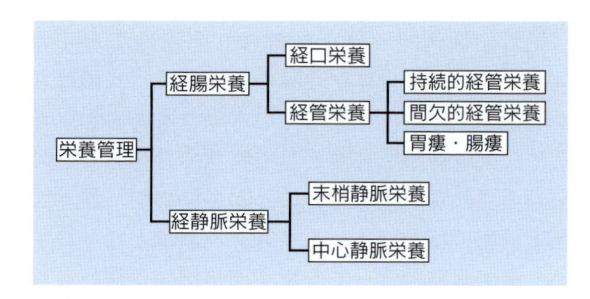

図1 栄養投与経路

栄養管理
- 経腸栄養
  - 経口栄養
  - 経管栄養
    - 持続的経管栄養
    - 間欠的経管栄養
    - 胃瘻・腸瘻
- 経静脈栄養
  - 末梢静脈栄養
  - 中心静脈栄養

表1 経鼻カテーテル栄養法の欠点

- 挿入手技がむずかしい．
- カテーテルの気管内誤挿入リスクがある（とくに喉頭知覚のない症例で注意）
- 外観が悪く，病人的な重症感を与え，在宅患者が外出しにくい
- カテーテル交換が患者にとって苦痛となる
- カテーテルによる鼻部・咽頭部の圧迫による不快感がある
- カテーテルにより皮膚粘膜に潰瘍を生じやすく，粘液分泌を増加させる
- カテーテルをとめる絆創膏皮膚炎を起こしやすく，美観（美貌・体裁）も損ねる
- カテーテルにより耳管閉塞が起こり，中耳炎が誘発されることがある
- 咽頭緑膿菌・MRSAが常在化しやすく，日和見感染の誘因となる
- 唾液分泌が減少し口腔内が不潔化．唾液嚥下も減少し，嚥下機能の廃用をきたす
- 口腔・口唇などへの接触刺激が減少し，感覚の過敏・鈍麻が起こる
- 長期のカテーテル留置でカテーテル先端の消化性潰瘍・逆流性食道炎が起こる
- カテーテルが常に咽頭壁に接しており，咽頭・嚥下反射を起こしにくくしてしまう
- 認知症患者や意識障害患者が注入中にカテーテルを引き抜くと，誤嚥性肺炎を生じやすい

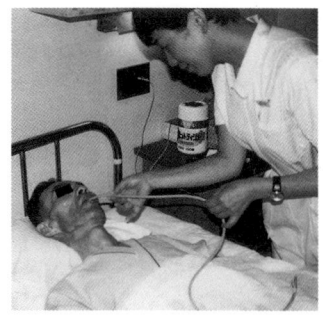

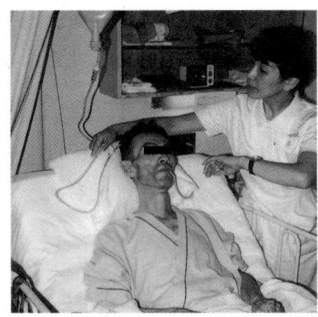

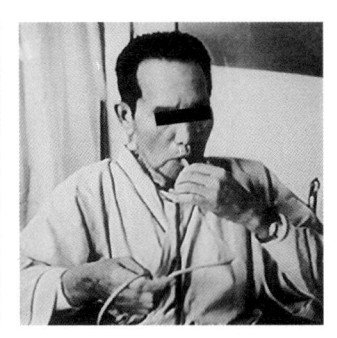

図3　間欠的経口経管栄養（IOC）の実施場面（一番右は Self-IOC）

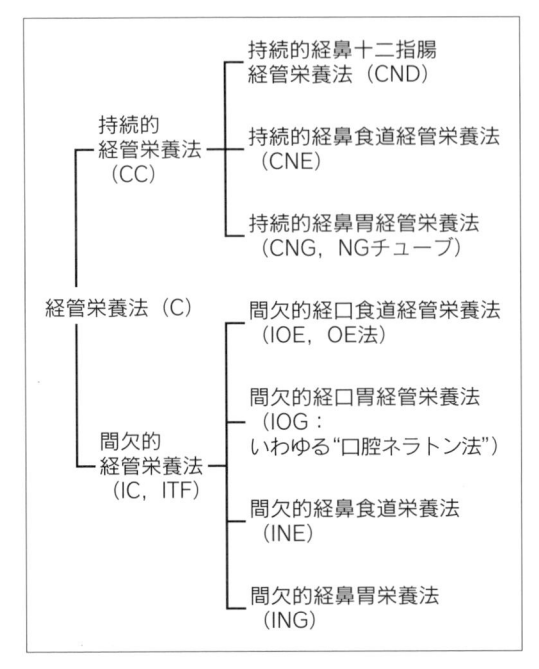

```
                    ┌─持続的経鼻十二指腸
                    │ 経管栄養法（CND）
          持続的     │
         経管栄養法 ─┼─持続的経鼻食道経管栄養法
          （CC）    │ （CNE）
                    │
                    └─持続的経鼻胃経管栄養法
                      （CNG，NGチューブ）
経管栄養法（C）
                    ┌─間欠的経口食道経管栄養法
                    │ （IOE，OE法）
                    │
                    │─間欠的経口胃経管栄養法
          間欠的     │ （IOG：
         経管栄養法 ─┤  いわゆる"口腔ネラトン法"）
         （IC，ITF）│
                    │─間欠的経鼻食道栄養法
                    │ （INE）
                    │
                    └─間欠的経鼻胃栄養法
                      （ING）
```

IOC (intermittent oral catheterization：間欠的口腔カテーテル栄養法）は IC（ITF）の一法で，IOE と IOG を含めた呼称である．日本では"口腔ネラトン法"または OE 法と呼ばれてきた．

IC で，カテーテルを自己挿入する場合は，Self-IOE，Self-IOG，Self-INE，Self-ING（伊藤の方法）と呼ぶこともある．

以下筆者による追加
C：Catheterization   I：Intermittent
C：Continuous   O：Oral
N：Nasal   G：Gastric
E：Esophageal   J：Jejunal
D：Duodenal

図2　経管栄養法の体系[5]

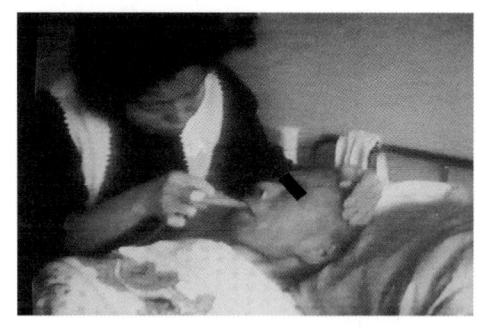

図4　間欠的経口経管栄養法（IOC）の家庭での実施場面
妻が夫の口にカテーテルを挿入しているところ．

嚥下頻度の低下[2]も指摘されている．このため，適応を厳密にしていく，終了基準をもつ，長期間にわたる場合は間欠的経管栄養法[3]や胃瘻を検討するなどの工夫が望まれてきている．

栄養投与経路と経管栄養法は，間欠的経管栄養法とくに間欠的経口経管栄養法（間欠的口腔カテーテル栄養法：intermittent oral catheterization：IOC）[4]の登場により，図1，図2のように多様になっている[5]．IOC は日本で発展した優れた代替栄養法の一つで，摂食・嚥下リハの導入に欠くべからざる基本訓練技法でもある．とくに，短期間で摂食・嚥下障害が改善する見込みがある場合などはとくに推奨される代替栄養法である．IOC の実施場面を図3，図4に示す．IOC の手技の一法である IOE（間欠的経口食道栄養法）について，表2に示す[5]．

間欠的経管栄養法（intermittent catheterization：IC）において，カテーテルを自己挿入する場合は Self をつけて表現する．図5に Self-IOG 自験例を示す．Self-ING については，Donaldson[6]らにより，近年では伊藤[7]，辻内[8]らにより報告され，

表2　IOEの手技と手順

(1) 座位またはリクライニング．挿入時は頸部を正中位としやや突出，前屈させる（過度の前屈に注意）．
(2) 口腔咽頭を十分湿潤にする．カテーテル先端も水またはゼリーなどで滑りやすくしておく．
(3) 口腔からの挿入は，健側口角から麻痺側の咽頭壁にむけてカテーテルを滑らせるように入れるとよい．軽く抵抗を感じたところ（食道入口部）で嚥下させ，それに合わせてさらにチューブを進める．嚥下ができなくても，そのまま挿入できることが多い．門歯列より12～15 cmで食道入口部，25～28 cmで大動脈弓による第二狭窄部，35～40 cmで胃食道接合部である．
(4) カテーテル挿入の確認は，①声を出してみる（気管内に誤挿入していれば嗄声となる）②カテーテルの端を水につけると食道の蠕動で水が吸い込まれる（気管内，咽頭内では吸い込まれない）〈藤島〉③一度胃腔内まで挿入し，気泡音を確認した後カテーテルを10～15 cm引き，カテ先端が食道内にくるように修正する．など．意識のしっかりした患者であれば，ちゃんと食道内に入ったかどうか本人が教えてくれる．さらに注入前に水を1 mlゆっくり注入しむせがなければさらに20～50 ml/注入してみる．
(5) 挿入に問題がなければ，カテーテル位置をあらかじめ決められた深さに固定し，栄養剤注入を開始する．初めは20 ml/分程度から始め，患者の状態を観察しながら注入速度を調節する．1分間に50 ml程度が一般的である．不意の腹圧上昇や体位の変化による逆流，嘔吐やカテの自己抜去，自然抜去があるので，注入中も患者の状態には注意を払う．注入終了後30分は座位を保持する．
(6) カテーテル使用後は水で洗浄し，陰干しして保管する．

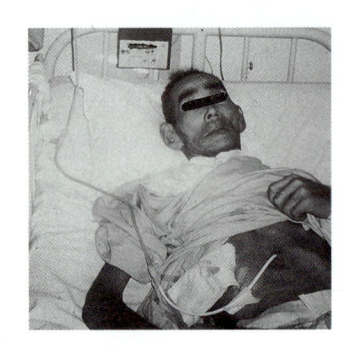

図5　胃瘻症例

嚥下機能維持に良かったとしている．

IOCは日本で発展した技法であり，嚥下訓練効果も合わせて期待できる．この一技法であるIOE（間欠的経口食道経管栄養法：通称OE法）はカテーテルの先端を胃ではなく食道に置く．食道から発する消化管の蠕動運動が改善され，胃に置いた場合に比べて下痢が改善されるという．鼻腔栄養ではしばしば発生するこの難治性の下痢に対して，カテーテルの先端を少し引き上げて食道に留置しなおすことは，もっと試みられてよいと思われる[9]．IOEで50 ml/分の高速で滴下できる点は魅力であり，100 ml程度の少量なら注射器での"一気注入法"も可能である．このため緊急時の水分補給にも役立つ．

胃切除後の方で胃瘻造設がむずかしい症例にもこのOE法が適用できる．ただし，胃食道逆流（gastroesophageal reflux：GER）がある症例では，食道蠕動運動が著しく減退しており，IOEでの急速注入は食道から咽頭への逆流性誤嚥のリスクが増す．このような場合は，OE法でなく，間欠的経口胃栄養法（IOG：OG法）を選択し，注入速度も遅くする．手技的にも，IOG（OG法）はいったん胃に挿入し位置確認したカテーテルを下部食道まで引き戻すIOEのような手順がない分，IOEより手順が一つ簡単であり，IOC初心者には推奨される[10]．なお，蠕動運動についても，蠕動は咀嚼から始まるのでカテーテルの留置先を必ずしも逆流リスクのある食道ではなく胃で十分ではないかという見解もある．一方，胃瘻は胃を腹壁に固定し蠕動運動を妨げる可能性も指摘されている[11]．

IOCは咽頭反射の減弱～消失した症例に適応がある．この咽頭反射は，反復唾液飲みテスト，水飲みテストとともに摂食・嚥下障害のスクリーニングテストとして重要である．咽頭反射で咽頭知覚があれば喉頭・気管知覚の存在を期待できる[12]．

咽頭反射過敏な症例ではIOCは実施困難で，この場合はINGで対応する方法もある．やむをえずCNGを継続するさいには，CNGの弊害をできるだけ少なくするために，細いカテーテルに変更し，喉頭挙上を妨げる斜走挿入がないように気をつける[13]．カテーテルの細いものを使う場合は，薬でカテーテルが閉塞するのを防止するため薬や経管栄養剤の注入後に水を少量流すなどの工夫を

図6 PEGの手技[17]

pull法
① 皮膚切開部からセルジンガー針を穿刺し、胃内にガイドワイヤーを送り込んでから、口腔外に引き出す。
② pull法用のガイドワイヤーは先端がループ状になっているので、そこにカテーテルを結びつける。
③ 腹壁外のガイドワイヤーを引き（pull）、カテーテルを口腔から食道に引っぱり込む。

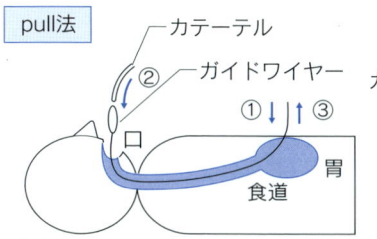

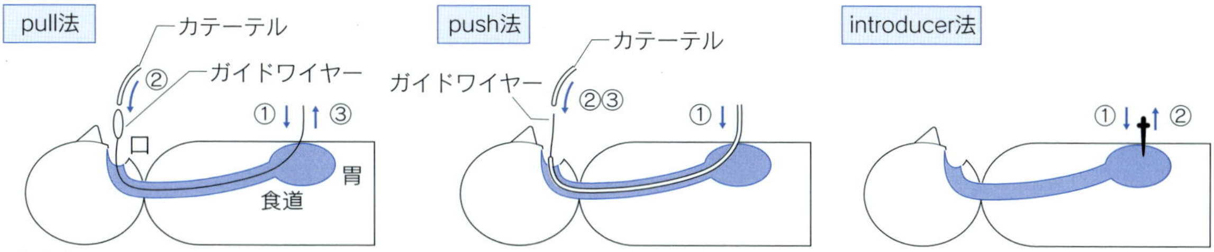

push法
① 皮膚切開部からセルジンガー針を穿刺し、胃内にガイドワイヤーを送り込んでから、口腔外に引き出す。
② ガイドワイヤーを中空になっているカテーテルの中に通す。
③ そのままカテーテルを押し込んでいく（push）。

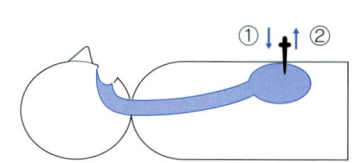

introducer法
① トロカール針を胃内腔に穿刺する。
② バルーンカテーテルを挿入し、針を抜き取る。

する。

IOC は訓練を兼ねた代替栄養手技である。IOC は CNG よりは誤挿入リスクが少ないなど、トラブル発生率も経管栄養のなかでは最も低い[14]。野崎ら[15]は、筋萎縮性側索硬化症患者にとって胃瘻は瘻孔周囲皮膚ただれなどの不快感があり、腸瘻ほどではないにせよ管理が大変であると述べている。そして経皮内視鏡的に胃瘻を造設するなら呼吸体力がある時期を指標とする％FVC などが望ましいとし、呼吸不全進行例でも IOC が可能で、IOC は ALS 患者にとって選択肢の一つとなると述べている。

2）胃瘻（図5）

胃瘻もカテーテルを使った経管栄養法の一つであるが、設置に外科的手術を要する点が従来の経管栄養法と異なるため、一線を画しておく。

胃瘻とは人工的につくられた筒状の胃への水分・栄養の"入れ口（注入口）"あるいは胃からの排液・排気の"出し口"である。この"出し入れ口"（瘻孔：胃瘻）を腹壁表皮と胃の内腔間に内視鏡下に形成する手術を、経皮内視鏡的胃瘻造設術 percutaneous endoscopic gastrostomy（PEG）と呼ぶ。

胃瘻の造設は手術室で全身麻酔をかけ、外科的に腹壁・胃をメスで切って行う方法が昔からあった。しかし、1980年に内視鏡を使って簡便・低侵襲で後に大きな創を残さないで行う方法が米国で開発された[16]。これが PEG の始まりである。PEG の手技（図6）には、胃瘻用のカテーテルを経口的に挿入する方法（pull法、push法）と腹壁から挿入する方法（introducer法）とがある[17]。前者は太い内径のカテーテルが設置できる利点があるが、腹壁を貫き口元との間をガイドワイヤーで管を行き来させるため、術後感染リスクがある。後者はこの行き来させる手技がなく感染リスクが少なくてすむが、細い内径のカテーテルしか使えないという欠点がある。

PEG に使用する器材としては、流動食を貯めておく袋（バッグ）、バッグを吊すスタンド、胃瘻用カテーテル、バッグと胃瘻用カテーテルをつなぐチューブがある。このうち最も重要な器材は胃瘻用カテーテルで、これは簡単に示せば、図7のようになる[17]。胃腔内にカテーテルが落ち込まないように止めておくよう体表部に設置されるストッパーと、胃腔内に入れられたカテーテルの先端が引っ張られて抜けないよう固定するため胃腔面に設置されるバンパーが、重要な構造物である。ストッパーには、ボタン型と呼んで、入浴や活動をしやすくするために普段はチューブの接続がなく、栄養注入時のみチューブと連結し使用するタイプがある。ボタン型は、チューブを引き抜かれてもボタンが残せ、入浴にさいしても、腹圧でボタンがロックされており水が入らないしくみになっている。バンパーはバルーン型に置き換えら

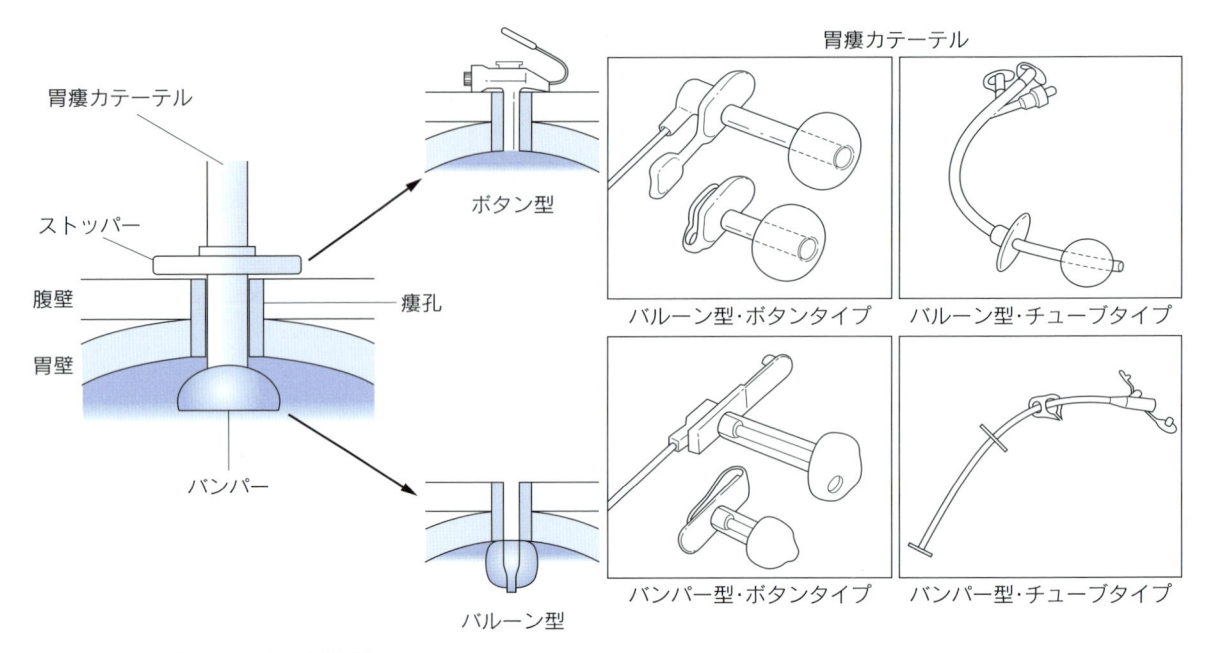

図7 胃瘻用カテーテルの構造[17]

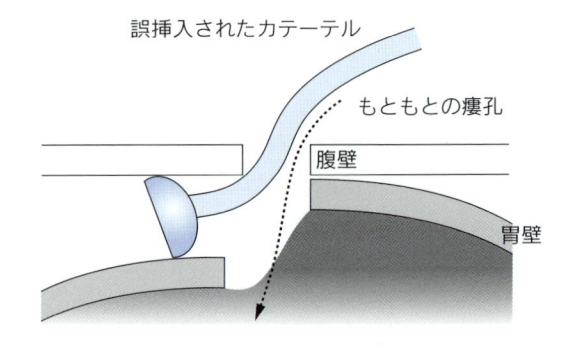

図8 瘻孔損傷と腹腔内誤挿入[19]

れることもある．バルーン型はボタン型のように交換に手技を要さず簡単で，埋没症候群（バンパーによる圧迫・壊死が生じ胃壁・腹壁にバンパーがめりこんでしまう状態）がないのが長所であるが，バルーン破裂や自然抜去の危険がある．

PEGの適応は，第1に，外科的治療が困難で長期減圧管の留置が必要な症例である．第2には口腔・咽頭や食道の癌などで永続的に胃より口側での閉塞性の通過障害があり，胃瘻から水分・栄養を補給することが必要な場合である．第3には，脳卒中や脳外傷などで口から食べる見込みが短期間では立たず，やむを得ずCNGになっている方に，長期間留置からくる弊害や苦痛を排除する目的で設置される場合である．

胃切除後など，PEGの造設が不能もしくは困難と判断される症例には，PTEG percutaneous trans esophageal gastrotubling（経皮食道胃管挿入術）[18]の適応も検討できる．

PEGの手術は5～10分ときわめて短時間で可能である．しかし，胃切除後のケースは設置できないし，予期せず胃壁に結腸がかぶさっていることがわかった症例などでは，誤穿刺を避けるため手術途中でPEG設置を断念することもある．木佐の報告[14]では，開腹での胃瘻造設術は5年間で40例あり，胃瘻全件数の24％を占めていた．このうち，20例（50％）はPEG穿刺困難で開腹胃瘻造設に至った症例であった．また，VP（ventricle peritoneal）シャントが設置されている症例では，外科的に胃瘻造設しVPをVA（ventricle atrial）シャントに変更するか，術後感染リスクを避けるため腹壁の左側を選んで穿刺するなど慎重な配慮が要る．

PEGは簡単に造設できるといっても，出血など致死的リスクが皆無ではない．設置直後・急性期はもちろん慢性期の合併症も無視できる頻度ではない．とくに胃瘻カテーテル交換時に重大なトラブルとなる．瘻孔損傷による腹腔内への胃瘻カ

テーテルの誤挿入（図8）と，それに引き続いての栄養剤注入による腹膜炎・敗血症である[19]．木佐らの報告[14]では，PEG造設に伴う合併症は，直後からのものが170例中6例（3.5％）で，内訳は腹膜炎持続2例，原因不明の出血（死亡），高熱持続，胃瘻部皮膚壊死，開口器による歯抜け各1例であった．遷延（1カ月未満）合併症は11例（6.5％）あり，内訳は誤嚥性肺炎6例，その他5例であった．合わせると1カ月未満で計17例（10.0％）であった．PEG後の生命予後は造設後1カ月以内の死亡が6例（3.5％），2カ月以内の死亡が14例（8.3％），6カ月以内の死亡が25例（14.7％）であった．

3）胃瘻の適応とIOCとの使い分け

　脳卒中患者では急性期には40％程度の摂食・嚥下障害の合併があるが，1カ月過ぎると10％以下に減るといわれる．最初は摂食・嚥下障害があっても発症1カ月以内に多くは回復してくるわけであり，このことからも，急性期に安易に胃瘻を設置すべきではない．

　しかしながら，摂食・嚥下障害の回復見込みの評価も十分行われずに胃瘻が造られ，摂食ができたとたん早々と抜去されている現実が少なからずある．

　経口不能もしくは経口量がお楽しみ程度の少量に留まると予測される場合のみがPEGの適応と考える．あるいは数カ月〜年単位での摂食・嚥下能力のゆっくりした改善が期待できる場合でも適応にはなるが，この場合IOCも選択肢になる．お腹に穴は開けたくないと心理的抵抗感があり在宅でIOCを継続している方もある．IOCも慣れればPEGと比べても介護者の負担はほとんど変わらない．胃瘻カテーテルの交換に通わなくても良いという利点もある．IOCをやってみて駄目なら，という選択肢があるほうがPEGへの受け入れも進む．

　PEG後は禁食と決めつけてよいか？　という問題がある．一般にPEG施術医はイコール摂食・嚥下機能評価医ではない．PEG設置を頼まれれば即請負うというスタンスであると思われる．PEG施行医によるリスク説明は丁寧で慎重である．しかし，PEG適応自体の説明は依頼医の方ですんでいるとみなされ，結果的にはPEG適応が十分に吟味されない流れができているようである[14]．このため"禁食"と指示された患者の家族が内緒で食べさせてみたら案外と食べることができたといった事実が少なくない．

　木佐[14]は5年間（1999年1月〜2004年1月）の新規PEG施行170例の実施状況を検討した．PEG設置原因は，119例（70％）は，誤嚥性肺炎を起こした，あるいは，食べられなくなったからと，依頼科からの今後"禁食"の判断のもとで内視鏡科で即PEGに至ったものである．このうち，リハ科に依頼がありVF等で適応決定に関与できていたのは30％のみであった．PEG後の退院時転帰は，リハ科関与群では37.3％がわずかでも経口を享受できQOL維持できたのに対して，リハ科無関与群では全例が禁食のままであった．

　坂本ら[20]は17.7％，宮澤ら[21]はPEG設置されたケースの追跡を行い23％で経口摂取に移行したと報告している．ただし，これらでは，経口移行例での摂食・嚥下リハ追加の有無は不明である．一方，積極的に摂食・嚥下評価とリハを行った藤岡[22]はPEG施行例の46％で経口併用が可能となったと報告している．

　PEGは設置して栄養が確保できても生命予後が1カ月以上見込めない方には，適応外とされる．また，CNG留置の不快感を意識できないほどの昏睡状態あるいは植物状態の方には，明らかなCNGに伴う合併症がなければCNG留置でも許されるのではなかろうか．PEGは強制栄養であり，高齢となり栄養をとる気力すらなくなった状態になったとき，昔なら"老衰"として亡くなっていた方が，強制的に生かされる方法である．PEGは100％安全な手技ではなく，ときに致死的な侵襲や瘻孔部のただれ等の不快感・他の合併症に遭遇するリスクもある．それだけに，患者の意志表示ができない昏睡状態や最重度認知症等の症例では，家族・親族が代行してPEG設置を要請してきても，造設決定には慎重に対応する必要がある．

　しかしながら，実際には医療側からのPEG要請があり，患者・家族が断われないのが，現状と思われる．

リハの回復期には活動エネルギーが要るが，点滴ではエネルギー源がとれず，早く経腸栄養に移すことが肝要で，PEGは確実な栄養ルートの確保となる．しかし，PEGの瘻孔確立までの期間（4〜14日）のリハ中断（出血や術後感染など重大合併症を起こした場合はもっと長く）があるのは欠点である．

一方，IOCはPEGのようなリハ中断や合併症がないのが長所である．五感がしっかりある筋萎縮性側索硬化症の方などの運動障害者は，CNGの不快を感じていても，四肢麻痺で手が動かせないためカテーテルを自己抜去することすらできない．CNGの不快感から逃れているとはいえ，PEGの瘻孔部の糜爛の痛みなど，色々問題があるのも事実で，それらへのきめ細かい対応が必要である．また，IOCはPEGのような胃瘻用カテーテルの毎回交換（ボタン型では半年に1回，バルーン型では月1回程度）の手間とリスクもない．

PEGさえつくれば安心なのか？　といえば，そうではない．誤嚥が根絶できるとする依頼側の誤解に遭遇することが少なくない．PEG後に禁食にしていても唾液誤嚥が続いて，胃食道逆流を反復し，口腔ケアも不十分だったりして，誤嚥性肺炎を繰り返すことが少なくない[24]．PEGへの過剰な期待を払拭するためにも，施術前の摂食・嚥下能力はもちろん，施術後の摂食・嚥下能力のフォローも必要であることはいうまでもない．

4）IOCが胃瘻の注入速度に与えた影響

IOE（OE法）の登場により，胃瘻は注入速度が遅すぎるという批判が表面化してきた．経腸栄養を安全に行う目的と称して，経腸栄養剤はできるだけ緩徐にと注入が行われてきた．このため大多数の胃瘻患者が一日の大半の時間をベッド上で注入して過ごすことを余儀なくされてきた．このような現状を変えてリハやADLに時間をかけることができるよう，半固形化栄養剤による胃瘻からの短時間注入法[23]が開発された．これは栄養剤をゲル状にして注射器で急速圧入する方法である．15分程度での注入も可能であるとはいえ，ミキサー食を50 ml の注射器で2〜3分で緩徐に圧入することを繰り返さなくてはならない．IOCでは

このような手間は不要である．この注入法では，ボタン式だと詰まってカテーテルトラブルとなるため，チューブ式を用いる必要がある．

3 その他の補助的栄養法

静脈栄養に比べて経腸栄養の栄養学的な優位性は明らかである．とくに末梢静脈栄養持続による栄養不足は褥瘡リスクにもつながるから早期脱却が必要である．

中心静脈栄養法（IVH，TPN）は経鼻栄養に比べ不快感はないとはいえ，認知症の患者ではやはり自己抜去することが多い．トラブルで引っ張られて抜けてしまうこともある．ジッパーロックなどのついた抑制衣を着て抜去できぬよう抑制することもあるが，これもベッド柵とつなぐ抑制帯と同様に，人道的に問題がないとはいえない．

中心静脈栄養法は本来，小腸切除後など消化管吸収能がない症例が適応である．設置時の誤穿刺による気胸・血胸，カテーテル位置異常（迷入等），微量元素不足，重症アシドーシス，カテーテル感染，易感染性，自己抜去などはとくに注意しなくてはならない．長期的な使用には問題点が多く，全く消化管を使わないことにより廃用性の腸管粘膜萎縮をきたし，bacterial translocationや粘膜分泌型免疫グロブリンの低下に伴う易感染性に悩まされることも多い．IVHを経腸栄養に急に切り替えても執拗な下痢が続くことが大きな問題である．これらの予防のためにも，経口または経腸的に微量でも食物をとり，腸管粘膜を使わせ，廃用性萎縮を防ぐことが重要である．

4 訓練中のリスク管理

誤嚥リスクの高い患者は，ベッドサイドまで療法士が出かけて訓練を行う．とくに食物を使う直接的訓練にあたっては，吸引器をいつでも使える状態にして行う．とくに「むせのない誤嚥」のリスクのある患者では，むせ以外のバイタルに注意する．

座位耐性がつき学習能力のある患者は，訓練室で基礎的嚥下訓練や少量の食物を使った直接嚥下

訓練を行って構わない．覚醒レベルを上げ，体位などにも注意し，静かな部屋で気が散らないようにして行う．誤嚥防止のテクニックのみならず，いざ誤嚥が起こったときの対処法も家族に指導しておく．

　嚥下訓練食を開始，または難易度を上げていくときに，責任の所在は明確にしておく．このため，リハを依頼してきた責任者（主治医など）から，その都度食事箋を発行してもらうとか，指示箋に記入してもらう．万が一，誤嚥性肺炎が起こったさいにも責任をもって治療してくれる体制を確認しておく．しかし，体制を整え注意して摂食介助しても，なお窒息などが起こることもある．したがって，普段から，本人や家族にそのようなリスクがあることを説明しておくことが大切である．在宅ケアに関わって取り組む場合に，とくに忘れてはならない事項である．胃瘻などで代替栄養を確保されていて「楽しみのための」摂食・嚥下が許容されていても，体調が悪いときには摂食を控えるといった柔軟な対応も必要である．

　カテーテルタイプの胃瘻では，手でつかみやすいこともあってよく自己抜去される．造設を行った直後で，瘻孔が完成されてないときの自己抜去は，胃内容物が腹腔内に漏れて腹膜炎などを起こすため非常に危険である．この場合は，速やかに経鼻カテーテルを挿入して胃内容物の吸引と減圧をはかりながら，緊急に内視鏡処置などを行う必要がある．すでに瘻孔が完成している場合でも，抜けたままで5～6時間経過すれば瘻孔は縮小し，再挿入が困難になるので，迅速な再挿入が必要である．在宅での事故抜去時，すぐに来院できないときは，抜けたカテーテルを鋏などで斜めに切って差し込みやすい形状にし，ひとまず瘻孔に指し込み，テープなどで固定し，その後，速やかに往診や外来にて新しいカテーテルと交換する[24]．

5　嚥下障害患者の MRSA 対策

　高齢者の感染症の動向を調べるため，近年，我々は比較的感染症対策が在宅と同じ状態でありながら，状況を把握しやすいグループホームにおいて全国調査を行った．回答の得られた1899施設の

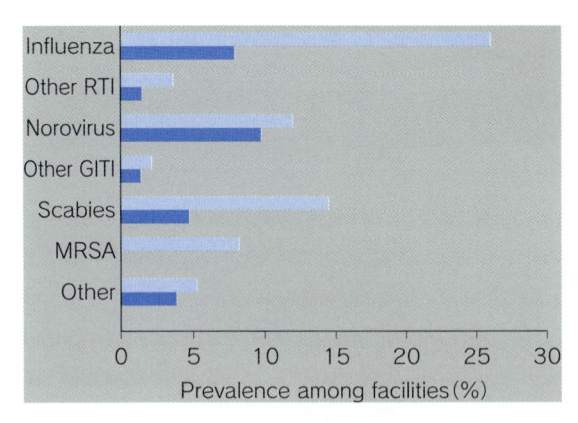

図1　グループホームでの感染症発症頻度．薄い色は感染症を経験した頻度．濃い色はアウトブレークを経験した頻度

Influenza：インフルエンザ．Other RTI：他の呼吸器感染症．Norovirus：ノロウイルス．Other GTI：他の胃腸感染症．Scabies：疥癬．MRSA：MRSA．Other：その他の感染症

状況（図1）をまとめると，1年間に8.2％の施設でMRSA感染症が確認されている．しかしながら，そのMRSA感染症を経験している施設でもMRSA感染のアウトブレークはほとんどない[1]．このことはMRSA感染は他者からの感染ではなく，抗生剤投与による個体内での耐性菌の出現が主因であることが伺える．

　したがって，高齢者のMRSA対策には何よりも耐性菌を作らないための抗生剤の使い方が重要になってくるのであるが，嚥下障害患者にはこれ以外に誤嚥という別の因子が大きく関わっており，これに対する対策が必要である．

　事実，近年我々が行った我々の施設に入院した老人性肺炎の患者に対して，抗菌剤のみで治療した群と抗菌剤に加えて誤嚥対策を施した群を比較した研究がその考えを大きく支持している（表1）．抗菌剤のみで治療した群に比べて，抗菌剤に加えて誤嚥対策を施した群において，在院日数，かかった医療費，MRSAの発症さらには病院死とも有意に少なかったのである[2]．

　つまり，肺炎の発症時の急性期においても誤嚥の対策をしっかり行わないと，肺炎の治りが悪く抗生剤をだらだら使うようになり，また無駄に抗生剤をとっかえひっかえ使うようになりMRSAなどの耐性菌の出現を招くことになるのである．

表1 老人性肺炎治療における誤嚥対策併用療法

	コントロール	併用群	P value
	(n=35)	(n=33)	
年齢（mean±SD）	78±8	78±7	0.83※
性，（男/女）	7/28	10/24	0.53※※
ADL（Barhtel index，mean±SD）	34±15	35±16	0.70※
抗生剤を投与した日数，（mean±SD）	39±22	17±12	<0.01※
入院期間，（mean±SD）	51±36	37±22	0.04※
かかった医療費（米ドル/人，mean±SD）	15114±10806	10766±6148	<0.05※
MRSAに感染した人（人）	16	4	<0.01※※
病院死，（人）	15	5	0.03※※

※：T検定による
※※：カイ2乗検定による

したがって、嚥下障害患者のMRSA対策において最も重要なことは、抗生剤投与時の誤嚥対策である.

6 誤嚥性肺炎の問題

高齢者肺炎のうちの誤嚥性肺炎の頻度であるが、これはどこまでを誤嚥によるものとみなすかによって変わってくる。病的菌が少しずつ、本人が知らず知らずのうちに、気管に入ってしまう不顕性誤嚥もこれに含めると、高齢者肺炎のうちかなりの部分が、誤嚥性肺炎であろうと考えられる.

誤嚥性肺炎の治療においては、肺炎そのものの治療とともに、誤嚥に対する対策をしっかり行うことが肝要であるのは前項に述べたとおりである.

これまでの摂食・嚥下障害に対する食物のアプローチとしては主に"とろみ"等といった食物の物性にのみ注目されていた。しかしながら我々は、高齢者の嚥下機能はたとえ障害されていても温度感受性であり、それゆえに経口摂取時の食物の温度がその物性と同じように誤嚥予防に大事であることを見出した。摂食・嚥下障害があり嚥下反射が遅延している高齢者に、様々な温度の蒸留水（1cc）を口蓋垂の高さまで挿入した経鼻カテーテルより注入し、蒸留水注入から嚥下運動が起こるまでの時間を嚥下反射の潜時として測定すると、注入した蒸留水の温度と潜時との関係は図2のようにベル形となった[1]. 体温付近（30〜40℃）において最も嚥下反射が遅延し、温度がそれから

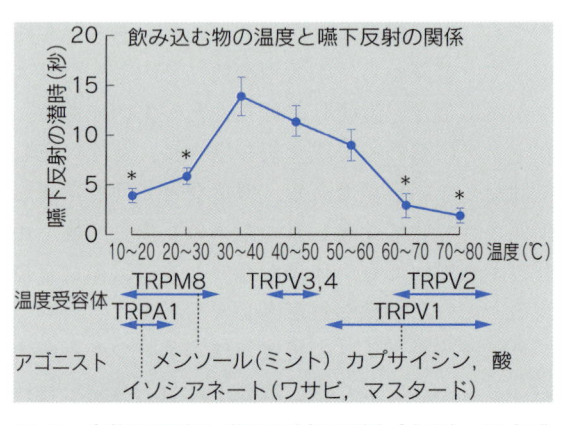

図2 食物の温度と嚥下反射の関係（上段），温度感受性に関係する可能性のある温度受容体（中段），それぞれの温度受容体のアゴニスト（食物成分）（下段）
*p < 0.05

離れれば離れるほど嚥下反射の潜時が短縮したのである（図2）.

ところで外界の温度受容は、末梢感覚神経が温度刺激を電気信号に変換してその情報が中枢へと伝達されると考えられているが、温度受容に関わる分子として、哺乳類では末梢神経上に6つのTRPチャネル；TRPV1, TRPV2, TRPV3, TRPV4, TRPM8, TRPA1が知られており、それぞれに活性化温度閾値が存在する（TRPV1＞43℃，TRPV2＞52℃，TRPV3＞32〜39℃，TRPV4＞27〜35℃，TRPM8＜25〜28℃，TRPA1＜17℃）[2]. 図2の下部に示されるように嚥下反射を活性化する温度領域よりこれまで同定されている6個の温度感受性TRPチャネルのうち、TRPV1, TRPV2, TRPM8, TRPA1が嚥下反射の活性化に関与する可能性が

示唆された．

　さらに我々は，非常に ADL・意識レベルが悪くてとても経口の方法がとれないような高齢者に対する摂食・嚥下改善法として，嗅覚刺激による方法を考案した．この黒コショウ匂い刺激によるアロマセラピーはどんな状態の悪い患者にも行えるので，非常に有望な摂食・嚥下障害治療法・誤嚥性肺炎予防法であると思われた．

　重症の誤嚥性肺炎の患者が入院したときは基本的に絶食である．抗生剤などの治療により患者が回復したとき，食事を開始する過程が実は誤嚥性肺炎の治療において最も重要でかつチャレンジングなステップである．そこで我々はこれまでの研究成果を盛り込んだ図3に示されるような摂食・嚥下障害患者の食事開始プロトコールを提案する．このプロトコールを重症の誤嚥性肺炎の患者が入院し，回復したとき，食事を開始するときに採用することにより，多くの高齢者が胃瘻を回避できるものと思われる．さらに，このプロトコールは誤嚥性肺炎の絶食からの食事開始時のみならず，すべての摂食・嚥下障害の摂食訓練やリハビリテーションに応用できるものと思われる．こういった最新の研究成果を駆使することにより，かなりの程度に高齢者の摂食・嚥下機能を保ち，食べるという人間の基本的な楽しみが維持され，高齢者の尊厳が維持できるものと思われる．

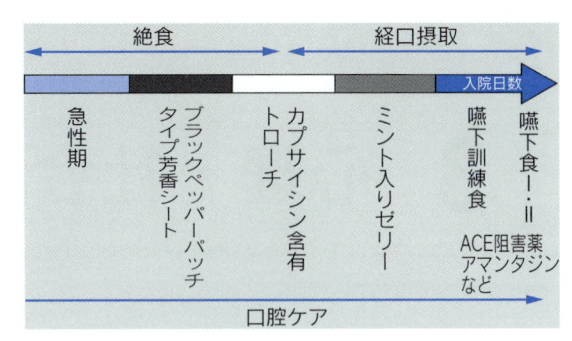

図3　摂食・嚥下障害患者の食止めから食事を再開するときのプロトコール

第4章 リハビリテーションの実際

3 心理・社会面への配慮

1 障害の理解と訓練の受け入れ

　リハビリテーション（以下リハ）全般を考えるとき，リハチームのそれぞれのアプローチを患者が受け入れ，主体的に訓練に臨んでゆくことが前進の鍵となる．身体のどの部分のリハでもそれは共通していると考えられるが，摂食・嚥下障害のリハにおいては，患者の主体性はことに重要である．なぜならば，摂食行動は生きるために自ずから発せられる行動である一方で，その機能に障害が生じた場合には，状態に応じた配慮をせずに飲食を続けると，生命の危機に陥るほどまでの危険性をはらむこともあるからである．

　では，患者が主体性をもってリハに臨むことができるために，治療者は何をしたらよいのか？まず，患者が自身の症状についてその背景と現症の理解を深め，対応の方策を知り，進む目標を治療者とともに見つめることができるように導くことである．「患者の協力」は治療者にとって大切な成功の鍵であるが，それを得ることはなかなかむずかしい．摂食・嚥下障害は状況によって様々な様相を呈し，現症に比して患者の要求が高いことが多く，対応に苦慮することが少なくない．また，現症の背景や，訓練による成果の見通しなどが不明瞭な場合もあり，明解な説明がしにくいこともある．そうとらえてしまうと，到底成功の鍵は握れなくなってしまう．少し考え直してみよう．

　私たちは難なく日常行っていることについて，それがどんな精巧な機能の連携によって達せられているかなど，考え及びもしないことが多い．歩くこと，ことばを話すこと，飲み込みのことも同様である．そして，自分が考え及びもせずにできていることは，そうむずかしいことではないと思っている節があるのではないだろうか．そこへ障害は突然に起こる．患者や家族は当惑し，これまで難なくできていたことができなくなったと嘆く．それまで難なくできていたのは事実かも知れないが，それがなんと複雑で大変なことかは，説明を受けて初めてわかる．専門家である我々にとってまず大切なことは，健常な摂食・嚥下機構がいかに複雑で精巧な仕組みであるかということの説明と，起こっている障害の状況，訓練や対応の必要性，そして，その対応による危険を避けることができる可能性について，患者に十分説明し理解を得ることである．

2 疾患により異なる対応

　ここでは，摂食・嚥下障害の原因・背景によって異なる対応の要点を述べる．

1）脳卒中や頭部外傷等による脳損傷などに起因する摂食・嚥下障害への対応

　脳卒中や頭部外傷による脳損傷など，中枢性の問題に起因する摂食・嚥下障害では，発症からの期間や原因疾患の重症度によって，指導・訓練内容を理解する力や，注意事項を記憶して遂行する力が低下している場合がある．何度も説明を繰り返し，ともに実践しているのに，あるときは実行できるのに定着しない場合や，病院に入院中には実行できていたことが，在宅生活ではできなくなっている場合などがある．そんなとき，治療者として落胆しそうになるが，目標をもう一度見直し，訓練の各段階に応じて説明と理解，理解されたかどうかの確認を続けたい．理解度は，家族を

3 心理・社会面への配慮

含めて再度注意事項の実行度合いで確認する．注意事項はあくまでも，実行されてこそ本当に理解されたということになる．

訓練の必要性の理解を促すためには，患者本人，家族，関連スタッフに，摂食・嚥下障害の原因，病態，危険性を説明する．可能な場合は VF 画像を実際に見せ，解剖と正常な嚥下について説明したうえで，異常度合いの理解を促す．たとえば，なぜ誤嚥したか，食物形態や食物摂取の方法に問題がないかを説明し，訓練や対応，工夫の必要性を伝える．どう訓練すれば良くなるか，どのような配慮・工夫により問題を軽減できるかということについて説明する．こうして留意点の理解を促す．

その作業は，場合によっては長い時間と根気が必要である．患者それぞれに症状も理解力も千差万別で苦慮するが，そこを知ろうとしてアプローチしてゆくところ，そして改善がみられることが治療者にとっても励みになるわけである．さらに，患者の状況をよく知るためには，リハチームの各々が互いに情報を交換し，同一の基盤に立ったうえでそれぞれの立場から接することが肝要である．そこに至って患者を核としたチームの連携が成立してゆく．チームアプローチの実践については第 5 章で，直接訓練の受け入れにさいして配慮したい点については，「本章 5 節直接訓練」で述べる．

2）進行性疾患による摂食・嚥下障害への対応

筋萎縮性側索硬化症，脊髄小脳変性症など進行性疾患による障害への対応では，脳卒中などによる障害に対する機能回復を目指す働きかけとは異なる留意が必要である．

障害の背景として，症状が進行し，その症状と進行を患者本人が明確に自覚するという特徴がある．さらに，障害が摂食・嚥下障害のみにとどまらず，神経・筋の症状を悪化させ，遂には死に至ることが免れない．

機能的な側面のみをみると回復が見込めないが，摂食・嚥下障害に関しては回復しないものへは差しのべる手がないということではない．筆者の経験では，栄養を取り込めること，できれば少しでも口から食べられることが大きな価値をもち，生き続ける喜びとなっている例がある．一日でも長く，本人が望む「口から食べること」を少しでも苦痛が少なくできるよう，専門職としての役割を果たしたい．

次に，進行性疾患の特徴に即して，対応の要点を述べる．

まず食事については，低下してゆく口腔，咽頭の機能に応じて摂食できる食物形態の設定を行うことが必要である．症状を把握し，適切な食物形態を設定する．そのさい，患者の各器官の運動機能の評価と摂取状況の観察が大切であることは，他の原因による摂食・嚥下障害と共通するが，神経・筋疾患による摂食・嚥下障害では，患者本人の食物摂取に関する口腔・咽頭の運動力や適切な食物形態についてのフィードバックがより確実であることが際だっている．つまり，「これはどうか？」と差しのべた献立について患者が的確な意見を述べてくれる．よりよい条件を設定できるよう，本人の訴えを参考にして支援してゆくとよい．対応の原則は患者の訴えに耳を傾け，可能な範囲でその工夫をすることであろう．訴えと自身の状態についての反芻が確実である神経・筋疾患の症例のことばから，他の原因による摂食・嚥下障害例への対応のアイディアを得ることも多い．ひとつひとつの経験が，次の臨床の支えとなる．

次に，摂食・嚥下障害を有する神経・筋疾患のもう一つの特徴として，ほとんどの場合，発声や発音の障害を合併していることがあげられる．訴えの内容を伝えることができるよう，コミュニケーションの方法にも支援が必要である．字を書くことが可能であれば筆談，困難な場合はトーキングエイド IT®（ナムコ社製）（図 1），コミュニケーター®（キャノン社製）等のコミュニケーション機器を使用してみる．腕の機能低下によりそれも困難な場合は，50 音を基調にした文字盤（図 2）や透明なアクリル盤などに書いた文字を指や指し棒で指したり，患者が文字を追う視線を追ってことばを判断する方法がある．使用頻度の多いことばを表したコミュニケーションボード（図 3）も，患者の訴えに合わせて作成すると便利である．ま

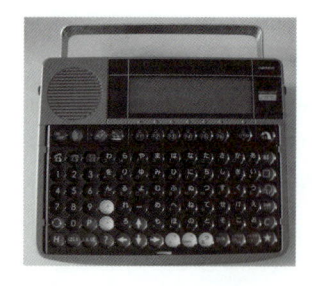

図1　トーキングエイド IT®（ナムコ社製）

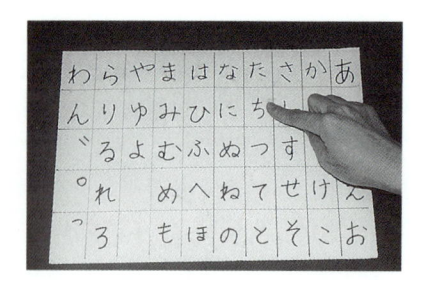

図2　50音を基調にした文字盤

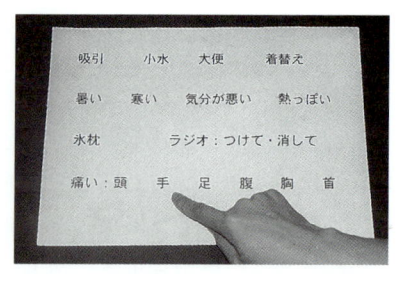

図3　使用頻度の多いことばを表したコミュニケーションボード

た，コンピュータを用いたコミュニケーションエイドもそれぞれの機能に合わせて作成することができる．手段の選択には，OTやSTの情報が参考になる．

以上の手技や対応の工夫を図ることが，進行性疾患への技術的な対応の要点である．機能障害の出現は疾患により特徴があるが，摂食・嚥下障害への対応は，基本的には現症を把握して，安全に摂取できる方法を選択してゆくわけで，本書に述べられている直接訓練や食事の章を参考に適応を図ってゆく．そして，症状の進行に合わせて，食物形態や摂取方法を変えてゆく．

注意すべきは，徐々に機能が低下し，できていたことができなくなってゆくことをつぶさに感じながら，現実に臨んでいる患者への対応の仕方である．意思疎通ができるだけ確かにできる手段を用いて患者の訴えを聞き，もてる技術で対応を考え，実行してゆくことが大切である．無闇な励ましや，叶わない理想や目標を掲げることは厳に慎みたい．

変化に応じて現症を的確にとらえ，少しでも安全に楽に摂取ができる方法を導き，将来を憂える例に対しては，その場その場での対応の方法があることを伝え，ともに考えてその対応をしてゆく姿勢を示し，実践してゆくことが全てである．場合によっては精神科医や臨床心理士のサポートを受けることも有効である．

3　社会との関わり
―外で食べることを含めて―

社会生活を営んでいる人間にとって，社会と無関係に生活を送ることは不可能である．しかし，何らかの障害をもった人たちは，以前の生活と同様に社会との関わりをもつことが，困難となることが多い．

ここで「摂食・嚥下障害」が自分の人生に加わることの意味を考えてみたい．食の楽しみを奪われる，あるいは食が楽しみどころか苦痛にさえなる体験は，障害をもたない者にとっては想像しがたいことである．新しい味に挑戦したり，食を通して季節感を味わったり，文化の違う食を楽しんだりなど，食のもつ楽しみは大きい．そのうえ，食の好みやスタイルは千差万別であり個性的である．同じ食卓を囲むことで，その人らしさを改めて発見することも多い．親しい人と食事をすることにより，さらに親しくなったり，また，ある人と交流を深めたい場合に会食をすることも日常的によく行われている．逆に疎遠な人との食事は気がすすみにくい．このように食事は生命維持という基本的な意義以外に，人生のなかで様々な役割を果たしており，我々は食を通して社会と密接に関わっているといえる．

筆者は，脳卒中後18年間，一度も人前で食事をしないという症例を経験している．発症1カ月後の時点で中等度の失語症を有し，ごく軽度の右片麻痺を合併していたが，いわゆる摂食・嚥下障害は認められなかったにもかかわらずである．彼は半年後に復職したが，食べ方が汚くなってしまったという理由で，職場で昼食を一切とらなかった．また，夜の会食でも飲みものを飲むのみであった．症例は急性期に一過性の摂食・嚥下障害が現れ，そのさいのむせや流涎の経験より，家族以外の人と食事をとらなくなったのである．このように摂

食・嚥下障害をもつ場合,またはその経験がある場合,他者との食事をすることに消極的になってしまう場合が多い.

摂食・嚥下障害患者は,食物形態や食事のとり方も様々である.流涎や食物をこぼすといった外見上の支障のため,行儀が悪い印象も与える.また,むせなどにより食事の雰囲気が妨げられることもある.これらの生活上の支障が及ぼす心理社会的な影響は大きい.本来,楽しみであり,人との交流を深めるはずの食事が,逆に苦しみであり,人との交流を妨げる要因となってしまうのである.故に,この障害とともに生きて行くためには,何より周囲の人々の理解と励ましが不可欠である.そのような環境のなかで初めて,患者は安心して食事を楽しめる.ここで専門家は,介護者に摂食・嚥下障害患者を正しく理解できるように努める必要がある.また,介護者と協力して,食事を楽しめるための環境作りを積極的に行うことが求められる.

家庭内での食事を充実させるとともに,さらに外食および外食を目的とした外出にも積極的に挑戦したい.ある摂食・嚥下障害患者の経験を紹介する.入院時,症例は数カ月後に控えた息子の披露宴に出席したいと切望した.症例は両側麻痺に伴い経口摂取不可能であった.カンファレンスで披露宴出席のために,最低2時間は車いすで座位可能となること,食事動作を患者みずから行えるようになること,経口で摂食可能となることを目標に訓練が行われた.筆者の指導により,妻は2カ月間食事日記をつけ,食物形態,摂食方法を把握し,改善を重ねた.並行して基礎的嚥下訓練や構音訓練を実施した.症例は当初,訓練に対して意欲的とは言い難かったが,目標が定まった後の訓練意欲は目覚ましく,見事に目標を達成し披露宴に出席した.なお披露宴では普通食であったので,摂食可能な料理を取捨選択し,摂食したそうだ.完全ではないが経口から摂食が可能となったのであった.

通常,外食を実施するさいには周囲の偏見もあり,本人はもちろん家族も遠慮がちになりやすい.また,適切な食物がなかったり,物理的環境が整わず適切な姿勢がとれないなど,摂食・嚥下障害患者を取り巻く環境は厳しい.しかし,それでもこの症例のように外食を希望した場合,家族やスタッフが積極的に援助していくことが望まれる.外食を含め,食べることに対して意欲を育てていくのも専門家として必要であろう.そのために重要なことは,その患者が元々何に興味をもち,今,何を望んでいるかを知る努力を常日頃怠らないことである.食に対する考え方やとらえ方についての情報も得られれば,よりよいサービスが可能である.外食を含め外出の機会を設け,患者が積極的に外に出るということは,患者にとっても大きな自信となる.そして第2,第3の外出への扉が開かれ,その他の社会活動への橋渡しになれば,外食および外出の意義は計り知れない.

4 患者会の役割

摂食・嚥下障害がもつ心理・社会面の問題を具体的に支えていくのは,看護師や医師やリハスタッフである.しかし,患者や家族が悩みを打ち明けたり,率直に話し合いができ,共感しあえるのは,同じ障害を抱えている者やその家族ではないだろうか.ところが,筆者の知る限りでは患者会は多数あるが,摂食・嚥下障害者の患者会は存在しない.あれば非常に望ましい.さて患者会の役割とはどういうものであろうか?

心身に障害をもつと,従来の役割を喪失しやすく,社会からも孤立しやすい.障害者の社会参加の意義は,謳われてはいるがなかなか実現しがたい.孤立しがちな障害者が,違和感をもたずに参加しやすい場が患者会であろう.そこは,互いに共感できる場であり,共生の場でもある.そこで患者会の1つとして,筆者の所属している日本ALS協会とそこで得た経験を紹介し,患者会の意義を考えてみる.この会は1986年に設立された.

筆者は,初めてALS患者と出会ったとき,途方にくれてしまった.今まで主に接してきたCVAの患者とあまりにも違い,障害が劇的に進行していく疾患だからである.このとき,偶然にも手元にALS患者の闘病記『いのち燃やさん』(日本ALS協会編,静山社,1987)があり,日本ALS協会事務局に連絡をとることができた.そこで,「具

体的にALSとはどのような病気か」，「現状からどのような経過をたどるのか」，「患者本人や家族は病気をどのように理解し受け止めたらよいのか」，「また，スタッフは何を目標にどのように関わったらよいのか」などを手取り足取り教えられた．具体例をあげての事務局長の説明は，机上の学習と雲泥の差であり，非常に参考になった．初めて経験するALSの摂食・嚥下障害やコミュニケーション障害，人工呼吸器の問題などに，いつも適確なアドバイスが得られた．

しかし，何より心強かったのは筆者の話を聴き，共感して励ましていただいたことである．深刻で厳しい障害に，希望を見失いそうになる筆者に希望と目標を与え，そのうえ，あきらめずに働きかける大切さを教えられ，意欲を育てられたことである．

最初の患者を受けもって，進むべき道がわからないときに，周りを照らし出し，確実な進路を指し示し，エネルギーまで補充してもらうとは，本当に幸運な出会いであった．スタッフである筆者でさえ，右往左往するのだから，患者やその家族がALSと告知されたときの衝撃と不安は，想像を絶する大きさである．その患者や家族の様々な心理的側面についても知ることができた．また，このような会が存在すること自体，社会に対する啓発活動であり，この病気になったらまずこの会にアクセスすれば，情報が得られるというのは非常に心強いことである．ただし，進行性の疾患のため，軽度の患者は重度の患者に会うと将来の自分をみるようで心情的につらいという一面もあり，配慮が必要である．

筆者の受けもった患者もALSとの共存に苦悩していたが，ALS協会に入会して落ち着きを得たようであった．会で知り合った方たちと家族ぐるみで，手紙のやりとりや訪問などで交流を深めた．また，福祉制度の利用方法や，安価で効果的な介護用品の紹介，栄養補助食や調理方法，症状の進み方や緊急の場合の処置などの情報交換を積極的に行っていた．そのうえ，ALS協会が実施していた患者の権利を守る種々の運動に触発され，県知事に日常生活用品であった意思伝達装置を，入院中でも支給可能となるように直訴状を書かれ，この要望は実現された．彼女の生活の一部が患者会活動であり，彼女の存在によって励まされる方もおられた．もはや患者会は彼女の生活にとって切っても切り離せないものとなっていたのである．

これらの患者会の役割は，大別すると3つあると考えられる．まず，第一に交流の場である．二番目に，あらゆる情報交換の場でもある．この交流や情報交換は，患者のみならず，家族やひいてはそこに関わるスタッフやボランティアも参加可能である．そして三番目は患者の権利を守り，社会に働きかけて行くことであろう．

因みに日本ALS協会では厚生労働省に要望を提出し，「医療行為とされる，たんの吸引を厚生労働省の分科会が自宅療養中のALS患者にヘルパーらにも認める（2003年）」などの成果をあげている．また，地域でのサポートを目的とした支部活動も年々盛んになり，現在37支部が設立された．急変しやすい患者や家族に必要なのは，今すぐの情報であり，援助であることが多い．このニーズに機動的に力を発揮するのが地域の利点であり，福井県では患者訪問や学習会，機器の貸し出しなども行っている．さらに，国際的にはALS/MND国際同盟総会・国際シンポジウムが開かれている．これは，学術プログラムと世界のALS協会関係者の会議，両者の合同セッションがあるというユニークな集まりで，毎年各国で開催されている．最近はメールやインターネットを利用した交流も盛んである．このようにALSを取り巻く一大ネットワークができており，患者や家族をはじめ，ALSの情報が必要な場合はいつでも得られる体制がとられている．さらに，機関誌「JALSA」（ジャルサ）の年4回程度発行による様々な情報交換や，ALS患者のケアの集大成といえる「新ALSケアブック—筋萎縮性側索硬化症療養の手引き」（日本ALS協会，編：川島書店，2005年）など参考になる書も多い．

実に多彩な活動内容であるが，嚥下障害のためにもこのような会があれば，どれほど心強いであろうか．必要なときに必要な情報が即得られ，様々なメディアでの情報収集が可能であり，人との交流の場もあり，そして患者の権利を守り，啓

発活動を積極的に行う．そこでのノウハウは蓄積され，摂食・嚥下障害患者へのさらなる援助へとつながるであろう．摂食・嚥下障害に対するサービスの1つとして患者会の設立の意義は大きい．

嘆願書 "経口摂取のお願い"

（原文のママ）

前　略

　先生方及び看護婦長さん，いつもお世話になっています．この度はお願いしたいことがありましてペンを取りました．なにとぞ次の嘆願書をご許可ください．先生方及び看護婦長さんどうか，口を使って食道から食べ物を食べさせてください．お願いします．私は去年の6月6日に発病以来，肺炎にかかるのが怖くて，一切，正式には食道を経た食べ物を口にはしていません．ただ，練習のため少しは食べましたが，時には陰でも食べたこともあります．それでも，ほとんどムセなかったです．ここへ来てから，先生か看護婦さんの目の前で食べて，これなら大丈夫食べられそうだ，ということを正式に確認してから，まともに食道から食べさせてくれるものと思っていました．それが，いままで，先生か看護婦さんの確認が1回もなく，入院してから半年になろうとしているのに，いまだに流動食に頼っているとは，と思って，これは1度△△先生に話してみようと思っていました．また，この3/23に隣の病室に入って来たMYさん（43歳の男姓：主治医，＊＊先生）が水等の液体は駄目らしいが，固形分などの，その他の食べ物は食道から摂取していると聞いて，1度先生に話したが，"同じ病気でも私の場合は，右橋部らしくて，いろいろあるから駄目で，今までどうりに行く"ということでした．今までどうりと言っても何を改めてするのだろうか，何もしないのではないか，もし，しないのであれば困ったものである．（もし，既に方針を決定し，説明済みであれば，私がよく理解していなかった，ということになりますので，その節はご容赦ください．）どこをどうするとは聞いていません．ですから，目新しい変化は無さそうだ，と考えました．先生方，看護婦婦長さんお願いですから1度，固形分が食道を通るかどうか，確認してください．1度口から食べ物を食べて見たいのです．

　前（1/25）に検査した結果，水等の液体は駄目でした（といっても，比較的飲みやすい牛乳は，試していない）．私は今，OTでワープロをしていて，練習用に"家庭で誰でもできるリハビリ"と言う本を借りていますが，それの37, 38頁に食事動作の項目があり，そこに「…食べ物の硬さや形態も嚥(えん)下に大きな影響を与えます．脳卒中の患者さんにとっては水は非常に"えん下"しにくいものです．また硬い食べ物も"えん下"しにくく，ヨーグルトやゼリー状のもの，プリン，豆腐等は比較的摂りやすい食べ物です．牛乳も水に比較すると飲みやすいものです．…」とあります．前述のヨーグルトやゼリー状のもの，プリン，豆腐，牛乳，念のため水も含めて1度ゆっくりと確認して見てください．とにかく口を使って，食道から食べ物を食べて見たいのです．今までの経験から，ほとんど，ムセることもなく大丈夫だと思います．但し，時間はかかります．大体1枚のトーストの切れ端で，約30分もかかったんです．でも全然ムセなかったです．すなわち，私は，しょっちゅう口の中にヨダレ（だ液）がたまっているのですが，食べたトーストの切れ端の1部をこのだ液でくるめ，"えん下"しているのです．これは3/27（土）の経験です．他人（睡眠中）の食べ残しを，端だけチョット失敬したのです．ですから1枚のトーストであれば，1時間はおろか2時間はかかるかもしれない．時間は何時かかってもかまわないのです．とにかく口を使って，食道から食べ物を食べて見たいのです．

　　○○副院長，△△先生
　：どうぞ口を使って，食道から食べ物を食べさせてください．お願いします．この"経口摂取の嘆願書"をご許可ください．
　　××先生
　：以前にオカキを2ヶもらって（女性の患者から）食べたため，39℃の熱をだし，1日休んだが，その原因がオカキを食べたため，と思っていましたし，そうも言いましたが，その数日前に，ベッドの位置を隣と変えていて，室内のエアコン

の直下でワープロをやっていて，それの微風のため，風邪を引いたものかもしれません．そのときに御忠告された"もらっても食べない勇気をもってほしい"は，それ以降，実行しています．今はSTの訓練で摂っています．氷しか喉を通っていません．

この病院に入院してから摂った食べ物，飲み物は次の通りです．(前の病院では口ならしのための，訓練用のみでした，何も食べてません，飲んでもいません) 飲み物は1日に牛乳かコーヒかジュース1個のみです．

① : 牛乳（売店で売っている紙パックのもの，1日1個）: 全然ムセなかった　問題なし
② : コーヒ（〃 〃 〃 〃）: ほとんどムセなかった　〃
③ : ジュース（〃 〃 〃 〃）: ほとんどムセなかった　〃
④ : ラーメン（売店にて，女房が食べたり残り，数10本）: 全然ムセなかった　〃
⑤ : 塩センベイ（数枚・言語訓練用に買って来ていたもの）: 全然ムセなかった　〃
⑥ : 乾板（数枚・食べられそうだから）: 全然ムセなかった　〃

以上の通り，熱を出すなど，何も問題はなかったです．

○○副院長，△△先生，××先生　以上ですのでどうぞ口を使って，食道から食べ物を食べさせてください．お願いします．なにとぞよろしく．先生方に拒否されたら，味もソッケもない食生活で，なんら楽しみもないです，もう死ぬよりしようがないです．

この嘆願書"経口摂取のお願い"を提出する前に次の実験をしましたが，なんら問題はなかったです．

① : トースト（約5ゼン角大，自宅から女房がもってきたもの1枚）: 全然ムセなかった　問題なし　4/1昼
② : 乾板（約1.5×3.0　病院の近くのお店で買ったもの1個）: 全然ムセなかった　問題なし　4/2昼
③ : 乾板（約1.5×3.0　〃　1個）: ほとんどムセなかった　〃　4/2夜

但し，ノドに入れる前に，口からヨダレがこぼれていて，看護婦さんからキックしかれたので実験はここで中止にします．私はノドがマヒしているからムセないだけであると，もう実験はしません．

以上ですのでよろしくご審議ください．なにとぞくれぐれもお願い致します．

○○副院長及び先生方と看護婦婦長さん　よろしくご許可ください，どうかお願いします．草々
●●号室　　　　　　　TK生

患者体験記

1. 発症

1996年9月．脳幹梗塞を発症してしまいました．47歳のときでした．

都内のあるホテルの会議室で行っていた仕事上の打ち合わせが終わったのは，深夜11時を少しまわった頃でした．その日は同ホテルに宿泊することになっていましたので，会議終了後すぐに自室にチェックインしました．

チェックインして間もなく，光景がユラーリユラーリとゆっくり動いているのに気がつきました．そのうちユラーリがグラグラとなり，次いでグルグルと回転し始めてゆきました．もちろん立ち上がることもできません．床にはいつくばったまま目を閉じてジッとしているほかはありませんでした．なにしろ目を開くと世の中が猛烈な勢いでグラグラと回っているのです．さらに追い打ちをかけるように，後頭部に割れんばかりの激しい頭痛がおそってきました．

さいわい意識や言葉はまだ大丈夫でした．なんだか大変なことが起きているらしい，おそらく頭がやられているのだろう，次には意識を失ってしまうかもしれない…．〈フロントに救急車の依頼をするまでは気を失うわけにはゆかない〉というとても強い意志が働

いたようで，意外と冷静でした．薄目を開けてはいずりながら必死で電話を探し，なんとか救急車を手配することができました．

救急車に乗っけられてから行き先が決まるまで30分，さらに救急センターに到着して診察を受けるまでに救急車のストレッチャーの上で2時間以上待たされました．大都市ほど救急医療体制に不備があるのかもしれません．そしてストレッチャーの上で，ツバが飲み込めない，つまり嚥下障害に陥っていることを自覚できました．

2．急性期

左側椎骨動脈の梗塞で，CT像などから，延髄にほど近くの橋と小脳の一部に病巣が認められました．病巣が腫脹して延髄にかかるようなことになれば呼吸中枢などにも影響が及びやっかいだということで，ベッドの上で（できれば）微動だにせずに2週間がんばってくれ，というのが主治医から私への指示でした．

栄養摂取については，最初の数日は点滴，その後中心静脈栄養法が加わりました．さらに，転院間近の時期（発症後2.5週間）にそれらが撤去され，持続的な経鼻経管栄養（カテーテルの先端を食道に停留）に代えられました．

梗塞の後遺症として当初，嚥下障害の他に，左側顔面の運動麻痺，右半身（顔面を含む）の温痛覚鈍麻（麻痺），眼振，が認められました．ワレンベルグ症候群でした．

嚥下反射は全く起こらず，ツバ一滴飲み込むことができません（この状態は，発症後2カ月半ほど続くことになります）．言語は確保されていましたが，しゃべっている内に口が健側に寄ってきてしまうので，手で中央に戻しながらの会話となります．また，唾液が溜まってきてしまうので，頻繁にティッシュペーパーを使用することになります．そして唾液の貯留のために夜も，ぐっすり眠るというわけにはゆきません．

顔面は，左側がまったく不随意の状態でした．まばたきもできないので，目やにがいっぱいの状態が続きました．これへの処置としては生食水の目薬を注すぐらいがせいぜいのようです．

温痛覚の鈍麻（麻痺）とはいっても，額の発汗量などは，どうも麻痺側のほうが多いのです．これは発症1年半経過した現在でも，温度に対する感覚は麻痺側のほうが敏感なようです（通常の"熱い""冷たい"とは違った一種独特のこそばいような感覚なのですが…）．

めまいは回転性のもので，発症後2日間は，目を開けることはできませんでした．世の中がグラグラ（グルグル）回っているのです．3日目ぐらいからは少しづつ収まってきたものの，こんどは複視状態でした．1つのものが，まったく同じ鮮明度で離れて2つ見えるのです．病室の壁に同じ時計が，2メートルほど離れて2個掛けられているのです．それが1つのものであるのに気づくまでに数日かかりました．2メートルの間隔が，すこしづつ狭まってくることで，複視が次第に回復してゆくのがわかりました．日常生活にあまり支障がない程度に複視が回復するのに要した日数は，1カ月半ほどでした．

さいわいにも急性期の2週間が無事に経過しました．

ベッドを離れ始めてみると，真っ直ぐに歩けないことに気づきました．最初は足腰が弱っているのだろうぐらいに思っていましたが，（小脳病巣由来で）平衡覚も障害されていたようです．また立ち上がると，顔面の麻痺側の筋肉が重力に抵抗できないために，"お岩さん"になっていました．まぶたを指で押し上げないと外界が見られない状態です．

3．リハ病院への転院

急性期の3週間を経過した後，郊外の某大学病院リハ科へ転院しました．リハ科の病棟に移ると，問診や検査が行われたのち直ちに，経鼻カテーテルが細いものと取り替えられました．すると呼吸がとても楽になりました．この瞬間，とてもリラックスできたことを覚えています．専門的なスタッフに囲まれているんだ，この病棟でも治らないのであればあきらめもつく…といった心境だったと思います．

第1回目のVF検査によると，脳幹梗塞の影響で舌が奥に沈下しており（沈み込んでいる，といった状態です．従ってベーッと舌を突き出してもだいぶ短くなっています），舌奥への食塊（バリウム）の送り込みができていない，という評価でした．

転院3日目には経鼻カテーテルも撤去され，間欠的口腔食道経管栄養法（OE法）が開始されました．一度の指導で，自身で操作できるようになりました．さいわいにも（？）嘔吐反射がまったく起こらないことが奏功したわけです．ただしOE法によって嚥下反射が誘発されたということは，私の場合はなかったと思います．

OE法の要領は次のようなものです．①カテーテルの挿入：カテーテルの先が気管に入りそうになってムセることもありましたが，それより気をつけたいのは咽

頭部でカテーテルがトグロを巻いてしまうことです．顎を最大限突き出して口腔─食道が直線になるような状態をつくり，カテーテルを両手の指先で支えながらゆっくり挿入してゆきます．カテーテルには挿入すべき長さに印を付けておきます（私の場合32センチでした）．②栄養剤の注入：最初に真水を10ccほどシリンジで注入してテストし，その後栄養剤を注入します．一回に500ccを1日3回．最初は30分ほどかけていましたが，次第に時間が短縮し，最後は10分ほどで済ますことができました．

4．訓練

舌奥への送り込みができるように，担当STに施してもらった処置は次のようなものでした．①頸部へのアイシング②アイシング部分へのハッキング（それこそビタビタという感じで10～20回やられます）③舌骨部を親指と人差し指で支えるようにしながらグイグイと押し上げる…．1回の訓練で3～4クール行われました．3日間で見事に改善されました．舌をべーっと突き出すと，いくらか長くなってきたようです（回復してくるにつれて，さらに舌は長く延びてゆきました）．

これは胸鎖乳突筋の過緊張をときほぐすための手法で，アレクサンダーテクニックと呼ばれる方法をベースとしているのだそうです．

たとえば流涎で言語訓練がままならないときなどにも大きな効果があるとのことでした．

「私の役目は終わりましたので…」とST氏に冷たく突き放されながら2度目のVFを行ってみると，なるほど舌奥への送り込みはスムースに行われるようになっていました．でもやはり飲み込めません．嚥下反射が起こらないために食道が開かず，入口部にバリウムが溜まったままになっているのです．食道入口部の開大不全（輪状咽頭筋の弛緩不全）というわけです．

嚥下中枢自体が破壊されているわけではなく，おそらく嚥下反射を誘発するのに十分な圧をかけることができておらず，その主要な原因は関連筋の麻痺にあるのではないか，との評価が下されたようです．

この段階で処方された訓練は，①バルーン・プジー，②顔面筋力増強訓練（PT・OT），③顔面筋の麻痺軽減（ST），です．
①バルーン・プジー
②顔面筋力増強訓練：麻痺側顔面の訓練部位にアイシングをしては，「1，2，3っ」と力を込めてその筋肉を動かそうと頑張る訓練です．顔面には小さな筋肉が幾筋も走っており，その主なものを選択しながら強化トレーニングを続けました．
③麻痺軽減：ST訓練は，興味深いものでした．SSP（Silver S Point）療法とよばれる低周波療法を，毎日20分ずつ麻痺側顔面に行ってくれました．SSPは麻酔を目的に，ハリ麻酔にヒントを得て開発されたものですが，麻酔の他にもさまざまな効用が知られるようになってきたのだそうです．生体は，ダメージを受けた運動ニューロン（シナプス）の代替ネットワークを構築しようとしているわけですが，この療法には，それを促進させる効用があるらしいのです．

SSPを中心としたST訓練を開始して2週間が過ぎた頃，それまでピクリともしなかった顔面に，それとはわからないようなかすかな反応が見られました．すると，担当ST氏は「これで顔面の麻痺はすこしづつ改善してゆくでしょう．今度はSSPを頸部にやってみようと思うのですが，まだ経験してみたことはないのですが…」と，提案されました．輪状咽頭筋弛緩不全の患者さんは耳鼻科に回されて手術になるケースが多く，STはまず担当しないのだそうですが，私の場合さいわいにも手術は急がず（半年から10ヵ月ぐらいは様子をみましょう，との判断をもらったのです），その間さまざまな訓練を試す時間的余裕が確保されたのです．

ST氏の意図は次のようなものでした．弛緩不全とはいっても食道筋自身に問題があるわけではなく，食道を取り巻いている筋肉（多くは顔面筋の延長）の麻痺が原因なのではないのか，とすれば顔面に続いて頸部筋の麻痺を早期に軽減してやれば，なにかが変わるのではないか…．微動だにしてくれなかった麻痺側顔面に変化の兆しが見えてきており，SSP療法の効果を実感できていたので，この提案に私は即座に同意しました．

5．リハ科病棟での入院日記より

10月10日（発症34日目）：なにか予感があって，そっと水を2～3cc飲んでみた．するとムセながらも，おおむね飲み込めたようだ．すごい！

10月11日：調子に乗ってプリンをやってみた．むせるものの，何割かは食道に入っているようだ．夕方，自動販売機でミルクティーを買い密かに試していると，看護婦さんに

3　心理・社会面への配慮

見つかり，主治医の先生にも伝わりお目玉頂戴．
10月16日：VF検査．先週は2ccだったが（注：全く飲めなかった），今回はいきなり5cc．気管支には入らず（注：先週はかなり気管支のほうへ入った），食道を1cmほどに入った狭窄部で止まった．それは20～30分かけて胃に入っていった．
10月19日：発症機序についてクリアな説明あり．発症部位（左側椎骨動脈）に動脈瘤があり，そこの血管の内膜が剥離して血流を止めた，とのこと．いい時期に，最少に近い後遺症でアタックを受けたようだ
10月22日：驚いたことに今日は，ほとんどツバをはかなくてすんでいる．ゴックンとやってみてもダメなのだが，ツバは自然と食道に入ってくれているようだ
10月23日：今日から麻痺側頸部にSSPをかけてもらった．すると顔面から連続している頸部の筋の一つが数秒のうちに強く反応した．今日のST訓練後，嚥下がスムースになったと思う．これは効果あり．そーっとアイスクリームを買って屋上で試してみた．少しづつではあるが確実に食道に入っている．こうなるといい気なもんで，「さあどういう具合に治ってゆくのかジックリ観察してゆこう」などという気になる．
10月24日：プリンを食べてみた．だいぶ時間がかかったが1個食べられた．
10月25日：今日はヨーグルトに挑戦してみた．15分ぐらいで喉元を過ぎた．胃に収まったのはそれからさらに15分後．ムセはない．
10月28日：いけるだろうと期待していたVF検査だったが，5回のうちうまく飲めたのが1回のみ．どうしても食道内の狭窄部で止まってしまう．しかし検査後アイスクリームをやってみると1個食べられた．不思議．表情が日に日にまともになってゆくのがわかる．麻痺がとれていっているのだろう．いずれ食道にも変化が起こると思う．
10月29日：主治医より「VFの結果はすっきりしたものではありませんが，プリンぐらいは食べてみてもいいですよ」．もうとっくにやっているのだが，うれしさを演出．
10月30日：昨日に引き続いてデニーズでコーヒー．ずいぶんコツがつかめてきた．口唇をすぼめて舌を左右から筒状にまるめ加減にして流し込み（呼気の段階でやるのがよいようだ），食道の入口で一旦停止した段階で一呼吸おき，そこでノドをグッとやると食道に落っこちてゆく．
11月7日（発症61日目）：ST訓練中に「二通りぐらい飲み込み方があるんですよ．やってみましょうか」といってコップ1/3ぐらいの水を飲んでみたら，風呂上がりに飲むビールのように"ゴックン"と飲めた．"ゴックン"という音が私とST氏に聞こえた．ST氏ともどもびっくりして2度3度とやってみた．できた．

こうして嚥下が戻ってきました．自然治癒？　SSPの効果？　…．日記をみてみると，SSP療法と症状改善との関係がパラレルのような気がします．バルーン療法の効果ではなかったと思います，実は密かに中止してしまっていましたから．

6. "食べる"への渇望

ワレンベルグ症候群は「歩ける嚥下障害」といわれるほどで，局所的な後遺症以外は発症以前と何ら変わりません．ですからなおのこと「毎日，食べたかったでしょう？」とよくいわれます．食事どき，大部屋（6人部屋）で私だけがOE法で経管栄養摂取をしているわけですから端から見れば，それはそれは気の毒に見えたと思います．

でも「ああ食べたい」と渇望してきたのは「まもなく食べられるかもしれない」という気持ちになってきた回復期においてであって，それ以前の段階ではそれほど強い欲求はなかったように思います．つまり"食への渇望"は段階的に強くなってくるもののようです．

急性期にはそれこそ「命あっての物種」の心境ですから，ただひたすら助かったことへの感謝の気持ちで一杯です．食べることまで気が回りません．またOE法をマスターできてからは，土・日には帰宅できる（リュックに栄養剤の缶を詰め込んで移動します）など生活に幅ができてきて，これまたうれしさ一杯です．

「もしかしたらすこしは食べられるかもしれない」という段階にいたってはじめて「食べたい」欲求がムクムクと頭をもたげてきたように思います．言い換えれば"食への渇望"とは食べられる自信に裏付けされたものだといえるかもしれません．そして患者はその段階では，そうーっと食べてし

まっているもののようです．最初はおそるおそる，そして次第に平然と（もちろん医療側には内緒で）．ちなみに私の場合，医師のOKより18日以前に（個人的に）試食を開始していました．

（1998年4月に記す）

――――――――――

追記

2008年6月時点での私の状態について記します．

1．脳梗塞の再発
　一切ありませんでした．
2．後遺症
　①嚥下障害：ほぼ完全に回復しています．たまに誤嚥しそうになる傾向のときがあるのですが，そのときには，舌を力一杯突き出す運動を数回行うとなめらかな嚥下ができるように戻るようです．元の状態と比べると多少，舌が奥に引っ込みがち（引っ込み思案）になっているようです．
　②左側顔面麻痺（筋力低下）：見た目にはほとんど元の状態と変わりがないようですが，自身では60％程度の回復かなあ，と思っています．うまく笑顔がつくれなかったり，欠伸ができなかったりしています（欠伸は口を上下に最大限に開かないと行えません．完全な開口のためには相当程度の，各種の筋力を必要とするようです．私の場合，完全な開口を行う筋力にまで回復していないので，いつも欠伸未遂に終わってしまうのです）．
　③体幹右側の温痛覚麻痺：ほとんど元の状態に戻っているといってもいいのですが，微妙になにかが違っています．たとえば麻痺していたはずの体幹右側の温度覚が逆に昂進しているようで，寒暖の差を敏感に感じるのは体幹右側であり，発汗量も右側が，左側より遙かに多いのです．痛覚はほとんど元に戻っています．

第 4 章　リハビリテーションの実際

4 間接訓練（食物を用いない訓練）

1 間接訓練の適応と導入

　摂食・嚥下障害に対するリハビリテーション（以下リハ）は食物を用いない間接訓練と，食物を嚥下することで嚥下機能の改善をはかる直接訓練とに大別される．間接訓練は，首や口の体操といった食事前の準備体操から，各器官の機能や運動の協調性を改善させる訓練，呼吸訓練，直接訓練で用いる手技の獲得練習まで様々な訓練を含む．効果の発現に時間を要すため訓練法の選択は結果を左右する重大な問題である．十分に評価をし慎重に行いたい．

1）間接訓練の適応と目的

　間接訓練は食物を用いないため，誤嚥や窒息のリスクが低く，急性期から慢性期まで適応となる期間は長い．急性期や重度の誤嚥を呈する段階では，誤嚥性肺炎の予防を主な目的として実施する．この段階では全身状態や呼吸状態が不良であることが多いため，個々の病態をよく把握して過度に疲労させないよう，状態を悪化させることがないように十分配慮をして行う．また，場合によっては呼吸状態や心電図などをモニターしながら行うことも必要となる．経口摂取を開始しているケースでは，より安全により難易度の高い食事摂取を目標におき，直接訓練と平行して実施する．直接訓練の進行状況に合わせて間接訓練を組み込むことで，より早く高いゴールの達成が可能となる．たとえば，直接訓練で咀嚼を要する食物へのレベルアップを目指す場合には，舌の側方運動や頬筋の訓練など咀嚼に関連した動きを訓練する．水分での誤嚥があり supraglottic swallow を試すさいには，呼吸コントロール訓練を行うなどである．

ゴールを達成し通常の食事が摂取できるようになっても，機能維持を目的に間接訓練を実施する場合もある．後に述べるバルーン拡張法や Shaker 訓練などは，筋の柔軟性や筋力を維持するために長期間継続されることが多い．
　このように，急性期から回復期，維持期の各時期において，病期に応じた間接訓練が必要とされる．それぞれ時期で目的や適応が異なり，導入に適したタイミングも異なる．個々の訓練の特徴と理論的背景を良く理解し，対象者の症状を十分に評価したうえで，適切に実施したい．

2）間接訓練の導入

(1) 訓練目標設定

　ヒトが食物を口に入れ嚥下する過程には，複数の器官とそれを働かせるための多くの神経・筋が関与している．そのため，誤嚥や咽頭残留が起こるメカニズムは一様ではなく，同じような症状を呈していてもその原因は様々である．間接訓練は，症状の原因となる障害に働きかける訓練であり，原因が異なれば，訓練目標も当然異なり，異なる訓練プログラムが必要となる．したがって，まず適切な評価により，摂食・嚥下障害の諸症状を引き起こす直接的な原因とその重症度を知ることが最も重要である．そのうえで，認知機能，耐久性など様々な要素を鑑みて，実現可能な目標を設定する．栄養摂取方法，転帰先を含めた長期目標，訓練一つ一つの目標を設定し，ゴールに対する具体的で明確なビジョンをもって間接訓練を行うことが，改善への早道であり，地道な訓練を続けるモチベーションにもつながるのである．

(2) 訓練プログラム立案

訓練プログラムは，設定した目標に対し，どのように達成するかというシナリオである．働きかける器官の可動範囲，運動速度，関係する筋群の筋力，協調性などの詳細な評価によって，必要な訓練と適切な負荷量，訓練量，訓練期間を決定する．運動の改善には，ターゲットとする運動（送り込みや咀嚼，喉頭挙上など）に類似する運動を用いた訓練と，関連する筋群の筋力アップの双方が必要とされる．個々の訓練の特徴をよく知り，対象者の状態に応じて組み合わせて実施する．間接訓練は一定期間継続して行うことが必要である．誰が，いつ，どのように分担して実施するのかをチーム内で検討し，訓練を継続的に行っていけるよう具体的な訓練プログラムを立案する．

3）間接訓練の進め方

(1) 訓練方法の優先順位

間接訓練の多くは運動訓練であり，神経・筋システムへの十分な負荷と訓練量がなければ改善は望めない[1]．一方，摂食・嚥下障害者は，口唇閉鎖不良，送り込み不良，嚥下反射の惹起低下など，複数の機能障害を有する場合が多く，多岐にわたる訓練を必要とする．限られた時間と耐久力のなかでより効果をあげるためには，いくつもの訓練を同時に進行させるのではなく，ターゲットを絞って一定期間集中的に行うことが必要である．まず，誤嚥の直接原因になっている問題（喉頭・舌骨運動不良や喉頭閉鎖不全など）に対する訓練を優先させ，一定の改善が得られたら順次必要な訓練を追加していくとよい．

(2) 再評価とプログラムの見直し

適時再評価を行って効果を確認しながら進めることは非常に重要である．運動の回数や持続時間など数値化できる情報は記録し，わずかな変化をとらえるよう心がける．そして改善に応じて訓練の負荷をさらに上げ，訓練回数を増やすなどの見直しを行い，主症状が緩和した時点で次の訓練へ進む．改善がみられない場合は，訓練の方法や訓練量などが適切でない可能性を疑い，訓練内容を検討する．効果が上がらない訓練や不要な訓練を漫然と続けることのないよう，常に効果を確認することを習慣にしたい．

4）間接訓練の留意点

栄養や疲労の影響にも配慮が必要である．十分な栄養が確保されなければ，筋力増強も持久力の改善も望めない．蛋白質の不足は筋群の萎縮や筋力低下を引き起こすことが知られており[2]，総カロリーのみでなく栄養成分に留意した栄養管理が大切である．

また，過度な筋疲労も改善を阻害するため，訓練中の状態をよく観察し十分にコミュニケーションをとりながら進めなければならない．とくに，進行性神経・筋疾患の場合は，訓練頻度や強度，負荷量に留意するとともに，訓練時間にも十分に配慮し，食事時間に疲労を残さないように注意する．

間接訓練は，楽しみの少ない単調な訓練が多く，訓練意欲を維持することがむずかしい．訓練技術や知識も大切であるが，継続できなければ意味がない．わずかな改善も目に見えるように示して，訓練の重要性を理解してもらう．また少しでも楽しめるような工夫をするなど，モチベーションを保てるよう援助する方法も訓練テクニックの一つとして身につけておきたい．

2　全身への配慮

1）全身への配慮の留意点

間接訓練は食物を用いないで行う訓練である．一般的な間接訓練の内容としては，直接嚥下諸器官に対して行う運動療法的なアプローチの側面と，嚥下諸器官が同時に発声発語器官であることから言語療法的なアプローチの側面の2種類の方法がある．いずれにしても，直接訓練（実際の食物を用いてする訓練）とは全く異なり，誤嚥や窒息といった危険性をそれほど考えなくともよいので，十分な訓練を行いたいものである．

しかし，すぐに顔面，口腔，舌の運動を開始し

ていくことが摂食・嚥下障害を解決していく方法なのだろうか？　摂食・嚥下障害に関連する要因は多数あり，どの要因が大きく関わっているのかで間接訓練の内容を大きく変化させなければならないこともある．

ここでは，訓練にさいして欠くことのできない全身への配慮について，(1) 医学的な管理面での全身状態に関すること，(2) 身体的な訓練面での全身に関すること，に分けて考えることにする．

(1) 医学的な管理面での全身状態

摂食・嚥下障害に関する因子としてはたくさんあるが，間接訓練に関係して重要なことは，意識レベル，知的・認知機能，全身状態であろう．

意識レベルとしては，間接訓練が可能であるのは，少なくともこちらの指示に対してある程度応えられる状態である．意識障害が重症であると間接訓練は適応にはならない．誤嚥性肺炎を予防するような観点での口腔・咽頭ケアが十分必要となってくる．

知的・認知機能においては，高齢者における認知症は，知的機能の低下のために間接訓練ができにくい場合が多い．認知機能の低下，とくに食物の認知が不可能な場合には，間接訓練での効果は少ない．しかし口腔器官の運動療法を十分行ってみることも必要である．

さらに大切なことは全身状態である．全身状態の指標であるバイタルサインは安定していることが望ましい．たとえ不安定であっても，間接訓練はベッドサイドでも十分施行可能であるために適応の範囲は広い．訓練というと訓練室で行うものであると思っていると，「訓練室におりて来られないから」とか「車いすに長い時間座れないから」とかの理由で訓練とは疎遠になってしまう例がある．しかし，これは嚥下障害の間接訓練にはあってはならないことであると思う．口腔器官の間接訓練はむしろベッドサイドで行う方が利点が多い．座位の耐久性がなく座位がとれないような例には，ベッドのリクライニングの体位をそのまま訓練体位として使用した方がかえってよい場合もある．気管カニューレがある症例などは喀痰の吸引処理もすぐに行える利点もある．

とくに急性の deconditioning (第 2 章「1—2—3) 全身状態」参照) の状態のときには，ぜひ早期からベッドサイドでの訓練を始めていくことが大切である．これを怠ると，顔面・口腔器官の廃用性変化を予防できないことが多い．関連各職種がいかにベッドサイドで訓練をしていくかが大きな鍵をにぎっている．

さらに気管カニューレや経管栄養カテーテルが挿入されている場合にも配慮が必要である．気管カニューレはカニューレの性質を知ったうえで間接訓練を行わないといけない．また太い経管栄養カテーテルは咽頭の違和感が強いために訓練時にやや障害となることも多く，可能な限り細い径のものが訓練には望ましい．全身への配慮は大切なことである．

(2) 身体的な訓練面での全身への配慮

摂食・嚥下障害を有する症例は，嚥下障害があるからといってすぐに顔面，口腔器官の訓練ばかりではない．身体全体の状況をみることが重要で，とくに頸部と体幹の状況が大切である．

頸部後屈は，臥床により頸部の関節拘縮を起こしているか，両側片麻痺などで筋緊張が高いためかである．これらは仮性球麻痺に多くみられる．頸部後屈は喉頭挙上を制限し，誤嚥を起こす誘因となっている．関節可動域訓練 (可能なら腹臥位にすると頸部後屈が次第に改善するという報告[1]がある) や筋緊張を低下させる手技 (頸部のアイスマッサージなど) を用いて頸部後屈を改善させることが大切である．

逆に筋緊張が低下している場合は，筋緊張を高める訓練 (筋肉に対する促通刺激となるタッピングやバイブレーション，頸部の筋力強化訓練，腹臥位にするなど) を行う．頸部が前屈しすぎていると，口腔内の送り込みが障害されタイミングのあった咽頭期に移行できない．

頸部の随意的な運動が可能になってくると，飲み込みの状況がよくなってくることを経験する．同時に本人の活動性や意欲などにも良い影響が出てくることがある．頸部のコントロールは忘れてはならないことである．

体幹については，頸部と同様に体幹の筋緊張が

高く座位がとれないとか，逆に筋緊張が低下していて座位がとれず麻痺側に傾いてしまうなどの症状がある．顔面，口腔器官の間接的訓練を行うときにも体幹のポジショニングはしっかりと整えてやることが大切である．体幹をきちんと整えてやらないと，頸部の不安定性をまねき，頸部の不安定さは上肢運動にも影響し，行為としての摂食動作の巧緻性を低下させる．頸部の不安定性は直接嚥下運動にも影響を及ぼすことになる．

反対に，しっかりと体幹を固定することができれば（体幹の筋力低下がある場合は，リクライニングの車いすを使用するとか，座位保持椅子などを使用するとか，逆に筋緊張が高いときには，座位をとるときや椅子に座るときに臀部が椅子からすべりおりないように，簡単な装具を作製工夫して座位が保持できるようにするなど），嚥下運動にも良い影響が出てくる．

こうした体幹・頸部などの全身の身体状況を把握して，運動療法を施行することも摂食・嚥下障害における間接訓練の一部と考えることが重要である．体幹・頸部，そして上肢運動などが直接嚥下運動に関連していることは，リハ領域の理学療法士にはよく理解できることである．最近ではこの種の文献もよくみられるようになったので参考にして欲しい[2]．しかし顔面・口腔器官の運動訓練主体の言語聴覚士にはややむずかしい問題であるかもしれないが，リハスタッフとチームを組んで対処することで可能である．関連職種とチームアプローチにより，摂食・嚥下障害に対して適切な間接訓練がなされることを期待したい．

2）呼吸・気道に関係すること

呼吸と嚥下の関係は重要であり，間接訓練のなかでも呼吸訓練は土台となっている[1]．ここでは，呼吸と嚥下の協調運動について，呼吸訓練と誤嚥防止の訓練について述べる．

(1) 呼吸と嚥下の協調運動

嚥下運動では，食塊の通路以外の通路を閉鎖することで食塊が口腔，咽頭，食道に送り込まれる．まず口唇が閉鎖して食塊が口から外にもれることを防止し，次に軟口蓋が挙上して鼻腔との通路を閉鎖し，そして喉頭挙上に伴って，喉頭蓋が後方に倒れて喉頭閉鎖が起こる．そして喉頭内部にある誤嚥防止の機構に働く声帯も同時に閉じている．したがって呼吸通路が完全に閉鎖されるために，嚥下運動時には呼吸は一旦停止している．その時間は1秒以内と短い時間ではあるが，この呼吸と嚥下の協調がうまくいかないと嚥下運動のタイミングがあわなくなり誤嚥を起こすことにもなる．たとえば，気管カニューレが挿入されている症例や，気管孔が閉じないで残っている症例などである．気管孔が開いていると，呼吸停止がしにくく，声門下圧が上がらないために嚥下時の気道防御には大変不利である．

呼吸相と嚥下運動との関係も知っておくと訓練時に役に立つ．進[2]は，嚥下惹起の呼吸相と嚥下終了後の呼吸相（呼息 E：Exhalation，吸息 I：Inhalation）を正常人で検討した結果，空嚥下で呼息-嚥下-呼息（ESE）が69.6％，呼息-嚥下-吸息（ESI）が9.1％，吸息-嚥下-呼息（ISE）が21.3％，吸息-嚥下-吸息（ISI）が0％であると報告している．また嚥下障害症例では，ESEの頻度が高くなり（空嚥下で80.1％，少量水嚥下で83.7％），嚥下に適した呼吸相があるのではないかと報告している．嚥下後の呼吸相で呼息の割合が多いことは，誤嚥を防止する意味で有利な点であると考えられる．supraglottic swallow の訓練は呼吸と嚥下の協調訓練のひとつである．大きく息を吸って，しっかり息を止めて，息を止めたままで嚥下し，息を呼出し咳嗽する，といった訓練である．

(2) 呼吸訓練

嚥下障害の患者は呼吸が十分行えない患者も少なくない．呼吸が浅くしっかりした呼気が出せないことが多い．誤嚥性肺炎などで痰が多い症例などもある．十分な呼気・吸気を習得し，気道清浄化のためにも呼吸訓練が必要である．

呼吸訓練の主な目的は，
①リラクゼーション（全身緊張の緩和）
②呼吸パターンの指導（腹式呼吸や口すぼめ呼吸）
③胸郭可動性の改善
④気道清浄化のための強制呼気と声門閉鎖の強化
⑤体位排痰法による喀痰の排出

などである．

腹式呼吸は，臥位で両膝をたて治療者の手を軽く患者の上腹部にあて，もう一方の手を胸部の上に置く．吸気は鼻から呼気は口から行うように指示して呼吸をさせる．呼気の終わり頃に，治療者は上腹部の手をやや上方の横隔膜の方に圧迫を加える．その状態で吸気を行わせる．横隔膜での呼吸の仕方の指導と横隔膜の筋力強化もあわせて指導していく．ひとりで行うときには，腹部に1～2kgの砂のうをのせて吸気をするときに腹部が膨らむ感じを，呼気のときには腹部が引っ込む感じを習得してもらう．

口すぼめ呼吸は，口をすぼめると気道抵抗が上昇し，肺内部の圧力が生理的に上昇し，一回換気量を増大させ呼吸数・分時換気量を減少させる効果がある．この方法をとることで，呼吸リズムを調節することが可能となる．吸気：呼気＝1：2～5を目標とする．同時に呼気の時間を延長する訓練となり，しっかりとした呼気が出せるようになる．

胸郭可動性の改善には，胸郭のモビライゼーションとしての「肋骨捻転法」（**図1**）がある．この方法は，手を患者の脊柱に届くくらいに深く差し入れ，他方の手で肋骨を固定する．左右の手が肋間のひとつ分離れるように置く．呼気にあわせて胸郭をしぼりこむように捻転する．吸気時には制限を加えず，下部肋骨から上部肋骨へと行う．これによって内外肋間筋のストレッチと肋骨と脊椎の間の関節（肋椎関節）の可動性を増大させる．この結果十分な吸気が可能となってくる．

体位排痰法とは，患者の体位を変換させることで重力を利用して，気管支・肺内から痰・誤嚥物を取り除く方法である．カッピング，バイブレーションなどの方法がある．カッピングは，手掌をカップ状にして，ポンポンと音が出るように呼気相に胸郭を叩打する方法であるが，最近はほとんど用いられない[1]．バイブレーションは，胸壁を振動させることで，手掌で行ったり，バイブレーターなどの機械を用いて行ったりすることもある．最近ではスクィージング（squeezing）という方法もよく用いられる．こうして気管支から誘導された痰を強い呼気と同時に腹部に圧迫を加えて

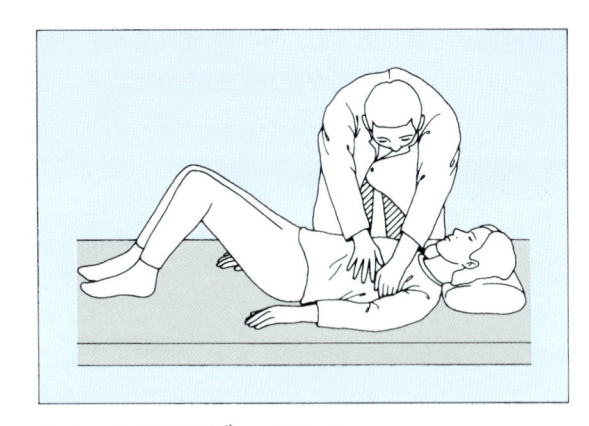

図1　肋骨捻転法[4]（一部改変）

咽頭，口腔内に喀出させる．こうした方法は有効ではあるが，患者の体位を十分にとりきれない場合も多く，体位としては臥位とか側臥位などに限定されることも知っておく必要がある．

(3) 誤嚥防止の訓練

呼吸訓練と併用して重要なものは誤嚥防止の訓練である．誤嚥防止には，声帯を閉じる（声帯を内転させる）訓練が有効なこともある．代表的な方法は，pushing exerciseである．これは，壁や机を押しながら「エイ」とか「イ」とか「ウ」などと強く発声する訓練である．同時に軟口蓋の挙上を促す働きもある．似た方法に，pulling exercise（訓練者の手を患者がひっぱりながら同じ発声をする），lifting exercise（椅子や車いすの肘受けを持ち上げるようにして同様の強い声を出させる）などがある．

咳嗽訓練も大変大切である．随意的に咳をさせることであるが，むしろ「エヘン」と咳払いをさせる方が理解させやすい．強い呼気を出して咳をさせるようにするのだが，実際にやってみると咳払いできなくて「エヘン」と発声する（言う）だけの患者もいる．思わず笑ってしまうこともある．呼気が弱い場合は，「エヘン」と同時に腹部を圧迫することもしばしば行う手技である．最近では，強制呼出手技（FET）といって口をやや大きめにあけ，声を出さないように「ハッ」と強く最後まで息を呼出させる方法がよく用いられる．

こうした訓練は，摂食・嚥下障害に直接関連し

た訓練のようにはみえないが，誤嚥性肺炎を予防するためには大変重要な訓練であるので参考文献を参照されたい．

3）口腔衛生（口腔ケア）

摂食・嚥下障害患者にとって口腔内を清潔に保つことは非常に重要な意味をもつ．高齢者の死亡原因として高い位置を占める老人性肺炎の多くが唾液中の口腔内細菌を肺内に誤嚥（吸引）することによって惹起されることが指摘されているからである．近年，口腔ケア，オーラルヘルスケアなどの言葉にみられるように口腔衛生は，従来歯科医療で考えられていた齲蝕（ムシ歯）や歯周病の予防としての意味だけでなく，QOL を保つための全身ケアのひとつとして位置づけられるようになった．しかし，安全にかつ正確に患者の口腔内の清潔を保つことは容易ではない．本稿では患者の口腔衛生に関する指導および処置を「口腔ケア」と称し，その意義と方法について述べる．

(1) 口腔ケアの意義

口腔ケアは全身状態の増悪を招く可能性のある口腔内因子を除去または予防し，患者の QOL を向上させる目的で行うものである．

①口腔の清潔の保持

口腔を清潔に保つことは爽快感を得ることができ，食欲の増進につながる．そして病院や施設で何よりも喜ばれるのは口腔ケアの実施により口臭が少なくなることである．

②口腔疾患の予防，治療

従来から考えられている口腔衛生の概念である．とくに歯面に付着した歯垢の除去は齲蝕，歯周病などの口腔疾患の予防あるいは治療法として非常に有効である．蜂窩織炎や顎炎など高齢者の口腔にみられる重症歯性感染症（図1，2）のほとんどは，齲蝕または歯周病からの継発症であることからもこれらの予防は重要である（図1～5，7はグラビア頁5）．

また，適切な義歯の清掃，管理を行うことによって口腔真菌症（図3）や義歯性口内炎（歯肉の褥瘡，図4）を予防することができる．免疫の低下した高齢者では重篤な肺血症に至る場合もあるため義歯の調整や管理，指導は重要である．

③嚥下性肺炎の予防

口腔内に存在する細菌は，300種類以上といわれている．これらの細菌はお互いに拮抗しながら固有の細菌叢を形成し，常在細菌として定着している．一方，嚥下性肺炎の原因菌として知られている細菌の多くが口腔内常在菌であることが報告されており，なかでも歯垢や歯肉ポケットに存在する嫌気性菌が注目されている．嚥下反射や咳反射の低下した高齢者，あるいは気管内挿管，胃管挿入患者では口腔・咽頭部の細菌が気道内に入り込み，嚥下性肺炎を生じやすい．このため口腔内を清潔に保ち，細菌数を減少させておくことは嚥下性肺炎を予防するうえできわめて重要である．そのためには歯面に付着した歯垢，頬粘膜や口蓋および舌の付着物（図5），義歯に付着した汚れ（デンチャープラーク）などを徹底的に除去することが必要となる．なお口腔ケアにより咽頭部の細菌数は減少するが，消毒剤によるうがいだけでは変化しない[1]．徹底した口腔ケアを行うことにより高齢者の肺炎を約40%予防できるといわれている[2]．

④院内感染の予防

B 型・C 型肝炎，AIDS 患者などにおいては，ブラッシングなどで歯周組織が強化されることによって歯肉からの出血が少なくなり，介護者などへの感染の危険性が減少する．また，口腔ケアの徹底により MRSA の消失する時期が早くなることも考えられる．

⑤口腔機能の維持，改善

経管栄養が長時間施行されている患者などで口腔に食物が全く入らない状態が長く続くと，口腔諸器官の廃用性変化をきたす．顎関節や咀嚼筋の

HINT

歯磨剤，洗口液・含嗽剤の注意点

ペースト状歯磨剤は，発泡作用による刺激があり，誤飲・誤嚥の誘発因子となりうるため使用しない．また，洗口液・含嗽剤に含まれるアルコールは口腔粘膜への刺激があり，乾燥を助長するため，粘膜に炎症がある場合や口腔乾燥が著明な場合には使用しない．

拘縮による開口障害，舌骨，軟口蓋の運動障害，味覚障害（味蕾の萎縮），唾液の分泌低下など咀嚼，嚥下に対して様々な障害が生じてくる．また口腔内の知覚障害があると，食物の性状を十分に認識できないため，その後に続く咀嚼や嚥下反射が誘発されにくくなる．このため嚥下運動のうち口腔期においては，口腔粘膜および歯（歯根膜）の感覚閾値を低く保つことが重要である．歯周組織の炎症を除去し，口腔粘膜に適度な刺激を加え感覚を改善または維持するためには口腔ケアは不可欠となる．

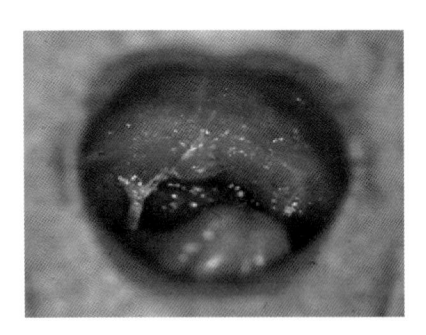

図6 口蓋に残存付着した剥離上皮
口腔乾燥も著明

⑥ADLに与える影響

歯ブラシを持ち，口腔内を隅々までていねいに磨く動作は上肢機能やROM（可動域）の改善を助ける．また含嗽（うがい）は，頬筋や舌の緊張を取り戻す訓練としても有効である．

また，認知症老人施設の入所者を対象とした調査で，義歯装着者が非装着者よりもADLの自立度が高かったとする報告[3]があり，口腔清掃によって残っている歯と歯周組織を強化し，義歯などで咬合を回復することは患者のADLを向上させる効果があることがわかっている．これは実際に，歯が生え揃っているマウスの学習および記憶能力が奥歯を喪失したものより優れているという動物実験でも確認されている[4]．

■(2) 口腔ケアの実際

1) 患者の自立度に応じた口腔ケアを行う
①患者自身が行える場合

椅子に座り頸部前屈姿勢をとる．ごく少量の水で洗口した後，汚水が口腔から流れ出てきてもいいように少し開口した状態でブラッシングする．その後，少量の含嗽剤あるいは洗口液（カテキン，含嗽用ハチアズレ，コンクールFなど）での洗口を繰り返す．含嗽には顎を出さなくても水が飲めるように，底の浅い容器あるいは鼻が当たる部分を切り取ったコップなどを使用する．

②介助が必要な場合

まず，覚醒を促すために声をかける．可能なら座位にして頸部前屈姿勢をとる．不可能な場合には30°リクライニング頸部前屈が推奨されるが，かつ健側を下にした側臥位の姿勢をとると誤嚥しにくい．大きな食物残渣や粘稠な汚れはスポンジブラシで除去する．含嗽が不可能なら洗浄，むせる場合は吸引器を使用する．あらかじめ吸引管が付いた歯ブラシも市販されており利用価値が高い．

2) 病期に応じたケアを行う（病期別口腔ケア）

脳血管障害患者を例にとって解説する．

①急性期

脳卒中の発症直後だけでなく，重症筋無力症やALSの急性増悪時期も当てはまる．この時期は，患者自身によるケアは期待できない．また，唾液による口腔内の自浄作用も期待できないため，口腔ケアの目的は，口腔清掃による肺炎予防と顎関節の拘縮予防が主体となる．

(1) 口腔清掃

絶食を余儀なくされていることが多く，見た目の汚れは少ない．しかし，「嚥下性肺炎を予防するために口腔内細菌を減少させる」という観点から考えると，まず清掃しなければならない部位として口蓋と舌があげられる．

口蓋粘膜：口蓋粘膜の上皮は常に新生と剥離を繰り返している．正常な状態であれば剥離した上皮は唾液とともに飲み込まれてしまうが，口腔機能の低下や口腔乾燥に伴い剥離上皮がはがれずに残存し，オブラート状に付着していることがある（図6）．

舌苔：舌苔は，食物残渣，白血球，微生物，剥離上皮などによって構成されている．このなかにはカンジダやグラム陰性桿菌なども含まれており，誤嚥性肺炎の起炎菌となりうることが知られている．舌の運動障害が認められる場合，口蓋粘

膜と接触しない部分には舌苔が分厚く堆積し菌が繁殖しやすい（グラビア頁5 図5, 図7）．

(2) 顎関節の拘縮予防

咀嚼筋群の拘縮予防のために，義歯があれば装着させて他動的にでも開閉口運動を行うことは効果的である．また，口腔ケアにより定期的に開口させることは拘縮予防に役立つ．

(3) その他の効果

口腔清掃は，嚥下訓練のうち間接訓練のひとつとして位置づけることもできる．通常，口腔内にブラッシングなどの圧刺激や冷温刺激が加わると口腔内の色々なセンサー（受容体）を介して脳に多くの情報が入力される．急性期から施行可能な嚥下訓練は多くないため，口腔ケアは重要な間接訓練の一つとなる．

②回復期

亜急性期〜慢性期．意識は覚醒し，直接訓練から経口摂取の開始，あるいは経管栄養との併用などが計画される．口腔内に食物残渣が滞留し，口腔ケアがうまく行われないと，嚥下性肺炎などの合併症が増加する可能性がある．したがって歯科専門職が積極的に介入すべき時期である．廃用を予防するために，顎関節の可動域を向上させる訓練や口唇，頬など口腔周囲筋や舌，咀嚼筋などの強化訓練も必要になる．清掃方法や清掃時の姿勢保持，洗口するときの水量，時間など，患者の障害の程度に合わせたオーダーメイドの口腔ケアプランを決定する．また，介護者への指導も重要である．

(1) 義歯の装着

摂食嚥下訓練は義歯を装着して行うことが望ましい．全く装着経験のない患者に義歯を新調することは違和感が大きく，かえって訓練の妨げになることもあるが，最近まで使用していた義歯がある場合は必ず装着する．適合が悪いときは，ティッシュコンディショニング（粘膜調整）やリベースで対応する．先に嚥下訓練を行い，その後に義歯を入れるとむしろ誤嚥しやすくなることがある．

(2) メディカルディバイスの管理

経鼻チューブなどのメディカルディバイスや義歯には，微生物が付着しやすく，バイオフィルムを形成し，肺炎の原因になりやすい．抗菌性のある含嗽剤や義歯洗浄剤などを併用する．

③維持期

在宅あるいは施設での生活が主になる時期．咬合の回復や歯周病の管理など積極的な歯科治療が必要となる．誤嚥性肺炎の予防や，口腔機能向上など，QOLの維持・向上を目標におく．

(1) 専門的口腔ケアの介入

この時期は介護力の大きさによって口腔ケアの精度は大きく変わる．徹底した専門的口腔ケア（歯科医療関係者が介入する口腔ケア）を定期的に行うことにより介護者の負担を減らすことができる．2週間程度のインターバルであれば，現状を維持するには効果的とされる．

④終末期

ADLが低下し常に発熱を繰り返しているような状態では，口腔ケアの目的は口腔乾燥への対応と口腔内細菌のコントロール程度にとどまる．口腔ケアは死の直前まで可能なケアであるため，緩和ケアの中での位置づけは高い．

3）障害を考慮したケアを行う（病態別口腔ケア）

①麻痺（片麻痺，顔面麻痺，口腔の運動麻痺・感覚障害など）

(1) 麻痺側には食物が残存しやすい
(2) 麻痺側はブラッシングしにくい
1）注意が向きにくい
　対応→注意を促して意識させる．鏡を利用する
2）感覚の低下，異常
3）麻痺側上肢の問題
　対応→自助具（歯ブラシ）を工夫する．柄の太い歯ブラシなど

②高次脳機能障害（失語，失認，失行など）

(1) 口腔ケアの説明が理解できない（失語）
　対応→言葉だけでの説明では理解できないので身振り手振りを入れながら説明し，同じ動作をまねしてもらう．
　　→同じことを何度も繰り返し指導する．
　　→会話は100％成立しなくても，理解しようとする姿勢をもつこと．

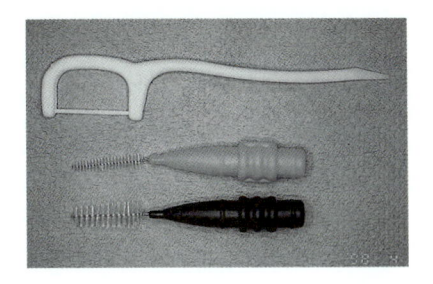

図8 デンタルフロス（上），歯間ブラシ（下）

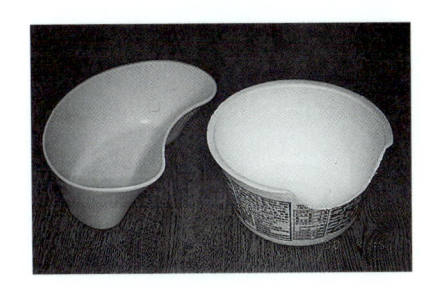

図9 ガーグルベースン（左）．カップ麺の容器を利用したガーグルベースン（右）

HINT

口腔ケアのチェーン（チェーン型連携のすすめ）

　在宅や高齢者施設で療養する方の多くは，脳血管障害や神経筋疾患など何らかの形で病院を経由している．もともと急性期の病院に入院し，急性期治療を経て回復期，慢性期の施設あるいは居宅へと転出していった人たちである．前述したように急性期病院ではICUなどベッドサイドで口腔ケアが行われていても，退院後次の施設や居宅で口腔ケアが行われなかったり，チェックがされていなかったりすると，それまで行われてきた口腔ケアの効果はとたんに消失してしまう．このような有病高齢者の肺炎や口腔合併症を防ぐためには，病院から施設，在宅と療養する場所が変わっても途切れずに，しかも質の高い口腔ケアが継続して提供されるシステムを構築する必要がある．従来の病院と診療所間の医師のみによる「ピンポン型」の紹介システムではなく，患者の居場所に合わせて次々とつながっていく「チェーン型」（循環型）の連携システムが必要となる．

　現在の高度に発達した医療制度は，脳卒中の発症から終末期までのすべての治療・ケアを同一の施設だけでまかなうことを残念ながら許さない．患者は自分の意思に関係なく，急性期病院から在宅に至るまで病期によって次々と居場所を変えることになる．したがって，居場所が変わっても，途切れることなく同じレベルの良質なケアが提供できるシステムを構築しなければならない．

　近年，地域連携パスが厚生労働省の指導下に導入されシームレスな医療連携が普及しようとしている．これに合わせて口腔ケアの輪（チェーン）も普及することが望まれる．

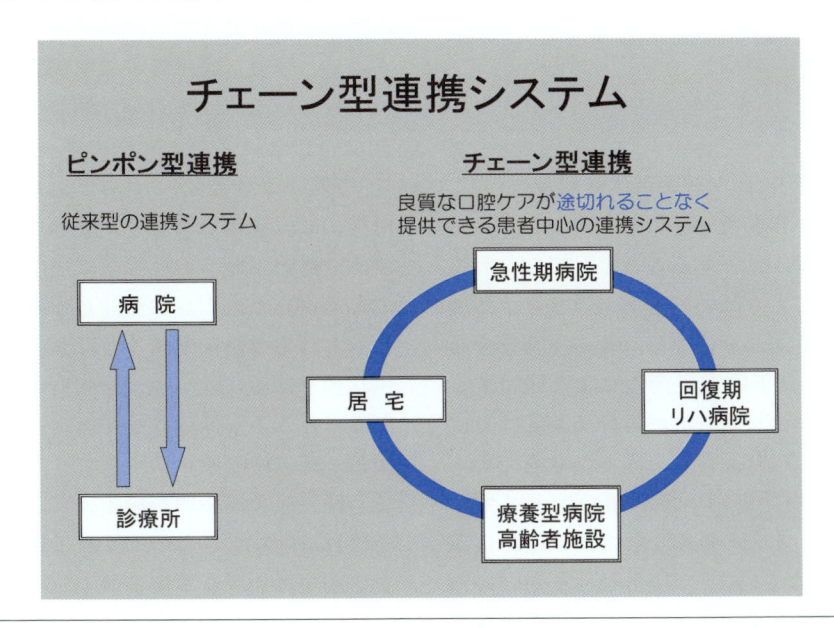

チェーン型連携システム

ピンポン型連携
従来型の連携システム

病院 ⇄ 診療所

チェーン型連携
良質な口腔ケアが途切れることなく提供できる患者中心の連携システム

急性期病院 → 回復期リハ病院 → 療養型病院 高齢者施設 → 居宅 →（循環）

(2) やるべき事柄が認知できず実行できない（失認）

|対応|→鏡を利用して認識させる．
　　→「話す・見せる・触れる」の基本を繰り返し，学習と訓練を行う．
　　→半側空間失認（半側無視）の場合には，たえず注意が麻痺側に向くように患側から話しかけてみる．

(3) わかっているが行為を実現できない（失行）

|対応|→単純な動きから徐々に複雑な動作へと段階的に移行する．

(3) 口腔ケアに必要な物品

歯ブラシ（電動歯ブラシ可），デンタルフロス，歯間ブラシ（図8），スポンジブラシ，ガーゼ，吸引器，ガーグルベースン（図9），開口器または開口保持器，消毒薬，義歯用ブラシ，義歯洗浄剤（消毒薬，超音波洗浄器）．

4）咽頭衛生，気管切開例に対して

ここでは，咽頭衛生と気管切開症例の訓練上の留意点について述べる．強調したいことは，嚥下性肺炎には口腔の衛生状態よりも咽頭の衛生状態の方がより直接的に関係しうることと，気管カニューレ装着状態でも嚥下機能訓練が可能なことである．

(1) 咽頭衛生

①咽頭衛生の意義

口腔衛生の重要性は，口腔の衛生状態が悪いと，細菌が繁殖し嚥下性肺炎を起こしやすいこと，慢性刺激により知覚が低下することとして知られている．全く同じことが咽頭にもあてはまり，伊藤は咽頭衛生という用語を提唱し，その重要性を指摘した[1]．摂食・嚥下障害症例の咽頭を観察すると，諸々の貯留物が付着している様子がしばしば観察される．藤島は咽頭衛生を向上させるため，咽頭清拭という用語を用いて咽頭のアイスマッサージ，うがい，水分の摂取などで，咽頭を清潔に保つことを勧めている[2]．しかし，うがいの効果は咽頭の一部に及ぶにすぎず，水分摂取が許されない場合も多い．咽頭の観察やケアは容易ではなく，詳しくは述べられていない．

②咽頭の解剖学的特徴

咽頭は鼻腔，口腔，喉頭，食道と連絡しており，呼吸および嚥下の共通の通路となっている．そのため，咽頭の衛生状態は周辺器官の衛生状態の影響を大きく受ける．また下咽頭は喉頭の後上方に位置するので，その衛生状態が悪いときに嚥下性肺炎を起こしやすいことは，口腔と比べてもより直接的である（図1）．

③咽頭衛生を不良にする因子

咽頭には唾液や口腔からの落下物，喀痰，食物残渣，そして後鼻漏（鼻腔の分泌物が後鼻孔から咽頭に流下したもの）などが貯留し，一部が痂皮様のものとして付着していることもある（表1）．また代替栄養法として経鼻や胃瘻の経管流動食を行っている場合などで，ときに注入した流動食が咽頭まで逆流していることもある．この場合，流動食の匂いや嘔吐物のような酸っぱい匂いの口臭が認められることがある．胃内容物が逆流したものを誤嚥すると重度の嚥下性肺炎を起こすので，とくに注意が必要である．どのような性状のものが貯留しているかによって，対応策は異なる（図2）．

④咽頭衛生の観察・評価法

口腔の衛生状態の不良の場合はもちろん，口腔の衛生状態が良くても咽頭の衛生状態の悪いことがある．摂食・嚥下障害の症例では咽喉頭の知覚はしばしば低下しており，咽頭での貯留を自覚できないことは多い．咽頭の衛生不良の徴候として，咽頭のゴロ音（ゴロゴロとした鼾のような音），湿性の咳，頻繁な咳払い，喘鳴などの有無を観察する（表2）．聴診器を頸部に当てて聴診してみることも役立つ．口臭にも注意する．しかし，必ずしもこれらの徴候があるとはかぎらず，咽頭の衛生状態を知るには，咽頭を観察することが必要となる．ところが開口させて直接視診できるのは咽頭の一部（中咽頭）にすぎず，上咽頭や下咽頭は反射鏡（後鼻鏡や間接喉頭鏡）か，内視鏡を用いなければ観察できない（図3）．反射鏡や内視鏡による観察は熟練を要するので，可能であれば専門医に依頼したい．

4 間接訓練（食物を用いない訓練）　211

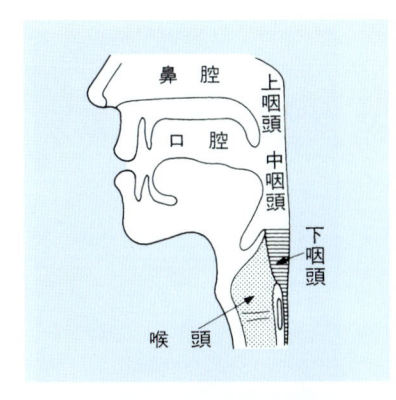

図1　咽頭と周辺器官との関係

表1　咽頭衛生を不良にする因子
- 食物残渣
- 鼻腔からの落下
- 口腔からの落下
- 胃・食道からの逆流
- 気管からの喀出

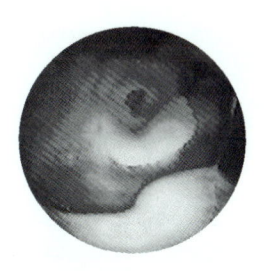

図2　声門から声門上部に多量の喀痰が貯留している

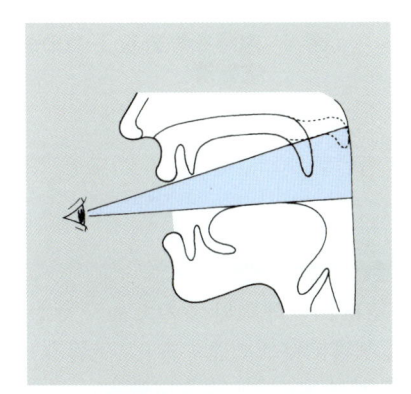

図3　開口時に肉眼的に観察できる範囲

表2　咽頭衛生不良の徴候
- 咽喉のゴロ音
- 湿性の咳
- 頻繁な咳払い
- 喘鳴
- 口臭

表3　咽頭衛生の向上には
- うがい
- 咳で出す
- 飲み込む
- 吸引除去
- 加湿
- 鼻をかむ
- 口腔衛生の向上
- 経管栄養時の注入速度・体位およびチューブ先端の位置

⑤咽頭衛生の向上

　咽頭に貯留（液・物）を認めたときのケアは必ずしも容易ではない（表3）．一般的には，うがいさせる，喀出させる，嚥下させる，吸引で取り去るのいずれかである．しかし，うがいは口腔衛生の向上には有効だが上咽頭や下咽頭までは効果が及ばず，さらに摂食・嚥下障害の症例では喀出や嚥下による自力での処理はむずかしいことが多い．そのような場合は蒸気吸入などによる加湿も必要に応じて併用し，吸引除去する．吸引チューブの操作は経口的に行うだけでなく，経鼻的に挿入した方が反射も起きにくく，咽頭の貯留物は取りやすいことも多いので，ぜひ習得しておきたい技術の一つである．

　さらに次の一つ一つの可能性を考えながら対処する．鼻腔から後鼻漏として流下している場合は，膿性の鼻漏が多いので，鼻をかませ，かめない場合は吸引にて吸い取る．鼻内で乾燥し痂皮状になって取りにくいときは，前鼻孔から体温程度に暖めた生理食塩水を数滴たらし水分を含ませると吸引しやすくなる．また鼻からの吸入も有効である．口腔から咽頭に落ちるのは口腔衛生が不良な場合で，口腔衛生の向上が役立つ．胃からの逆流の場合，経管流動食の注入速度，注入時，注入後の体位に配慮する．胃酸分泌を抑制する薬剤や食道の蠕動運動を改善する消化管蠕動調整薬などを投与することも有効である．また経鼻または経口で栄養チューブを挿入している場合，チューブの先端の位置を変えてみることも有効なことがある（たとえば胃内に先端がある場合，食道まで引き上げてみる，など）．ちなみに上下切歯から食道入口部までの距離は17 cm前後，噴門部まで40 cm前後である．気管内にも喀痰がある場合には慢性的な下気道の感染があり，排痰訓練なども必

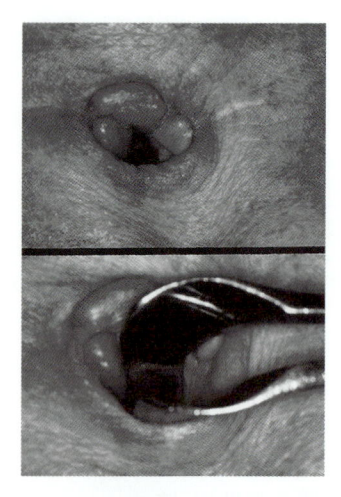

図4 気管切開例に生じた肉芽
上：皮膚に生じた肉芽
下：気管切開孔を押し開いて見た気管内の肉芽

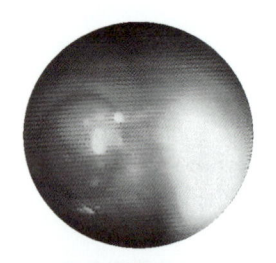

図5 内視鏡で声門を通して見た気管内の肉芽
左側の球形が肉芽, 右側の白く写っているのは左声帯

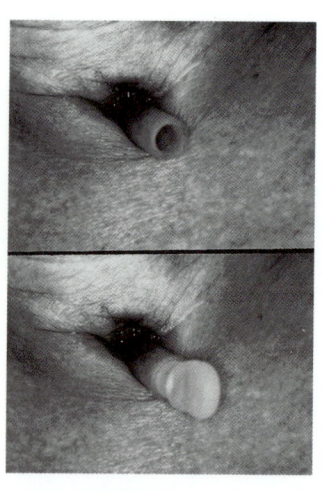

図6 肉芽を除去しT-tubeを装着

要となる.

(2) 気管切開例に対して

　気管切開・気管カニューレ装着は, 摂食・嚥下障害のリハビリテーションを進めるうえで障壁になることは間違いない. そのため, なるべく早期に気管カニューレを抜去し, 気管切開孔を閉鎖することがよいと強調されている. カニューレ抜去までの手順と, 並行して進める嚥下訓練についてはすでに述べられている.

　しかし気管切開を必要とした原因が解決されていないときは, 気管カニューレを装着したままでリハビリテーションを進めなければならない. とくに誤嚥対策としてカフ付きカニューレを使用せざるをえない場合, 実際の食物を用いた直接訓練は行うべきではない, とまでいわれている[3]. そのような状態からの改善が見込めないとき, 代替栄養法を継続するか気管食道分離術や喉頭摘出などの手術的介入の適応になるという考えは明快ではある. ただ年齢, 原疾患, 意識状態, 介護力, 本人の希望など諸条件から, 吸引器の常備を条件としてカフ付きカニューレ使用のもとでの経口摂取を行うことも現実的な対応の一つとなりうる.

①気管切開の影響と病態の理解

　気管切開は気道確保や呼吸管理のために行われ, 頸部皮膚から気管前壁まで達する孔（気管孔）を造設し, 気管孔が狭小化せぬよう気管カニューレが装着されている. 用いるカニューレは気管切開を必要とした原因や, 気管切開後の時間経過などに応じて異なる.

　気管切開を行うと呼吸は鼻腔・咽頭・喉頭を経由せず, 発声は困難となり, 声門下圧が上がらないため咳は弱く, 誤嚥しやすくなるなど, 気道の確保と引き替えに多くの機能低下を招く. また, カニューレの選択やカフの扱いが不適切だと気管壁に肉芽を形成したり（**図4, 5, 6**）, 気管壁の圧迫壊死により致命的な合併症を起こすこともある.

　気管切開を必要とした原因, 閉鎖できない理由, どのような仕様のカニューレが用いられているか, 正確な情報をあらかじめ得て病態を理解しておきたい. さらに声帯麻痺の有無など, 喉頭の状態についてもわかっていれば訓練を進めやすい.

②気管カニューレの取り扱い

　訓練を行うさいに生じる最も危険なことは, カニューレが気管孔から抜けてしまうことで, 固定がゆるいと強い咳をしたときに抜けることもあ

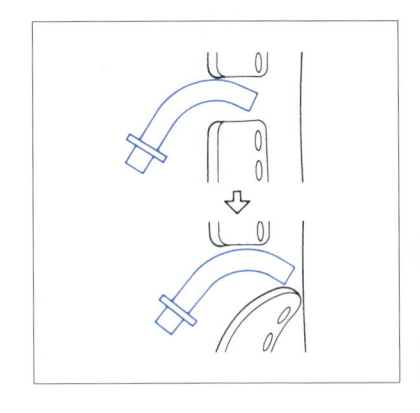

図7 気管カニューレ挿入時の危険性
カニューレの先端で気管孔下部の気管前壁を後壁側へ押し込むと窒息する

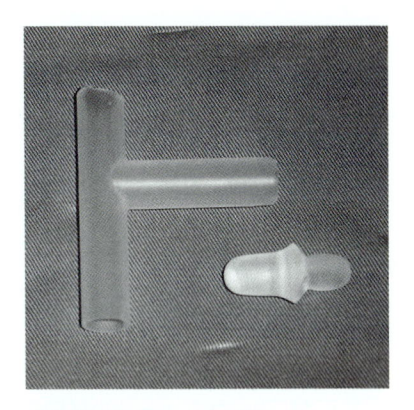

図8 Tチューブと栓

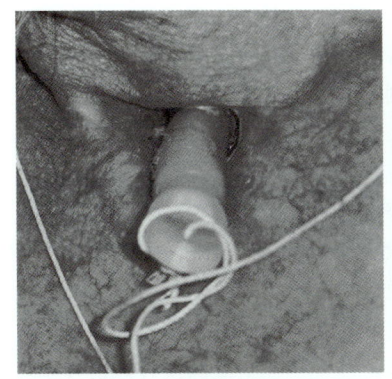

図9 Tチューブ装着例
6カ月間の留置で汚染している

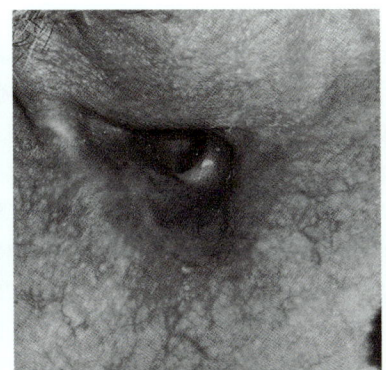

図10 Tチューブを抜去

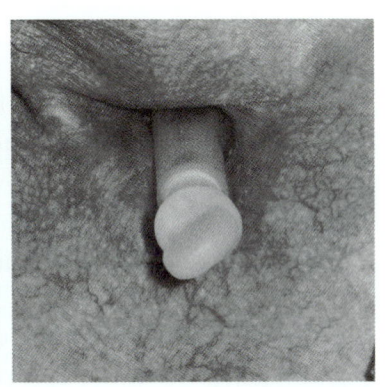

図11 Tチューブを更新し再装着

る．抜けたカニューレを慌てて不用意に再挿入しようとすると，挿入できず窒息状態に陥ることもありうる（図7）．カニューレの固定には綿テープを頸部に巻き付けるのが通常だが，きつく止めすぎると頸部皮膚が発赤するので，カニューレが抜けない程度にきつく締めることが大切である（よく指が1本入る程度の隙間と表現する）．

今ひとつの危険はカフを使用している場合，直接訓練や経口摂取中はカフより末梢側の気管への流入（誤嚥）を防ぐためにカフ圧をやや高めることがある．もちろん通常のカフ圧で流入がなければカフ圧を高める必要はない．訓練や経口摂取が終了すれば，流入の有無はむせの有無ではなく気管内の吸引で確認することが必須である．また通常のカフ圧に戻すか必要なければ脱気しておく．通常のカフ圧とは，空気注入用のチューブについているパイロット・バルーン（カフ・インディケーターともいう）が耳垂の硬さになるようにというのが目安だが，正確にはカフ圧計を用いて18〜25cmH$_2$Oの範囲内とする方法もあり，また自動的に22cmH$_2$Oにカフ圧が設定されるカニューレもある．カフを操作するときは細心の注意を必要とする．

カフを必要としないが気管カニューレを抜去できない場合は，管理を極力簡便化することが望ましく，レティナカニューレやTチューブ（図8）の装着が勧められている．これらはいずれも，気管切開孔の保持や気管内腔の保持を目的としたカニューレであり，レティナカニューレは装着が容易で患者負担も少ない利点はあるが，その反面強い咳払いなどでも抜けてしまうことがあるので，管理には患者本人や家族，コメディカルへの指導も必要となる．一方，Tチューブは偶発的な脱落の恐れが少なく（皆無ではなく，実際気管内に落

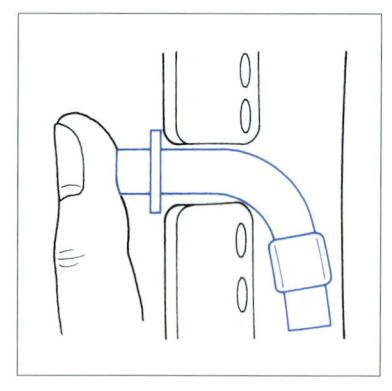

図 12　カニューレの外口部を指頭で閉鎖

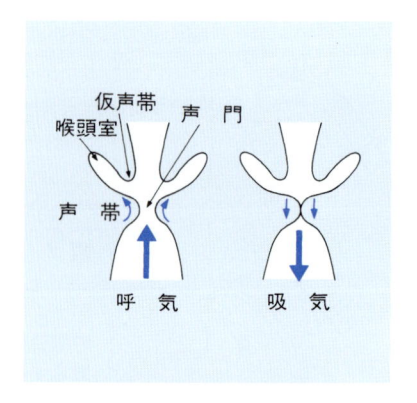

図 13　両側声帯正中位固定
呼気時は呼気が声門を押し開き，吸気時は声門が閉鎖する

下した症例もある），交換も時々行えばよい．Tチューブ挿入の在宅症例で，6カ月ごとの交換で管理している症例もある（図9，10，11）．

(3) 訓練の実際

①まず，吸引も含めた口腔・咽頭のケアを行い，貯留物を極力除去する．ついでカニューレの中も吸引しておく．可能なら気管内も吸引しておく．気管内の吸引による刺激で咳き込むことがあるが，しばらく待てば治まる．

②カフ使用例では，カフを脱気し萎ませる．このとき，カフより上部の気管の貯留物が下方（気管末梢側）へ流れ込みゴロゴロ音が聞こえるようであれば，再び気管内を吸引する．

③吸引刺激による咳が完全に止まってからカニューレの外口部を指頭で軽く閉鎖し，呼吸の状態を観察する（図12）．もしカニューレより上方で高度の気道の狭窄（たとえば両側の声帯外転麻

> **HINT**
>
> ### 唾液のはなし
>
> 　歯科では「唾液」が脚光を浴びている．唾液には口腔内の洗浄作用や食物を消化する作用以外にも多くの有益な作用をもつことがわかってきた．ショ糖と細菌によって産生されたう蝕の原因である酸を中和する緩衝作用や初期のう蝕部分にカルシウムやリン酸を付着させる再石灰作用などがあり，さらにペルオキシダーゼ，リゾチーム，ラクトフェリンといった物質に抗菌作用があることが知られている．だから唾液の少ない人はう蝕や歯周病，感染症などを起こしやすいことがわかっている．また，唾液の分泌が少ないと義歯の安定が悪くなる．摂食障害のある患者に輸液を行い，脱水を改善すると，義歯が安定し食事が可能になったという報告もある．唾液は口腔だけでなく全身状態との関連も深いことが知られている．もともと唾液の分泌は自律神経によってコントロールされている．精神的に緊張した状態（交感神経優位な状態）では粘度の高い唾液が多く分泌され，口の渇きを覚える．一方，リラックスした精神状態ではサラサラ（漿液性）の唾液が多くなる．情動活動が活発なほど唾液は多い．このため，本を読んだり話をしたり頭でものを考える活動が多いほど唾液は多くなり，逆に睡眠時や昏睡状態など精神活動の低下している状態では減少する．筆者らは脳血管障害術後の患者に対して口腔ケアを行うと，口腔乾燥が徐々に改善される群と変化しない群が存在し，回を重ねても口腔乾燥が改善されなかった患者に死の転帰をとる例が多かったという経験をもっている．この結果は脳の活動状態と唾液分泌の間に何らかの関係があることを示している．
>
> 　安静時唾液が少ない人でも咀嚼時や歯ブラシなどで口腔を刺激したときの刺激唾液の分泌量は数倍に増加する．口腔乾燥が認められる寝たきり高齢者でも，ブラッシングを行うことで唾液分泌が促進されることは訪問診療などでよく経験することである．口腔乾燥のある患者では唾液を分泌させるために，1日に7〜8回，刺激のためのブラッシングを指導している．口腔を刺激して唾液を出させることで逆に脳を賦活させることができないものかと考えている．

痺で両側声帯が正中位で固定し，両声帯間にほとんど間隙がないような場合：多系統萎縮症などでみられる）があれば，吸気性の喘鳴が生じる．この場合は，呼吸のタイミングに合わせて，吸気時は指頭による閉鎖を解除し，呼気時にのみ指頭で閉鎖する．たとえ両声帯が正中位固定していても呼気は生理的気道で行えることが多い．安静呼気でも喘鳴を生じ，呼吸困難に陥るようなケースはまれである．声帯が一方弁として働き吸気時には閉じ，呼気時には開こうとするからである（図13）．

　④次に③と同様の手技を行いながら，呼気時に発声を促す．呼吸機能の程度にもよるが，何度か繰り返すうちに発声が可能となる．その声質から気息性嗄声（息もれ声）であれば，発声時の声門閉鎖が弱いことがわかる．湿性嗄声であれば喉頭周辺の貯留物の存在を示すものである．このようにして呼吸と発声の安定をはかり，ついで随意的咳を促す．用いているカニューレがカフなしならもちろん，カフ付きでも脱気さえすれば，ある程度の発声は可能となる．発声させるためにはスピーチカニューレでなければならないなどと誤解されているむきもあるが，カニューレを手にとってその構造を知ることで誤解は解ける．

　⑤ここまできたら supraglottic swallow を行ってみる．これが可能であれば，以降の間接訓練は非気管切開例と同様に進められ，さらに直接訓練も可能となる．

　⑥特殊な場合としてカフ使用のまま直接訓練，経口摂取と進む場合は，藤島が言うように頻回に吸引する以外に手はない[2]．できれば自己吸引を指導すると管理は楽になる．カフ使用によって経口摂取可能となる症例があることを忘れるわけにはいかない．

5）食前の総合的準備
　―嚥下体操およびグループ訓練―

(1) 摂食・嚥下障害へのケアの達成

　摂食・嚥下障害に対するケアは，言語聴覚士など訓練担当者による訓練室での間接訓練ばかりでなく，摂食場面での直接訓練，摂食の環境調整，

表1　「お食事の前に・プログラム」

1）はじめに
2）嚥下体操
3）のどのアイスマッサージ
4）注意事項の確認「気をつけましょう」

患者自身の意識の持続等が大切である．機能的な向上を目指して訓練室で行った訓練によって身についた機能が，実際の日常的な摂食場面で使えるようになってこそ，安全で価値を高めた食生活を支えることができると考えられる．また，様々な問題を併せ持った患者が，実際にもてる力を生かして，食の安全性と楽しみを達成できるためには，関連職種の連携に基づいたアプローチが不可欠である．その連携をどのようにとり，目標を達成してゆくかということも，重要な課題である．

　ここでは，患者にとっての実践的な目標達成を図る食前の総合的準備としての訓練について述べ，グループ訓練を紹介する．

(2) 食前訓練の目的

　まず，嚥下体操により覚醒の向上や口腔周囲から頸部の筋群のリラクゼーションを図り，摂食の準備をする．

　次に，のどのアイスマッサージにより摂食中の嚥下運動をスムーズにする．そして，食事の注意事項を再確認し，患者自身の注意を喚起することにより咀嚼嚥下動作を意識下におき，摂食のペースコントロールをする．

　以上のような条件を整えることにより，摂食・嚥下の問題を軽減することを目的とする．

(3) 適応；どのような患者に対して行うか

　経口摂取を行う患者に対し，その段階に応じて内容を選択して行う．運動機能，口腔内の感覚，摂食についての注意力，疲労度などに応じて，内容や回数を選択する．

　嚥下体操は車いす座位または椅座位が可能で，経口摂取が自立している段階以上の患者であれば，ここに設定した項目を行うことがほぼ適当である．

1. 姿勢の確認

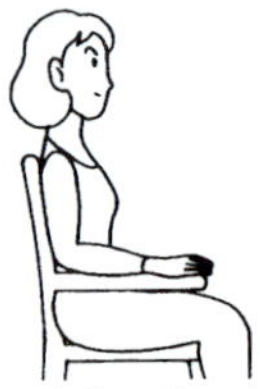

① 正しい姿勢を確かめる．椅子に深く腰掛け，背筋が伸びていることを確認する．リラックスできるよう背もたれや肘掛けを利用する．車椅子はブレーキの確認も忘れずに．できる限り患者自身に気付かせ，可能なところまで自分で行う．

2. 深呼吸（3回）

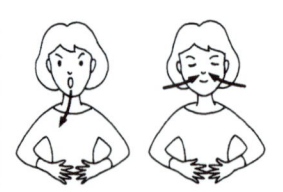

② 下腹部に患者自身の手を当て，深い腹式呼吸を促す．通常の深呼吸と反対に呼気から始め，肩を挙げて無理な吸気をしないよう注意する．吐ききったら「お腹の底までたっぷり吸う」ことを促す．3回繰り返す．

3. 首の運動（すべて，負荷をかけないようにゆっくりと行う）⟨③, ④⟩

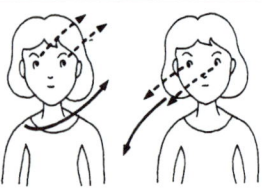

③ 1) 斜め左上→斜め右下（2回），斜め右上→斜め左下（2回）
正面を向いた位置から，ゆっくりと斜め左上を見上げる．視線を左上の天井を見るように見上げ，ゆっくりと首を斜めに回し上げる．上げきれたところで静止し，できれば5～10秒程度止める．次に，反対側の右下へ視線をゆっくり見おろし，首を斜め右下へ回しおろす．下げきれたところで静止し，できれば5～10秒程度止める．この往復をもう一度行い，2往復を終える．右下で静止した後，一度正面へ戻し，再度反対側の斜め右上→斜め左下を同じく2回往復行う．

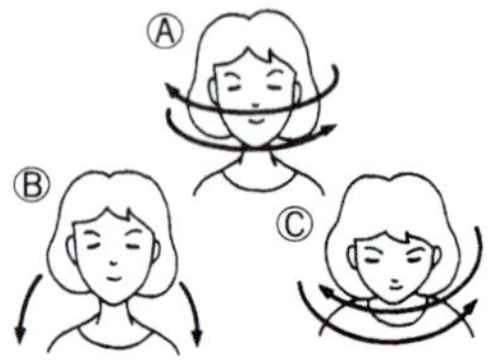

④ Ⓐ 左右に回す（3回）．水平に左へ．ゆっくり右を向く．これを各々3回行う．
Ⓑ 横に倒す（3回）．ゆっくりと耳を肩につけるように左に倒す．同じく右に倒す．これを各々3回行う．
Ⓒ 下へ向けて頷いた所からぐるっと一周，ゆっくり回す．左回し，右回しを各1回ずつ行う．

4. 肩の体操 ⟨⑤, ⑥⟩

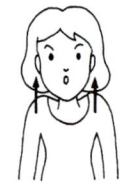

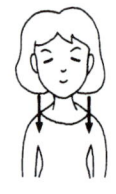

⑤ ゆっくり上げて，上げきったら力を抜いて，ストンと落とす．ゆっくり3回行う．

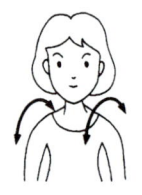

⑥ 肩を回す．前から回す．ゆっくり2回行う．後ろから回す．ゆっくり2回行う．

5. 口の体操 ⟨⑦, ⑧⟩

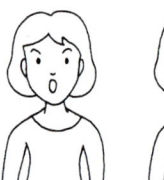

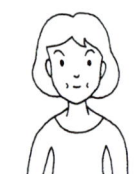

⑦ 大きく開ける→唇に力を入れて，しっかり閉じる．ゆっくり3回行う．

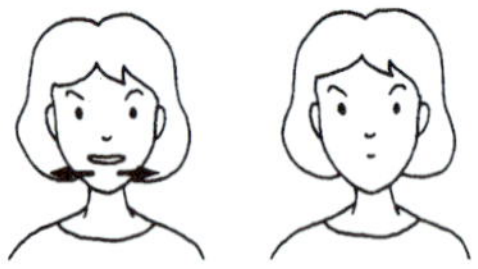

⑧ 唇を横に引く→すぼめる．力を入れてゆっくり3回，次にできる範囲で速く8回行う．

6. 舌・頬の体操 ⟨⑨～⑫⟩

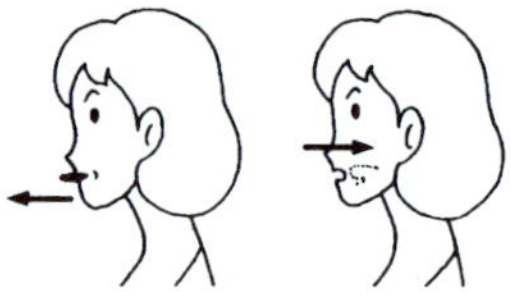

⑨ 前にまっすぐ，できるだけ出す→後ろに力を入れて引く（口の中に収めるだけではなく，舌根部に力を入れて奥へしっかりと引く）．ゆっくり3回行う．

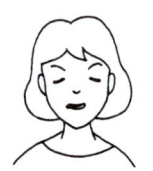

⑩ 口の左端→右端（左右の口角）に交互に舌の先をつける．ゆっくり3回，次にできる範囲で速く8回行う．

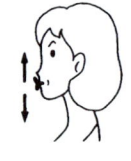

⑪ 上→下；舌を前に出し，舌先をできるだけ上に上げる（「鼻の頭をさわるようなつもり」で）．ゆっくり3回行う．

⑫ 頬を膨らます→反対に頬を吸い込んで引く．ゆっくり交互に3回行う．

7. 呼吸の練習 ⟨⑬, ⑭⟩

⑬ ②と同じに，腹式呼吸で深呼吸をする．ゆっくり3回行う．

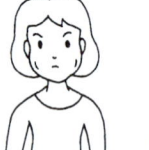

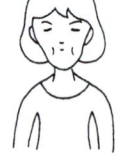

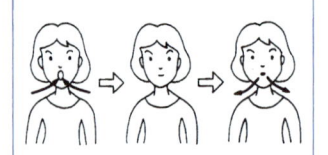

⑭ 息を大きく吸って止める．→そのまま3つ数え→喉に力を入れて力強く吐く．3回行う．

8. 発声練習

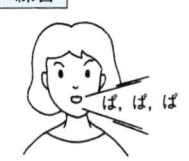

⑮ 1) ぱ，ぱ，ぱ，ぱ，ぱ／ぱ，ぱ，ぱ，ぱ，ぱ／ぱ，ぱ，ぱ，ぱ，ぱ／ぱぱぱぱぱ，ぱぱぱぱぱ，ぱぱぱぱぱ．
2) た，た，た，た，た／た，た，た，た，た／た，た，た，た，た／たたたたた，たたたたた，たたたたた．
3) か，か，か，か，か／か，か，か，か，か／か，か，か，か，か／かかかかか，かかかかか，かかかかか．
4) ら，ら，ら，ら，ら／ら，ら，ら，ら，ら／ら，ら，ら，ら，ら／ららららら，ららららら，ららららら．
（各々ゆっくり一息で一回ずつ5回の発声を3回，速く一息で5回の発声を3回行う．）

9. 深呼吸（ゆっくり3回）

⑯ ②と同じに，腹式呼吸で深呼吸をゆっくり3回行い，呼吸を静かに整える

図1　嚥下体操の実際（食べる前に行う）

(4) 担当者

ケアチームのメンバーや家族，その他協力者が行う．適応や経過中の変化についての評価をスタッフが行えることが望ましい．

(5) 形態

家族など，対象者が一人の場面では一人で，病院や施設で複数の適応者があればグループで行う．

(6) 内容（表1）

①はじめに（挨拶，訓練目的の確認）

時候や患者の状況に合わせた挨拶から導入し，和やかにリラックスした雰囲気で始める．さらに，おいしく食事をするために準備体操をすることの大切さや，注意事項を守ることによって安全性が高まることなどを説明する．必要な場合は口腔衛生の確認も行うとよい．

訓練を始めた初期や，グループに新しいメンバーが加わったときは，それぞれのメンバーが違和感なくグループになじめるよう配慮する．回数を重ね，患者がよく了解している場合は簡単な挨拶程度にするなど，臨機応変の対応をする．

②嚥下体操（図1）

食事への身体の運動の準備として行う．嚥下体操は体幹，頸部，口腔周囲の筋群のリラクセーションを図ることによって摂食の準備を行い，初めの一口で起こることが多いとされる誤嚥を予防する効果が望める[1]．患者それぞれの体幹，頸部の筋緊張の程度や注意事項について，PTの情報提供があると望ましい．

ここでは，多くの症例に適応できるよう，無理のない範囲の内容を設定したが，症例によって運動が過度である場合は，その部分は休むなど適宜アレンジする．全部を通すと約15分で終了する．

③のどのアイスマッサージ

238頁に示されている手技を必要に応じて行う．藤島[2]，Logemann[3]らによって，嚥下反射を起こりやすくする感受性を高めるとされるものである．グループで行う場合は，口腔・咽頭のアイスマッサージとして，自分で行うことが可能な患者は自分で行い，スタッフがチェックする．合わせて，ストローピペット法（262頁参照）で冷水嚥下をするとさっぱりとして，摂食の準備が進む．

④食事の注意の確認

以上の準備体操などを終えて，食事に望む前に注意事項を確認する．表2に示すような内容を書いたものを見て一つずつ確認をしたり，重点をおく目標を定めたり，あるいは意識や実行度合いを尋ねて確認してもよい．

まず，食べ始める前に口の中や喉に溜まっている唾液や痰を，できるだけ出してきれいにしておくこと．食卓に着く前に洗面所によってもよい．

食卓に着いたら，あわてないで姿勢の確認をする．車いすの場合はブレーキをかけることを忘れずに，そして，背中をのばしてテーブルとの関係を確かめる．枕や背当てクッションなどを入れる

表2　気をつけましょう

1. 食べ始める前に，口の中や咽喉に溜まっている唾液や痰を，できるだけ出してきれいにしておきましょう．
2. 姿勢を確認しましょう．
   車いすのブレーキをかけましょう．
   背中をのばして，テーブルとの関係を確かめましょう．
   枕や背当てクッションなどを入れる方は，きちんと入っていますか？
3. 一口の量は少な目に．．．．．スプーンも小さめの物を使いましょう．
4. ゆっくり噛んで，味わって飲み込みましょう．
5. 水分もゆっくりと，器を傾けて，一口ずつ飲み込みましょう．
   〈顎を上げたり，続けてたくさん飲んだりすると，大変むせやすくなります〉
6. ゆったりと，落ちついて，一口一口を味わいましょう．
   〈飲み込みに集中することが大切です〉
7. それでも，むせてしまったときは，咳で出しましょう．
   〈咳がおさまって，落ちついてから，また食べ始めましょう〉
8. 食べ終わった後は，口の中や入れ歯をきれいにする習慣をつけましょう．
   〈歯磨きをしましょう．どうしてもできないときは「ぶくぶくうがい」をしましょう〉

#夕食後，おやすみ前には必ずお口の中をきれいに，すっきりさせて寝ましょう．
苦しいむせや肺炎の心配をなくして，おいしいお食事を楽しめるように，是非心がけましょう．

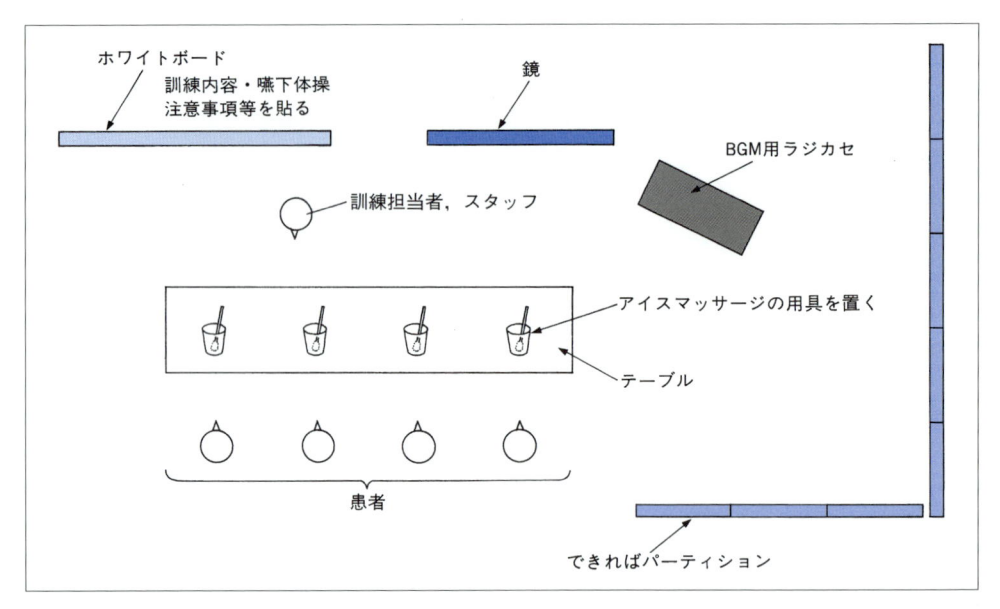

図2 食前のグループ訓練のセッティング

場合は，きちんと入っていることを確認する．
　食べ始めるに当たっては，一口の量を少な目にする．そのために，スプーンも小さめの物を使い一口量の調整を助ける．そして，ゆっくり噛んで，味わって飲み込むようにする．
　水分のとり方も注意が大切である．とろみをつけた物も，ゆっくりと器を傾けて，一口ずつ飲む注意が必要である．顎を上げたり，続けてたくさん飲んだりすると，むせやすくなることを助言する．
　そして，ゆったりと，落ち着いて，一口一口を味わうこと，飲み込みに集中することを促す．さらに，食べ終わった後のことも，習慣にするよう指導する．口の中や入れ歯をきれいにする．
　夕食後，就寝前には必ず口腔の衛生を心掛けることも加える．
　これらを，入院中は皆で確認して習慣づけ，退院後も継続できるように導きたい．入院中に外泊したときなどは，家庭での実行度合いを尋ね，できたところを讃え，不確かなところを少しずつ定着できるよう励ます．訪問看護の場面などでは，実践できる環境を整える協力をしたい．

⑤**食事場面の観察**
　以上の準備が完了したらいよいよ食事である．患者の食事場面を観察する．より自然な観察ができるよう配慮する．観察上の留意点は262頁を参照されたい．

■**(7) グループ訓練としての設定**
　以上のような食前の総合的準備を，複数の対象者がある場合はグループで行うことも有意義である．そのさいの要領と留意点を次に述べる．

①**設定日時**
　可能な範囲の食事前（約30分前）．

②**訓練担当者**
　リハスタッフ，ヘルパー，家族など．

③**場所**
　食堂，ホール，グループトレーニングコーナー，病室など，対象者を抽出する場合はプライバシーの保護に留意する．

④**セッティング**
　図2のように，テーブル，椅子，スケジュールと体操の内容，食事の注意事項を貼るためのホワイトボード，姿勢や運動を確認する鏡，BGM用のラジカセ，ゆったりとした曲のテープなどを用意する．

⑤**評価**
　複数の職種が携わりグループ訓練として行う場合には，互いの理解を進めるためにも定期的な評価を行うことが望ましい．タイミングとしては，訓練の導入期の初期評価とその後の定期評価を行う．

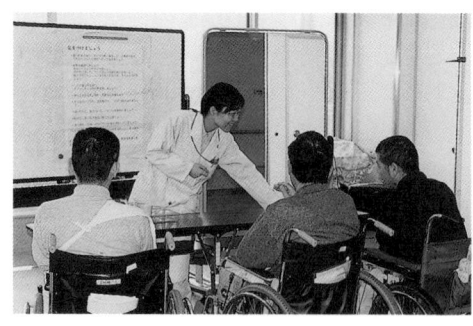

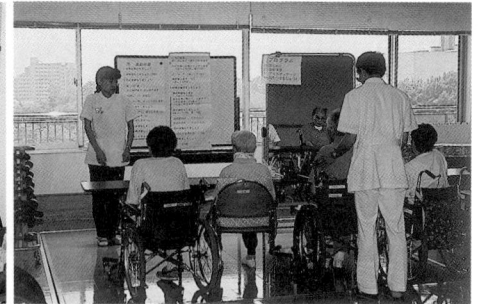

図3 嚥下グループ訓練の様子

一例を次に示す．A：ある程度の変動，変化が予想されるもの；たとえば摂食行動，むせの状態など食事の実際に関すること，バイタルサインなど：看護師が週に1回行う．B：変動の比較的少ない事項；たとえば環境・姿勢・食事の道具など：看護師が月に1回行う．訓練適応，食事観察，嚥下反射の評価など：STが月に1回行う．

また，訓練に導入するさいに，＜嚥下グループ個人表＞として，基礎情報，個人訓練状況，グループ訓練評価を記入した評価表を作成すると，スタッフ間の情報提供として有効である．

⑥担当者のミーティング

訓練を進めるなかで，月に1回程度の定期的なスタッフ間のミーティングをもち，対象者の参加状況や，摂食・嚥下障害の問題や心理状態の変化，対応の問題，本人を取りまく状況についてなどを話し合う．改めてミーティングの時間をもつことはなかなか大変であるが，担当者が参加し意見交換をするなかで互いの立場の理解が進むなど，摂食・嚥下障害への対応で欠かせないチームアプローチの礎を固めることも期待できる．

また，新たな試みとして導入する場合には，月に一度30分でもその時間を確保することが，グループ訓練を継続していく秘訣となる．個々に症状や背景の特徴が異なり，臨機応変の対応が必要な患者の状況の理解を進める糧が，そのようなところにも存在している．スタッフ同士の情報や意見の交換の場は惜しまずにもってゆきたい．

(8) 1年間のグループ訓練例

一例としてリハ病院でのある1年間のグループ訓練を紹介する．

①対象

リハ病院の入院患者．経口摂取可能な摂食・嚥下障害例26例；脳血管障害20例，頭部外傷3例，神経疾患2例，その他1例．年齢は22～75歳（平均60.1歳）．以上の患者が入院中に適宜参加した．在院期間はそれぞれおよそ3カ月，1回の訓練参加者は3～5人程度であった．

摂食・嚥下障害の症状は，食事中のむせや食べこぼし，覚醒の低下等が認められ，VFを実施できた24例中23例は咽頭期に障害が認められた．1例は咽頭期障害は認められないものの，取り込みに問題があり食事中のむせがみられた．

②グループ訓練の設定

担当：ST；4名の担当者のうち，毎回原則として2名が参加．

看護師：40床の病棟の25名の看護師のうち，6名で構成されている「嚥下グループ」のメンバーを中心に適宜参加．

設定日時：週3回，月，水，金曜日の昼食前11：30～12：00．STが病棟へ出向いて準備をし，開始する．

場所：病棟内にあるグループトレーニングコーナー（図3参照）．

訓練内容：上記に示した内容．

③結果

患者は，摂食の注意事項の把握や食前体操，のどのアイスマッサージの意味づけを理解し，訓練に適応できたと考えられる．感想として，「ここで初めて注意事項を知り理解した」，「グループ訓練後は安心して食べられる」といったことばがみ

食事の注意については,「気をつけるという気持ちをもつだけでも大分違う」,「食事中話しかけないようにしている」,「小さいスプーンを使うと一口量を適量にできることが,やってみてわかった」,「箸やスプーンを一度置くと,次のものをどんどん口へ入れない.すくったりすれば次を入れたくなってしまう」,「歯磨きをしないと食事が終わったような気がしない」というように,具体的に理解された様子がみられた.

また,患者同士が誘い合って参加したり,新しい入院患者のむせをSTに報告する例がみられるなど,意識づけも定着した印象があった.さらに,退院後に自宅でもできるように,体操の内容を書いたメモやビデオを求める例もみられた.

けれども一方で,「理想は理解できたけれども,現実的には長年の習慣で急には直らない(一口量・スピード)」,「少しずつでは食べた気がしない」,「空腹で食卓に着くと焦ってつい急いで食べてしまう」,「なかなか実行するのはむずかしい」といったことばもみられ,臨床上大変参考となる患者の真意の一端を,やはり実践してみて知ることができたと思われた.

看護師からの意見としては,「意識的に観察する習慣づけができた」,「摂食観察が密にでき,新患の摂食・嚥下の問題を早期に発見・対応ができた」といったことばがみられた.

訓練担当者にとっては,個人訓練の担当を越えて患者の把握が可能となり,訓練後自然な日常場面での摂食状況,食物形態の対応が観察できた.また,病棟看護師との間で定期的な意見交換の場を設定したことで,患者の参加状況のチェックや症状の変化,退院へ向けての摂食・嚥下の問題に対する準備の要点の確認等ができたという感想がもたれた.

④グループ運営上必要なこと
　ⓐマンネリ化対策

グループ訓練の設定では訓練の回数を頻回にもてるため,体操・注意事項とも症例への定着を図ることができる反面,患者によっては慣れによる注意力低下を招く恐れがあり,細部に変化をつける工夫が必要である.

たとえば,食事の注意の確認の場面で,注意事項を患者に発言させてみたり担当者から逆に質問をする.「スプーンはなぜ小さいのがよいか?」「なぜゆっくり食べるのがよいか?」「水分は器を傾けることがなぜ必要か?」といったことを尋ね,患者に答えてもらい,理解を確認する.また,新しい参加者がある場合は,これまでに参加している患者から注意していることを伝えるなどして,患者同士の交流を心がける.口腔衛生不良による肺炎の罹患率など,統計的な数字を提示できるものは数字を見て,対応を心がける必要を感じてもらうなども,有効な方法であろう.

　ⓑグループの雰囲気作り

グループ運営の配慮として,リラックスした雰囲気で進め,患者の正直な考えや気持ちを聞き出すよう努める.休み明けには,休み中の状況を聞く,新しく参加する患者を紹介する,退院する患者にメンバーからのことばをおくる,見学者にも参加してもらい,コミュニケーションを広げるなど,患者が参加しやすく,担当者にとっても得るものがある場を設定できるよう心がけることが大切である.

　ⓒチームアプローチ

実践を通して,視点を変えた症例の変化や注意点の発見に努めるためには,複数の担当者,職種が参画し,意見交換することが大切である.それにより,評価・問題点・アプローチの共通理解を深め,それぞれの立場からより有効なケアが可能となると考えられる.

3　先行期・準備期・口腔期

1）意識レベル・認知面に対するアプローチ

摂食・嚥下は5つの過程からなる.先行期は全過程の始まりの期で,この期を構成する各機能の障害の種類や程度は,その後のリハ(摂食機能療法)の成果や食活動の自立度に大きな影響を及ぼす.先行期障害は,何をどのくらい,どのように食べるかに関する認知と行為のプログラミングが障害されるために起こる.認知の障害としては,食への関心がなかったり反対に異常なほど関心を

示したり，指示が待てなかったり，ボーッとしていたり反対に次から次へと口に運ぶなどの，リスク面の問題がある．行為の障害としては，摂食・嚥下に関与する身体機能や道具などの使い方が，困難や奇異な状態として現れる．これらの認知や行為の障害の背後には，意識・注意障害，認知症，失行・失認などの高次脳機能障害が高い確率でみられるため，アプローチの前提条件としての評価が重要である．また評価結果に基づいてアプローチを行っても，改善するものばかりではなく悪化するものもある．悪化するものについては，早期発見・早期アプローチの考えが大切である．

(1) 意識障害

意識障害の存在は，摂食機能療法だけではなくすべての治療の阻害因子であり，意識障害の程度によっては治療行為が行えない．意識障害の程度をとらえるものとして，Japan Coma Scale（JCS）がよく用いられる．様々な刺激を与えることで，1桁レベルが30分以上持続可能であれば摂食機能療法の導入ができる．しかし，刺激を行っても意識レベルが2桁と変化がない状態において，摂食機能療法のなかの摂食訓練を行うと誤嚥や窒息，さらには生命危機などのリスクに直結する．

意識障害に対する画期的なアプローチは皆無である．しかし，無刺激よりも何らかの刺激を与えることが必要である．①アプローチは，JCSで2桁と1桁の患者，平素は清明であるが日により食事前や食事中に傾眠状態にある患者が対象である．②刺激の種類は患者に対して快適刺激よりも不快刺激の方が望ましい．③刺激時間は意識レベルに変化がなくても1日15分程度は持続した刺激を与える．④刺激時間よりも毎日の繰り返しが大切である．⑤意識障害のある患者は自発的な訴えが困難なため，刺激の種類によってはリスクへの最善の注意をはらってアプローチを行う．⑥他動的刺激により意識の改善がみられれば，集団や生活音を利用した環境のなかに患者自身を置かせて自発的覚醒を促す．

臨床で筆者がよく用いる「頸部のアイスマッサージ」法と，アイスマッサージ法を用いた事例を通して①から⑥の内容について図1に示す．

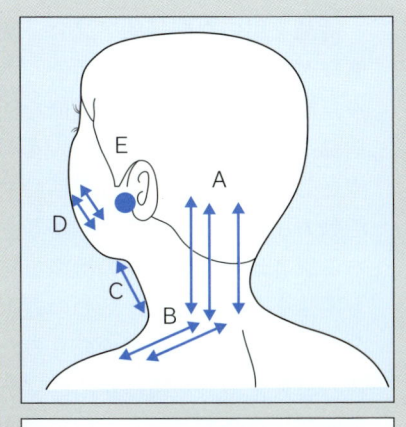

【マッサージ部位：症例により選択】
 A：頸部後面　　B：頸部側面
 C：頸部前面　　D：顔面下部
 E：顎関節周囲

アイス袋の準備→二重にしたナイロン袋に氷嚢用の氷を一〇個程度入れる

方法→治療者は厚手のゴム手袋をはめた手でアイス袋を握り，頸部後面を中心にアイス袋を動かしてマッサージを行う

【事例1】
①両側視床出血でJCS二桁
②頸部後面から前面と顔面下部へのアイスマッサージ
③一日20分で一週間に5日間
④3カ月間で刺激なしでも覚醒，簡単な指示への反応あり
⑤循環器系の問題はなく，夏場のため氷刺激のリスクなし
⑥意識改善後に喉頭全摘術．術後半年間のリハ実施後自宅退院．おにぎりなどは手で把持し自力摂食可能で他は介助．15年経過した現在も健在

【事例2】
①多発性脳梗塞で運動麻痺は認められないが，脳血管性認知症があり刺激がないと傾眠状態
②頸部後面と両側面へのアイスマッサージ
③3回の食事前に，完全覚醒するまで実施
④食前のアイスマッサージ時間が短縮
⑤循環器の問題はないが，周囲の温度が下がるに従って氷ではなく水に変更
⑥日によりアイスマッサージが必要なときもあるが，実施回数は減少して，完全覚醒後は一口量なども配慮して自力摂食が可能

図1　頸部・顔面のアイシングとその事例

表1 視空間無視の機能訓練課題

二次元課題	三次元課題	日常生活活動課題
・色塗りや模写などの紙面上課題 ・視覚探索装置などを用いた訓練	・積み木などの三次元構成課題 ・籐細工などの手工芸類 ・テレビゲームなどの三次元画像によるゲーム	・食活動 ・ベッド上活動 ・整容（髭剃り，化粧など） ・移乗（車いすやトイレなど） ・更衣 ・移動（平地歩行，応用歩行，買物など）

(2) 高次脳機能障害へのアプローチ

ここでの高次脳機能障害とは失認と失行に限る．失認のなかでも視空間無視の存在は，食物や皿などの物体の認知ができず，皿だけではなくその中の食物を見つけることができず，道具把持・食物把持・食器操作に悪影響を及ぼす．視空間無視が重篤であれば介助による食事動作を行わなければならない．失行でとくに問題になるものが口腔顔面失行である．口腔顔面失行は口腔内外の組織や器官の意図的な使用ができないために，食物の捕食・咀嚼・食塊形成・送り込み（準備期と口腔期）の過程に悪影響を及ぼす．

①視空間無視

アプローチは，日常生活活動を含む機能訓練と代償法の2つに大別される．機能訓練は，二次元や三次元の活動を通して空間無視の存在を自覚させるとともに，無視した空間を再構築させるために行う．訓練課題（表1）は，二次元課題，三次元課題，日常生活活動課題に大別される．1日に3つの課題をすべて行うか，二次元，三次元，日常生活課題の順に難易度を増して行くかなど，治療については治療者が他の情報も加味して最適の計画のもとに実施する．

代償法とは，無視に対する気づきの手掛かりや道具による助けの対策のことである．道具による対策は，前方に姿見のような大型鏡を置いて食事を行うことや，360度回転するテーブルの上に食事を準備するなどである．また，手掛かり対策のひとつとして，無視の有無の境界線上に目印をつけたり，その活動に必要な無視空間の端に目印をつける．さらに食卓台やトレーを無視範囲と区別して認知させるために色使いなどを工夫する．

②口腔顔面失行

アプローチは，まず機能的アプローチを行い，改善に伴って飲食物を用いたアプローチへと移行する．機能的アプローチは，模倣による直接的アプローチと活動を用いた間接的アプローチとがある．直接的アプローチとしては，①口の最大開き，②舌の前方突き出し，③口笛を吹く，④頬の膨らまし，⑤舌打ち，⑥咳払いなどの動作を模倣によって教示した後，鏡に向かって動作が意図的にできるようになるまで，患者自らの日々の訓練として行うように指導する．

活動を用いた間接的アプローチは，口輪筋や頬筋などの口裂周囲筋群や舌筋，さらには呼吸や発声，時には空嚥下などの機能を活用しなければ，活動そのものが成立しない．その活動はOTが治療として用いる創造的作業活動やレクリエーション活動のなかに存在する．しかし，口腔顔面失行のある患者は，自分自身の機能を自らが使用するのも困難をきたすため，活動の選択には治療者の関与が必要である．活動の成立のために，多くの客体（道具や用具）関与があればあるだけ，多くの機能関与が必要となる．口腔顔面失行のある患者には，①使用する客体を少なくする，②活動過程を細切れにした一過程を実施させる，③慣れ親しんだ活動や趣味としている活動などから選ぶ，④意識しての活動実施よりも無意識下で楽しみながら行えるような環境作りなどの創意工夫が大切である．口腔顔面失行や他の摂食・嚥下の機能訓練としても用いる活動の一例を図2に示した．

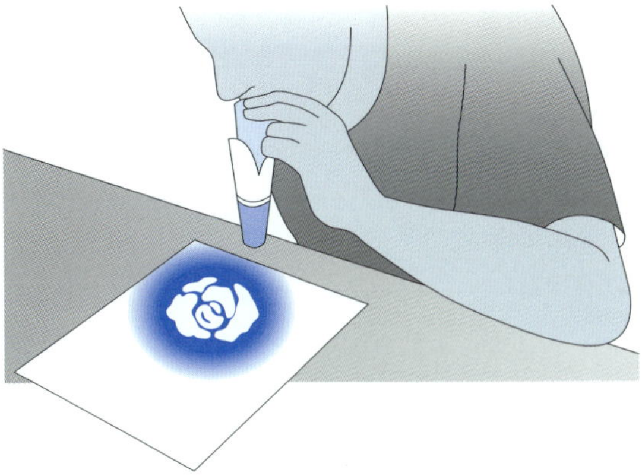

図2　霧吹き作業
　霧吹き作業には口唇閉じ，舌の調整，頰の膨らましの機能が必要である．口・顔面失行患者は，前述の動作が意図的にできないことから，霧吹き作業を取り込れることで機能の改善をはかる．さらに呼吸機能の改善という副次的効果も合わせて得ることができる

(3) 認知症へのアプローチ

　認知症とは明瞭な意識下において複合的高次大脳皮質性機能が障害されるひとつの症候群である．脳血管性認知症は後述する認知症と違ってアプローチが皆無ではない．それに対してアルツハイマー型，レヴィー小体型，前頭側頭型（ピック病）の認知症は，認知障害や精神症状さらにはタイプ別の心身機能障害（**表2**）が，介入に対して多大な悪影響を及ぼすために，そのアプローチは手付かずの現状である．アプローチにはこれらの障害や症状を予測しての早期対応アプローチと，障害や症状の出現後に行う代償法がある．

　早期対応で重要なことは，近い将来に摂食・嚥下に悪影響を及ぼすと思われる徴候を，スタッフ全員で発見しようとする姿勢とその情報の共有化である．早期にみられる徴候としては，抗精神薬などによる活動性低下から起こる筋に関係した障害が主体である．筋の生理的伸張や硬度さらには耐久性を維持・改善するために，徒手やレクレーションなどの活動に創意工夫をしたアプローチを，患者自らが自動的に，短時間でも毎日継続的に行うことができるように，治療者が治療環境を設定することが重要である．

　代償法の頻度が高いものとしては，むせに対する対応である．むせは様々な障害が原因となって表面化した徴候のひとつである．アプローチをするためには，むせ症状の原因の特定が重要である．切迫的に口に食物を取り込むことや，使用するスプーンが大きいため一口量が多いことなどが臨床でみられる原因の上位にあがる．前述した2つの原因に対する代償法の一例としては，ティースプーンに替えてスプーンの握り部分に太柄と長柄の細工をしたスプーンを与えることで，切迫的取り込み量の軽減や一口量の減少を実現できる．

　認知症への早期対応や進行予防のための様々な取り組みが本格化しつつある．摂食機能の問題も認知症の進行と関連していることから，生活環境も含めて日常生活活動全体からの対策を考える必要がある．

2）口腔内形態の機能的意義と摂食・嚥下リハにおける歯科補綴的アプローチ

(1) 歯科補綴とは

　一般的な歯科補綴治療の目的は，歯の欠損によって生じる「嚙みにくい，しゃべりにくい，外見が悪い」といった問題を，歯科医師と歯科技工士の連携によって製作される冠，ブリッジ，義歯などの口腔内装具（＝補綴装置あるいは補綴物）を用いて改善することである．また，顎・口腔・顔面領域の先天性あるいは後天性の欠損に対しては，顎義歯（**図1**）やエピテーゼなどの装置を用いた顎顔面補綴治療によって，深刻な外観や機能障害の問題を改善し，患者のQOLの回復を支援してきた[1]．こうした歯科補綴の専門技術は長い歴史をもつと同時に，インプラントや顎骨の再生など新技術の応用もさかんに行われている．一方で，歯科補綴学の分野では，咀嚼をはじめとする口腔機能に関する生理学的研究の蓄積があり，歯科領域において最もリハビリテーション（以下リハ）医学的な分野といえる[2]．

　摂食・嚥下リハにおける歯科補綴の役割は，口腔機能の評価，リハにおいて必要な補綴装置の設計・製作・調整・修理とその使用における適切な管理指導などがあげられる．本項では，摂食・嚥下リハにおいて補綴装置を有効に活用するための

表 2 認知および非認知障害，タイプ別の身体機能障害による摂食行動への影響[1]（一部改変）

認知障害	食活動への影響
記憶障害に起因する	・食事をいつ食べたか覚えていない ・食活動の方法や手順がわからない
失認・空間認知障害に起因する	・食物や把持道具自体の認識ができない ・食物や把持道具の場所がわからない
失行（観念運動・口顔面）に起因する	・食器や把持道具の操作ができない ・食物の捕食・咀嚼・送り込みなどの随意的運動ができない
言語障害に起因するもの	・嗜好品や食に対する希望が言えない ・食指導の内容を理解するのが困難である
実行障害に起因するもの	・社会的に認められない食活動時の行動 ・早食い ・食物を切迫的に口腔内に取り込む ・食物の選択や嗜好品などに変化がみられる

精神症状	食活動への影響
興奮に起因するもの	・食卓に座らず動きまわる ・食事への集中力の欠損
攻撃に起因するもの	・他人の介助を拒否する ・介助者に食物を投げたり，殴りかかったりする
うつ病に起因するもの	・食欲不振や拒食があり，体重減少がみられる ・食べる動作が遅く，長時間を要する
妄想に起因するもの	・食物や食事を出す人に対する妄想的思考が起こる"食物に毒が入っている"等，
幻覚に起因するもの	・幻視や幻聴などの幻覚のために食事に集中できない

タイプ別の心身機能障害	食活動への影響
アルツハイマー型	・随意運動不能・筋緊張亢進・視空間無視 ・身体の過度な屈曲姿勢・口・顔面失行
レヴィー小体型	・視空間無視・パーキンソニズムの運動像 ・繰り返される転倒・一過性の意識消失
前頭側頭型	・無気力やマナーの障害・物事への抵抗 ・保続・反響言語・口愛過度
脳血管性	・脳の損傷部位により出現する心身機能の障害も異なる

基本的事項について解説する．

(2) 咬合の機能的意義

食物が口腔内に入ると，下顎は開口と閉口をリズミカルに繰り返し，咀嚼が進行していく．顎が閉口することによって生じる上下の歯の接触を「咬合（噛み合わせ）」と呼ぶ．個々の歯の咬合面は，咀嚼運動において食物を粉砕するうえで合理的な形態をとっており，咀嚼能力は上下の歯列が咬合接触する最大面積に比例するといわれている．

摂食・嚥下リハの初期においては，咀嚼と並ぶ咬合のもう一つの機能的意義，嚥下時における頭蓋に対する下顎の固定に注目する必要がある．食塊を口腔から咽頭へ送り込む動作（嚥下口腔期）において下顎は閉口し，食塊が咽頭を通過する間ほぼ咬合接触状態を続け，嚥下咽頭期が終了する前に再び非接触状態に復帰する．この間，咬合による下顎の固定は，嚥下に関連する顎・顔面・頸部の筋群が円滑に活動するために役立っている．

歯の欠損により咬合接触は減少し，咀嚼時の下顎運動は不安定となり，咀嚼能力は低下する．最

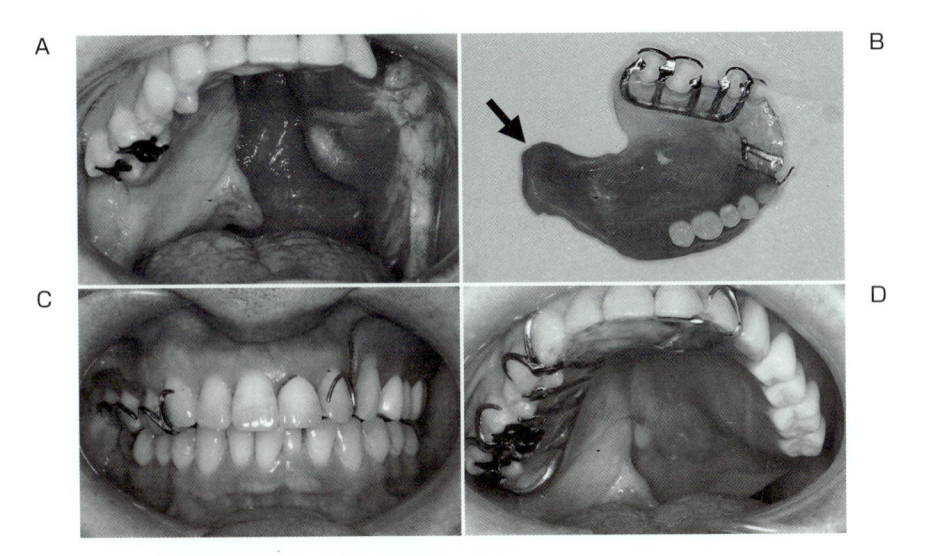

図1　上顎腫瘍症例に対する顎義歯の例
　A：腫瘍切除により，硬口蓋3分の2ならびに軟口蓋の左側半分が欠損している．
B：大阪大学歯学部附属病院にて作製した上顎顎義歯咬合面観．基本形は同院咀嚼補綴科で作製し，軟口蓋部後端の形態は同院顎口腔機能治療部において鼻咽腔内視鏡を用いて作製した．C：顎義歯装着時正面観．D：顎義歯装着時咬合面観．術前と同様に食事や会話が可能である．

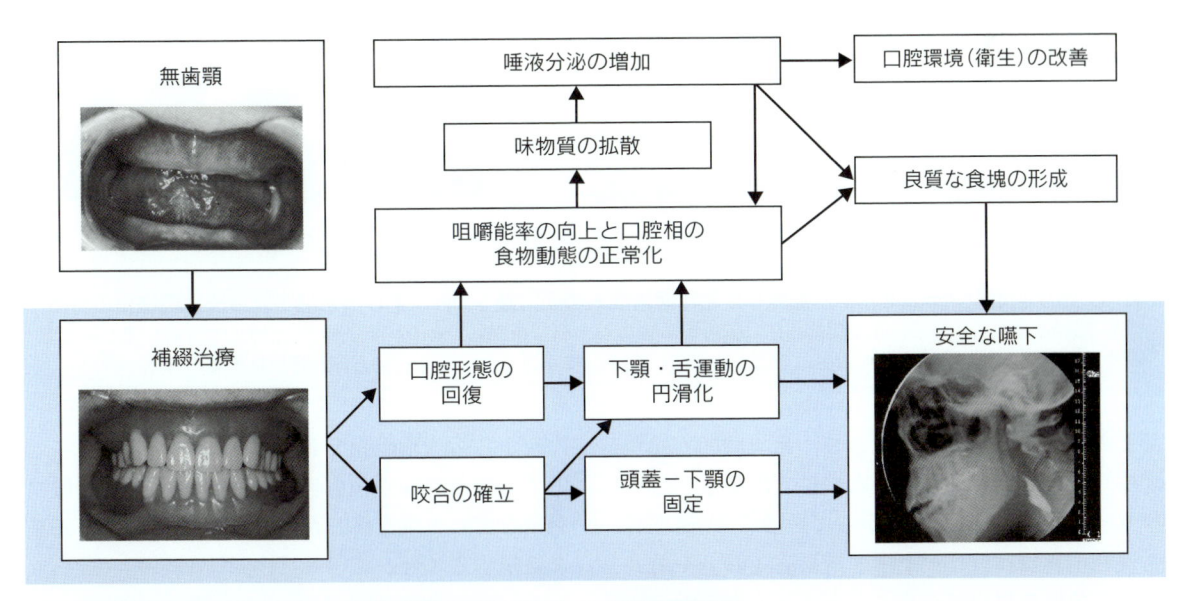

図2　義歯による咬合支持と口腔内形態の回復がもたらす機能的意味
　無歯顎者を例にとっている．摂食・嚥下リハにおいては，まず網掛けの部分を達成することが義歯装着の目的となる

終的に無歯顎となった患者では，咬合接触だけでなく，咬合時に歯列，歯槽部，口蓋，舌，口腔底などでつくられる固有口腔という閉鎖空間が喪失しているため，嚥下の準備期，口腔期，咽頭期における各器官の働きは非常に不効率なものとならざるを得ない．ここに，義歯による補綴治療の生理的意義が存在している（**図2**）．

(3) 舌運動評価の重要性

　舌は口蓋と接触することによって，咀嚼・嚥下・構音の各機能において重要な役割を担っている．とくに，嚥下準備期から口腔期においての口蓋各

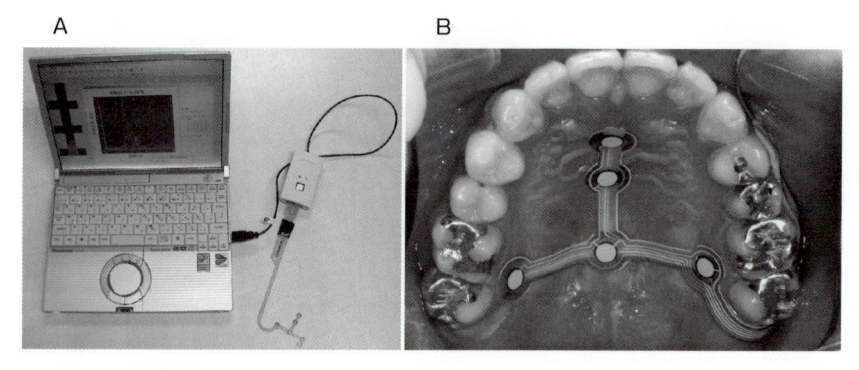

図3 舌圧測定システム
A：システムの全景．B：舌圧センサシートをシート状義歯安定材を用いて口蓋部に貼付したところ

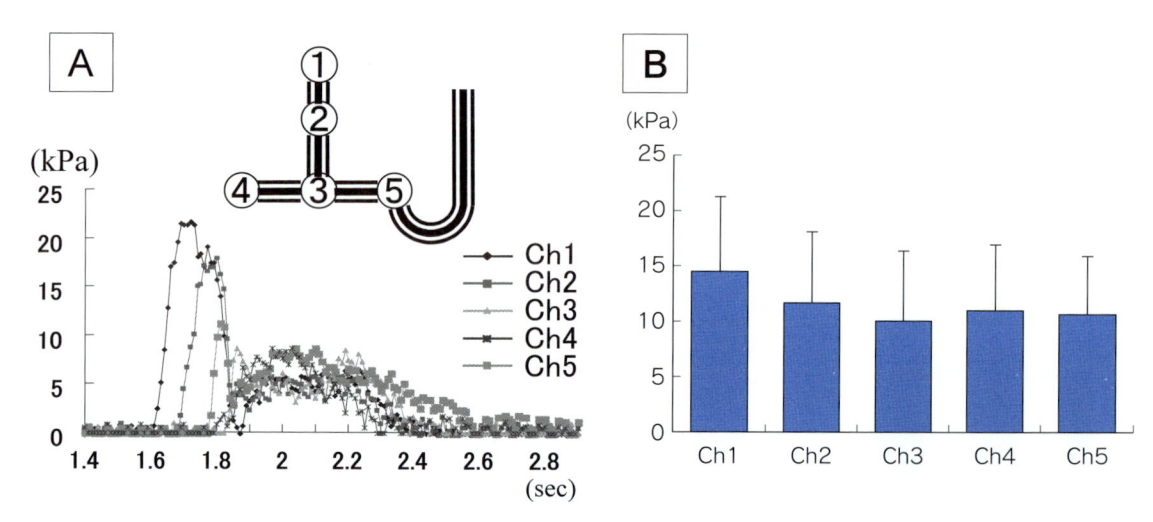

図4 舌圧測定システムを用いて記録した若年健常成人の硬口蓋5カ所における水嚥下時舌圧発現様相の特徴
A：記録された舌圧波形．正中部の舌圧は前方から後方へと順に発現し，全体がほぼ同時に消失している．B：各部位の舌圧最大値の比較．正中部の舌圧は前方から後方に向かって小さくなり，左右側方部の舌圧は均等となる

部との接触状況（舌圧の大きさ，発現時間，発現順序）は，食塊を送り込むために合理的な一定のパターンをもつことがわかっている[3~6]．嚥下時舌運動の評価は，ビデオ嚥下造影法（VF）や超音波診断装置を用いて行うことができるが，舌と口蓋との接触状況を評価することは困難であり，エレクトロパラトグラムも咀嚼・嚥下運動には不向きである．最近，開発された舌圧測定装置（図3）は，薄膜状の舌圧センサシート[6,7]を硬口蓋に貼付することによって，咀嚼・嚥下時に重要な硬口蓋5カ所における舌の接触圧を記録して自動解析する機能を備えている．本装置を用いることによって，健常者における嚥下時舌圧発現パターンとの比較から舌運動障害を評価し（図4），それに基づいて舌機能訓練や代償嚥下法，舌接触補助装置の適用などの方策を講じたうえで，さらにその効果を判定することができる．

(4) 義歯の診査と調整・修理・管理

義歯が口腔内で機能を発揮するためには，それがもともと適切に設計・製作され，口腔内で十分に調整され，その後も口腔組織の変化に応じた必要なメインテナンスがなされていることが必要である．摂食・嚥下リハの対象となる患者は，もともと義歯を所有していることが多いが，その義歯が即座に利用できる（機能する）状態にある確率

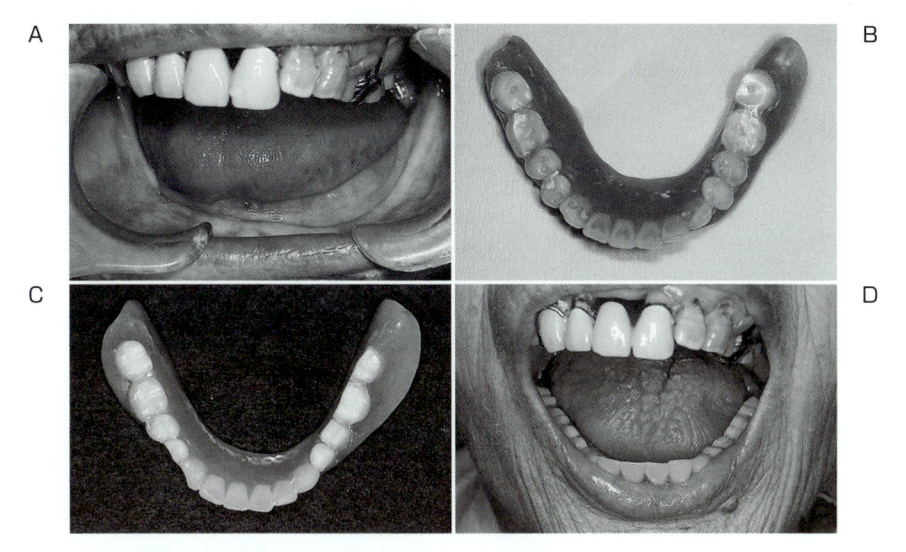

図5 高齢者の下顎義歯の調整例
　A：下顎は無歯顎で著しく顎堤が変形している．B：患者が所持している下顎総義歯は顎堤への適合が不良なだけでなく，義歯床の形態，咬合接触が不良のため，舌や口腔周囲筋の運動によって浮き上がり，かえって咀嚼や発話の障害になっていた．C：顎堤への適合を粘膜調整とリラインによって改善し，周囲筋群と調和のとれた義歯床形態を与え，咬合調整を行った義歯．D：調整後は大開口しても浮き上がらず，咀嚼・嚥下・発語（構音）機能を向上させている

は逆に低い．その原因として，嚥下障害の原因となる疾患による消耗や低栄養状態によって義歯を支える顎堤が変形し，義歯が「合わない」状態になること，長期間義歯をはずしていたため残存する歯が傾斜・移動し，義歯が「入らない」状態になること，などがあげられる．また，顎口腔器官の運動性の低下や感覚障害を伴う場合，義歯を「使いこなせない」状態になる．

　こうした状況において歯科医師が行うべきことは，まず現存する義歯の問題点を把握し，可能な調整・修理を最短時間で行って，リハにおいて使用できる状態にすることである（図5）．義歯が存在しない場合を除いて，新規作製は最後の手段であり，可及的に現存する義歯を活用することを心がけねばならない．いったん合わなくなった義歯を再度使用できるようにするための調整・修理には，粘膜調整，リライン，咬合調整，床形態調整，増歯などがあり，いずれも一般患者における臨床経験を十分積んだ歯科医師と歯科技工士の手に委ねられるべきものである．

　次に，摂食・嚥下リハにおいて義歯を使用する場合に重要なことは，義歯の着脱・保管・清掃に関するマネジメントである．一般的な更衣・整容に関する能力が自立している場合でも，正しい知識，注意力，スキルを身につけていない限り，適切な義歯の自己管理はむずかしい．歯科医師あるいは歯科衛生士は，義歯を「いつ装着するか」，「非装着時はどのように保管するか」，「どのように清掃するか」について，患者個々の能力をふまえて管理プログラムを作成し，その内容をリハスタッフが共有し，実行することによって，リハにおける安全な義歯の使用が可能となる．義歯が汚れた状態を放置しておくと，義歯表面にバイオフィルムが形成され，義歯自体が感染源となることが警告されている．一方，回復期リハにおいては，患者の日常生活動作としての歯と義歯の清掃を組み込み，適切な環境をつくって自立を促すことも大切である．

(5) リハビリテーションに特化した補綴装置

　義歯以外にも嚥下機能や構音機能を補助する補綴装置がリハの現場で使用され，効果をあげている．これらの装置は，いずれも早期から適用するほど効果も高い．「訓練が行き詰まったので考

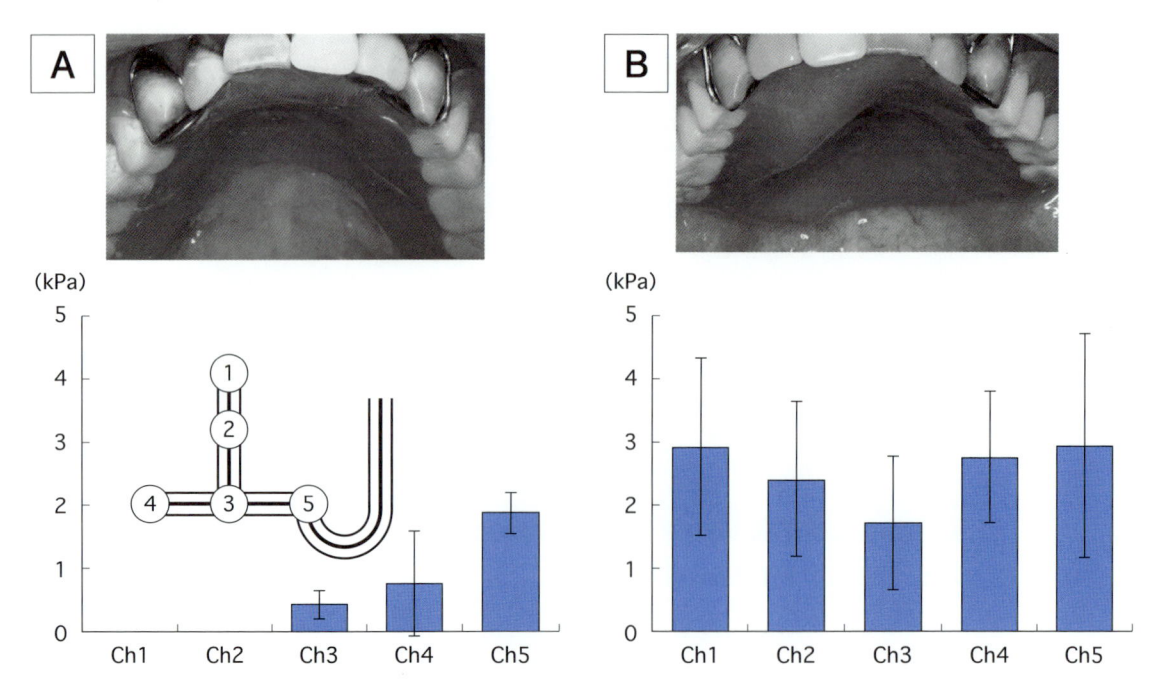

図6 患者の所持している上顎部分床義歯を舌接触補助床（PAP）に改造し，口腔相の改善をはかった中咽頭癌術後症例での舌圧

A：部分床義歯装着時の空嚥下時舌圧．舌の運動障害のため，ほとんど舌と口蓋との接触がみられない．B：PAP装着時の空嚥下舌圧．健常者と比較すると弱いものの，同じパターン（図4参照）の舌圧が口蓋全体で発現している

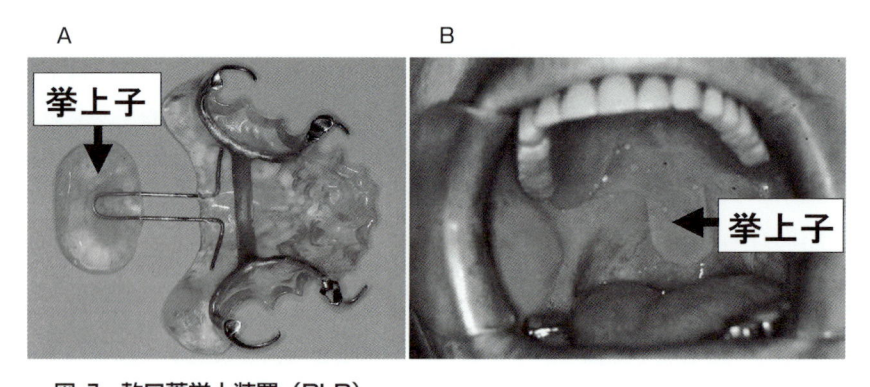

図7 軟口蓋挙上装置（PLP）

A：有歯顎者用に製作したもの．B：無歯顎者の上顎全部床義歯を複製し，挙上子を付与したもの．軟口蓋を挙上することによって義歯に加わる離脱力に抵抗するだけの維持がなければならない

てみよう」ではなく，症状に応じて積極的な導入をはかるべきである．しかし，一般の歯科医院では製作経験が不足しており，経験のある歯科医師を探し，特定の専門的歯科医療機関に依頼せざるを得ないのが現状の問題点である．

舌接触補助床（palatal augmentation prosthesis：PAP，図6）：舌の運動障害や実質欠損がある場合，咀嚼・嚥下・構音時に舌と口蓋との十分な接触が得られず機能障害を生じる．PAPは，これを代償するために，厚みのあるプレート（あるいは義歯）を口蓋部に装着して舌の接触状況の改善をはかることを目的とした補綴装置である[8]．製作にあたっては，まず嚥下時のパラトグラフィや舌圧測定を行い，接触不良部位を確認する．次に，口蓋プレートや義歯床口蓋部の舌の接触が不足している部位に軟性材料を添加しなが

ら，改善が認められた時点でそれを樹脂（レジン）に置き換える．PAP は嚥下と同時に構音の改善もはかることができるため，言語聴覚士が製作過程から関わることはきわめて望ましい．PAP を装着した後に舌の可動性に改善が認められれば，ボリュームを減じるように形態を調整する．

軟口蓋挙上装置（palatal lift prosthesis：PLP, 図7）：軟口蓋の運動障害による鼻咽腔閉鎖不全に対して，軟口蓋を常に挙上させることによって残存能力を賦活化し，症状の改善をはかることを目的とした装置である[9]．嚥下障害の改善よりも発話障害の改善を目的に使われることが多い．嚥下時の鼻腔への逆流に対する効果も認められるが，嚥下のさいにかえって挙上子が邪魔になる場合は，食事のさいははずしておく．脳血管障害症例においては，PLP を早期に装着しブローイングなどの訓練を行うことにより，鼻咽腔閉鎖機能が改善し PLP の撤去に至る場合もある．製作にさいしては，挙上子の部分の角度を決定するうえで鼻咽腔内視鏡による観察が有効である．PAP と同じく，製作段階から言語聴覚士と歯科医師が連携することによって，適切な装置の形態と訓練を含む効率的なプログラムを組むことができる[10]．

3）口腔器官の運動性の改善

(1) 対応の原則

　口腔準備期，口腔期の間接訓練の目的は，ひとつは誤嚥リスクが高く直接訓練に至れないケースに対して，口腔～咽喉頭の感覚・運動を活性化し直接訓練に向けての準備を行うことにある．もうひとつは直接訓練は可能だが，実際の摂食場面では実現しにくい運動の要素を，より強調して練習する場合である．口腔運動の練習を行ううえで以下のような原則が考えられる．

1）障害の性質

　中枢神経障害による口腔領域の問題として，反射の異常，筋緊張の異常，運動パターンの異常，運動の巧緻性低下があげられる．これらの異常性の結果，食物の取り込み，咀嚼，食塊形成，咽頭への移送といった一連の運動が障害される．口腔準備期・口腔期のどのような要素にどのような性質の困難さが生じるかは対象者によって多様である．介入にあたっては対象者ごとの適切な評価と障害の性質に応じた練習を行う．

2）口腔運動の練習のための準備

　中枢神経障害では全身の姿勢運動パターンの影響を受け，頭部，頸部，下顎の位置関係が偏位し口腔運動へ悪影響を及ぼす場合が多い．このため全身の姿勢運動パターン，とくに体幹上部，頸部，下顎の緊張（tone），位置関係（alignment）に配慮し，口腔運動の練習のための準備を行う[12]．具体的には徒手的な操作（ハンドリング）により全身の緊張や位置関係を整えること，ベッド上，車いす上でのポジショニングによりハンドリングによる効果を日常生活のなかでも継続できること，オーラルコントロール（後述）により口腔運動のための準備状態をつくることを行う[3,4]．

3）咀嚼嚥下に必要な運動要素の練習と感覚入力の重要性

　摂食時の口腔運動は口腔内の感覚に依存している．口腔内で食物の処理は，食物の形態，質感，温度，味覚，などの随時変化する情報をもとに企画，遂行される．一方，鏡を見ながら口腔器官を動かすような意図的な運動は摂食時の口腔運動とは質的に異なっている．練習では，実際の摂食嚥下運動に類似する口腔運動が，口腔内の感覚に誘導されながら実現できることを心がける．

(2) オーラルコントロール

　口腔運動機能の練習のために，頭頸部・下顎の緊張を調整し，位置関係を整え，口腔器官の運動を誘導する手技が提唱されている．これはオーラルコントロール（oral control）[5]，jaw grip[6] などと呼ばれている．

　オーラルコントロールは口腔が機能的に活動するための準備状態をつくるための手技であり，間接訓練のなかでも，また直接訓練のなかでも使用する．

1）具体的な手技

　①側方からのコントロール（図1）：セラピストは対象者の側方に位置し上腕を対象者の肩にまわしながら，下顎を手指で保持する．中指の指腹は

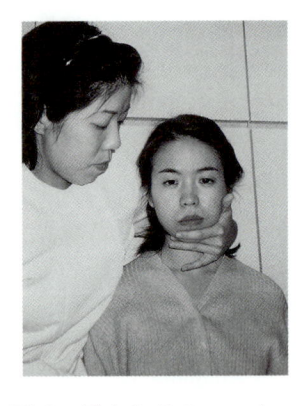

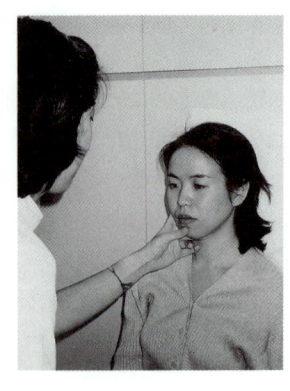

図1 側方からのコントロール[7]

図2 前方からのコントロール[7]

舌骨よりもやや前方，下顎底へ水平に置く．示指は頤に置く．母指は顎関節のあたりに軽く触れる程度に置く．

②**前方からのコントロール**（図2）：セラピストが対象者と対面して下顎周辺をコントロールしている場面である．側方からのコントロールと同様，中指は下顎底に置く．母指は頤におき，示指は下顎枝から顎関節のあたりに軽く触れておく．

2）オーラルコントロールの目的

オーラルコントロールは以下の目的で行う．

①**姿勢コントロールへの寄与**：体幹・頸部・頭部・下顎の位置関係を整える．操作により摂食嚥下に関係する姿勢の調整を行うことで，口腔器官の運動を実現させやすくする．

②**下顎の安定性への寄与**：重症例では下顎の開閉に関与する筋群の緊張異常から下顎が下制しやすくなる．指により下顎底を支持することで，下顎の位置関係を修正し，口唇，舌が運動しやすい基盤を提供する．

③**口腔器官の運動の誘導**：口腔器官の運動を誘導するように操作を加える．下口唇が低緊張で半開きになるような場合，オーラルコントロールにより下口唇を支え，閉位方向へ誘導する．また下顎底からセラピストの中指で上方へ圧迫することで舌の運動を誘導する．下顎底からの刺激で嚥下を誘発することも可能である．

④**モニターとしての働き**：中指により舌の動きや嚥下時の舌骨の動きなどを触診できる．口腔器官の緊張の程度，運動のモニターとして機能する．

(3) 口腔準備期・口腔期の運動の練習

重症度ごとに典型的な症状に対しての対応を例示する．

1）重度

身体機能，嚥下機能ともに最重度の症例では，ベッド上に臥床したままで開口位が持続することが多い．口腔器官の能動的な運動は少なく，感覚の低下もしくは過敏性がみられる．異常反射である咬反射，口尖らし反射などが亢進している場合もある．緊張の強い対象者では，後頸部，舌骨上筋の過緊張のために下顎は下制し，舌も固く丸い形状で後方へ引き込まれる．開口に伴い口呼吸優位の状態となり口腔内が乾燥する．

【対応】

この段階の対象者は唾液嚥下も十分に行えず，直接訓練の適応がない場合が多い．当面の目標としては，口腔衛生管理の徹底，閉口位を確保することで口腔内を湿潤に保つこと，唾液嚥下の改善があげられる．

①**姿勢の準備**：運動療法により体幹・頸部の緊張を低減させ下顎の閉位方向への運動の準備を行う．ベッド上では側臥位で上側の上肢を前方へ誘導しながら骨盤，脊椎，肩甲帯の間に運動を誘導し体幹〜頸部の緊張を低減させる．

頭部の回旋や前後屈の運動を誘導する．後頸部，舌骨上筋が伸長され過緊張が緩和されることで，下顎閉位がしやすくなる（図3）．

②**リクライニング車いす上での座位**：頸部の運動を誘導することで頸部周辺の緊張の低減をはかる（図4）．

③**車いす上でのポジショニング**：ヘッドレストの位置調整やワイヤー入りのロール[8]で頸部—下顎の位置関係を整える．支持面を広くし安定させることが頸部の緊張の低減と頸部・下顎の位置関係の補正に寄与する（図5）．

④**口腔周囲，口腔内へ感覚刺激の導入**：重症例では口腔感覚が過敏で口腔周囲への触刺激を嫌がる場合がある．緊張性の咬反射はこのような過敏性や口腔の緊張の異常と結びついていることが多い．また逆に感覚低下により口腔の運動が発現しない場合もみられる．過敏性また感覚低下に対し

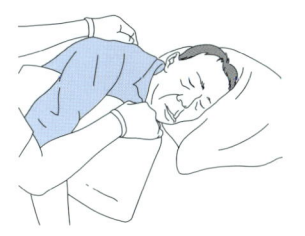

図3 姿勢の準備
側臥位姿勢は頭部の後方への押しつけを防ぐ
舌骨上筋群の緊張の調整，下顎の閉位を促す

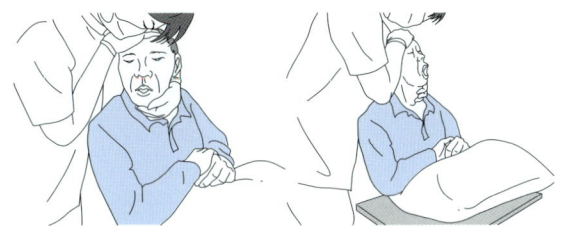

図4 オーラルコントロール
体幹の伸展と頸部の回旋・前後屈を誘導しながら舌骨上筋群の緊張を調整する

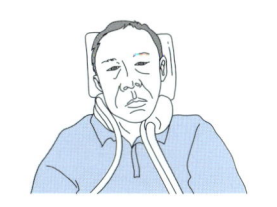

図5 リクライニング車いすでの座位
フレキシブルなワイヤーを芯にしたロールにより下顎の位置を修正している

て，口腔周辺，口腔内に段階的に刺激を導入していくことで感覚の受け入れを図っていく．

歯茎，舌に対して指を用いて刺激する．歯茎にそって指で圧を加えながらこする．また舌背を指もしくは舌圧子で圧を加えながら押す．過敏性の強い場合は対象者が刺激を受け入れられるように刺激の強さ，量を段階づける．これらの刺激の後はオーラルコントロールを用いて下顎を閉位し，唾液の送り込み—嚥下が生じるのを待つ．送り込み—嚥下を誘導するように中指にて下顎底から刺激する．口唇，舌が過緊張の場合は緊張を低減する操作（後述）を行う．

2）中等度

口腔期の自発的な運動がある程度可能になり口腔から咽頭への送り込みが実現できるレベルである．咽頭期の状態によっては直接訓練が開始できる．口腔の運動は全体的で，限られたパターンに支配されている．

スプーンから食物を取り込むための上唇の分離的な運動は不十分である．下顎と舌は同期しながらリズミカルに上下に動き，乳児の離乳中期の口腔運動に類似した運動パターンを示すことが多い．舌内部の選択的な運動は実現できないため，舌背を窪ませ食塊を保持することや，嚥下時の口腔の前方閉鎖が不十分である．

【対応】

①姿勢の準備：頭部の運動域に制限がみられ，非対称的な姿勢に固定されやすい．とくに緊張の強い症例では構音や食物の口腔内での処理など意図的な運動を開始すると頸部の緊張が高まり，頭部の後屈と結びつきながら下顎が下制する場合が多い．

骨盤，体幹を良肢位に保つよう準備をしたうえでオーラルコントロールをしながら体幹に対して頭部の運動を誘導する．筋の緊張が亢進している部分に対してゆっくり運動を誘導しながら可動域を広げ緊張が減弱するように操作を加える．

②下顎の開閉と口唇による取り込み：重症例ではスプーンで食物を口腔内に入れる場合，下顎の開閉が不十分であったり，口唇の能動的な閉鎖が不十分な場合がみられる．

ベッド上で頭部を後方に押しつけ頸部・下顎周囲の緊張が強い場合には，下顎の開閉の運動が生じにくい．安定した座位姿勢のなかで，体幹の前方に支持面をつくり，体幹・頭部をスプーンに向けて誘導することで開口運動が誘導しやすくなる場合がある（図6）．また口唇の閉鎖も頭部の前屈を軽く誘導することで促進されやすい．下顎・口唇の動きが不十分な場合には徒手的に運動を誘導する．

③過緊張の口唇・舌に対しての準備：口唇や舌が過緊張のために運動が生じにくい場合，徒手的に操作し緊張の低減を図る．セラピストは手指で口唇をはさみ，ゆっくりと伸長する（図7）．緊張の強い筋を強くストレッチしてしまうと伸張反射を誘発してしまうため，操作は筋の抵抗状態をみながら慎重に行う．同様に舌を前方へ伸長し緊張を減少させる（図8）．操作にあたっては痛みを生じないような慎重な扱いが必要である．濡れたガーゼで舌を挟み込むようにして保持し，ゆっく

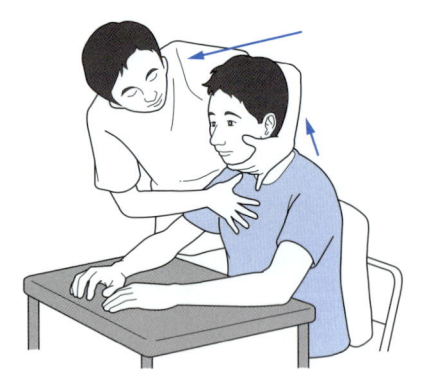

図6 開口の促進
体幹の前方への移動と頸部の伸張と頭部の前屈は自動的な開口反応を誘導しやすい．身体の動きに合わせてオーラルコントロールの示指で軽く開口を誘導する

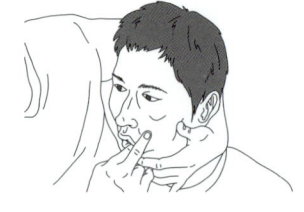

図7 口唇の緊張の低減

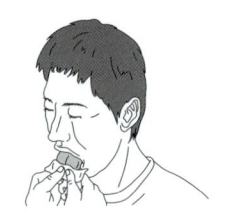

図8 舌の緊張の低減

りと口腔外へ引き出す．その後舌をゆっくり側方へ動かす．前方・側方ともに十分に可動域を確保できるようにする．

④**舌：前方での安定と舌背，奥舌の挙上**：口腔期では下顎が閉位し，舌尖を歯茎に押しつけ，その後に舌背の波状運動が生じることで食塊を咽頭へ送り込んでいる．また嚥下反射時の喉頭挙上は舌前方が歯茎に押しあてられたうえで舌骨上筋群が収縮することで可能となる．

下顎の閉位，舌の前上方向への押しつけ，舌背の上方への運動は口腔期～咽頭期にとって重要な運動要素である．低緊張のためこれらの運動が不十分な場合は，以下のような練習を行う．

下顎閉位の促進に対しては，オーラルコントロールにより頭部，下顎の位置関係を整え下顎の安定性を保証する．そのうえで舌圧子，ガーゼなど薄いものを臼歯でかみ保持させる．セラピストは軽く引き抜くようにし対象者にはそれに抵抗するように指示する．

舌の前方での安定性を高めるために，舌の前方への運動を抵抗を加えながら行う．たとえばセラピストの指，舌圧子などを舌で押し出すようにする（**図9**）．このとき下顎が開きすぎないように狭い隙間から舌を出すようにすることが肝要である．もし理解力のよい対象者ならば下顎を閉位した上で舌尖を歯茎部におしつけ等尺性の収縮を促しても良い．

舌背（奥舌）の挙上が不十分な症例には舌の挙上運動を誘導する．セラピストの指，もしくは舌圧子を使用して舌の中央，もしくは後方を下方向に圧迫する．このときオーラルコントロールの中指と舌圧子の間に舌を挟み込むようにして抵抗を加える．これに対して挙上方向へ舌を持ち上げるように促す（**図10**）．

3）軽度

口腔内の処理としては押しつぶしや咀嚼が可能であるが，舌，頬，口唇の分離性の高い運動は困難である．このため一側の口角から食物がこぼれる，咀嚼の左右差，嚥下後に舌上や頬と歯茎の間に食物残渣がみられる，などの問題が生じる．

【対応】

①**咀嚼の促進**：下顎・舌・口唇のリズミカルな運動パターンを促進するためには，誤嚥のない安全な状態で実際の咀嚼を経験させていく．歯ごたえのある食材をガーゼに包み臼歯のうえに置き，咀嚼を促すようにする．使用する食材はある程度の固さをもち，すぐには口腔中で粉砕され溶解しない性状のものが良い．具体的にはグミや肉などが適している．

また，咀嚼運動の一部を取り出して練習する場合もある．具体的には頬の緊張が低く，咀嚼後に頬と歯茎の間に食物残渣がみられる場合や，舌の一側への運動が不十分なために，その側での咀嚼が困難な場合などである．

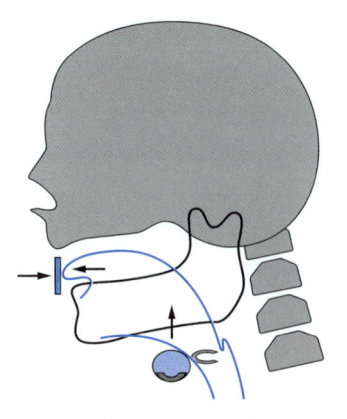

図 9　舌の前方運動の促進
　オーラルコントロールの中指により下顎底に安定性を与える．舌圧子を舌尖に対して抵抗を加える．舌圧子に対して舌を前方へ突出させる

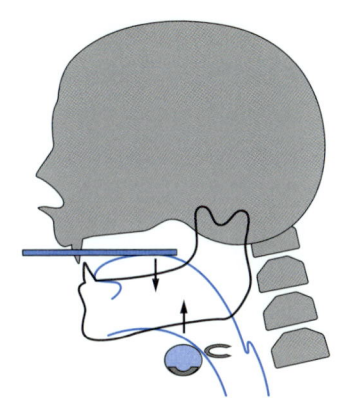

図 10　舌の上方運動の促進
　オーラルコントロールの中指により下顎底に安定性を与える．舌圧子により舌背に対しての抵抗を加える．舌圧子に対して舌を挙上させる

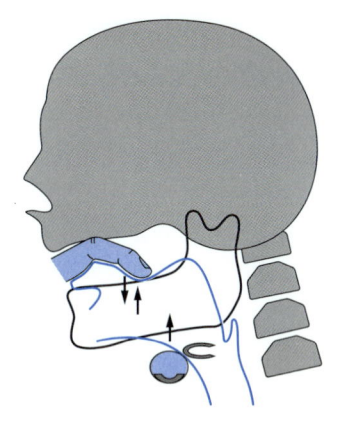

図 11　舌のくぼみの形成
　オーラルコントロールの中指により下顎底に安定性を与える．セラピストの指で舌の中央を押す．対象者は指の動きに対して抵抗せず従い，つぎにその指を押し戻す

　セラピストの指を頰の内側に入れ外側方向へ広げるようにする．それを対象者に押し戻させ，臼歯の上にのせてもらうようにする．またセラピストの指を舌の側縁と下顎の歯茎との間に置き，舌でその指を臼歯の上に押し上げるようにしてもらう．指の他にも大きめの綿棒などを上と同じ手順で動かし臼歯上に運ぶようにしてもらう．

　頰，口唇部での残滓や口角からの食物のこぼれに対応するために，より微細な運動の練習を行う．細い綿棒やガーゼ球を頰・口唇の内側に入れ，頰や口唇，舌の運動で反対側の臼歯や口腔外へ移動させる．

　②舌の中央のくぼみと舌縁の形成：舌で食塊を後方へ移送するとき，舌は中央にくぼみができ舌縁が口蓋に密着する．このような形状をとることで食塊は舌の中央に集められ，順次咽頭へ送り込まれる．もしこのような動きが不十分ならば食塊は舌背全体に広がってしまう．また粘性の低いものはたやすく口腔底へこぼれてしまう．

　舌の緊張が高い場合は前項のような舌の緊張を低減するアプローチを行い，そのうえで舌中央がくぼむような状態をつくる．

　舌圧子で舌の中央を下方へ向けて押すようにする．対象者には力を抜くように指示し，舌圧子の

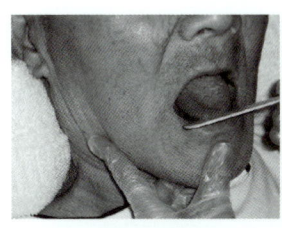

図 12　舌縁の形成
　舌圧子の縁を舌で押し出すことで，舌縁が形成される

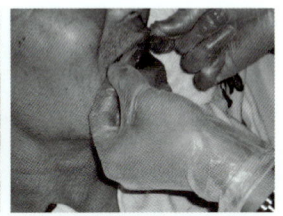

図 13　舌尖の挙上
　舌尖でガーゼを歯茎に押しつけることで舌尖の挙上を促進する

動きに対して応じてもらう．次に舌圧子を上方へ押し上げてもらう．

　またセラピストの指を舌背に置き舌の中央部を押すようにする．対象者にはその動きに合わせるように指示し舌の中央をくぼませ，次にその指を口蓋に向け押し上げるようにする（**図11**）．また舌中央に入れた指を吸ってもらうと，舌縁が口蓋に押し付けられ舌中央がくぼむ動きを誘導できる．

　舌尖，舌縁の活動が不十分な場合は，舌尖・舌縁が活性化するような課題を設定する．たとえば舌圧子を水平にし，舌圧子の縁を舌で押してもらう．接触する部分が細いものを押し出そうとすると，舌はより平らになり舌縁は収縮し対象物に適

応しようとする（図12）．

舌尖を口蓋に押し付けるような課題を設定する．糸を門歯の裏に張り，舌尖を反転させ押し出してもらう．舌尖の挙上と門歯への押しつけが誘導できる．他にもガーゼを細長く切ったものを歯茎のあたりに置き，これに対して舌を押し上げ歯茎と舌尖の間でガーゼを挟んでもらう．対象者にはガーゼをとどめておくように指示し，セラピストはそのガーゼを軽く左右に動かし抵抗を与える（図13）．ガーゼの運動によりはっきりした感覚が舌尖に与えられ，それに対して抵抗しようとすることで舌尖の収縮はより高まる．

③構音の利用：舌の中央のくぼみや舌縁の口蓋との接触運動はある種の構音運動とも共通する．このため構音を利用することで目的の運動を促進することが可能である．

たとえば歯茎破裂音/t//d/では，舌縁を口蓋に密着させたうえで空気をもらさずに口腔内圧を高めることが要求される．これらの音を用いながら舌縁の分離的な活動を促していく．さらに促音を挟んだ語/itta//atta/などを用い，無音区間をより長く引き伸ばすことを要求する．これにより目的の舌の構えをより長い時間，強く持続させることができる．

奥舌を随意的に挙上することは健常者にとってもわかりにくいことが多いが，構音運動を利用することで無意識的に奥舌の挙上を促すことができる．舌圧子もしくはセラピストの指を対象者の奥舌に置き下方に向けて軽く抵抗を加える．対象者はこれに逆らうようにしながら/k/,/g/の構音を行う．

4 咽頭期における間接訓練

1）咽頭期の役割と咽頭期障害の訓練目標

嚥下の働きについて，本書第1章で著されているように先行期までを含めた「摂食・嚥下」という扱い方をするようになる以前には，まさに「嚥下」といえばおそらくこの「咽頭期」＝嚥下という扱われ方がなされていた．つまり，嚥下の働きのなかのクライマックスがこの咽頭期である．なぜクライマックスかといえば，第1章に著された先行期から始まるすべての時期の大切な働きを受けて，咽頭へ運ばれた飲食物を誤嚥させることなく食道へ送り込むその瞬間を頂点とする，神経や筋の連携した働きが創り出す見事な連携プレーの結集で遂行される働きであるからである．障害や問題の改善を目指す訓練を行うさいにも，この咽頭期の訓練は最も注意を要し，最も緊張するところであろう．しかし，その仕組みと機能の背景，訓練の目標をよく理解したうえで手技を身につけ，さらに臨床家同士の連携をしっかりともって臨めば，恐れることなく進めてゆけるはずである．

さて，このクライマックスを担う咽頭期の重要な役割は次の3点にある．

> 1．嚥下反射のトリガーとなる知覚の閾値を低下させる＝嚥下反射を誘発する知覚入力を確実にする
> 2．嚥下運動が効果的に行われるようにする
> 3．喉頭の防御機構を助け嚥下の安全性を強化すること＝咳反射が起こらないときの随意的な咳反射の強化

(1) 嚥下反射のトリガーとなる知覚の閾値を低下させる＝嚥下反射を誘発する知覚入力を確実にする（次項「2）thermal-tactile stimulation」参照）．

(2) 嚥下運動が効果的に行われるようにする

咽頭期の嚥下運動が効果的に行われるために必要なポイントは，次の3点に整理できる．

①食塊を食道へ送り込むための規則正しい蠕動様運動と咽頭内圧の上昇を得る

多くの咽頭期障害例においてこの問題を経験する．しかし，嚥下機構の中枢である延髄網様体が障害され，嚥下パターン・出力や蠕動様運動のプログラムに異常をきたし，それらが円滑に行われない場合や，咽頭収縮筋の麻痺などにより咽頭内圧の上昇が不十分な場合の効果的な訓練法は，今のところ開発されていない．経験的には，各種嚥下法などの代償的アプローチ（直接訓練の項参照）

を行いながら摂食を進めるうちに改善をみたり，喉頭挙上を強化するメンデルソン法を行うなかで副次的に効果を得ている印象がある場合がある．また，咽頭壁の収縮ばかりでなく，上方へ圧が逃げないようにするためには，軟口蓋の筋力も重要であり，その運動改善のために行うプッシング法で効果をみる場合もある[1]．

②安静時には閉じている食道入口部が食塊の通過時に開くこと

食塊の咽頭通過に不可欠な食道入口部の開大は，喉頭が上前方へ挙上し，続いて食道入口部を囲む輪状咽頭筋が弛緩し，さらにそこを食塊が通過してゆくことで達成される．食道入口部の開大と食塊の通過は，輪状咽頭筋の弛緩によってのみ実現されると誤解しないよう注意したい（「第1章 3咽頭期・食道期」参照）．

したがって，食道入口部の開大不全と見える場合には，「喉頭の上前方への挙上」と「輪状咽頭筋の弛緩」それぞれがどのような状況かを評価し，訓練内容を選択する．

喉頭の挙上運動は，外側からの視診では一見動いているように見えても舌骨の挙上と併せてみると不十分（安静時の位置で触診できる舌骨が，挙上に伴って「ゴックン」の最大挙上位で触れなくなり，下降に伴い触れるようになる，という一連の動きがない，あるいは不十分）である場合や，挙上に力強さやスピードがない場合は，その強化訓練が必要となる．間接訓練としては，メンデルソン法（「(4) Mendelsohn（メンデルソン）法」参照）が有効であり，さらに，supraglottic swallow の嚥下後に咳をすることや super supraglottic swallow で喉頭挙上を早める運動をすることも有効であるといわれている[2]．これは，食物を用いた訓練でも併用することができる．

③食塊の通過時に喉頭の挙上・閉鎖が起こり，気道を閉鎖すること

正常な嚥下では，咽頭の蠕動様運動により食塊が喉頭の後方を咽頭から食道に向かって通過するとき，喉頭は挙上し閉鎖する．食塊の通過と気道を閉じる作用としての喉頭挙上・閉鎖のタイミングがずれたときや，タイミングは合っていても喉頭の挙上・閉鎖が弱いときに，食塊は喉頭から気管へと流れ込み誤嚥を起こす．

気道の閉鎖は，声門の閉鎖，声門上部の閉鎖（披裂部，仮声帯の括約作用），喉頭蓋の後屈によって実現される．一見喉頭は十分に挙上し，喉頭蓋が反転しているようであっても，これらのいずれかが弱い状態があると誤嚥は起こりえる．

以上を理解すると，声門閉鎖不全が短絡的に誤嚥の原因になるとは言い切れないことに気づかれるであろう．声門閉鎖の程度は，気息性嗄声など発声の所見から評価できるが，そのような症例がみな誤嚥を起こしているとは限らないが，その危険性があることに留意する．推測して処する必要はあるが，一側性の声帯麻痺では誤嚥の起こらない症例が多いことも知られており，発声時の声門閉鎖と嚥下時の声門閉鎖では働く神経機構が異なることも示唆されている．

訓練としては，食塊の通過と喉頭挙上・閉鎖のタイミングのずれに対しては，上記①，②で述べた訓練等を役立て，合わせて経口摂取が可能な場合は直接訓練で，食物の形態を嚥下機能に合わせて選ぶことが安全な訓練を進めるうえで大変重要である．また，先行期，準備期，口腔期それぞれの行為がより慎重に行われることも，安全な嚥下のために役割が大きい．先行期からの嚥下への意識の集中（think swallow）により，むせや誤嚥の問題を軽減できることもその良い例である．本項の冒頭にも述べたように，一連の連続した連携プレーである嚥下運動を総合的にとらえて対応したい．

(3) 喉頭の防御機構を助け嚥下運動の安全性を強化すること＝咳反射が起こらないときの随意的咳反射の強化

飲食物や唾液が声門を越えて気道に流入（誤嚥）すると反射的な咳（むせ）が起こり，気道内の誤嚥物を喀出するが，喉頭周辺の知覚低下などがあり，この機構が働かないと silent aspiration（むせのない誤嚥）が起こる．VFで確認して，ある程度の量が入れば咳反射が起こる場合でも，少量では起こらない場合があり，臨床的にはかなり高頻度に起こっていることが予測される．

反射的な咳が起こらない場合でも，日常的なあ

るいは，嚥下後の湿性嗄声がみられる場合などは随意的な咳で気道内の誤嚥物を喀出することが必要である．タイミングをとりにくい場合は，胸郭から腹部の運動を介助して吸気保持の後，一気にのどつめをして「ゴホンッ」と咳をする練習などを行う．この手技は，骨粗鬆症や呼吸器疾患のないことを確認してから行う．長期臥床などにより体幹や呼吸筋力に低下がある場合は無理をせず，理学療法等でそれらの筋力増強を図ることも大切である．適当な筋力があり，咳を意識することが可能であれば，「えー」という発声で湿性嗄声がなくクリアされることを目標として確認しながら行うと良い．呼吸理学療法や発声訓練も役立つので，適応がある場合は併用する．

2）thermal tactile stimulation

最初にこの手技が紹介されて以来，その用具と刺激の与え方についての標準的な方法は記されてはいない．それに加えて，施設により用具の入手・準備の問題もあり，臨床では様々な方法が用いられている．

Logemann[1]の方法：嚥下の前に氷水につけて冷却した間接喉頭鏡（直径約 10 mm）を前口蓋弓（口蓋舌弓）に数回あてる．ここでは具体的な手技については明記されていないが，後の論文[18]では間接喉頭鏡を左右の前口蓋弓に各 5 回ほど下から上へとあてる（1 回の動作 stroke あたり 0.75〜1.00 秒間）と述べている．

(1) 嚥下反射のトリガーとなる知覚の閾値を低下させること

①このために thermal tactile stimulation を行う

thermal tactile stimulation（直訳すれば寒冷温熱触圧刺激）は，嚥下反射を促通させる手技である．刺激は冷刺激を用い，これを口腔〜咽頭の一部あるいは数カ所に対して繰り返し行うことで，その直後の嚥下で効果がみられる，というものである[1,2]．刺激に対して反応が必ずしも得られるとはかぎらないので，一部では thermal tactile application とも呼ばれている[3,4]．本邦では，のどのアイスマッサージと呼ばれている．狭義にこの手技を示す名称としては thermal-tactile stimulation（略称 TTS）とすべきであろう．

②作用・副作用

TTS のねらいは，嚥下反射の促通 facilitation である．すなわち，冷却刺激により嚥下神経回路の興奮の閾値が低下し，その直後の嚥下での食塊の感覚入力によって起こるインパルスに対して，興奮・伝達しやすい状態を作り出すものである．とくに，咽頭期嚥下の一連の運動が遅延なく行われることで食塊の咽頭通過時間の短縮がなされ，食塊の残留や誤嚥も少なくなる[2]．

TTS のよい作用には，飲食前に口腔内を観察，必要に応じて口腔内清拭をすることで口腔〜咽頭の食塊知覚の感受性を高める役目を同時に果たすこと，また刺激によって摂食・嚥下への注意を喚起することもあり，いずれも誤嚥あるいはそれによって起こりうる肺炎の予防になる[5]．副作用としては，刺激による不快感，催吐反射の誘発，胃内容物の逆流・誤嚥がある．これは，刺激の部位や強さ（圧）を段階的に進めることにより，回避できよう．

③適用

TTS の対象となるのは嚥下反射誘発の観点からは咽頭期の一連の嚥下運動に遅延を認めるケースであるが，摂食行動の誘発と考えれば摂食・嚥下時の注意低下のケースにも適用できよう．刺激に対して過敏な反応を呈する場合にはその刺激範囲を段階的に進めることで対応できるが，下顎の開大・保持がむずかしい場合や TTS が口腔の異常反応を引き出す場合は，不適応となる．なお，わずかな水分の誤嚥が危険でなければ，「氷なめ」（小さな氷片を口に含ませて，それを舌で前後左右に動かせる）が代用手段となる[5]．

④作用メカニズム（図 1）

口腔の温度は，約 36℃ に保たれ，温熱感覚の適応範囲は 29〜37℃，その範囲以外で「冷たい」あるいは「熱い」と感受される[6]．

嚥下誘発に冷却刺激を用いるのは，以下の理由による：1) 温度差（口腔内温度から刺激への変化量）を大きくしても火傷をきたす可能性が低い，2) 口腔内での感覚が一律である[7]，3) 嚥下の抑制に働くことはあまりない．

口腔の後部から咽頭にかけての冷却（同時に触

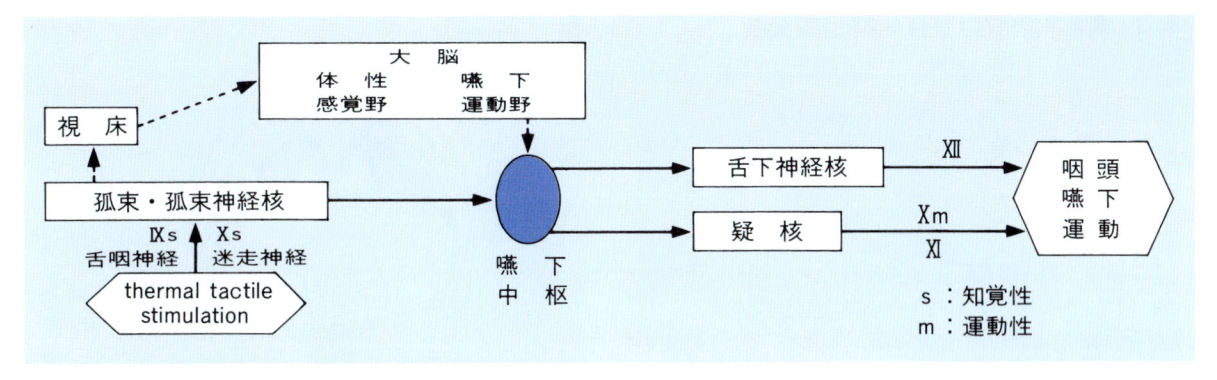

図1 冷却触圧刺激 TTS の作用メカニズム

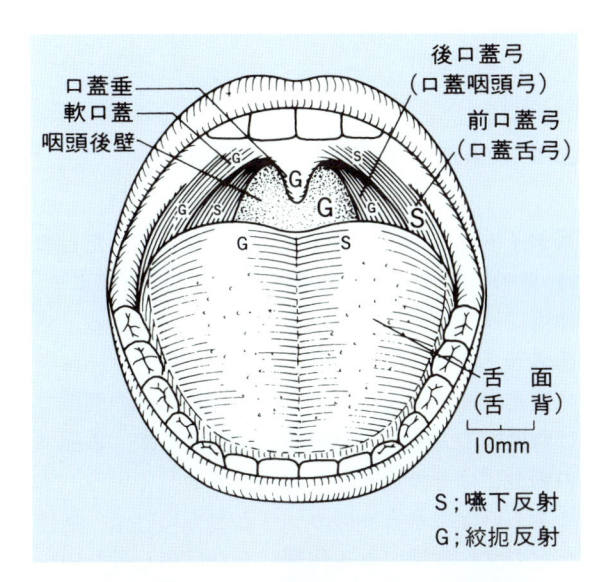

図2 嚥下反射（S）・絞扼反射（G）の誘発部位
SとGの大きい部位が反射を得やすい．文字の大小が，反射誘発の確率を示す

圧）刺激は，第Ⅸ（舌咽）・Ⅹ（迷走）脳神経の感覚枝を通じて孤束，さらに孤束神経核に入る（前口蓋弓への刺激は舌咽神経を経由）．この感覚情報は，上行して視床・大脳体性感覚野へ投射され，「冷たい」と意識される．これは，さらに大脳（嚥下）運動野へ連絡，皮質延髄路を通じ嚥下中枢あるいは咽頭嚥下の運動神経核に働きかける[8]．同時に，この感覚情報は，延髄レベルの網様体（両側）にある介在神経線維群（通称，嚥下中枢）に行き，これがプログラムされた嚥下反射を誘発あるいは促通する．また，同じく延髄にある咽喉頭と舌を支配する運動神経核（疑核と舌下神経核）に一連の運動（咽頭嚥下運動）を指令する[9~11]．

⑤適当刺激部位（図2）

口腔から咽頭にかけての刺激では，嚥下反射だけでなく絞扼反射 gag reflex（ムカムカするので催吐反射とも呼ばれる）[12]をも誘発する．この刺激―反応の関係は，健常者でも個人差は大きく，刺激を咽頭後壁まで進めてもいずれの反応も得られない場合もある（高齢者に比較的多い）[13]．

健常成人での実験の結果によると，前口蓋弓で嚥下反射，後口蓋弓や軟口蓋・口蓋垂では絞扼反射が誘発される確率が高くなる[14]．また，冷却刺激の方が同じ部位への刺激でも嚥下反射を誘発する割合が高く，その範囲を広げる（たとえば，前口蓋弓の基部だけでなく上部の口蓋まで刺激を与える）ことで，よりいっそうの効果が得られる[11]．なお，刺激としては機械的力（触圧覚入力）のみでは反射の誘発には不十分で冷却刺激が必要とされているが[15]，前口蓋弓への反復（毎秒8回）機械的刺激が嚥下制御中枢に警告を促している可能性もある[16]．嚥下障害例では，口腔～喉頭の感覚障害のために冷却・触圧刺激に対する嚥下・絞扼反射の低下も少なくないが，その感覚障害の改善とともに，冷却触圧刺激を与えることでの嚥下反射の促通が期待できる．

(2) 刺激子

現在，本邦の臨床で使われている刺激用具（刺激子）とその規格，各々の利点と欠点を以下に詳述する．

表 1 刺激子規格および各々の利点と欠点

名　称	規　格	利　点	欠　点
〈使い捨て〉綿　棒	柄の長さ約 15 cm 先端直径約 10 mm	滅菌済	柄が折れやすい物がある
スポイト	臨床検査用 長さ 15 cm	滅菌済	準備に手間がかかる
アイス棒	割りばしの先端に脱脂綿を巻きつける	家庭で製作できる	衛生上問題あり
〈再利用〉間接喉頭鏡	先端直径約 10 mm	冷却が容易 刺激面が適当	施設内での準備体制が必要となる
舌圧子	スチール製 一般診療用	冷却が容易	刺激面が小さい
スプーン	金属製，柄が長く先が小さいもの	家庭で用意できる 冷却が容易	衛生上問題あり

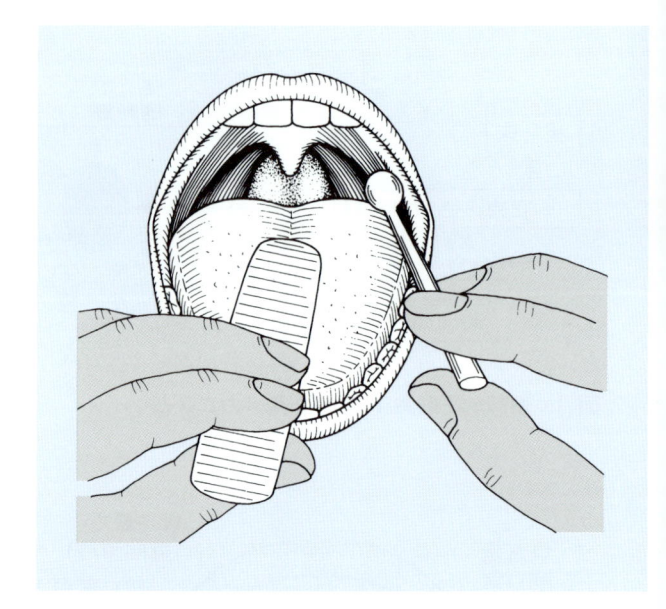

図 3　刺激方法（舌圧子と綿棒を使用）

　刺激子は，使い捨て disposable とそうでないものに分けられる（**表1**）．いずれも，柄が丈夫でその長さが 15 cm 前後，先端の大きさが刺激部位にかなったもの（直径 5～20 mm）を準備する．使い捨ての綿棒（医療用滅菌剤）は，衛生管理の必要がなく，冷水（氷片入りの水）入りのカップに浸けてから，よく水を切って使用する．水を含ませた綿棒をあらかじめ凍らせて使うこともできるが，施行時に小径のものだと 5～6 本は必要になる．また，溶け出した水がわずかながら咽頭部に流入することがあるので，誤嚥のリスクが高い段階では適当でない．

　ただし，綿棒の先端が小さく吸収している水分がわずかで，それが溶け出る前にこまめに交換すれば，ほとんど問題はない．なお，嚥下機能が改善して直接訓練に入っているケースでは，水滴の刺激も加わり，相乗効果をもたらすこともある（これは直接的訓練として冷却刺激が用いられる好例である）．

　同様に，割り箸の先に脱脂綿を巻きつけそれに水を含ませて凍らせたもの（通称，アイス棒）は，家庭での自主訓練用に適当である[5]．臨床検査用スポイトに水を吸い込ませ，それを凍らせたものは，その吸い込み口を接着剤で止めることにより，使用に伴う水漏れの問題を防ぐことができる．滅菌処理を要するが，冷却が容易なのはスチール製の間接喉頭鏡や舌圧子である．口蓋弓への刺激では刺激面の大きさで間接喉頭鏡が勝るが，舌面への刺激にはその形状から舌圧子が適している．氷片あるいは冷水入りのカップとともに外来・病棟などで常に準備できる体制であれば申し分ない．家庭での自主訓練では，金属製の小スプーンを用いることもできる．この場合も，冷却用に氷片を入れたカップを準備する．

　最近，ゲル状の冷却物（冷凍しても過度に硬くはならない）を棒状の袋に詰めた製品（Ice Finger, AliMed inc, Dedham, MA 02026-9135, U.S.A.）があり，使い勝手がよさそうである．

(3) 刺激方法

　一般に刺激は嚥下訓練担当者が与えるが，患者に鏡を見せながら自主的にさせることもある．はじめに，ペンライトで口腔内刺激部位を照らし，下顎開大時に舌が後退・挙上するケースには舌圧子を舌面にあて，あるいは刺激側の口角に舌圧子をあてがい，視野を保つ．舌圧子を使用するとき，その先端が舌面後部に触れて嘔吐反射が起きない

ように注意する．この段階で口腔内を観察し，清拭が必要であればただちに行う．準備が整ったならば，利き手で刺激子を持ち，刺激部位にあてる（図3）．刺激部位は，前口蓋弓を中心に，後口蓋弓，軟口蓋や口蓋弓，さらに咽頭後壁，と個々の患者によってポイントを探る必要もある．刺激の与え方の原則は，冷却された刺激子を適当な部位に広範（上下・前後方向）にかつ長く与えることである．こころもちゆっくりと刺激子の先端部をあて動かすとよい（軽く叩くようにするのもよいかもしれない）．ここでも絞扼（催吐）反射がないことを確認する．左右同じ部位を交互に各5回を1セットとし，これを1回の訓練で3～4セットは行う．患者にとって長時間口を開けておくのはつらいので，1セットおきに短い休息をとる．効果をみながら刺激の部位を段階的に変えることもある．

(4) 効果データ

嚥下反射（口蓋弓収縮，喉頭挙上などの運動）はTTS時にみられることもあるが，促通の効果は嚥下透視検査あるいは臨床観察によりその直後の嚥下をみて判定する．嚥下造影検査では，食塊の咽頭通過時間，咽頭期の諸運動の開始タイミングなどを測定，非刺激時のそれと比較する（非刺激統制条件に引き続き刺激実験条件を導入する）[2～4]．臨床観察では，水飲み検査あるいはストロー・ピペット法での（冷）水嚥下時の咽頭嚥下反応時間（水刺激～喉頭挙上）をストップウォッチで訓練ごとに測定，むせの有無も含め，その経過をグラフに示すこともできる．

TTSの効果は，神経疾患による嚥下反射遅延例での報告がある．Lazzaraら[2]によると嚥下反射が1.5秒以上遅延した25例中23例で，少なくとも液体あるいはペースト状食物の嚥下の食塊の咽頭通過時間が短縮していた．しかし，Rosenbekらの追試[3]では，7例中2例にしか効果がみられなかった（嚥下時間，誤嚥の有無など）．その後の再追試[4]では22例の嚥下時間の変動の大きさを明記しながらも，統計上は嚥下時間の短縮を認めている．

臨床経験からも，この冷却刺激が嚥下反射遅延例に効果を認めることがある．ただし，これが咽頭期の嚥下反射を促進させたために起こるものか，摂食・嚥下への注意の向上による2次的作用か（のどのアイスマッサージがねらいとする），あるいは刺激部位の清拭による食塊感覚入力の感受性向上によるかは，現時点では明らかではない．訓練期間は，1カ月の試行で効果を認めれば3カ月ぐらいまで延長，施行する．もちろん，この冷却触圧刺激は，臨床的には他の訓練と並行して行われるもので，訓練期間も他の訓練との関係で多少変わってくる．

嚥下前段階の感覚入力は嚥下プログラムの適応性を高めると考えられ[19]，口腔での食塊粘性の弁別なども解明されつつある[20]．冷たい食塊は咽頭の通過が早くなるため[23]，一部の患者ではより安全に嚥下ができるなど，このTTSの発想は直接的訓練法にますます活用されていくであろう．

3）Shaker（シャキア）法

筋の等尺性収縮*と等張性収縮**を組み合わせた運動を行うことにより，舌骨上筋群を強化し舌骨活動を改善させ，食道入口部（輪状咽頭筋）の開大不全を改善させる方法である．考案者の名前から，Shaker（シャキア）法，頭部を挙上させる方法であることから「頭部挙上訓練法（head raising exercise）」[2～4]と呼ばれている．

① 適応

食道入口部の開大不全，舌骨上筋群の筋力低下による喉頭挙上不全およびそれによる咽頭残留，さらに残留物を誤嚥する場合に有効[4]とされている．

② 方法

ベッド，床，訓練台等の上で仰臥位をとり，両肩を床面から浮かせないようにしながら足の爪先を見るように頭部を挙上し，舌骨上筋部にのみ力を入れる運動を下記の通り行う（図1）．

---

* 等尺性収縮：筋の長さ（全長）に変化を与えずに筋活動をさせる．
** 等張性収縮：筋の張力を変えずに筋活動をさせる．角度によって出るパワーが変わる．

姿勢
枕などを当てる
舌骨上筋部にのみ力を入れる
肩が浮く場合はタオルなどを入れる
床についている面（支持基底面）に安定性がないと筋緊張を招く

A ①頭部挙上姿勢で1分間維持
　②1分間安静
　①②を3回繰り返す
B ③1秒ずつ頭部を上げる運動を30回繰り返す

→ 1日3回行う

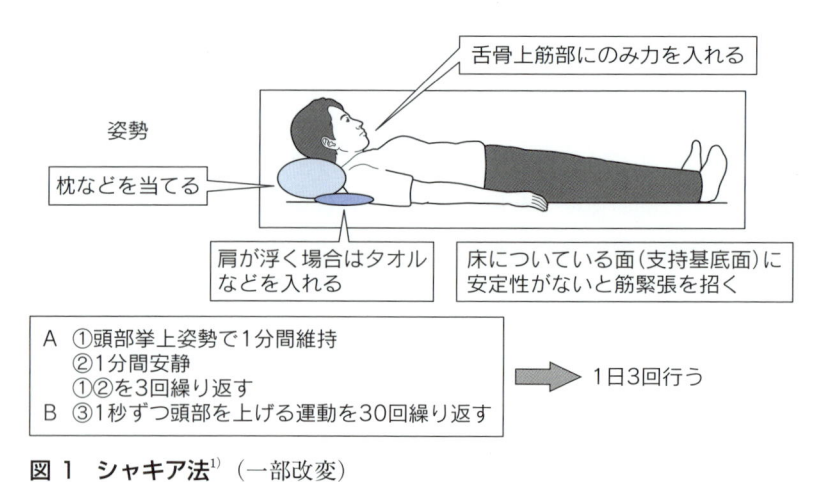

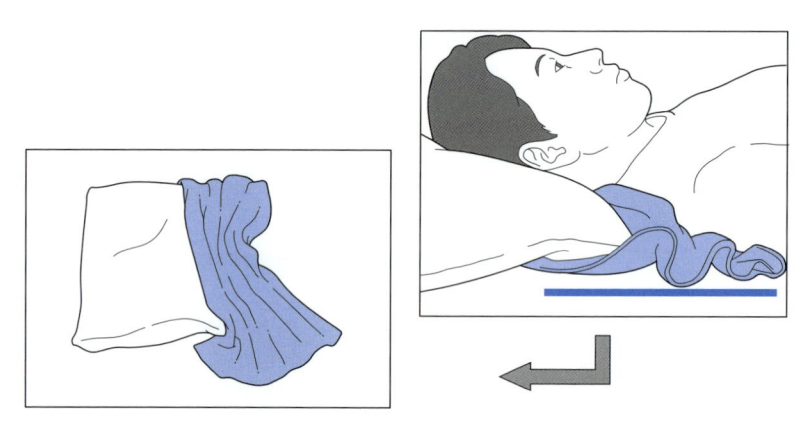

図1 シャキア法[1]（一部改変）

図2 ポジションのとり方：タオルなどを入れ，支持基底面を広くとり，安定性を良くする

　A（等尺性運動）：①頭部挙上したまま1分間保持，②1分間頭部を降ろし休息，これを3セット繰り返す．
　B（等張性運動）：Aに続けて，頭部の挙上と休息の運動を1秒ずつ30回繰り返す．
　以上A，Bの運動を1セットとし，これを1日3回行う．
③留意点
　①舌骨上筋以外の筋（舌骨下筋，頸部全体，腹筋群，肩甲帯など）の緊張を招かないようにする．筋力低下や筋緊張のコントロールがしにくい場合は，頭部に図2のように枕を当てたり，肩が浮いて体幹や腹部が過緊張するようであれば，肩の下にタオルを入れて支持基底面（床についている面）を安定させる．
　②運動中は自然な呼吸をする．無理に力を入れて息んだり，呼吸を止めたりしないよう注意する．
　③頸椎の疾患がある場合は禁忌．高血圧症，不整脈をはじめとする心疾患，未破裂動脈瘤などがある場合は症状に応じて適応を判断する．また，これらが指摘されていなくても，訓練中のバイタルサインの変化や気分不快等の本人の訴えに留意する．

4）Mendelsohn（メンデルソン）法

　舌骨と喉頭を挙上させた位置に保ち，咽頭の圧を上昇させることで上食道括約筋を弛緩させ，咽頭残留を除去させることを狙う方法．Mendelsohnによって命名され，The Mendelsohn Maneuver（メンデルソン法，メンデルソン手技）と呼ばれている．舌骨，喉頭挙上の改善と延長が得られ，嚥下の代償法としても咽頭残留や誤嚥を減少させ

る効果を得る方法としても有効であるとされている[12]．Kahrilas らによって，上食道括約筋の開大時間が延長されることが示されている[3]．

① 適応

舌骨喉頭挙上不全，咽頭収縮不全等により咽頭残留があり，それを誤嚥する危険性がある場合．

② 方法

喉頭挙上と咽頭収縮がピークに達した時点で嚥下を一時停止するように指示し，この状態を数秒間保った後，力を抜いて嚥下前の状態に戻す[2]．喉仏（甲状軟骨）が一番上に上がったときに，喉の筋肉に力を入れ，喉を絞るようにして数秒間その状態を保つように指導する方法や，訓練担当者の喉を患者に触らせながら訓練担当者が実演した後，患者に自分の喉を触らせて練習する方法，表面筋電図を用いたバイオフィードバックを利用し，手技を試みたときの筋活動の変化をその場で患者に確認させる方法などがある[2]．

筆者の経験では，下顎を少し引くようにして舌を軟口蓋の後方へ押し付けるようにして息を止め，甲状軟骨を挙上させた位置に保つ．飲み込みの「ごっくん」の「ック」のところ（「ン」と，喉頭が下降してくる手前）で止める，というイメージを教示するのも良い．徒手的に喉頭を挙上位で保つように助けても良いとされているが，前上方への正常な動きにそうようにし，挙上させようとするあまり，喉頭を後方に押し込むことのないように留意する[4]．

③ 留意点・難点

　ⓐ 方法の習得が少々むずかしく，喉頭挙上が可能で，さらにそのフィードバック感覚がある患者でないと用いることが困難である．

　ⓑ 無呼吸時間を延長させるため，呼吸器疾患や重度の嚥下と呼吸の協調不全がある場合は禁忌である．

　ⓒ 筋の緊張バランスをとることに困難があり，肩から上胸部などまで筋緊張が及ぶ場合も適応判断に留意する．

　ⓓ 訓練中のバイタルサインの変化や気分不快等の訴えに留意する．

5）pushing 法（プッシング法：押し訓練，声帯の内転訓練）

元々は，Froeschels によって考案された声門閉鎖を強化する発声訓練法[1]で，声門の閉鎖機能の改善，軟口蓋の筋力強化に役立つとされている．脳血管障害系の後遺症では，声門閉鎖不全が必ずしもすべて嚥下に影響を与えるとは限らず，適応を選んで用いる必要がある．片側性の声門がんの摘出術後には，喉頭の閉鎖運動を改善する目的で用いられる場合がある[2]．実施中の咽頭は図1～3（グラビア頁 3）参照．

① 適応

声門閉鎖不全（気息性嗄声），鼻咽腔閉鎖不全等により咽頭残留があり，それを誤嚥する危険性がある場合．「喉に力を入れる」ことの応用として，咳払い，咳嗽訓練の導入に役立つことがある．咽頭に食物が残留している場合にはその排出に有効ともされている[3]．

② 方法

原法は，立位で上肢に力を入れて水平に上げ（この姿勢で胸郭が固定されて呼吸が停止し，喉に力が入る），次にその両腕を勢いよく振り下ろしながら母音を強く発声する（声門が開いて呼気が一気に出る）．一般にプッシング法と呼ばれて普及されている方法は，次のような姿勢をとって胸郭や喉にグッと力を入れて母音を発声する．

＊両手の手の平を胸の前で合わせて，グッと力を入れる．
＊両手の手の平を胸の前で組み，グッと力を入れる（または引き合う：pulling）．
＊座っている椅子の座面を手の平で上から下へグッと押す．
＊座っている椅子の座面をグッと持ち引き上げる（lifting）．
＊壁に向かって両手を突き，グッと力を入れて押す．

③ 留意点・難点

　ⓐ 高血圧や呼吸器症状などあり，負荷をかけられない場合は禁忌である．

ⓑ身体に片麻痺や失調症状が強いなど，両手を同時に使うことがむずかしい場合は困難である．片麻痺の場合は，訓練担当者の片腕と押し合う方法ならば可能となることがある．

ⓒ声帯結節やポリープなど声帯に病変がある場合や，導入後に声がかすれるなどの症状が出現した場合は中止する．

ⓓ訓練中のバイタルサインの変化や気分不快等の本人の訴えに留意し，それらの症状が現れたら中止する．

6）supraglottic swallow（息こらえ嚥下，声門越え嚥下，声門閉鎖嚥下法）

嚥下前の気道閉鎖と嚥下直後に声帯上の残留物を喀出によって除去することにより，食物や液体の誤嚥を防ぐ嚥下法で，日本語訳では息こらえ嚥下[1]，声門越え嚥下[2]，声門閉鎖嚥下法[3]などと呼ばれている．呼吸に注意を向けながら嚥下するため，呼吸と嚥下のタイミングをとりやすくする効果もある．食べ物を使わずに行うと間接訓練であるが，実際に飲食物を飲み込むさいにも行うことができる．

より強く力むようにして息をこらえて声門を確実に閉鎖させて気道防御を確実にしようとする方法に super supraglottic swallow（強い息こらえ嚥下，喉頭閉鎖嚥下法）がある．

①適応

声門上に食物残留がある場合，声門閉鎖不全がある場合，嚥下反射の惹起遅延により呼吸と嚥下のタイミングがずれる場合．

②方法

ⓐ軽く，あるいは可能な場合は十分に鼻から息を吸い呼吸を止める．飲食物を使うさいにはそれを一緒に吸い込んでしまう危険があるため，鼻から吸う．気管カニューレをつけている場合は気管孔を軽く塞ぐ[4]．

ⓑ息を止めてこらえたままの状態で嚥下する．

ⓒ嚥下後すぐに口から「ハーッ」と息を吐く．「咳をしてください」という教示をする方法もある[4]．

③特徴とこれまでの報告

Michael A. Crary, Michael E. Groher は，内視鏡検査で喉頭閉鎖の状況を示し，次のように表現している．息こらえ嚥下の声門閉鎖は，気道を閉鎖するために披裂軟骨と声帯が水平方向（左右）に移動することを確認し，それで完全に気道が閉鎖していれば嚥下時の気道防御に有効である．しかし，息こらえ嚥下では成人の 1/3 以上で声門閉鎖が不完全であり，力みながら息を止める手技（強い息こらえ嚥下）では，披裂軟骨が前方へ移動し，喉頭蓋の基部に近づいており，その結果，声帯のみの閉鎖に比べて声門上部全体のより完全な閉鎖が得られるとしている．正常者と嚥下障害のある成人を対象とした生理的効果を評価する研究では，気道閉鎖時間の延長，喉頭の前方移動距離の増加，舌根部の運動増加，PES（咽頭食道接合部）の開大増加が認められたとしている報告があり，治療効果が持続するというエビデンスは少ないものの，正しく用いれば嚥下機能を改善できるとしている[1]．

また，Logemann は，supraglottic swallow と super supraglottic swallow を分けて表現している．supraglottic swallow は，嚥下動作前，嚥下動作中の声帯閉鎖を確実にして誤嚥を防止することが目的で，どの程度声門閉鎖ができるかを造影検査中に評価して用いることを薦めている．super supraglottic swallow は，披裂軟骨を喉頭蓋の基部に向かって前方に倒し，仮声帯を強く閉鎖する方法で，嚥下開始前から嚥下時を通して喉頭前庭部を意識的に閉鎖するのが目的であり，喉頭前庭の閉鎖障害がある患者，とくに声門上喉頭部分切除を受けた患者に有効であるとしている[4]．

④留意点・難点

ⓐ自身の運動をフィードバックできない場合は困難である．

ⓑ場合によっては息を吸ってから飲食物を口に入れても良い．本人のやりやすい方を選ぶと良い．

ⓒ空嚥下では嚥下反射が起こりにくい場合や直接訓練への移行を狙う場合は，ストローピペット法（本章 5 直接訓練の図 27（p 262）参照）などで少量の冷水を飲み込む方法も良い．

ⓓ摂食中に行う場合は，症状に応じて嚥下ごとか数回の嚥下ごとに行うと良い．

7）chin down 法

①chin down のバリエーション

　chin down 法は，頭頸部を屈曲させて嚥下することで誤嚥を防止する嚥下手技として[1]，広く用いられている方法である．頭頸部の運動は，主に軸椎−環椎関節（上位頸椎）と下位頸椎の屈曲と伸展の組み合わせによって行われる．chin down も頭頸部の肢位であることを考えると，複数の肢位が存在することがわかる（**図1**）．上位頸椎の屈曲は頭部屈曲位であり（左上），下位頸椎の屈曲は頸部屈曲位（左下），両者の組み合わせは複合屈曲位である（右上）．現在，摂食・嚥下障害の臨床では，この3種の肢位がいずれも Chin down として認識され，各々の臨床家のイメージで用いられている[2]．藤島は，Chin down をアレンジした姿勢として，頸部を屈曲させ頭部をやや伸展させた頸部前屈突出位（右下）を紹介しており[3]，実に4種のChin down が存在する．

②chin down の効果と適応

　どれが本物の chin down なのだろうか．Logemann は，chin down が誤嚥を防止する機序として，舌根および喉頭蓋が後方へ押され咽頭腔を狭める，喉頭入口部が狭くなる，喉頭蓋谷が広がる場合が多いと述べており，舌根の後退運動が低下した場合，喉頭閉鎖が減弱した場合，咽頭期嚥下の惹起が遅れる場合（などの症例）が適応であると述べている[1]．しかし，実際に VF 画像をもとにそれぞれの肢位の効果をみると，上述の3つの効果のうち1つまたは2つの効果はみられるもののすべての効果を示す肢位はなく，相反する作用を示すものもあった．chin down を有効に活用するには，それぞれの特徴を知って使い分けることが必要であろう．

　これまでの検討の結果から，各肢位の特徴と適応を以下にまとめる．頭部屈曲位では舌根が咽頭後壁に近づき，咽頭腔および喉頭蓋谷，喉頭の入口を狭める効果が認められている．したがって咽頭収縮が弱化して喉頭蓋谷に食物が残留し，嚥下後誤嚥が生じる場合に有利である．頸部屈曲位では，前頸部がゆるみ，喉頭挙上時に舌骨がやや上方へ移動する．複合屈曲位は，喉頭蓋谷を広げて，嚥下反射が惹起する前に食物をためておくスペースをつくる．しかし，過度な複合屈曲は喉頭の可動性を妨げる可能性もあり，患者ごとに VF 検査で有効性を確認したうえで使うことが望ましい．

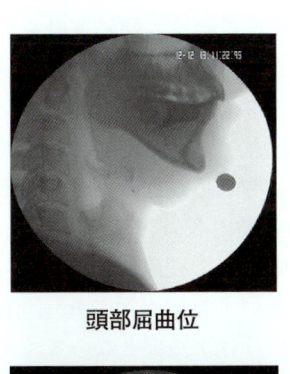

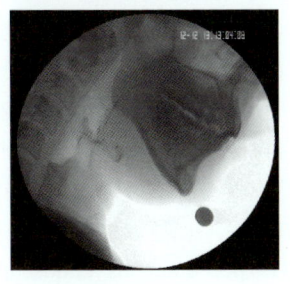

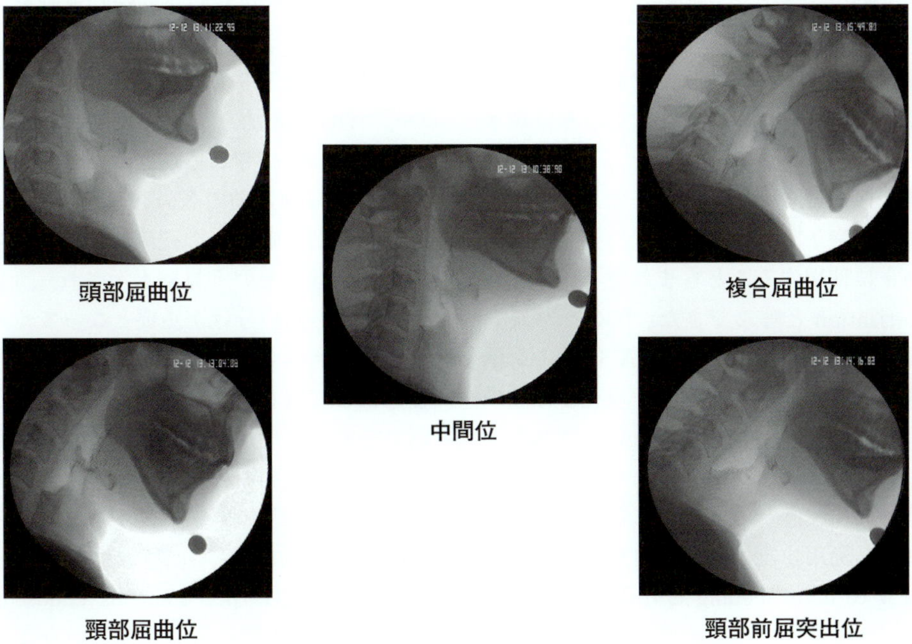

頭部屈曲位

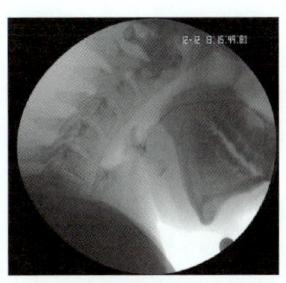

複合屈曲位

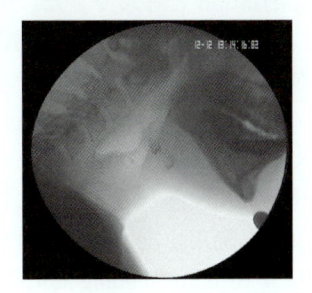

中間位

頸部屈曲位

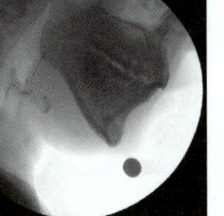

頸部前屈突出位

図1　Chin down のバリエーション

頸部前屈突出位（頭部伸展頸部屈曲位）については，咽頭腔および喉頭蓋谷は広まり，喉頭入口部は狭まると説明されている[3]．

実際の症例に適用するさいには，肢位の種類のみでなく，屈曲の程度や口腔咽頭構造の個人差，リクライニングの角度との関係等も考慮し，できるだけ VF や VE で効果を確認しながら選択する．

③うなずき嚥下[4]

喉頭蓋谷の残留を除去する目的で用いられる方法である．喉頭蓋谷への残留物を，頸部を伸展（後屈）させることで押し出し，直後に屈曲（前屈）させながら嚥下を促し残留物をクリアする．chin down が静的な肢位であるのに対し，うなずきながら嚥下をする動的な手法である．両者が混同されて用いられることがあるが，適応となる症状も方法も異なるものであり，十分に理解したうえで用いる必要がある．

5 IOC（間欠的経口経管栄養法）

IOC とは intermittent oral catheterization の略称であり，間欠的口腔カテーテル（栄養）法の英文表示である．英語で確実に通じるように表現するなら catheterization よりも catheter feeding とした方がよいという指摘がある[1]．しかし，IOC を摂食機能療法の技法の一つとして位置づけるのであれば，tube feeding と栄養法としてのみ分類するにはもったいない．カテーテルを（冷やして）嚥下反射誘発に使用したり，ブジー効果を期待して輪状咽頭筋狭窄予防に活用したり，摂食・嚥下運動廃用防止に使用することもまれでないことから，catheterization と呼んできた．IOC やバルーン法など，摂食・嚥下リハにおいて管（tube）を治療目的で使用するという考え方は，現在まで欧米にはなく，日本で発展してきた original である．したがって管を単なるチューブでなくカテーテルとして治療目的に使うという立場にこだわり，なおかつ英文でも通用するような訳語をあてるとすれば，やはり catheter feeding と呼ぶのが今後よいだろう．

IOC の起源は"口腔ネラトン法"として重症心身障害児に適用した舟橋ら[2]に遡る．持続的経鼻経管栄養法 CNG（continuous naso-gastric catheterization）から同法への変更による咽頭緑膿菌消失や死亡の減少を報告した．ちなみに舟橋らが英語訳には tube feeding でなく catheterization を使用していたため，木佐らはそれを踏襲した経緯もある．

1989 年以来，木佐らは"口腔ネラトン法"について対照群をおいて追試した成績と成人への本邦での初応用経験を論文報告してきた[3~5]．その当時は留置部位がなぜ胃なのかにはこだわらずに方法を紹介していた．その後，舟橋や木佐らの報告を間欠的経管栄養法（intermittent tube feeding：ITF）として位置づけ，その重要性を評価した才藤[3]の影響を受け，また，OE（oroesophageal tube feeding）法として Campbell Taylor ら[6]の短報を日本に紹介した藤島の用語使用法を参考に，木佐は経管栄養法の体系を整理し，OE 法を IOE，OG 法（口腔ネラトン法）を IOG として，IOC の名前で包括した．藤島が OE 法の方を自著[9]に紹介しており，こうした影響で，IOC のうち，OE 法が OG 法（IOG）より先行して知られ，IOC は OE 法と同義のように一部の書籍では混同して紹介されてしまったが，実は OE 法は IOC の一方法である．

OE 法が食道から始まる蠕動運動を促進し下痢が少ないことが塚本ら[7]により検証され，OE 法が今では OG 法よりも有用として広まっている．しかし，OG 法の方が OE 法より手順が簡単で IOC 初心者には推奨されることや，逆流性食道炎のような食道蠕動運動の著減した症例では，OG 法の方が食道から咽頭への逆流性誤嚥のリスクが（OE 法より）低いという見解も示され，今後は OE 法と OG 法の使い分けが重要となってくるだろう[8]．

現在，食べられなければ胃瘻造設をし，"禁食"を宣告して終わり，CNG よりはまし，といった風潮で安易に胃瘻造設がなされ，胃瘻を造設するかどうかという判断の前の IOC 試行はもちろん"お楽しみレベル"の経口訓練すらされない状況がある．

胃瘻は PEG（percutaneons endoscopic gastrostomy）法で簡便に造設可能ということだけが強調され過ぎ，まだ摂食・嚥下が回復期にあるのに，

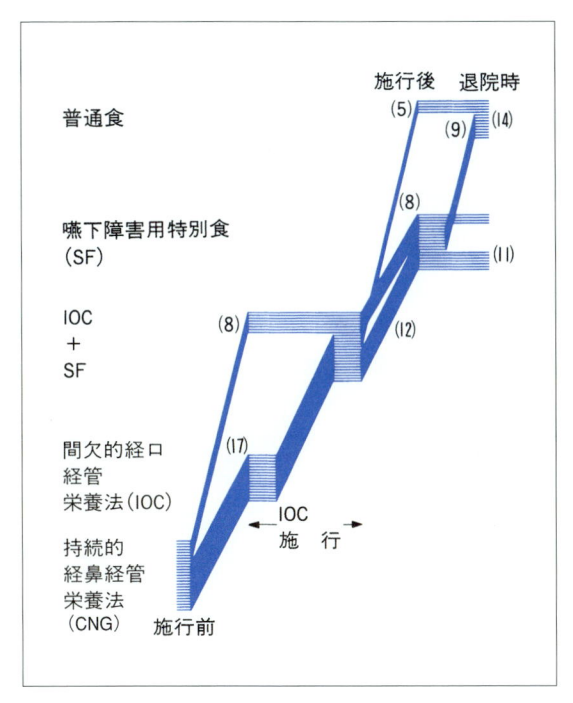

4 間接訓練（食物を用いない訓練） 245

図1 IOCをはさむことによる摂食嚥下能力の向上
（ ）内は症例数

い適応である[8]．

IOCは各領域において追試がなされ，脳卒中急性期例[9]，口腔腫瘍や頭頸部癌症例[10,11]，脳卒中後遺症等での慢性期障害施行例[12]，さらにALS等慢性疾患[13]でも多数例報告がある．また，胃切除後患者に代替栄養として胃瘻ができない場合でも，IOCの一法であるIOEの適応がある．

IOCは代替栄養のなかではリスクが最も軽微であるが，それでも4.5％でトラブル発症があり，それらはIOE初回注入時の口腔からの溢れ出し，カテーテルが食道潰瘍に誤入し出血，カテーテル挿入時に喉頭蓋微小出血の各1例であった[14]．IOCを繰り返していると，舌の余分な運動や咽頭反射が多少でも出てきてカテーテルの挿入・嚥下がさせにくくなることが多い．そのような場合，摂食・嚥下機能向上の兆しであることが多い．したがって，カテーテル径を細くして咽頭反射に対応したり，IOCに加え嚥下訓練食を開始したり（その分だけIOCからの摂食量は減らす），嚥下訓練食の難易度を上げて摂食内容の向上をはかっていくことができる（図1）[14]．

効果については，摂食・嚥下障害でCNGが1カ月以上持続し摂食・嚥下リハ目的で紹介された107例を，IOC加療群67例とCNG継続加療群40例に分けて転帰を検討した木佐らの報告[14]では，全量経口可能となった割合はIOC群が52.2％で，CNG群25％に比べて有意に高かった．重白ら[11]は，療養病床に入院してくる慢性期の摂食・嚥下障害者にIOCを施行し胃瘻と比べた利点を，日本で初めて報告し，IOCで加療した方が経口に至る率が胃瘻管理例より有意に高く，肺炎の頻度も胃瘻管理群より少なかった等，を報告した．

木佐らは，咽頭反射が改善する症例，咽頭通過時間の短縮する症例，咳込み・流涎・舌運動障害の改善する症例など嚥下機能の改善する症例を少なからず経験している[15]．このような効果が起こりうる背景としては次のようなことが考えられる．すなわち，図2に示すように，カテーテルの先端は口腔から挿入されるさいに，鼻腔からの挿入経路に比べ，直角に近い角度で咽頭壁をこするようにして進行する．こうした毎回の挿入が患者の意識水準を向上させ，嚥下機能の廃用を防ぎ，

リスクが1割となおも高いPEGが早々と造られようとする．IOCも選択肢の一つとしてあげられるべきではなかろうか．

IOCはCNG弊害の克服をかかげ，胃瘻からは少し遅れて登場し，今では胃瘻推進派にも一定の影響を与えるところまで発展してきた．しかし，まだ摂食・嚥下に積極的な先進的な施設でしか適用されていない．医療施設ではもちろん，介護施設ではほぼ全く未普及である．医療行為としてではなく，"摂食の道具"として考えれば，今後の普及も可能である．IOC開始にあたっては適応ケースを選んで導入することが大切で，不適応ケースに適用し"IOCはむずかしい"という誤った評価や先入観をもってしまうことのないようにしたい．

IOCには中心静脈栄養や胃瘻にはない人間的な営み（目線を合わせながらカテーテルの嚥下を導く行為）がある．たとえ経口禁止の状態にあっても，嚥下機能を少しでも長く維持できる．小児から高齢者までIOCは適用率が63％と広く有用な手技であり，咽頭反射が消失〜減弱した症例が良

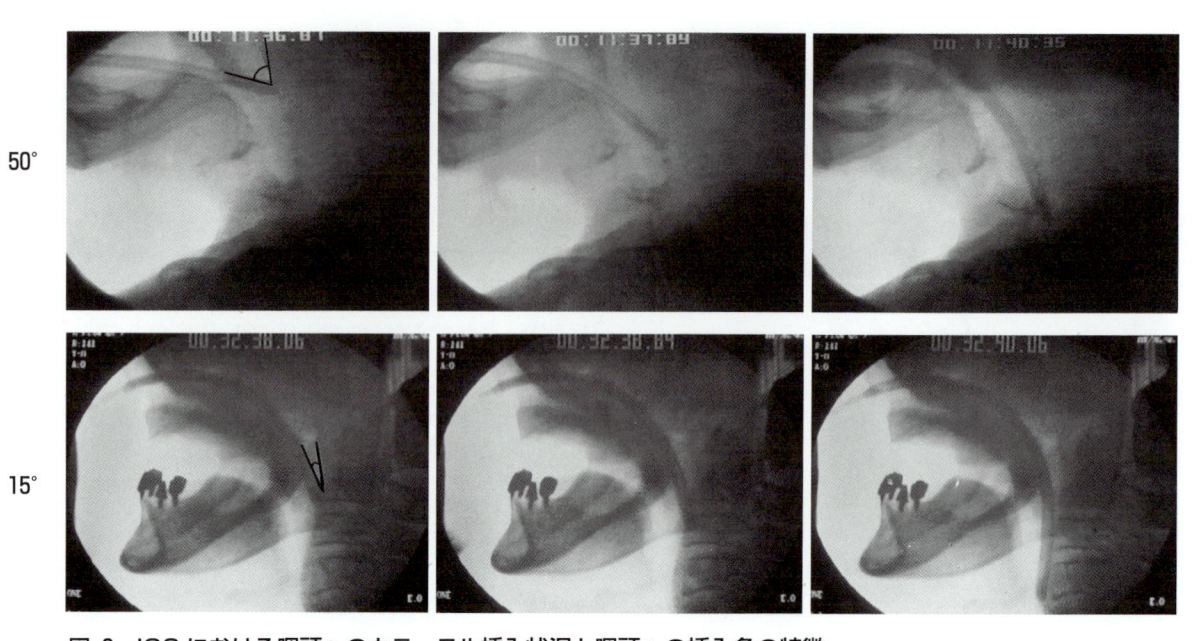

図2 IOCにおける咽頭へのカテーテル挿入状況と咽頭への挿入角の特徴
　IOC（上図）の場合は咽頭壁にほぼ直角でカテーテルが挿入される．これに対して，鼻腔カテーテル（下図）の場合は，IOCに比べ咽頭壁に対してより浅い角度で挿入される

咽頭反射や嚥下反射を誘発する求心性刺激になりうる可能性があるということである[4]．このような効果は胃瘻では起こり得ないものである．

　IOCと胃瘻の両方を取り込んだ脳血管障害に続発する摂食・嚥下障害に対するクリニカルパスもつくられている[16]．IOC加療による転帰不良でも納得のうえで胃瘻造設に向かうことができる．IOCは，STなどのリハ専門職のいない施設においても，嚥下に関わる機能向上を目指し，繰り返し簡単に行える治療法あるいは機能維持の摂食方法として位置づけられるのではないかということである．

　なお，いたずらにIOCに固執すべきではなく，IOCの限界もわきまえて対応すべきである．Tokudaらの報告[14]でも，誤嚥が根絶できない，IOCを行う介護力がないなどの理由で，IOC施行の16％の症例では継続が困難となり他の手段に変更となっている．

6　バルーン法

　バルーン法とは，バルーンカテーテルを用いて食道入口部（上部食道括約筋 upper esophageal sphincter：UES，輪状咽頭筋の走行する場所）を機械的に拡張し，食塊の咽頭通過を改善する手技である．また，嚥下と同時に拡張したバルーンを食道から引き抜くことで嚥下パターンを習得する意義もある．この手技の対象は，球麻痺や輪状咽頭部の機能障害により食道入口部の開大不全のある症例である．喉頭挙上不全の症例でもバルーン引き抜き法（後述）による改善例があり，対象となることもある．

1）バルーン法の適応判断

　バルーン法の適応については初回の嚥下造影（以下VF）で症例ごとに判断する．局所の炎症所見がない，腫瘍など外部からの圧迫所見がない，全身状態が良好であることを前提条件に，以下の流れで検査を行う．①体位は基本的にそれまで絶食だった場合や誤嚥のリスクが高い場合は，30度リクライニング位より実施．経口摂取を行っていた場合はその角度から行う．②透視下でアイスマッサージにて少量の水を嚥下してもらい，嚥下反射の有無や食道入口部の開大の有無を確認す

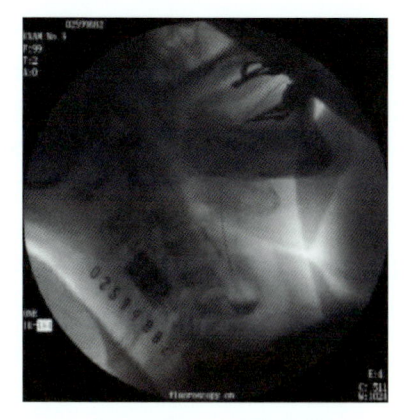

図1 球状バルーン（VF場面）

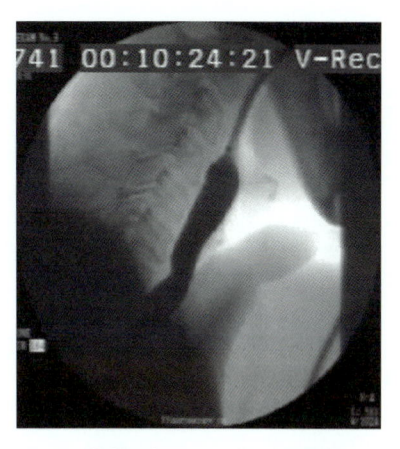

図2 筒状バルーン（VF場面）

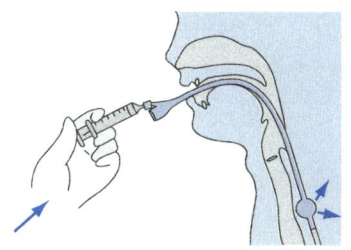

a　間欠的拡張法[3]　　b　引き抜き法[3]　　c　バルーン嚥下法[3]　　d　持続的拡張法[3]
図3　バルーン手技

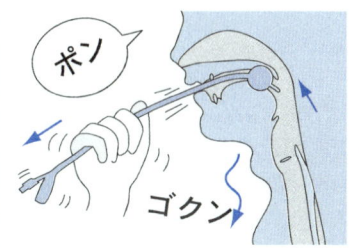

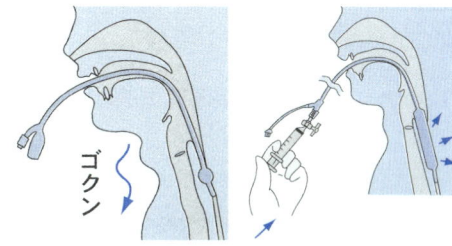

る．③少量（2g程度）のバリウム入りゼリーより評価し，問題なければ順次量を増やし，他の形態（トロミ，液体等）を試す．④食道入口部の開大がみられない，あるいは，不十分で梨状窩に残留する場合は，代償法（体幹角度，体位，頸部回旋，突出など）を試す．⑤それでも効果がない，または不十分な場合にバルーン法を行う．そのさい，患者が訓練（手技）に耐えられるか，バルーン法による即時効果（バルーン法実施前後での食塊の咽頭・上部食道通過を比較）があるかを評価する．迷走神経反射によるショックや組織損傷の危険があるため，バルーン法の適応を評価する場合は，必ず医師の立ち会いのもとで実施する．

2）実施方法

(1) バルーンの種類

バルーンカテテルには球状バルーン（12～18 Frの膀胱留置バルーン；図1）と筒状バルーン（14～19 Fr食道ブジー用バルーン；図2）がある．前者は廉価で入手が容易なためよく臨床で用いられている．後者は位置ずれしにくく確実に狭窄部を拡張可能だが，先端が硬く挿入時に違和感や痛みを伴うため，鎮静下で行われることもある．

(2) カテーテルの挿入

①先端を氷水でぬらしたカテーテル（挿入時の滑りをよくするため）を口から挿入する．催吐反射が強く苦痛を伴うときは，経鼻的に行う．その場合は，細いカテーテル（12 Fr）を用いる．②食道入口部の通過には左右差がみられることが多いが，左右両方の拡張を行う．右（左）側に挿入する場合は，頸部をやや左（右）に回旋し，左（右）口角から対側の咽頭側壁に向かってカテーテルをゆっくり挿入する．③食道入口部で抵抗があれば空嚥下を促す．それでも挿入困難であればガイドワイヤーを用いる．

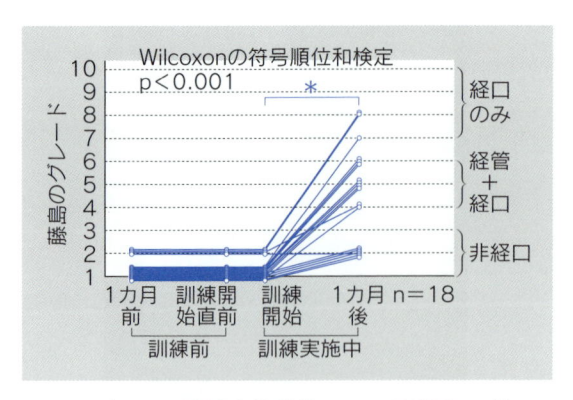

図4 バルーン訓練実施前後における藤島のグレードの変化[5]（一部改変）

(3) 5種類のバルーン手技

1) 球状バルーンによる間欠的拡張法（図3-a）

①カテーテルの先端が十分食道へ達したら，注射器で空気を4〜6 m*l* 注入する．②カテーテルを抵抗があるところまでゆっくりと引き抜く．この位置が輪状咽頭部の最下端を示す．③バルーンの空気を抜いてカテーテルを約2〜3 mm引き抜き，その位置でバルーンを10〜20秒間，拡張する．同じ場所で拡張を2〜3回繰り返しながら数ミリずつカテーテルを引き抜いていく．狭窄部は約4 cmほど幅があるため，狭窄部を拡張するさいに口角にあたるカテーテル部分に予め目盛りをつけておくと良い．

2) 球状バルーンによる嚥下同期引き抜き法（図3-b）

①カテーテルが食道へ達したらバルーンを4〜6 m*l* 拡張する．②軽く牽引しながら，空嚥下を行わせる．③嚥下反射とともに食道入口部が開き，バルーンが引き抜ける．④これを10回ほど繰り返す．この方法は簡便なため，患者自身で最も行いやすい方法である．また，喉頭挙上を助ける効果があるほか，喉頭挙上と食道入口部開大のタイミングを合わせる訓練にもなる．

3) 球状バルーンによる単純引き抜き法

方法は上記とおおむね同様であるが，嚥下反射を同期させずにそのまま引き抜く方法である．空嚥下が行えず嚥下同期引き抜き法がむずかしい場合，この手技を用いる．

4) 球状バルーンによるバルーン嚥下法（図3-c）

①カテーテルを経口または経鼻で咽頭まで挿入する．②バルーンを3〜4 m*l* 拡張した状態でカテーテルを嚥下する．ある程度訓練が進み，バルーンを6〜7 m*l* 拡張することが可能となってきたら行う．

5) 筒状バルーンによる持続的拡張法（図3-d）

①口腔からカテーテルを挿入し，VF時につけた印を口角に合わせる．②バルーンを十分拡張させ，三方活栓で固定し，そのまま10〜20分間留置する．バルーンの部分は拡張していない状態でも太く挿入しにくい場合があるため，球状バルーンによる間欠的拡張法を行ってから実施するとよい．

3) バルーン法のプログラム

原則として1日3回，1回10〜20分程度実施する．球状バルーンに注入する空気の量は，開始時は4 m*l*（直径約1.5 cm）から始めて徐々に量を増やし，最高10 m*l*（直径約2.3 cm）程度とする．バルーン法を導入後しばらくは医師，言語聴覚士，看護師が行い，徐々に本人，家族へ指導して，自立的に実施できるようにする．

4) バルーン法の効果判定と継続期間

臨床的には摂食量や摂食時間，唾液や痰の量，自覚症状，バルーンの拡張量，バイタルサインなどから判断する．また，定期的にVFで評価する．咽頭通過が改善しない場合や，通過が改善しても唾液などの誤嚥が減らない場合は，外科的治療を検討する．バルーン法の終了は，頻度を減らしつつ臨床所見の評価を行ったり，VFでの即時効果の有無などより判断する．バルーン法を中止後，咽頭通過が不良となる場合もあるため，いつでも再開できるよう準備する必要がある．

5) バルーン法の効果

急性期の球麻痺患者においては自然治癒により，早期に経口摂取可能となるケースもみられるため，バルーン法の導入やその効果判定については判断がむずかしいことがある．ただし，患者の嚥下困難感や不安を軽減し，早期回復をはかると

いう点では，リハ手技の1つとして有用と考えられる．また，慢性期であってもバルーン法の効果がみられたという報告が散見される．筆者らの研究でもワレンベルグ症候群の慢性期患者（発症より6カ月以上非経口でバルーン訓練未実施）を対象にバルーン法導入前と導入後の摂食レベルを比較したところ，有意な改善が認められた（図4）．

重症患者や慢性期患者に比較的多く，嚥下障害の改善が不十分であったり，唾液や食物誤嚥のコントロールが困難な症例は，外科的治療の適応となる．手術適応の症例についても，術後の瘢痕狭窄の予防や嚥下パターンの訓練，咽頭通過の維持を目的にバルーン法を継続実施するようにしている．

第4章　リハビリテーションの実際

5 直接訓練（食物を用いる訓練）

1 直接訓練の概要

　直接訓練とは，摂食訓練，direct therapy とも呼ばれ，実際に食物を用いた訓練法のことである．リスク管理（「本章患者管理の実際」）と口腔衛生（「本章口腔衛生」）に支えられ，前節「間接訓練」に記された間接訓練による運動機能の改善のうえに成り立ち，段階を踏む形で進めてゆく総合的な嚥下訓練である．嚥下反射が確立し，条件が整えば安全な嚥下が可能となった段階から行い，実際に食べることを通して機能の向上を図る．あくまでも安全性や患者の好みの問題に留意し，段階的に難度を増していくことが肝要である．

1）直接訓練の適応とリスク管理

(1) 訓練の適応を判断する

　直接訓練を始めるにあたっては，間接訓練と同様に評価によって適応を判断し，リスクの管理を慎重に行いながら訓練を進める．

　訓練の適応の判断基準として，まず，嚥下反射が確立していることを確認する．口腔内移送や嚥下反射の惹起に遅延があっても，反射自体が確実に起こり，喉頭の上下運動を伴うゴクンという飲み込みの動作ができることが大切である．この反射を起こしやすくし，安全に嚥下ができる条件はVF，VE など，「第3章3節ベッドサイドで行う検査」で述べられている諸検査で評価し確認できることが望ましい．つまり，それらの検査によって，安全な摂食が可能かどうか，可能であれば誤嚥を引き起こさずに安全に経口摂取できる範囲を，摂食姿勢，食物の形態，一口に摂取する量の設定などについて確認する．

　直接訓練の適応があると判断されたら，リハビリテーション（以下リハ）プログラムを立案する（166 頁参照）．訓練の内容は，各障害期に応じて行う（269 頁参照）．

(2) リスク管理を的確に

　実際に訓練を行うさいには，常にリスク管理を行い，誤嚥や肺炎などが起こっていないか注意する必要がある．訓練によって機能の向上を目指すはずのものが，危険を冒して本末転倒とならないよう留意したい．とくに，経口摂取を始めた初期や，体力的に余力が少ない場合は，第2章1節に示されている重症度分類に関する因子に着目し，全身状態を悪化させないよう注意する．訓練の導入にあたって症状を慎重に観察することが必要なことはもちろんだが，訓練を進めている途中の時期であっても，常に症状の観察と安全性の確認は重要である．

　このリスク管理について，最終的な判断と責任はチームリーダーの医師にあるが，訓練を進めていくなかでの症状の把握と情報交換，医師への報告の義務はチームのメンバー全員にある．患者と密に接するなかで，咳の有無と量，頻度，痰の性状・量，湿性嗄声，呼吸の異常の有無，応答の確かさ等の変化は誰もが察知できるはずである．直接訓練は適応と方法を間違わずに進めることができれば，嚥下訓練の総仕上げとなるものであるが，それはリスク管理を的確に行ってこそ可能となる．

2）直接訓練の導入

　摂食訓練の最終目標は，患者自身が主体的に食事を摂取し，リハを達成させて QOL の向上を図

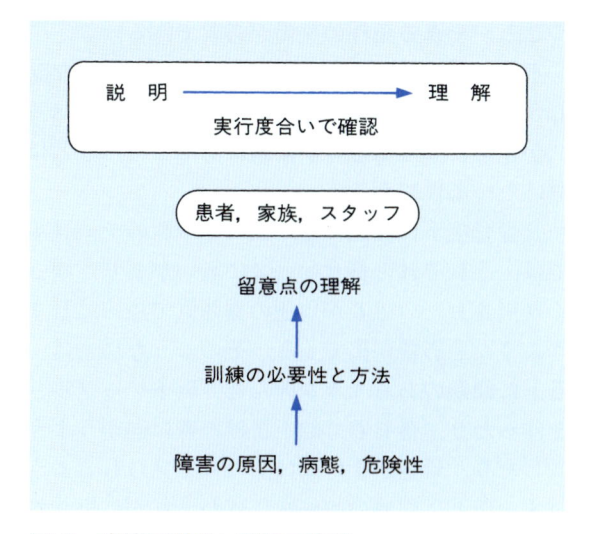

図1 病態の説明と理解の確認

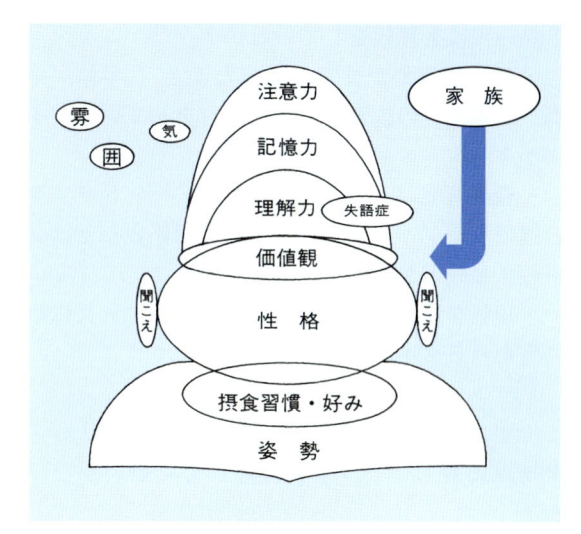

図2 心理・社会行動的な背景

ることにある．そのためには，訓練に対する患者本人の意志をあくまでも主体にして進めることが大切である．次に，訓練の受け入れを促す対応の留意点を考える．

(1) 病態の説明と理解の確認（図1）

機能的に訓練の開始基準を満たし，意識が清明であっても，食に対する意識や患者自身の現症の理解度を把握したうえで，摂食訓練の意図の理解を促して訓練を開始することが大切である．

まず，VFその他の評価結果と訓練の必要性について十分説明し，理解を得ることから始めたい．そのために，患者本人，家族，関連スタッフに，摂食・嚥下障害の原因，病態，危険性を説明する．

なぜ誤嚥するのか，むせるのか，食物形態や摂取の方法にどのような問題があるのか等を説明し，訓練や対応，工夫の必要性，どう訓練すれば良くなるか，どのような配慮・工夫により問題を軽減できるかということについて説明する．こうして留意点の理解を促す．

以上のような説明と理解，理解されたかどうかの確認は，訓練が進んだ時期にもその各段階に応じて大切である．理解されたかどうかは，注意事項の実行度合いで確認する．注意事項はあくまでも，実行されてこそ本当に理解されたということになる．

(2) 心理・社会行動的な背景（図2）

訓練の受け入れに関連すると考えられる次のような事柄について評価し対応する．

①価値観・性格等への配慮

心理・社会行動的な背景としてまず中心に考えられるのは，それぞれの価値観，人生観，性格という，これまでに長い年月をかけて築いた，揺るがせにできないものである．そしてさらに大きく関連して，摂食習慣というものがある．さらに，そこから派生する**障害受容***の状況も，ある程度知って対応を考えることが大切である．それらを把握するために，たとえば次のような点を具体的にみる．

・食生活の価値観：口から食べることに絶大な価値をもっているか？

・食の質的な内容や栄養価等への関心；美食家で，おいしいものには目がなかったか？ 栄養的な管理もできていたか？ 糖尿病等への栄養コン

---

* リハビリテーション医学大辞典（医歯薬出版）によれば，「障害受容の過程は，ショック→否認→精神的混乱→解決への努力→新しい生き方・価値観の獲得を通しての障害の受容，といった各段階に分けられる．本質は価値観の転換」と表されている．
ここでは，自身の全身的な障害を受けとめて対処し，その後の人生の価値観を前向きにもてているかどうか，という意味を示す．

トロールにも難儀をしているか？
・元来食行動が性急であったか？「早飯，早糞，早走り」の教育を受け，実行をしていたタイプか？
・職業背景はどうか？（タクシー・トラックの運転手，ジャーナリスト，医療関係者などは食事のスピードが早い傾向がある）
・短気な性格か，のんびり根気強く，気長に事に当たれるタイプか？
・ワンマン，頑固か？
・要求や感情の表現の仕方において，リハスタッフに対してと，家族に対してで違いがないか？
・嚥下障害のみでなく，全般的な障害受容はどうか？
・食生活以外の興味，関心，趣味などをもっているか？

個人の境遇や教育の影響を受けながら長年培った，人の食行動はその動作，嗜好とも習慣化し個性と個人差が大きく，また，大変保守的であることを念頭において対処したい．

②精神機能等（注意力，理解力，記憶力，失語症，難聴）への配慮

摂食に関する注意力，指導を受けたことの理解力，記憶力は備わっているか，失語症による意志疎通の低下や注意が入りにくい難聴はないか？といったことも配慮すると訓練の導入・定着がスムーズにできる．これらの問題は，それぞれ的確に評価し必要に応じて対応をする．

③家族関係への配慮

次に，介護者，家庭で介護をする家族との関係も重要なポイントである．患者の立場や病前からの家族関係の影響も大きく，必要な範囲で時期を見て尋ね，理解するとよい．

調理・介助をしてくれる人への遠慮はないか等も訴えに耳を傾け，その対応の必要性を患者本人や家族によく説明する．患者と家族の関係によっては，面接の場を別に設定した方がよい場合もある．

④食事場面の雰囲気

食事場面については，自然な食事を楽しむことができる雰囲気と，患者各々の摂食のペースを保つことができる条件の整備が必要である．

不適切な騒音，テレビ，周囲からの不用意な話しかけ，また，病棟や施設の食堂では，摂食ペースが極端に異なる患者が隣席にあること，などは避けたい条件である．

食堂で嚥下に問題のない面々と一緒のテーブルでは，それぞれの摂食ペースに違いがあり，ゆっくり摂食したい患者が周囲の雰囲気で焦ってしまうような悪影響が出てくる．そのような場合は，嚥下に問題のある人々が囲んだ「嚥下テーブル」を作ったり，落ち着く絵を掛けた壁に向かうようにしたり，景色がよければ窓の外を見られるようにするなど，周囲のペースに惑わされずに摂食できる環境を整える．

落ち着いた雰囲気作りとして，ゆったりとした落ち着く音楽を流すことも有効である．

家庭の場合も，団らんの雰囲気を大切にしながら，落ち着いて本人のペースを保つ配慮ができるよう指導する．

以上のような準備を整えて直接訓練に入る．これらの訓練の受け入れのための配慮は，訓練の経過中でも滞りがある場合などには，原点に返るつもりで振り返るとそこから先へ進みやすくなる場合がある．

2 直接訓練の一般的事項

直接訓練の実際は，安全性や患者の好みの問題に留意し，段階的に難度を増してゆくことが肝要である．ここでは直接訓練の考え方や一般的事項を，1）食べさせる物，2）食べさせ方，に分けて示す．

1）食べさせる物

(1) 食物形態の設定

食物形態の設定は，摂食訓練の条件・段階設定の中核をなすものである．嚥下機能にあったものを，液体と固体それぞれに選定する．

嚥下食として適する条件としては，口腔内の移送や嚥下がしやすく，誤嚥しにくいということが

図1 安全で食べやすい物の例

柔らかい，まとまりやすい 咀嚼しやすい，粘らない 性状が均質

ゼリー寄せ，テリーヌ，パテ，ムース，にこごり
ポテト・かぼちゃ等のマッシュサラダ
あんかけ（中華風，和風），とろろかけ
フランス料理風のまろやかなソースかけ
まぐろのたたき，中落ち，鯵・鰯のたたき
卵豆腐，茶碗蒸し，りんごのコンポート，マンゴー
やわらかい柿，ゼラチンゼリー

図2 食べにくく危険な物の例

硬い，ぱさぱさしている，咀嚼しにくい	おから，油揚げ，ナッツ類，とうもろこし，揚げ物（天ぷら，フライ）
食塊形成や移送がしにくい	のり，桜エビ，煮豆の皮，皮付きトマト，生のりんご
つるっと滑りやすい（窒息の危険）	こんにゃく，餅，里芋煮（まるのまま）
異なる性状が混在（食塊形成しにくい，誤嚥の危険が高い）	がんもどき，高野豆腐（本体と煮汁）
粘膜にくっつきやすく粘る	餅類

第一であり，特徴として次のような点があげられる[1]．

・柔らかく密度，性状が均一である
・適当な粘度があってバラバラになりにくく咀嚼しやすい
・口腔や咽頭を通過するときに変形しやすい
・べたついていない（粘膜にくっつきにくい）

これらの特徴を健常者が確認するには，舌上にのせ，歯をほとんど使わずに舌で口腔内移送し飲み込んでみる．口腔内に残らず，咽頭に異物・残留感がなく飲み込める物が理想である．

以上のように特別に，食材から柔らかくまとまりやすい条件を満たした物を選び，調理，工夫できることが望ましい．また，煮物などに含まれる水分にはとろみをつけて，食塊を形成しやすくする．調理としては，片栗粉，葛粉，コーンスターチなどで調理途中で適切なとろみをつけられると，食感もよく患者に受け入れられやすい．人手の問題その他で制約がある場合には，市販の増粘剤を用いる方法もある．

(2) 安全で食べやすい物

嚥下食の献立は，それぞれの患者の嚥下機能にあったものを，先に述べた条件を考慮して選択する．具体的な献立としては，図1のような物があげられる．

(3) 危険・食べにくい物

硬くぱさぱさしていて咀嚼しにくいもの，粘膜にくっつきやすく粘る（とろみの濃度と粘稠度は異なる）物は食塊形成や移送がしにくく食べにくいものである．また，つるっと滑りやすいものは窒息の危険がある．異なる性状が混在したものは食塊形成がしにくいばかりでなく液状の部分が先に咽頭へ流れ込み，嚥下のタイミングがとりにくく，誤嚥を招く危険性が高い．それぞれの献立，食品の例は図2のとおりである．

(4) 補助食品の利用

献立は患者の機能や食欲に合わせて作成できれば，リハを考えるうえでは理想である．しかし，現実には病院の給食の対応でさえ，経費やマンパワーの面で限界がある．さらに在宅の場合は，家族の介護度を総合的にみて，食事に関することに時間をかける比重も考慮しなくてはならない．市販されている増粘剤や冷凍食品，補助食品の利用や，作り置き冷凍保存などを適宜活用するとよい．

①嚥下障害用補助食品

嚥下障害用の各種加工食品や栄養補助食品などが市販されている．普段は，家庭の味を好みに合わせて手作りできる場合でも，補助的に備えておくという方法もある．使いやすく衛生的であり，好みに合わせて選ぶとよい．

②ベビーフード

市販のベビーフードにも利用できる物がある．少量で高価なのが難点だが，外出時などは便利である．食の好みが合う物を選びたい．4～5カ月用がペースト状，7カ月以上用が柔らかい刻みとろみ食状である．5～6カ月以上用の煎餅などもかさつかず，ある程度咀嚼できれば唾液で飲み込みやすくできてよい物がある．患者自身が食べやすいということで納得できれば，「ベビー用」であるが適宜用いるとよい．

③ゼリー飲料

嚥下障害の水分補給用のゼリーとして作られたものが市販されている．そのままの容器で頸部を過伸展してしまう場合は，本人用の容器や食器からスプーンで摂取するとよい．

また，最近市販されている一般の飲料で，食料品店やコンビニエンスストア等で入手が可能なゼリー飲料も，水分補給用に適する場合がある．とろみが足りない場合は，食器に移して増粘剤で調整するとよい．

以上は冷やして摂取するとのど越しがよく，嚥下反射も誘発されやすくなる．

(5) 食物形態調整の工夫

障害が比較的軽度の場合は，普通に出された献立に少しの調整をすることによって摂取しやすくなる場合がある．少々の工夫で外出や旅行が可能となり，患者のQOLの向上に寄与することがある．段階を見定めて素材を選定し応用したい．

水分は軽度の障害例でもむせや誤嚥を引き起こしやすく，とろみをつけることによって問題を軽減，解決できることが多い．とろみづけは調理の途中で片栗粉や葛粉，コーンスターチなどによってつけることが望ましい．しかし，火を通すことがむずかしいジュース類や，手間を掛けることに制約がある場合は，市販の増粘剤を利用する方法がある．増粘剤は顆粒状になっていて，溶けやすい工夫がなされているが湿気を含みやすい．外出先や食膳で自分で混入できる場合は小さい包装の物を用いるとよい．また，片手の操作で使用できるよう，図3のようにごま塩やふりかけなど，他の食品の空き瓶を利用する方法もある．多少の工夫で，患者が自分自身で利用できるようにすることは，大変価値のあることなのである．

外出先での固形の献立には，携帯できる小さな擂り鉢や離乳食用の器具を利用（図4～6）し，柔らかく，咀嚼や移送をしやすい形に食膳で献立を

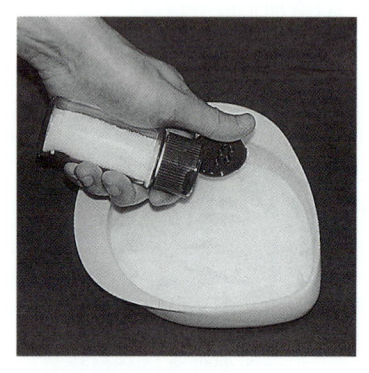

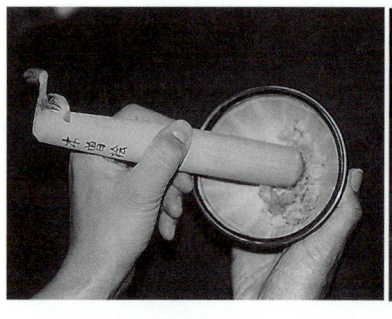

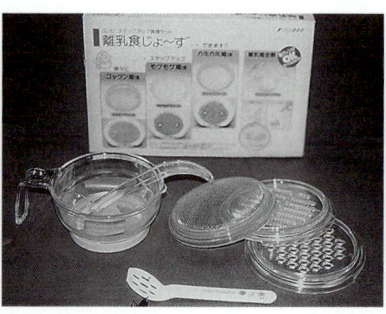

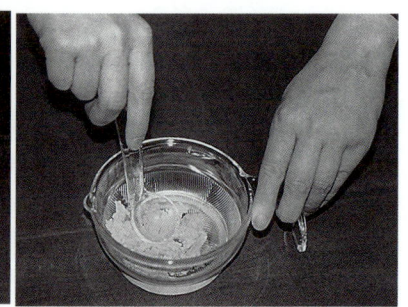

図3 増粘剤の容器の工夫
食品の空き瓶を利用したもの．
片手で操作が可能で携帯もできる

図4 食形態加工用の小さな擂り鉢
汁気が足りない場合は加えて擂る．
汁気が多い場合は増粘剤で調整する

図5 食形態加工用の離乳食用器具

図6 離乳食用器具の利用

表 1　嚥下障害食受け入れのための配慮

- 色彩，盛りつけ，器の工夫
    視覚的に「おいしそう！食べたい‼」と思えるように
- 味
    強すぎず弱すぎず，ある程度しっかりしたもの
- 香り
    食欲をそそる香り：柚，山椒，バニラ，ペパーミント他．味は過度に刺激的にならないよう注意
- 温度
    "人肌"は一番刺激が弱く，嚥下しやすくならない．冷たいものは 10～12℃ くらい．温かいものは 50～55℃ くらいがよい
- 献立の取り合わせ，バラエティ
    味覚的な取り合わせがよく，似ている素材や味ばかりにならないように選ぶ
- メニューの理解
    患者にメニューを知らせる．とくにゼリー，ペーストなどの場合は献立表を付けたり，器に掛けたラップにマジックで書くなどの工夫を
- 食卓の雰囲気
    明るく，和やかに

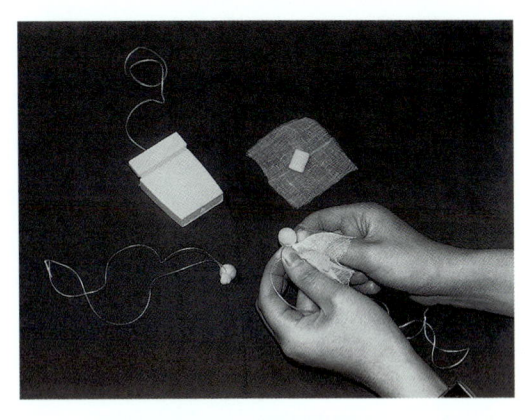

図 7　咀嚼・唾液嚥下訓練用の食材「ガーゼガム」

調整することで，一般の食卓を囲むことができる場合がある．ぱさつくような場合は，だし汁やスープ，ジュースなどで汁気を足し，増粘剤でとろみを調整する．

(6) 嚥下障害食受け入れのための配慮

栄養価が満たされ，安全で取り込みやすい嚥下障害食である必要はもちろんだが，工夫を凝らして仕上げた嚥下障害食が，患者に受け入れられるための配慮も大切である．嚥下障害食受け入れのための配慮の要点を表1にまとめた．「本章8節摂食・嚥下障害患者の食事」も参照されたい．

(7) 咀嚼・唾液嚥下訓練用の食材

経口摂取の導入期や口腔期障害例には，咀嚼運動の訓練用の食材を用いて訓練する．間接訓練で身につけた咀嚼・嚥下の運動を総合的に行うことができる．味覚や香りのある食材を用いることで唾液の分泌も格段に促され，直接訓練を本格的に行う導入としても有効である．また，食物を摂取することが困難な重度障害例でも，全身状態が安定し肺炎を起こす危険性が低いなどの条件が整っていれば，限られた範囲ではあるが味覚を楽しむことができる場合がある．

食材は患者それぞれの機能や好みに合わせて選ぶ．次にその例を示す．

〈するめいか〉

軽くあぶって幅2センチ，長さ15センチ程度にさく．これを口角の左右側方から噛ませて噛む動作を誘導する．香りと塩味が好みに合えば，唾液の分泌をかなり促すことができ，嚥下動作に結びつけた訓練ができる．

〈ガーゼガム〉

図7・8のようにガーゼでくるんで，デンタルフロスでしっかりとしばったガムをつくる．誤嚥を防ぐためにガーゼでくるむが，しばったデンタルフロスの端を手で持って適度に動かせば，移送を助けながら咀嚼運動や唾液を嚥下する運動を促すことができる．

固形物の誤嚥の危険がある場合は，デンタルフロスの輪に凧糸などを通してつかまえておけば安心である．自己管理が可能な場合は自習もできる．最近は砂糖不使用のガムも市販されており，歯の衛生まで考慮できればさらに望ましい．

中に入れるものは粒状のガムやグミなど，機能と好みに合わせて選ぶ（表2参照）．

また，応用編として，バナナやメロンなどの果物，パン類，ドーナツなどもガーゼに包んで咀嚼すると，ガーゼから滲み出るペースト状になったものを嚥下することができる．ペースト状のものを嚥下することが可能な機能であれば，咀嚼・嚥下の訓練として用いることができる．

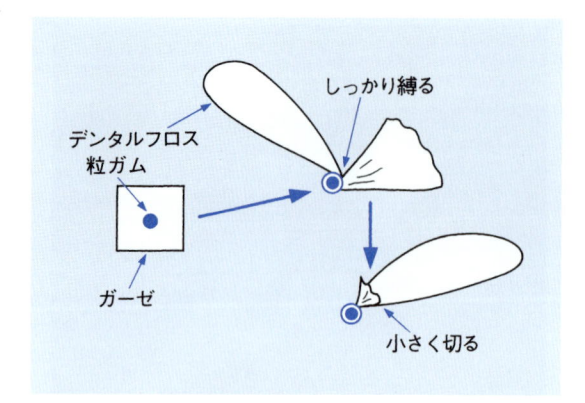

図8 ガーゼガムの作り方
①粒ガムなどをガーゼの中央に置く ②「てるてる坊主」のようにくるみ，デンタルフロスでしっかりしばる．フロスの先端は輪にしてしばる ③ガーゼの端を小さく切る ④さらにフロスの端を持つ場合は凧糸などをつける

表2 咀嚼訓練用食材の種類

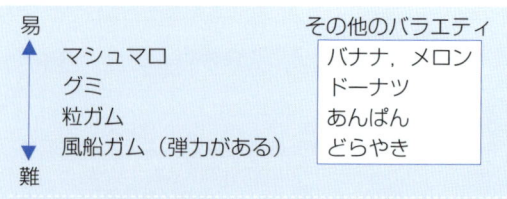

易↑↓難	その他のバラエティ
マシュマロ グミ 粒ガム 風船ガム（弾力がある）	バナナ，メロン ドーナツ あんぱん どらやき

＊大きさや硬さを機能に，味を好みに合わせて選ぶ
＊咀嚼が困難な場合はキャンディもよい．舌上に置いて舌を動かしたり唾液を嚥下する訓練として利用する

2）食べさせ方

(1) 姿勢・セッティング

直接訓練において，食材の準備ができ実際に食べることを始めるさいには，安全な姿勢の設定が必要である．障害の状態つまり，姿勢保持，上肢機能，食塊の口腔内保持・移送，咽頭期の障害等の状況によって望ましい姿勢を設定する．その姿勢は，VFなどの検査によって確認して設定されることが望ましい．各々の姿勢の実際のとり方については，次項「各期における直接訓練」に詳しく述べられているので，参照されたい．

①ベッドアップ

藤島は訓練開始時の体位として，30°仰臥位頸部前傾姿勢（図9, 10）をすすめている．この姿勢では，前頸筋群や全身の筋肉がリラックスして嚥下筋の働きがスムーズになる．

機能的な向上がみられ，安全に嚥下できることが確認できたら，角度を上げてゆく．60°ベッドアップまでは誤嚥を防ぐ頸部前屈位で，60°以上のベッドアップが可能になり頸部が安定している場合は頸部を自由にした方が嚥下しやすいことも多い．60°以上にベッドアップできると，食膳を見て自分の手を使って口へ運ぶことができるようになり，自立摂取が可能となる．

姿勢は起こして摂取することが可能でも，失調症状が強いため自己摂取が困難な場合もある．ベッド上で安定できるよう，クッションや枕を使って調整する（図11）．

②半側臥位

麻痺がある場合は，「健常側を下，麻痺側を上」

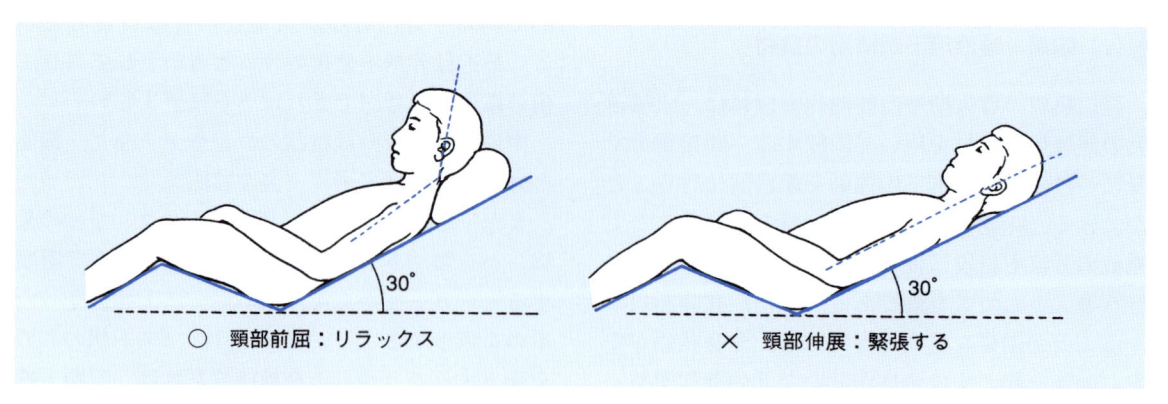

図9 30°仰臥位頸部前屈姿勢 ○ 頸部前屈：リラックス

図10 30°仰臥位頸部伸展姿勢 × 頸部伸展：緊張する

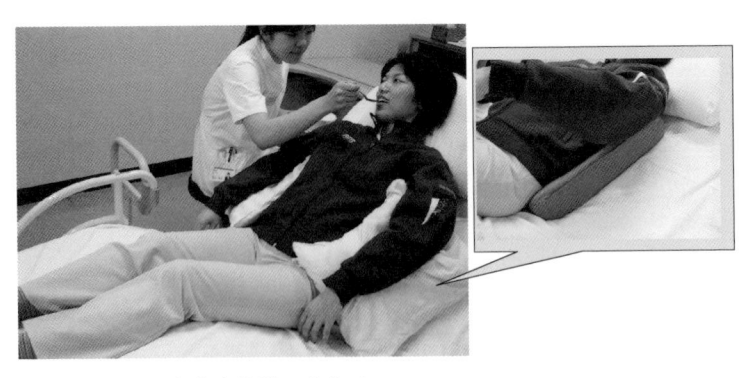

図11 ベッド上安定姿勢のとり方
膝を軽く立て，腹部をリラックスさせる．腰の脇，頭部などに三角マットやクッション，枕を入れ体幹を安定させる

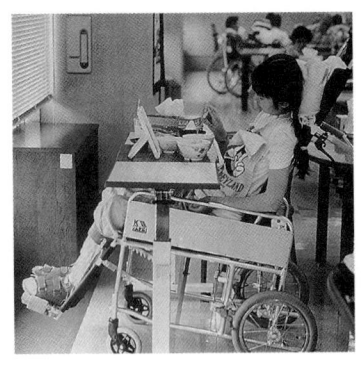

図12 車いすリクライニング位
車いすの肘掛けが上肢の可動域を制限せず，体幹が安定することを確認する

にした半側臥位で頸部を患側に向けるとよい．重力で食物は動きの良い健常側に落ちるため，嚥下がスムーズになる．さらに，頸部を患側に回旋させると患側の梨状陥凹への残留を少なくすることができる．また，片側輪状咽頭筋弛緩不全に対しては頭部を回旋させた「横向き嚥下」が有効な場合がある（p 279 参照）．

③座位

テーブルと椅子の高さの調整：上肢の可動性を制限せず，お膳を見ることができる高さの組み合わせを調整する．椅子自体の選定や，オーバーテーブルなど高さの調整ができるものを用いる等の工夫をする．

④車いすリクライニング位

椅子の肘掛けが腕の可動域を制限せず，また，体幹の安定に役立っているかどうか等を確認する（図12）．安定が悪い場合は背中や脇にクッションを入れるなどの工夫をして安定を図る．

座位，車いす座位とも足底を床，フットレストなどにしっかりとつけることも安定をよくするポイントである．

(2) 用具：スプーン（大きさ，柄の長さ，太さを工夫する），箸，すくいやすい皿，滑りどめマット，ストロー，コップの工夫

食物を口へ運ぶさいには，患者の先行期の機能に合わせた用具を用いる．また，一口量が多くなりがちであったり，摂取ペースが速すぎる場合の調整には，安全な方法を説明して理解を求めることが大切であるが，食器の工夫で対応することも有効な場合がある．たとえば，丼一杯のご飯を大きいカレー用のスプーンで取り込めば，一口量が多くなってしまう．

丼から小さめの茶碗に移し，カレースプーンより少し小さめのスプーンを用意する．このような少しずつの工夫で，患者自身がむせて苦しい思いをすることなく食べる経験をすることから，納得を促す．

スプーンはすくう部分の幅カーブが患者の機能にあったものを選ぶ（p 281 参照）．自己摂取できる場合には，柄の長さや太さも扱いやすいものに調整する（図13）．スプーンの柄に「ラバー」をつけるとよい．工夫された市販品もある．

箸は，患者にとって使える可能性があるならば，何とか使いたいものである．OTで実用化を目指す訓練が行われる場合もある．しかし，進行性疾患などで，箸を使用することが困難になっている場合は，図14に示すようなバネの力を利用した製品も機能を助け，使いやすい．

皿の中身を片手で完全にすくいとることは案外むずかしい．片手での操作や失調症状のために，器からすくいとりにくい場合は，スプーンなどからすくいとりやすくするよう，縁に傾斜をつけた「すくいやすい皿」を利用するとよい．また，「滑りどめマット」を敷くと皿が動かず，片手でも扱いやすくなる（図15）．

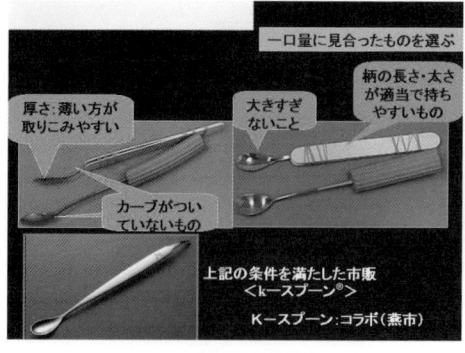

図13 スプーンの柄の調整（ラバー）
すくう部分があったものを選び，柄の長さや太さはラバーで調整する

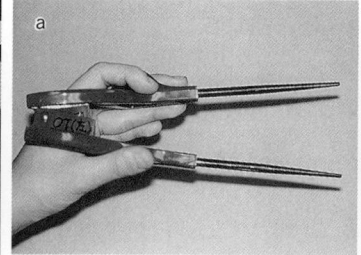

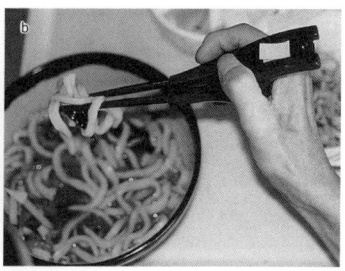

図14 バネの力を移用した箸（機能代償用）
a：バネの力を利用した箸（機能代償用）b：使用例（手指機能に制限のある筋萎縮性側索硬化症例．この箸を使用すれば麺類も摂取できる

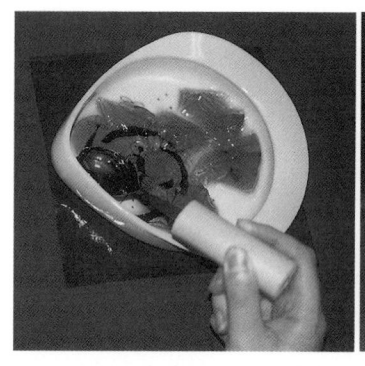

図15 すくいやすい皿と滑りどめマット
皿の縁が内側に反っていて，スプーンのすくい取りがしやすい．滑りどめマットは適当な大きさに切って使える

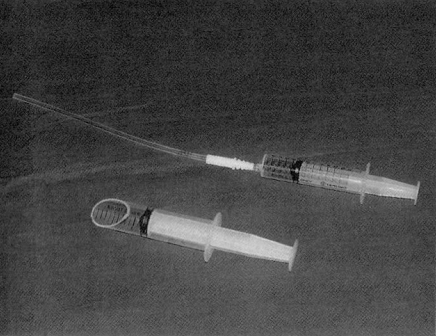

図16 シリンジの利用（ピストンとチューブ）
準備期・口腔期の障害用

図17 ストローカップ

嚥下反射は誘発され，経口摂取が可能であるが口唇での取り込みや口腔内移送に困難がある場合，図16に示すようなプラスチック製の使い捨て注射器を利用する方法がある．下記に示すコップを切るのと同様に，電動糸ノコで容易に切ることができる．目盛りの部分を生かすと，一口量のおおよその計量も可能である．半流動体やとろみをつけた水分などは図に示す注射器に吸引用のチューブを，患者に合わせて短く切ったものを用いるのも良い．進行性疾患などでは姿勢の工夫と合わせて用いる．

水分摂取のための，ストローやカップについても工夫が大切である．

普通のカップを片手で保持することが困難でも，ストローが使える場合は，図17のような市販のカップを利用するとよい．片手で傾斜をつけても漏れないカップで，ストローを使用することにより，一口量を少量ずつに調整して，適量を飲み込むリズムがとれる．

ストローで吸うことがむずかしい場合は，吸い飲み（図18）で少量ずつを入れたり，ストロー付カップの吸い口に工夫をしたもの（図19）などを使う．また，柔らかい容器を押して，中身を押し出す形で取り込みやすくする方法もある（図20）．

コップから摂取できる場合でも，普通のコップでは図21⊕のように，頸部を過伸展してしまうために誤嚥を招く危険性が高くなる．そこで，鼻があたる部分をカットしたコップ[4]（図22）を用

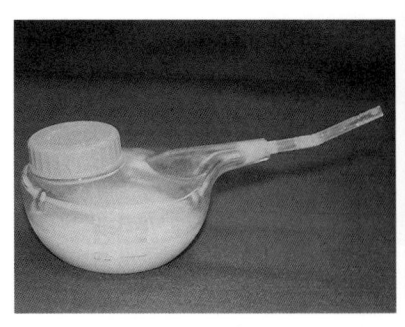

図18　吸い飲みの工夫
開口制限があるため，吸い口部分に細いストローを平たくつぶして付けた例

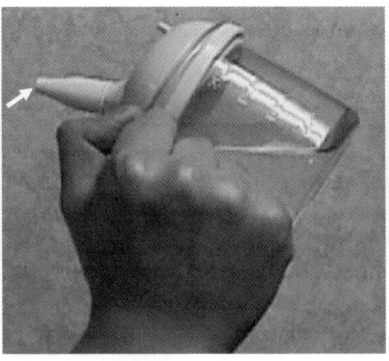

図19　「ストロー付カップ（コンビ社製）」を利用：傾けて流し入れることができる
吸い口（→）を飲みやすいように切って使用してもよい

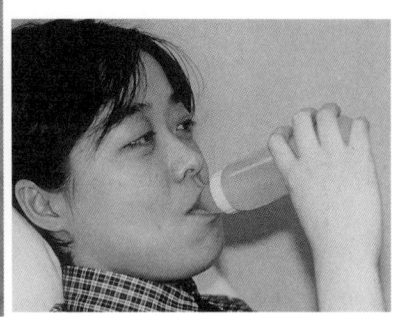

図20　柔らかボトル
胴の部分を押しながら取り込む．ペースト食を入れることもできる

×　危険

○

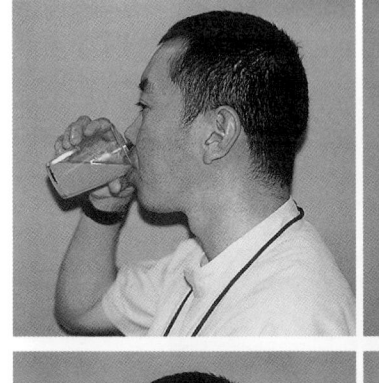

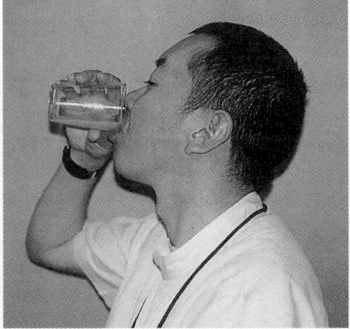

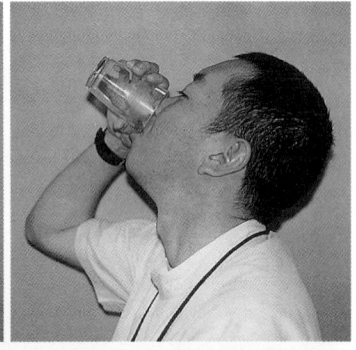

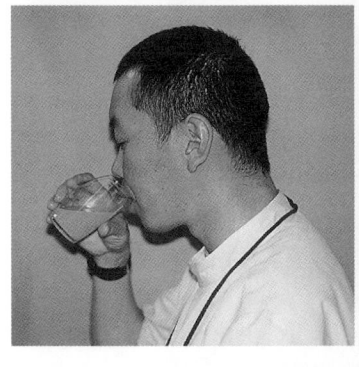

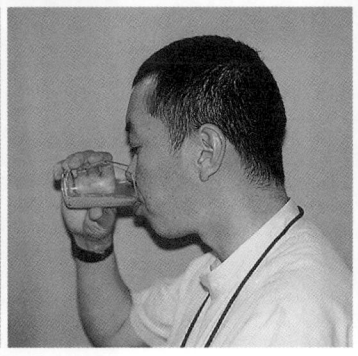

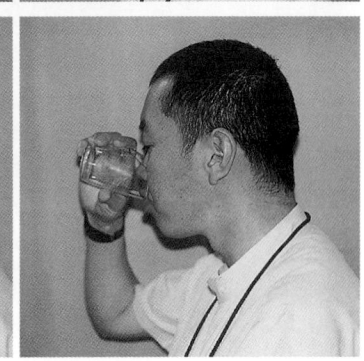

図21　コップによる頸部伸展の違い
　⬆普通のコップの使用例．飲みものが少なくなってくると，頸を（過）伸展させることになり，誤嚥の危険性が増す．⬇鼻が当たる部分をカットしたコップの場合．頸部の角度を変えずに摂取することができる

いると，頸部を過伸展させずにコップの底の方まで飲むことができる（図21⬇）．透明なコップを用いると，飲み物の流れ具合と口唇の動きや取り込まれる様子を観察しやすい．プラスチック性のコップであれば，「電動糸ノコ」で切ることができる．切り口を磨いて滑らかにして使用する．患者が眼鏡をかけている場合は少し深めに切るなど，削りながら使用者に合わせて調整するとよい（図23）．

　飲み物用のみでなく，歯磨き用のコップにもこのようなものを用いるとよい．

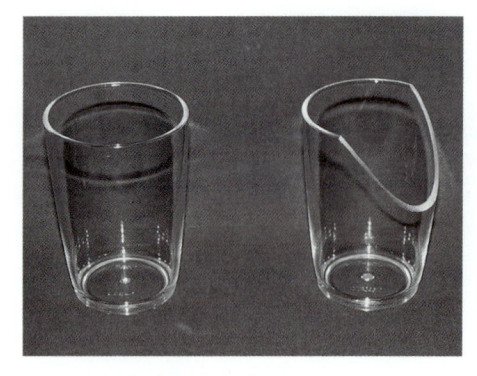

図 22　切り込みコップ
　左：普通のプラスチック製のコップ．右：鼻があたる部分をカットした切り込みコップ

以上のいずれも，訓練の進展状況に合わせて再評価し，その都度適切な方法を選択していく．日常の生活で実用的な方法を導くことが大切である．OT のアプローチが貴重である．

(3) 一口量，摂食ペース

次に注意を払う必要があるのは，一口量の設定や摂食ペースの調整である．

①一口量の調整

一口に入れる量は，VF で確認できた安全範囲，あるいは VF を実施できない場合は，観察上むせを引き起こさない最低限の範囲とする．

一口量が多すぎると，食塊が口峡を通過しにくいばかりでなく，咽頭に残った場合は誤嚥の危険性が高くなる．また，一度に運ぶ量は少なくても，きちんと嚥下しきれていないうちに次々と運ぶ食べ方をすると咽頭に重積されて，誤嚥の危険性は高くなる．一口分ずつ咀嚼して嚥下する動作を繰り返し，しっかりと飲み込んでから次の一口を取り込むよう導く．一口分を取り込むごとに，スプーンや箸を置いてゆっくりかんで飲み込むように導いてもよい．一口ずつよく噛むと味わいが深くなり，消化によいことも事実である．

②ペーシング

一食を通して摂食に集中し，口への取り込みと嚥下のペースが望ましい速さで進められるよう調整するのが「ペーシング」である．摂食方法についてことばで説明したり，患者が摂食する脇で声をかけて速すぎるスピードをセーブするばかりで

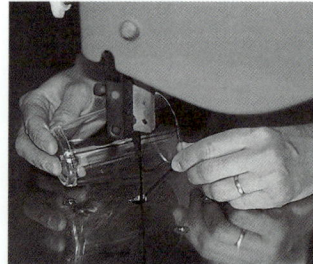

①「電動糸ノコ」の刃を斜めに当てる

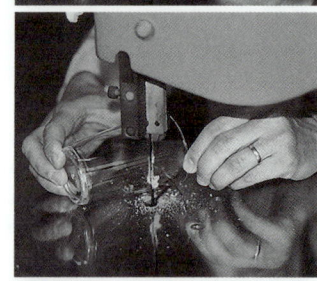

②ゆっくりと斜めに切り込みを入れてゆく

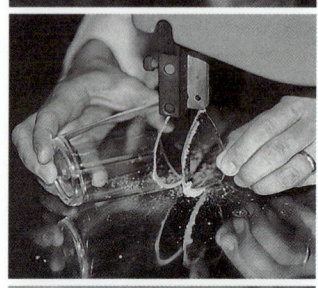

③切り取れたところ

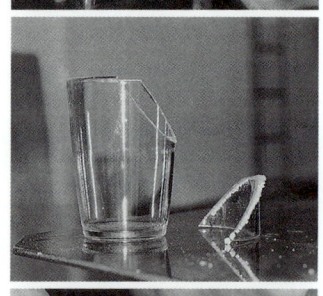

④切り落としたところ

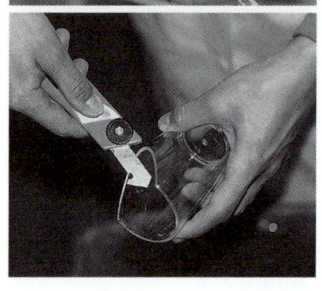

⑤切り口を滑らかにする．コップのアクリル樹脂よりも硬いものを当てれば削り取ることができる．これはアクリルカッターの背を当てている

図 23　切り込みコップの作製

なく，食卓の環境をゆったりとした雰囲気にして，看護師や介護者が慌ただしく周囲で行動しないようにすることや，ゆったりとして落ち着いた雰囲気の音楽を流すことなども有効であろう．

また，注意・集中の持続については，なかなか

定着せず難儀をすることが多い．患者にとって日常的な，病棟などの食事場面でも実践できることを目標に，注意内容の確認や各スタッフの一貫した対応などを長期的に実践したい．

たとえば，注意の確認，定着を図るために，内容や達成度合いを患者とともに確かめ，繰り返し見ることができるように紙に書いて貼ってみる方法がある．**図24**は注意書きの例である．患者にこのように書いたものを渡して注意持続を促したり，関連スタッフ，食事場面に携わる看護師や家族に渡したりする．交代勤務の看護師の間で，対応や注意を徹底する工夫としても有効である．

これらの注意書き等を使うさいには，患者の理解力や病識に合わせた手段をとるよう注意したい．患者のプライドに配慮することも必要である．できるだけ有効に注意を促すことができる方法をとりたいが，真っ向から注意書きを貼り付けても，そのこと自体が患者の苦痛になるようでは

QOLの向上にはつながらない．小さく書いた物を車いすの内側に貼る（**図25**），ベッドサイドの棚の脇に貼る（**図26**）等の工夫が必要な場合もある．これらの点は患者自身と具体的に相談して決めるとよい．

患者にとって，毎回の食事はトレーニングであると同時に，楽しみと安らぎの場であることも忘れずに対応したい．

(4) 嗜好や摂食習慣

よりよい摂食を導くために指導する摂食訓練のなかで，難儀をすることが多いのが食物の好みや摂食習慣，いわゆる食べ方に関することである．病前から患者それぞれが長年培った習慣は，病後そのまま遂行するには不都合が起こっていても，なかなか修正することはむずかしいものである．沢山の一口量をほおばり一気に飲み込むことを繰り返していた人にとっては，そうしなくては「食べた気がしない」という．「価値観，性格等への配慮」（251頁）を参考に対応を考えたい．

さらに，嗜好にも注意を払う必要がある．どちらかというとあまり好みでないものは，喉を通りにくいということは想像にかたくない．嚥下機能に困難が起こった場合には，それが助長される．

また，注意力や自己の行為を認識し，反芻する力が低下している場合の脳卒中例などでは，習慣的に速い摂食ペースのコントロールには苦慮することが多い．

いずれも臨床観察を丁寧に行い，患者の訴えを

~ おいしいお食事のために ~
ゆったりと落ち着いて
一口一口を味わいましょう
一口の量は少なめに
ゆっくり噛んで飲み込みましょう
「おまけ」の飲み込みをもう一回！
口の中の物は飲み込んでからその次を
むせたときは，咳で出しましょう

図24　注意書きの例

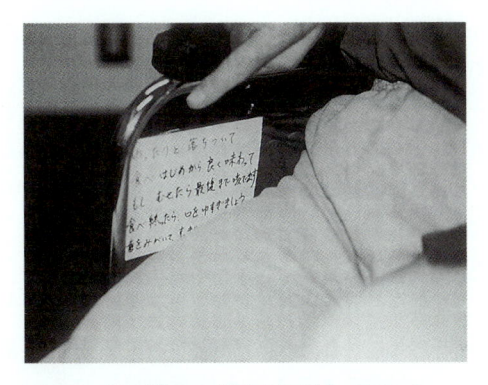

図25　注意書きの貼り付け例；車いす
車いすの内側につけて，意識を持続させる

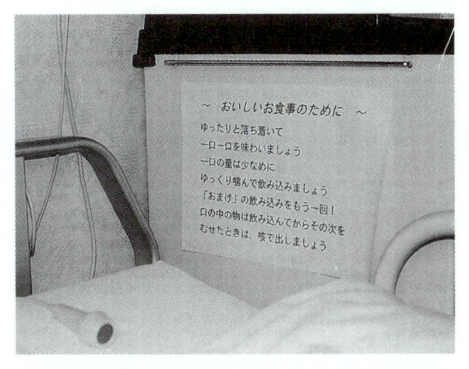

図26　注意書き貼り付け例；ベッドサイド
ベッドサイドの棚の脇に貼ったもの

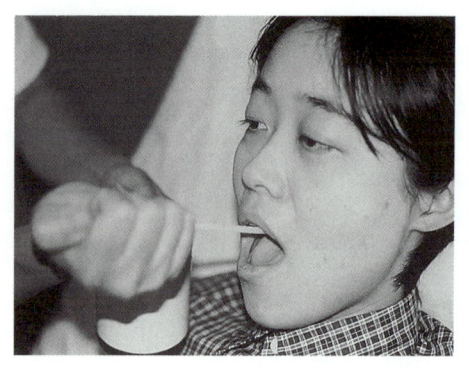

図 27 ストローピペット法
①コップの水にストローをさして，ストローの中に水を入れる．②ストローの端を指で留めて口へ入れる．③留めていた指を放し水を入れる

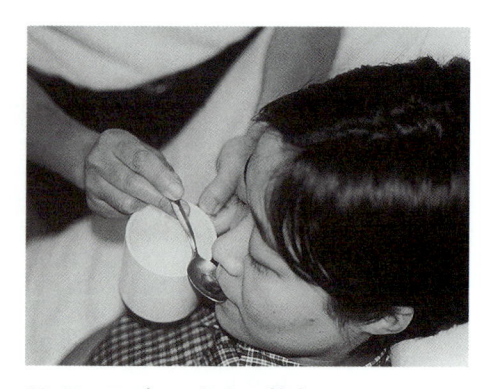

図 28 スプーンからの飲水
スプーンの側縁を下口唇につけ徐々に傾斜させて取り込む

よく聞き，プライドを尊重したうえで根気強く対応したいところである．

(5) 摂食訓練の実施

食物を口に運ぶ摂食訓練で使われる，幾つかの手技を示す．

①嚥下の意識化（think swallow）

飲み込みのさいには，周囲の状況に注意をそがれることなく飲み込みに集中することが大切である．一口ずつ，取り込みから，咀嚼，嚥下の一連の口の中の運動について意識をしながら進め，むせや誤嚥を起こさないように導く方法を，嚥下の意識化（think swallow）という．咀嚼のリズムや食塊が形成されてゆく状態に意識を向け，さらに嚥下反射を起こす直前の舌の運動を意識することで，落ち着きがありかつスムーズな運動を導く．水分摂取にとって有効な場合も多い．

たとえば次のように本人の動作のタイミングに合わせて導く．「ゆっくりと口に含み，取り込みながらだんだんに唇を閉じ，口の中の前の方に溜めます．取り込みきったら唇を閉じて，舌の先を上の前歯の裏側につけて，ゆっくり押し上げながら喉の奥の方へ送ります．少し顎を引いて，ごくんという反射が起こったら自然に飲み込んで，ゆっくりと息を吐きます」

②複数回嚥下（おまけの飲み込み）と交互嚥下

嚥下運動が弱い場合は食塊が一度で飲み込み切れず，口腔や咽頭に残留する場合が多くある．飲み込み後にぜろぜろする音が聞こえたり，「えー」と高めの声を出してみて，声質が湿性嗄声（wet hoarseness；湿り気を帯びたごろごろ，ぜろぜろした声）である場合，また，一口目ではむせなくても2口目，3口目になるとむせる場合は食塊や液体，唾液，痰が咽頭に残留していることが疑われる．本人が残留感を訴える場合もあるが，感覚低下などがあると自覚されないことがある．このような場合は，口の中に食物が残留している訴えがなくてもおまけの飲み込みとしての，空嚥下を促す．慎重を期するには飲み込み後に「えー」の発声で湿性嗄声のないことを確認して次の一口を取り込むようにする．湿性嗄声がなくなるまで複数回の空嚥下を繰り返してもらう．

空嚥下がうまく誘発できない場合は，少量の冷水を含んで嚥下を誘発するとよい．コップから水分をとることが可能であれば少な目の一口量を，コップが使えない場合はストローの先に少量（5〜6 cm程度；1〜2 ml）の冷水をとって口に含んで飲むとよい（ストローピペット法．図27）．スプーンの水を取り込むことが可能な場合は，小さいスプーンに少量の水をすくって口へ運んでもよい（図28）．このように食物と水の嚥下や空嚥下を交互に行う方法を「交互嚥下」と呼ぶ．

(6) 摂食場面の観察

訓練の集大成として，患者のもてる力で日常的な摂食が達成できることが位置づけられる．本書の随所で，VFその他の検査結果から訓練の目標

や内容を設定し，実践を進めることが望ましいとしてきた．しかし，VFは，姿勢，食物の形状・濃度，口への取り込み方，一口量，飲み方等が完全に統制された場面であり，日常場面の状態との違いを考慮する必要がある．そこで，訓練の成果を見定めることができるのは，患者の日常的な摂食の場面ということになる．運動機能の向上と注意力の安定，食物形態の適合などによって，安全に食事がとれるということが総合評価となるわけである．

日常の飲食場面については，看護サイド・家族からの情報が大変参考となる．摂食場面を訓練担当者が観察したとしても，かなり患者が意識した特別な場面となるはずである．訓練室内で注意集中を図り必要な点について指導することは，もちろん問題改善のために意味があるが，それは図29のように，状況としては氷山の一角と考えて観察する．以下このピラミッドのように，日常的な場面に近づくにつれて患者は自然な姿になると考えられる．一方で，自然で慣れた場面になるほど，注意力は低下してゆくことが想定される．それぞれの場面でどうかということは，それぞれのスタッフや家族と情報を交換するなかで理解を深め，対応を考えてゆくことが望ましい．

日常場面の観察は，その方法を少し工夫してみるだけでも，様子の違いがわかることがある．より自然な場面を観察するために，少し離れたところから観察したり，ナースステーションから観察したり，カルテをチェックしながら咳込む声に耳を傾けたりする（図30）．こういった工夫によって，より自然な場面での状態をチェックする．こうして，訓練室内の様子と日常場面の双方を知り，さらに，患者の自覚の度合いと照らし合わせて了解度，実践できる度合いをチェックし，指導方法を調整する．取り立てた個人指導は，訓練室内などでプライバシー保護の下に行って患者の本音の部分と対面し，さらに日常場面での様子で達成度合いを評価してゆく．

(7) よりよい効果を生むために

最後に，訓練として取り上げて実行してゆくことが，よりよく実を結ぶよう導く工夫を何点か述べる．

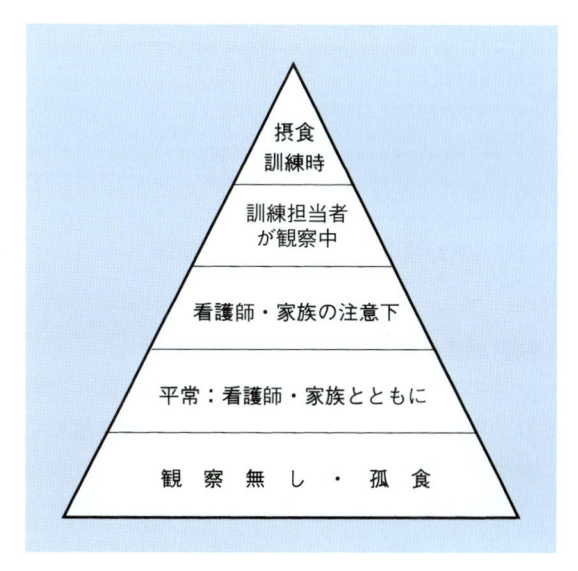

図29　観察場面ピラミッド

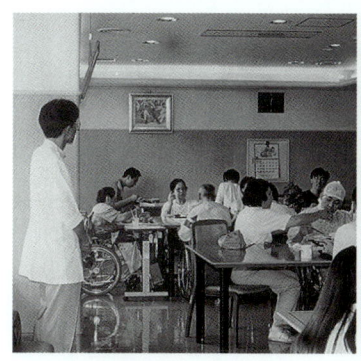

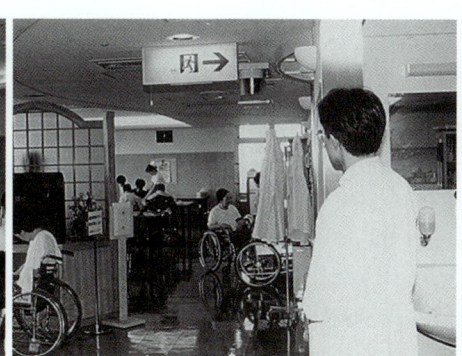

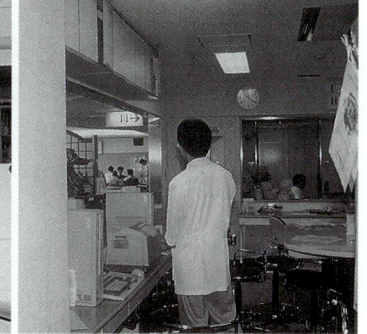

図30　摂食場面の観察方法．少し離れたところからの観察（左，中）．ナースステーションからの観察（右）

○山△雄様　ゼリーの摂取訓練について

☆月★日VFの結果，摂取時の姿勢と一口の量に注意をすれば，ゼリーを摂取できることが確認できました（別紙評価表をご参照ください）．条件に注意をしてST訓練としてもこの摂取訓練を入れますが，病棟でも行って下さい．
来週再度その効果をVFで確認し，状況が良ければ栄養の経口摂取への移行が考えられます．

【準備するもの】
1.アイスマッサージ用のスポイト製アイススティック
　コップに氷と水とともに入れて持っていく．
2.ストロー，ゼリー用プラスチック製スプーン
　1.と一緒にしまっておく．
3.ゼリー
　奥様に購入してもらったものが冷蔵庫に入っている．

【手順】
1.アイススティックで，アイスマッサージをおこなう．
　刺激部位は，舌上，両頬，軟口蓋，奥舌から前口蓋弓基部
　刺激後，溜まってきた唾液とストローピペット法（コップの水にストローをさし，ストローの1/3位の量の所で指で留め，ストローの中に水を入れる．それを指で留めたまま口へ入れ，指を放すと少量の水を口に入れることができる）で入れた水を嚥下させる．嚥下反射が起こるまでに，数　秒から2-30秒程度かかることもあります．ゆっくり待って下さい．

　以上を5回繰り返し，摂食前の準備をする．

2.ベッドを倒す．40度くらい．（垂直の半分の45度よりも少し倒すくらい；ベッド柵に赤いテープで印があります）
3.頭の下に枕を入れ，頚部を起こす．
4.スプーンでゼリー（一回量は小指～親指頭大程度）をすくい，介助で摂取させる．
5.食べる意識を持ってもらうためにことばかけをして下さい．
6.嚥下の様子を観察する．
　小スプーンで口に差し入れて，唇でとれるように「口を閉じて下さい」とことばをかける．→とりこむと比較的すぐに「ごくん」が一回起こる．その後もう一回飲み込みが起こるので、ゆっくり，せかさないで待つ．→飲み込めて次を入れて良い状態になったら，本人が開口するので，この合図で次を入れる．
7.飲み込みを喉頭の上下で確認する．わかりにくい場合は，軽く甲状軟骨に指を触れて確認する．
8.むせがないことを確認する．むせた場合は状況によって吸引する．（「えー」と声を出して，喉にぜろぜろした音がないかで確認できます．）
9.食後歯磨きを，無理な場合は含漱をしてください．

　一時に　10回程度から行ってみましょう．

☆お手数ですが，状況を知るために別紙の記録をつけてみて下さい．経過について，話し合いを持ちたいと思います．よろしくお願い申しあげます．

言語科　担当　　　　　　内線

図 31　VF 結果の報告・対応内容の伝達

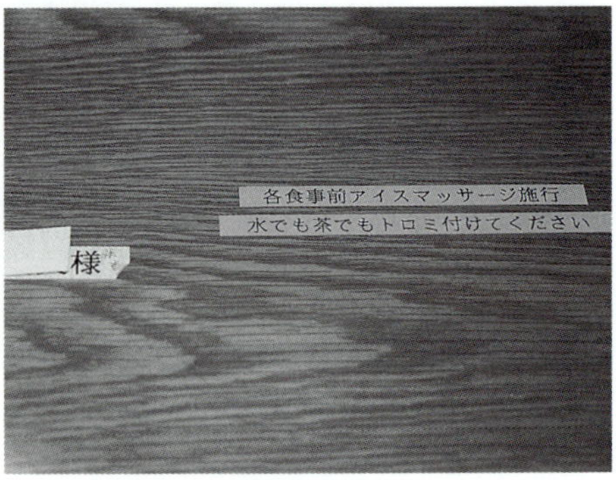

図 32　方針の徹底の工夫

様　　食事の注意

毎日のお食事を楽しくしていくための訓練を，もう少しの間がんばりましょう !!
ペースト状のお食事ですが，次のことに注意して味わって下さい．

1．姿勢は必ず75～80度リクライニングにし，首を枕で起こして固定します．
2．よく目を覚まして（特に朝食）．
3．目をさますためにも食前に口腔内のアイスマッサージをしましょう．

　アイスマッサージ
　1）スポイトのアイススティックを使い，右左の頬の内側をゆっくり，少し力を入れてなぞります．
　2）舌の上を軽くなぞります．

4．一口量はティースプーンに少なめ一杯が適量です．たっぷり一杯では多すぎます．多いと誤嚥につながりますので注意して下さい．
5．疲労が見えたり，飲み込み時間が遅くなったら中止することも考えて下さい．
6．献立によって食べにくいものや不都合があったら，栄養課とＳＴ担当（　　　）に御連絡下さい．

以上，よろしくお願い申しあげます．
年　　月　　日

図 33　介助者用注意書きの例

①検査結果の報告・対応内容の伝達

一連の評価が終了し訓練に入る段階では，それぞれの職種が統一した方針で訓練・指導に臨むことが大切である．それぞれの部門で行った評価結果と訓練方針の確認はカンファレンスで行われるが，VF などの検査により日常的な対応の必要が明らかになった場合は，速やかに方針を報告・伝達する必要がある．

図 31 はゼリーでの直接訓練を始めるさいの ST から病棟への連絡の例である．主治医および VF 担当医とともに VF で状態を確認し，方針を協議して決定し連絡する．訓練担当者による訓練は行える回数に限界があり，病棟での適切な訓練の設定が患者の機能向上の大きな力となる．方針の理解や具体的な訓練方法については，適宜伝達し共通理解した方針のもとに行う．

アイスマッサージなどの具体的な手技の伝達は必要に応じて行い理解を進めておき，各症例の必要項目についてはその都度このように，書面でも伝えると確実である．複数の職員があり，さらに病棟看護師や介護職のように交替勤務をする部門では，徹底を図るための工夫をしたい．基本となる雛形を作成しておき，それぞれの患者の状況に

訓練　　保[redacted]様　　月　日　曜日

訓練時間 氏名	1時限 9:00〜	2時限 9:45〜	3時限 10:35〜	4時限 11:20〜	5時限 13:00〜	6時限 13:45〜	7時限 14:35〜	8時限 15:20〜	9時限 16:00〜
月	ゼリー			PT	ゼリー		OT		
火	ゼリー	OT		PT	ゼリー		15分〜 ST		ゼリー
水	ゼリー	PT		OT		ST ゼリー		ゼリー	
木	ゼリー	OT	PT		1:30〜 ST ゼリー			ゼリー	
金		PT	OT	ゼリー			ゼリー		5分〜 ST ゼリー
土			ゼリー			ゼリー			ゼリー
日			ゼリー			ゼリー			ゼリー

（月）も ST（ゼリー）

訓練とゼリー摂取についての表です。ゼリー摂取の時間はその日によって時間通りには始められないこともあると思いますが、その時は看護婦があらかじめ時間をお伝えします。

ゼリー摂取の時間にはお部屋にいて下さい。

図 34　訓練の時間割

担当看護師による作成例．わかりやすく，親しみやすく作成されている

合わせて応用できると便利である．

②方針の徹底の工夫

訓練で行ってきたことを日常的に般化させるための観察の仕方や，注意の持続を促す注意書きの例を示してきた．これらが入院中の患者の場合，看護師や家族を含めた介護者の間で伝達されないと目標が達成しにくい．

交代勤務の病棟で，看護師が発案した例を**図 32**に示す．ビニールテープに患者への食前のアイスマッサージや摂食の注意を書いたものを，患者のテーブルに貼って伝達しているものである．

介助食の場合は，注意事項を書面で伝えることも有効である．一例を**図 33**に示す．

③直接訓練の時間割

図 34は直接訓練を始めた患者のスケジュールを，担当看護師が作成したものである．各訓練の合間を縫って計画が立てられている．原則的にはこれに従うということで多少の幅はもたせながら実行しようという目標である．こういった原則を立てておかないと，患者・職員双方ともなかなか時間は確保できないものである．さらに視覚的にわかりやすく，親しみをもてる雰囲気のスケジュール表の作成は，患者の訓練に対する意欲を盛り立てる助けともなる．

④摂食状況の記録

摂食状況は262頁に述べたとおり，場面によって異なることがある．また，献立や体調によっても異なることがあり，慎重を期する場合は摂食状況その他の条件等を記録して総合的なケアに役立てたい．限られた時間のなかでの対応を迫られることが多い臨床では，症例によって必要度合いを鑑みて選択して行うとよいことであるが，ある程度の記録のスタイルを作っておくと便利である．以下に記録用紙の例を示す．

病棟での直接訓練の摂取状況を知るための記録

図 35は図 34に示した患者の病棟での記録であ

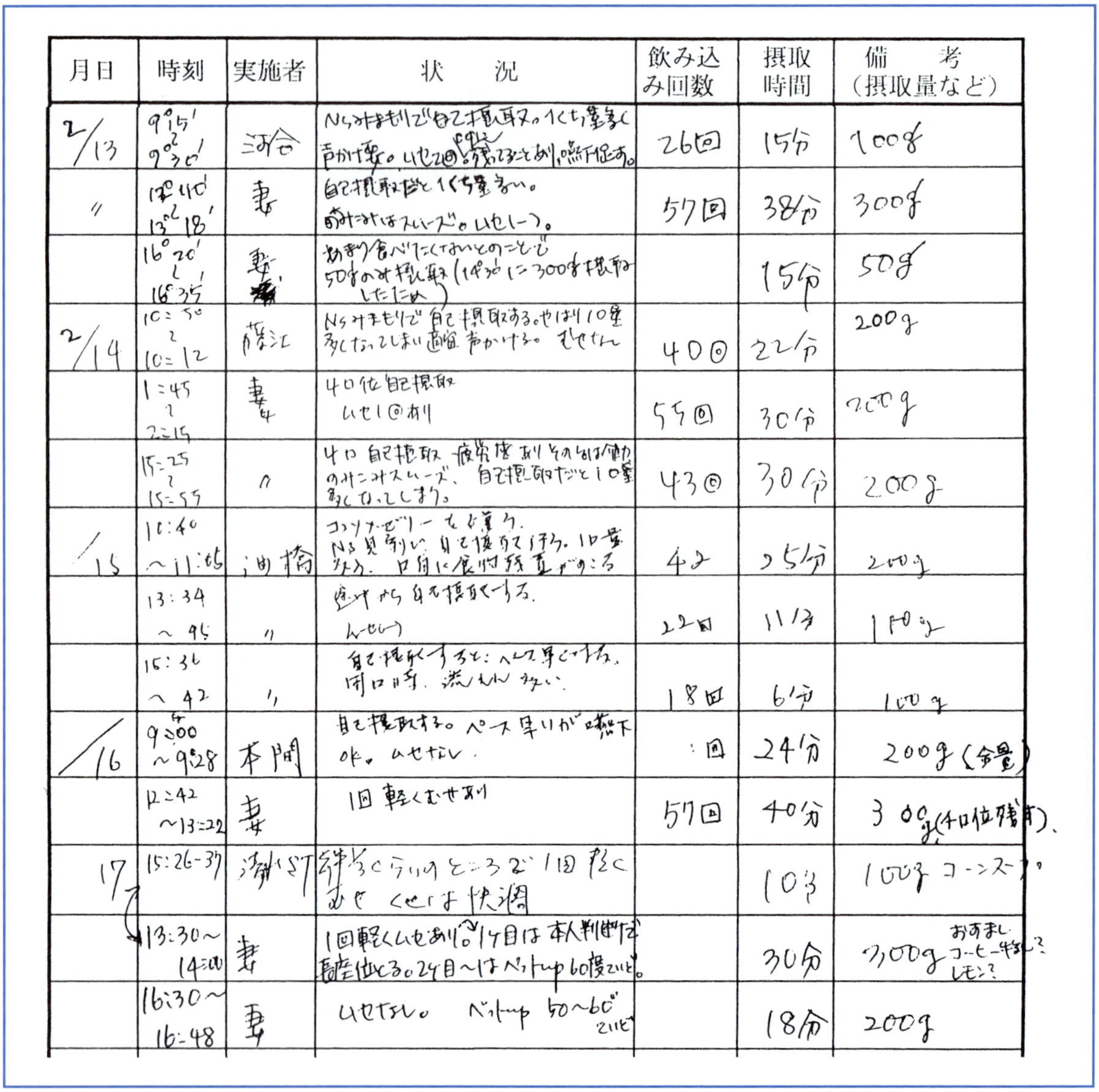

図 35 ゼリー摂取の記録例
　病棟での直接訓練（ゼリー摂取）の記録．摂取状況の変化がみられる．一覧表にしておくと，違う場面での様子などがよくわかる

る．摂取にかかった時間や摂取できた量，ゼリー等に種類が幾つかある場合はその内容，吸引をする場合はその回数，その他気づいたことを記入する．交替で介助や観察を行うメンバーに参考となるのはもちろんのこと，一定の期間を概観すると変化の様子がよく見えて訓練の段階設定の参考となる．

摂食場面で起こるむせなどの状況把握

　訓練が進んだ場合，あるいは軽度の障害でむせが不定期に起こる場合の状況把握のためにも記録が役立つ．

　図 36 は患者 A さんが食後に看護師に報告し，看護師が記入したものである．患者からの報告が明確に得にくい場合は，看護師等が観察評価してもよい．

　A さん（65 歳男性）は，訓練室での基礎検査では，若干ゆっくりとした発話であることが気にかかる程度で構音には問題がなく，「30 ml 水飲みテスト」も実施でき大きな問題は認められなかった．しかし，脳出血の発症から 2 カ月半で，発症当初，

図36 状況把握のための記録表
頻度や困難の様子を知ることができる

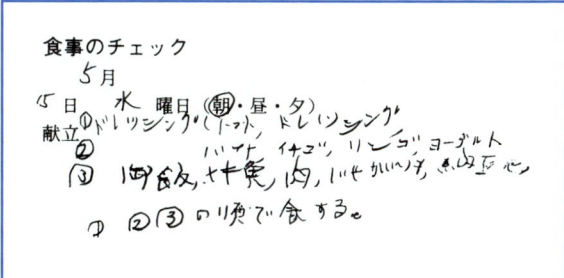

図37 嗜好，摂食調査記録表

図38 摂食状況の記録

水分にはかなりむせがみられていて現在は軽減しているとの情報から，日常場面での状況を知って対応の方針を決定することとした．図36の情報から念のために精密検査としてVFを実施し，その結果嚥下反射の遅延，喉頭蓋谷への貯留，一口量が増えると嚥下後の残留がみられることが判明した．方針として嚥下反射の遅延を改善させる目的のアイスマッサージと，咽頭残留の除去目的の複数回嚥下の励行，摂食時のペーシングの注意等を行うこととした．

好みとその変化と摂取量の関係

脳卒中などによって起こる摂食・嚥下障害が重度であれば，食物形態の工夫は必ず必要である．けれども，障害が軽度の場合は，ある献立が食べにくくなる程度の場合もある．その具体例を知って対応策を立てたいところであるが，病前からいわゆる「好き嫌い」の問題があって，食形態の機能への適応とは無関係に食べたくないものがある場合がある．これは，機能的に望ましくない献立

______ 様　　　ゼリー摂取記録　No. ______

月日	時刻	実施者	状　　況	飲み込み回数	摂取時間	備　　考（摂取量など）

図 39　記録表の例；1）直接訓練（ゼリー摂取記録）

食事の記録　　______ 様

日付	食事	問題なし	むせの回数	むせたもの	状況・むせ以外の問題など
例	朝		5～6回	味噌汁	すすって飲み，飲み込む毎に飲み込みながらむせた。
	朝				
	昼				
	夜				
	朝				
	昼				
	夜				
	朝				
	昼				
	夜				
	朝				
	昼				
	夜				
	朝				
	昼				
	夜				
	朝				
	昼				
	夜				

問題がない場合は「問題なし」の欄に○印をつけて下さい　　担当　言語科 ______

図 40　記録表の例；2）食事中のむせの記録

月　日（　）　様　食事記録

	献立	御本人の感想		状況その他（看護の記録）
朝			摂取量：主食	
			副菜	
			デザート	
昼			摂取量：主食	
			副菜	
			デザート	
夕			摂取量：主食	
			副菜	
			デザート	
朝			摂取量：主食	
			副菜	
			デザート	
昼			摂取量：主食	
			副菜	
			デザート	
夕			摂取量：主食	
			副菜	
			デザート	

○：ＯＫ，食べられる．×：前から嫌い．△：今，食べ難い

図 41　記録表の例；3）食事記録（嗜好，摂食調査記録）

食事のチェック

月　日　曜日（朝・昼・夕）

献立

食事前の体操　　：　した　・　しなかった

アイスマッサージ：　した　・　しなかった

むせ　　約　　回

多かった・まあまあ・少なかった・上出来

食べ方：速かった・まあまあ・ゆっくりだった

味わい：できた・まあまあ・わからなかった

総合評価

大変良かった・良かった・まあまあ・だめ

図 42　記録表の例；4）食事のチェック（食前の準備，摂食状況の自己評価）

であることとは分けて考えていかないと，治療者が混乱してしまう場合がある．言語障害がなく表現の仕方が的確であれば確かな状況が把握できるが，「好き嫌い」の問題は本人が最初から明らかな表現をされないこともあるので，混乱せずに対処する方法を考えたい．図37のような食事記録をつけてもらい，状況の把握に努めるのも一案である．

図37のBさん（58歳女性）は，脳梗塞後の右片麻痺，失語症も合併しており，話しことばの理解力，表出力とも制限されていた．食事場面から離れた言語訓練室で食事の状況を尋ねても，的を得た返答が得にくく，結局病棟の協力を得てこのような一食ごとの献立をチェックしてみて，病前からの嗜好の問題で食べられないものがあることが把握できた．

注意事項の意識づけの向上と実行度合いの確認のために

また，指導していることについて，患者の認識と実行度合いのずれに悩まされることがある．患者自身の実行度合いの把握を助けるために，食事の記録をつけてもらうとよい場合がある．

Cさん（65歳男性）は，脳出血の発症から3年6カ月を経過し，水分のとろみづけや柔らかい献立を妻が工夫して在宅生活を送っている．訓練室での検査のさいには，注意深く取り込めばむせずに水を飲むこともできるのに，自宅での食事中になかなかむせがなくならない．「つい気がゆるむとだめだ」と本人もいわれるので，注意の度合いと食事状況を自己チェックして，図38の表をつける宿題を実行した．定期的な外来訓練時に実行度合いを確認している．

以上，ここにあげてきたものはほんの一例である．ここに紹介した記録表の例を図39～42に示す．臨床家の方々がそれぞれの境遇に合わせて，個々の患者に合った方法で応用，展開され，指導，訓練の段階向上を図っていただきたい．

以上述べたことを，実践していくのが直接訓練である．訓練の場は，各々の段階や状況によって，訓練室，病室，食堂，自宅というように様々な可能性がある．ひとつの病院で同じ患者に対しても，訓練担当者が行うときと看護師が行うときがあることが当然あり得る．そのさい，とくに留意したいのは，一人の患者に対して一貫した働きかけができるということである．第5章で述べられているチームアプローチやフォローアップ，日常的な徹底などのポイントに留意して有意義な直接訓練を達成させたい．

3 摂食・嚥下障害の各期における直接訓練

摂食・嚥下訓練を行ううえでは，嚥下のどの期（過程）にどのような障害があるのかを評価し，機能訓練法や代償法を選択する．直接訓練は実際に食べ物を用いて行う訓練であり，第3章で述べられている諸検査で評価したうえで誤嚥なく，「安全に食べられる条件」が設定できたら開始することになる．この安全条件の設定のためには嚥下造影（以下VF）や嚥下内視鏡検査（以下VE）などの精査が望ましい．とくにむせのない誤嚥や咽頭通過側，食道蠕動運動の検出などはVFでなければ発見困難とさえいえる．嚥下の精査については別の章にゆずり，ここでは摂食・嚥下障害の各期における臨床場面での観察ポイントと評価，その結果行う対処法や訓練法について述べる．評価は，摂食時や摂食時以外の観察と指示を通して行う運動で評価する．そして対処法や訓練法については，(1) 食べさせる物，(2) 食べさせ方，に分けて述べていく．なお，多くの場合嚥下の各期の複数が障害されるので，対処法もいくつかを組み合わせて行うことになる．読者はこれらの対処法を参考にしつつ，患者に合った方法を探りだしていただきたい．

1）先行期障害

覚醒した状態で形，色，臭いから食べ物を認識し，味や温度を予測し，口を開ける大きさや噛む力などを決定し，同時に唾液や胃液の分泌が盛んとなるなど，摂食する準備の過程（図1-①）．

●ポイント

覚醒していること，食物を認識できていること．

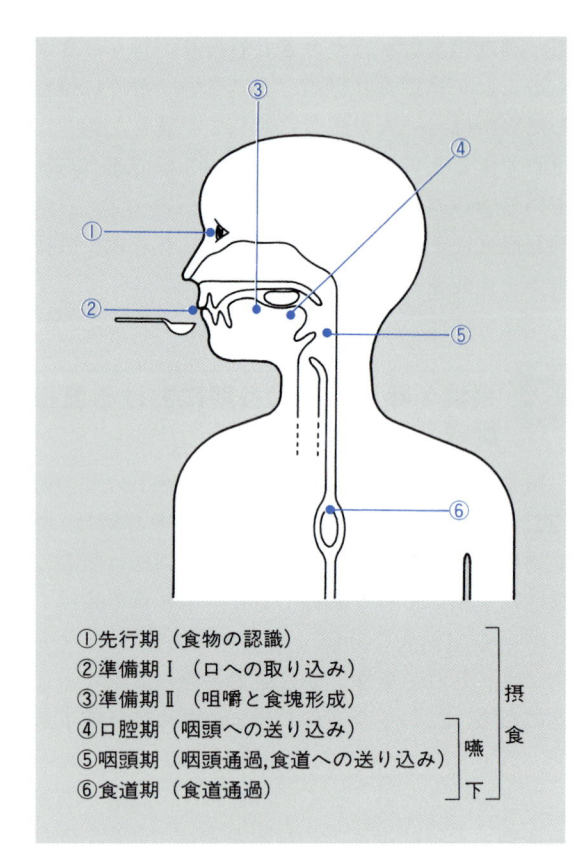

図1 摂食・嚥下の各期[1]（一部改変）

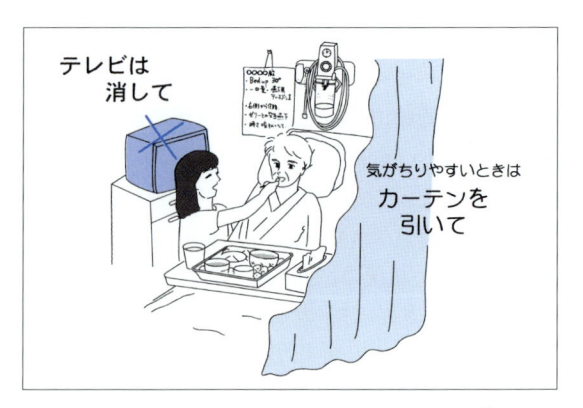

①先行期（食物の認識）
②準備期Ⅰ（口への取り込み）
③準備期Ⅱ（咀嚼と食塊形成）
④口腔期（咽頭への送り込み）
⑤咽頭期（咽頭通過，食道への送り込み）
⑥食道期（食道通過）

摂食
嚥下

図2 食事に意識を集中するための環境設定[2]

●臨床評価

目を開いて周囲に対して気配りができているか，食べ物を見て口を開くかを見る．意識レベルに問題がある（JCS2桁以上），呼びかけても目を開かない，食べ物を見ただけでは口を開かず，口唇にスプーンが触れないと開かないというような状態のときには直接訓練を行わない．この段階では，口腔ケア，咽頭へのアイスマッサージ，K-point刺激法など間接訓練を中心に行う．また，散歩，声かけ，座位訓練など全身へのアプローチで覚醒を促す．これらの方法で意識レベルが改善してきたら直接訓練は以下の方法で行う．先行期障害には認知症も含まれる．

(1) 食べさせる物

刺激を感じやすい物を与える．ひと肌の温度の物よりは冷たい物，味の薄い物よりは濃い物の方がよい．原則的には，その患者の嫌いなものは避けて好きな物を与えるようにする．

(2) 食べさせ方

食べることに集中させるための環境設定を行う（図2）．ベッドで食事をするときはベッドの周りにカーテンを引く，テレビを消すなどして，「しっかり飲み込んでください」などの声かけをする．食堂などに集まって食事する環境では気が散らないように壁際に席を設定することも有効である．介助で食事をさせるときには口に入れる物が何であるかを説明し，実際に食べ物を見せてから口に運ぶようにする．

先行期の障害の患者は一口量が少ないと嚥下が起きにくいということがある．咽頭期に大きな問題がなければ，一口量は5〜6gとやや多めの方が嚥下が起きやすい．この場合も大きなスプーンだと大量にすくって口に入れ咽喉を詰まらせたり誤嚥につながることがあるので，スプーンは小さめのものがよい．

また，口に食べ物を入れたまま行動が止まってしまい，なかなか飲み込まないというときには次の方法が有効である．

1）スプーンを手渡す方法，スプーンを持った手を介助する方法（図3）

認知に問題があると，介助で口に入れられた食べ物をそのまま口にため込んで行動が止まってしまい，送り込みや嚥下に移行することが困難になることがある．ゼリー食のレベルの患者では，口の中でゼリーが溶けて誤嚥につながる危険があり，その他のレベルの患者でも栄養摂取の確保が困難となる．このような場合には，習熟動作から

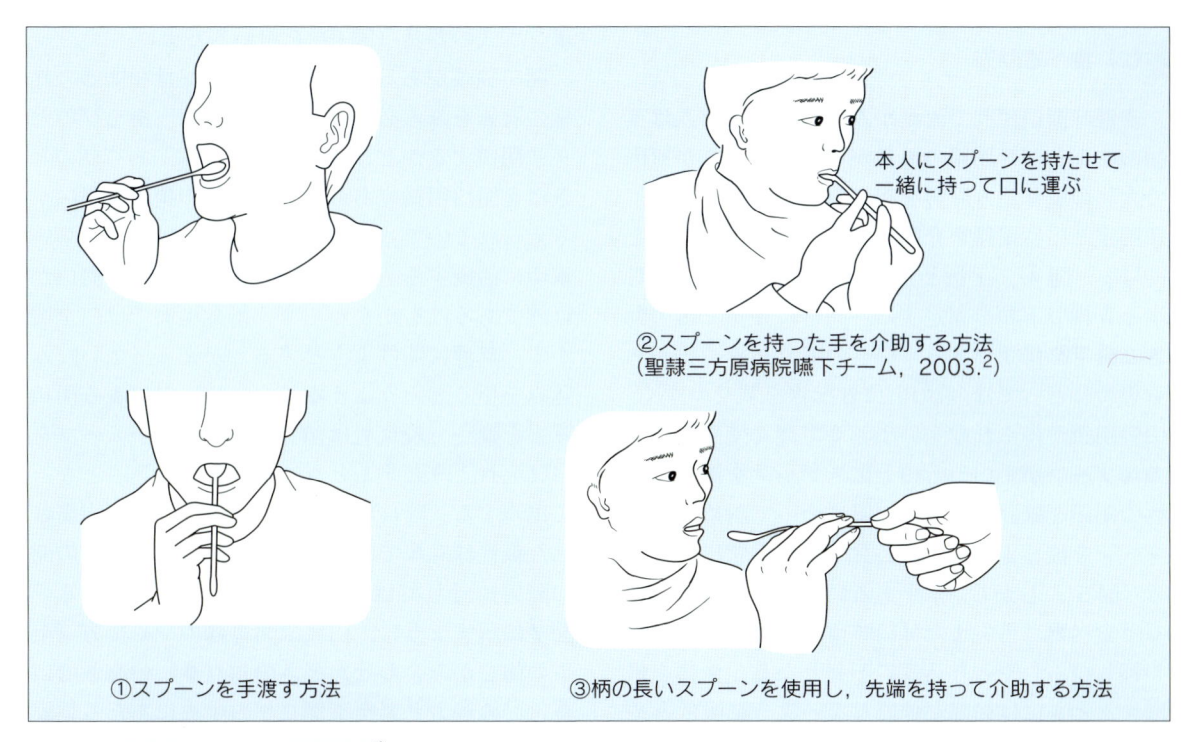

図 3　認知障害に対する直接訓練[3]

摂食に入ると，スムーズな嚥下が起きやすい．介助者は適切な一口量をすくい，患者にスプーンを手渡す方法が有効である．スプーンの持ち方が図3のようになるように手渡すと，食物は舌背中央に置かれやすくその後の咽頭への送り込みにもスムーズに移行できる．また，スプーンを持ったまま口に入れようとしない場合には，患者にスプーンを持たせ，介助者は患者の手を持って食物を口に入れるようにする．柄の長いスプーンを使えば，介助者は柄の先端を持って口に入れる介助をすることもできる．

2）赤ちゃんせんべいを用いる方法

咽頭期に大きな障害がない患者には，赤ちゃんせんべいをひとかけら追加して口に入れると咀嚼運動に伴ってそれまで口にためていた食べ物が咽頭に送り込まれ嚥下が起こる．赤ちゃんせんべいを利用する理由は，もしも再び行動が止まったとしても泥状物になり安全だからで，この性質をもつ食べ物であれば他の物でも可能である．

2）準備期Ⅰ（口への取り込み）障害

口唇や前歯で食物を取り込み，口腔内で保持する過程（図1-②）

●ポイント
下顎の固定と口唇閉鎖がポイント．

●臨床評価
摂食場面では，スプーン上の食べ物を上下の口唇で取り込むことができず落とし込まないと取り込めない，前歯で食べ物を噛みちぎれない，いったん口に取り込んだ食べ物が口からこぼれてしまうなどがみられる．

安静時に口唇は閉鎖しているか，流涎はないか，パ行/p/バ行/b/マ行/m/などの構音は可能かを評価する．

(1) 食べさせる物

この期の障害の人は，軟かすぎる物や液体は上を向いた頸部伸展位で取り込むため，口腔内に保持できずに咽頭に流れ込んで誤嚥しやすくなる．また，これらの食形態ではいったん取り込んだものがダラダラと口唇より流れ出てしまいやすいので，ある程度の塊を形成している嚥下食がよい．

(2) 食べさせ方

　安静時開口傾向で流涎がみられるような人は下顎の挙上と口唇閉鎖の不良が疑われ，これが原因で食物の取り込み障害を起こしているときは，下顎固定と口唇閉鎖を介助して食べ物の取り込みを助ける（図4）．Ⅰ指とⅡ指で口唇閉鎖を助け，Ⅲ指とⅣ指で下顎を固定する．同時にⅣ指で舌の動きと嚥下を確認できる．口への取り込み障害がある患者にとっては，舌の上に食べ物を載せやすく，口唇閉鎖が得られやすい小さくて薄くて平たい形のスプーンがよい．舌の上にスプーンを置き，口唇の閉鎖を確認したら上口唇にそって斜め上にスプーンを抜くようにすると食べ物は舌背に置かれる（図5）．しかし，水平あるいは口唇の側方に抜くと食べ物は舌尖または口腔前庭に落ち，その後の押しつぶしや送り込みに不利となる．液体を摂取するときには頸部が伸展しないように吸飲みやポンプ式の器具（図6）を用いるとよい．

　開口制限がある場合の原因としては顎関節の異常の有無をみる必要がある．これは，あくびのときに開口するかどうかで判断できる．あくびのときにも開口困難であれば，顎関節の拘縮や脱臼が考えられるので，歯科（口腔外科）に診てもらい適切に治療する．あくびのときには十分な開口が可能であるにもかかわらず，摂食場面では口を開かず，無理に開けようとするとかえって強い咬み込みを招くというような場合は咬反射による開口障害を疑う．咬反射は歯ブラシや吸引チューブを口に入れようとするときにも強い咬み込みとなって出現する．咬反射は両側の皮質延髄路が損傷された仮性球麻痺で起こる異常反射である．この開口障害に対してはK-point刺激[5]が有効である．図7に示すように，臼後三角後縁のやや後方（上下の歯をかみ合わせたときの頂点●）の高さで口蓋舌弓の側方と翼突下顎ヒダの中央にあたる粘膜

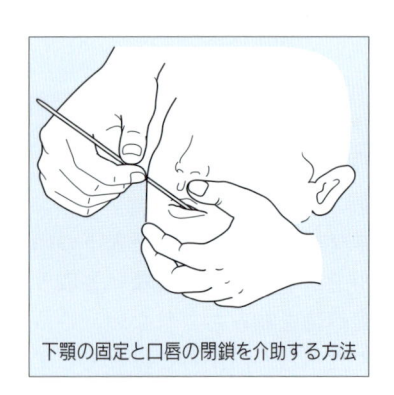

図4　口唇を閉じない患者への対応[3]
下顎の固定と口唇の閉鎖を介助する方法

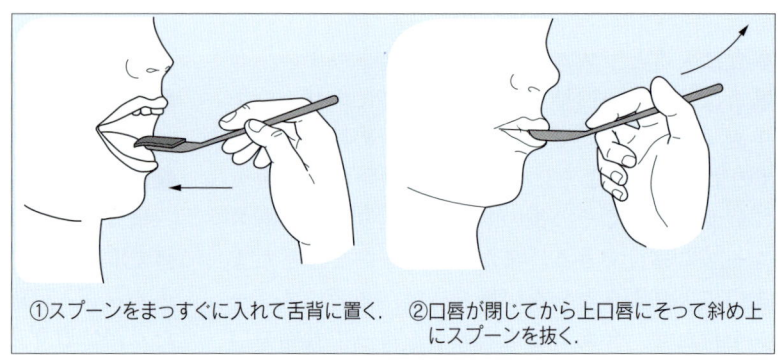

図5　スプーンの入れ方と抜き方[2]（一部改変）
①スプーンをまっすぐに入れて舌背に置く．
②口唇が閉じてから上口唇にそって斜め上にスプーンを抜く．

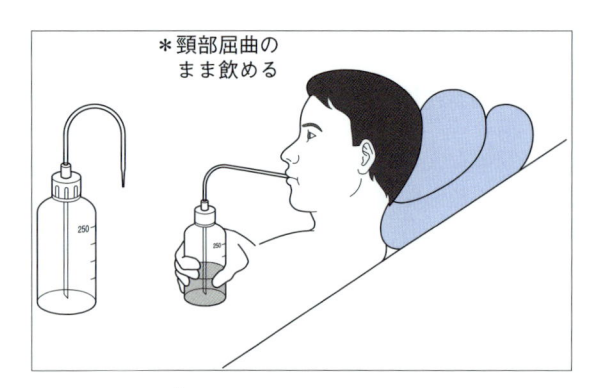

図6　飲水器[4]
＊頸部屈曲のまま飲める

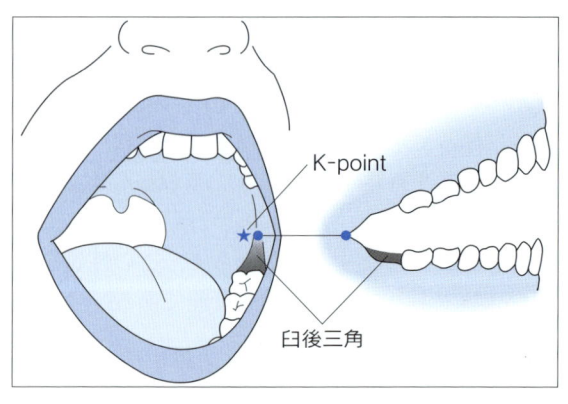

図7　K-pointの位置[5]
K-point
臼後三角

①頬の内側を歯列にそって奥に指を挿入　　②臼歯の後方からさらに指を挿入し，爪の部分でK-pointを刺激する

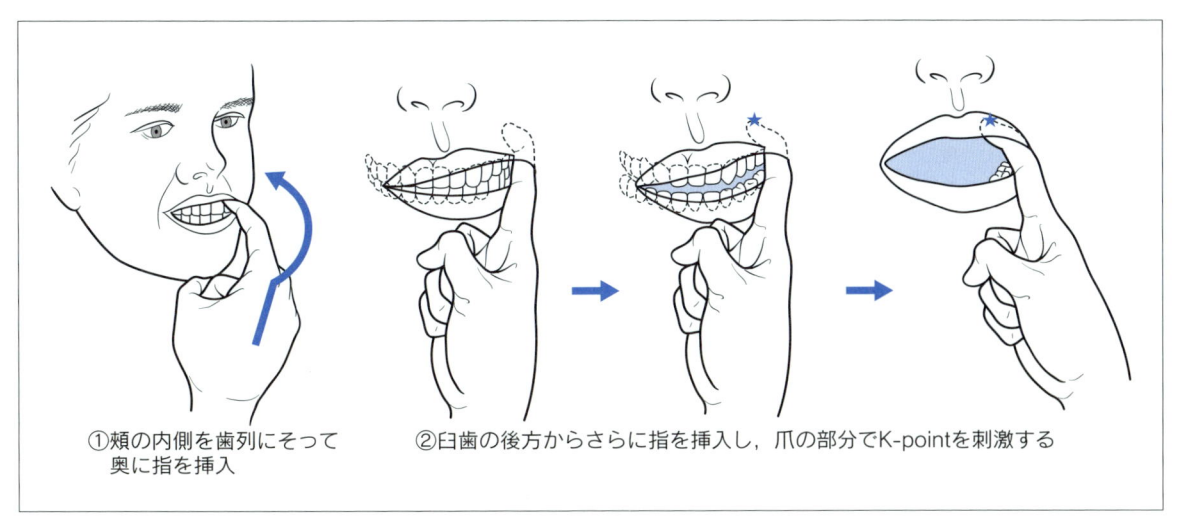

図 8　咬反射が強い場合のK-pointのさわり方[5]

に位置する（★の部分）に正常者では特別に敏感に感じるpointがある．これがK-pointである．
　①わずかに開口しているところから舌圧子やスプーンを入れ，K-pointを軽く圧迫刺激する．②咬反射が強くて咬み込んでいる場合は，頬の内側を歯列にそって奥へ指を入れ，爪の部分でK-pointを軽く圧迫刺激すると開口が促される（図8）．開口したら素早く食べ物を入れ，刺激を外すと，咀嚼様運動に続き，嚥下反射が誘発される．K-pointの刺激側は，より身体麻痺の強い側の方が有効である．

3）準備期Ⅱ（咀嚼と食塊形成）障害

　前歯で噛みちぎった食物を舌尖で臼歯上に運び，舌と頬の協調運動と下顎の上下運動，回旋運動ですりつぶし，舌の運動で唾液と混ぜ合わせて飲み込みやすい形（食塊）にする過程（図1-③）

●ポイント
　下顎，舌，頬の力と巧緻性，歯の状態がポイント．

●臨床評価
　摂食場面ではクッキーくらいの硬さのものを噛み砕くことができない，食べ物が口腔内に散らばり，ひとまとまりにならない，飲み込んだ後に口の中に食べ物が残るなどがみられる．クッキーひとかけらを口に入れ「いつものように食べてくだ

さい」と指示し，5秒後に口を開けてもらい口の中を観察する．そのままの形あるいは大きな塊が残っていたら咀嚼障害を疑う．舌尖を側方に移動できるか，タ行/t/ラ行/r/カ行/k/などの構音は可能かを評価する．歯の欠損，義歯の不適合などもここに含まれる．

(1) 食べさせる物

　咀嚼が困難な人には舌で押しつぶせるような形態の物，ミキサー食，ピューレ，ムース状の物，ゼリーなどが適している．押しつぶしも困難な人は丸のみになるので，咽頭で変形しやすいゼリー食やピューレ食がよく，咽頭で変形しにくい物やべたつきのある物は窒息の原因となりやすいので注意を要する．食塊形成が困難な人には口の中でバラバラになる物，口腔内に広がりやすい物は適さない．したがって，ご飯，煎り卵，パン，液体などは適さず，ゼラチンゼリーでまとまりを作った物などが適している．水分には増粘剤を加えてとろみをつける．

(2) 食べさせ方

　片麻痺で健側ではある程度の咀嚼が可能な人には健側に食べ物を入れる．舌の動きが悪くて臼歯上に食べ物を運ぶことができない場合は，小さなスプーンを舌の代償に用いて食べ物を臼歯上に運

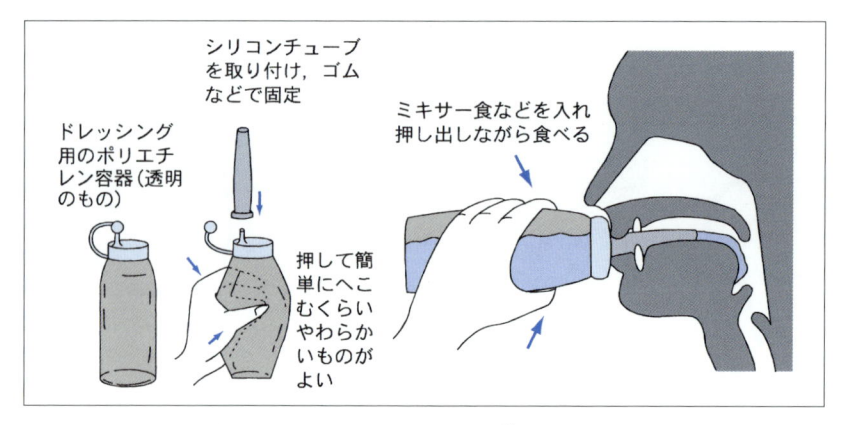

図9 ドレッシング入れを利用した食事介助器[2]

びながら咀嚼運動することも可能である．
歯の問題は歯科医に診てもらい，義歯の装着も含めた総合的な治療を行う．

4）口腔期（咽頭への送り込み）障害

舌尖から徐々に舌を口蓋に押し付けていくことにより食塊を咽頭へ送り込む過程（図1-④）

● ポイント

下顎，舌の運動がポイント．舌を口蓋に押し付けることができるか，タ行/t/ラ行/r/カ行/k/などの構音が可能かを評価する．

● 臨床評価

摂食場面では食物が口腔内に散らばり，ひとまとまりにならない，上を向かないと送り込めない，飲み込んだ後も食べ物が口の中に残っている，などがみられる．

(1) 食べさせる物

口の中でバラバラになる物，口腔内に広がりやすい物，付着性のある物は適さない．水分には増粘剤を加えてとろみをつける．増粘剤が多すぎるとべたつきが増し，かえって送り込みにくくなり口腔内残留が多くなるので注意を要する．

(2) 食べさせ方

重力を利用して咽頭への送り込みを補うためリクライニング位頸部屈曲とする（咽頭期障害の項参照）．送り込み困難が重度の場合は，食べ物を直接奥舌に置き，下顎の固定と口唇閉鎖を介助する．食べ物を奥舌に置くときには，口の中でひっくり返すことができるような小さくて平たい形態のスプーンを用いる．あらかじめスプーンを濡らしてから食べ物をすくうと奥舌でスプーンをひっくり返したときに，スプーンにくっつかずに奥舌に置きやすくなる．ドレッシング入れの先にノズルゴムを取り付けた食事介助器を用いることも有効である（図9）．

5）咽頭期（咽頭通過，食道への送り込み）障害

嚥下反射によって食塊が咽頭を通過し食道へ送り込まれるまでの過程（図1-⑤）．誤嚥すると肺炎等の合併症を引き起こす可能性があり，生命の危機に関連した最も重要な過程．

● ポイント

嚥下障害の精査により，嚥下のタイミングのずれ，誤嚥の有無と程度，咽頭残留の有無と程度，咽頭通過側，輪状咽頭筋開大不全などにより，仮性球麻痺タイプか球麻痺タイプかを定めることがポイント．仮性球麻痺による嚥下障害は，嚥下に関連する筋肉の運動の協調性の低下と，筋力の低下であり，嚥下反射は起こるがタイミングがずれることが特徴である．一方球麻痺は，嚥下反射がないかあっても弱く，輪状咽頭筋開大不全を特徴とする．

誤嚥は嚥下前，嚥下中，嚥下後に分類（Logemann）される．食塊の形成や送り込みが困難で食べ物がダラダラと咽頭に流れ込んだり嚥下反射

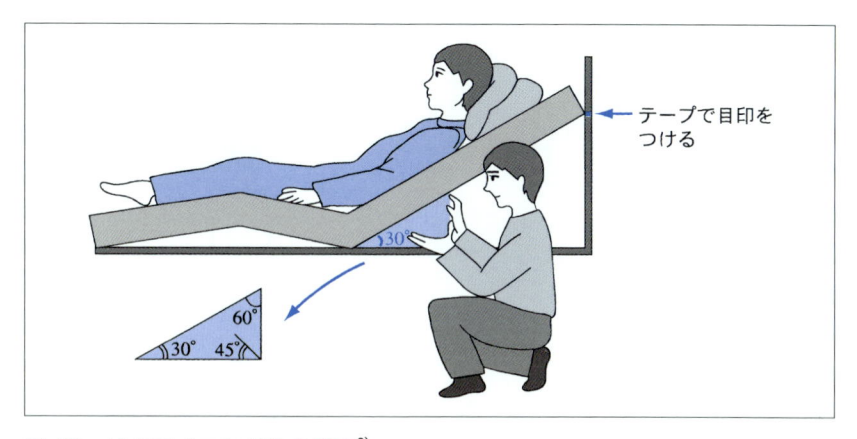

図 10 リクライニング位の設定[2]

が起きにくかったりすると嚥下前の誤嚥が起こる．嚥下運動に制限があるときや嚥下にかかわる諸器官の動きのタイミングがずれると嚥下中の誤嚥が起こる．また，喉頭蓋谷や梨状陥凹に残留すると嚥下後の誤嚥が起こる．

● **臨床評価**

摂食場面では，食べるとむせる，飲み込もうとしてもなかなかゴクンが起きない，食べ始めると痰のからんだような声に変わる，食後の咳が多くなる，食べ物が喉を通らない，肺炎を繰り返すなどがみられる．

(1) 食べさせる物

この期に障害のある患者にとっての最適な食べ物は，一塊となって咽頭に送り込まれるために食塊形成や咽頭への送り込みを助け，咽頭を通過するときに変形しやすく，嚥下反射を起こしやすく，咽頭残留しにくい物がよい．バラバラになりにくく，べたつかず，変形しやすく，冷たく，適度な酸味がある物がこれにあたり，筆者らは嚥下訓練の開始食として，果汁のゼラチンゼリーを用いている．安全を確認しながら，徐々に食物形態をアップしていく段階的摂食訓練を行う．基本は次第にざらつき，べたつき，温度，味の多様性を増していくというものである．水分摂取も開始時はお茶ゼリーなどを用いているが，次第に増粘剤でとろみをつけた物にしていく．このとき増粘剤が多すぎるとべたつきが増し，咽頭残留を多くする結果となるので注意する．輪状咽頭筋開大不全の人には，液体が適しているとされることがある．しかし，VFでみると食道に入りきらない分が気管に流れ込みやすいのは，ゼラチンなどの半固形物よりもむしろ液体であることがわかる．このように液体は，わずかに開いた食道を通過しやすい物ではあるが，通過できなかった液体は誤嚥しやすいということに留意する必要がある．

(2) 食べさせ方

この期の障害の人は，できるだけ誤嚥しない体位や介助方法，残留除去の方法が重要となる．以下に目的別に方法を記す．

1) 嚥下反射誘発と誤嚥防止

a．リクライニング位の設定（図10）

食べ物の取り込みや送り込みに障害のある患者は，体位をリクライニング位にすると重力が利用でき有利である．気管と食道の関係は，解剖学的に気管が前で食道が後ろに位置しているので，リクライニング位をとれば気管が上で食道が下になることから，誤嚥が起こりにくくなる．また，嚥下反射の遅延に対してもリクライニング位では咽頭にとどまりやすく，嚥下前の誤嚥が起こりにくくなる．最も重症な場合や直接訓練開始直後は30°のリクライニング位から開始し，徐々にベッドアップをしていく．ただし，それまで摂食していた場合は，摂食時の体位を一段階下げるという手法とする．すなわち，90°で食べていて問題がありそうな場合は60°に，60°で食べていて問題がありそうな場合は45°に下げるなどである．リク

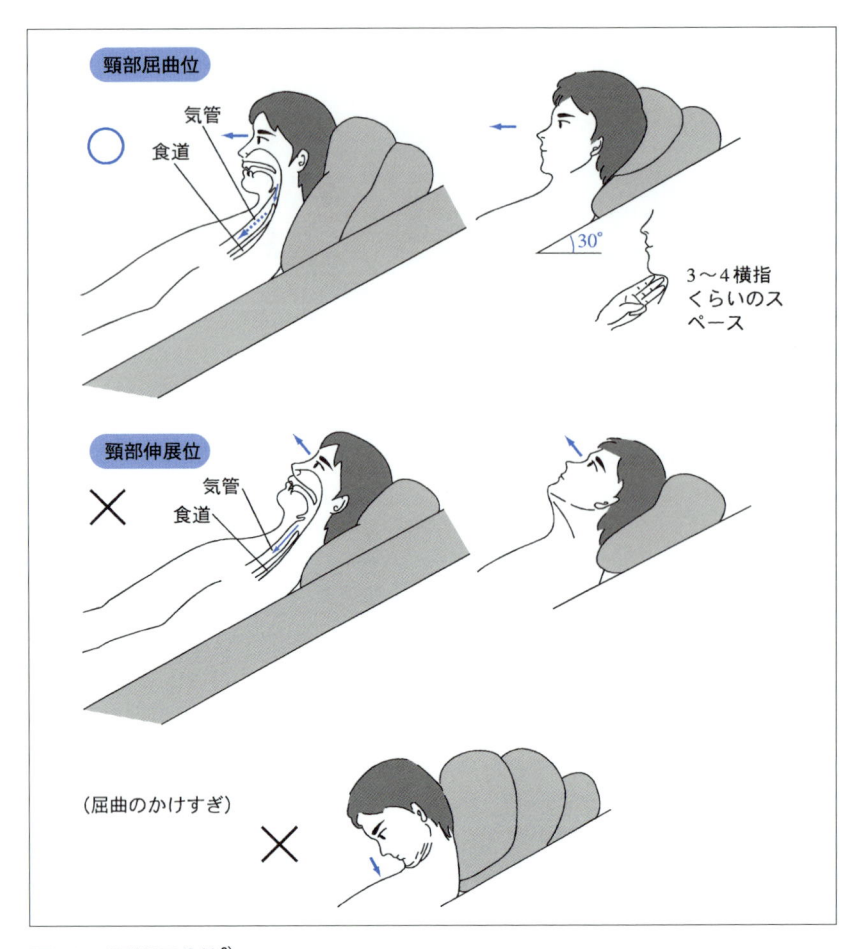

図11 頸部屈曲位[2]

ライニング位は自力摂取の観点からは機能的ではないという欠点がある．介助者の設定が困難で自力摂取を優先させる必要がある場合は，45°以上のリクライニング位にしても安全であることを確かめてから次に食物形態を上げるなど，その患者に合った条件アップが必要となる．

なお，リクライニング位にすると頸部伸展になるため60°までは次の頸部屈曲が必要である．

b．頸部屈曲（図11）

頸部が伸展していると咽頭と気管が直線になり，喉頭入口が広く開き誤嚥しやすくなる．頸部を屈曲すると，喉頭入口が狭くなり誤嚥しにくくなる．また，前頸筋群がリラックスして嚥下に有利に働く．リクライニング位で頸部屈曲にすると口峡が狭くなり嚥下運動が起こる前に食べ物が咽頭に流れ込んで，誤嚥することを防ぐ．この頸部屈曲はベッドアップ60°までは必要である．

なお，頸部屈曲のとき，顎を引きすぎると喉頭挙上や喉頭蓋の反転が妨げられ，嚥下しにくくなるので注意する．首の後ろにしっかりと枕を入れ，やや突出気味の屈曲とするとよい．

c．のどのアイスマッサージ

嚥下反射を誘発させることを目的に，割り箸に脱脂綿を巻き軽く水を含ませて凍らせたアイスマッサージ棒で前口蓋弓，奥舌，咽頭後壁などの嚥下反射誘発部位を刺激する（図12）．アイスマッサージ棒は市販の綿棒でもよいが，軸の部分が細いので咬反射などで噛まれる可能性があるときは注意する．この方法は，物理的刺激，温冷刺激に化学的刺激（水），が加わる点，および刺激中，刺激後に嚥下が自動的に誘発されることと，同時に次に実際に嚥下するときの嚥下時間の短縮をね

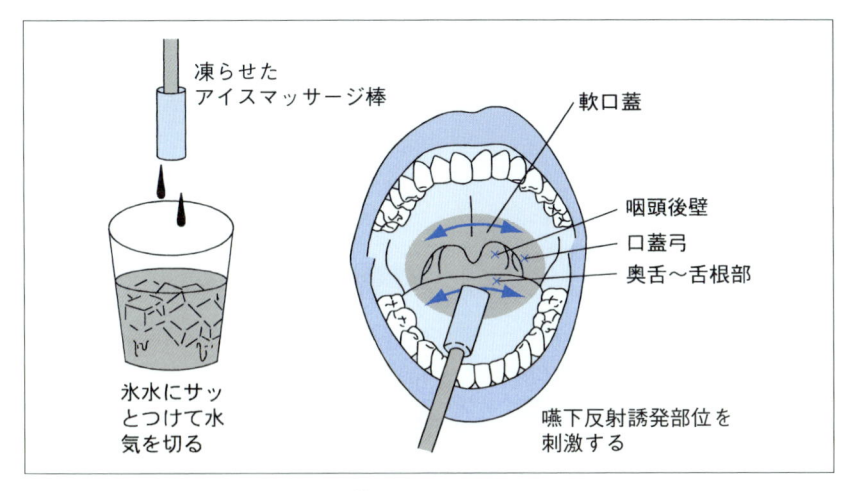

図 12 のどのアイスマッサージ[2]（一部改変）

らった点において，Logemann らの thermal-tactile stimulation とは異なっている．手順としては，①凍った綿棒に少量の水を付けて表面を溶かし，口腔内を湿らせる，②軟口蓋，舌根部，咽頭後壁などの嚥下反射誘発部位を刺激して「ゴクンと飲んでください」と指示する．刺激後すぐに嚥下反射が誘発されることもある．筆者はこのアイスマッサージ棒で K-point（図 7）を触圧刺激すると仮性球麻痺で高率に嚥下反射が誘発されることを臨床的に経験している．のどのアイスマッサージは，間接訓練のほか準備体操として食前に行うと，食べ始めに起こりやすい誤嚥の防止に有効である．

d．ゼリースライス丸呑み法

ゼリーを崩さず丸呑みすることで食塊形成困難を補い，口腔咽頭の残留や誤嚥を防ぐ方法である．このときスライス型にすると口腔・咽頭の狭いスペースを通過しやすく，梨状陥凹にフィットして誤嚥しにくくなる（図 13）．ゼリーにスプーンで縦に割面を入れ，割面から 3 mm 程度の位置にスプーンを差し込んで薄くスライス型に切り出し，2〜3 g の食塊をつくる．「噛まずに丸呑みしてください」と指示する．食塊形成困難，咽頭残留，タイミングのずれ，食道入口部開大不全のある症例に有効な方法である．体幹角度リクライニング位頸部屈曲などの他のリハビリテーションテクニックと併用する．

e．K-point 刺激法（図 7）

K-point 刺激法が，仮性球麻痺患者の咬反射が強いために起こる開口障害に対する開口反射誘発として有効であることは前項で述べた．ここでは，口に食べ物を入れたまま止まってしまう人や嚥下反射が起こりにくい人に対する嚥下反射誘発法としての K-point 刺激法について述べる．開口障害のない仮性球麻痺患者で，食塊形成や咽頭への送り込み困難な患者には奥舌に食べ物を入れ，スプーンの先端で K-point を刺激して嚥下反射を誘発する方法が有効である．また，認知症を伴う仮性球麻痺患者で食べ物を口に入れたまま行動が止まってしまうような患者に対しては，止まったときにアイスマッサージ棒やスプーンで K-point を刺激すると運動が再開される．

f．嚥下反射促通手技（図 14）[7]

甲状軟骨から下顎下面へ，指で皮膚を上下へ摩擦する．口の中に食べ物が入っているのになかなか運動が起こらない仮性球麻痺患者にこの手技を行うと，下顎の上下運動と舌の前後上下運動が起こり，押しつぶしと送り込みに続いて嚥下が誘発されることがある．

g．supraglottic swallow（息こらえ嚥下，声門越え嚥下）[8]（図 15）

食べ物を口に入れたら，鼻から大きく息を吸って，しっかり止めて，食べ物を飲み込み，勢いよく息を吐き出す．ポイントは鼻から息を吸い，口から吐き出すこと．食べ物を口に含んだまま口か

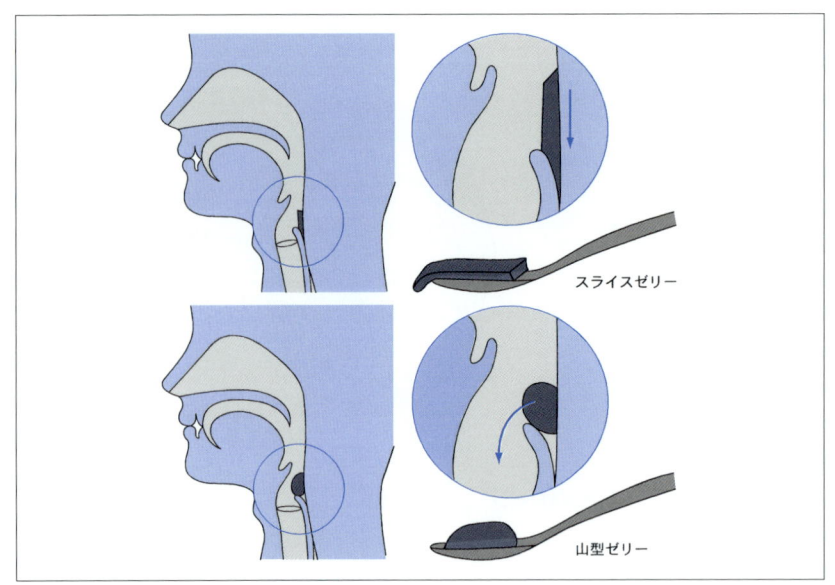

スライス法の利点

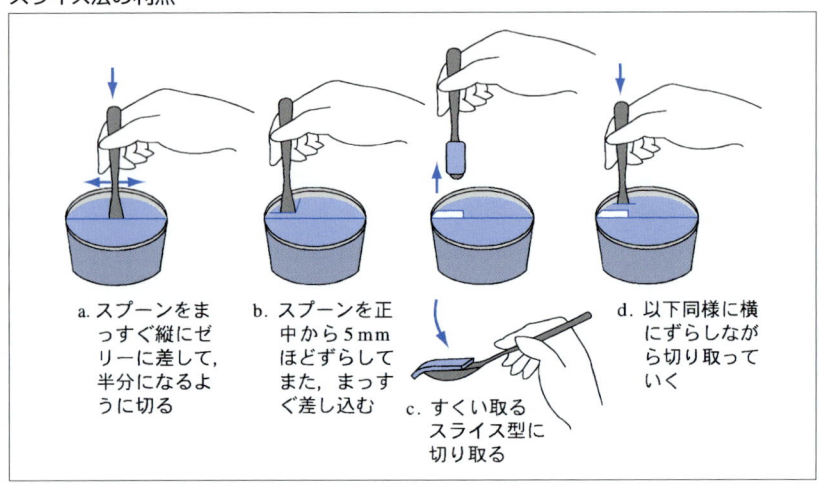

スライス型ゼリーの作り方[2]

a. スプーンをまっすぐ縦にゼリーに差して，半分になるように切る

b. スプーンを正中から5mmほどずらしてまた，まっすぐ差し込む

c. すくい取るスライス型に切り取る

d. 以下同様に横にずらしながら切り取っていく

図 13　ゼリーのスライス丸呑み法[2]

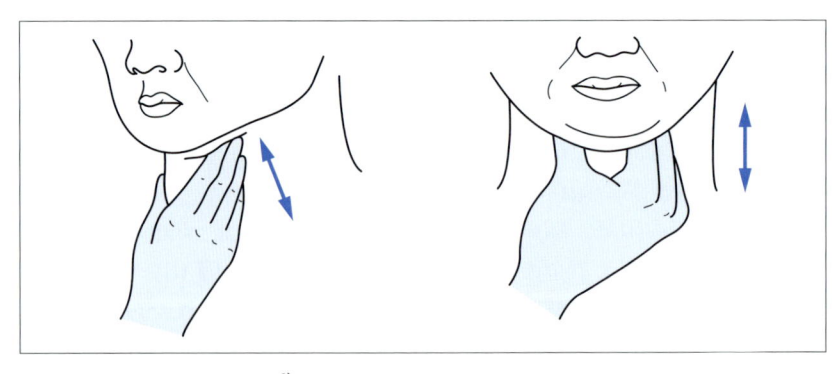

図 14　嚥下反射促通手技[2]

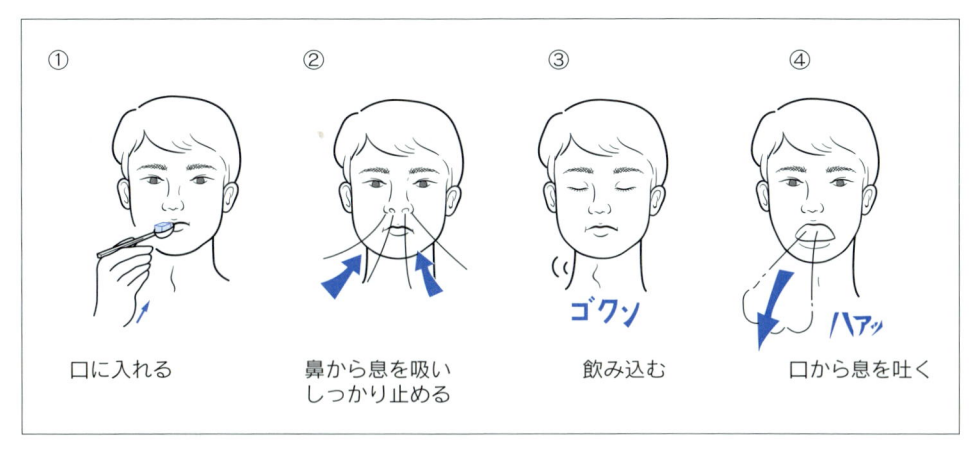

図 15　息こらえ嚥下

ら息を吸うと気管に吸い込むおそれがある．息をこらえると声門下圧が上昇して喉頭侵入や誤嚥を防ぐ．そして嚥下後の呼気で気道に入りかかった食塊を排出する．「息を止める」指示で，健常者を対象にした研究で実際には声門を閉じずに胸郭の動きを止めている場合が3分の1あったという報告があり[8]，声門を閉鎖するために，息を少し吐いたところで，あるいは「アー」と言ってそこで息を止めてくださいという指示を加えることをLogemannは推奨している．

2）咽頭残留除去法
a．空嚥下，複数回嚥下

食べ物なしで嚥下することを「空嚥下」という．食べ物を飲み込んだ後に「空嚥下」を何回か行うことを「複数回嚥下」という．これにより咽頭に残留しているものをクリアする．

b．交互嚥下

違う性質の食べ物を交互に嚥下することで残留物をクリアする．ごく少量の水やゼラチンゼリーを用いる．ゼラチンゼリーは18℃で表面のみがゲル化し，表面にできる電解質が残留物を吸着する性質がある．とくにべたつきやぱさつきのある物の後にゼラチンゼリーを与えると，口腔残留や咽頭残留がクリアされる．このことから，食事の最後はゼラチンゼリーで終了するとよい．

c．頸部回旋（横向き嚥下）（図16）

嚥下後に咽頭残留があるときには，頸部を回旋させたり傾けたりすると，同側の梨状陥凹が狭くなり残留物が押し出される．同時に反対側の梨状陥凹が浅くなり咽頭の粘膜や筋肉が緊張して咽頭の蠕動様運動が効率よく起こり，このときの嚥下で残留物がクリアされる．

また，VFの正面像で咽頭の通過側に問題がみられる場合，通過不良な側にあらかじめ頸部を回旋しておくと，通過良好な側はさらに広がり，食べ物は残留することなく咽頭を通過する．

このように嚥下前から頸部を回旋させておく場合と，嚥下後に左右に回旋させる場合がある．

c．努力性嚥下

咽頭期の舌根部の後退運動を増大させ，喉頭蓋谷に残留した食塊を除去する．「飲み込むときにすべての筋肉を締め付けるようにして飲み込んでください．」と指示する．

3）輪状咽頭筋開大不全への対処法

バルーン（拡張）法については間接訓練の章を参照のこと．

a．頸部突出法（図17）

顎をやや引き気味にして，頸部を前方へ突出させて嚥下する方法．機械的に梨状陥凹と食道入口部が開き，輪状咽頭筋開大不全の患者に有効である．輪状咽頭筋切断術後にも行う．

b．一側嚥下（半側臥位＋頸部回旋位）（図18）

咽頭の一側が麻痺のため開きにくいという通過障害があると，麻痺側の梨状陥凹に食物が残留し，誤嚥につながる．健側を下にした半側臥位をとり障害側の肩の下に枕を入れて顔を障害側に向けて頸部を回旋して摂取させる．麻痺側の咽頭は狭くなり，反対に健側の咽頭が広がり，食べ物は健側

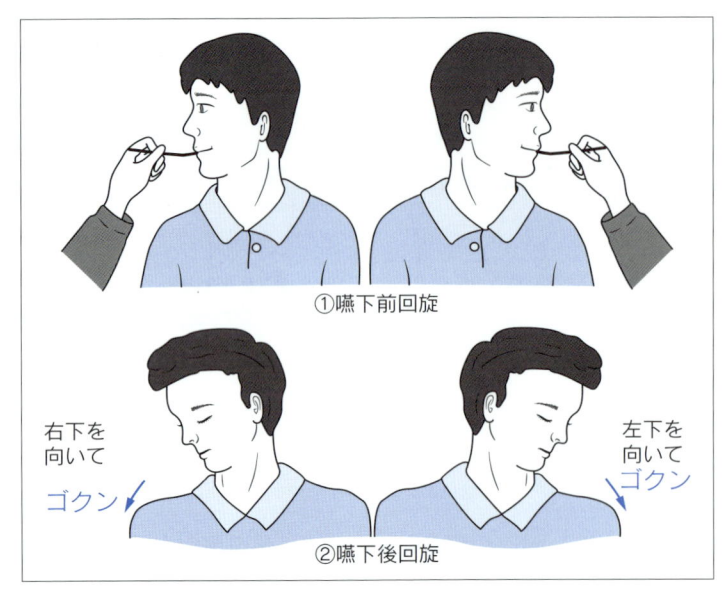

図 16　頸部回旋

①嚥下前回旋
右下を向いて ゴクン　左下を向いて ゴクン
②嚥下後回旋

図 17　頸部突出法

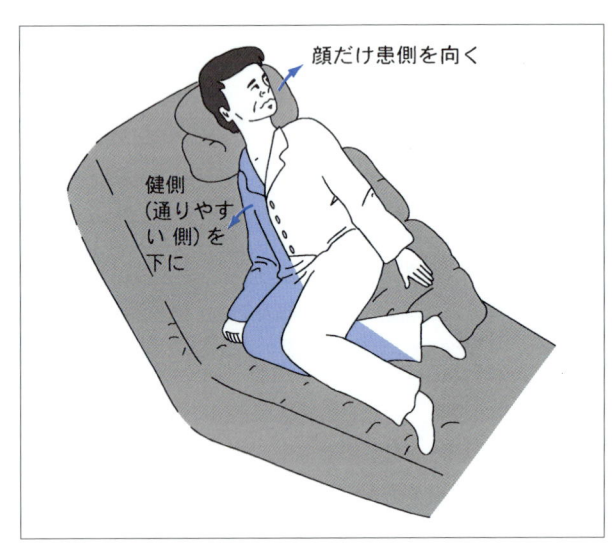

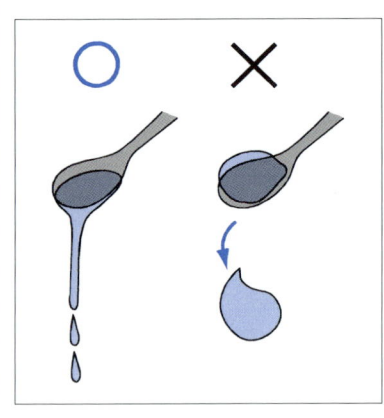

図 18　一側嚥下
顔だけ患側を向く
健側（通りやすい側）を下に

図 19　増粘剤の濃度[2]]

を通過しやすくなる．

6）食道期（食道通過）障害

食塊が食道から胃へと運ばれる過程．

●**ポイント**

食道の蠕動運動と下部食道括約筋の働きがポイントとなる．

●**臨床評価**

摂食場面では，食物が胸につかえた感じがする，食べた物が口に逆流するなどがある．摂食場面以外では，食後横になると咳が出る，夜，咳で眠れずに度々目が覚めるなどがみられる．

(1) 食べさせる物

できるだけ消化の良いものとする．

(2) 食べさせ方

上体を起こして摂食する．複数回嚥下，交互嚥

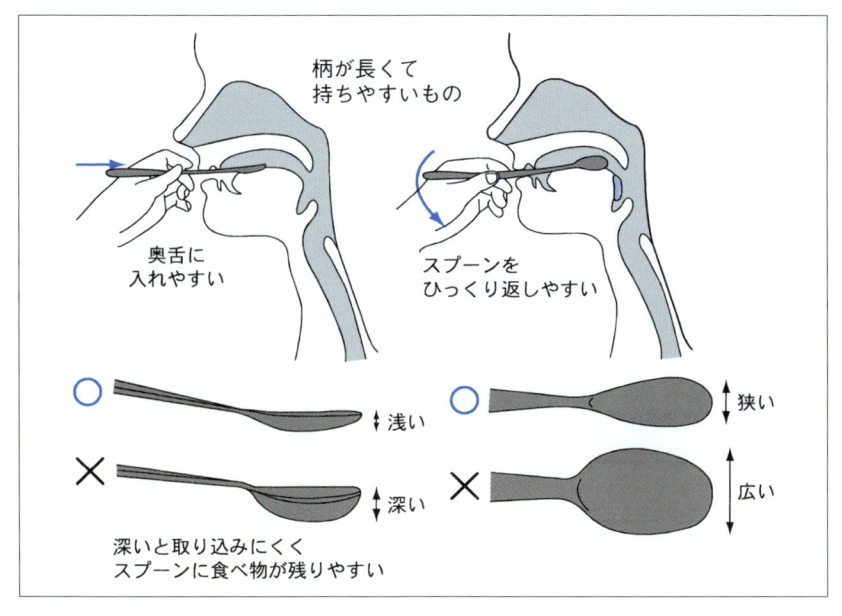

図 20　スプーンの選択[2]（一部改変）

下を行う．また，食後2時間くらいは横にならずに座位を保ち，場合によっては夜間も15°くらいのリクライニング位とする．VFで食道における食物の貯留と食道内逆流や胃食道逆流があるかをみる．

7）各期共通の工夫

(1) 増粘剤の用い方

各社の製品にはそれぞれ特徴があるが，味の変化が少なく，溶けやすく，ダマになりにくく，水分の種類や温度による差が少なく，べたつかないという物が優れた製品といえる．最近はこれらの条件を満たした物が開発されてきているが，使う側の注意としては増粘剤の濃度があげられる．増粘剤が少ないと誤嚥しやすくなるが，逆に多すぎるとべたつきが増し，口腔や咽頭の粘膜に付着しやすく，残留となって嚥下後の誤嚥やひどい場合は窒息にもつながり，危険な物になる．一般的にはスプーンですくって落としたときに，軽く糸を引く程度が適切で，ボタッと落ちる物は増粘剤が多すぎる（図19）．ただし，症例によっては粘性の高い方が誤嚥しにくい場合もあり，症例に応じた粘度の調整が必要である．また，時間の経過とともに粘度が増す傾向があり，増粘剤を入れる時間と実際に摂取する時間を考慮する必要がある．

(2) スプーンの選択

お粥やピューレ状の嚥下食，ヨーグルトなどの半固形物の摂取にさいしてはスプーンの大きさや形状にも配慮が必要である．大きいスプーンは一口量が多くなるばかりか，口唇が閉じないために食物をすすって取り込むことになり，気管に吸い込んでしまうおそれがある．また深いスプーンでは口唇で取りきることができず，食物がスプーン上に残ったり，取り込んだ食物が舌面にうまくのらず，その後の奥舌への送り込みにスムーズに移行することができない．また，口腔内の食塊の移送が困難な患者には食物を奥舌に入れることが必要だが，大きいスプーンではそれが困難である．このように，嚥下障害患者にとって適切なスプーンとは，取り込み時に口唇が閉じやすく，食物を舌の上に置きやすく，一口量が多すぎず，送り込みや押しつぶしにスムーズに移行できる物であり，すなわち小さくて平たくて，薄くて，持ちやすい形である（図20）．

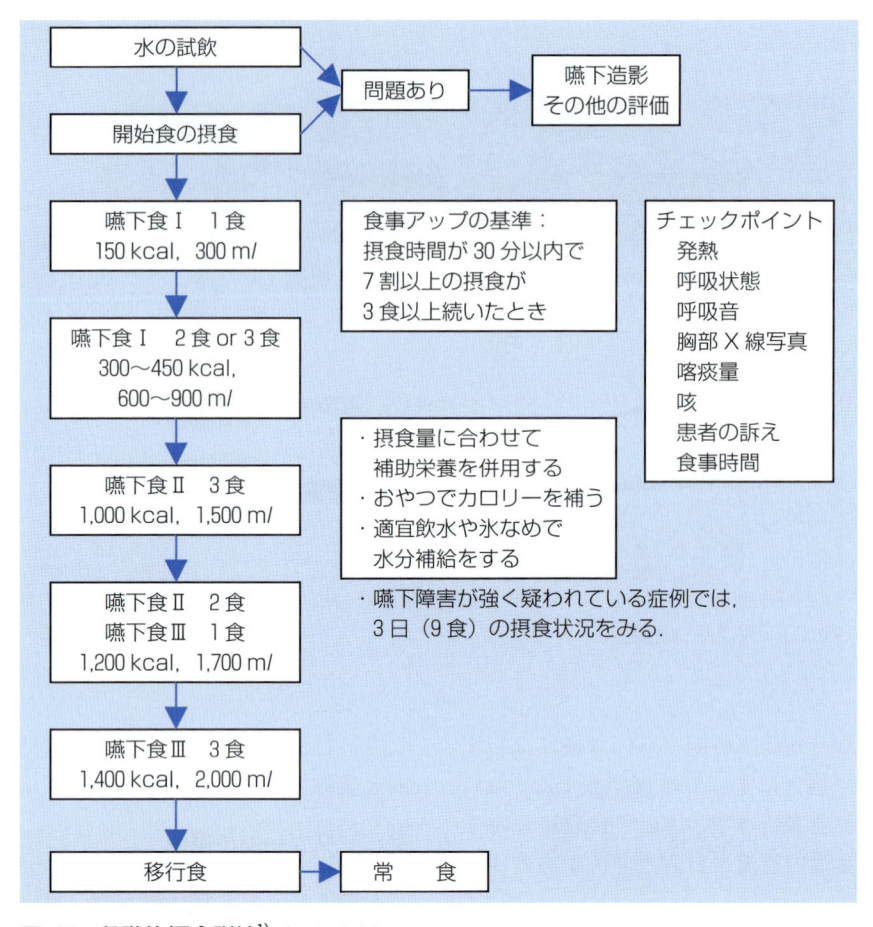

図 21 段階的摂食訓練[1]（一部改変）

(3) 体位と食物形態のアップの優先順位

　VF 等で安全な体位と食物形態を決めたら，それでまず食物摂取量を増やして必要なカロリーを経口摂取だけでとれることを目標に訓練を進める．

　体位と食物形態のアップについてどちらを優先するかについては患者によって異なるが，介助側のマンパワーの問題などから自力摂取を選択せざるを得ない患者で一口量や残留除去法などの注意を守ることができるときは体位のアップを優先することがあるが，基本的には体位を変えずに段階的摂食訓練の進め方に基づいて食物形態と摂取量のアップをはかる．

8) 段階的摂食訓練の重要性

　摂食訓練を安全に進めるためには，①体位，②介助者，③食事内容，④水分摂取，⑤一口量，⑥食事時間など摂食の構成要素を細かく段階付けし，発熱や炎症反応などで誤嚥の徴候がないことを確認しながらアップしていく．図 21 に段階的摂食訓練の進め方を示す．

　食物形態のアップは，3 食以上続けて異常所見がなければ，次の段階の物を 1 品のみ試して問題がないことを確認しながら慎重に進める．必要に応じて VF や VE で安全性を確認しながらすすめていく．食物形態と食事量のアップに伴い食事時間が長くなると疲労して，誤嚥しやすくなるので注意する．食事にかける時間は 40 分以内を目安とする．

4　段階的な摂食訓練と効果判定

　この項では摂食訓練を開始するための条件，食

事内容（形態と量），各レベルの食事における目標とチェックポイントを中心に障害の重症度にそって述べる．摂食に不可欠な姿勢の設定については前項「摂食・嚥下障害各期における直接訓練」を参照されたい．

また，本項で紹介させていただく嚥下訓練食の内容は筆者が関わってきた食事のパターンに基づいたものであり，他の記述（たとえば本章「8．摂食・嚥下障害患者の食事」）と異なっている印象をもたれるかもしれないが，これは施設による特徴であり，基本的な部分では矛盾していない．

1）摂食訓練の開始条件

摂食訓練を開始するにあたり，いくつかの条件を満たしておく必要がある．

(1) 全身状態が安定している

体温，炎症所見，呼吸等が安定しているかどうかをカルテや主治医，担当看護職員から情報を集める．患者によっては，熱発や炎症所見の陽性が嚥下性肺炎以外の要因で起こっている場合は摂食可能となることもあるので，主治医と相談する．

(2) 覚醒している

JCS.3-3-9度方式（表1）で1桁以上の状態が目安となる．ただし，1日の中で意識・覚醒レベルが変動している患者では，少なくとも摂食中は1桁を維持する必要があり，もし摂食中に覚醒レベルが低下する様子（傾眠状態）ならば，まず覚醒を促し，それでうまくいかない場合は，ただちに摂食を中断し，口腔内の食物を取り除く．

(3) 嚥下反射がある

唾液が飲み込めている，または何らかの刺激（少量の水・前口蓋弓基部等への冷却刺激等）により嚥下反射がみられる．

これら3つの条件をふまえたうえで，できれば嚥下造影で，どのような形態の食物をどの位の一口量でどのような姿勢で摂取すると，より安全かということを確認することが望ましい．また，個々の患者の合併症によるリスクやチェックポイントなどを主治医に確認し，摂食訓練開始時期も主治医と相談のうえ決定する．

2）摂食訓練の基本的な流れ

前節の摂食訓練開始の条件を満たしている場合，まずそれぞれの嚥下障害のレベルに合った食物形態を選択する．表2はその1例で筆者が以前勤務していた病院（耳原鳳病院）のものを元にした．

(1) 嚥下Ⅰ度食（ヨーグルト・ゼリーなどから一品）（図1）

摂食訓練適応患者のなかでも重度者向けの訓練食である．

嚥下Ⅰ度食では，下顎，口唇，舌等の嚥下器官の協調運動を引き出していくこと，さらに口腔内圧力を高め咽頭に食塊をまとめて送り込み，嚥下反射につなげることがポイントとなる．この段階ではすぐに疲労してしまうケースも少なくない．よって，嚥下Ⅰ度食を開始する場合はまず1日1回少量から開始することが望ましい．

表1　JCS.3-3-9度方式[1]

覚醒の有無		刺激に対する反応	JCS
Ⅰ	刺激しなくても覚醒している状態	・だいたい清明だが，いまひとつはっきりしない．	1
		・時・人・場所がわからない．	2
		・名前，生年月日が言えない．	3
Ⅱ	刺激すると覚醒し，刺激をやめると眠り込む状態	・普通の呼びかけで，容易に開眼する．	10
		・大きな声，または身体をゆすることで開眼する．	20
		・痛み刺激を加えつつ呼びかけを繰り返すと，かろうじて開眼する．	30
Ⅲ	刺激しても覚醒しない状態	・痛み刺激に払いのけ動作をする．	100
		・痛み刺激に対して少し手足を動かしたり，顔をしかめる．	200
		・痛み刺激に全く反応しない．	300

表2 嚥下訓練食基準[1]

食種	主食	副食 形態	副食 材料◇献立	エネルギー (kcal)	蛋白質 (g)	水分 (ml)	標準的経管栄養の目安
嚥下訓練 Ⅰ度食	全粥 (ミキサー状)		・全粥　・卵豆腐 ・ヨーグルト　・ゼリー	100	3.5	70	1200 kcal (1200 ml) ↕ 900 kcal (900 ml) ↕ 600 kcal (600 ml) ↕ 300 kcal (300 ml)
嚥下訓練 Ⅱ度食	全粥 (ミキサー状)	クリーム状 ペースト状 おろし状 すりつぶし状 裏ごし状	・卵豆腐 ・コーンクリーム ・カレーとじゃがいも，人参煮ペースト ・ポパイサラダ ・ほうれん草の白和え ・肉じゃがペースト ・メロン，いちごのつぶし状・テリーヌ	600	30	600	
嚥下訓練 Ⅲ度食	全粥	ミキサー状	・肉じゃが ・八宝菜 ・卵とじあん ・はんぺんと麩のふあふあ煮 ・ポテトサラダ ・トマトやバナナのヨーグルト添え ・マスの酒蒸しタルタルソースかけ	1200	45	1050	
嚥下訓練 Ⅳ度食	全粥	少しつぶのあるミキサー状 液体小量可	・白和えやみそ和え ・白身魚のおろし煮 ・野菜の卵黄和え ・フルーツサラダ ・麩の卵とじ ・小松菜のピーナツバター和え ・かぶら蒸し ・肉団子 ・ポタージュ　・牛乳	1300	60	1250	
嚥下訓練 Ⅴ度食	全粥	とろみを考慮した小刻み状	5〜7分粥菜の食材料および献立を応用	1600	70	1700	

　また，嚥下の様子は今後の摂食訓練の重要な情報となるので毎日評価するが，毎日必ずしも同じ者が評価できるとは限らない．そのため，評価表は患者の食事に関わる誰もがチェックしやすく，評価者による違いの出にくいものがよい（**表3**）．
　この表は嚥下Ⅱ度食以上の食事の評価でも使用でき，食物形態変更の前後での変化を対比することができる．言語聴覚士が食事介助および評価を行った場合も同じチェック表を用いてカルテ上で報告すれば，医師や看護職員などとの情報交換にも役立ち，より円滑なチームアプローチが行える．

大体，1週間前後（個人差あり）評価を続け，
　①軽介助で10分前後でほぼ全量を安定して食べられる
　②ひどいむせがない
　③嚥下性肺炎の徴候がない
　④全身症状が安定している
以上の4点が満たされている場合は，嚥下Ⅱ度食へ移行する．

(2) 嚥下Ⅱ度食（ペースト食）（図2）

　嚥下Ⅱ度食は嚥下Ⅰ度食よりも量が多いことが

表 3 嚥下状態の評価表[1]

嚥下状態評価項目　　　月　　日（　）食　　食事の種類（　　　　　）	
1．意識状態（3-3-9度方式で） 　　清明　Ⅰ　Ⅱ　Ⅲ	7．喉頭挙上の状態 　　あり　　　なし
2．発熱の有無 　　あり（　　　　）　なし	8．食物が口に残るか 　　あり（多量　少量）　　なし
3．むせの有無・回数 　　あり（　　回）　なし	9．摂食時の体位
4．なにでむせるか 　　液体（　　）固体（　　）痰	10．食事動作 　　介助（要　不要）　時間（　　分）
5．咀嚼はできるか 　　十分　不十分　不可	11．食事摂取量 　　主食（　　　）　副食（　　　）
6．開口，閉口はできるか 　　十分　不十分　不可	備考 　　　　　　　　　　　サイン（　　）

1つの特徴である．

嚥下Ⅱ度食では食事の後半に
　①食べるスピードが遅くなる
　②口内に食物が残りやすくなる
　③姿勢が崩れる
　④覚醒レベルが低下する
といった状態になる場合があり，その結果誤嚥を引き起こしやすくなる．

よって，嚥下Ⅱ度食の評価では，嚥下Ⅰ度食での評価に加えて疲労度に関する評価も重要となる．耐久性に不安のある場合は1日1回食から開始し，様子をみながら2回食・3回食とスモールステップを踏んで徐々に慣れさせてゆく方がよい．

全粥の形態については，当初はミキサーにかけて粒をなくした物から始め，うまく摂食できるようであれば，米粒のままの全粥に変更する（当院では最近，ミキサー粥よりもべたつきの少ないゼリー粥を用いており，今のところおおむね好評である）．

以上の手順をふまえ，1日3食を上記の①～④の状態がほとんどみられずに安定して摂食できるのであれば，嚥下Ⅲ度食へ移行する．

この嚥下Ⅱ度食の段階では，まだ経管栄養等に頼る場合がほとんどではあるものの，全身状態にトラブルなく安定しているのであれば，ヨーグルトやゼリー等で「お楽しみ」程度の間食の機会をもつことが可能である．

(3) 嚥下Ⅲ度食（ミキサー食）（図3）

嚥下Ⅲ度食は，3食で1日に必要なエネルギーがほぼとれる食事となっている．したがって分量的に全量摂取が困難な患者も珍しくなく，何とか全量食べさせようとするスタッフや家族との葛藤により，食事に対する拒否反応（無理に口中に食物を押し込まれると吐き気をもよおす）を引き起こす場合があるので注意が必要である．

3食ともほぼ安定して摂取できる場合は，水分摂取方法を確保し，経管栄養や中心静脈栄養（IVH, TPN）からの離脱を目指したい．そのため，この段階で水分摂取の検討を本格的に始めることが多い．

飲水訓練中または飲水困難のため経口で十分な量の飲水ができない場合でも，お茶などに増粘剤を用いてとろみ（安全かつ飲み込みやすいとろみの具合は嚥下機能により個人差がある）をつければ，経口での水分摂取が可能となる場合もある．とろみ水の経口摂取で十分な水分摂取ができ，さらに，必要なエネルギーを食事でとれるのであれば，たとえ飲水ができなくとも，この段階で経管栄養からの離脱も可能となる．

(4) 嚥下Ⅳ度食（ミキサー食と少量の液体）（図4）

この段階では，ある程度の飲水が可能な患者が，飲水のみで必要な水分補給ができるようになることがポイントとなる．そのための嚥下器官の機能としては

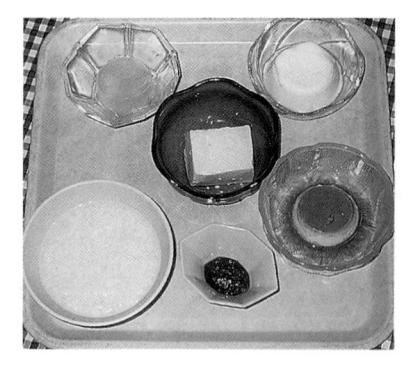

図1 嚥下Ⅰ度食の例（この中から1品）[1]（ゼリー，ヨーグルト，豆腐，プリン，ミキサーにかけた全粥とねり梅）

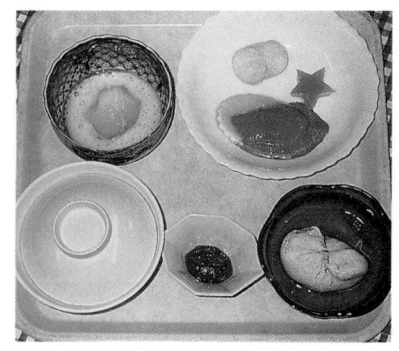

図2 嚥下Ⅱ度食の例[1]（全粥，冬瓜のくず仕上，鮭のテリーヌグリーンソースがけ，マッシュポテト，人参ゼリー，きのこと野菜の豆腐茶巾，ねり梅）

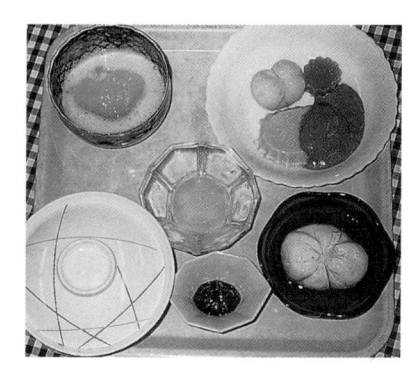

図3 嚥下Ⅲ度食の例[1]（全粥，冬瓜のくず仕上，鮭のテリーヌグリーンソースがけ，マッシュポテト，人参ゼリー，きのこと野菜の豆腐茶巾，ゼリー，ねり梅）

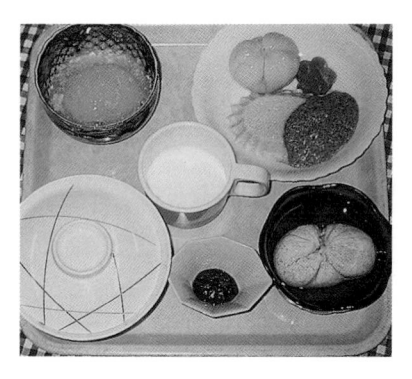

図4 嚥下Ⅳ度食の例[1]（全粥，鮭のテリーヌグリーンソースがけ，マッシュポテト，人参ゼリー，きのこと野菜の豆腐茶巾，牛乳，ねり梅）

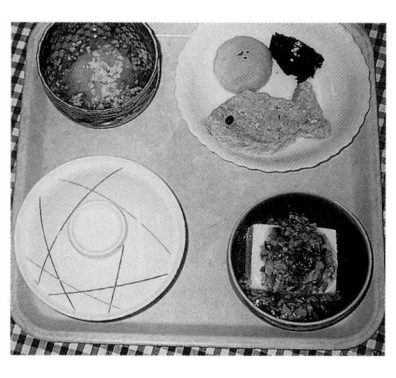

図5 嚥下Ⅴ度食の例[1]（全粥，冬瓜のくず仕上，蒸鮭の野菜添え，さつま芋の甘煮，きのこと野菜のあんかけ豆腐，ねり梅）

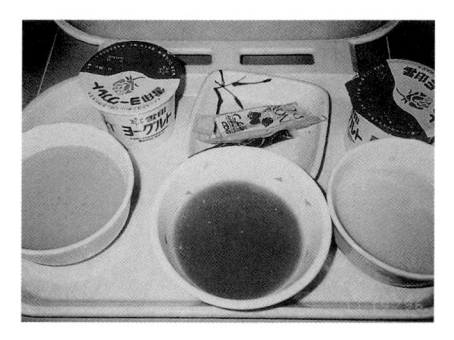

図6 ミキサー食の例[1]（魚のムニエル，トマト，黄桃の缶詰，ヨーグルト）

・液体を口中に取り込むときに，下顎，口唇，舌に不必要な動き（異常な不随意運動など）がなく安定性が十分にあること
・食塊が奥舌へ移送された後は嚥下反射がスムーズに起こること，または嚥下反射直前まで舌根等が食物の咽頭への流入を防ぐことができる

などの点があげられる．

嚥下機能以外については，頸部・体幹にも不必要な動きが飲水中に出現せず，安定性が保たれていることが大切である．これは，固型物や半固型物では多少頸部を横に振りながらや体を揺らしながらも誤嚥なく食べられた場合でも，液体では流れ込むスピードが速いため舌根部での制御がうまくできていない状態で振動が加えられると素速く咽頭から喉頭に流れ込み，嚥下反射が間に合わず誤嚥しやすくなるからである．

以上の条件を満たすことを目標に間接・直接訓練を行いながら，嚥下Ⅳ度食でのアプローチが始まる．嚥下Ⅳ度食では毎食時牛乳等の飲物が少量（100 cc前後）出るので，まずそれを安全に飲めることが目標である．うまくいかない場合は，増粘剤を加えて飲みやすいとろみをつけてしばらく様子をみる（うまく飲めるとろみから少しずつ粘度を下げていく）か，嚥下Ⅲ度食と少量の飲水訓練に戻る．食事とともに出される飲み物が毎日安定

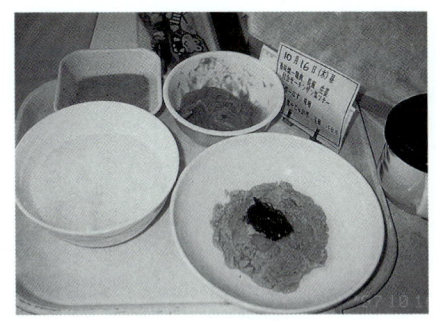

図7 ミキサームース食の例[1]（鶏の香味焼，チンゲン菜ソテー，なす味噌炒め，マヨネーズポテト，全粥）

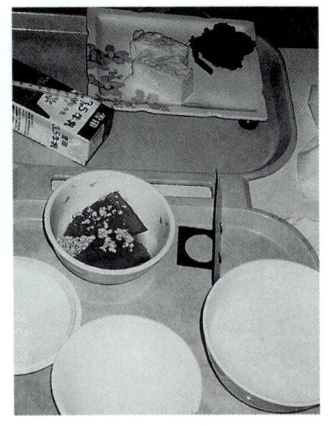

図8 軟菜全形食の例[1]（厚焼卵，ほうれん草のお浸し，カボチャそぼろ煮，牛乳，全粥）

して飲めるようになればお茶などで飲水量を増やし，必要な水分量すべてを飲水でとれることを目指す．

液体以外の食事（主食，副食）は，嚥下Ⅲ度食と比べると量が増え，舌へのざらつき感が増すという違いはあるものの，筆者の経験では嚥下Ⅲ度食と比べてとくに飲み込みにくさを訴えられることはほとんどなかった．よって飲水にあまり問題のない場合は，早期に嚥下Ⅴ度食へステップアップが可能となる．

(5) 嚥下Ⅴ度食（とろみを考慮した小刻み食）（図5）

ミキサー食（半固形）（図6・7）から小刻み食（固形）（図8）への橋渡し的役割をもつ食事であり，咀嚼から食塊形成への一連の運動がポイントとなる（注：この段階では飲水が可能であるという前提があり，汁物や汁気の多い副食がしばしばメニューに加えられている．もし，飲水がうまくゆかないが固形物へステップアップするという目的で嚥下Ⅴ度食に移行する場合は，それらにとろみをつけるなどして注意を払う必要がある）．

嚥下Ⅳ度食までは咀嚼をほとんどしなくても食塊形成が可能で，いわゆる丸呑みに近い状態でも場合によっては嚥下可能であったが，嚥下Ⅴ度食での丸呑みは困難で，咀嚼により食物が細かくすりつぶされると同時に唾液と混ざり合って食塊をつくりやすい粘性のある状態になる必要がある．いずれ普通食の摂食を目指すのであればこの段階では舌を口蓋に押しつける動きにより食物を押しつぶして飲み込む方法（押しつぶし嚥下）よりも，奥歯を使って食物をすりつぶして飲み込む方法（すりつぶし嚥下）を目指したい．

したがって，これまで以上に歯科領域との関わりが多くなり，より「噛める（義）歯」や下顎と舌の運動性へのアプローチが重要となる．これらは，嚥下Ⅴ度食から軟菜食，さらに普通食へと移行するにつれていっそう不可欠なものとなる．

3) 段階的摂食訓練を構成する要素

段階的摂食訓練とは，摂食を構成する諸要素をスモールステップで段階的に変化させていく訓練法である．摂食を構成する要素としては，

① 一口量
② 経口摂取の回数
③ 食物形態
④ 摂食時の姿勢
⑤ 嚥下方法

などがある．

訓練段階の設定にさいしては，患者の全身状態・意識レベル・高次脳機能・嚥下機能を総合的に判断する．とりわけ嚥下機能については，ビデオ嚥下造影検査等によって精査のうえ，判定することが望ましい．

しかし，たとえ嚥下造影時に誤嚥のなかった食物形態・一口量であっても，検査室で画像によるモニター下に数口摂食するのと，病室で1食分も

しくは3食分を摂食するのでは，注意の持続や疲労度が異なり，嚥下機能も大きく変化する．そこで検査時よりは一段低くても確実に安全と思われるレベルから開始し，容易なものから難易度の高いものへ，必ず一段階ずつ進めていく．患者も着実に回復を実感でき，訓練意欲が保たれやすい．

これに対して，最初から高レベルに設定すると，誤嚥による発熱や炎症反応の亢進などの危険性がある．またトラブルがあって低レベルに戻した場合，「やっぱり治らないんだ」と，患者の訓練意欲が低下してしまう．

ある段階にどれくらいの期間とどまるかは，患者の摂食・嚥下機能の安定を基に決定するが，そのさい患者の年齢，罹病期間，高次脳機能，合併症の有無と重症度など全身状態も十分考慮し，総合的に判断しなければならない．たとえ同じ摂食・嚥下機能であっても，高齢で認知機能低下をきたし合併症も重度な患者は，若くて高次脳機能障害がなく全身状態も安定している患者に比べて，より慎重に観察期間を必要がある．また，急性期の患者は状態が変化しやすいので，よりいっそうの注意を要する．

この節では，上記①〜③の段階分類とその適応基準，次のレベルに進む基準について述べる．
④・⑤については，「2 直接訓練の一般的事項」を参照されたい．

4）一口量

各患者にとって安全な一口量は，摂食試行・段階的水飲み検査・ビデオ嚥下造影検査等により決定される．また，食物形態によっても異なり，たとえば，固形物は15 ml まで安全だが液体は 5 ml より多くなると誤嚥してしまう，といった患者も多い．

一口量を最もコントロールしやすいのはスプーンによる摂食である．容量の少ないものから
　①コーヒースプーン（1〜3 ml）
　②ティースプーン（4〜6 ml）
　③テーブルスプーン（15〜18 ml）
となる．

さらに浅いものとして，アイスクリームスプーンやデザートスプーンがある（図9）．患者の嚥下

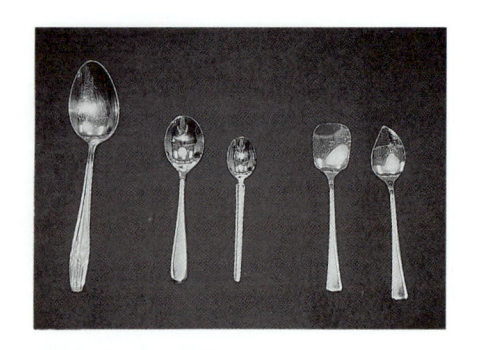

図 9　種々のスプーン
左から，テーブルスプーン，ティースプーン，コーヒースプーン，アイスクリームスプーン，デザートスプーン

機能や食物形態を基とし，さらには上肢機能を考慮して使用するスプーンを決定する．

病院・施設では，テーブルスプーンを標準的に配膳することが多いが，ティースプーン以下の小さじを使わなくてはいけない患者が誤用してしまう恐れがある．誤用事故を避けるため 5 ml 程度の小さい（但し柄は十分な長さのもの）を標準配膳とし，嚥下障害の無いものにのみテーブルスプーン等の大さじが使用されるべきである．

一口量を厳密に定めてスプーンの種類を制限しても，2〜3口分口腔内に入れてから嚥下するようでは，合計の一口量は多くなってしまう．少なくとも必ず一口一嚥下，必要なら複数回嚥下（p 262, 279参照）を指導する．

スプーンに比べて箸・フォークでは一口量の統制は容易ではない．しかしこの場合も，少なくとも必ず一口一嚥下を行うこと，器に口をつけてかきこんではいけないこと等を指導する．

5）経口摂取の回数

経口摂取を全く行っていない患者にとって，仮に嚥下造影時に問題のない食物形態と一口量であっても，疲労・注意の転導などによって嚥下機能が低下する恐れがある．したがって，経口摂取の回数も必ず段階的に増してゆく．

各々の段階において摂食状況を観察し，一定量をむせることなく安全かつ確実に摂食できていること，発熱や炎症反応値の上昇など誤嚥の徴候が無いことを確認してから，回数を増してゆく（**表**

表 4 経口摂取の回数（例）

1) 経口摂取不能，冷却刺激のみ
2) 間食（単一食）のみ（お楽しみ程度）
3) 1日1回経口摂取＋代替摂取法
4) 1日2回経口摂取＋代替摂取法
5) 固形物のみ3回経口摂取＋液体は代替摂取法
6) 1日3回固形物・液体とも経口摂取

4).

6）食物形態

(1) 固形物の摂取

摂食・嚥下障害患者では，液体と固形物に対する難易度が乖離しており，安全性が異なる例が多いので，固形物と液体を分けて各々段階分けし，個々の患者に応じて適切な段階を選定する．

固形物の段階は，
　①食塊形成能力
　②口腔―咽頭間の食塊移送能力
など咀嚼期・口腔期の機能だけでなく，
　③咽頭収縮機能
　④喉頭挙上の範囲・期間
　⑤食道入口部の開大能力
など咽頭期の機能によっても決定される．

表5は固形物の段階分けと，適応例である．個々の症例により差が大きいので，嚥下造影の解析を基に，各症例に合わせて柔軟に決定する．

それぞれの段階を3日〜1, 2週間続けて，発熱等誤嚥の徴候無しに摂取量が安定すれば再評価を行い，次の段階への移行を検討する．

また，食品によっても形態による嚥下しやすさには大きな差がある．たとえば，豆腐・根菜類・身のやわらかい魚などは一口大食で可能な症例でも，葉菜類や肉，海老・貝類はムース状にしないと困難なことがある．ムース食までは比較的食品による差が出にくいが，刻み・とろみ食以降は食品の食感（texture）による差が大きい．

このような場合は，
①低い方のレベルに合わせる．
②全体は低い方のレベルとするが，根菜類など一品だけ上のレベルのものをつける．
③全体は高いほうのレベルとし，「軟菜・一口大食，ただし肉類はムース食」など注記をつける．
④高い方のレベルとし，「軟菜・一口大食，肉・葉菜禁」などの禁止項目を入れ，代替物を供する．
など，いくつかの方法が考えられる．

摂食・嚥下障害患者にとって困難が多く，避けた方がよい食品の例を**表6**に示した．

(2) 液体の摂取

液体はその落下速度の速さ，拡散しやすさから，大多数の摂食・嚥下障害患者にとって困難な食物形態である．しかし「液体の方が飲みやすい」と

表 5 固形物の段階分類（例）

1) 流動食：
口腔癌術後などにより，口腔期は障害されているが，嚥下反射遅延などの咽頭期障害はごく軽度の患者に適する場合がある．頸部郭清などにより，喉頭挙上範囲の縮小がある患者には適さない．従来，食道・胃など主として消化器手術後患者に対して用いられてきた食餌レベルであるが，高齢者や脳血管障害の既往がある患者は，術後に嚥下機能低下を来していることもあり，適応には十分な注意が必要である
2) ミキサー食（図6）：
輪状咽頭筋弛緩不全による食道入口部開大不全と，嚥下反射の遅延が合併しており，液体では誤嚥がある場合
3) ミキサーとろみ食：
口腔咽頭期の障害のうち，食塊形成・移送が著しく困難で，嚥下反射も遅延している場合
4) ミキサームース食（図7）：
口腔咽頭期の障害のうち，食塊形成が困難な場合，咽頭蠕動様運動の減弱，あるいは喉頭挙上範囲の縮小により，ミキサー食・ミキサーとろみ食では喉頭蓋谷や梨状陥凹の粘膜に食塊が付着して残留してしまう場合
5) 刻み＋とろみ食：
口腔咽頭期の障害のうち，咀嚼・食塊形成・移送・咽頭蠕動様運動障害が軽度な場合
6) 軟菜一口大食：
口腔咽頭期の障害のうち，咀嚼・食塊形成・咽頭蠕動様運動障害はごく軽度だが，一口量の制限が必要な場合
7) 軟菜全形食（図8）：
固形物の咀嚼・嚥下にはほとんど問題がない場合

表 6　摂食・嚥下障害患者の禁忌食品

1）一口の中に固形物と液体，異なった食感をもつものが混じった食物
　〈例〉高野豆腐，ミカン，さらさらした雑炊・粥など．パンを牛乳で流し込むのも危険
2）噛み切りにくい物
　〈例〉餅，粘性のありすぎる芋（汁で薄めていない大和芋など），イカ，タコ，（帆立貝柱を除く）貝類，酢こんぶ，こんにゃく，さつま揚げ，牛すじなど
3）高繊維の物
　〈例〉すじの多いマグロ刺身，ほうれん草，キャベツなど葉菜類，ごぼう，ふきなど
4）口腔・咽頭で拡散しやすい物
　〈例〉クッキー・ビスケット・せんべい類，ナッツ類，刻み食，粉薬など
5）口腔・咽頭に貼り付く物
　〈例〉焼き海苔，薄切りキュウリなど

表 7　液体とその摂取法の段階分類（例）

1）点滴・経管栄養など代替摂取法による
2）ゼリー状・増粘剤添加で少量の液体が摂取可能
3）ゼリー状・増粘剤添加で必要な水分量（600～1,000 cc）が摂取可能
4）増粘剤なしで，必要な水分量が匙で摂取可能
5）増粘剤なしで，必要な水分量がストローで摂取可能
6）増粘剤なしで，必要な水分量がカップで摂取可能

表 8　液体粘度の段階分類

1）はちみつ状：
　匙ですくって落としたときに，ボタボタと一定量ずつ落ちるような濃度．カップから直接ではなく，匙ですくわないと飲めない濃度
2）ポタージュ・ネクター状：
　とろみは付いているが，カップからでも直接飲める濃度．匙で落とすと線上になって落下する濃度
3）とろみをつけない液体：
　輪状咽頭筋弛緩不全（食道入口部開大不全）の患者では，液体にとろみをつけない方が安全に摂取できる例もある

する先入観が一部でまだ流布しており，医師をはじめとする医療職員・介護職員と患者・家族に，病態を説明して概念の転換を図る必要がある．

摂食・嚥下障害を代償して液体を安全に摂取するには，

①経口摂取量を統制する．（一部または全部を）代替摂取法に依る（表 7）．
②ゼリー，増粘剤などで粘度を変化させ，落下速度を遅くする．液体の粘度は，連続的に変化させていくものであるが，目安として表 8 のように大まかに段階分けした．また「牛乳をヨーグルトに代える」「果物・ジュースをゼリーに代える」などの方法も考慮する．
③一口量を制限して，拡散・残留量を減少させる．
④開口部の開いた朝顔型カップの使用など食器の工夫により姿勢の変化（頸部過伸展）を避け，気道防御姿勢をとる．
などの方法がある．

すなわち，液体摂取においては，粘度調整と摂取方法・姿勢の工夫が，固形物よりさらに重要である．

また，固形物と液体を口腔内で同時摂取すると，液体が喉頭蓋谷や梨状陥凹に到達しても，固形物が口腔内に留まっている間は喉頭挙上が生起せず，誤嚥につながる恐れがある．摂食・嚥下障害患者においては，高野豆腐や果実，ご飯とみそ汁等を同時に口に含むなど固形物と液体の口腔内同時摂取は避ける．

7）段階的摂食訓練の留意点

(1) レベル変更の目安

摂食レベルの各段階において摂食状況を観察し，一定量をむせなく安全かつ確実に摂取可能で，発熱や炎症反応値の上昇など誤嚥の徴候がなければ，次の段階への移行を検討する．

そのさい，次のレベルの形態の食物を試みに少量提供し，摂食試行や嚥下造影検査を行って再評価する等，安全性を確認してから全体を変更する．また変更後しばらくは発熱，炎症反応など誤嚥の兆候に，よりいっそう注意を払う．

(2) 摂食レベルの遵守

液体・固形物にかかわらず，嚥下機能以上のレベルの食物を摂取したり，摂取方法を遵守しないと**生命に危険が及ぶ恐れのある**ことを患者・家族にも十分説明しておく．

(3) 食器

　液体の場合，吸い飲みやストローでは一口量の正確なコントロールが困難である．とくに「吸飲み」あるいは「楽飲み」と呼ばれる容器はこぼれにくいだけで，多量に入っているときは多量に流出し一口量のコントロールが困難なため，誤嚥を防ぐものではない．カップと同様に，適応症例は少ない．

　ストローでは，患者の吸引力と吸引時間に注意が必要である．嚥下障害の重症度に比して，吸引力が相対的に保たれている患者の場合，長く吸いすぎると嚥下機能以上の量が一度に口腔・咽頭に流入し，処理しきれずに誤嚥してしまう．

　また保続のために，吸啜から嚥下へという運動の切り替えが困難な患者もいる．このような患者も，やはり嚥下機能以上の量を吸引して，誤嚥を招く恐れがある．

　患者の摂食・嚥下障害の重症度とともに，注意障害・記憶障害など認知機能にも留意し，厳密な一口量コントロールを要する患者には，液体もスプーンで摂取させる．

　カップを用いるさいにも，その形態によって嚥下時の姿勢に大きな変化が生じる．最後まで顎を上げたり頸部を過伸展しなくてもよいように，開口部の大きな食器を用いる．

　①コーヒーカップ，マグカップより浅くて開口部の大きいティーカップ
　②深型の湯呑より浅型の煎茶茶椀
が望ましい．

　小さい薬盃やデミタスカップ，一口ビールグラス，足のついたグラスなどは不適切である．また缶入飲料は鼻が蓋に当たり，頸部を過伸展せざるを得ないので，直接飲むのは禁忌である．吸引力や吸引時間に注意してストローを用いれば，最後まで同じ姿勢で摂取できる．

(4) 介助者の留意点

　摂食を介助するさいには以下の点に注意を要する．とくに摂食・嚥下機能が安定しない訓練中の段階では，周囲のちょっとした騒音が注意力を低下させ，嚥下困難を生じる危険がある．

　①眼鏡，義歯などは適合を確認したうえで，装着する．
　②患者と同じ眼の高さから介助する．
　③食物が口にある間と嚥下直後は話しかけない．
　④介助者は，忙しそうな素振りを見せない．
　⑤ミキサー食・ムース食の場合，材料名・料理名を知らせ，食欲促進につとめる．ムース食の場合は，食欲をそそる形に整えることが望ましい．
　⑥患者・介助者とも摂食方法を十分確認する．訓練内容や摂食・介助方法を「摂食注意書」にまとめ，交代勤務のスタッフ・患者・家族・見舞客にとって明らかなように，ベッドサイドや食事場所に貼付しておく（261頁参照）．

(5) 環境整備

　摂食・嚥下への集中という観点から，人的環境だけでなく，物的環境も整備する．

　①吸引器など緊急時への対応を整える．
　②テレビは消し，人通りの少ない壁側，窓側などの場所を選ぶ．ゆっくりしたテンポの音楽は摂食速度を落とすのに有効である．
　③テーブルと椅子・クッションの高さ・位置を，食事のつど整える．
　④他の人が食べ終わっても急がない，急がせない．

(6) 口腔内衛生

　食物残滓や口腔内細菌の混入した唾液の誤嚥を予防するため，含嗽・歯磨きなど食後の口腔内衛生を徹底する．なお，唾液・痰貯留の多い患者は食前にも吸引・含嗽などを行い，喀出・排痰しておく．

第4章　リハビリテーションの実際

6 NST

1　NSTとは

　栄養管理は，どのような医療を行ううえでも不可欠な基本的行為である．この栄養管理を症例個々や各疾患治療に応じて適切に実施することを栄養サポート（nutrition support）といい，この栄養サポートを医師，看護師，薬剤師，栄養士，臨床検査技師，リハビリテーションスタッフ，事務スタッフなどの多職種で実践する集団（チーム）が栄養サポートチーム（nutrition support team：NST）である[1]．

　1970年頃，米国では栄養不良の患者は回復が遅く，合併症を併発しやすく，死亡率が高くなることが問題になった．そこで，シカゴに代謝・栄養学の専門家が集まり，専門の栄養管理チームが組織されたのがNSTの始まりといわれている．NSTは1980年代以降，欧米諸国に急速に普及し[2]，本邦では，1998年の鈴鹿中央総合病院で本格的に導入されたのが始まりである[3]．その後，日本静脈経腸栄養学会が2001年2月にNSTプロジェクトを発足させ[4]，全国の医療関係者にNSTの必要性を訴え，2007年2月現在980施設以上の病院でNSTが稼動している[5]．

2　NSTの目的・役割

　NSTの主な目的は，①適切な栄養管理法の選択（中心静脈栄養法などの各種栄養療法の適応の遵守），②適切かつ質の高い栄養管理の提供（適正投与エネルギーや投与栄養成分の決定やimmuno-nutrition（免疫賦活栄養法）などの実施，③早期栄養障害の発見と早期栄養療法の開始，④栄養療法による合併症の予防（カテーテル敗血症の予防や誤接続防止など），⑤疾患罹患率・死亡率の減少（感染症や褥瘡の発生予防と治療の促進など），⑥病院スタッフのレベル・アップ，⑦医療安全管理の確立とリスクの回避，⑧栄養素材・資材の適正使用による経費削減，⑨在院日数の短縮と入院費の削減，⑩在宅治療症例の再入院や重症化の抑制などがある[1]．

　これらを達成するためのNSTの役割として，①栄養管理が必要か否かの判定（栄養アセスメントの施行），②適切な栄養管理が施行されているかのチェック，③最もふさわしい栄養管理法の提言（適切な栄養ルートの選択），④栄養管理に伴う合併症の予防・早期発見・治療，⑤栄養管理上の疑問点（コンサルテーション）に答える，⑥新しい知識・技術の紹介・啓発などがある[1]．

3　栄養障害と摂食・嚥下障害

　低栄養は筋蛋白減少を引き起こし[6]，明らかな麻痺がない場合でも筋力低下などにより摂食・嚥下障害を誘発すると考えられる．また，ドーパミンなどの脳内の神経伝達物質の合成に重要な役割を果たしている葉酸の欠乏は，嚥下機能を低下させ，誤嚥性肺炎の重要な危険因子になっている[7]．したがって，嚥下機能を改善，維持するためには十分な栄養管理が必要である．一方，嚥下障害を取り扱ううえでは常に誤嚥性肺炎の合併が問題になる．低栄養は免疫力低下や呼吸筋力低下などの原因となり，肺炎の予後規定因子として深く関与している[8]．よって，誤嚥性肺炎の治療および予防のためにも栄養管理は重要である．

　嚥下障害の患者は，経口摂取が困難なため低栄養や脱水に陥りやすい．低栄養が，さらに嚥下障

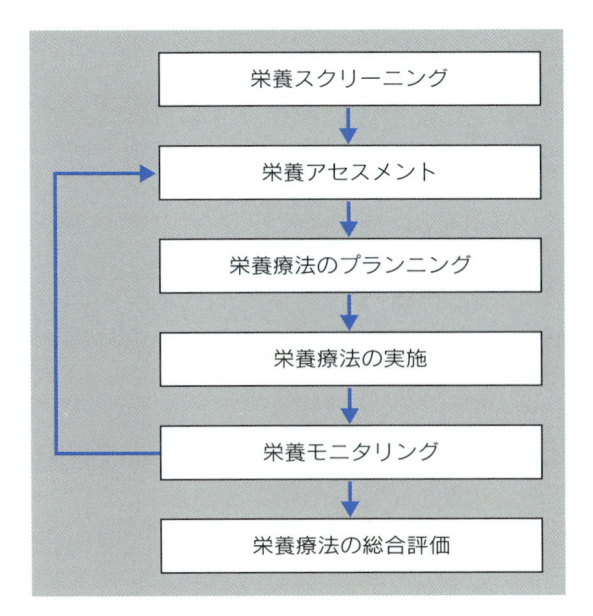

図 1 栄養管理手順

害を悪化させ，肺炎を合併しやすくするなど悪循環に陥る．摂食・嚥下障害に対してNSTが早期に介入し，適切な栄養管理をすることで，安全かつ効果的な嚥下機能訓練を継続することが可能になると考える．

4 栄養管理手順

早期に栄養障害を見つけるため入院時および入院中に定期的な栄養スクリーニングを行い，問題症例を抽出してNSTカンファレンス（1回/週）で栄養アセスメントを行い，介入が必要と判断した場合に栄養療法をプランニングして実施する．そして定期的にモニタリングおよび回診（1回/週）を行い，栄養アセスメントの再評価と再プランニング，実施を繰り返す（**図1**）．

1）栄養のスクリーニングとアセスメント

栄養のアセスメントとしては，主観的包括的栄養評価法（SGA：subjective global assessment）と客観的栄養評価法（ODA：objective data assessment）がある[1]．

(1) SGA（主観的包括的栄養評価法）

問診と簡単な身体計測による評価法である．体重の変化，通常と比較した場合の食物摂取量の変化，2週間持続する消化器症状，身体機能，疾患および栄養必要量との関係を調べる．皮下脂肪の減少，筋肉量の減少，浮腫・腹水の有無など身体所見を調べて，包括的に評価して低栄養患者の抽出を行う．

(2) ODA（客観的栄養評価法）

詳細な身体計測や血液尿生化学的検査による評価法である．身長，体重を測定して％理想体重，体重減少率，BMI（body mass index）を算出，評価する．上腕三頭筋皮下脂肪厚や上腕周囲長から上腕筋囲を算出する（上腕筋囲は骨格筋との相関が高い）．血液生化学的検査としては，総蛋白，アルブミン，RTP（rapid turnover protein：半減期が短く，蛋白栄養状態のパラメーターとして比較的短期の評価に有用[5]）や総コレステロール，トリグリセライド，総リンパ球数（TLC：total lymphocyte count：免疫能の指標として用いられる）など測定する．その他，尿生化学的検査，間接熱量計なども用いられる．

当院では，入院時および定期的に褥瘡評価，転倒転落評価をするさい，同時にSGAを行っている．また，入院中，定期的にアルブミンと総コレステロールを測定して検査室で異常値を示す患者をスクリーニングし，各病棟およびNSTに報告して低栄養が疑われる患者を抽出およびモニタリングに利用している．さらにリハビリテーション科や褥瘡・感染委員会からも栄養療法の必要性が疑われる患者をNSTに紹介している．

2）栄養療法のプランニング

低栄養が疑われNSTに紹介された患者に対して介入が必要か否かを判断する場合，現在投与されている総エネルギー量や栄養素と本来必要なそれとを比較して問題があればNSTが介入して栄養プランを立案する．本来必要なエネルギー量は基礎エネルギー消費量（Harris-Benedictの方法で身長，体重，年齢より算出）×活動係数（ベッド上

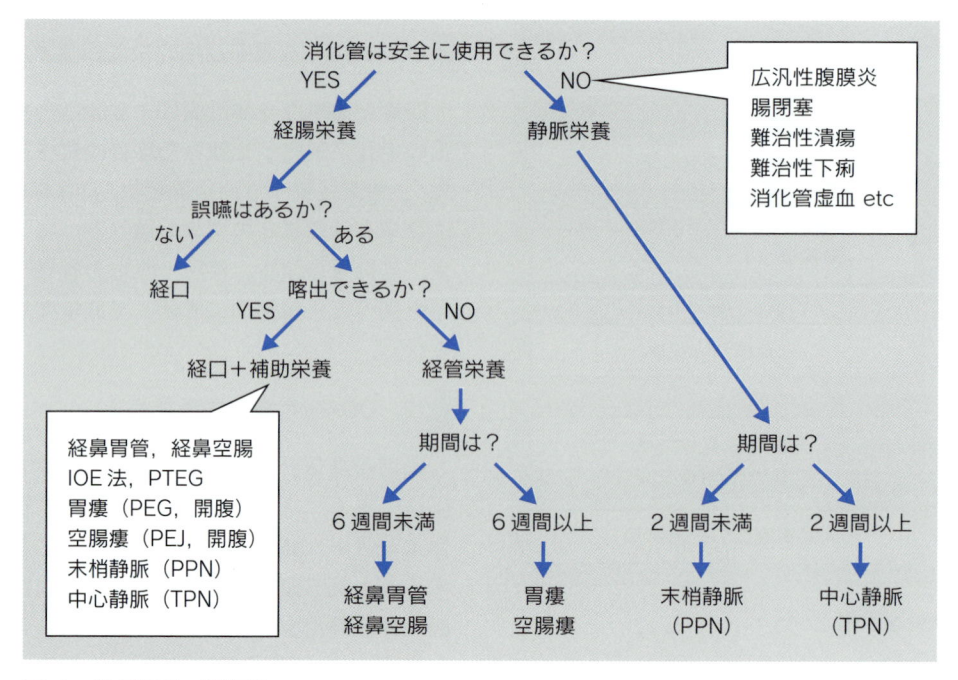

図 2　栄養管理の選択法

IOE：intermittent oro-esophageal tube feeding　間欠的口腔食道経管栄養
PTEG：percutaneous endoscopic trans esophageal gastrotubing　経皮経食道的胃管挿入術
PEG：percutaneous endoscopic gastrostomy　経皮内視鏡的胃瘻造設術
PEJ：percutaneous endoscopic jejunostomy　経皮内視鏡的腸瘻造設術
PPN：peripheral parenteral nutrition　末梢静脈栄養
TPN：total parenteral nutrition　完全静脈栄養，中心静脈栄養

安静1.2，一般職業従事者1.5等）×ストレス係数（軽度感染症1.2，褥瘡1.2〜1.6等）より初回投与量を計算して，栄養指標をモニタリングしながら増減する．必要エネルギー量が決まれば，次に投与経路，栄養剤の選択を行う．栄養剤の投与経路の選択としてはASPEN（American Society for Parenteral and Enteral Nutrition）のガイドラインがあるので成書を参照されたい．本邦でもガイドラインにそって投与経路の選択方法が示されている[4]が，それを当院で改変して使用しているものを図2に提示する．基本的に消化管が安全に利用できれば経腸栄養を行う．経腸栄養の利点は，①消化管の構造と機能を維持，②bacterial translocationを予防，③合併症の発生率が低い，④安価であることなどがあげられる[1]．静脈栄養と違い運動の妨げになりにくいことや合併症が少なくなることでリハを早期に導入，継続することができる．当院では，誤嚥がある患者でも喀出が十分できる場合，経口訓練の対象にしているが，経口訓練で投与されるエネルギー量はわずかであり，十分な補助栄養を投与することが大切である．

3）栄養モニタリング

栄養療法を実施した結果および実施に伴い予想される合併症を常にモニタリングする必要がある．モニタリングする項目としては，栄養アセスメントで紹介した身体計測や血液尿生化学検査を繰り返して行う．それに加えて静脈栄養法や経管栄養法に伴う合併症の有無や病態により変化するデータを経時的に観察する．経口摂取を併用している場合は，その栄養摂取率（喫食率）や嚥下状態の観察を行う．さらに活動量，褥瘡，創傷治癒状況の変化や食欲，表情の変化，眼力も重要な観察項目である[9]．その結果を定期的にNSTカンファレンス，回診で評価して栄養療法の再プランニングをする．

5 NST 導入の効果

以前は，医学部でほとんど栄養学を学んでいない医師が，先輩の処方を参考に点滴や食事のプランを立て，モニタリングも行っていた．しかし，病院には栄養士，薬剤師など栄養の専門家がいる．それぞれ独自に活動していたため非効率的であった．NST は，病院にいる専門スタッフが同じテーブルで話し合い，一緒に回診することで効率的に栄養プランを立て，さらに検査技師を加えてモニタリングをチームで行い，情報を共有するとともにきめ細かい医療が提供できる．その結果，褥瘡発生の減少，MRSA 発生頻度の減少，中心静脈栄養の減少に伴うカテーテル敗血症の減少，抗生物質使用の減少，在院日数の減少など医学的効果に加えて経済的効果も得られている[2,10]．さらに NST のワーキングチームとして摂食・嚥下チームをつくり，多くの症例で経口摂取が可能になっている[10]．

6 地域一体型 NST

摂食・嚥下障害や低栄養で入院して摂食条件の設定や栄養投与方法を決めて順調に改善すれば退院となる．退院後は連携病院，介護施設，在宅などに移り，さらに移動することもあるが，その介護条件によっては継続して同じ栄養療法を受けることができない場合もある．再び低栄養になり，合併症を併発して再入院になることも少なくない．そのため患者を取り巻く地域で情報を共有し，継続した栄養療法を提供できる体制（地域一体型 NST）の構築が求められている．ある地域では，中核病院の NST が中心となって連携先病院，介護施設，訪問看護ステーション，開業医などと連携推進協議会を設立し，栄養に関する勉強会の開催や情報交換を行い，入院から退院後まで継続した栄養管理を行っている[10]．

第4章 リハビリテーションの実際

7 手術的介入

1 手術の実際

　嚥下障害に対する手術療法に関しては1951年にKaplanが延髄型灰白髄炎に対し輪状咽頭筋切断術を施行して以来多くの報告があり，嚥下障害の治療のなかで欠かすことのできない重要な治療手段である．基礎疾患や患者の状態によっては劇的に障害を回復させ，きわめて早期に社会復帰を可能とする治療法であることは確かである．

　しかし一方で，外科的アプローチによる肉体的苦痛や精神的ストレス，さらに代償として喪失する機能（とくに発声機能）が避けられない場合もあり，手術法の選択や時期に関しては，症例ごとに注意深い検討が必要である．

　手術療法の対象となる疾患や病態は多岐にわたり，原疾患や病態としては脳梗塞や脳出血などの非進行性の中枢性障害が最も多く，次に各種の神経・筋疾患などの進行性の中枢性摂食・嚥下障害例が多い．それ以外には中枢性または頸部の外傷，食道癌や肺癌などの胸部疾患の術後の患者が摂食・嚥下障害を訴えやすい．

　さらに，疾患自体が直接的に摂食・嚥下障害を生じやすいものとして，舌癌や咽頭癌を中心とした頭頸部癌とその術後状態がある．とくに，頭頸部癌を含めて悪性腫瘍治療後の嚥下障害では腫瘍切除のさいに嚥下に重要な組織や筋肉，そして反射に重要な神経などが切除されていることが多いため，その障害は不可逆的で，全身状態も不十分で難治なことが多い．

　二期治療として嚥下機能改善手術を予定しても，原疾患の性格上も患者や家族の了解が得にくいことも多いので，できることならば悪性腫瘍の摘出手術のさいに併用することが望ましい．そのためには，術前に嚥下造影を含めて十分な術前障害の評価を行い，術後に残存する機能を十分に活用できるように配慮した再建方法や追加手術を検討する必要がある．

　さて，嚥下障害に対する手術療法としては，食塊が口腔内に捕食される準備期の障害から食道内から胃内に入る食道期までの各段階に分かれてあるが，そのなかでもいわゆる咽頭期障害に対するものが最も多い（**表1**）．これから，それらの各々の障害部位に応じた術式とその管理について述べてゆく．

2 嚥下機能改善手術

1）準備期障害に対する手術

　食塊を口内へ捕食し嚥下可能な形態へと咀嚼していく準備期障害としては，種々の原因による顔面神経麻痺がある．口唇の麻痺が強いと捕食しても麻痺側口角から食塊が漏れてしまう．この漏れが毎食ごとに続くと患者の集中力を低下させることになったり，経口摂取量を減少させることになったりする．改善傾向のない固定性の麻痺に対しては大腿や人工の腱を用いた口角挙上術や顔面神経とほかの神経を交差吻合する神経縫合術，さらに神経移植術などが行われる．

　口腔内へと導かれた食塊を嚥下しやすい形態にする咀嚼という重要な運動は健康な歯牙とそれを支える上顎・下顎，そして顎を運動させる咀嚼筋の力によるわけだが，齲歯や歯槽膿漏などのために咀嚼時に疼痛があったり，歯牙が広範囲に欠損していると，当然咀嚼が不十分になり嚥下にふさわしくない大きすぎたり水分不足な食塊が口腔期

表1 嚥下障害に対する手術療法

1) 準備期障害に対して
　　口角挙上術
　　顔面神経移植術
2) 口腔期障害に対して
　　舌小帯延長術
3) 咽頭期障害に対して
　　咽頭弁形成術
　　咽頭縫縮術
　　喉頭形成術
　　喉頭挙上術
　　輪状咽頭筋切断術
　　喉頭閉鎖術
　　喉頭全摘術
4) 食道期障害に対して
　　憩室切除術
　　web切除術
　　食道アカラジア手術
5) その他の障害に対して
　　頸椎骨切除術

へと移動するために摂食・嚥下障害を起こしてしまう.

上下数本程度の歯牙欠損では問題ないが,ほぼ全歯にわたる欠損には総義歯の装着や,できれば長期的に見て安定したインプラント装着の手術療法が必要である.インプラントとは下顎骨内に人工歯根を打ち込み下顎骨との癒合を数カ月かけて完成させた後に,人工歯(義歯)を人工歯根に固定する手術手技である.

術前に詳細な人工歯根の挿入部位に関する設定の検討や,数回の手術が必要ではあるが,インプラント完成後には大変強固な咀嚼が得られるようになる.とくに,高齢者などでは義歯誤飲の可能性のために常時総義歯をはずさせられている症例がしばしば紹介されてくるが,義歯がないために口唇閉鎖が困難となったり,咀嚼困難となったり,口腔期の舌運動を制限する結果となったりするため,歯科医と十分に相談し,安定した総義歯やもし可能であればインプラントの装着を考慮すべきである.

また,口腔癌手術のために下顎骨が区域切除以上の切除がなされたり,咬筋切除が行われた症例では,顎運動が著明に障害されるため,食塊の捕食や咀嚼は困難となる.下顎骨はできることならばチタンプレートのみでの再建でなく十分な厚みのある骨で再建し,咬合が少しでも合わせられるように努力し,健側の顎を用いて経口摂取するように指導するが,咬筋の筋力の左右差は術後次第に増強されるために,徐々に変形が進み長期的にみると顎再建は容易ではない.近年では,前述のインプラントを口腔癌再建下顎骨に用いた良好な成績が報告されており,さらなる発展が期待される.

2) 口腔期障害に対する手術

乳幼児や小児においてしばしば指摘される舌小帯短縮症では舌運動の制限によって哺乳力・咀嚼力の低下や構音障害を生じるといわれ,舌小帯延長術が行われる.一般には開口して舌を前に出させたさいに舌尖にnische(くぼみ)ができるときに手術適応といわれている.本手術は比較的簡単で手術侵襲が少なく,外来でも施行が可能だが,多くの症例が舌尖音以外でも構音障害を認めることが多いために,構音に関する効果としては本手術が本当に効果的であるかどうか疑問視する向きもある.また,施設によっては上唇小帯の切除を乳児に勧めているところもあるが評価は定まっていない.

口腔内の悪性腫瘍の手術では,安全な腫瘍摘出を行うとしばしば大欠損を招くこととなる.とくに,舌癌や口腔底癌などでは,その欠損範囲と残存舌の可動性に合わせて再建手術が追加される.舌尖を含めて可動舌の約半分が残っている場合には,残存舌の運動性を制限しないことが重要であるので,薄くてしなやかな前腕皮弁や広頸筋皮弁,腓骨皮弁などで再建することが望ましい.

しかし,舌根切除を含む亜全摘例を薄い皮弁で再建すると患側口腔底への食塊貯留や患側での咽頭侵入(流入)を認めることが多いため,ある程度進行した症例では,残存舌の可動性も重要であるが,それ以上に食塊のなめらかな移送と保持を求め,硬口蓋との接触性が保てる程度の大きくボリュームのある大胸筋皮弁や広背筋皮弁,腹直筋皮弁などでの再建が必要となる.

3）咽頭期障害に対する手術

直接誤嚥の原因となりやすい咽頭期障害に対しては，以前から多くの手術療法の報告がされている．

(1) 軟口蓋レベル

軟口蓋麻痺があると開鼻声といった構音障害が起こり，さらに鼻咽腔の閉鎖不全から食物の鼻咽腔逆流が生じて嚥下困難となる．さらに，嚥下時の咽頭圧の形成が不十分になるために下降期型誤嚥を認めることもある．

麻痺が一側性の場合は，リハビリテーション（以下リハ）で咽頭側壁や後壁の代償運動が大きくなってきて補ってくれる場合もあるが，両側性の場合は代償も困難なため，口蓋裂手術に準じた咽頭弁形成術や咽頭縫縮術が有効となる．

軟口蓋麻痺のみが単独で発症することは比較的まれであり，多くの症例では後述する喉頭挙上や輪状咽頭筋の弛緩不全が合併しているため，いくつかの手術療法の一貫として行われることが多い．簡便な手術操作のわりに患者自身の自覚的改善度も得られやすいが，注意すべき点は，なるべく鼻腔との交通を小さくするようにすることである．咽頭弁手術は長期的にみると粘膜の萎縮がある程度現れるため，わずかに鼻呼吸ができる程度まで口峡を縫縮する方が長期的に安定した効果が得られる．

(2) 喉頭レベル

喉頭レベルで生じる咽頭期障害としては，喉頭麻痺（反回神経麻痺）によるものと，喉頭蓋閉鎖を含めた喉頭挙上障害によるものがある．

喉頭麻痺は様々な疾患の一症状として生じることが多く，原疾患の性格によってその治療方針は異なってくる．一般に一側性の喉頭麻痺（反回神経麻痺）では声門閉鎖不全による息漏れの強い声がれを訴えるが，症例によっては水分を中心とした誤嚥を起こすことがある．治療では自然回復が望める場合は薬の内服や音声治療を中心に加療されるが，手術などで神経自体が切断されている場合や誤嚥の多い症例では発症後早期からであっても，外科的アプローチが選択される．

とくに，肺癌・食道癌・心臓手術などの術後性麻痺では反回神経が比較的本幹から切断されているために，気管や食道の知覚も低下しており不可逆的な誤嚥となりやすいため，なるべく早く声門閉鎖不全を解消する必要がある．このような場合には全身状態がまだ不十分なことが多いため，外来レベルでも施行可能な比較的侵襲の少ないアテロコラーゲンの声帯内注入術が第一選択となる．この治療法は局所麻酔での施行が可能なため手術拒否例にも有効である．

その反面，治療効果の永続性に若干問題があり，安定した治療効果を得るためには数回にわたる注入が必要な場合がある．その点，音声外科的アプローチとして繁用されている甲状軟骨形成術1型（いわゆる一色一法）や披裂軟骨内転術などは確実で有効な手術療法である．

甲状軟骨レベルで約5cmの皮膚切開が必要で，手術時間も約2時間は必要だが，患者の音声を頼りにすすめることで術後早期から安定した成果が得られる．とくに披裂軟骨内転術では皮膚切開を若干延長することで同側の輪状咽頭筋切断術を併用することも可能である．

咽頭期誤嚥を示す症例では，いわゆる喉頭挙上期型障害例よりは混合期型障害の方が多いが，その混合期型障害例のなかでも喉頭挙上期の障害が有意な症例が多い．原因は様々であるが喉頭挙上が障害され，1椎体以下の未熟な挙上であったり，上方のみへの挙上であったり，食塊の咽頭流入とずれた位相での挙上だと，咽頭期嚥下は著明な乱れを生じる．このような嚥下障害例に対する手術療法としては，いわゆる喉頭挙上術を選択することとなる．その場合，甲状軟骨を舌骨に挙上固定するもの，甲状軟骨・舌骨を下顎骨まで挙上するもの，甲状軟骨を下顎骨まで挙上するものと，挙上や牽引・固定の部位や方法によっていくつかの手技が報告されているが，一般的には甲状軟骨舌骨固定術が行われることが多い．

図1-(1) にその術式のシェーマを示したが，甲状軟骨と舌骨を縫合固定することによって，約1椎体程度の喉頭の挙上がはかれ，喉頭の挙上障害による誤嚥に有効である．しかし，症例によって

(1) 糸

(2)

単純に喉頭が挙上する

(3)

狭くなる
倒れる

喉頭が上前方に挙上する→そのため喉頭蓋が少し倒れ,舌根が下がって喉頭蓋谷が狭くなる

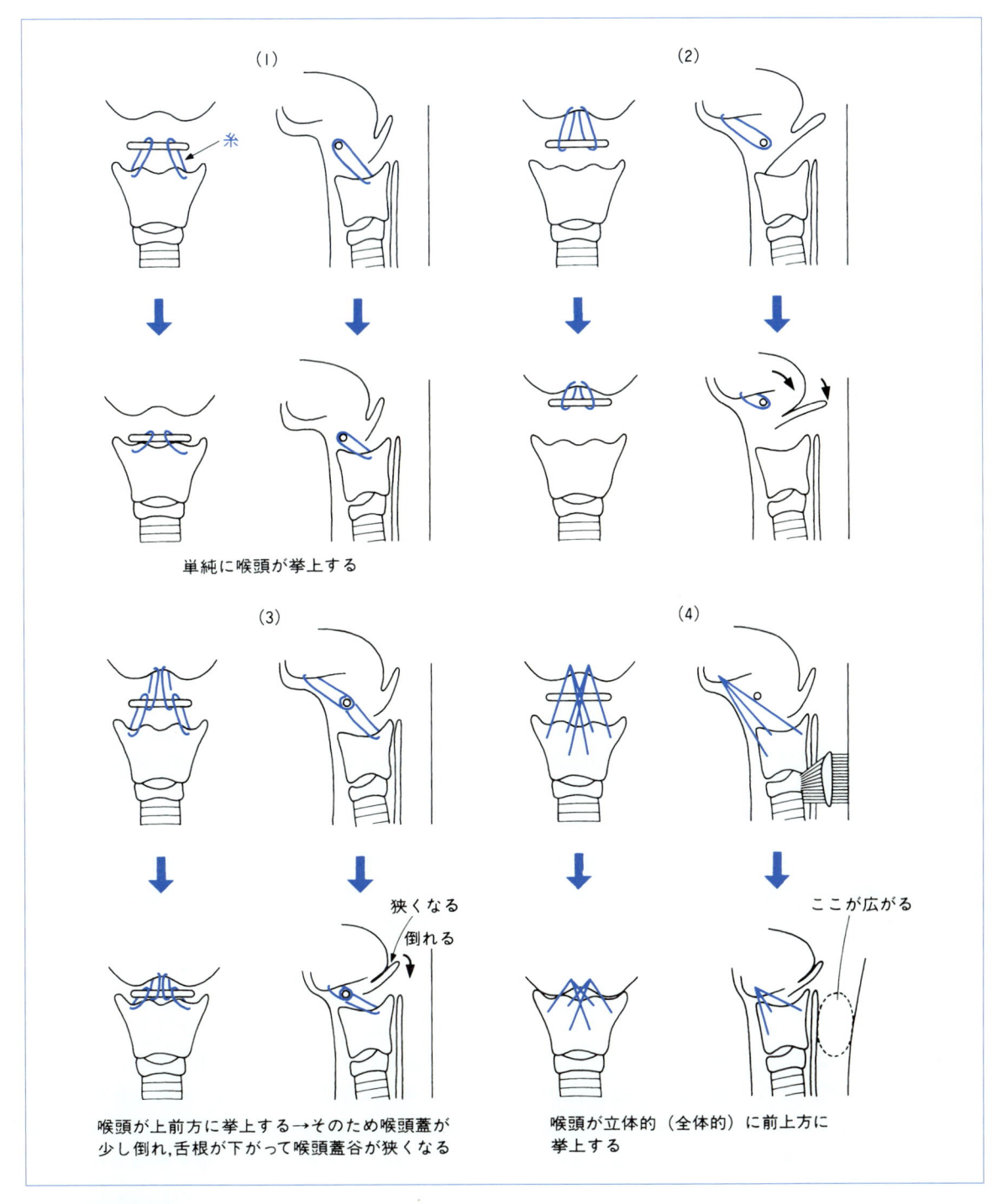

(4)

ここが広がる

喉頭が立体的(全体的)に前上方に挙上する

図1 喉頭挙上術
1-(1) 甲状軟骨舌骨固定術
1-(2) 舌骨下顎接近術
1-(3) 甲状軟骨舌骨下顎骨固定術
1-(4) 随意的上部食道孔開大術(棚橋法)

は相対的な舌骨低下傾向となるためか，喉頭蓋谷への食塊の貯留がみられたり，喉頭蓋閉鎖がやや困難となることがあるので注意が必要である．

また，喉頭蓋谷への食塊貯留が目立ったり，喉頭蓋閉鎖が不十分な症例では，舌骨と下顎骨を接近させる舌骨下顎骨接近術を行うことで舌根が後下方に移動し，喉頭蓋谷が倒れ気味となり，食塊の滑らかな移動と喉頭閉鎖を強化することができる（図1-(2)）．

喉頭の挙上はみられるが前方へ挙上しない場合や喉頭蓋の閉鎖が不十分な場合には，甲状軟骨舌骨下顎骨固定術（図1-(3)）が必要となる．

いずれにせよ，常に喉頭の位置を通常よりも高く牽引挙上することで，咽頭期嚥下を滑らかにし，かつ喉頭閉鎖を完全にすることを目標としているわけだが，あまり極端な挙上をすると，喉頭蓋の倒れ込みが顕著になってしまい，呼吸困難やいびきの原因となることがあるので，術前に造影検査や徒手的挙上を試みたりして，挙上に伴う喉頭の位置変化などをある程度確認をするべきである．

また，一般には挙上術にさいして舌骨下筋群切断術を併用することで，さらに効果を高めることができる．様々な喉頭挙上術のなかで，甲状軟骨を立体的に下顎骨まで挙上固定し，後述の輪状咽頭筋切断術を併用して下顎の運動によって随意的に上部食道口を拡大する随意的上部食道口開大術（いわゆる棚橋法）は舌骨上筋群の機能が低下したような重症例でも嚥下時に下顎を若干前方に突き出すようにすることによって上部食道口を開大することができるため，大変有効な術式と思われる（図1-(4)）．

これら挙上術は通常経口挿管下の全身麻酔で行うが，挙上の程度によっては術後に呼吸困難が生じるため，気管切開術が併用されることがある．またすでに気管切開術が施行されていることも多いが，術後長期の気管切開はかえって嚥下機能を低下させることになるので，術創が安定して経口摂取再開ならびにリハ再開に合わせてなるべく早くカニューレを抜去することが望ましい．

術後管理は通常の頭頸部手術と同様に2～5日間のドレーン留置（できれば持続吸引型のドレーン）と創部の圧迫を行うが，最も注意しなければならないのは術後感染である．気管切開既施行例などではとくにMRSAや緑膿菌が持続感染していることが多いため，術後1週間以降に発熱がみられる場合には，MRSAや緑膿菌などの術後感染を疑い，比較的強力な抗生剤の投与と十分な消毒を含めた清潔操作が必要となる．

(3) 下咽頭レベル

下咽頭である梨状陥凹は外部にある下咽頭収縮筋によって制御されている．通常はこの下咽頭収縮筋が収縮していて胃や食道からの逆流を防止する働きをしており，嚥下時にのみ，筋が弛緩して食塊が食道へ入るようになっている．しかし，嚥下障害例ではしばしばこの筋弛緩がごく短時間しか得られず不十分に終わったり，嚥下反射との位相がずれて弛緩したりするために，食塊が下咽頭まで到達しても全量が食道に入らず梨状陥凹に残留する．その結果として喉頭下降期に気管内へ誤嚥する喉頭下降期型誤嚥を引き起こすこととなる．

このような喉頭下降期型誤嚥を起こす代表的な疾患はワレンベルグ症候群だが，とくに重症例では一般的にはあまり有効なリハ方法はなく，輪状咽頭筋切断術が最も有効であるといわれている（図2）．

これは弛緩が得られない輪状咽頭筋を頸部外切開でアプローチして，食道側面で両側性に切断するか食道後面で大きく切断する術式である．通常手術は全身麻酔で行い，輪状咽頭筋を反回神経に注意して頸部食道まで切除するが，これによって上部食道口は常に開大した状態になる．そのため，咽頭期の喉頭挙上などが正常であれば術後速やかに嚥下障害は解消される．純粋な意味で喉頭下降期のみに誤嚥が認められることは比較的まれであり，ほとんどの症例では挙上期障害も合併しているため，本術式は単独で行われるよりは，各種の喉頭挙上術や舌骨下筋群切断術などと併用されることが多い．

術後管理の面で注意しなければならない点は，この手術では逆流防止の弁の役割をしている輪状咽頭筋がなくなるため嚥下後逆流が起こりやすくなることである．そのため，毎食後必ず最低30

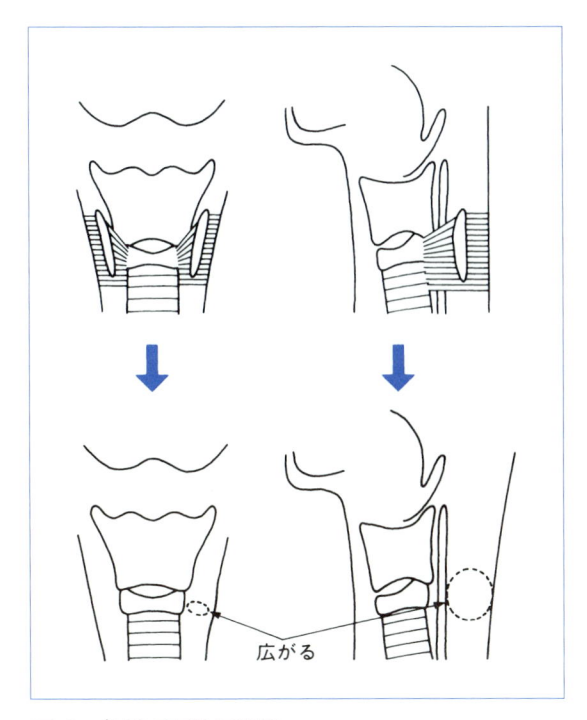

図2　輪状咽頭筋切断術

分以上は座位を保ち，食塊がすべて胃内に入るのを待つ必要がある．また，もし噴門部である下部食道口の収縮・弛緩に異常がある場合には，この術後の座位安静をさらに延長させる必要があるので，術前に嚥下造影検査や内視鏡検査などで十分に噴門部の評価をしておくべきである．

輪状咽頭筋切断術施行後，通常は7〜10日後から経口摂取を再開するが，術前に十分なリハが行われ，患者自身の経口摂取に対する意欲が安定していれば，経口摂取再開後間もなくで誤嚥のない嚥下が可能となるが，多くの症例では創部のつっぱり感や新しい嚥下リズムへの慣れのために数週間を要する．

4）食道期障害に対する手術療法

食道期の障害に対する手術療法としては，食道憩室への憩室切除術や鉄欠乏性貧血・舌炎・頸部食道のweb形成による食道狭窄を三徴候とするPlummer-Vinson症候群で鉄剤投与によって改善しない症例に対する難治性食道web切除術などと，食道アカラジアに対する神経叢切断と噴門形成術などがあり，食道外科で行われ比較的良好な結果が得られているようである．また，手術とまで言えないかも知れないが，根治切除不能な食道癌などの食道狭窄に対する各種ステント留置術がある．これも，嚥下障害を訴える患者のQOLとして重要な外科的アプローチと考えられる．

5）その他の障害に対する手術療法

高齢者などで頸椎前面の骨が過剰増殖すると，その高さによっては喉頭の挙上制限や喉頭蓋の閉鎖障害，食道入口部の開大制限を招く結果となり嚥下障害を生じることがある．この病態には変形性頸椎症（82頁図2），Forestier病などがあるが，自覚症状が高度な場合には頸部外切開による骨切除を必要とする．手術によって後方からの狭窄が消失すれば嚥下障害は速やかに解消される．

3　誤嚥防止手術

前述までの術式はいずれも喉頭を温存して発声・呼吸・嚥下という3つの機能を維持しうるように努めたものだが，実際には何年間もリハを行っても嚥下障害が解消せず，IVHや経管栄養に頼る症例も多い．そのなかで中枢性障害などで全失語の状態にあったり，舌運動障害などのために著しい構音障害があり発声機能が失われていたり，発声機能が消失してでも経口摂取を望む症例に対しては，嚥下機能を改善するのではなく呼吸路である気管と消化管である食道を完全に分離して誤嚥を防止する手術方法がある．

この手術方法には喉頭癌治療として行われている喉頭全摘術と種々の方法で喉頭を閉鎖する喉頭閉鎖術の2つがある．いずれも術後には食塊はすべて食道に入るようになり誤嚥は消失するが，その代償としてほとんどの症例が発声機能を失うこととなる．また，永久気管孔の狭窄予防などの管理や気管孔呼吸による気管内の乾燥や咳嗽などに対する管理など喉摘者と同様の問題とケアが必要となる．

喉頭全摘術は喉頭癌治療上で定型的術式なので耳鼻咽喉科専門医なら施行可能だが，正常な喉頭を摘出することは医師にとっても若干抵抗があり，さらにどうしても瘻孔を形成しやすい下咽頭

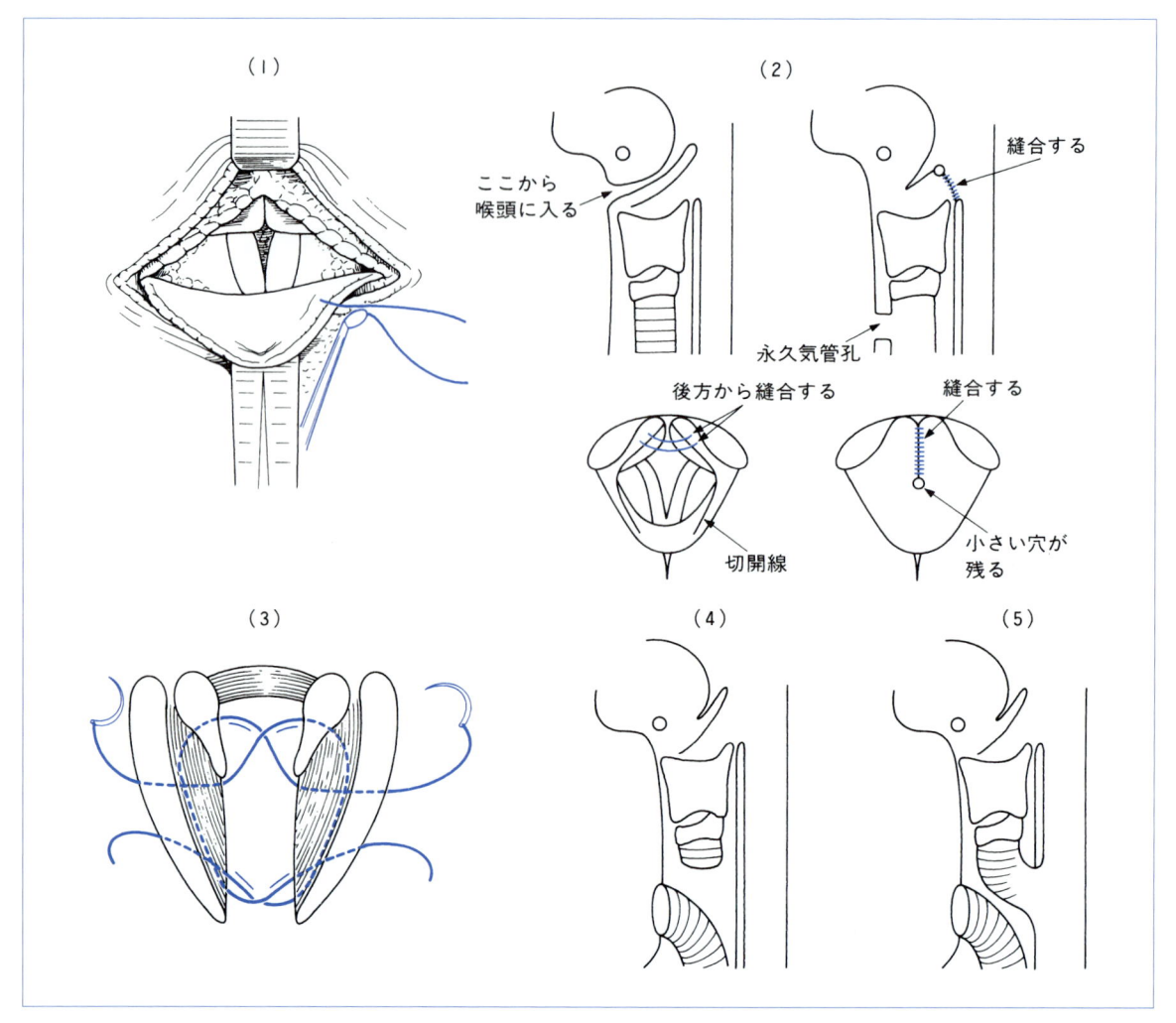

図3　喉頭閉鎖術
(1) 喉頭蓋披裂部縫縮術
(2) 喉頭蓋縫縮術
(3) 声門閉鎖術
(4) 気管離断術
(5) 気管食道分離術

縫合もあるので注意は必要である．
　喉頭閉鎖術でも永久気管孔が造設され発声機能は失われることが多いが，喉頭自体は温存できるので将来的に嚥下機能が回復した場合には，再び喉頭を開放して口呼吸の元で発声することができるという可逆性が残されている（**図3**）．本邦での報告では現在までに，喉頭を再開放できたという報告はないが，一応この可逆性は患者ならびに家族にとっても将来的な希望となり，手術に同意するポイントとなることが多いようである．

　ただし，このような積極的な術式を選択する症例の多くは，前述の嚥下機能回復手術以上に，頸部外切開を含めて広範な手術操作を必要とする．そのうえ，気管切開術が先行されていることがほとんどなために，術中に術創がいったん不潔になってしまい，術後感染による膿瘍形成や創の離開などの可能性も高く，術後管理には細心の注意を払う必要がある．術後の経口摂取は下咽頭や喉頭，そして食道の吻合部が安定した約2週間後程度から始めることになるが，口腔期障害などが軽

表 2　喉頭閉鎖術の分類

(1) 喉頭蓋披裂部縫縮術	Habal
(2) 喉頭蓋縫縮術	Billar
	田辺
(3) 声門閉鎖術 　　（声帯縫合術）	Montogomery Sasaki 北原
(4) 気管離断術	Lindeman Baron
(5) 気管食道分離術	Lindeman Krespi

微であれば手術効果はただちに得られる．

　一概に喉頭閉鎖術といってもいくつかのバリエーションがある．表2に示すが，気道を閉鎖・分離する部位によって，喉頭蓋レベルでは喉頭蓋を披裂部に縫縮するHabalらの方法やBillar，田辺らの喉頭蓋を円錐状に縫縮する方法があり，声帯レベルでは左右の声帯や仮声帯を縫縮するMontogomeryや北原らの方法がある．さらに，気管レベルで気道と消化管を分離するLindemanやKrespiの方法がある．それぞれの術式のシェーマを図3に示すので参考にしていただきたい．それぞれの術式ともある程度の習熟が必要ではあるが，誤嚥防止機能と器官温存という観点からは検討に値する術式と思われる．

　なお，永久気管孔を有し誤嚥を防止しながら発声機能を保ちたい症例には，Billarや田辺らの喉頭蓋を円錐形に縫縮する喉頭閉鎖術が優れている．

4　気管切開術の取り扱い

　嚥下障害に対する一次治療として最も多くの施設で行われる手技として気管切開術がある．確かに，窒息の可能性があったり，重度の嚥下性肺炎に対して喀痰排出や気道確保のために行われる気管切開術は，急性期の治療法としては重要であるが，生命的危機が回避され，嚥下訓練を始めるレベルに達した症例にとっては，しばしばその妨げとなることがある．

　これは，

　①カニューレの存在によって嚥下時の喉頭挙上が制限される

　②嚥下に必要な声門下圧や咽頭圧が得にくくなる

　③嚥下運動と呼吸運動のタイミングがずれやすくなる

などが影響していると思われる．もし誤嚥を防止する目的でカニューレのカフを過度に膨らませても，体位の変化や体動によってカフ上の唾液などは比較的容易に気管内へと流入してしまい，また過度のカフ圧は気管粘膜のびらんや肉芽などを誘発する原因となり，長期管理をさらに困難なものとしてしまう．

　そのため，嚥下訓練を始めようとする症例で，すでに気管切開が施行されている場合には，まず，呼吸訓練や排痰訓練などを徹底的に行い，できることなら気管切開孔を閉鎖するように努めるべきである．また，気管孔を有したまま直接的な訓練をするさいには，スピーチカニューレ（高研）やレティナカニューレ（高研）のような呼気を口腔へ導けるカニューレに変更するか，特殊な気管切開チューブ（シャイリー，高研）などを用いることが望ましい．とにかく，気管切開孔は必要最低限度で閉鎖するように努力することが重要である．

5　術後のリハビリテーション

　これまで述べてきたように嚥下障害に対する手術はリハビリテーション（以下リハ）の限界を超える治療法である．しかし，手術をすればすべてが瞬時に解決されるわけではない．

　ここでは棚橋法術後のリハについて述べる．

　術前と同様，嚥下造影や嚥下内視鏡検査を行い，食道入口部の開大程度などを確認し，姿勢や食物形態など方針を決定する．また，術後に変化した形態と運動や予後についてインフォームド・コンセントを行い，患者が目標をもってリハに取り組める環境をつくる必要がある．術後の嚥下運動に有効なのは頸部突出法である．食道入口部を開大させ，食道入口部通過を促すためである．嚥下反射とほぼ同時に下顎を前突するのが望ましいが，むずかしい場合は嚥下後に下顎を前突するように

練習してもよい．いずれも数秒間前突を持続する．適切に頸部を前突できるとよいが，時に頸部を伸展させてしまったり体幹ごと前に出てしまったり習得に時間を要する場合がある．また，嚥下反射とタイミングがずれることもあり，咽頭部につっかえ感が生じることもある．このような嚥下困難を再び自覚すると術前以上に嚥下に戸惑いをみせることもあるので，精神的にフォローアップをしつつ繰り返し練習することが必要である．

棚橋法術後の患者は長期間経口摂取が不十分な状態であったために嚥下反射が上手くつかめないことが多い．嚥下反射と頸部突出法のタイミングがずれる場合には，息こらえ嚥下のように口に食物を入れ，鼻から息を吸い，止める，嚥下というように段階を踏んでいくことも有効な場合がある．また，嚥下反射の感覚を忘れてしまっていたり，鈍っている場合にはアイスマッサージ後に嚥下をしたり，温度のわかりやすいものを摂取して嚥下反射を明確化する必要がある．慣れてくればこれらの方法は減らすように調節していけばよい．

また，棚橋法はほぼ全例に気管切開術を伴うため気管カニューレを装着したまま直接的嚥下訓練を開始することが多い．医師の指示でカニューレは移行していく．望ましいのはカフ付きカニューレ→カフ付きスピーチタイプ→カフなしスピーチタイプ→抜去である．嚥下障害に加え発話不能の状態は患者の精神的苦痛になるため，なるべく発声できるようなものを選択したい．しかし，それらは嚥下訓練を行うさいに妨げとなることがあるので，できるだけ早期に抜去するのが望ましい．そのために呼吸や発声・痰の喀出練習を行い，カニューレを抜去してもよい能力を取り戻す必要がある．

さらに，直接的嚥下訓練と平行し経管栄養も行っていくわけだが，苦痛のない患者には間欠的経管栄養（とくに口腔からの間欠的経管栄養）を選択し，少しでも嚥下機能の改善を見込めるような方法でアプローチするのが望ましい．

直接的嚥下訓練は術後5日目頃から開始し，1カ月前後で経口栄養の確立が見込める．もし術前にリハが行われる環境にある場合は，術後を想定して頸部突出法を練習したり，喀痰練習などをしておくと早期から滑らかな嚥下運動が習得しやすくゴールへ到達できる場合が多い．

その他，創部の癒着や疼痛が問題となることがある．術後5日目頃から頸部のストレッチングや創部のマッサージを行い，それらの予防に努めなければならない．また，食道入口部の開大が不十分な場合にはバルーン法も併用する．直接的嚥下訓練前に行いストレッチング効果を期待する．比較的高齢であったり脳卒中の後遺症がある患者には筋力や体力低下防止のリハを併用し，経口栄養摂取の自立に向けた全身機能の維持・改善をはかる必要がある．

第4章 リハビリテーションの実際

8 摂食・嚥下障害患者の食事

　摂食・嚥下障害者における栄養の目的は，患者を全身的視点からとらえ，QOLの回復を行うものである．食事に期待することは以下の3点である．
1. 安全であること．
2. 生体を構成する60兆個の細胞の環境を整えること．
3. 生きていることの喜びを実感し，日々の生活を豊かにし，楽しむこと．

　本稿では摂食・嚥下障害者が何をどのように食べたらよいかについて，当院（聖隷三方原病院）の例をふまえながら述べる．

1 栄養必要量と所要量

　栄養量をどれぐらい与えたらよいかはエネルギー量の算定から算出する（**表1**）．
　わが国では厚生労働省が「日本人の栄養所要量」として定めているが，10歳階級による算出であり，障害係数が考慮されていない．そこで個々人に対応したハリスベネディクト計算方法（Harris Benedict Formula）で算出したい．米国では，一般的に広く使われている算出法である．
　次に表1で算出されたエネルギー量を表2のエネルギー量に当てはめ，安全な生活を営むための栄養所要量を求める．
　P/F/C比率とは蛋白質Protein・脂質Fat・糖質Carbonの比率を示す．1日の栄養所要量が決定したら次に，1日朝，昼，夕の3回食ならば3分割し1回の食事の栄養量を求める．通常，夕食に比重をおき，朝食は粗末になる傾向があるが，このようなことはぜひ改めたいものである．食事は1食1食がエネルギー，蛋白質，各種微量栄養素が

同時に摂取されたことにより代謝される．たとえば食事摂取後不足しがちなアミノ酸を摂取しても利用されない．

2 食物形態と物性的特徴

　摂食・嚥下障害者が食べられる食事は，食物形態と物性により規定される．口腔内での食塊形成の代わりにゼラチンや増粘剤を用い，調理により食材を固めて口腔外で食塊を形成する．さらに，摂食嚥下障害者に多くみられる仮性球麻痺では「丸飲み込み」を特徴としており，この対応として「流動」と「変形」などの物性条件を加える．これらに対応した最もふさわしい食材にゼラチンがある（**表3，4**）．夏期には**図1**のようにバットに氷を入れ温度管理をして提供する（図1，3～6，11は**グラビア頁6参照**）．

3 嚥下食の進め方

　嚥下造影などで食べられることが確認されると開始食が出され，その後，「30分以内に70％喫食」を基準に医師，STらが検討し段階的に進める（**表5**）．
　段階的に進めるのは，機能回復のレベルにマッチさせ，物性的に規定し，最終的には介護食が食べられるように訓練をするためである．たとえば，ゼラチン，寒天，でんぷんで食塊形成はできるが，物性的には全く異なるものである．ゼラチンは最も嚥下しやすい物性だが寒天はクラッシュして誤嚥しやすく，デンプンは熱い温度帯では適すが冷たくなると流動性が低下し付着性は高くなり過ぎる．個別の食品材料や調理法を変化させる

表1 エネルギー量の算定（訓練Ⅰ, Ⅱ食は除外）

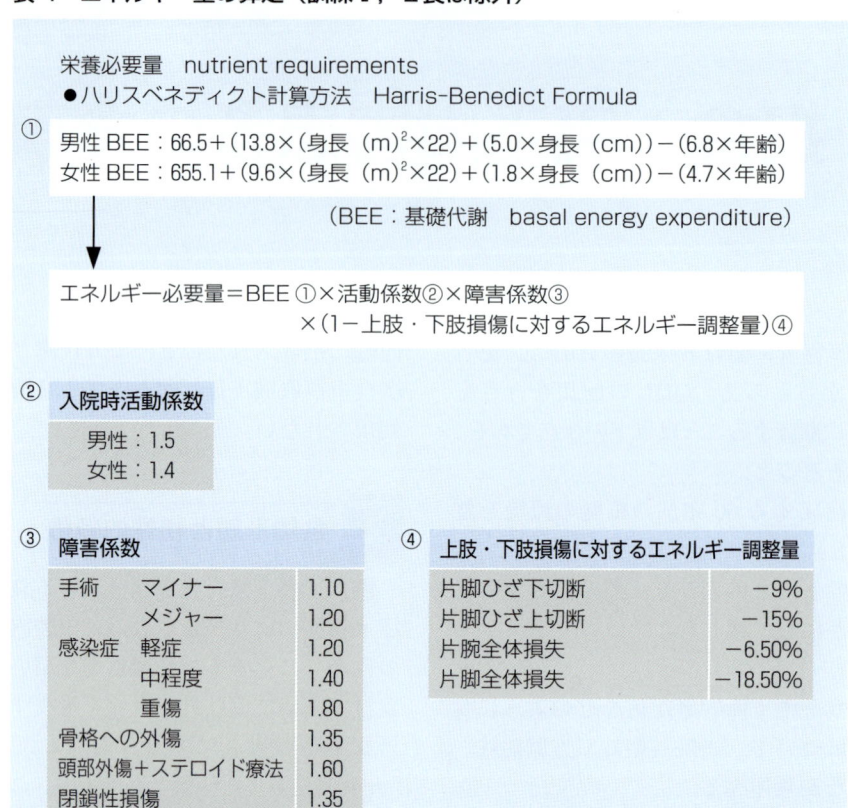

栄養必要量　nutrient requirements
●ハリスベネディクト計算方法　Harris-Benedict Formula

① 男性 BEE：66.5＋(13.8×(身長 (m)^2×22)＋(5.0×身長 (cm))－(6.8×年齢)
　　女性 BEE：655.1＋(9.6×(身長 (m)^2×22)＋(1.8×身長 (cm))－(4.7×年齢)

（BEE：基礎代謝　basal energy expenditure）

エネルギー必要量＝BEE ①×活動係数②×障害係数③
　　　　　　　　　×(1－上肢・下肢損傷に対するエネルギー調整量)④

② 入院時活動係数
　男性：1.5
　女性：1.4

③ 障害係数

手術	マイナー	1.10
	メジャー	1.20
感染症	軽症	1.20
	中程度	1.40
	重症	1.80
骨格への外傷		1.35
頭部外傷＋ステロイド療法		1.60
閉鎖性損傷		1.35
火傷	体表面積 40%	1.50
	体表面積 100%	1.95

④ 上肢・下肢損傷に対するエネルギー調整量

片脚ひざ下切断	－9%
片脚ひざ上切断	－15%
片腕全体損失	－6.50%
片脚全体損失	－18.50%

ことで病態のステージにマッチさせた嚥下食となる．開始食では危険度の少ないゼラチンを用いる．

開始食：最も喜ばれるグレープゼリー（1.6%ゼラチンゼリー，図1）．

嚥下Ⅰ食（図2）：絹ごし豆腐入りゼラチンゼリーや重湯ゼリー（1.3%ゼラチンゼリー），ねぎとろ鮪（ねぎなし）などがある．

嚥下Ⅱ食：品数が増えⅠに加え多少ざらつきやベタつきが加わる．Ⅰ食，Ⅱ食はゼラチンゼリーを特徴とし，ピューレより細かいムッセリーナ状の粒子（図3）．

嚥下Ⅲ食：図4にみるように食事らしくなる．主皿にある魚やトマトなどはミキシングされ増粘剤を加え，型に入れ整型し，一目で何の料理かわかるようになっている．

移行食：嚥下食から普通の食事が食べられるために訓練としての移行食だが，介護食にもなる食事である（図5）．

4 季節感のある楽しい食事のための工夫

美味しい食事をつくるコツはよい食材にある．よい食材とは，旬のものといえ，季節感のある食事が患者の生きる意欲にもつながるであろう．お正月にも楽しい嚥下食が味わえる（図6）．

5 嚥下食の調理法

嚥下食の調理法は図7のとおりである．ゼラチン，寒天，でんぷんなどの増粘剤に加え，近年，

表2 食事摂取基準量（朝昼夕食の1回量は1/3量とする）

食事摂取基準量（1日量）														
エネルギー （kcal）	1,200	1,400	1,500	1,600	1,700	1,800	1,900	2,000	2,100	2,200	2,300	2,400	2,500	2,600
蛋白質 （g）	65	70	70	70	70	75	75	75	75	80	80	85	90	90
糖質 （g）	33	39	42	44	47	50	53	56	58	61	64	69	72	75
炭水化物 （g）	159	193	210	228	247	262	282	300	319	334	349	360	375	390
P/F/C比率 P（%）	0.220	0.200	0.190	0.180	0.170	0.167	0.157	0.150	0.143	0.143	0.143	0.140	0.140	0.140
C（%）	0.250	0.250	0.250	0.250	0.250	0.250	0.250	0.250	0.250	0.250	0.250	0.260	0.260	0.260
F（%）	0.530	0.550	0.500	0.570	0.580	0.583	0.593	0.600	0.607	0.607	0.607	0.600	0.600	0.600
カルシウム （mg）	750（1食250）													
カリウム （mg）	3,900（1食1,300）													
リン （mg）	900（1食300）													
鉄 （mg）	12（1食4）													
ビタミンA （IU）	2,100（1食700）													
ビタミンB₁ （mg）	1.2（1食0.4）													
ビタミンB₂ （mg）	1.5（1食0.5）													
ナイアシン （mg）	18（1食6）													
ビタミンC （mg）	150（1食50）													
ビタミンD （IU）	120（1食40）													
塩分 （g）	10g以下													
食物繊維 （g）	24（1食8）													

表3 嚥下食の食べやすさ

(1) 密度が均一である
(2) 適当な粘度があってバラバラになりにくい
(3) 通過するときに変形しやすい
(4) べたつかない
　（粘膜に付着しにくい）

表4 ゼラチンゼリーは最適

ゼラチンゼリーは18℃で融解開始となり，口腔内ではゼリー内面はゲル，表面はゾルであり最も嚥下しやすい物性条件を備えている．
さらに無味無臭のため，食味素材のもち味を生かすことができる．

摂食・嚥下障害者用増粘剤の開発が行われ，簡単に使え，ダマができなく，短時間で増粘効果の得られるものが登場している（**図8，表6**）．しかし，増粘剤の欠点は食材のもつ美味しい香りが消失し，嚥下食の美味しくない原因となっている．また，味の面でも間の抜けたメリハリのない食味になりがちだが，これらを克服するための調理テクニックとして「シーズニング」がある（**表7**）．また，「コーティング」というテクニックによって，食材表面をゼラチンで覆い（**表8**），ゼラチン特性を生かし，口腔内で表面を融解し，ゾル化，しかし内部はゲル状に保つという絶妙な嚥下食とすることができる．

また嚥下食を食べるとき，スプーンにとった料理をガムシロップや水の中を通過させ，表面をゾル化して食べさせることも嚥下食成功のポイントである．

6 緑茶による水分摂取と「とろみ茶」

高齢者にとって水分補給は最も重要なことだが，しばしばトラブルも起きやすいので注意したい．また個々の患者による適切な濃度も異なる．そこで，**図9**のように増粘剤（スルーソフトS：

第4章 リハビリテーションの実際

表5 嚥下食の進め方

	主食	肉類	魚介類	卵	大豆類	野菜・他	果物	乳製品	加工食品	量	備考
開始食	重湯ゼリー		ねぎとろ鮪	全卵蒸しかきたま卵スープゼリー	絹ごし豆腐豆腐みそ汁ゼリー	人参ジュースゼリーアイ・クレスゼリー	グレープゼリーオレンジゼリーピーチゼリー		ブロッカゼリー®	1食あたり約100 ml/100 kcal	上記ゼリーに加え、主にスープ、ジュース、重湯などをゼラチンで固めたものざらつき、べたつきがなく粘膜にくっつきにくいものムッセリーナ状
嚥下Ⅰ食	重湯ゼリーパンプリン	ミートゼリー	ねぎとろ鮪鮭ペースト白身魚ゼリー寄せエビムースゼリーイワシムースゼリー	全卵蒸しかきたま卵スープゼリー温泉卵（卵黄半熟）	絹ごし豆腐豆腐スープゼリー大豆ミキサー汁小豆ゼリー	ほうれんそうゼリーかぼちゃゼリーかぼちゃプリンポテトゼリーけんちんゼリー緑茶ゼリー	〃	プリン	アインカルジュリー®ソフトエイット®エンジョイゼリー®アクアジュレ®	1食あたり約300 ml 2品約150 kcal	上記ゼリーに加え、多少べたつき、ざらつきのあるものムッセリーナ状
嚥下Ⅱ食	全粥重湯くず湯そうめん寄せパンガユ	ミートペーストレバーペースト	ねぎとろ鮪鮭ペースト白身魚ペーストエビムースペーストイワシムースペースト半ペン煮しんじょ煮	全卵蒸し温泉卵生卵スクランブルエッグオムレツ	絹ごし豆腐大豆ペースト小豆ゼリーみそ汁の具は豆腐、麸のみとする	浸しペーストかぼちゃペーストポテトペーストけんちんペーストトマトペーストなめこ卸ペースト麸の煮つけとろろ汁緑茶ゼリーとろみ茶	バナナ桃缶ペーストりんご缶ペースト	プリンヨーグルトムース（ベクシー）	プリンで元気®ソフトカップ®やわらかカップ®オクノスデザート®	1食あたり約500 ml 3〜4品約300 kcal	
嚥下Ⅲ食 移行食	全粥パン麺類	肉団子あんかけハンバーグレバー味噌煮	まぐろの刺身煮魚蒸し魚あんかけエビムース半ペン煮	茶碗蒸し温泉卵生卵スクランブルエッグオムレツ半熟卵	豆腐厚あげ含煮刻みがんもひきわり納豆みそ汁	浸しかぼちゃ煮つけポテト煮つけけんちん煮湯むきトマト白菜のかか煮とうがんの煮つけとろみ茶大根おろし	バナナ桃缶りんご缶キウイフルーツいちごみかん缶	プレーンヨーグルト	快食応援団®アインカルプゼリー®アインカルプディンク®アクアジュレ®	1日あたり約2,000 ml約1,400 kcal〜2,600 kcal（表1, 2参照）（成分栄養）	上記に加え、ピューレー状の形態のものを追加する汁物の具は豆腐、麸のみとする水分はとろみをつける
						煮浸しかぼちゃ煮つけポテト煮つけけんちん煮	〃	牛乳乳酸菌飲料		〃	水分を多く含むもの柔らかく煮たもの細かすぎず、パサパサしたものは避ける必要ならば水分にとろみをつける

※生卵はサルモネラ菌汚染が多いため禁止する

(嚥下Ⅰ食)
鯛みそ
重湯ゼリー ＋ うなぎみそ
梅干しペースト

図2　嚥下Ⅰ食

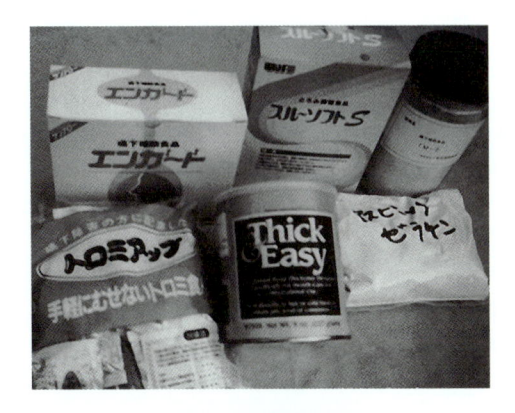

図8　各種増粘剤

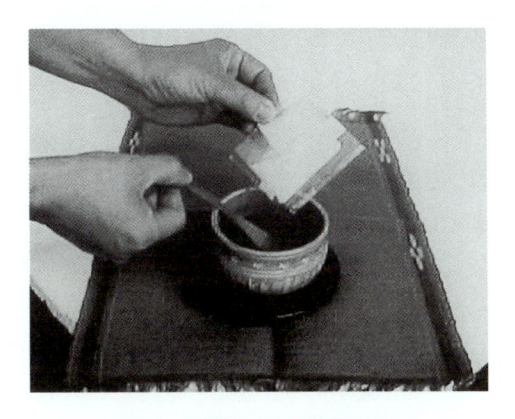

図9　増粘剤を定量溶かす

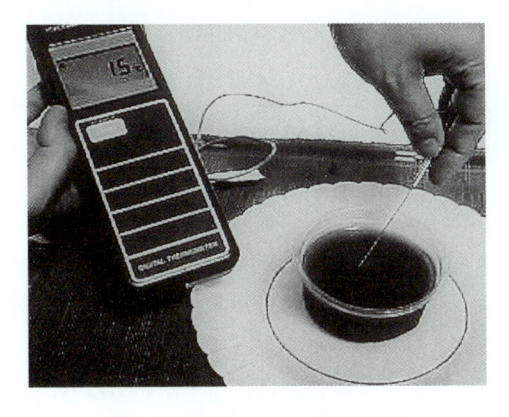

図10　緑茶ゼリーの芯温測定

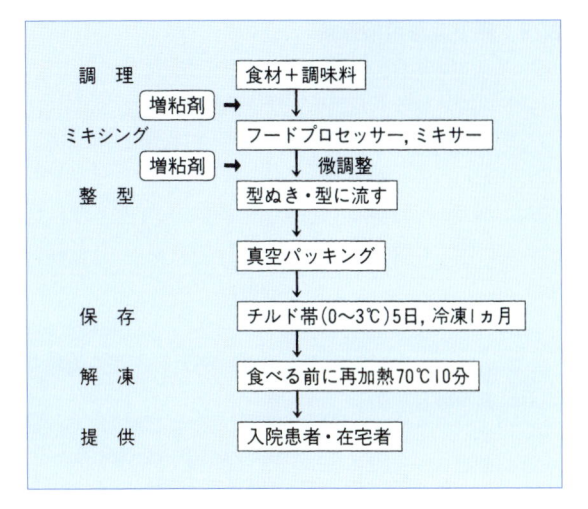

図7　嚥下食の基本的流れ

調理	食材＋調味料
ミキシング	→ フードプロセッサー，ミキサー
整型	→ 微調整
	型ぬき・型に流す
	真空パッキング
保存	チルド帯(0～3℃)5日，冷凍1ヵ月
解凍	食べる前に再加熱70℃10分
提供	入院患者・在宅者

表6　嚥下食用増粘剤の定義

嚥下食用増粘剤は，嚥下障害者が喜ぶ喉越しの良い料理をつくるために食品や飲料に粘度を加え，乳化，分散，安定を行い，かつ誤嚥防止を目的とした食材をいう．

表7　SEASONING〈シーズニング〉

一般に嚥下食は間のぬけたような味となる．これをカバーするためにシーズニングを行う．
シーズニングは，食材の表面にパウダー状のフレーバーなどをつけることにより，味を整えることをいう．

表8　coating〈コーティング〉

水
ゼラチン
ガムシロップ
くずあん

香りは残りやすいがダマができやすい）を2g分包し，150mℓの茶に溶かして使うと品質が安定するとともに個別対応しやすい．また**図10**のようにゼラチンゼリーとしても喜ばれている．また芯温計で中心温度を計り，15℃で提供すると口腔内

表 9　嚥下造影用検査食

『バリウムゼラチンゼリー』

(材料)
バリウム　50 g
水　　　　100 g
砂糖　　　20 g
ゼラチン　 2 g

1. ゼラチンは膨潤させておく．
2. バリウム・水・砂糖を合わせ加熱し，1を加える．
3. 型に入れ，冷蔵庫に入れて冷やし（2～5℃，24時間），固める．

『バリウム寒天ゼリー』

(材料)
バリウム　50 g
水　　　　100 g
砂糖　　　20 g
粉寒天　　 1 g

1. 水に粉寒天を加え，加熱する．
2. 寒天が完全に溶けたら，砂糖・バリウムを加える．
3. 型に入れて冷やし（2～5℃，1時間），固める．

『バリウムクッキー』

(材料)
薄力粉　　100 g
バリウム　100 g
卵　　　　 1個
バター　　100 g
砂糖　　　 50 g

1. 小麦粉とバリウムは合わせてふるいにかけておく．
2. バターは室温で戻しクリーム状になるまでよく混ぜる．
3. 2に砂糖を混ぜ白っぽくなるまで混ぜ，そこへ卵黄を加えてさらによく混ぜる．
4. 3に1を加え，生地を切るように混ぜあわせる．
5. 絞り袋に生地を入れ，絞り出す．
6. 180度のオーブンで13～15分焼きあげる．

『バリウムうどん』

(材料)
強力粉　　100 g
バリウム　100 g
塩　　　　 6 g
ぬるま湯　 60 g
(麺つゆ)

1. 塩とぬるま湯を合わせ溶かしておく．
2. 強力粉とバリウムをあわせ，1と混ぜあわせる．
3. 弾力が出るまで掌で力を入れてよくこねる．
4. 生地をぬれぶきんで包み30分以上ねかす．
5. めん棒で1～2 mmくらいの厚さにのばし，屏風畳にして切っていく．
6. 鍋にたっぷりのお湯を沸かし茹で，冷水で冷やす．

『バリウム蒸しパン』

(材料)
薄力粉　　70 g
バリウム　80 g
ベーキング
　パウダー　大1
砂糖　　　50 g
卵　　　　1/2個
牛乳　　　100 cc
バター　　25 g

1. 薄力粉・ベーキングパウダー・バリウム・砂糖は，よくふるっておく．
2. 卵をとき，牛乳とあわせる．
3. 1に2を加え，ゴムベラでざっくり混ぜる．
4. まだ粉っぽさが残っている状態で，溶かしバターを加えて切るようにして混ぜ合わせる．
5. 型にいれ，蒸し器で15分～20分蒸す．

で18℃となり，表面はゾル化し最も食べやすい条件が整う．緑茶の有効成分である茶カテキンには，殺菌効果，消臭効果，腸内フローラの改善，便秘の改善，短鎖脂肪酸生成，血圧，血糖，コレステロールの改善など多くの生理活性効果が報告されており，ぜひ食べさせたい食品である．

7　嚥下造影用検査食

嚥下造影用に，各種検査食が開発されている（表9）．物性の安定は，ゼラチンは製造後24時間，寒天は1時間必要である．したがって，物性が安定する時間を十分考慮したうえで少なくとも検査前日にはつくっておく必要がある．ゼラチンは嚥下しやすく，寒天はクラッシュし，バラバラとなり食塊形成しにくい特徴があった．バリウムクッキーはパサつき，嚥下しにくいものの指標となっている．このように嚥下レベルのステージごとに対応した検査食があり，蒸しパンもしばしば使われている．また，バリウムうどん（図11）は，麺類が大好きな患者に対し開発されたものであり，嚥下しにくい麺類摂食の検査食となっている．

8　栄養補助食品

食事だけでは必要な栄養素を摂取するのはむずかしい．そこで栄養補助飲料を用い，不足しがちなビタミン，ミネラルなどの微量栄養素や超微量栄養素を補給し，栄養状態の改善をしたいものである．また，ゼラチンゼリーで固めてもよい．栄養状態をよくすることは褥瘡予防にもなり，栄養補助剤は積極的に使いたいものである．

松田らは，高齢者の40％に低栄養状態（protein energy malnutrition：PEM）があり，とくに85歳以上の男性では60％に達すると報告している．当院の在宅酸素療法患者の36％の口腔内は劣悪であり，76％に義歯の不適合があった．食べることは重要だといわれつつも実態は目を覆うものである．

　高齢者がかかえる大きな問題は摂食と排泄に関わることである．その意味で口から食べることの意義は大きい．ゼラチンという摂食・嚥下に最もふさわしい食材に出会ったことは幸運であった．食品応用化学，食品工業界，料理人，医師，栄養士，ST，を中心に多くの方々の参加による学際研究があればこそ，嚥下食の道は開かれたのであろう．生きていてよかったと思える楽しみのある嚥下食としたいものである．

第4章 リハビリテーションの実際

9 フォローアップ

　聖隷三方原病院では嚥下専門外来を設けて嚥下障害患者の外来フォローアップを行っている．当院で扱う嚥下障害の数は年間百数十例に及びとても全例を最後までフォローアップすることはできない．重度の仮性球麻痺や球麻痺でリハビリテーション科に入院して治療を行った患者についてはなるべく外来でフォローアップするようにしている．フォローアップの頻度は2週間に1度から数カ月に1度と患者の状態に応じて多岐にわたる．電話受診だけのこともある．注意していないといつの間にか受診がなくなり，問い合わせてみると脳卒中の再発，他の合併症などで他科や他院に入院していたり，死亡してしまっている例がある．筆者は2008年4月から浜松市リハビリテーション病院に移動したが，聖隷三方原病院での嚥下外来は継続している．本稿の執筆依頼を受けて書きながらも，フォローアップの大切さとむずかしさを再確認している．

1 フォローアップのポイント

　一般の神経筋疾患患者などをフォローアップするときのポイントを表1に示した．きめ細かく見る，変化を見逃さないなど基本的には変わらない．話を聞くだけでなく必要に応じて実際に摂食場面を観察することも必要である．外来に食品を用意してその場で食べてもらうこともある．摂食場面の注意深い観察はきわめて大切である．摂食前と摂食中，摂食後の患者の様子や，呼吸状態，むせ，食べこぼしなど話を聞いただけでは決してわからないものである．栄養士や訪問看護の協力が得られれば，家庭における摂食状況調査を行うと大変参考になる．問題があれば検査をしたり，再指導を行うのはいうまでもない．困るのは「風邪を引いた」と患者が勝手に判断して，市販薬を飲んだり，近医に受診して治療を受けてしまうケースである．軽い嚥下性肺炎があるにもかかわらず漫然と抗生物質を投与して，体力を消耗して重症になってから「嚥下障害」がベースにあることに気づかれて連絡を受けた症例もかなりある．すぐに入院して治療を開始し，元に戻った症例もあるが，これを機に経口摂取不可能になってしまった症例もある．呼吸器症状があったら必ず連絡をするように指導しなければならない．

2 検査

　「食べにくくなった」「痩せてきた」「むせがひどい」などの症状変化が現れたら以下の手順で検査を進める．

1）全身状態のチェック

　感染症（肺炎，膀胱炎，胆嚢炎など），脱水，低栄養，心肺機能など全身状態の悪化が嚥下障害を増悪させていることがしばしばある．注意深い診察とともに血液生化学検査，X線検査などを速やかに行わなければならない．他科や他院で出ている薬にも注意を払う必要がある．薬の副作用も大変な問題である．

表1　フォローアップ時のチェックポイント

神経学的所見
嚥下機能：空嚥下，水飲みテスト
栄養状態：体重，摂食量
脱水
呼吸器合併症
摂食・嚥下状況のレベル[1]

2）神経学的検査

全身状態に異常がない場合は神経疾患の増悪を考えなければならない．とくに高齢者の脳血管障害では常に再発の危険がある．早期に発見し治療が行われれば最小限の障害で再び摂食が続けられることも多い．神経学的診察とともにCT，MRIは診断のための有力な武器となる．

3）精神的な要因

障害をもって日常生活を行うことは大変なストレスである．家族とのトラブルも絶えないことが多い．心理的に落ち込んでくると嚥下障害が増悪したようにみえることがある．食欲がなくなったり，涎が増えたり，注意が守れなくなったりすることが主な症状としてあげられる．他に原因がない場合には精神的な要因を疑い，本人や家族から時間をかけて詳しく様子を聞いたのち，適切な対処をしなければならない．抗うつ剤やマイナートランキライザーが著効を示すことがある．

4）嚥下機能の変動

嚥下機能は変動することを念頭におく必要がある．障害をもった人の様々な症状—麻痺，しびれ感，言語障害—なども日によって変動することは日常診療でしばしば経験するところであるが，嚥下障害も例外ではない．他に特別な要因がなくても一時的にうまく食べられなくなることがある．そのようなときは一段階レベルを落として（次項 4 参照）しばらく様子をみることをおすすめする．もちろん余裕があれば，VFやVEを施行して正確な評価に基づいた指導を行うべきである．加齢とともに機能低下が起こることも念頭におかなければならない．

3 指導

1）ノートへの記載

毎日の摂食量，バイタルサイン（血圧，脈拍，体温），体重，摂食量，睡眠時間，咳や痰の量などをノートに日記のようにつけてきてもらうとよい．書くことで患者や家族の意識が向上するし，外来で我々がチェックするのに大変都合がよい．数年間もフォローするときには細かい変化が少しずつ起こるので変化になかなか気づきにくいが，ノートに記載してあると初めて気づくこともある．

2）注意事項の徹底

毎日の注意事項は紙に書いて渡すようにする．注意事項が守られているかどうかについては前述のノートに記載してもらうとよい．少し状態がよいと患者は勝手に注意事項を守らなくなる．油断していると肺炎や脱水症状が出てきて一度体調を崩すとなかなか元にもどりにくい．予防こそ命である．しつこいほど注意事項を守るように徹底的に指導しなければならない．

3）栄養指導

医師は栄養状態に関して関心が薄いように思われる．食べられていればよいというものではない．長期的にみればバランスのとれた栄養がきわめて大切である．嚥下障害の患者は食べられる食物に制限があるため栄養が偏る危険が大きい．栄養士による摂食量の調査と指導が大切である．

4）口腔衛生，口腔疾患の治療

嚥下障害患者の口腔内は大変汚いことが多い．口腔衛生が不十分だと食事の味が悪くなるし，雑菌が繁殖して肺炎などの合併症につながりやすくなる．また，加齢とともに義歯の不適合が生じたり，齲歯が発生することがある．診察のさいに口腔内の状態をよく見て口腔ケアの指導を行い，必要に応じて歯科を紹介する．嚥下障害の患者の多くは麻痺や拘縮などの運動障害を伴っている場合が多く，段差の多い診療所には通えない場合が多い．浜松では在宅歯科診療が発達していて，訪問治療を行ってくれ大変助かっている．すでに同じようなシステムで動いている地域もあるが，今後各地で歯科との連携をとって在宅歯科システムを構築してゆければよいと考える．

表2 誤嚥や窒息が起こったときの対処法（実技指導を行っておく）

ムセたとき：食事を中止してむせが治まるのを待ってください．
　　　　　　呼吸が落ち着いてからゆっくり食事を開始してください．
ムセが治まらないとき：口の中，のどを吸引してください．
　　　　　　リクライニング位で顔を横に向けて安静にしてください．
　　　　　　長く続くときや激しいときは病院に連絡してください．
のどに詰まらせたとき：指で掻き出してください．
　　　　　　後ろから両手を回し拳を胃のあたりにおいて，抱えるようにして腹部を圧迫してください
　　　　　　吸引してください（ハイムリッヒ法，図1）．
　　　　　　救急車を呼んでください．

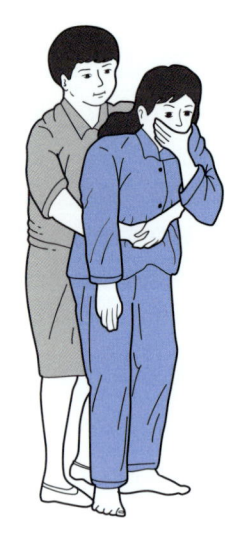

図1　ハイムリッヒ法

大きな塊が咽頭や気管を塞いで窒息したときは，ハイムリッヒ法を行う
①一方の手で握りこぶしをつくり，他方の手をその上にのせるようにして患者を抱きかかえる
②手によって腹部に圧を加え，横隔膜を押し上げる
それによって胸腔内圧を高めて気道内圧を上げ，気道をふさいでいる異物を除去する

5）服薬指導

　患者が内服している薬を把握しておくことはきわめて大切である．自分の処方している薬だけを患者が内服していると思っていると失敗することがある．知らないところで他院にかかったり市販薬を飲んでいたりすることがある．嚥下機能が悪くなったと思っていたら妻の眠剤を内緒で飲んでいたという経験があるし，精神科医から大量のメジャートランキライザーが処方されていたケースもある．また，逆に患者の服薬のコンプライアンスはかなり悪いことも知っている必要がある．とくに認知面の悪い患者では家族に薬の管理をお願いした方がよい．

6）嚥下機能が改善してきた場合

　外来で患者をフォローしていると機能が改善してきたので，(a) ふつうの食事をとってよいか，(b) ふつうの姿勢で食べてよいか，などの質問を受けることがある．このようなとき一般論として「こうすべきだ」と答えることはできない．積極的で大胆な患者や家族もいれば，こちらの指導を金科玉条のごとく遵守してくれる方もいる．患者の状態も体力に余裕がある場合と危険ぎりぎりでもちこたえている場合もある．本当に機能が改善しているのか，患者や家族の願望から発せられた質問なのかを正確に見極めなければならない．私もゼラチン食をピューレ状まで許可したために肺炎を起こしてしまった苦い経験がある．(a) 患者の調子をみながら段階的に行う，(b) 決して無理をしない，(c) おかしいと思ったらすぐやめる，(d) 変化をすぐに連絡するなどの一般的注意を与え，できるだけ嚥下造影などの検査を組んで正確な評価に基づいた指導を行うように心がけたい．

4　問題が起こったときの対処

1）緊急の場合

　誤嚥や窒息が起こったときの対処[2]，吸引器の準備と使用法，ハイムリッヒ法，連絡先などについても紙に書いて渡しておく．**表2**に例を示した．患者や家族は大変不安なものである．何もわからないのが一番不安である．不安は具体的に起こりうる状態をよく説明して対処法をマニュアル化してあると，ある程度解消されうる．

表 3 食事がとれないとき次のようにしてください

- 体を 30 度に寝かせて枕を高くかって，小さな氷をなめさせてください．
- アイソカルプリンを 10 時と 3 時に 200 カロリーずつ食べさせてください．
- 普段の食事に加えてゼラチン寄せの味噌スープ，お茶ゼリーをつくって一口ごとに食べさせてください．
- 尿がたくさん出ているか（一日 500 ml 以上）確認してください．
- 早めに受診してください．

2）食事がとれないとき

食事がとれないときは時間をおいてから再び食べさせる，おやつをとるなど一日トータルとしてカロリーと水分が摂取できていればよい．また，リクライニング位にする，ゼラチンタイプの食事にするなど現在の患者の能力よりも一ランク体位と食物形態を下げて摂食を進めてもらうのも一つの方法である．例を表3に示した．2，3日摂取不良が続いたら必ず受診してもらうことを指導する．患者のなかには「次回の予約が1週間先だからそのままにしておいた」という例がある．具体的に「食べられなくなったら必ず予約の前でも受診してください」と説明しなければならない．

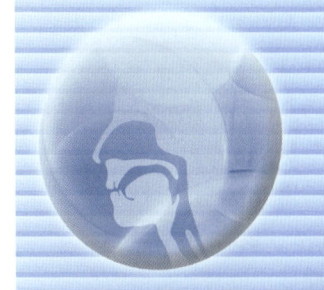

第 5 章

チームアプローチの実践

第5章のあらまし

　しめくくりの最終章は「チームアプローチの実践」である．チームアプローチの必要性，重要性はすでに述べられてきている．ここであらためてチームアプローチを取り上げる理由は，まだ歴史の浅い摂食・嚥下障害のリハビリテーションの分野ではチームアプローチの実践にいくつかの問題があるからに他ならない．たとえば指示を出す側と受ける側の役割に，あいまいな点のあることがあげられる．これに関連することとして，多職種にわたるチームの運営で，チームリーダーやまとめ役のあり方，方針の決め方などにもまだまだ未成熟なところがある．

　嚥下障害へのチームアプローチは，関連学会，研究会などで多く取り上げられてきたテーマであるが，日本嚥下障害臨床研究会では医療の枠組みのなかで議論を集約し，一定の方向性を打ち出す必要があると考え，各職種間の役割と業務の内容を明らかにすることとした．2002年7月第14回研究会（出雲：木佐会長）でスタートした「嚥下障害の臨床における各職種の役割と業務内容のガイドライン─チームアプローチの手引き」作成のワーキンググループ（WG）委員（6名）は，11名の執筆者の協力を得て2003年7月第15回研究会（高知：石川会長）でガイドライン（案）を提案した．2004年7月第16回研究会（倉敷：熊倉会長）では，診療放射線技師もチームアプローチには欠かせない存在であるとの意見を受け，職種に追加したことを報告した．さらに，リスク管理上のポイントを示してほしいとの要望もあり，どの職種でも知っておくべき内容であると考え，2005年7月研究会（熱海：稲田会長）で付章として追加することになった．この間，多方面からの意見，批判を求め，またアンケート調査を実施して一部修正・追加を行った．アンケートの回答の多くが訪問・介護に関する問題を提起していたことは特筆すべきことと受け止めている．

　このような経緯でできあがったガイドラインをここに日本嚥下障害臨床研究会のガイドラインとして一部修正して掲載した．

　本章ではまず **1　業務分担** で，嚥下障害のチームアプローチを担う職種について概説した．そして **2　各職種の役割と業務内容のガイドライン** を示しチームアプローチへの実際的な手引きとした．そのなかで，1）各職種の役割と業務分担の考え方で本編のガイドライン作成時の考え方を概説し，続いて最も重要な2）リスク管理について述べた後，3）(1)で，総論として指示を出す立場である「医師・歯科医師の役割と業務内容」について記し，嚥下障害のリハに関わる医師・歯科医師が承知しておくべき内容にふれる．そして，3）(2)医師・歯科医師を主治医（およびリハ科医）と協力医に分け，主治医（およびリハ科医）の項では「医師・歯科医師の役割と業務」をベースにして記している．そのあと(3)協力医として各診療科が登場する．神経内科医，脳神経外科医，小児科医は主治医となる機会が多いと思われるが，便宜上協力医としている．4）では，指示を受ける立場である各職種が，それぞれの役割と業務内容について紹介する．診療放射線技師は，訓練に直接携わる訳ではないが，嚥下造影検査（VF）を行ううえで協力を得たい職種である．

3 チームアプローチの実践では摂食・嚥下障害に積極的に取り組んでいる3つの施設での，チームアプローチの実際の紹介である．いずれも症例が詳しく紹介されており，自分もそのチームの一員であるような気持ちで読み進めることができる．本書ではここまで詳細な症例の提示はなかった．熟読いただきたい．3つの施設それぞれに特徴があり，各々の与えられた条件のなかで素晴らしいチームアプローチを展開していることがよくわかる．また長年にわたってコツコツと積みあげられてきたチームアプローチへの道筋が紹介され，粘り強く取り組むことの大切さをしみじみ感じさせられる．

　このような各施設内でのチームアプローチだけでなく，その他のチームアプローチにも注意を向けておきたい．その一つは，本書の執筆者の多くが参加している日本嚥下障害臨床研究会をはじめとした摂食・嚥下障害に関する勉強会の存在である．筆者自身は，このような研究会での討論もチームアプローチの一つの姿だと思っているし，そこで知り合った人達との施設間の垣根を取り払ったチームアプローチを形成していく土台にもなっている．筆者も参加している関西地方の勉強会では「当院でもようやく嚥下造影が行われるようになりました」といった趣旨の報告がなされる．すでに体制のできている施設に所属する人達にとっては「何を今さら，そんなことが報告に値することなのか」と思われるかもしれないが，摂食・嚥下障害にそれもチームで取り組んでいこうとして一歩一歩実現している姿には惜しみなく拍手を贈りたいと思う．さらに今後の展望として，インターネット，テレビ電話などを用いた遠隔医療の導入も視野に入れたい．同一施設でなくても，同一地域でなくてもチームを構成することが容易に可能となり，さらに在宅症例でも居ながらにして全国各地の医師・リハスタッフなどの意見を聞くことができるようになる．

　現場における混乱を一つ一つ解決していくことで，摂食・嚥下障害のリハビリテーションが，より安全に，より高い目標に向かって行われることを願っている．そして読者の方々の経験や意見を寄せていただくことがあれば幸いである．

第5章 チームアプローチの実践

1 業務分担

　嚥下障害治療のチームアプローチを担う職種について概観を述べる．ここでは主に聖隷三方原病院における実践を中心に筆者の考えを述べるが，決してこうでなければならないということはない．各施設の実状に合わせたチーム作りをするに当たり，各職種の役割を考える場合の参考にしていただければ幸いである．また当研究会でワーキングチームを作りガイドラインとして発表されているもの（次項参照）も参考になる．

1 医師

　嚥下障害における医師の役割は大変大きい．なかでもリスク管理は大切で，誤嚥，脱水，栄養障害に常に注意して基礎疾患の悪化，合併症の併発に留意する．原因疾患の診断やゴールの設定にも医師は決定的役割を果たす．手術を選択するのか，リハビリテーション訓練を行うのか，代償的方法で管理するのか，原因疾患の予後も考慮しながら患者の状態，社会的状況を総合判断して決定する．
　以下，各科医師の大まかな役割を述べる．

1）主治医

　聖隷三方原病院ではリハビリテーション科が専門病床をもつために嚥下障害の訓練を専門的に行う場合はリハ科の医師が主治医になる．内科や外科の医師が主治医のまま訓練を続ける場合，全身管理が最優先にされる傾向がある．主治医は患者の生命を守ることが最優先であるため，少しでも誤嚥の危険がある場合は嚥下訓練に対して消極的にならざるを得ない．

2）リハビリテーション科

　嚥下障害のリハビリテーションは大変有効である．訓練法は多種多様であるが，各々に精通して適切なプログラムを作成するのはリハ科の医師が最適であると考える．障害の三層構造（機能形態障害，能力障害，社会的不利）を十分理解し，運動学習の理論を考慮したうえでのアプローチができるのもリハ医だけである．コンサルトされた場合は評価に基づいた適切なゴールを主治医に提示する必要がある．主治医となった場合はまだ未知の嚥下障害分野に対して新しい評価法，訓練法の開発まで念頭においたアプローチをする．

3）小児科

　小児の嚥下障害は大変重要な分野である．当然管理の中心は小児科医である．ほとんど主治医として嚥下障害に関与する．嚥下障害の知識をもつことが大切となる．

4）耳鼻咽喉科・頭頸部外科

　嚥下障害の外科的治療の専門家である．咽頭や喉頭の悪性腫瘍の手術は術後に嚥下障害が起こり，それらの治療を担う．また，それ以外の嚥下障害でもリハだけでは解決しない問題も多く，重症例に対して適切な術式を選択して摂食可能に導いたり，誤嚥予防を可能にしたりすることができるのは耳鼻咽喉科医である．しかし，残念ながら嚥下障害について知識の乏しい耳鼻咽喉科医も多い．嚥下障害の専門家としてもっと嚥下障害に興味をもってチームの一員として参加してくれることが望まれる．

5）消化器科（消化器内科，消化器外科）

　胃・食道疾患による嚥下障害の場合は消化器科の協力なくして治療はできない．胃瘻造設・管理のさいにも消化器科の協力が必要である．患者の訴えがないと食道の蠕動不全，胃食道逆流，食道癌などは我々他科の医師が見逃している可能性がある．しかし，自験例では頻度が高く今後消化器科と連携を深めて治療を進めていきたいと考えている．

6）呼吸器科

　聖隷三方原病院では「繰り返す肺炎」「肺炎後の嚥下障害」などで呼吸器科からの嚥下障害治療の依頼が多い．また，嚥下障害治療中に肺炎を併発した場合の呼吸器科の医師が，直接痰のグラム染色を施行して適切な抗生物質の選択を行ってくれる．嚥下障害と呼吸器疾患の関係は大変密接であり，呼吸器科との連携は重要である．

7）神経内科

　神経筋疾患による嚥下障害における診断，管理，予後について貴重なアドバイスを受けることがある．パーキンソン病は比較的数も多い，抗パーキンソン剤の使用法について検討を行うことでスムーズに訓練が進むことがある．

8）脳神経外科

　痙攣の管理，水頭症の診断・治療など嚥下障害治療中に起こる脳神経疾患の合併症やトラブルに適切に対処してくれる脳外科医の存在は心強い．脳卒中急性期の管理でも脳外科医が嚥下障害に理解があると呼吸器合併症を起こすことなく乗り切ることが可能となる．
　その他，精神科（認知障害など），整形外科（頸椎症の外科治療など）など関連各科と必要に応じて連携をとる．

2　リハビリテーション科

1）ST（言語聴覚士）

　リハビリテーションの職種のなかで一番熱心に嚥下障害に取り組んでいるのがSTである．法律でも唯一医師，歯科医師の指示の下で嚥下障害の治療ができる職種と明記されているのもSTである．認知，口腔機能（口唇での取り込み，咀嚼，食塊形成）などはSTの最も得意とする分野で，発声・発語機能とともに訓練を担う主体として活躍が期待される．咽頭期，食道期についても誤嚥防止の手技や各種訓練法を身につけており，摂食訓練でも指導的役割を果たしてくれる[1]．

2）PT（理学療法士）

　施設によってはPTが嚥下訓練の主力になっているところもある．嚥下障害は口腔・咽頭・食道の運動障害であるという観点からみると嚥下訓練にPTの参加が不可欠であることが理解できる．PTの役割として頸部体幹の訓練，体力アップ，一般運動療法などで嚥下訓練に参加するとともに，呼吸機能訓練を忘れることができない．呼吸療法認定士（PTとは限らないが）の認定も行われている．嚥下訓練には誤嚥の危険がつきまとう．呼吸訓練，排痰訓練は嚥下障害治療に不可欠である．聖隷三方原病院では気切カニューレ，人工呼吸器の管理なども受け持ってくれている．

3）OT（作業療法士）

　嚥下は最も基本的な日常生活動作であり，嚥下の自立に向けてOTの役割はとても大きい．摂食動作に関して姿勢，上肢の訓練と使い方，食器の工夫，自助具の利用などOTでなければできない多くのことがある．失行・失認の評価とその対策もOTの重要な仕事である．

4）MSW（医療ソーシャルワーカー），RSW（リハビリテーションソーシャルワーカー）

　ケースワーカーは嚥下障害者が在宅生活を行う場合，施設へ転院する場合など障害者が生活でき

る環境を調整したり，介護者の負担が軽減するようにケアマネジャーと連絡をとり，社会資源の紹介をしたりする役割を担う．優秀なケースワーカーは障害の受容，介護者の精神的負担軽減のためにカウンセリングなどの一部を行ってくれる．

5）臨床心理士

専門性を生かして障害の受容に対して参加が望まれる．

3 看護部門

1）看護師

医師の指示に従って嚥下障害者の医学的管理を直接行う重要な職種である．バイタルサインのチェック，薬の投与，点滴，経管栄養，気切カニューレ，口腔ケア，摂食介助，嚥下訓練，精神的サポート，家族指導などほとんどすべての面にわたり患者を実質的に24時間援助する．嚥下訓練が成功するかどうかは優秀な看護スタッフにかかっているといっても過言ではない．日本看護協会では「摂食・嚥下障害看護」の認定看護制度をスタートさせている．聖隷三方原病院では嚥下障害のスクリーニングテストを担当し，患者ごとに担当の看護師がついて嚥下訓練の要として働いている．また，院内認定嚥下専門ナースも育成して，病院全体への知識と技術の普及を行う努力を開始している．

2）ヘルパー，看護助手

摂食介助には大変時間がかかる．熱心なヘルパーの存在は嚥下障害者にとって大変な助けである．患者と同じ立場で話ができるため，ナースや医師に直接言えないことをヘルパーが聞き出して報告してくれる場合もある．聖隷三方原病院では基本的な講義を毎年行い，介護技術の向上に努めている．

3）ボランティア

どのような形でボランティアに参加してもらうか今後の課題である．

Groherの教科書[2]には時間的な問題をクリアーするためにボランティアを導入する必要性が述べられている．

4）家族

患者にとって家族に勝る理解者はいない．障害が重度になればなるほど家族のサポートが大切である．精神的なサポート，実際の摂食介助，在宅医療における食事作りなどに家族の理解と参加は不可欠で，嚥下訓練成功の一つの鍵を握っている．

4 栄養科

栄養士，管理栄養士

嚥下障害に対する嚥下食の役割は大変大きいが，質のよい嚥下食を常に供給するためには栄養士の関与が欠かせない．聖隷三方原病院では専門のスタッフが毎日患者を回り，好みを聞いたり嚥下食の出来具合をチェックしている．直接摂食介助に入ることもあるが，患者の生の声が栄養士に反映されると，よりよい嚥下食供給が可能になる．嚥下カンファレンスにも参加し，カロリー，水分など摂取状況を把握して栄養管理に積極的に関与するのも栄養士の大切な役割（NSTとしての役割を担う）である．なお嚥下造影時の模擬食品作製にも栄養士の協力は不可欠である．

5 歯科

咀嚼，口腔の感覚（味覚）に関して口腔疾患が与える不利益は計り知れない．歯科領域における摂食・嚥下障害の関心は大変高い．最近は病院や施設で歯科の関与が増加して，医科歯科連携が進みつつある．さらに在宅医療の分野で歯科の活躍が多数報告されており大変心強い．

1）歯科医師

齲歯，歯周病など口腔の疾患，義歯の調整など歯科医師の役割は大きい．口腔期の確立のために歯科の協力は不可欠である．聖隷三方原病院では以前開業の歯科医師に週に1度の割合で往診して

治療を行ってもらっていたが，数年前から院内にリハビリテーション科歯科を開設し治療に当たってもらっている[3]．効果は絶大で院内の患者の口腔衛生環境が一気に改善した．

2）歯科衛生士

口腔ケアは嚥下治療の第1歩である．本人，家族，ナース，ヘルパーが担当するが，難しい症例の優れた口腔ケア技術はなかなかむずかしい．専門職として歯科衛生士の参加があると見違えるほど口腔衛生状態が改善する．聖隷三方原病院では歯科の開設に伴い歯科衛生士が常勤で勤務することになった．歯科衛生士からナースや関連職種に対して正しい口腔ケア技術を指導できるという点でも素晴らしい効果を上げている．

3）歯科技工士

聖隷三方原病院での参加はないが，歯科医の指導の下に義歯や軟口蓋挙上装置などの作製に当たる．今後，口腔内補填装置などの作製で嚥下障害の分野でも活躍が期待される．

6 放射線科

1）放射線科（歯科放射線科）医師

嚥下障害の画像診断において協力が得られると，大変質のよい情報が豊富に得られる．被曝の問題も含めてもっとチームの一員として協力が得られるとよいと思われる．施設によっては嚥下造影は放射線科医師が行ってくれているところもある．DSA，MRIなど新しい技術と装置による嚥下障害の評価法などに関しても放射線科の協力で開発が望まれる．

2）放射線技師

嚥下造影では放射線技師の協力が不可欠である．優れた画像が得られると評価や訓練プログラム作成に大変役立つ．また，検査時に患者の緊張をとるために検査室の環境へ配慮したり，スピーディーに検査を運び患者の疲労を少なくするのも放射線技師の協力なしにはできない．当院では嚥下チームの重要な一員である．

7 薬剤師

最後になったが嚥下障害患者に対する薬剤の投与は大変大きな問題である．従来は粉砕して粥などに混ぜて飲ませたりしていたと思うが，最近は口腔内崩壊錠など嚥下障害に対応する製剤が開発され市販されるようになった[4]．また，PEGや経鼻経管栄養などから投与する場合に「簡易懸濁法」という画期的な方法も開発されている[5]．薬剤も種類が増え複雑となり医師や看護師だけでは適切な対応ができない状況となっている．嚥下障害に薬剤師の関与があることは大変心強い．

以上　チームアプローチの業務分担について簡単に述べてきた．不足分は文献で補っていただければ幸いである．

第5章 チームアプローチの実践

2 各職種の役割と業務内容のガイドライン
―チームアプローチへの手引き―

日本嚥下障害臨床研究会ワーキンググループ（WG）
WG委員
溝尻源太郎（耳鼻咽喉科）谷本啓二（歯科放射線科）苅安誠（言語聴覚士）吉田光由（歯科補綴科）藤原百合（言語聴覚士）益田慎（耳鼻咽喉科）
WGメンバー
本多知行（リハビリテーション科）稲田晴生（リハ科・脳神経外科）藤田泰之（小児科）巨島文子（神経内科）尾崎隆之（消化器科）東嶋美佐子（作業療法士）太田清人（理学療法士）鎌倉やよい（看護師）田川麗子（管理栄養士）石田眞南（歯科衛生士）藤原ゆみ（歯科衛生士）大塚昌彦（診療放射線技師）

1) 各職種の役割と業務分担の考え方 （溝尻源太郎）

本書の第1版序文で，「突然，しかも十分な指示なしに嚥下訓練が行われる恐れはないだろうか，リスク管理の不十分なまま訓練が実施されることはないだろうか，などなど現場での混乱の発生が心配される．指示を出す立場と具体的に訓練を行う立場の真剣な取り組みが厳しく要求されるであろう」と述べられている．これを荒唐無稽な取り越し苦労と，一笑に付すことはできず，全国あちこちで現実の問題となっている．主治医から全く具体性のない「嚥下障害みたいだ，よろしく頼む」だけの指示が出て，経験の少ないスタッフの「どう対処してよいのか，全くわからない」という困惑の声が聞こえてきたりする．嚥下性肺炎，窒息などが起こりうる摂食・嚥下障害のリハビリテーションでは，努めて具体的な指示をすることが，チームリーダーとして医師が行う「リスク管理」の要点なのである．

このような状況の中で，診断・評価の結果や収集された患者情報に基づき，指示を"出す側"と"受ける側"に分けたとき，"出す側"は医師・歯科医師であり，その他の職種は"受ける側"に位置する．"出す側"と"受ける側"との相互理解が大切であるが，その前に"出す側"同士，"受ける側"同士が互いに理解しておくことも必要である．

"出す側"の医師，歯科医師では主治医と協力医という枠組みを考えた．主治医とは，入院中であれば，主治医，担当医，受持医などと呼ばれ，在宅であればかかりつけ医，訪問診療医などと呼ばれる医師である．その患者の主たる疾病の治療・管理に従事する医師で，患者・家族との間で諸々の方針決定や実行の主体となる．嚥下障害の原因疾患の性質上，一般内科医，神経内科医，小児科医，脳神経外科医などが主治医になることが多い．また頭頸部腫瘍を扱う耳鼻咽喉科医や歯科口腔外科医が，主治医になることもある．

主治医が一人で何もかもはできないので，他の診療科医師の応援，協力を求める場面がしばしばあり，それに応えるのが協力医で，主治医を補佐する立場となる．ただひとつ，例外的な診療科としてリハビリテーション（リハ）科がある．障害を診ることを専門としているので，協力を求められたリハ科医は主治医に準じた，あるいはそれ以

上の役割を果たすことができる．

　そういった事情を考慮して，"出す側"については総論として医師・歯科医師の役割を掲げ，各論として主治医（リハ科医を含む）と協力医の役割を述べることにした．

　"受ける側"は7職種（言語聴覚士（ST），看護師，理学療法士（PT），作業療法士（OT），歯科衛生士，管理栄養士・診療放射線技師）であるが，それぞれに拠り所となる法的な背景が異なるので，まず法的に定められた業務の解説から始めた．看護師は，多くの場面で医師・歯科医師の診療を補助する重要な職であり，また多職種がいないときはその業務も可能な限り代行し，まさにユーティリティープレーヤーとして欠かせない存在である．言語聴覚士は，1997年に制定された言語聴覚士法で，「（前略）診療の補助として，医師又は歯科医師の指示の下に，嚥下訓練，（中略）を行うことを業とすることができる．」と規定され，唯一嚥下訓練が業務であることを明記された職種である．リスクのある訓練，医療行為をどこまで担当すべきか，まだ熟していない議論もある．他方，保険診療の摂食機能療法では「医師または歯科医師の指示の下に言語聴覚士又は看護師等が行う」とされ，嚥下訓練は言語聴覚士の独占業務ではなく，言語聴覚士，看護師以外の職種もそれぞれ独自の業務に加えて，医師又は歯科医師の指示があれば嚥下訓練を行うことができると解釈できる．また管理栄養士には，嚥下訓練とは一味違う活躍の場がある．

　3)「指示を出す側」，4)「指示を受ける側」の順に記載する．医師・歯科医師は「嚥下訓練の指示を出す（出せる）」立場であるが，「誤った指示」を出した結果不測の事態が発生すれば指示責任を問われる可能性がある．指示責任，結果責任云々を考え出すと，ついつい消極的になりがちであるが，嚥下障害の臨床は『安全第一』，『無理をしてはいけない』領域であることを認識していれば，決して避けて通りたい道ではないと思われる．『指示を出す』には指示の受け手であるコメディカル，コデンタルスタッフの力量を知らなければならない．薬効，常用量を知らずに薬剤の処方箋を書くことができないのと同じことである．

　嚥下訓練の指示を受ける職種としては，ST以外に看護師，PT，OT，歯科衛生士，管理栄養士などが考えられる．指示内容が適切か，実施可能か，リスクはないか，禁忌事項は何か，また自らの力量を越えてはいないかなどをまず検討する．疑問点があれば指示医に確認し，そのうえで実行するべきである．薬剤の処方では，医師が処方を決めてから実際に投薬されるまでの間に，幾重ものチェック機構が働くように考えられている．「指示にミスがあるかも知れない」という前提で，慎重な確認作業を怠らないようにしたいものである．また，指示と異なる訓練を行ってしまって不測の事態を生じた場合，実行責任を問われる可能性もなしとは言えない．誤嚥を起こしうる直接訓練では，なお一層の注意が必要である．実際には，このような四角四面の関係ではなく指示内容を決める前に，出す側，受ける側が話し合い，互いの意見に耳を傾け内容を調整し，いったん出した指示内容も状況に応じて修正していくような臨機応変の対応をすれば，不測の事態は避けられるであろう．各職種の役割と業務内容の最後に一般的基準と専門的基準を示した．一般的基準は，その職種を標榜している方ならどなたでも行って欲しい役割と業務内容であり，専門的基準はその職種の中でも嚥下障害の患者と特にかかわりの深い方に一般的役割に加えて行って欲しい役割と業務内容である．

2）リスク管理

（益田　慎）

　摂食・嚥下の管理・訓練は，他の治療・訓練と比べて生命的予後を左右することが多い．個々の症例が固有に抱える問題は別にして，以下に最低限必要なリスク管理について列挙する．

1　リスク管理上，介入前にあらかじめ揃えておくべきデータ

　検査結果に異常を認めたとき，介入以前から存在する問題なのか，介入のために発生した問題なのかを判断するためには，介入前に評価をしてお

く必要がある．

1）体重（測定時間を固定しておく，たとえば起床時など）

2）浮腫の有無（複数の評価部位を固定しておく，たとえば手背と腓骨前など）

3）血液・血清所見（特にWBC：白血球，Hb：ヘモグロビン，Alb：アルブミン，BUN：尿素窒素，Cr：クレアチン，Na：ナトリウム，K：カリウム，Cl：塩素，BS：血糖）

4）血圧（1日3回，1週間の連続した記録があることが望ましい）

5）尿比重/尿の色調および尿量（尿量測定が難しければ少なくとも排尿回数）

6）胸部X線写真

7）腹囲，上腕中央部の外周長

8）血中酸素飽和度

2　実際のリスク管理

個々のケースで起き得る不具合を予測し，嚥下訓練を中止する基準をスタッフ間であらかじめ検討しておくことが望ましい．スタッフの共通認識として個々のケースにおける注意点を明らかにすることで，不具合を早期に発見し抜き差しならない状態に発展する前に対処することがより容易になる．そのことで重大なアクシデントを予防することが可能となり，それは嚥下訓練を中断なく継続できることにつながる．

不幸にして不具合が発生した時に嚥下訓練を中止するのかどうかについては，不具合の程度と個々のケースの予備力のバランスによって決定されるが，少なくとも不具合にたいする対応をスタッフ間で検討することが望ましい．

（以下，各項目内では重要事項から順に掲載したつもりである．また「/」はand/orを意味している）

1）脱水

a）疑いの目：体重減少，意識レベルの低下，目標以下の水分摂取，乾燥した皮膚/口腔粘膜，嘔吐/下痢

b）考え方：脱水症は水とNaと蛋白質のバランスがくずれた病態である．したがって，それぞれのIn/Outバランスを考慮しなければならない．筆者も水分摂取量ばかりに気をとられて，尿からのNaの喪失を計算していなかったために何度も痛い目にあった．また細胞の中で水が不足するのか，細胞の外で水が不足しているのかによっても症状や病態は異なる．このため，皮膚や口腔粘膜の乾燥や弾力性の低下，あるいは口渇などの症状は重要な所見であるが，そればかりにとらわれてはいけない．

脱水による意識低下は徐々に進行するためわかりにくい上に，脱水や低Na血症が重症化してから，これを急速に補正すると脳の浮腫を助長し致命的になることすらある．このため脱水による意識障害が顕性化してからの脱水の補正は難しく，脱水の状態をいかに正確に早い段階で評価するのかが重要になる．しかし，評価のための検査内容は何も特別な項目はないが，きちんと評価することは意外に難しい．脱水は常に疑ってかかるぐらいの意識付けがアプローチをする側に求められる．

c）評価：口渇の有無，Hb・Na・BUNの上昇（時に低下），皮膚弾力性の低下，尿量の減少（時に増加），尿の色の変化/濃縮尿，拡張期血圧の低下（時に上昇），頻脈

d）対応：水分出納の計算をして充分な水分摂取量を確保（発熱があるときには不感蒸泄を多めに計算），経管栄養/輸液の併用/切り替え，尿比重を（可能であれば血清浸透圧[注]も）モニターしながらNaとKの摂取量を増減，コーヒーなど利尿作用がある飲み物を制限

e）留意点：乳幼児と高齢者では脱水を起こしやすい．高齢者では口渇は脱水の指標になりにくい．

2）低栄養

a）疑いの目：体重減少（介入前の90%以下/標準体重の90%以下），目標以下の摂食量，筋力の低下

b）考え方：体重減少という点では脱水とよく似ているが，体内Albの減少から浮腫や腹水などが出現する点で脱水と異なる．これをさらに放置

[注] 血清浸透圧 = 2×(Na+K) + (BS/18) + (BUN/2.8)；浸透圧利尿剤使用時，アルコール中毒時などで等式は成立しなくなる

すれば胸水がたまり肺水腫となる可能性が高くなり、結果的に呼吸に悪条件を及ぼし、嚥下リハにおいてさらに不利になりかねない．

低栄養になれば、当然体重は減少し体内脂肪は減少する．体内脂肪の減少を評価するためには女性では脇（側胸部）の脂肪層を胸部X線写真で評価すると簡便である．男性では内臓脂肪が先に消費されるために腹囲減少が先行することが多いが、ときに腹水がたまることで腹囲がかえって増えることもあり注意を要する．

さらに低栄養状態が進行すると蛋白質をもエネルギーに使おうとして、筋肉の減少が始まる．これにより筋力は低下し、筋のボリュームが減少するが、これは上腕の外周長で測定することが簡便である．このとき、体の中で蛋白質が分解され、BUNが上昇する．特に長らく絶食が続いた症例では、食べても栄養素を吸収できないことがあり、摂食量の評価が栄養の評価に直接つながらないことがあるので注意を要する．

c）評価：浮腫の出現、腹囲の減少（時に増加）、上腕中央部外周長の減少、血清Albの低下、BUN/Cr比の上昇、胸部X線写真で皮下脂肪厚の減少、下痢の確認

d）対応：嚥下訓練法の再検討/変更、経管栄養/輸液の併用/切り替え、間食の導入/食事回数の追加、目標摂食量の設定を再検討（摂食量全体を増やす、摂取熱量を増やす、摂取蛋白量を増やす）、ビタミン・微量元素の追加（特に製剤型栄養食を利用時）、制酸剤の中止、食事環境の改善（食事の見た目、風味、食器の形や見た目などを含む）

e）留意点：栄養剤の熱量を単純に増やすという対応では下痢を誘発し、結果的に低栄養が改善されないことがある．

3）嚥下性肺炎

a）疑いの目：肺炎の三大症状は咳・喀痰・発熱である．ところが、誤嚥や喉頭侵入がもともと存在する人を相手にしていると、咳と喀痰は肺炎がなくても認められるので、その変化（膿性になった、量が増えたなど）に注意を向けることが重要である．また、老人では肺炎があるのに発熱をしない人もあり、そのような人の方が後々肺炎は重篤化するので、注意を要する．要は典型的な嚥下性肺炎を疑うことは容易だが、そうではない嚥下性肺炎を見つけることは難しいので、一見肺炎とは関係のない症状、とくに充分に酸素が取り込めないことで誘発される不定形の愁訴（落ち着きがない、意識レベルが低下してボーっとなるなど）から肺炎の可能性を思いつくことができるかどうかが重要となる．

嚥下性肺炎のうち、胃食道逆流を伴う嚥下性肺炎は短時間に重篤な病態（急性呼吸促迫症候群：Acute Respiratory Distress Syndrome；ARDS）になりうる．この病態が完成すれば、救命することは困難なので、予防が最も重要となる．

c）評価：WBCの上昇（時に減少）、CRPの上昇、胸部X線写真で肺炎像の確認、酸素飽和度の低下、血中酸素濃度の低下/血中二酸化炭素量の増加

d）対応：口腔ケアの実施、うがい/食後の水飲みの実施、抗生剤/制酸剤の使用、嚥下訓練法の再検討/変更、経管栄養/輸液の併用/切り替え、食後に腹圧がかからないような工夫

e）留意点：一度嚥下性肺炎になると、その後嚥下性肺炎を繰り返すことが多い．糖尿病患者や抗がん剤の使用中などにおいては、免疫上の抵抗性が低下して嚥下性に限らず肺炎になりやすい状態になっていることに留意する必要がある．

3）指示を出す側の役割と業務内容

1 医師・歯科医師の役割と業務内容

（溝尻源太郎）

ここでは医師・歯科医師に求められる嚥下障害の臨床内容を網羅的にあげている．「あらまし」でも述べたように医師・歯科医師の役割と業務の総論であり、その内容を理解し、実行できるよう心掛けていただきたいと思う．

このように列挙すると、そんなに一人で何もかも行うことはとてもできないといった反応が当然予想されるが、そこで大切なことは、「嚥下障害への対応は決して一人で行うものではなく、他の医

師・歯科医師やコメディカルスタッフと一緒にチームで取り組むものである」という在り方の普及である．「こんな症例ですけど，診てくれますか，紹介してもいいですか？」電話等でのこんなやりとりは，医師・歯科医師内では日常茶飯事であり，「嚥下障害のようですが，こんな内容を診てくれますか？」と気軽に声をかけてみることが端緒となるであろう．もちろん，相談相手の診療科に相応しい相談内容であるべきで，各診療科の役割，業務内容のガイドラインが重要な参考資料となる．そのとき「残念ながら自分はお役に立てないが，○○に訊いてみてはどうですか」といった貴重な情報の得られることもあるであろう．同一標榜科内では，案外「嚥下なら○○」と知られていることもある．このような情報収集がうまくいかず一人だけということであれば，「安全第一のための消極的な対応」になってもやむを得ないであろう．

【医師・歯科医師の役割】
1．嚥下障害であることを診断し，重症度を評価する
2．リハの行える全身状態か否かを判断する
3．リハを指示する
4．リハ進行中の全身管理・リスク管理に当たる
5．重要な課題について患者・家族と話し合い決定する

【医師・歯科医師の業務内容】

(1) 診断・評価

1）嚥下障害の診断：嚥下障害に該当するかを判断する

嚥下の役割は胃まで食物・水分を搬送することなので，胃全摘後や，その他器質的問題，食物アレルギーなどで起こっている見かけ上の嚥下障害は除外する．また，意識障害や高次脳機能障害のある場合は，判定を保留することもある．いかなる理由でも既に代替栄養のみとなっている症例は，評価してから経口開始とするべきなので嚥下障害あり（または疑いあり）と判定する．

(1) 正常嚥下を獲得する以前の乳幼児の場合
暦年齢相応の嚥下の発達が得られているか？
暦年齢での発達段階（発達の進み方）は文献等を参考にする．判断できなければ，この点に詳しい小児科医，歯科医，ST等の協力を求める．

(2) 正常嚥下を獲得後の中途障害の場合
一定時間内に，何でも，誤嚥せずに，痛み・閉塞感・違和感等を覚えず，自力で食べられるか？
この設問自体が曖昧であり，疑わしきは嚥下障害ありとする．痛み・閉塞感・違和感を覚える場合，他には何ら症状がなくても，咽喉頭，食道の診察・検査依頼を考慮する．

2）原疾患が未知の場合の検索
自らの専門領域以外に原疾患があると考えられる場合は，その領域の専門医の協力を求める．

3）嚥下障害の評価（重症度）
(1) 全身所見，口腔咽頭の局所所見の把握
嚥下障害の背景にある機能障害を診る重要な作業で，口腔咽頭の神経学的評価も含む．
参考書も沢山あり時間をかければできる．咀嚼に関しては歯科医に依頼できれば望ましい．

(2) 障害段階（先行期〜食道期）の見極め，重症度の判定

A．嚥下能力の評価には，まず一般検査（非VF検査）を行う

一般検査（非VF検査）にはベッドサイドのスクリーニングテストと，造影剤嚥下前後の頸部側面X線検査を含む．造影剤嚥下前後の頸部側面X線検査は，単純X線撮影装置を備えていれば可能であり，携帯式撮影装置があれば在宅でも行える．一般検査でVFを要さずと判定できれば，軽度嚥下障害と評価されるが，器質的な疾患（最も重篤なものは食道がん）は否定されていないことに注意が必要．一般検査で要精密検査（VFまたはVE）と判定されたら，次へ進む．

B．精密検査1：嚥下造影（VF）

VFは嚥下障害の精密検査の大きな柱であり，X線透視装置があればできるといったものではなく，器質的疾患の診断を主目的とした通常の上部消化管透視とは全くといってよいほど手技が異なるので，実施には入念な準備が必要である．評価基準もいくつか提唱されている．VFの専門家（熟達者）はいても専門科はない．画像診断となると目の色を変える放射線科医も，嚥下の画像診断には興味がないようだ．主治医か協力医いずれ

かが中心になって行うべき検査である．VFでは透視室内での直接介助を要することが多い．誰が介助に入るにしても，被曝対策等を指示するのも医師の務めである．中等度以上の嚥下障害のリハにVF無しで取り組むことは難しい．在宅症例でも同様であり，リハを行おうとするのであれば，VF実施可能な施設まで搬送してでも行いたい．

C．精密検査2：ビデオ内視鏡（VE）

VFが行えない場合VEでもかなりの情報が得られるので次善の策として，またVFが行える場合でも補完的な役割として価値がある．内視鏡検査は在宅でも実施可能であり，往診で咽喉頭内視鏡のできる耳鼻咽喉科医に相談してみるとよい．VEでは確立された評価基準はまだない．

D．重症度判定：総合評価

藤島の分類が使いやすい．

軽度（代替栄養不要），中等度（経口と代替栄養併用），重度（代替栄養のみ），もしくは軽度と中等度以上に分けるだけでも，リハ内容を検討しやすくなる．要は誤嚥の有無である．

(2) リハビリテーション

1）リハビリテーションの内容と必要メンバー
(1) 内容

嚥下訓練（ST，看護師など），口腔ケア（歯科医，歯科衛生士，看護師など），歯科補綴的アプローチ（歯科医），手術的アプローチ（耳鼻咽喉科医），などがあり，チームの構成メンバーによって行える内容が制限される

歯科補綴的アプローチは，一般歯科治療（齲歯の治療や義歯の作成）以上に専門的な補綴装置を作成，装着するものである

(2) 必要メンバー

補綴的アプローチや手術的アプローチの適応となるケースはさほど多くなく，またこれらのアプローチに長けた歯科医，耳鼻咽喉科医は少数であり，実際には嚥下訓練と口腔ケアのできるメンバーでリハを行うことが多い．

STの絶対数はまだまだ不足しており，看護師や歯科衛生士などの協力で行うことも多いだろう．主治医は嚥下訓練と口腔ケアの指示を出し，補綴や手術を要すると考えられるときはそれぞれの専門医を探して相談する．

2）リハビリテーションの目標設定
(1) 介護力を重視した目標設定

医療の手から離れたとき安全に経口摂取するには，介護力に見合った食べ方（食べさせ方）でなければならない

介護力の評価は流動的なものであって固定的にとらえない方がよい．患者の回復の程度によって介護への意欲が大きく変化しうる．目標も流動的なものであって，適宜修正を加える．レベルの設定には，藤島の重症度分類が使いやすい．

(2) 重症度に関わる因子から見た目標設定

本多の提唱した重症度に関わる7因子（年齢，疾患特異性と障害部位，全身状態，意識レベル，認知知的機能，嚥下障害の障害部位，誤嚥の程度）は，目標設定にも関係の深いものであり参考にしたい．

3）訓練の指示

重症度判定に応じた訓練を指示し，設定目標の達成を目指す．

(1) 軽度例

実際に全量経口摂取をしているので，口腔ケア，環境整備，食前の間接訓練，安全な食べ方の指導，食材・調理の工夫などが主であり，誤嚥リスクは小さい．STがいなくても看護師，管理栄養士，歯科衛生士などが中心となれば取り組むことができる．咀嚼能力向上のために歯科医の協力が得られればさらに望ましい．

(2) 中等度例以上

口腔ケア，間接訓練等に加えて直接訓練が必要となり，訓練場面でも誤嚥リスクを伴う．最近は，IOC，バルーン拡張法など，訓練自体に一定のリスクを伴うものもある．STの関与が必要．やむを得ずST以外の職種が訓練を行うときは，訓練に関するSTの一般的基準をクリアしていてほしい．主治医はどのような訓練が適当かを判断しなければならず，指示を受けるスタッフが実施可能か知らなければいけない．目標設定，訓練内容など，具体的な事柄に関して主治医が判断できなければ，より詳しい医師かコメディカルスタッフの意見を聞き，納得できればそれを取り入れる．そのような条件が整わなければ，中等度以上の直接

訓練は行わない方が安全である．チーム責任者の立場から，まず主治医自身が「無理をしない」ことが重要である

　4）実施内容のチェック：お任せリハにはしない．

　指示も出さずにお任せはもとより，指示を出したら「あとはお任せ」でも指示責任を果たしたとは言えない．スタッフから逐次報告を受けるなり，主治医も時間が許すときに訓練場面に出向き実施内容を確認したり，スタッフに質問したりするとよい．互いのレベルアップにもつながる．IOC，バルーン拡張法などは，まず主治医が行ってみるのがよい

(3) 全身管理，リスク管理

　1）全身管理
　(1) 嚥下障害の原因疾患の治療・管理，合併症の予防・治療・管理が優先的な業務である．
　(2) 栄養管理（低栄養，過栄養，脱水等）
　嚥下障害に対しては，代替栄養法の選択，摂取栄養量の決定，下痢，便秘などがあれば排便調整，睡眠調整，嚥下訓練と他のリハとの兼ね合いなど，多くのことに配慮が必要となる．摂取栄養量は，ややもすると多目の設定となりやすく経管栄養での肥満傾向が問題になることもある．適正な栄養量を指示するには，血液検査のデータのみに依存せず，体重の変化などの基本的な栄養アセスメントにも配慮したい．看護師，管理栄養士等へ適切な指示を出し，協力を得て，きめ細かな対応が望まれる．経管栄養では，常に胃食道逆流現象に注意が必要．
　(3) 気道感染
　嚥下訓練は誤嚥の可能性をなしとしない．訓練開始前に気管支炎，肺炎等にすでに罹患していないか診断しておく必要がある．直接訓練開始後の発熱では誤嚥性肺炎の可能性をまず考え，重症化せぬよう安全第一の対応をとる．
　2）リスク管理：偶発的に発生する事態への予防策を立てる．
　最近問題となっているNGカテーテルでの気管への誤注入，直接訓練中の大量誤嚥，気管切開例でのカニューレトラブル，「隠れ食い」での窒息，間接訓練も含めて訓練上での禁忌事項の指示もれ，用具を用いた訓練での偶発症など，これら以外の考えられる偶発症に対しても，予防策のガイドラインがあれば望ましい．

2 主治医・リハ科医の役割と業務内容

1）主治医の役割と業務内容

（溝尻源太郎）

　医師・歯科医師の役割を考えるのに，主治医と協力医といった関係で見て整理することにした．主治医は，担当する患者の主たる疾病の診断・治療を行うとともに，全身管理に責任をもつ．成人嚥下障害例では，その多くが中枢神経系疾患によるものであることを考えれば脳神経外科医，神経内科医，（細分化されない）内科医が，小児嚥下障害例では神経小児科医，（細分化されない）小児科医が主治医となっていることが多いと思われる．在宅症例では訪問診療を行う内科標榜医のことが多いであろう．少数ではあるが，頭頸部腫瘍術後の嚥下障害などでは耳鼻咽喉科医や歯科口腔外科医が主治医となっていることもある．リハ科医には主治医として，あるいは形式的には主治医でなくても障害に関しては実質的な主治医としての役割が期待されている．

　ここでは一般的な意味での主治医とリハ科医について述べることにする．主治医は，自分が担当する症例に嚥下障害の存在が疑われたとき（顕在化している場合も含めて）嚥下障害も診る必要が生じるが，そのとき"これだけはやりましょう"というガイドラインを主治医の一般的基準にあげることにする．また一般的でない専門的な主治医も沢山いるので，専門的基準を設けた．一般的でない主治医というのは，現在リハ科医を標榜せずに嚥下障害に熱心に取り組んでいる人たちで，実質的なリハ科医と言ってもよいのかも知れない．

　次項のリハ科医との関係が，やや複雑になるので，役割と業務の大小関係を示す以下の図式を考えた．

　　　A＜B≦C＜D
　ただし　嚥下障害をみる一般的主治医：A

嚥下障害をみる専門的主治医：B
　　　嚥下障害をみる一般的リハ科医：C
　　　嚥下障害をみる専門的リハ科医：D
というものである．

【主治医の役割】
　1）嚥下障害であることを診断し，重症度を評価する
　2）リハの行える全身状態か否かを判断する
　3）リハを指示する
　4）リハ進行中の全身管理・リスク管理に当たる
　5）重要な課題について患者・家族と話し合い決定する

【主治医の業務内容詳細は前項「医師・歯科医師の業務内容」参照（327～330頁）】

(1) 診断・評価

　6）嚥下障害の診断：嚥下障害に該当するかを判断する
　（1）正常嚥下を獲得する以前の乳幼児の場合
　（2）正常嚥下を獲得後の中途障害の場合
　7）原疾患が未知の場合の検索
　8）嚥下障害の評価（重症度）
　（1）全身所見，口腔咽頭の局所所見の把握
　（2）障害段階（先行期～食道期）の見極め，重症度の判定
　　A．嚥下能力の評価には，まず一般検査（非VF検査）を行う
　　B．精密検査1：嚥下造影（VF）
　　C．精密検査2：ビデオ内視鏡（VE）
　　D．重症度判定：総合評価

(2) リハビリテーション

　9）リハビリテーションの内容と必要メンバーの決定
　（1）内容
　（2）必要メンバー
　10）リハビリテーションの目標設定
　（1）介護力を重視した目標設定
　（2）重症度に関わる因子から見た目標設定
　11）訓練の指示：重症度判定に応じた訓練を指示し，設定目標の達成を目指す
　（1）軽度例
　（2）中等度例以上
　12）実施内容のチェック：お任せリハにはしない

(3) 全身管理，リスク管理

　13）全身管理
　（1）嚥下障害の原因疾患の治療・管理，合併症の予防・治療・管理が優先的な業務である．
　（2）栄養管理（低栄養，過栄養，脱水等）
　（3）気道感染
　14）リスク管理：偶発的に発生する事態への予防策を立てる

> 一般的基準：1），2），5），6），7），8）(1)，
> 　　　　　　8）(2) A，13），14）
> 専門的基準：3），4），8）(2) B，C，D，9），
> 　　　　　　10），11），12）

2）リハ科医の役割と業務内容

(本多知行)

　リハビリテーション科医が摂食・嚥下障害患者に対し，何ができて何をしなければならないのか考えてみる．理想を言えば，主治医の役割として摂食・嚥下障害のすべての項目については是非自分の領域として捉え，摂食・嚥下障害は主治医としてやっていくことが良いと考えている．
　しかし，最近摂食・嚥下リハを始めた若いリハ科医と話をしていて感じたのだが，重症度判定とその後の治療方針にはかなりの経験と力量が必要なのではないかと思った．
　つまりリハ科医すべてが摂食・嚥下障害に関わるのは当然なのではあるが，リハ科医の中でも一般的におさえる事項と，専門的におさえる事項の内容は異なるのではないかと考えられる．

【リハ科医の役割】
　1）主治医としての役割を実践できる
　2）一般的な主治医の情報収集に対して適切な情報提供と相談にのり，嚥下障害ばかりでなく他の障害も考慮し障害全体の把握ができる
　3）一般的な主治医や一般的なリハ科医からの様々な疑問や質問に対し対応できる

4）嚥下障害治療における各協力医との連携を図ることができる

5）地域における摂食・嚥下障害治療のネットワーク作りをやっていくことができる

【リハ科医の業務内容】

主治医の業務を行う．特記事項として，つぎのようなことがある．

(1) 診断・評価

6）診断・評価の中でも重症度判定と総合評価は重要．さらに摂食・嚥下障害の治療方針・ゴールが明確に立てられる．重度の嚥下障害については，さらなる専門家・専門施設へまかせることが重要であり，この基準がはっきり分かることが大切である．

7）客観的な精密検査（特に嚥下造影・嚥下内視鏡）が確実に行え，より詳細で高度の診断・評価，重症度判定，及び今後の治療方針などを的確に判断することができる．

8）重症度判定・今後の治療方針について関与する協力医と連絡が容易にとれ，さらなる治療の段階を比較的早期にとることができる．

(2) リハビリテーション

9）リハの内容をきちんと理解し，リハ手技を実践し可能なら必要な職種に指示することができる．

10）嚥下障害を含めた障害の全体を把握し，嚥下のゴール設定に関与する介護力などの評価も十分に行え，在宅には何が必要かを具体的に必要スタッフに指示することができる．

11）一般的なリハ科医や主治医やその他のスタッフに対し，嚥下リハの実践・指導，およびその効果や最近の知見などについての情報を多く持っていることができる．

12）嚥下リハの効果について自らその検証に十分力を注ぐことができる．

(3) 全身管理・リスク管理

13）廃用症候群の予防，あるいは廃用症候群が嚥下に及ぼす影響，デコンディショニングが嚥下に及ぼす影響，嚥下障害以外の障害に対する二次的障害を予防することができる．

14）一般的なリハ科医としての全身管理・リスク管理は十分に行うことができる．

15）嚥下における協力医としての内容をかなり熟知し，摂食・嚥下障害の最終ゴールについてリハ科医からこのようにしてほしいという意見をだすことができる（特に代替栄養法や気管カニューレ，耳鼻科的手術など，他科協力医と十分なディスカッションができる）．

一般的基準：1），2），6），9），10），13），14）
専門的基準：3），4），5），7），8），11），12），15）

3　協力医の役割と業務内容

1）神経内科医の役割と業務内容

(巨島文子)

神経内科では機能的嚥下障害をきたす疾患を拝見する機会が多数ある．脳血管障害，特に脳梗塞や変性疾患を原因として嚥下障害をきたした場合には，主治医をつとめることが多い．神経内科医は嚥下障害に直面する機会が多いが，これに関する基礎知識や対応方法について熟知し，理解して嚥下障害に取り組む医師が少ないのが現状である．嚥下に関しては他職種にお任せしている医師も少なくないと思う．医師の嚥下障害についての理解が浅いと，呼吸器感染などの合併症を恐れるあまり，絶食のまま経管栄養に移行する患者が増加することにつながる．

神経疾患では疾患・病期によりそれぞれ嚥下動態が異なるため，原疾患の診断・治療とともに，包括的な嚥下障害への対応を要する．逆に，嚥下動態を理解することが原疾患の病態理解につながる場合もある．嚥下に関する知識を深めるとともに嚥下障害に対して医師が自ら取り組む姿勢を作るためにさらなる啓蒙活動を要すると考える．

ここでは，嚥下障害をきたした患者に関わる際に神経内科医の役割としてなすべき一般的基準，また嚥下障害を理解した上で自ら治療に関わる医師としてあるべき専門的基準とを示す．

(1) 診断・評価

1）原疾患の診断

原因となる神経疾患の診断を行う．進行性か非進行性か，一過性か再発性か，治療可能か困難か，など疾患の特徴や予後に関する情報提供をする．また，障害部位を明らかにし，特徴的な神経所見について他職種に解説する．

2）意識レベル・高次脳機能の評価

意識レベルを確認し，高次脳機能検査を行い，患者の食べる意欲や食事に関する理解力，誤嚥などの危険に対する注意力，自己判断能力などについて評価する．

3）原疾患の治療

脳卒中・特に脳梗塞による嚥下障害とそれ以外の神経疾患に分けて述べる．

（1）脳卒中による嚥下障害

A．脳卒中急性期には原因検索とともに治療を行い，重症化や再発を予防する．嚥下障害の合併は急性期では特に高率であり，早期から嚥下機能の確認を行い，吸引・排痰・呼吸理学療法など誤嚥防止の指示をする．経過中，栄養状態を良好に保ち，離床時期を判断して機能訓練を開始する．

B．嚥下動態を評価し，嚥下訓練を開始する．食事開始の時期を決め食形態の選択を行い，呼吸理学療法を併用して不必要な誤嚥を予防する．慢性期には非進行性疾患となるため，さらなる機能訓練，手術治療の適応を他職種とともに考慮する．

（2）脳卒中以外の神経疾患による嚥下障害

A．a．治療可能な疾患と難治性の疾患を分類し，原疾患の治療を優先する．治療中，安静が重要な疾患（重症筋無力症など）を除いて，機能訓練を考慮する．

b．病期により嚥下動態は変化するので，初期から嚥下障害をきたす疾患，進行期に顕在化する疾患を分類する．経時的に嚥下動態の評価を行い，食事の可能性，食形態，機能訓練，手術療法を考える．

B．誤嚥や呼吸器感染症を予防し治療する．

治療上，必要であれば，疾患の予後を考慮し，本人，家族と相談の上，治療方針を立てつつ，気管内挿管，気管切開術，呼吸器装着などの呼吸管理・呼吸理学療法を行う．

C．栄養状態を良好に保つ．

疾患及び病期に適した補助栄養法を考慮する．

4）全身状態の評価（呼吸機能・血圧変動など）

血液ガスや血液検査・肺機能・呼吸パターン・自律神経障害の有無を調べ，疾患に特異的な情報提供をする．

5）疾患別に嚥下動態が異なる点について他職種に情報提供をする．

障害部位及び病期により嚥下動態が異なるため，嚥下動態の推測を行う．ADLや病態・予後と検査の必要性や検査で得られる情報を検討する．これに基づいて検査法や治療方針を考える．

6）外科的処置，絶食時期の薬物管理

外科的処置や胃瘻造設などに伴う絶食時の薬物管理．例えば，パーキンソン病・てんかん患者など．

7）在宅生活の援助

身体障害者手帳の申請を行う．

(2) リハビリテーション

8）機能訓練に必要な情報提供をする．例えば，脳血管障害（脳梗塞）の場合，急性期では病型別に安静度が異なる．動脈解離では訓練法に注意を要する．

9）嚥下動態に適した機能訓練について考え，リハビリテーション科と相談をする．全身状態や原疾患の病態に対して機能訓練が適切であるか再評価する．

(3) リスク管理

10）インフォームド・コンセント

原疾患の病態と治療の可能性について情報提供する．また，誤嚥などの危険を理解し，注意力や自己判断能力についての情報提供をする．

11）原疾患の病態と嚥下動態から，誤嚥の危険性と治療の可能性を主治医や患者・その家族に情報提供する．進行性疾患の場合，今後の生き方や原疾患の治療方針について十分患者とその家族と協議し，包括的に嚥下障害をどのようにとらえるかを話し合い，治療方針を決めて他職種に情報提供する．

一般的基準：1), 2), 3) (1)A, 3)(2)A-a,
　　　　　3) (2) B, 3) (2) C, 4), 6),
　　　　　7), 8), 10)
専門的基準：3) (1) B, 3) (2) A-b, 5),
　　　　　9), 11)

2）脳神経外科〔リハ科併任〕医の役割と業務内容

（稲田晴生）

　脳神経外科医のなかには，手術を中心にした病巣の治療と付随する最低限の全身管理にのみ業務を集中する人達と，急性期から慢性期の全身管理（リハビリテーション治療を含む）にもかなりの時間を割く人達に分かれる傾向があると思う．これは本人の志向以外に，他の診療科の充実度や入院期間の制約が強いかなど勤務病院の体制に負うところもある．ここでは後者のタイプの脳神経外科医を想定して記述する．

　急性期の脳神経外科患者は，意識の改善とともに嚥下機能も自然回復する場合が少なくないことから，意識レベルや呼吸器・消化器などの全身状態が安定していれば，嚥下機能についてはあまり厳密な評価をせずに，段階的に食事形態を上げて行く方法を試みることが一般的に行われていると思われる．その結果経口摂取が安定すれば良いが，誤嚥性肺炎などを合併すると，その後は過度に慎重になり，長期に経口摂取を禁じて嚥下器官の廃用を助長させたり，早期に胃瘻を造設したりすることも稀ではない．

　初期の時点で嚥下のハイリスクグループを選別して，最小限の嚥下機能評価を施行することができれば，急性期病棟で安全に経口摂取を進められるケースが増えるものと期待される．

(1) 診断・評価

　1）嚥下器官の機能解剖や正常嚥下のメカニズム，誤嚥の病態などの基礎知識を持つ．
　2）画像診断学や神経症候診断学から得られた病巣部位と発症機序から予測される機能障害の種類，程度と症状遷延度を判定する．
　3）意識レベルの経時的評価をする．
　4）注意障害や性急性など窒息の危険をはらむ行動パターンの評価をする．
　5）経腸栄養（経口摂取を含む）の可否に影響する口腔内の問題（義歯不適合を含む）や呼吸器，消化器などの合併症の有無を検索する．
　6）水のみテストなどのスクリーニング検査をするか，スタッフに指示する．
　7）嚥下障害が遷延する場合に嚥下造影や嚥下内視鏡検査をする．
　8）経腸栄養開始後は投与量の適否，誤嚥による呼吸器感染症状の有無，胃食道逆流の有無などの評価をする．
　9）経口摂取が困難で経管栄養が長期化する場合の胃瘻造設の適応を判断する．
　10）嚥下機能に影響をおよぼす可能性のある薬剤の知識を持ち，投薬内容を吟味する．

(2) リハビリテーション

　11）嚥下障害に対する代償的対応（食形態，摂食姿勢，介助法など）の知識を持つ．
　12）段階的食事訓練開始の時期と投与食形態を決定し，経過観察に基づき内容を変更する．（予め栄養科と嚥下障害食の基準作成をしておく）
　13）経口摂取開始が遅れる場合に間接訓練を処方する．（連携できるリハビリテーション専門職がいない場合には，看護職や付き添いの家族にどこまで訓練内容を指導して実行させるかの判断が必要になる．反面これは多職種が細かく役割分担をして関与するより，効率的に治療が遂行される可能性をもつ）
　14）食事前の嚥下体操を指示する．
　15）誤嚥が認められた場合に，その病態を評価して対応法（訓練治療や代償法の導入など）を処方または指示する．
　16）全身体力，呼吸機能（排痰能力）増強訓練を処方する．
　17）咀嚼など口腔内の問題がある場合の治療のために歯科医を受診させる．
　18）口腔ケア，食事介助法，調理法指導を家族に指示する．

(3) リスク管理

19) 口腔ケアを指示する．
20) 肺炎発症時はその治療を行い，経口摂取再開時期，開始食形態を決定する．
21) 詰め込み傾向のある場合は窒息を予防する食形態を決定する．
22) 窒息時は救命救急処置を行う．
23) 脱水予防，所要カロリー補給などのための食事や水分量の調整を行う．
24) 下痢や便秘などの排便管理を行う．
25) 気管切開がある場合にカニューレの種類と閉鎖時期を決定する．
26) 呼吸器感染症を反復する場合の治療のために耳鼻咽喉科を受診させる．
27) 嘔吐，発熱，窒息などの対応法を家族に指導し，かかりつけ医を確保する．
28) 訪問看護などの地域スタッフの能力を評価して，在宅リスク管理を委託する．

> 一般的基準：1), 2), 3), 4), 5), 6), 8), 9), 10), 11), 12), 13), 14), 16), 17), 18), 19), 20), 21), 22), 23), 24), 27)
> 専門的基準：7), 15), 25), 26), 28)

3）小児科医の役割と業務内容

（藤田泰之）

　小児科医は，成長・発達期にある小児を対象にして，健康上の課題を全人的に把握したうえで，疾患の診断・治療や保健指導を行うなど，いわゆるかかりつけ医としての役割を担っている．そのため，小児期の嚥下障害の医療では，通常，小児科医が，チームの中核となり，他の診療科や医療機関と連携を進めたり，必要に応じて，福祉機関や教育機関とも協議したりすることが求められる．ここでは，発達期の小児における嚥下障害を診ようとしたときの小児科医の目標を示してみた．なお，障害児・者の専門医療施設では，発達障害など小児期からの疾患を持つ成人の障害者を，小児科医が担当することがあり，その場合の嚥下障害診療も，小児科医の役割となっている．

　なお，一般的基準と専門的基準については，次のように考えた．

> 一般的基準：小児科外来で診療を行う，一般小児科医に求められる目標
> 参考　日本小児科学会作成「小児科医の到達目標」（日児誌106巻8号）
> 専門的基準：障害児専門外来，あるいは，小児神経科外来で診療を行う，小児科専門医に求められる目標

(1) 診断・評価

1　診察について

1）問診が適切に実施できる

　初診時には，主に家族から聞き取りを行う．
　家族との信頼関係が重要であり，充分時間をかける必要がある．
　家族の希望（不安や相談したいこと）があって受診する場合や，家族以外の専門家の勧め（検診医師・保健師・療育担当者など）で受診する場合がある．いずれも，受診のきっかけや，気になること，妊娠・出産時・新生児期以降の既往歴，現病歴の経過，基礎疾患などについて，嚥下障害に直接関係しないと思われるような情報も含めて聞き取り，内容を整理する．家族の話はできるだけ，そのままの表現で記録する方がよい．
　家族の希望として，重度障害児に対して「普通食を咀嚼して食べられるように訓練したい」など，本人の障害の程度から考えて過大な期待を示されることがある．このような場合，最初から否定的な説明はせず，段階を踏まえて取組むことへの了解を得るよう努める．
　他の専門家から紹介された場合，必要な情報が紹介状に書いていないことや，紹介者の依頼（受診の目的など）に対する家族の理解が不十分と思われることがある．家族の同意を得て，あらかじめ情報収集を行う，関係者から話を聞くなども有用なことが多い．

2）一般的身体所見の記録ができる

　体重・身長などの身体計測，栄養状態の評価，

胸部・腹部・頭部・顔面・四肢など全身の診察
以下の3）4）は，状況に応じて，再診以降に，検査・リハビリと並行して行う

　3）発達の評価と診断ができる
　A　運動機能や精神発達についての評価（必要に応じて適切な発達検査を用いる）
摂食・嚥下に関する発達段階の評価（正常か病的かの判断程度）
嚥下障害に関係する疾患のスクリーニング
　B　神経学的評価（麻痺のタイプ，姿勢や緊張状態の評価）
摂食嚥下機能に関する発達段階の的確な評価と原因疾患の診断
嚥下障害で考慮すべき基礎疾患・合併症の診断
　4）摂食・嚥下・コミュニケーション機能の評価ができる

2　検査の指示と結果の診断・説明について

検査項目は，基礎疾患や診察結果で内容を選択し，項目によっては後日実施する
　5）血液検査の必要性を判断し，指示ができる
　A　一般的な血液検査（血液一般，肝機能，腎機能，電解質，血糖，甲状腺機能など）の結果が説明できる．
　B　特殊な血液検査（蛋白，必須脂肪酸，微量金属などの栄養評価項目を含む）の必要性を判断し，結果が説明できる．
　6）その他の検査につき，必要性を判断し，指示ができる
　A　検尿・単純X線検査（胸部・腹部など）の指示ができ，結果の評価ができる．
　B　頭部CT・MRI・脳波などの指示ができ，結果が評価できる．
　7）嚥下造影検査の指示ができる
　A　検査の必要性を判断して，実施の指示が出せる．少なくとも誤嚥の有無について評価し，家族に説明できる．
　B　検査の実施につき，具体的な指示が出せる．誤嚥以外の所見についても，評価できる．
嚥下造影検査は，誤嚥の有無，嚥下機能評価，適切な姿勢・介助方法・食形態の選択など，その症例での目的に応じて内容や実施時期を決める．障害をもつ小児の場合は，検査への協力や理解を得るのが困難なことが多い．より正確な結果を得るために，家族，医師，歯科医師，リハスタッフ，栄養士，ときには保育士，学校教諭など，関係者の協力が不可欠である．姿勢や介助方法も，多くは個別の検討が必要で，事前の相談が重要である．
検査のさいの摂食は，普段から患児に慣れている家族やリハスタッフ，または療育担当者が介助することが多い．検査を依頼した小児科医が，当日の全身管理とリスク管理，介助についての総合的判断を行い，責任を負うことが望ましい．

3　治療計画について

　8）治療計画を作成し，実施できる
　A　診察や検査結果を整理して，おおまかな治療方針を検討できる．
　B　具体的な治療計画が作成できる．
診察や検査結果を踏まえて，今後の治療計画を検討し，家族の了解を得る．
基礎疾患や合併症の治療，嚥下造影検査などの予約，リハの進め方などについて，方針を決定して，次回受診の予約日を決める．耳鼻科，歯科などの対診が必要である場合や，専門的検査を別の病院で行う場合などは，家族の意向を確認した上で，連絡・紹介を行う．設備やスタッフ体制に制約がある場合には，別の専門機関を紹介する．
基礎疾患（たとえば脳性麻痺，滑脳症，DRPLAなど）や，てんかん治療のための抗てんかん薬などは，嚥下障害と密接に関係している．基礎疾患の治療を従来のかかりつけ医など，別の医療機関で受ける場合には，お互いの情報交換を密に行い，検査の重複や説明の食い違いを避けるようにする．検査結果がまとまるなど，ある程度，情報が整理された時点で，必要に応じて関係者が集まって検討会を行うとよい．

(2) リハビリテーション

　9）事前評価ができる
　A　嚥下障害リハの必要性について判断できる．
　B　PT・OT・STごとの必要性を検討し，優先すべき事項を判断できる．
　10）リハビリテーション指示が出せる
嚥下障害リハの指示を出せる．具体的な内容

は，実施計画作成の時点で協議する．

　11）結果の評価ができる

適切な間隔（通常3～4か月に1回）で，リハの結果を評価し，継続・中止・内容の変更について，判断できる．必要に応じて，リハの場に立会い，意見を述べる．

診察や検査結果をもとに主治医が課題を整理し，発達段階をふまえて，リハの指示と，実施計画の作成を行う．その際，基礎疾患や合併症を含めた全体の課題に留意して，優先順位を考える．障害児に対するリハは，機能獲得以前の障害が多いという点と，機能の発達改善ばかりではなく，年長化により障害の進行や機能低下が予想される場合があるという視点にたったうえで，よりよい生活を目指すという考え方が大切である．

リハの方向としては，いわゆる正常発達を目標とする取り組みと，障害に適応した発達（正常とは違っているが，本人にとっての安楽で有用なやり方）を目標とする取り組みとを，うまく組み合わせて実施する．

PT・OT・STの役割は固定的なものでなく，共通点がある．

摂食嚥下障害の小児に対する指示の例を，以下に示す．

> PT：姿勢・緊張・筋力の評価と調節，座位保持装置の検討，呼吸理学療法
> OT：上肢訓練など日常生活動作の機能改善，感覚刺激の体験，食事用具の検討
> ST：嚥下障害に対する間接訓練・直接訓練，家族への食事介助方法の助言指導

リハの場では，まず評価を行い，その後に訓練を開始する．その中で家族や支援関係者に食事介助方法の助言や指導を行い，在宅または学校等での食事における課題の解決を目指す．一定期間の後に再評価して，リハの継続または終了を決める．いったん終了しても，本人の成長発達（あるいは退行や障害の進行）により，新しくリハを必要とする例もある．これらの過程は，通常小児科医が中心となって調整する．また外科治療の必要がある場合には，小児科医が窓口となって情報提供を行い，信頼できる外科系医師（耳鼻科・整形外科・小児外科・歯科など）に相談することが，望ましい．

(3) リスク管理

　12）基礎疾患への配慮ができる

脳性まひ，滑脳症，染色体異常　など

てんかん：発作のコントロール，抗てんかん薬の副作用

アレルギー：食物アレルギー，薬剤アレルギー（造影剤など）

　13）事故防止についての配慮ができる

注意事項の例

食事介助・検査・リハ中の，転倒・転落・打撲

誤嚥による呼吸障害，気管カニューレの事故抜去

栄養チューブの事故抜去，栄養剤の誤注入（気管内）

　14）呼吸管理（呼吸器系の医学的管理）ができる

　A　低酸素・呼吸不全状態（緊急時・急性期の応急処置）

酸素飽和度の測定，顔色・機嫌の観察，姿勢・緊張の調節，

　B　慢性的な呼吸不全状態への対応

呼吸リハの実施，気管切開・人工呼吸器使用の選択など

　15）栄養管理（消化器系の医学的管理）ができる

　A　身体計測・血液検査をふまえた，摂取カロリーの評価や水分摂取の確保

　B　食物形態や栄養摂取方法の検討（長期経管栄養開始の判断など）

　16）感染予防対策ができる

　A　安全な栄養補給法の指導（栄養管理・誤嚥の予防）

　B　食物形態変更や，経口摂取中止の判断

喉頭気管分離術など，誤嚥防止対策の検討

いずれも，主治医である小児科医が責任を持って判断し，適切な対応をとる．

基礎疾患や合併症状，発達段階，訓練の内容な

どにより，項目の優先順位が違ってくる点に注意する必要がある．

> 一般的基準：1), 2), 3) A, 5) A, 6) A, 7) A, 8) A, 9) A, 12), 13), 14) A, 15) A, 16) A
> 専門的基準：3) B, 4), 5) B, 6) B, 7) B, 8) B, 9) B, 10), 11), 14) B, 15) B, 16) B

4）消化器科（内科・外科）医の役割と業務内容

（尾崎隆之）

とくに消化器科として嚥下障害そのものに関われる範囲は多くない．食道期嚥下障害の鑑別診断くらいである（もちろん消化器疾患と診断されれば，その治療を行う）．嚥下障害そのものへの関わりより，経管経腸栄養患者への胃瘻・腸瘻を含む経腸栄養管理についての助言，情報提供などでの関わりの方が大きいかもしれない．また，胃瘻・腸瘻造設に関しては消化器内科[注]または外科が施行する．

(1) 診断・評価

1）食道の器質的・機能的疾患の有無を診断する．
2）消化器全体に関しての消化吸収機能を評価（器質的疾患含む）する．
3）PEG 適応の評価をする．
4）NST（栄養サポートチーム）として栄養状態の評価をする．

(2) リハビリテーション

5）一般的な医師にできること以外に特に消化器科医としてできることはない．

(3) リスク管理

6）PEG 術前検査
7）胃瘻・腸瘻造設
8）PEG 後の管理・フォロー・助言
9）GER（胃食道逆流現象）の管理・助言
10 経管栄養の合併症の予防．治療・管理・助言
11）NST としての栄養管理・助言

> 一般的基準：1), 2), 3), 5), 6), 7), 8), 9), 10)
> 専門的基準：4), 11)

5）耳鼻咽喉科医の役割と業務内容

（溝尻源太郎）

省みて耳鼻咽喉科医と嚥下障害の関わりは，嚥下機構の基礎的研究，嚥下造影の研究，手術的アプローチの開発・実施などが主なものであった．これらの領域では今日でも意欲的な研究者，臨床医が脈々と伝統を引き継いでいる．

他方，多くの一般耳鼻咽喉科医にとって嚥下造影や手術的アプローチはやや敷居が高いといった感があり，嚥下障害は苦手とする分野であったが，日常の診療の延長線上にある内視鏡観察が役立つことが衆知のこととなり，最近になってリハビリテーションを含む嚥下障害の臨床に取り組む耳鼻咽喉科医が，次第に増えてきている．

ここでは，機会があれば嚥下障害を診るという意思をもった耳鼻咽喉科医が到達すべき一般的基準と，さらに積極的に嚥下障害を診ようとしたときに到達すべき努力目標としての専門的基準とを示す．臓器で割り振られた診療科である耳鼻咽喉科の医師は，咽喉頭に責任を持つ立場から嚥下障害の臨床の中で次のような役割と業務を担う．

なお，ここで言う内視鏡は経鼻的に挿入する軟性ファイバースコープのことであり，内視鏡的観察に先立って口腔からの視診（要すれば触診も）を行うことが通常である．

[注] 消化器内科とは食道・胃・腸・肝臓・胆のう・膵臓などの食物の消化吸収に関係する臓器を扱う内科であるが，昨今の内視鏡治療技術の進歩により，内視鏡による小手術（ポリープ切除や PEG（経皮内視鏡的胃瘻造設術）など）は外科のみでなく消化器内科でも一般的に行われている．一方，胃切除術後・胃の位置異常などで PEG が困難な症例では外科的に開腹して胃瘻または腸瘻を造設する必要がある．昨今は，PEG 困難症例に対し，内科的に PEJ（経皮内視鏡的空腸瘻造設術），PTEG（経皮経食道胃管挿入術）を施行する手技も開発されている．

(1) 診断・評価

1）主として咽喉頭の器質的・機能的な異常の有無を診断する．

口腔からの観察，内視鏡的観察を総合して器質的異常の有無を診断し，嚥下機能に関わる脳神経機能を評価する．鼻咽腔閉鎖，発声の評価は必須であり，構音も評価することが望ましい．

2）内視鏡的に，主として嚥下咽頭期，咽頭相を観察する．

内視鏡検査はビデオ録画することが望ましいが，たとえビデオ録画ができなくても嚥下能力を評価する有力な検査法である．場合に応じて，唾液，水分，食物などの嚥下の状態を内視鏡で観察する．得られた所見，その解釈などの診療情報を主治医や訓練担当者などに提供する．

3）嚥下造影を見て，少なくとも誤嚥の有無について評価し意見を述べる．

4）嚥下造影を見て，誤嚥以外の所見についても詳細に検討し意見を述べる．さらに自ら嚥下造影を行うこともある．

5）嚥下障害に関する身障者認定のための診断書が作成できる．

(2) リハビリテーション

6）口腔期・咽頭期の訓練について助言する．

内視鏡や嚥下造影の所見に基づいて，嚥下リハの内容，手法，さらに食物形態やペーシング，摂食量などについて意見を述べる．

7）嚥下訓練に同席できる場合，訓練中の咽喉頭所見をビデオ内視鏡で訓練担当者に供覧する．

8）手術的アプローチを実施する，もしくはその適応について言及する．

嚥下リハの限界を見極め，手術適応の適応を判断する．自らが行えなければ術者を紹介する．

(3) リスク管理

9）気管切開例でのカニューレの選択も含め，気道管理に協力する．

10）嚥下訓練に適したカニューレの選択について助言する．

一般的基準：1），2），3），5），7），9）
専門的基準：4），6），8），10）

頭頸部がん症例の主治医となる耳鼻咽喉科医は，耳鼻咽喉科医としての役割だけでなく，当然主治医としての役割を果たす．

6）歯科医の役割と業務内容

（吉田光由・谷本啓二）

歯科医は，歯科医療及び保健指導を掌ることによって，公衆衛生の向上及び増進に寄与し，もつて国民の健康な生活を確保するものと定義されている．他職種から見ると，歯科は一つの専門科目と思われがちだが，その教育課程においては一般に，保存，補綴，口腔外科，矯正，小児，予防，歯科放射線といったように各専門に分かれている．従って，歯科医と言っても，それぞれに得意分野があり，保険診療において，摂食機能療法をSTや看護師等に処方できる立場にあるからといって，すべての歯科医が摂食嚥下障害に精通しているわけではない．

主治医の役割の項目でも一部ふれられているように，歯科口腔外科医においては，器質的な摂食嚥下障害患者の主治医となるが，このような場合や脳性まひ等の先天性障害をもった小児発達期の摂食嚥下障害に関わる特殊な環境下にいる歯科医を除き，通常は，口腔の機能維持・回復を図る目的で歯科がチームの一員としての役割を果たすことになると思われる．

そこで，ここでの歯科医の役割は，歯科疾患に伴う疼痛の管理や歯の欠損に対する補綴処置など，一般の開業歯科医に依頼してもおおむね実施可能な役割を一般的な業務内容とし，要介護高齢者などの摂食嚥下障害を評価，診断できることを専門的な業務内容と考えて，以下のように役割を考えた．

(1) 診断・評価

1）口腔内の疾患の診査，診断が行える．
2）口腔清掃状態の評価ができる．
3）緊急処置，除痛処置が行える．
4）摂食・嚥下障害を見つけ出すことができる．

5) 口唇閉鎖や舌運動といった嚥下に関わる口腔機能の評価ができる．
6) VF検査に参加し，専門的立場から意見が述べられる．
7) 必要とする摂食機能療法や専門的口腔ケアを立案できる．また，必要に応じて適切な医療機関へ紹介できる．

(2) リハビリテーション

8) 歯の欠損に対して，適切な補綴処置が行える．
9) 歯科衛生士に対して，専門的口腔ケアが処方できる．
10) 言語聴覚士に対して，口腔機能の維持・間接訓練の処方ができる．また，直接訓練の処方ができるようになれることが望ましい．

11) 看護職・介護職等に対して，口腔清掃について指導できる．
12) 看護職・介護職等に対して，正しい摂食方法について説明できる．
13) 摂食嚥下機能の維持・向上のために必要な歯科処置（PLPやPAPを含む）が実施できる．または，実施できる医療機関に紹介できる．

(3) リスク管理

14) 口腔ケアの実施状況を監督できる．
15) 全身的な変化を見落とさず，主治医に連絡できる．

一般的基準：1)，2)，3)，8)，9)，14)
専門的基準：4)，5)，6)，7)，10)，11)，12)，13)，15)

4) 指示を受ける側の役割と業務内容

1) 言語聴覚士の役割と業務内容

（苅安　誠・藤原百合）

平成9年に漸く制定された言語聴覚士法には，「言語聴覚士」とは「音声機能，言語機能又は聴覚に障害のある者についてその機能の維持向上を図るため，言語訓練その他の訓練，これに必要な検査及び助言，指導その他の援助を行うことを業とする（第2条）」と規定されている．従来のST業務はこうしたコミュニケーション障害に関わるものであったが，発声・発語は呼吸や摂食・嚥下といった生命維持に不可欠な解剖学的・生理学的機構に付加された機能であり，また近年の摂食・嚥下リハビリテーションに対する関心の高まりもあって，リハビリテーションに関わる専門職のなかでは初めて「言語聴覚士は，診療の補助として，医師または歯科医師の指示の下に，嚥下訓練を行うことを業とすることができる（第42条）」と明記された．

上記の業務規定より，次の諸点を読みとることができる．

1．対象：医師・歯科医師から指示（紹介・依頼）のあった症例に限定
2．行為：診療補助としての嚥下訓練とそれに必要な評価・観察・指導・助言
3．業務：嚥下訓練は条件が整えば従事できるという選択業務としての性質をもつ

平成14年には診療報酬に「言語聴覚療法」が規定され施設基準も定められたことにより，STの需要が増加し職域もひろがっている．近年は，入院患者の高齢化に伴い，肺炎や認知症に伴う嚥下困難が多い．経口摂取の判断にあたり，STに評価をという施設は少なくない．病院勤務STの業務の過半は嚥下であることも調査で明らかにされている．STは養成の課程で摂食嚥下（障害）を2～3単位履修している．臨床の場でより専門性を高め，最新の知識を得ることが求められている．「誰もが身近なところで摂食・嚥下リハビリテー

[注1] 岡田澄子：Ⅲ摂食・嚥下機能向上のための取り組み4. さらなるステップアップ！認定言語聴覚士（摂食・嚥下障害領域）誕生へ. PDN通信, 25号（2009年1月）, http://www.peg.or.jp/paper/article/enge_kinou/3-4.html より.

ションを受けられるように」という社会ニーズに応えるために，核となるSTを養成し，全国に摂食・嚥下リハビリテーションを広めるために，平成20年から日本言語聴覚士協会は認定言語聴覚士（摂食・嚥下障害領域）の講習会を隔年で行っている．認定言語聴覚士（摂食・嚥下障害領域）は，「摂食・嚥下に関する臨床経験6年目以上」および「協会が定める生涯学習プログラム（基礎・専門）を修了」という条件を満たしていることで登録できる．週末（土日）3回の集中講義で25コマ，スペシャリストが伝授というカリキュラムになっており，最新の研究成果に基づいた，実践的な内容が盛り込まれている[注1]．

以下に「必ずしも摂食・嚥下リハに関わる専門家集団のいない施設でもSTであればできる業務（一般的基準）」と「摂食・嚥下リハに取り組む専門家集団がいる施設でSTがチームの一員として行う業務（専門的基準）」の2段階でSTの役割を整理してみた．

(1) 診断・評価

1）担当症例における嚥下の問題の発見（問診や情報より）
2）嚥下障害の疑いがある時，主治医（医師・歯科医師）へ精査の提言
3）非VF検査（水飲みテスト・反復唾液嚥下検査等）の実施と評価
4）口腔（音声・嚥下）器官（形態・随意運動・反射運動）の観察と評価
5）喉頭機能検査（発声・咳嗽）の実施と評価
＊呼吸機能も関与する
6）関連機能（認知・精神・言語・聴覚・視覚）の評価
7）VF（嚥下造影）検査（特に口腔・咽頭期嚥下障害）やVE検査の評価への参加[注2]
8）摂食・嚥下機能の総合評価（医師・歯科医師とともに）

9）重症度判定と予後推定（主治医への提案）
10）摂食・嚥下障害のゴール設定（主治医・リハ担当医への提案）
11）適切な訓練法の選択を含む訓練計画の立案（主治医・リハ担当医への提案）

(2) リハビリテーション

12）基礎的（間接）訓練の実施と看護師・介護者への指導
嚥下関連器官の運動（他動・自動），空嚥下，気道防御法，冷圧刺激等
13）医師・看護師及びリハ・スタッフへの認知・言語面の情報提供
14）摂食（直接）訓練の実施と看護師・介護者への指導
誤嚥を防ぐ手段としての代償的方法を含む飲食物を用いた訓練
15）適切な食形態について栄養士との協議
16）訓練効果の測定・評価

(3) リスク管理

17）検査・訓練前の患者の全身状態・体調の確認
18）訓練時，患者の変化（呼吸・顔色などのバイタルサイン，むせ，声質の変化等）の観察と報告
19）検査・訓練時のマスク・手袋着用と事後の手洗いの励行
20）検査・訓練に使用する物品や機器の管理
21）嚥下訓練時の吸引
22）VF検査に立ち会う場合，過剰な放射線被曝の回避

> 一般的基準：1），2），3），4），5），6），12），13），15），16），17），18），19）
> 専門的基準：7），8），9），10），11），14），21），22）

なお，14）摂食（直接）訓練は，障害の程度が軽度であれば一般的基準にも適用，20）吸引については，各施設の状況でトレーニングのもと，安全性を十分に確認してから行うものとする

[注2] 原則的に，医師・歯科医師とともに評価を行う．STが行う評価の対象は嚥下能力・機能（嚥下運動と食塊移送の状態）であり，その原因と考えられる口腔～咽頭の器質的疾患の診断は専門の医師・歯科医師の裁量となるが，診察への提言はできる．

2）看護師の役割と業務内容

（鎌倉やよい）

　昭和23年に制定された保健師助産師看護師法（平成13年改正）によって，看護師は「厚生労働大臣の免許を受けて，傷病者若しくはじょく婦に対する療養上の世話又は診療の補助を行うことを業とする者をいう．（第5条）」，准看護師は「都道府県知事の免許を受けて，医師，歯科医師又は看護師の指示を受けて，前条に規定することを業とする者をいう．（第6条）」と定義されている．

　また，第31条第1項，第32条において，看護師及び准看護師以外の者が第5条及び第6条に規定する業を行うことを禁止している．そのため，言語聴覚士法，理学療法士及び作業療法士法では，「保健師助産師看護師法第31条第1項及び第32条の規定にかかわらず，診療の補助として（中略）を行うことを業とすることができる．」と限定して規定されている．

　さらに，診療の補助として実施できる医療行為の範囲が，「保健師，助産師，看護師又は准看護師は，主治の医師又は歯科医師の指示があった場合を除くほか，診療機械を使用し，医薬品を授与し，医薬品について指示をしその他医師又は歯科医師が行うのでなければ衛生上危害を生ずるおそれのある行為をしてはならない．ただし，臨時応急の手当てをし，（中略）をする場合は，この限りでない．（第37条）」と規定されている．

　これらの規定から，看護師は医療を受ける人の療養生活を援助する役割を有し，医師または歯科医師の指示のもとに，診療の補助として最も広範囲に医療行為を実施できる専門職といえる．また，看護師の守備範囲は広く，医療のすべての専門領域において活動することができる．その活動の場は，病院のみならず，在宅医療にも及ぶことから，摂食・嚥下障害に対する医療の担い手として期待される．

　従来，看護師は守備範囲が広いことから，ジェネラリストとしての機能を求められてきた．しかし，医療の高度化複雑化に対応して，日本看護協会が認定看護師制度を開始した．これは，特定された看護分野における高度専門職として卓越した技術を用いて実践し，看護師を指導するものである．摂食・嚥下障害看護認定看護師は2006年7月に誕生した．5年以上の臨床経験，そのうち3年以上摂食・嚥下障害領域の経験を有し，当該認定看護師教育課程に合格し，600時間以上の専門教育を修了後，日本看護協会が実施する認定審査に合格すると，摂食・嚥下障害看護認定看護師として登録される．

　また，日本摂食・嚥下リハビリテーション学会が認定士制度を開始した．学会が提供するインターネット学習プログラムを修了し，臨床経験などの基礎的要件を満たすことによって，学会が実施する認定試験を受験することができる．合格すると「日本摂食・嚥下リハビリテーション学会認定士」として，職種別に学会に登録される．両資格とも5年ごとに認定更新審査があるため，摂食・嚥下リハビリテーションにかかわる活動を継続して，専門知識と技術を研鑽することが求められる．

　摂食・嚥下障害患者への医療において，看護師の役割と業務内容を示すに当たり，ジェネラリストとしての看護師の役割と摂食・嚥下障害看護に精通した看護師との役割は異なってくる．前者が実施する業務を一般的基準とし，後者の摂食・嚥下障害看護認定看護師及び学会認定士が実施する業務を専門的基準とした．

(1) 診断・評価

　1）原疾患の急性期と回復期における嚥下障害の諸徴候について観察し，記録する．

　2）病棟の生活における摂食・嚥下障害の諸徴候を観察し，記録する．

　3）摂食・嚥下機能に関する脳神経系フィジカル・アセスメントを実施評価し，記録する．

　4）スクリーニングテスト（反復唾液嚥下テスト，水飲みテスト，改訂水飲みテスト，フードテスト）を実施評価し，記録する．

　5）観察・フィジカルアセスメント・テストの結果等に問題があれば主治医に報告する．

　6）嚥下内視鏡検査及び嚥下造影検査に参加する．

　7）専門職チームによる摂食・嚥下機能の総合

評価，訓練計画の立案へ参加する．

(2) リハビリテーション

8) 原疾患の急性期から，口腔ケアを行う．
9) 原疾患の急性期から，基礎的（間接）訓練を実施する．
10) 患者の摂食・嚥下機能を観察し，記録し，訓練の効果を主治医へ報告する．
11) 専門職チームへ，患者の経過記録に関するサマリーを提供する．
12) 専門職チームの訓練計画立案後は，病棟で基礎的（間接）訓練を反復実施する．
13) 専門職チームの訓練計画立案後は，病棟で摂食（直接）訓練を反復実施する．

(3) リスク管理

14) 経時的にバイタルサインを測定し，記録し，異常があれば主治医に報告する．
15) 定期的に呼吸音を聴診し，血液データ，発熱などから誤嚥性肺炎の徴候を把握する．
16) 指示された輸液管理を安全に実施する．
17) 水分出納を記録し，脱水を予防する．
18) 指示された経管栄養を安全に実施する．
19) 嚥下食を安全に摂取できるように介助し，摂取量を記録する．
20) 栄養摂取量，血液生化学データ，体重などから，定期的に栄養状態を評価し，低栄養を予防する．
21) 訓練時には吸引器を設置し，吸引時の必要物品を準備し，緊急時に直ちに吸引できる環境を設定する．必要に応じて，吸引を行う．
22) 訓練時にはパルスオキシメーターを準備し，酸素飽和度を測定し，酸素化障害を監視する．
23) 訓練前後には，呼吸音を聴診して，誤嚥を監視する．

　　一般的基準：1), 2), 8), 9), 14), 15), 16), 18), 21)
　　専門的基準：3), 4), 5), 6), 7), 10), 11), 12), 13), 17), 19), 20), 22), 23)

3) 理学療法士の役割と業務内容

（太田清人）

　理学療法とは，物理的手法により疼痛，疾患，あるいは外傷を治療する方法であり，健康の増進，身体的廃疾の予防，疼痛疾患，あるいは外傷によって不具となった人の評価と社会復帰，内科的，外科的方法と対峙するものとしての物理的治療手法による治療に携わる職業であると定義されている．理学療法の最も中核をなすものは運動療法で，その他に日常生活動作（以下 ADL）訓練，物理療法，呼吸リハビリテーション（以下呼吸リハ）などがある．

　近年，理学療法士（以下 PT）にも専門性が問われるようになり中枢神経疾患，整形疾患，呼吸器疾患，小児疾患など疾患別に専門性が分類され，かつ各疾患が急性期，亜急性期，慢性期で治療技術が異なり，それぞれ異なった治療体系を成している．勤務している病院により対応疾患も異なり，従って同じ PT でも整形疾患しか携わっていない PT や慢性期疾患しか対応出来ない PT が存在する．また呼吸リハの技術は学校で一応のことは習うが臨床に使えるまでにはほど遠く，実際に患者の治療が行える PT は非常に少ないのが現状である．特に摂食・嚥下障害は中枢神経疾患，頭頸部腫瘍術後，呼吸器疾患，小児疾患など多岐にわたり関係しており，治療を行うに当たり，それらすべてに精通していなければならず，よって一般的な PT が摂食・嚥下障害に携わっていくのは現時点では少々難しく思われる．しかし近年の嚥下ブームで摂食・嚥下障害に興味を示す PT が増えてきたのも事実である．我々 PT が嚥下障害患者に直接関係するのは主に頸・体幹機能と呼吸機能の維持及び改善，良姿位設定と考える．

(1) 診断・評価

1) 嚥下・呼吸に関与する器官の関節可動域（ROM）測定および徒手による筋力検査（MMT）をする．
　頭・頸部，体幹の可動域および筋力を測定する．肩甲骨，鎖骨，肩関節の動きは嚥下の際の舌骨下筋群の固定や呼吸の際の胸郭の動き及び呼吸補助

として大きく関与してくる．

2）口腔周囲の評価をする．

顔面感覚評価や車軸点周囲筋群の機能評価を行う．

3）呼吸を総合的に評価する．

(1) 呼吸パターンや呼吸筋力，咳嗽能力などの呼吸機能評価をする．

(2) 誤嚥パターンや誤嚥量，誤嚥物の質，誤嚥時の呼吸状態など把握する．

4）ADL評価（全身の機能評価として）

(1) 基本的な起居移動動作や姿勢の評価を行う．

(2) 座位レベルや摂食姿勢，呼吸姿勢など嚥下・呼吸に適した姿勢を評価する．

(2) リハビリテーション

5）頭頸部・体幹リラクゼーションおよびROM訓練（他動的ROM訓練，ストレッチなど），必要に応じて筋力増強訓練を行う．

6）顔面筋促通：筋再教育，電気的促通など顔面筋機能訓練

7）呼吸リハビリテーションを行う．

誤嚥物喀出（排痰法ではなかなか誤嚥物は出てこない）や咳嗽訓練，呼吸パターン訓練などを行う．

8）ADL（主に基本的な起居移動動作）訓練を行う．また誤嚥防止姿位や安全な摂食姿勢などポジショニング（良姿位設定）を行う．

(3) リスク管理

9）誤嚥の際，誤嚥物の排出を行う．

10）呼吸状態を把握し常に呼吸の安定した状態にする．

11）訓練時の転倒防止に努める．

　一般的基準：3) (1), 4) (1), 5), 8)
　専門的基準：1), 2), 3) (2), 4) (2), 6), 7), 9), 10), 11)

4）作業療法士の役割と業務内容

（東嶋美佐子）

作業療法士は，昭和40年に法律第137号として制定された「理学療法士及び作業療法士法」により誕生した医療の専門職である．作業療法の実施については，法的に医師の指示が必要であることが明記されている．

作業療法士の障害者に対する主な役割は，日常生活活動の再構築に対する諸支援であり，嚥下障害者に対する役割も基本的には同じである．日常生活活動の中でも特に食事動作に対して，その障害原因を分析（評価）して，障害（機能障害）を取り除くための機能訓練を行う．さらに機能訓練を行っても機能が改善せず動作上の障害（能力障害）が残存した場合は，健全な部分を活用（代償法）しての動作訓練や自助具をはじめとした補装具の検討や作成などの支援を行う．

このように作業療法士であれば，食事という行為の動作上に生じた諸問題の除去に対する対応は十分可能である．しかし目に見えない食物の移送過程で生じた諸問題が，動作上の諸問題とどのように関連しあっているのかについての評価や，それに対する対応は不十分である．

ここでは，作業療法士であれば，すぐにでも自信をもって果たすことができる業務内容を一般的基準とし，さらに嚥下障害者に対して作業療法士として積極的関わりを要求された場合，従来の知識や技術にプラスアルファの補足をすれば十分到達可能な業務内容を専門的基準と考えて下記にその内容を述べる．

(1) 診断・評価

摂食・嚥下障害のリハビリテーション遂行のために，障害されている身体機能，精神機能，日常生活活動と，残存している身体機能，精神機能，日常生活活動を評価する．さらに転帰先の環境因子や個人因子に関する情報を収集して評価する．

1）身体機能として，脳神経，筋力，関節可動域，座位バランス，体力，意識，高次脳機能などを評価する．

2）精神機能として，知能（認知症），精神医学的症状，意欲，理解力，情動などを評価する．

3）日常生活活動として，座位保持能力，スプーンや箸の操作能力，食器の保持能力，口への運搬能力，利き手や非利き手の能力などを評価する．

4）環境や個人因子として，転帰先の環境，条件，経済状態，介護者の実態，社会資源の状況などを評価する．

5）食事の総合能力として，摂食能力（咀嚼力・口腔内保持力・送り込み力），嚥下機能（嚥下反射の状態），食事動作の三つを統合した実際の食事場面を設定して，問題点の焦点化，予後予測，リスク，治療方針などの目的のために評価する．

(2) リハビリテーション

診断・評価によって得られた情報から，作業療法士としては下記の項目に障害が認められた場合にその治療に関与する．

6）身体機能として，頸部・体幹・上肢などの筋力や関節可動域や協調性，座位バランス，意識障害，観念失行や半側空間失認などの高次脳機能（失認・失行）などの治療を行う．

7）精神機能として，認知症や精神疾患に伴う摂食行動障害への対応，精神活動力（意欲など）の賦活や維持などの治療を行う．

8）日常生活活動として，座位耐久性，利き手交換，自助具や補装具の検討と作成，箸やスプーンや食器の操作，口への運搬動作など，食事という行為を構成しているパーツに分解して，パーツごとの治療を行う．

9）摂食・嚥下過程に直接的な影響を与える口腔顔面失行に対して，非食物及び食物を用いた治療を行う．

10）個々の症例に適した食事姿勢や食事環境（個人用として製作された自助具や補装具も使用して，食事の場所など）を設定して，実際の食物を用いて，食事動作と摂食・嚥下能力と食事環境の三つを統合した条件下での治療を行う．

11）10）についての指導を，家族，その他の関係者に対して行う．

(3) リスク管理

12）リハビリテーション実施の是非に対するバイタルの条件，筋の伸張や関節の矯正に対する負荷の程度，禁止している動きや動作などに関する情報を，文書で医師よりもらった後に治療を実施する．

13）評価や治療のために食物を用いる場合は，改めて医師からの文書による指示をもらった後に治療を実施する．

14）チーム内の他の職種から食事姿勢や食事環境設定に必要な情報を収集する．また作業療法士に情報を求められた場合はその提供や助言を行う．

一般的基準：1) 2) 3) 4), 6), 7), 8), 12)
専門的基準：5), 9), 10), 11), 13), 14)

5）歯科衛生士の役割と業務内容

（石田眞南・藤原ゆみ）

歯科衛生士の業務とは，歯科医師の指導の下に歯科診療補助，歯牙及び口腔疾患の予防処置，歯科保健指導を行うものと定められている．

現在の社会情勢の変化や国民の健康に対する関心の高まりから，中心業務が歯科予防処置・歯科保健指導へと重点が移行してきた．また，歯科保健指導の一環・拡大として摂食・嚥下障害に対するリハビリテーションの取り組みを始めている歯科衛生士も増えている．

(1) 診断・評価

1）問診ならびに口腔観察時に口腔内の異常や問題を発見できる．

2）準備期から口腔期までの各器官の静的，動的観察ができる

3）口腔ケア・リハビリテーション訓練時に，先行期から咽頭期までの諸刺激による反応を診ることができる

4）スクリーニング検査・VF 検査・VE 検査に参加し，個人の状況を正しく理解した上で，安全な口腔ケアを行うことができる

5）食事中の外部観察評価ができる

(2) リハビリテーション

6）歯科医療・歯科疾患に対する処置などの補助業務を行う．

7）歯科医師の下，専門的口腔ケアを行う．

A．器質的ケア…専門的口腔清掃を中心としたケア

B．機能的ケア…間接訓練等も用いた口腔機能維持・回復を目的としたケア
　C．安全な姿勢，食べ方の指導，食形態・食材・調理の工夫などを中心とした直接訓練（「医師・歯科医師の業務内容」で紹介された軽度例を対象とする）
　8）摂食・嚥下障害のチームアプローチに関わる他職種や家族に対して口腔清掃の指導を行い，指導後の経過確認ができる．

(3) リスク管理・歯科衛生士が行う口腔管理

　9）口腔内の異常または全身状況の変調などに気づくことができ，すばやく主治医・歯科医師に報告できる．

> 一般的基準：1），5），6）A，6）B，7），8）
> 専門的基準：2），3），4），6）C

6）管理栄養士の役割と業務内容

（田川麗子）

　管理栄養士とは，栄養士法（第一条2）においては，傷病者に対する療養のため必要な栄養の指導，個人の身体の状況，栄養状態等に応じた高度の専門的知識及び技術を要する健康の保持増進のための栄養の指導並びに特定多数人に対して継続的に食事を提供する施設における利用者の身体の状況，栄養状態，利用の状況等に応じた特別の配慮を必要とする給食管理及びこれらの施設に対する栄養改善上必要な指導等を行うことを業とするものをいうとされている．
　また，医療施設（社会福祉施設でも準じたものあり）では，入院時の食事提供は，入院時食事療養の基準等により提供されている．
　趣旨は，食事は医療の一環として提供されるべきものであり，それぞれの患者の病状に応じて必要とする栄養量が与えられ，食事の質の向上と患者サービスの改善をめざして行われるべきものである（平成6年8月5日保険発104号）とされている．食事療養を担当する者（管理栄養士）の業務には，栄養指導，食事療養の効果判定等があげられている．

(1) 評価・診断

　1）栄養評価（栄養状態の評価・栄養アセスメント）を行い，その情報を医師等に提供する．
　（1）身体計測
　（2）生理・生化学検査より評価
　（3）臨床診査（既往歴，現病歴，体重歴，現在の病態や臨床症状の観察と食事の摂食状況を調査）
　2）栄養必要量と所要量を算出する．
　3）嚥下障害の疑いがある場合には，主治医へ提言する．
　4）VF（嚥下造影）検査と評価へ参加する．
　5）栄養アセスメントを行ったうえで，適切な経腸栄養剤や栄養補助食品を選択する．

(2) リハビリテーション

　6）嚥下食を提供（食物形態の工夫・調理担当者への指導）する．
　7）摂食状態や栄養状態の評価と栄養管理を行う．
　8）嚥下食の研究・開発を行う．
　9）嚥下造影用検査食の提供をする．
　10）本人・家族への入院中・退院時・外来での栄養指導を行う．
　評価や栄養指導で得られた情報を医師や看護師等のスタッフへ報告・提供する．

(3) リスク管理

　11）嚥下食は衛生面に留意し，安全なものを提供する．
　12）VF検査に立ち会う場合の過剰な放射線被曝を回避する．

> 一般的基準：1），2），3），6），7），10），11）
> 専門的基準：4），5），8），9），12）

7）診療放射線技師の役割と業務内容

（大塚昌彦・谷本啓二）

　診療放射線技師とは，診療放射線技師法第二条2により，「厚生労働大臣の免許を受けて，医師又

は歯科医師の指示の下に，放射線を人体に対して照射（撮影を含み，照射機器又は放射性同位元素（その化合物及び放射性同位元素又はその化合物の含有物を含む．）を人体内にそう入して行うものを除く．以下同じ．）することを業とする者をいう．」と規定されている．すなわち，医師・歯科医師以外では，唯一人体に対し放射線を照射することができ，X線（放射線）画像をみる機会が最も多い職種である．

そのため，すべての撮影画像ではないが，多くの単純X線画像では，撮影した技師が撮影目的を満たす写真が撮影されているかどうかを判断する能力が要求される．それらに加え，患者からX線被曝等について相談されたとき，適切な回答を提供する知識も要求される．嚥下障害の臨床で用いられるビデオ嚥下造影検査（VF）においても，診療放射線技師はなくてはならない職種であるが，技師教育の中でVFの教育は行われていないため，VFを開始するにあたって，診療放射線技師自身若干の学習が必要となる．VF検査は，嚥下障害の疑われる患者に行い，検査によって得られるであろう情報を治療方針に生かすことができる場合に適応とされる．検査の目的は，診断のための検査と治療のための検査に大きく分けられ，診断のための検査では形態的異常，機能的異常，誤嚥，残留部位，残留量などを明らかにする．治療のための検査では，食品や体位，摂食方法などを調整することで安全に嚥下し，誤嚥や咽頭残留を減少させる方法を探す．VFの適応となる患者の多くは，咽頭期の嚥下障害をもっていることが多く，誤嚥に対するリスクは極めて高いため，検査は，誤嚥したとき副作用が最も少なくなるよう工夫して行う必要がある．また，誤嚥の有無は食品の粘性や性状によって大きな影響を受けるため，検査用の模擬食品（造影剤により造影性を与えられた検査食）の工夫はきわめて重要である．誤嚥の検査は側面が基本で必要に応じて正面を追加する．同様に口腔・咽頭の検査に引き続いて食道の検査を行う．以下に，一般的基準と専門的基準を説明する．

(1) 検査前（準備を含む）

1）透視装置およびビデオ（音声入力を含む）や，それに代わる記録システムなど必要な周辺機器について知識をもち，これらを接続することができる．

2）VF検査に応じた適切な検査環境を構築することができ，専用椅子などに関しても情報を提供することができる．

3）車椅子などで来た患者の口腔から咽頭を撮影する環境を整えることができる．

4）検査食品に造影性を付与するとき，造影剤の希釈などによる造影性の変化について，適切な助言ができる．

5）造影剤の種類や性状などについて情報を入手し，相談にのることができる．

6）検査中の患者および検査者の被曝を管理するとともに，被曝低減を図ることができる．

7）VFに関する被曝について知識をもち説明することができる（注1～3）．

(2) 検査中

8）対象患者は種々のリスクを伴った場合が多いので，安全面に関してより注意して検査を行う．

9）検査者の求めに応じて，管電圧調整などにより適切な画質を提供することができる．

10）検査者の求めに応じて，透視装置を操作して，適切な解剖学的部位を描出することができる．

11）検査者が照射野内に入った場合，注意を促したり，より被曝の少ないポジション（立ち位置）への誘導など適切なアドバイスをすることができる．

(3) 検査後

12）得られたVF画像を保存して管理することができる．

13）得られたVF画像を関連職種に提供することができる．

14）得られたVF画像に対し，画像処理などを用いて，より診断価値の向上を図ることができる．

> 一般的基準：1), 3), 4), 5), 6), 8), 9), 10), 11), 12), 13)
> 専門的基準：2), 7), 14)

注1：長谷川純, 砂屋敷忠, 武内和弘. 嚥下ビデオ透視検査時の放射線被曝による被検者の臓器線量. 広島県立保健福祉短期大学紀要 4 (2)：55-60, 1999.

注2：関根紀夫, 伊藤彰義. 嚥下造影における画像処理の有用性. 日摂食嚥下リハ会誌 5 (1)：11-19, 2001.

注3：大塚昌彦. 嚥下造影検査における患者被曝線量の低減と画像の計測精度向上に関する研究. 歯科放射線 44 (1)：1-15, 2004.

（本ガイドラインは，「日本嚥下障害臨床研究会」ホームページより，一部修正して掲載）

第5章 チームアプローチの実践

3 チームアプローチの実践例

1 聖隷三方原病院

当院では嚥下チームが常時活動している．

どの症例も嚥下チームを中心としたチームアプローチの実践例であるが，ここでは典型的な仮性球麻痺例と対応に苦慮した球麻痺例を紹介する．とくにチームアプローチに重点をおいた記載はしていないが，役割分担や他科との連携を理解していただければと思う．チームアプローチにおいて一番大切なことはコミュニケーションである．

症例1 仮性（偽性）球麻痺

AT　59歳　右利き男性

病名：脳内出血（右被殻），多発性脳血管障害
既往歴：1992年3月29日右片麻痺となるも社会復帰．
病歴：1996年11月20日，左片麻痺が出現し救急病院に搬送され，同院脳外科にて開頭血腫除去術を受けた．急性期を脱し，リハビリテーションが開始された．しかし，嚥下障害は重度で，唾液によるむせもあったために，基礎的嚥下訓練が行われ胃瘻を造設し経管栄養を受けていた．また，下痢がひどく肛門周囲のただれのために，経管栄養の速度を遅くし，日中長時間臥床となっていた．その後も患者，家族の経口摂取への希望が強く，1997年3月15日嚥下訓練の目的で当院に転院となった．
CT：発症直後のCTでは右被殻に3×2×3cmの血腫を認め，周囲に脳浮腫，脳室穿破を伴っていた．ほかに，左尾状核，被殻などに低吸収域を認めた（図1-1）．
MRI：1997年3月26日撮影のMRI画像（横川メディカル Signa 1.5T　T2強調画像）を示す．両側基底核部から皮質下白質に多発性脳血管病変を認めた（図1-2）．

入院時評価
機能障害
1．両側片麻痺　上田式12グレード
　　右：上肢11，手指11，下肢11
　　左：上肢3，手指3，下肢8
2．左上下肢感覚　中等度鈍麻
3．仮性球麻痺（構音障害，嚥下障害）
4．感情失禁
5．長谷川式簡易知能評価スケール23点（/30点）

能力障害
ADL全介助，ナースコール操作可能，構音障害は重度のためコミュニケーションは筆談が主であった．
摂食・嚥下障害重度（藤島の摂食・嚥下能力grade 3 A，胃瘻栄養），排泄はときに失禁を認めた．

方針
① まず下痢対策を行う．
② 次に，高度の仮性球麻痺があるが，イ）年齢が若い，ロ）適切な摂食・嚥下訓練が行われていない，ハ）発症3カ月である，ニ）意欲がある，などのことから適切な摂食・嚥下訓練を行うことで経口摂取可能と判断し，以下のプログラムを組んだ．
（1）OE法の導入
（2）胃瘻チューブはボタンに変更し温存するが，胃瘻からの注入では激しい下痢となるために当面は使用しない
（3）嚥下造影（VF），嚥下内視鏡（VE）での経時的評価

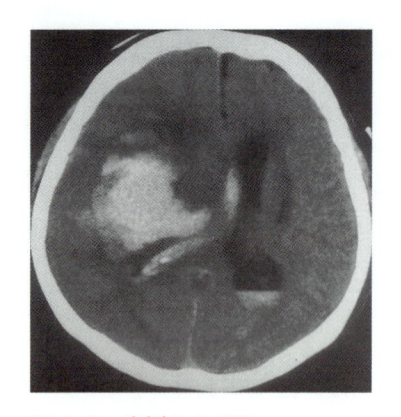

図 1-1 症例 1 の CT
右被殻出血, 脳室穿破, midline shift あり, 左放射冠の陳旧性脳梗塞

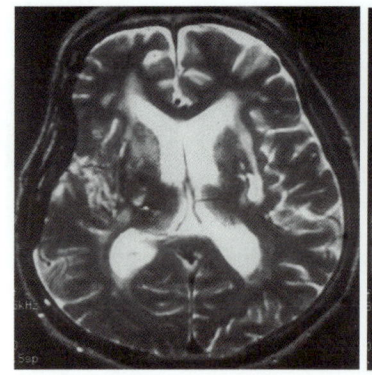

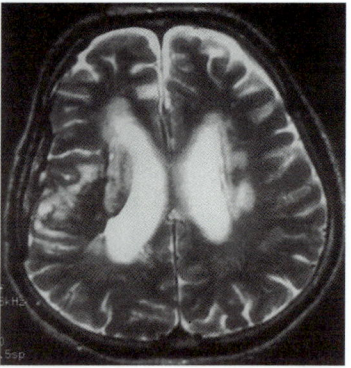

図 1-2 症例 1：MRI 所見, T2 強調画像
両側多発性病変を認める

表 1 症例 1 の評価とゴール

摂食・嚥下機能評価およびゴール	入院時グレード	ゴール	最終達成グレード
1. 食物認知	3	3	3
2. 食物の取り込み	1	2	1
3. 咀嚼	1	2	2
4. 口唇から奥舌部への移送			
90度座位	1	2	1
30度の仰臥位	1	3	2
5. 咽頭への送り込み			
90度座位	1	2	1
30度の仰臥位	2	3	2
6. 咽頭通過, 食道への送り込み			
30度仰臥位	2	3	3
	3：良好, 2：やや不良, 1：不良		
誤嚥	2	3	3
	3：誤嚥⊖, 2：侵入, 1：誤嚥⊕		
摂食・嚥下能力	3A	7	7A

(4) 口腔機能の評価と訓練：ST 処方
(5) ADL 訓練, とくに食器の工夫と使用法の訓練：OT 処方
(6) 排痰訓練, 体幹バランス訓練, 座位訓練, 体力アップ：PT 処方
(7) 段階的嚥下訓練：医師および ST, 担当ナース, 嚥下ナース
(8) 栄養指導：栄養士

摂食・嚥下の評価とゴール[1]は**表1**にまとめた.

経過（表 2）

入院当日胃瘻からの注入を中止して OE 法に変更したところ, 下痢は 3 日目に完全に消失した. また, 胃瘻チューブをボタン型に変更することで ADL 上, 邪魔にならず患者と家族に大変喜ばれた.

3 月 16 日に VE を実施. ゼラチンゼリー少量の丸飲みで咽頭残留や嚥下反射の遅れはあるものの誤嚥はなく, 摂取可能であることが確認された（**図 1-3**, グラビア頁**7**左図）. 基礎的嚥下訓練, 少量のゼリー摂取を開始していたが, 3 月 27 日初回の嚥下造影検査（表 2）で高度の口腔機能障害のため食塊形成や, 咽頭への送り込みが困難であるという口腔期の障害と, 喉頭蓋谷への残留, 嚥下反射の遅れのため誤嚥するという咽頭期の障害が認められた（**図 1-4**）. また, 誤嚥のさいには必ずむせがあり, 「むせと誤嚥がパラレル」であるこ

3 チームアプローチの実践例

表 2 症例 1 の経過

	3/15	3/16	3/27	3/28	4/7	4/25	5/14	5/19	5/22
摂食量（g）	0	50<	100	250	400	1400			
総蛋白	6.4		6.5		6.1		6.3		6.9
摂食訓練		ゼリー	嚥下Ⅰ		嚥下Ⅱ	嚥下Ⅱ＋ピューレ	嚥下Ⅲ＋ゼリー＊		
基礎訓練	←			継続					
補助栄養	OE								
食事介助		全介助							
VF			＋				＋		＋
VE		＋						＋	
PT, OT, ST	←			継続					
仰臥位			30°						

＊ピューレ，粥は口腔，咽頭でばらつき残留しやすいためゼリーと交互に嚥下するようにした．
OE：間欠的口腔-食道経管栄養法 oro-esophageal tube feeding，VF：嚥下造影 videofluoroscopic examination，
VE：嚥下内視鏡 videoendoscopic examination

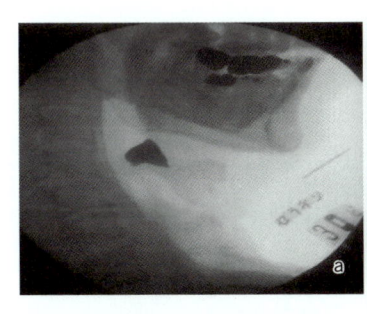

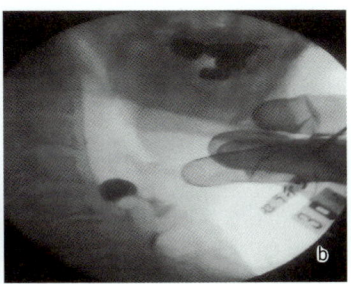

図 1-4 症例 1：初回 VF 所見
a．喉頭蓋谷への残留
b．梨状窩に達するも嚥下反射の遅れのため誤嚥

とがわかった．

以上のことから，30°ベッドアップで一口量を少なくしてゼラチンゼリーを丸飲みにて，誤嚥の有無をむせがあるかどうかで確認しながら摂食すればベッドサイドでも段階的に食事内容を上げていくことが可能と判断し，同日より嚥下食Ⅰ[1]を開始した．

摂食・嚥下能力のゴール[1]は grade 7 or 7 A：嚥下食で，条件が整えば 3 食とも経口摂取可能な状態（A：摂食介助）とした．その後の経過は表 2 にまとめた．

嚥下反射の惹起，一口量とも改善がみられ，嚥下食Ⅱへと順調に進んだが，嚥下食Ⅲでは口腔，咽頭内でばらつきやすく，VF や VE にて咽頭残留，誤嚥が確認された（図 1-3，グラビア頁 7 上図）．移送と送り込み[1]は重力を利用しなければならず positioning は 30°仰臥位を保ち，奥舌に食物を置くようにし，また口腔，咽頭残留についてはゼリーを交互に摂取することで残留を除去できることが判明した．よって 30°ベッドアップにて＜嚥下食Ⅲ＋ゼリー＞にアップすることとした．摂食介助は当初の ST，担当ナースから，妻，嚥下ナース，スタッフナース，ヘルパーへと広げていった．また栄養士が患者に合った嚥下食の提供と，在宅へつなげるため欠かせない妻に対しての嚥下食の作り方の指導を行った．そして 3 食とも経口摂取が安定してきた 5 月 15 日に胃瘻を抜去した．

摂食・嚥下能力は 3 A（条件が整えば誤嚥は減り，摂食訓練可能）から 7 A（介助で嚥下食のみで経口栄養可能）まで改善した．退院後は妻が嚥下食を作成，介助にあたり，2008 年 7 月現在も在宅生活中（12 年間肺炎なし）である．

いたずらに基礎訓練を長々と行うのではなく早期に摂食訓練を導入し，成功した例である．

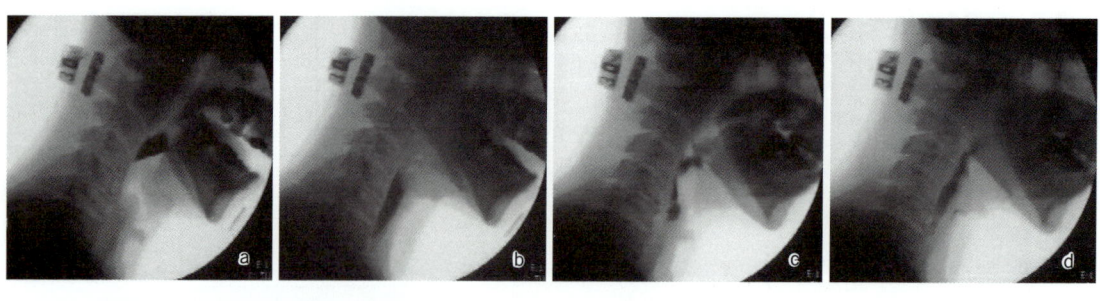

図1-5 症例1：終了時VF所見（退院前）
a→b：ゼラチン丸飲み，良好，c→d：ゼラチン形をくずした状態で嚥下すると誤嚥あり

症例2　球麻痺，手術とリハビリテーションで摂食が可能になった症例

NK　51歳　右利き男性

病名　クモ膜下出血術後，水頭症術後，脳梗塞
既往歴　特記すべきことなし
病歴　1996年4月14日，激しい頭痛と意識障害，呼吸障害で発症した．近医脳神経外科にて4月18日左中大脳動脈動脈瘤のクリッピング手術を受けた．術後脳血管攣縮による脳梗塞を生じた．気管切開を行い管理されたが，嚥下障害があり，9月4日内視鏡的胃瘻造設術（PEG）を受けた．9月10日，正常圧水頭症に対してV-Pシャント術を受けた．前医では経口摂取不可と診断されていたが，本人と家族の強い希望により嚥下訓練目的に1997年3月10日当院へ転院となった．

CT　1997年3月12日撮影のCTにて右小脳および左放線冠に脳梗塞を認めた（**図2-1**）．（なおMRIはクリッピングをしてあるために施行せず．正確な延髄病変は画像上は確認されていないが，後に行った輪状咽頭筋切断術のさいの病理所見で右の輪状咽頭筋が神経原性の筋萎縮を示していたことおよび臨床所見から右延髄病変があると考えられた．）

入院時評価
機能障害
1. 右片麻痺　上田式12グレード　上肢5，手指0，下肢5
2. 右知覚　表在，深部とも軽度低下
3. 廃用性の健側および体幹筋力低下
4. 球麻痺（軽度構音障害，嚥下障害）
5. 軽度認知症と不注意．頑固な性格
6. 気管カニューレは前医にて自己抜去していたが，痰が多く気切孔は閉鎖せず，気管瘻になっていた．

能力障害
ADLトランスファー監視，歩行軽介助，排泄ナースコール対応，更衣一部介助，発声可能で気管瘻を用手的に閉鎖すると声量が増し，コミュニケーションがとりやすくなる．摂食・嚥下障害は重症（grade 2A，胃瘻栄養）．

方針
① 高度の球麻痺で発症して1年以上経過しているが，嚥下のアプローチが全くなされておらず，機能の改善が見込める
② 軽度の認知症はあるがその場の指示理解はよい
③ 経口摂取に対する意欲がある
などのことから以下のプログラムを組んだ．
　また，リハビリテーションアプローチで経口摂取が不可能な場合は，手術適応についても検討することとした．
(1) 嚥下造影（VF）と内視鏡（VE）の経時的評価
(2) 口腔機能評価と訓練（摂食・嚥下および構音）：ST処方
(3) ADL訓練，左上肢機能訓練，精神的サポート：OT処方
(4) 排痰訓練，体幹バランス訓練，座位訓練，体力アップなど：PT処方
(5) 基礎的嚥下訓練，段階的摂食訓練：医師およびST，担当ナース，嚥下ナース

摂食・嚥下の評価とゴールは**表3**にまとめた．

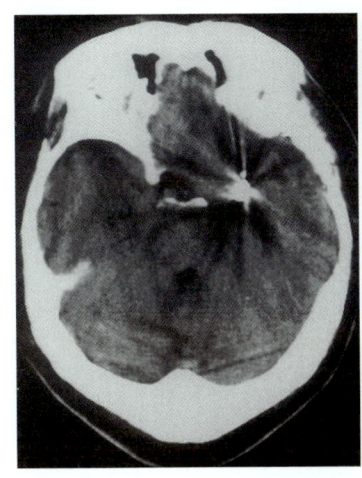

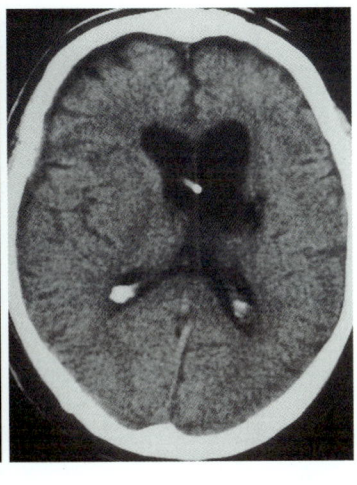

図 2-1　症例 2 の CT 画像

表 3　症例 2 の評価とゴール

摂食・嚥下機能評価およびゴール	開始時グレード	ゴール	最終達成グレード
1. 食物認知	3	3	3
2. 食物の取り込み	2	3	2
3. 咀嚼	2	3	3
4. 口唇から奥舌部への移送			
60 度座位	2	2	3
30 度以下の仰臥位	2	3	3
5. 咽頭への送り込み			
60 度座位	1	2	3
30 度以下の仰臥位	2	3	3
6. 咽頭通過，食道への送り込み			
60 度座位	1	2	3
30 度以下の仰臥位	1	3	3
嚥下反射	弱い	弱い	弱い
誤嚥	1	3	3
摂食・嚥下能力	2	7	7
気管カニューレ	気管瘻	レティナ	レティナ

経過（表 4）

3 月 13 日，初回の嚥下造影：嚥下反射は不確実で，喉頭挙上は不十分，輪状咽頭筋弛緩不全あり，梨状窩の残留物は誤嚥された（図 2-2）．左下側臥位で頸部を右に回旋させ，ゼラチンゼリーを丸飲みさせると誤嚥なく嚥下が可能であった（図 2-3）．内視鏡所見では常に大量の唾液が気管内に流入している様子が観察された（図 2-4，グラビア頁 **7**）．

以上の所見をもとに唾液の誤嚥はあるが 30°ベッドアップ左下の一側嚥下でゼラチン食の丸飲みであれば摂食可能で，嚥下力がアップすれば唾液の誤嚥も減少する可能性があると判断し，段階的摂食訓練を開始した．本症例では輪状咽頭部の静止圧が異常に高く，OE 法が困難であったため補助栄養はすでに造設されている胃瘻を用いた．順調に摂食訓練が進んだが，唾液の誤嚥と痰の量は減少しなかった．

1 カ月を経過した時点で摂食・嚥下グレードは 5 A（2 食嚥下食を摂食し，不足分を補助的に補う）であった．しかし，①体位の設定を守ることが苦痛，②摂食に時間がかかりすぎる：45 分でも全量経口摂取のカロリーに不足する，③唾液誤嚥のコントロールが困難，④患者の摂食意欲が高い，な

表 4 症例 2 の経過

	3/13	3/17	4/8	4/16	4/18	5/21	5/29	6/12	6/17	6/27	7/15	8/30
摂食量(g)	<50	200	400	600	0		<50	100	200	800	1000	1200
摂食訓練	ゼリー	Ⅰ	Ⅱ	Ⅲ	中止		ゼリー	Ⅰ	Ⅱ	Ⅱ		
基礎訓練	←				継続					継続		
補助栄養	胃瘻				IVH	手術	胃瘻			胃瘻		
食事介助			全介助				全介助			全介助		
VF	+						+		+	+	+	
VE	+	+					+			+	+	
PT, OT, ST	←		継続							継続		
体幹角度				30°			30°			30°	+	
気管カニューレ	気管瘻					カフ付				レティナ		
排痰量	+++		+++	+++	+++	++		+	+	+		+
肺炎	−	−	−	−	+	−		−	−	−	−	−

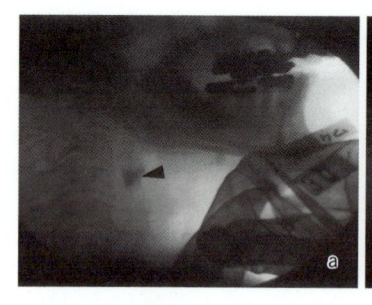

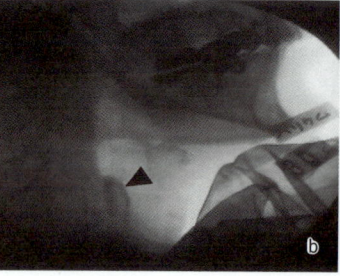

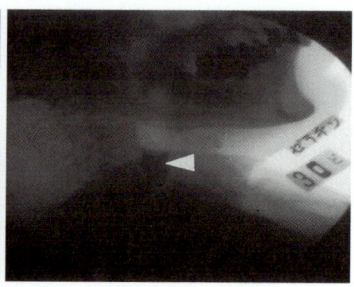

図 2-2 VF 所見
a：輪状咽頭筋弛緩不全あり，b：嚥下後の誤嚥あり，食塊は通過せず

図 2-3 左下側臥位，頸部右回旋位

どの理由で手術を検討していた．

本人と家族の決断を待つ間，嚥下食Ⅱを3食7日間摂取して問題がなかったため，4月16日に嚥下食Ⅲへ食形態をあげたところ，2日後の4月18日に肺炎を併発してしまった．初回の肺炎であったが，肺炎から肺炎誘発性の胸膜炎となり難治のため治療は呼吸器内科へ転科して行うこととなった．

リハビリテーションアプローチだけでは安全に経口摂取を行うことはできないことが明確となった．「喉頭閉鎖，永久気管瘻造設」という方法もあるが，以下の理由で輪状咽頭筋切断術プラス喉頭挙上術（棚橋法）を行うこととした．

① このままでは肺炎を繰り返し，生命の危険がある．
② 構音障害は軽度で，会話能力あり，会話能力を温存したい
③ 3食とも経口摂取したいという患者の意欲

が強い
④ 頸部の安定性が回復しており，随意的に頸部を動かすことができる
⑤ 言語による指示が入る

手術は5月21日に棚橋汀路先生の方法に準じて当院耳鼻咽喉科において行い，術後の嚥下訓練をリハビリテーション科で行った．術後嚥下機能は改善し，頸部突出法を順守すればほとんど誤嚥なく経口摂取可能となった．しかし術後も唾液の誤嚥は完全に消失せず，①抗コリン剤で唾液の量を減少させる，②吸引を頻回に行うこと，などで対処する必要があった．

また，頸部突出が不十分だと誤嚥することも続いた．棚橋先生にVFを見てご高診いただいたところ，手術は成功しているが，唾液の誤嚥を減少させるためにはさらに挙上を追加する必要があるとのコメントをいただいた．唾液は軽いので「落

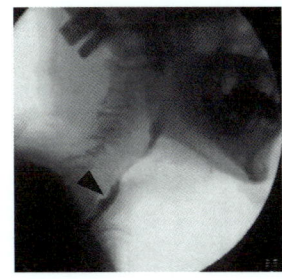

図 2-5 術後(5/29)VF
頸部突出法にて UES が開き，食塊は通過する

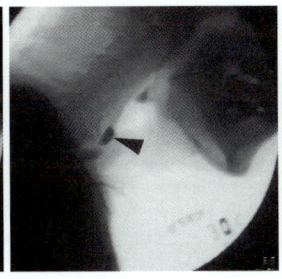

図 2-6 術後(6/12)VF
頸部突出が不十分だと食塊残留がある

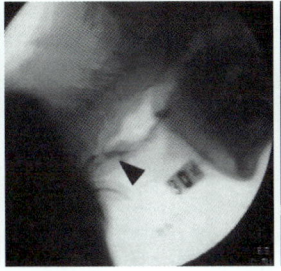

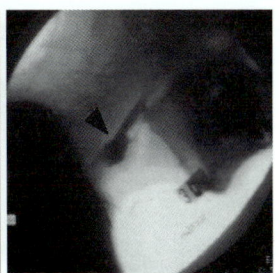

図 2-7 術後(6/12)VF
咽頭にび漫性に食塊が広がるとなかなか除去できない

とし込み」で嚥下する球麻痺患者ではコントロールが難しいとのことであった．

術後 5 月 29 日の VF 所見：頸部突出法で輪状咽頭部の開大が得られ嚥下可能（図 2-5）．

6 月 12 日の VF 所見：嚥下後の咽頭残留は多く，頸部突出が不十分であると残留は増加して誤嚥の危険はさらに増大すると考えられる（図 2-6），とくに咽頭にび漫性に広がった食塊は誤嚥の危険が高い（図 2-7）．

7 月 15 日の VE 所見：喉頭蓋谷，梨状窩に残留多く（図 2-8），喉頭侵入所見あり（図 2-9），咳払いで侵入しかかった食塊は喀出可能である（図 2-10）（図 2-8〜10，グラビア頁 **7**）．

9 月はじめには 30°ベッドアップ，頸部突出と咳払いの励行，ベタつくものとゼラチンゼリーとの交互嚥下で，嚥下食を 3 食経口摂取＋不足分を胃瘻から補助的に補う状態になった（グレード 6 A）．唾液の誤嚥は少量になっていて，嚥下に細心の注意を払えば誤嚥なく摂食可能であるが，患者はなかなか注意が持続せず誤嚥が起こる．喉頭挙上術追加を勧めたところ患者は再手術に同意したが，妻は再手術せずに在宅での嚥下訓練を希望したため，妻に介助法の指導を行い，自宅退院した．

在宅では訪問看護の指導を受けながら，妻が厳しく注意を守り摂食介護をした結果，大きなトラブルもなく慎重に経口摂取を続けることができた．12 月に検査目的で入院したさいの嚥下造影で，手術した輪状咽頭部の狭窄が進行していたので，バルーン訓練法を導入した．1998 年 3 月には，唾液の誤嚥は少量ずつ続いているが，軟菜，粥レベルの食事を注意しながら介助で摂取している．妻の監視下で自力摂食訓練も開始している．その後経過は順調で気切も閉鎖し，PEG も抜去できた．2008 年 5 月現在ほぼ常食を自力摂取できている（G.9）．認知症状も軽度だが改善している．

本症例は前医で経口摂取不可と診断されていた．しかし VF や VE で，より安全な体位や食物形態，摂取方法を確認し，チームアプローチを行うことで，経口摂取が可能となった．しかし訓練過程で肺炎を併発し，より慎重な食事内容のグレードアップの必要性を感じるとともに，摂食・嚥下訓練の難しさを再認識することとなった．

そして，手術を行ったが，当初はなかなか頸部突出や咳払いが確実にならず，誤嚥なく全量経口摂取という目標には至らなかった．今までの食習慣とは違う方法を本人がどこまで守れるか，認知症の程度や本人および家族の障害の受容ともからんで，最終的なゴールをどこにおくか困難であった症例である．しかし，あきらめずに指導を繰り返したことで最終的には在宅での全量摂取というゴールに到達できた．

このように，ひとつの症例を通しても，一つの課題が解決すると，次の課題が新たに現れてくる．さらに，症例ごとに，その課題は異なっていて，頭を悩ませる毎日が続いている．しかし，今後も，呼吸器科，耳鼻科はじめ，各科の医師の協力を得て，困難な症例にもチームアプローチで挑戦していきたい．

2　埼玉県総合リハセンター

　リハビリテーション医療におけるチームアプローチ（図1）の重要性が叫ばれて久しく[1]，摂食・嚥下障害へのアプローチにおいては，さらに歯科関係の専門職および栄養士が加わったチーム（図2）での働きかけが得られることにより，効果の向上が期待できる．しかし，リハ医療のなかで比較的新しい分野である摂食・嚥下障害へのアプローチを新しく始めようとするとき，それぞれの立場で複数の職種の理解を得て実践を進めることに難儀をされることが少なくないのではないだろうか．

　ここでは，一リハ施設である筆者の職場で，アプローチを始めた経緯と複数の職種で連携をとってアプローチした実例を紹介させていただく．ささやかではあるがその経験から，摂食・嚥下障害へのアプローチの実現へ向けての工夫を述べ，諸姉兄のご意見を賜り，今後に資することができればさいわいである．

1）当センターでの摂食・嚥下障害へのアプローチ

(1) 埼玉県総合リハビリテーションセンターの概要

　埼玉県総合リハビリテーションセンターは，1981年度に身体障害者更生相談所，医科・歯科診療所，身体障害者更生施設などからなる複合施設として開設された．1994年度にそれまでの診療所（19床）がリハ病院として120床に増床され，組織および職員数が拡充された（図3）．

(2) 摂食・嚥下障害へのアプローチの始まり

　摂食・嚥下障害へのアプローチは，STが構音障害の症例の食事場面を観察して方策を立てる必要を痛感したところから始まった．併せて，ちょうど同時期から「口腔周辺の機能障害」に関心を寄せたメンバーが集まり，勉強会を始めた．そこでの意見交換と知識を積み重ねることによって実践を始めるに至った．

　摂食・嚥下障害へのアプローチの最初の症例Sさんは，脳出血による重度構音障害例（53歳男性）

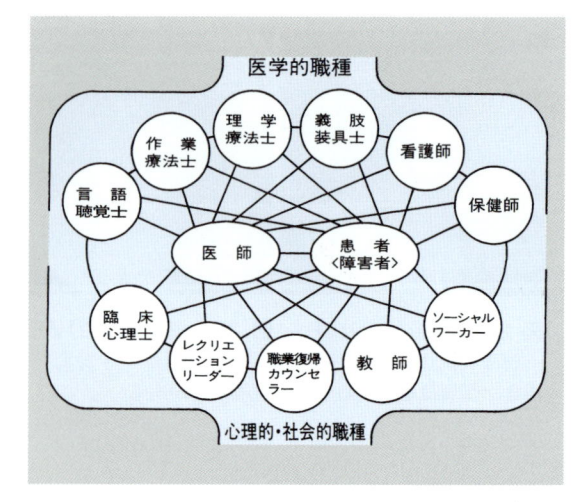

図1　リハビリテーションのチームアプローチ[1]

で，当センターの更生援護施設に入所し，PT，OT，STのリハ中であった．発症から約2年経過していたが，STでは発声と構音の訓練を行った．症状は口唇閉鎖も困難な重度の運動障害と気息性，努力性の嗄声が著しく，発声にも困難があった．常時首にタオルをかけて涎を拭っており，その自分の唾液でむせることが訓練室でしばしばみられた．現在ならば当然「摂食・嚥下障害」を疑い，一連のスクリーニング検査を行うところであるが，このときにはその手だては持ち合わせていなかった．ただ，「唾液を飲み込むことさえこんなに大変なのに，どうやって食事をとっておられるのだろう？」という疑問が膨らみ，「食事場面を見せてもらおう」と決心した．

　その当時，失語症などコミュニケーションの問題についての情報交換のためにSTが施設へ赴き，指導員に会ったり，施設での生活場面を観察することはあったが，食堂に入ることはほとんどなかった．突然踏み込んだら驚かれてしまうか？と思いながら，Sさん本人と指導員に訳を話し了解を得て，食事場面を観察した．

　食事の形態は常食．咀嚼がままならないまま，Sさんが工夫していた飲み込み方は，口の中へ放り込んだ食物を，上を向きながら下顎を動かして移送させ，吸い飲みの水で流し入れるという方法だった．ある程度の所で嚥下反射が起こってはいたが，タイミングが狂うと大きなむせは必発で，

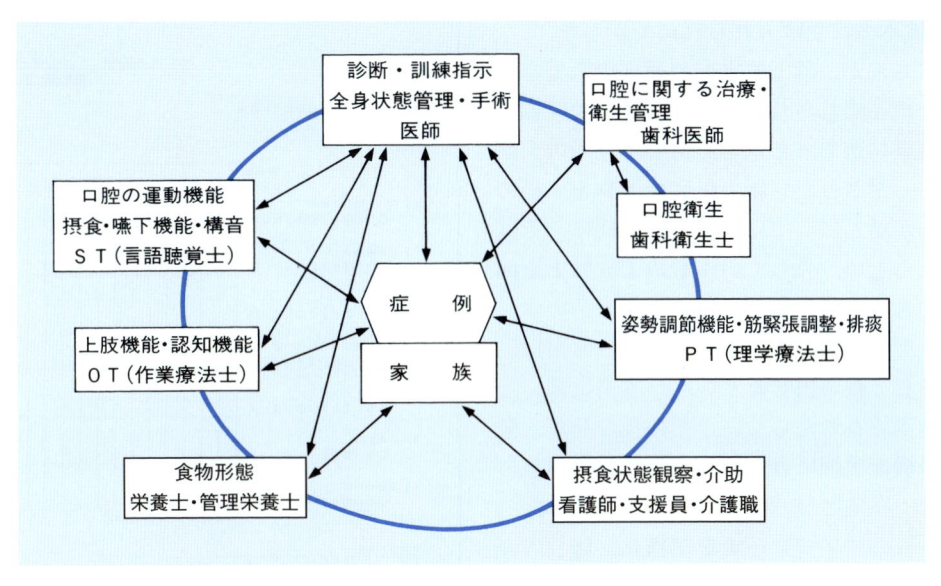

図2 摂食・嚥下障害に対するチームアプローチ

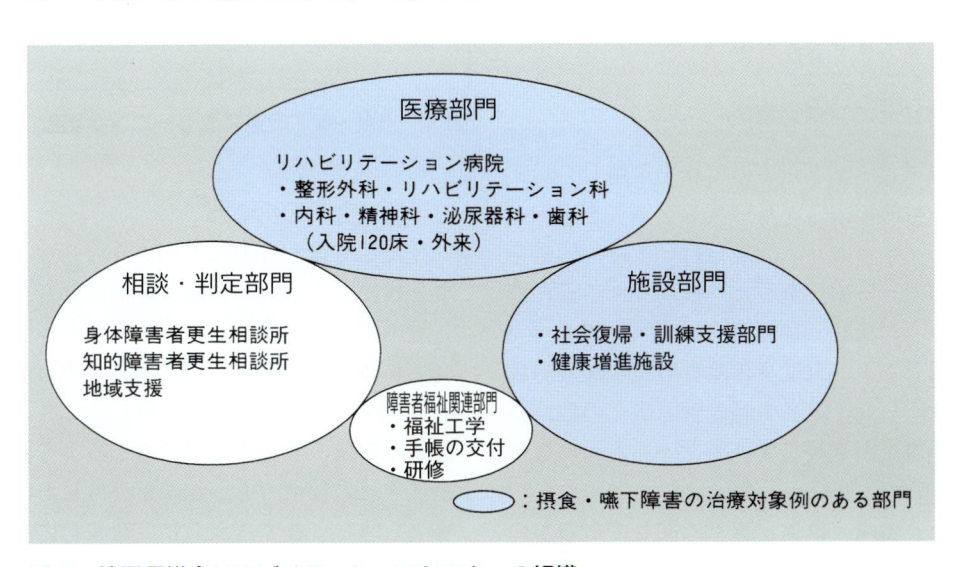

図3 埼玉県総合リハビリテーションセンターの組織

首から掛けたビニールのエプロンにはビシャビシャに食べこぼされたものがたまっていた．

さて，何から始めよう？　まず，栄養課に食物の形態を何とか調整して欲しかったが，「軟菜，一口大，水分にはとろみづけ」などという今のような献立は，とても提供できるものではなかった．マンパワー満杯で動いている厨房で，100人中の一人（実は他にも軽度の例も含めれば，何人もの嚥下障害例があったはずであるが）のためにそういう手はかけられようもなかった．せめて水分だけでも工夫をと，ちょうど手に入った増粘剤の試供品を試したが，Sさんには「まずい」といわれ，いっこうに受け入れられなかった．

ST訓練では，口腔の運動訓練や呼吸・発声訓練を間接訓練の意味を含めて強化することにした．Sさんとその家族に障害の状況を伝え，構音障害の改善のための訓練だけでなく，嚥下障害への対応を考える必要があることを説明した．しかし，それまで2つの病院で治療を受け，何とか常食が食べられるようになった（と本人は思う）状態であったのに，誤嚥や窒息の危険があるからと説明しても，元気で普通のものを食べたいSさんに，

「刻み食」は本当に受け入れられにくかった．

　そんなSさんが，嚥下障害への対応の必要を理解してくれたと感じられたのは，一時外泊時に窒息しかける事件があってからである．近所の人が持ってきてくださった好物の里芋の煮物を，その方と奥さんが話しに夢中になっている間に，そっと口にしたらしい．恐らくいつものように上を向いて飲み込もうとしたのであろう．飲み込めず，息が詰まりそうになってあわてて，奥さんが掃除機を持ち出して吸い出したという．本当に怖いということを実感されたらしい．その後，発声・発語・嚥下の機能訓練に合わせて，食形態の調整の工夫指導を，在宅となって安定するまで行った．

　このSさんへのアプローチを契機に，施設内の他の患者の状況はどうであるのか，また，外来の方たちは自宅でどのような状況であるかを調べ，対応を検討することとなった．

(3) スクリーニング調査

　施設内の摂食・嚥下障害の実状を理解し，対応を検討する目的で，スクリーニング調査を実施した．図4に示すとおり，問題を拾い上げ，経過を追うことができる内容を考え，最高6回の追跡調査を行った．対象は，1991年10月から1992年3月の間に当センター重度身体障害者更生援護施設に新規に入所した118名中脳血管障害その他，摂食・嚥下障害を引き起こす可能性のある原疾患のケース53名とした．

　この調査の結果，摂食・嚥下に関して何らかの問題がある者は47％に上ることが判明した．この結果に基づき，これらの患者に対するアプローチの必要性と，その内容を施設内の各職種に伝え，摂食・嚥下障害についての理解を進められるよう努めた．

(4) 勉強会

　合わせて，実は，摂食・嚥下障害に対するアプローチを支える力となったのは，この勉強会であった．当初は呼吸と発声，嚥下，排痰などに関心をもったPT，ST，看護師が数人集まった．第2回目の集まりではそれぞれの興味関心のあるところを表現しあい，会の名称を「口腔周辺の機能

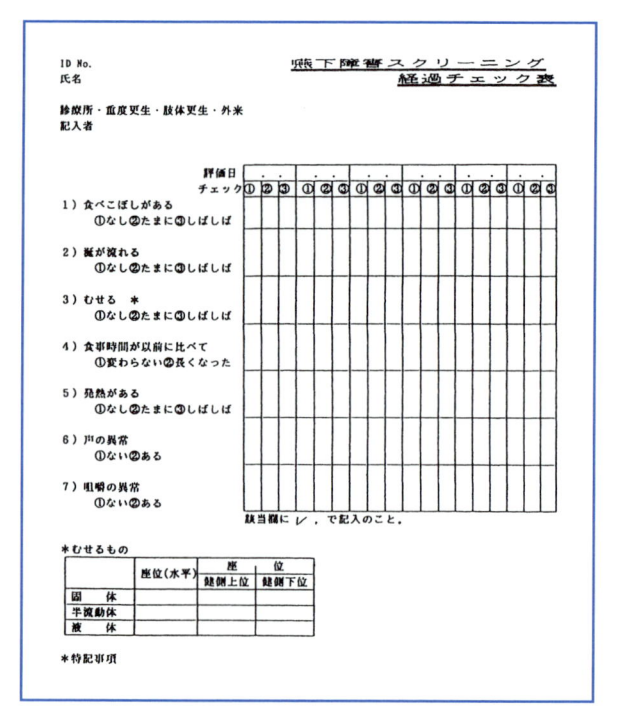

図4　摂食・嚥下障害スクリーニング調査（チェック表）

障害勉強会」と決めた．

　今にして思えば懐かしいような感触だが，関心事を核にして定期的に集まることに意義を見いだしていたメンバーの熱意はすごいもので，週に一度業務終了後に集まっては議論を重ねた．処遇に難儀をするケースについて話し合うことから，基礎的な知識の勉強の必要を感じるようになった．それぞれの職種のもつ知識を提供しあい，疑問の解決を図ろうとするうちに，勉強会に誘う職種が増えていった．

　神経内科医に摂食・嚥下に関わる器官の解剖生理と神経支配などについての講義をしていただく，脳卒中患者のもつ歯科的な問題を歯科医師，歯科衛生士に教わる，ブラッシング指導について歯科衛生士の手ほどきを受ける，施設入所者の状況を指導員に尋ねるなどするうちに，彼らも勉強会のメンバーとなっていった．時には机と黒板の勉強から場所を変えて，摂食・嚥下の実習と称した宴も楽しんだ．

　定期的に顔を合わせて話し合うことで，他職種の専門内容や立場の理解が進み，症例を通して臨床にあたる幅が各々にとって広がっていった．

勉強会では，メンバーの希望や意見によって様々なテーマを取り上げた．担当ケースのリポートとディスカッション，関連論文，成書の抄読，教育用ビデオの視聴，各研究会の紹介，報告，発表演題のディスカッション等を行った．

先に述べたとおり，14年前にリハ病院化し増床してからは，勉強会のメンバーにリハ科医，栄養士が加わりさらに実践的なことが話し合えるようになった．

(5) VFの実施と体制作り

摂食・嚥下障害の評価に欠かせないVFについては，次のような経過で体制が確立していった．

当センターでの，摂食・嚥下障害へのアプローチの流れは図5に示すとおりである．まず，摂食・嚥下障害についてのスクリーニングと観察評価を主治医の指示でSTが行う．その結果から精密検査としてのVFの必要性を協議する．必要であればVFを行い，その後の指導・訓練に役立ててゆく．

摂食・嚥下障害例へのアプローチの開始当初も，食物形態の工夫指導や口腔周辺の運動機能訓練をSTが行った．症例を重ねながら教科書もひもとくと，やはりVFの必要を強く感じるようになった．勉強会のメンバーが核となり，担当神経内科医が統括責任者となって器材を工面し，造影剤を入手し，撮影方法を検討して撮影を開始した．

1990年10月，第1例目のVFのさいには健常例の参考として，担当神経内科医自らが被検者となって見事な像を提供してくださったことは忘れられない．現在も貴重な資料である．

その当時の検査は，対象例があるごとにその都度準備をして行った．検査材料は，造影剤を混ぜた液体とゼリー状である．造影剤の希釈剤は色々試した結果「コーヒー」に落ちついた．苦みのある造影剤を違和感なく飲めるからである．時にコーヒーを好まない患者がいるので，造影剤を用意する前に確認しておく．ゼリーは当初はSTが作成した．薬局から造影剤を受け取り，ポットのお湯でゼリーを溶いて作成した．粗熱をとってとろみがつくまでの間に，造影剤が分離しないように（当時は撹拌していないと分離してしまう種類

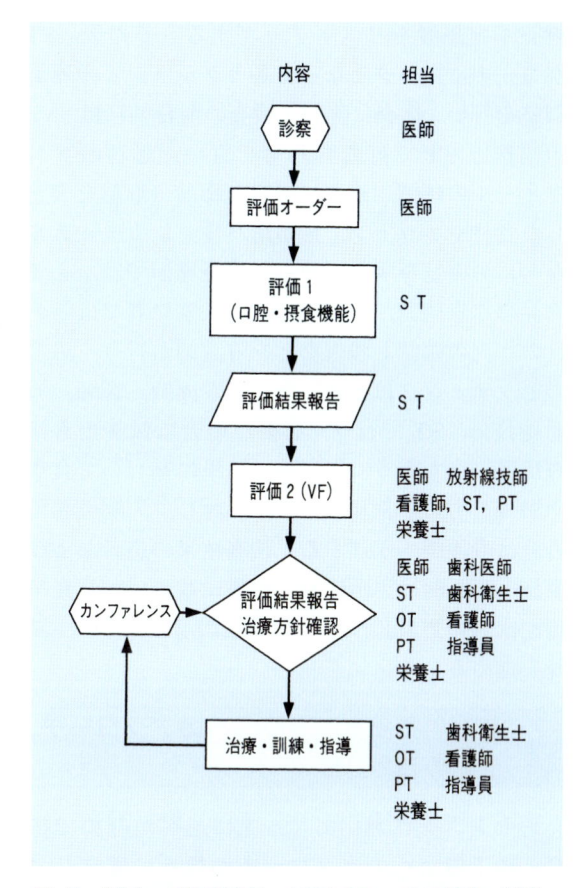

図5 摂食・嚥下障害へのアプローチの流れ（例）

の造影剤だった）．失語症患者の訓練をしながら，横でゼリーをかき回していた．今となっては何やら懐かしく思い起こすが，当時は検査や訓練のために必死に身体を動かす反面，役割の分担をどうすることが望ましいかということを考えては頭を悩ませていた．

検査の開始予定時刻が迫ると，あわてて器材（ビデオデッキ，録画のモニターテレビ，タイムレコーダ，マイク，コード類等々）をワゴンに乗せて検査室へ出かけた．ビデオセットは言語訓練の観察評価用のもので代用した．

いよいよ始まる検査室内では，VF担当神経内科医師，放射線技師，看護師，ST，PTが検査のセッティング，介助，撮影，読影を協力して行った．

リハ科が造設された現在は，リハ科医師がVF担当医となり，週1回の撮影日を設定している．STが基礎検査の結果に基づいて主治医と相談し，

検査予定患者をリストアップする．その後，STがコーディネータとなって各セクションとの連絡調整を行い，検査に臨む．検査の前日朝には，VF担当医とSTで打ち合わせを行い，患者のプロフィールの確認，検査に必要な物品（形態を調整した食材やネラトン，拡張用バルーンカテーテルなど）の確認をする．翌日の検査場面では，必要物品の用意確認，患者の搬送，入院患者ではその日の状況の確認と報告などを看護師が行う．患者のセッティングは必要に応じて看護師，医師，放射線技師，STで行う．必要な場合は栄養士も検査場面に立ち会う．撮影後は結果に基づいて食事や訓練の方針を医師とSTで検討し，入院患者の場合は看護師へ伝達する．検査結果の患者および家族への説明は主治医が，結果に基づいた注意事項や訓練の方針については担当のSTが行い，訓練を進める．

2）新たに摂食・嚥下障害へのアプローチを始めるさいに

当センターにおいては，先に述べた経緯で摂食・嚥下障害へのアプローチが徐々に確立していった．現在では，アプローチの導入部分であるスクリーニングの方法は，本書にもあるように一般にかなり確立していると思われる．また，チームアプローチの必要性も皆の理解するところと思われ，ことさら新しく働きかけの必要理由を表現しなくともよいかもしれない．しかし，これから新たに摂食・嚥下障害へのアプローチを始めようとする場合，ひとつ二つの職種での実践は，かなり厳しいことは事実であろう．関連職種に理解を求めながらアプローチしてゆく基本として，心がけるとよいと思われることを次に示す．

(1) 患者を中心に関連するスタッフが手をつなぐ

まず，臨床の基本として大切なことは，摂食・嚥下障害をもつ一人の患者を囲んで，基礎的な知識のうえに実践を始めること，それぞれの職種が徐々に実践し，その経過や結果について，顔を合わせては話し合う場を惜しまず設けながらすすめることであろう．

「チームアプローチ」が大切というのは誰しも認めるところであろうが，リハの専門職にとって，摂食・嚥下障害のみが対象となるわけではない．最初にがっぷりと組んだ「チームありき」ではないのである．目の前の患者にとって必要な職種が登場し，それぞれの専門性に立脚しつつ互いの専門性を尊重した議論を重ねる．それによって現症を的確に把握し，統一した方針のもとに実践をしていくことが大切である．互いを尊重したよいコミュニケーションのなかに，問題解決の方策がみえてくるはずである．

(2) アプローチの必要性のアピールを上手に

上記に述べたように，まずは患者を核として実践をする．そのうえでそれぞれの施設，機関での潜在的な訓練・指導の対象者のおよその数と，対応できそうな内容を段階的に示してみる．また，その対応をすることによって好転するであろう現状を，様々な職種，訓練担当者以外にも，わかりやすく示すことが大切である．

全くの最初から完璧な理想を目指すのではなく，可能な範囲での実現をまず目指し，徐々に充足を図ればよい．新たなことを始めるにあたって，新たな人員配置があるのでない限り，完全な組織をつくろうとするのは無理であろう．しかし，適切な時期に何らかの働きかけを行うことによって，事態が好転する症例は必ずあるはずである．たとえば，VFを行うことが不可能でも，口腔衛生と食物形態の工夫，むせとリスクの管理を行うことよって，肺炎の発生率を下げることは可能なのではないだろうか．できることから始め，その成果を明確にし，アプローチの必要性を上手にアピールして，志ある臨床家がその考えを実現していけるようでありたい．

(3) 他施設とのつながり，情報交換，人的交流を大切に

同一施設内での連携の大切さを上記に述べた．それと同様に貴重であるのが，施設，職種を越えた情報交換，交流による前進である．支えあう内容は，臨床場面への疑問や方策の模索，新しい考え方や手技，機器の導入，アイディアの提供…枚挙に暇はない．

筆者にとって，「日本嚥下障害臨床研究会」の存

在はとても大きなものであった．初めての参加を申し込んださいにも，「せっかく来るなら，何か持っていらっしゃい」との温かいお言葉に，そのときに抱えていた症例報告を携えてお邪魔した．襖に張ったシーツに症例のスライドを映し，また小さなテレビにみんなで見入った．診断から訓練の手技，さらにできそうなことについてアドバイスをいただいた．その後も新しい情報をたくさんいただいたことはもちろんであり，お互いの抱える症例について，実践報告や悩み事の相談等を繰り返させていただいて今日に至っている．年に一度，七夕の時期の一夜に，一年分のおみやげを持ってみんなが集まる．それぞれの経験と信念を礎に真心で討論する．当臨床研究会はそんな一研究会であるが，各地域での研究会，症例検討会，患者を紹介しあう機関同士のつながり等，今後臨床家の交流の機会はさらに多くもつことができるであろう．ぜひ温かいコミュニケーションをとって前へ進みたいものである．

3）症例1　筋萎縮性側索硬化症（amyotrophic lateral sclerosis；以下 ALS）（球型）例へのターミナルケア

神経内科医師，精神科医師，看護師，栄養士，ST の連携で，患者自身の望んだ経口摂取を死の前日まで行った例を紹介する．

75歳，男性：無職（元技術系公務員）
家族は妻（70歳），隣接した別棟に長男一家4人が暮らし，症例と妻を援助．
診断：筋萎縮性側索硬化症（病型は球麻痺症状が初発である球型）
病歴：1993年4月，痰の払いにくいこと，咳込みやすいことを自覚．本人は風邪をこじらせていると思い A 病院耳鼻咽喉科を受診．経過が思わしくなく，翌月神経内科へ転科，右咽頭麻痺を指摘された．約3ヵ月間投薬により経過観察されるも球麻痺症状進行．自覚症状の発現から6ヵ月経過時，リハ目的に当センター紹介．
訓練期間：1993年10月〜1994年9月（約11ヵ月間）
転帰：死亡
訓練経過：症状の変化に合わせて，3期に分けて述べる．

(1) 第1期

在宅，外来訓練5ヵ月間．ALS 重症度（厚生労働省特定疾患，筋萎縮性側索硬化症調査研究班による重症度の評価基準による．表1）：2度．
ALS 疑いで神経内科的な検査を行うことと並行して外来で ST を開始．

初診時評価：神経学的には舌咽・迷走神経麻痺．発声発語器官の運動機能は，鼻咽腔閉鎖機能不全および舌の運動機能低下が軽度に認められ，舌萎縮が軽度に認められた．構音は/k, g, d, r/音に歪みがみられ，聴覚印象評価[2]で会話明瞭度2，異常度2．発声持続時間は20秒だが開鼻声であり軽度，粗糙性嗄声が認められた．「発話時に息が鼻へ抜け続かない，話し声がはっきり出せない．飲食中の飲み込み動作時に鼻から出てきてしまう．食後ダミ声になる」と自覚．嚥下機能は口腔期〜咽頭期前期に軽度障害．嚥下造影検査（神経内科主治医，放射線技師，外来看護師，ST が担当）にて軟口蓋，舌根部挙上軽度不良，喉頭挙上遅延が認められ，液体の連続嚥下時に喉頭挙上期型誤嚥が認められた．

ST 訓練：運動機能維持を目的として行い，経過観察した．

口腔器官の運動訓練，摂食・嚥下の問題に対して，supraglottic swallow，メンデルゾーン手技，口腔内冷刺激等の間接的嚥下訓練と，嚥下の状態に合わせた食物形態の選定と摂取方法の指導を行った．喉頭挙上遅延による水分のむせに対して，水分にはとろみをつけて摂取すること，軟口蓋，舌の運動障害による口腔内の食物の移送不良に対して，柔らかくまとまりやすい食材と調理形態を選ぶこと，それらを口腔に取り込み嚥下するさいには少量ずつ，取り込みから舌尖の動かし方，咽頭への送り方をゆっくり行いタイミングをとるよう留意するという think swallow 等について，実際に食物を用いて指導した．また，調理方法については妻に指導した．

週1回，約1時間の外来で，構音や嚥下の問題について非常に多くの訴えがあった．訴えをよく聞き，対応方法についてできるだけ具体的に指導

表 1　ALS 重症度

1 度：	筋萎縮をみるが，運動機能には全く支障がない
2 度：	巧緻な動作のみができない
3 度：	介助を要せずに，自分で何とか運動や日常生活をやっていける
4 度：	介助すれば日常生活がかなりよくできる
5 度：	介助しても日常生活に大きな支障がある
6 度：	寝たきりの状態であり，自分では何もできない
7 度：	経管栄養または呼吸管理を要する

厚生労働省特定疾患，筋萎縮性側索硬化症調査研究班による重症度の評価基準による

した．自宅にての自習を含め訓練継続したが，徐々に症状が進行し，5 カ月間の外来訓練ののち入院治療開始となった．

(2) 第 2 期

球麻痺症状の進行に伴い神経内科的な確定診断と ST 目的に入院となった時期．音声言語を使用し，スピーチの機能維持訓練を行った 1 カ月間．

ALS 重症度：3 度；介助を要せずに何とか日常生活を送ることができる状態だが，150 m ほどの歩行で徐々に呼吸苦がみられた．

入院時 ST 評価：発声発語器官の運動機能障害が進行し，/k, g, d, r/音の明瞭度低下，開鼻声に粗糙性等の異常が増し，会話明瞭度 3，異常度 3，発声持続時間は 9 秒に低下．咀嚼，嚥下運動の困難も進行し，咀嚼・嚥下中にむせ，鼻逆流が頻回にみられた．

ST 訓練：発声発語についての機能維持訓練に加え，摂食・嚥下の状態観察，食物形態や摂取方法の工夫指導を継続した．

呼吸状態の悪化に伴い，発声，発話の困難が増し，代償的コミュニケーション手段の指導が必要となった．具体的な手段としてはこの時点では主に筆談の工夫をした．

摂食・嚥下機能と対応：口腔運動機能の低下により，食物の口腔内移送の困難が増悪．奥舌の機能低下，喉頭挙上遅延により，嚥下困難，飲食時のむせが頻回にみられた．

対応として，摂食状態をベッドサイドで観察すること，訴えをよく聞くことに努め，悪化してゆく運動機能に合わせた食物形態の工夫を，栄養士の協力を得て行った．症例は食物の経口摂取を強く望んでおり，次第に嚥下困難についての訴えが増し，訓練・指導としても摂食・嚥下に関する対応に重点が移った．

病棟看護師からの情報と ST が食事時間に病棟へ足を運んで観察した状況から，栄養士に摂取しやすい形態について相談した．看護師はもちろん，栄養士も頻回に病室へ足を運び，食形態の調整を検討した．この間の食形態は，主食は米飯，副菜に堅めの揚げ物などを含まない軟菜が適応した．水分は，喉頭挙上の遅延から最もむせやすく，必ずとろみをつける必要があり，市販の増粘剤でとろみをつけた．ただし，口腔内移送にも機能低下があるため，濃すぎたり，粘りが出ないよう調整した．

以上のような注意・工夫をしながら約 1 カ月間を経過した．この間球麻痺症状，呼吸筋力の低下は進行し，摂食・嚥下の困難に加えて呼吸苦の訴えが増した．

(3) 第 3 期

ALS と診断され，呼吸筋麻痺の進行により呼吸状態が悪化したため，気管切開術を行った以降の 5 カ月間．

ALS 重症度：4〜7 度．

入院訓練開始から約 7 週間経過時，呼吸状態の改善目的に気管切開術が施行された．術後コミュニケーション手段や強い希望をもっていた摂食についての方法をさらに工夫，援助した．

気管切開により発声は不可能となり，また，発声発語器官の運動機能障害はさらに進行，鼻咽腔閉鎖機能不全により嚥下時に水分・固形とも鼻腔へ逆流することがしばしばみられるようになった．自身の状態についての訴えが当初より緻密にみられたが，さらに不安が募ることもあり，様々な訴えが非常に多くみられた．コミュニケーション手段としては，気管切開直前から自発的に筆談をする場面がみられていた．

ST 訓練：引き続き摂食嚥下の状態の観察，食物形態の調整・摂取方法の指導を行った．この第 3 期の摂食・嚥下障害への対応は症状の変化により前期，後期に分けて述べる．

ⓐ前期：気管切開術後2日目から約2カ月間

食物形態として，主食は全粥ミキサー，副菜は米粒大に刻んだ「細刻み」に，「濃いとろみ」が適応した．厨房から出された嚥下食に，さらに摂取時に嚥下の状態に合わせて調整をして摂取した．STや看護師，家族が食膳で性状をよく観察して調整するようにした．この頃より，献立の状態のチェックや食事姿勢のチェックなどのセッティング介助を看護師か家族が必ず行うようになった．

食事姿勢は，安全で疲労しにくい姿勢を工夫し，状態によって口へ運ぶ動作を介助したり，休憩を入れるなどの指示をした．

以上をST，看護師，神経内科主治医，栄養士の観察，方針検討によりすすめ，家族に介助方法を指導した．

ⓑ後期：気管切開術後2カ月目～死亡まで約3カ月間

気管切開術後2カ月経過した時点から，それまでの細刻み，とろみ食の口腔内移送が不可能となった．以降，主食は全粥ミキサー食，副菜はミキサーにかけた物を裏ごししたペースト食を，重力利用で口腔内移送を助けるベッド上30°に起こした半臥位で頸部を起こした誤嚥を招きにくい姿勢をとり，全介助で摂取することとした．

嚥下障害が厳しく進行しても，症例は「口から食べたい」という希望を非常に強くもっていた．家族を含め症例を取りまくスタッフは本人のその意志を尊重し，ケアにあたった．

介助のポイントは，嚥下状態を確認し，献立の形状，濃度を移送しやすい形状に調整することであった．濃度の調整は薄い場合は増粘剤を，濃い場合は本人の好みでウーロン茶を使って調整した．

気管切開術後，誤嚥を防ぐためにカフ付カニューレを装着したため，発声は不可能となった．術直後は痛みやコミュニケーション手段の困難さ，加えて摂食・嚥下の困難も増悪した．痛みや声が出ないことに対する頻回で強い身振り手振りでの訴えに加えて，不安焦燥，不眠，抑うつ，そして医療者に対する攻撃が目立つようになった．それらの症状に対して，精神科医師が抗うつ性の安定剤の投与を行ったが，呼吸器の問題もあり増量できず，事態は解決しなかった．そのようなコミュニケーション状況のなかで，症例は，唯一，経口による食事摂取と，新たなコミュニケーション手段の獲得には意欲を示した．補助機器としてトーキングエイド，引き続き筆談，手指機能，全身状態の悪化により筆談が困難となって以降は，本人用にコミュニケーションボード（192頁・図3）を作成した．

食事場面でのサポートは，それまでと同じく，場面を頻回に観察し，訴えを聞き，本人と家族とともに対応を考え，事態に望んだ．

以上のようなコミュニケーション，摂食のサポートとも，看護師から情報を得ることと併せて，STが毎日一定時間ベッドサイドにおもむき，徐々に筋力が衰え何もできなくなっていくという，不安や焦りのなかにおかれている患者のありのままの姿を受け入れることを基本においてすすめた．

その後不安焦燥，抑うつ，医療者に対する攻撃は徐々に軽減した．結局患者は気管切開術後5カ月目に呼吸筋力の低下により永眠したが，死亡直前まで「口から食べたい，自分をわかってほしい，傍らにいてほしい」といった，本人の希望にそった療養生活をおくることができたものと思われた．以上の経過を図6に，本症例と家族を取りまくスタッフのサポート関係を，図7に示した．

4）症例2　頭部外傷による慢性期重度嚥下障害例—N-Gチューブから経口摂取自立へ—[4]

23歳，女性

診断：頭部外傷（び漫性軸索損傷）．

機能障害：嚥下障害，発声障害，認知障害，四肢麻痺，右失調症．

現病歴：1993年9月18日交通事故により受傷し，T病院救急入院．意識レベルはJapan Coma Scale（以下JCS：283頁表1）200，その後2カ月間JCS100～200の意識状態が続いたが徐々に改善，7カ月後より意志疎通が可能となった．1994年8月：介護量軽減，家庭復帰を目的に当センター転院となった．

脳病巣：MRIにて，大脳皮質，下部脳幹および小脳底部の萎縮，脳室の拡大を認めた．

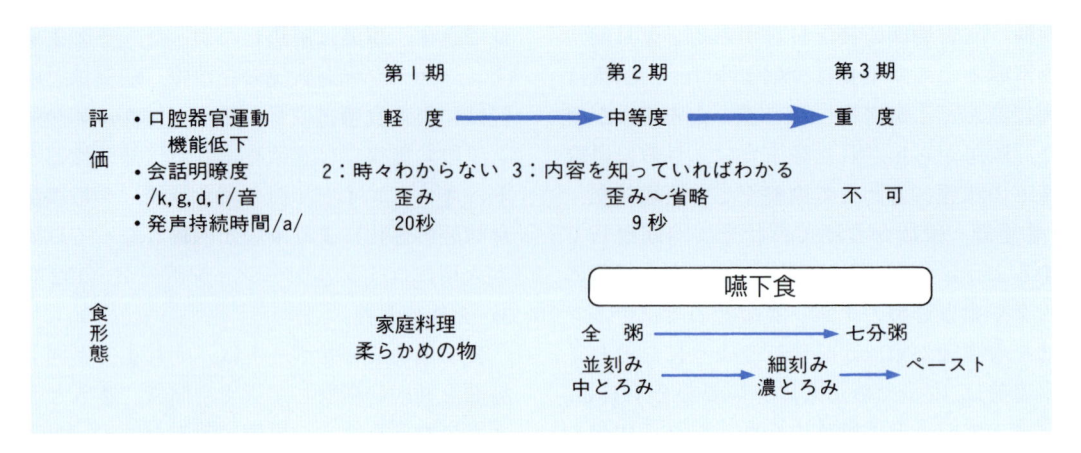

図6 症例1の経過

入院時現症：経鼻的経管栄養により栄養補助剤摂取．口腔器官の運動力低下．気管切開後内筒式カニューレ装着，発声不能．口腔衛生不良．催吐反射，嚥下反射が減弱，流涎多量，藤島の「摂食・嚥下能力に関するグレード」では2；重症，経口不可，基礎的嚥下訓練の適応あり，と考えられた．日常会話の理解はほぼ問題なかったが，表出はうなずき，首振りによるイエス，ノーのみに限られていた．不安，抑うつなどの心理的問題も認められた．運動麻痺は左上下肢に強く，左上肢は廃用手レベル，左下肢は全く随意性がみられなかった．右上下肢の麻痺は軽度であったが，失調症を伴っていたため，巧緻性は著しく低下していた．起きあがり，座位保持などの基本動作は困難であった．

(1) 経過（図8）

開始～1カ月間は，間接訓練のみを実施し訓練体制の確立を図った．看護師により口腔衛生の管理を開始し，STでは間接訓練として，口腔運動訓練，口呼吸練習，唾液嚥下訓練を実施した．リハ科主治医は全身の管理と合わせて栄養摂取方法を検討し，経鼻的経管栄養・間欠的口腔—食道経管栄養（OE法）を併用することとした．不安，抑うつの強い時期には精神科医が治療チームに加わった．OTでは認知および上肢機能の向上を図った．PTでは一貫して体幹の保持機能の向上を図った．

開始から1カ月経過し，心理的安定が図られた時期に嚥下造影を実施し，ゼリーでは誤嚥はみら

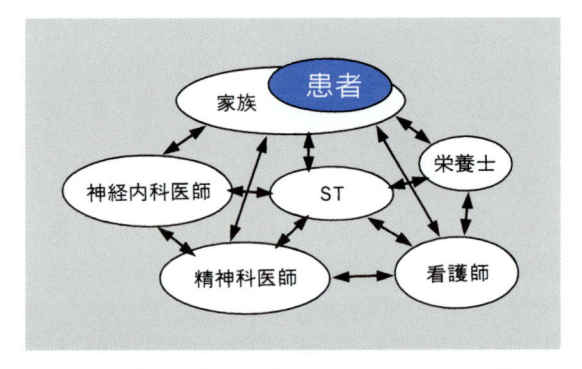

図7 症例1と家族を取りまくスタッフのサポート関係

れないことを確認した．この時点から間接訓練に並行して，ゼリーを用いた直接訓練をSTが行うこととなった．合わせてこの時期から，歯科的治療，歯科衛生士による口腔衛生指導が開始された．

3カ月経過時点でゼリー摂取安定，間接訓練を積極的に行う方針で経鼻的経管栄養を中止し，栄養摂取方法を1日3食ともOE法とした．

7カ月経過時より1日1回昼食にのみヨーグルト摂取開始．

8カ月経過時より昼食時，ゼリー・プリンの経口摂取を開始した．STの指導のもと，看護師，父母により全介助で行った．

9.5カ月経過時よりゼリー食の摂取を1日3食開始した．

10カ月経過時，VF実施し，ペーストで喉頭挙上遅延認めるも，誤嚥，喉頭蓋谷・梨状陥凹への残留のないことを確認．翌日よりペースト食全介

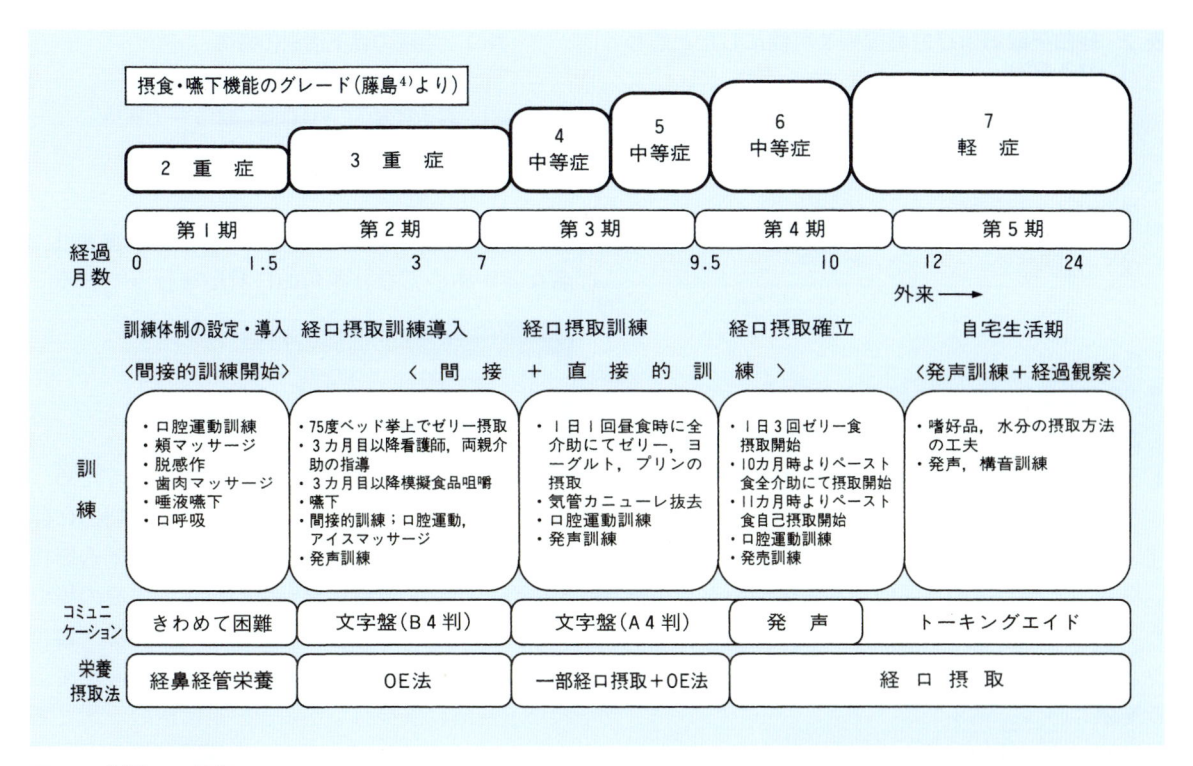

図 8 症例2の経過

助にての摂取を開始した．
　11カ月経過時よりペースト食自己摂取を開始した．献立については素材，性状によってむせやすい等の問題があり，調理上の注意が必要であった．栄養士の協力を得て適宜工夫し，退院前には栄養士が母親に調理方法を含めた栄養指導を行った．
　12カ月経過時退院，以降在宅にて家族の介護でペースト食摂取，外来通院・ST，PT訓練，定期的な歯科チェックを継続中である．退院後2年半を経過した時点で，摂食方法，介護方法とも安定，口腔の運動，発声，コミュニケーションについてさらに機能的向上がみられていた．食事はペースト状のもので安定した栄養摂取ができ，嗜好品としてざらつきのないクッキーやスティック状のスナック菓子などが摂取可能となった．肺炎等誤嚥によると思われる症状は認められず，家庭生活を維持している．
　その後の経過については，「文献5）症例11」参照．

(2) 経口摂取および家庭復帰を可能にしたと思われる要因（表2）

　発症から1年以上経過した段階で重度の摂食・嚥下障害が残存した症例であったが，当初の経鼻経管栄養から，経口摂取自立へと著明な改善が得られた．
　以下に，その要因について検討した．
① 的確な訓練適応の判断
　年齢が若く，び漫性軸索損傷であり，嚥下反射がわずかながら残存しており，摂食・嚥下障害に廃用性の要素が含まれていると判断された．また，むせのない誤嚥がなく，咳による痰の喀出が可能で全身的状態が良好であるという，安全に訓練を行う条件が整っていることが主治医によって判断された．
② 機能評価に基づいた段階的な訓練
　VFを含めた摂食・嚥下機能の評価に基づいて，訓練プログラムを段階的に組み立て実践した．口腔ケアについても比較的初期の段階から歯科医師および歯科衛生士の協力を得て行い，実践を継続

表2 経口摂取および家庭復帰を可能にしたと思われる要因

1) 的確な訓練適応の判断
2) 摂食・嚥下機能の評価に基づいた段階的な訓練
3) 適切な栄養摂取法の選択
4) 患者との円滑なコミュニケーション
5) 綿密な家族指導
6) 包括的なチームアプローチ

している．

③ 適切な栄養摂取法の選択

訓練の段階に合わせて適切な栄養摂取法を選択し，患者の栄養状態を維持，向上させることができた．

④ 円滑なコミュニケーション

発声障害や心理的な問題をもっていたが，発声と上肢の運動機能の状態に合わせてコミュニケーションエイドを使用し，意思疎通を円滑にするよう配慮した．

⑤ 綿密な家族指導

入院当初から在宅生活を念頭において，病状や訓練内容を説明しつつ，家族とともに訓練を行った．

⑥ 包括的なチームアプローチ

以上について，医師，看護師，ST，PT，OT，栄養士の各スタッフ間で緊密に交換し，訓練の状況を把握しながら訓練を進めるという，包括的なアプローチが貴重であった．

3 福井県済生会病院

1) はじめに

当院は人口28万人の福井市の東方に位置する466床の病院で，21の診療科111人の常勤医師と966人の医療スタッフがおり，平均在院日数12.8日（病棟稼働率93.8％）という地域内有数の急性期市中病院である．急性期医療を中心に対応する病院にあって，ある程度の治療期間を要する嚥下障害治療を担当するためには集中的対応が必要である．我々は約10年前から少しずつチームとして医療多職種での取り組みを始め，現在では耳鼻科医1名，言語聴覚士3名，管理栄養士9名，摂

表1 当院の嚥下治療の特徴

1. 柔軟で細やかなチーム対応
2. 難治症例への外科的治療とチーム医療
3. 地域連携

食・嚥下障害看護認定看護師1名，歯科衛生士2名などが中心となり多角的に対応を行っている．

2) 当院の嚥下治療の特徴（表1）

(1) 柔軟で細やかなチーム対応

当院の特徴としては，急性期病院であるため，他施設のような症例カンファレンスを定期的に開催する時間がなく，嚥下内視鏡検査や嚥下造影検査のさいに，必要なスタッフが集まってその場でディスカッションを行っていることである．常に検査は病態を把握するためだけのものと考えず，次なる治療に直接つながるチーム治療の一環と考えている．そのため，コアとなる前述のスタッフ以外に参加が必要な職種やメンバーが出てきた場合には検査記録の画像を用いたり，改めて検査に同行してもらったりして，どの部分の改善に参加が必要なのかを明確に説明し，その参加によって得られると思われるゴールや目標を理解してもらうようにしている（症例に応じて参加するスタッフは口腔外科医・理学療法士・作業療法士・皮膚排泄ケア認定看護師・薬剤師など）．つまり，当院では検査自体がミニカンファレンスであり，単に医師からの指示で集まっている集団ではなく，症例ごとの検査の必要を感じたスタッフの声かけで検査が予約され，スタッフの希望する種々の条件をその場で試みられ（たとえば代償姿勢や検査食の内容・量，嚥下手技など），新たな治療計画の立案がされる場となっている．また，できるだけその検査には患者の家族などキーパーソンとなる人にも参加してもらい，操作室で実際の検査画像を見せながら検査の内容や意義などをリアルタイムで説明するようにしている．医療に初心者の家族であっても検査を実際に見ることで，この現在行っている治療の妥当性や，将来の希望や短期と最終のゴールについて理解ができるようになり，我々の治療に対しても協力的な視線で受け入れら

れるようになっている．

(2) 難治症例への外科的治療とチーム医療

当院では難治性の嚥下障害例に対し，積極的な外科的治療を行ってきており，北陸のみならず東海・関西，時には西日本より治療目的に来院する症例がある．いくつかの施設で経口摂取を望み，ある程度のリハビリテーションを行ってきたにもかかわらず安定した経口摂取が得られなかった症例や，絶食を強いられているにもかかわらず唾液誤嚥による肺炎を反復してしまったりするような重症例が紹介された症例や，インターネットなどを介して自力で受診されることもある．症例ごとの嚥下に関する残存機能や代償性を慎重に評価し，さらに原疾患の評価や喀痰排出能や四肢体幹の安定性など全身機能も考慮したうえで，可能な限り外科的治療とその後の集中的なリハを行っている．とくに約8年前からは院内組織として栄養サポートチーム（NST）が全館型で稼働しており，毎週のラウンドを通して症例に必要な栄養管理ができるようになってから，術後合併症の減少や全身状態の改善に伴う治療効果の早期改善が得られるようになってきている．

(3) 期間限定集中的リハビリテーション

最近では，他施設でリハを受けていても改善が乏しい症例を，入院期間約2カ月に限定したうえで耳鼻科に入院し，摂食・嚥下に関する集中的リハとNSTによる栄養管理を行う場合も出てきている．期間を限定することで患者本人のモチベーションを高く保つことができ，医療職種の専門性をもって対応することで，他施設で越えられなかった壁をこえることができるようになってきている．

3）急性期病院の限界と地域連携（表2）

急性期病院であるがため，当院での治療のみで完結する症例は少なく，ある程度の段階で二次治療施設へ転院していくことが多い．手術症例に関してはある程度の治療期間を考えているが，他科入院で治療を担当した症例や集中的なリハ症例が転院・退院となる場合，我々は次に治療を担当す

表2 二次治療施設との連携による治療継続

1. 治療担当者への情報提供
   - 紙面での情報提供
   - DVDやビデオでのVF・VE提供
   - 定期的な当科再診
2. キーパーソンへの指導
   - 栄養指導
   - 病状変化したさいの再診

る治療者が同等の治療が継続できるためにも，必要に応じて書類のみでなくVFやVE画像を含めた医療情報を提供するようにしている．また，患者キーパーソンに対しても栄養指導や今後の治療予測などの説明とともに，当院を再診することが望ましい病状変化項目をわかりやすい表現で伝え（たとえば，「座位姿勢が1時間程度保たれるようになった」とか，「吸痰回数が日に数回に減った」とか，「声がガラガラしたかすれ声ではなくなった」など），その時点で当院を再診して嚥下機能の再評価を勧めるようにしている．

4）手術症例の提示

当院での外科的治療とNSTケアを組み合わせたチーム対応症例を提示する．

【症例】60歳代後半　男性
【診断名】脳梗塞術後　嚥下障害
【既往歴】1990年　脳内出血（左片麻痺）
【病歴】2006年6月右延髄梗塞を発症した．急性期病院での治療の後に4カ月近医転院し歩行や嚥下などリハを行い，ADL面では四脚型歩行器での移動は可能となったが，嚥下に関しては経口摂取が全くできずOE法の獲得にて自宅退院となった．しかし，経口摂取への希望強く，2007年6月当院紹介受診となった．構音機能がある程度保たれていたこと，誤嚥時にムセが確認されたことなどから外科的治療の適応と判断し，2007年7月3日，嚥下機能改善手術を含む集中的リハ目的に当院入院となった．

【入院時現症】

嚥下：摂食・嚥下障害重度（藤島grade 2）．唾液の嚥下はほとんど行われずにティッシュに吐き出している．VF検査では軟口蓋挙上不全と舌骨の前方運動がほとんどない喉頭挙上制限，さらに

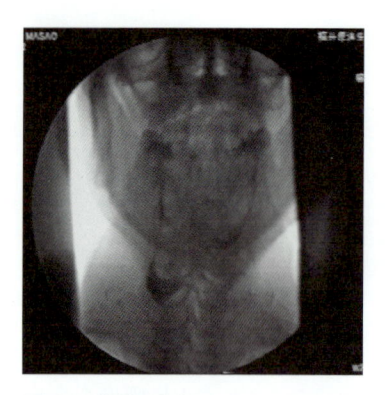

図1　術前 VF
正面，右梨状陥凹への造影剤残留

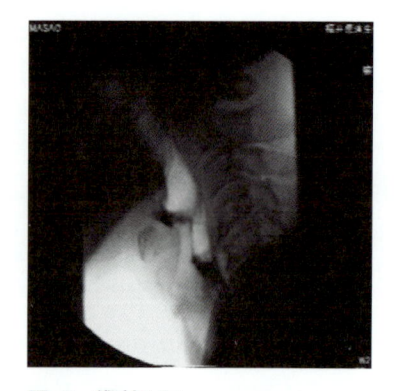

図2　術前 VF
側面，喉頭蓋谷と梨状陥凹に残留しクリアできず

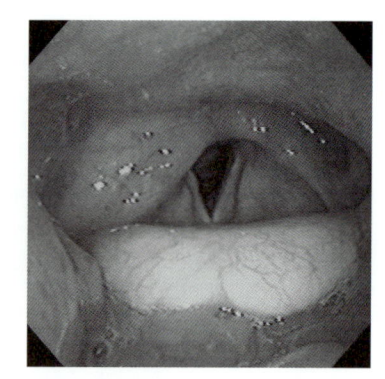

図3　術前 VE
右梨状陥凹に唾液貯留

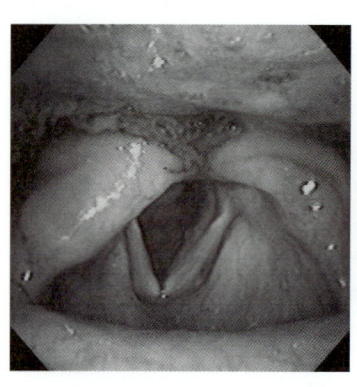

図4　術前 VE
ピオクタニンテストでも残留あり

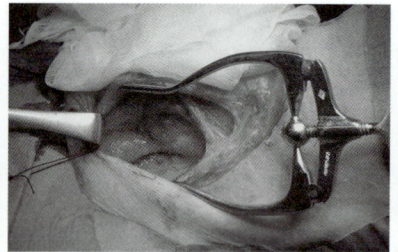

図5　輪状咽頭筋切断術

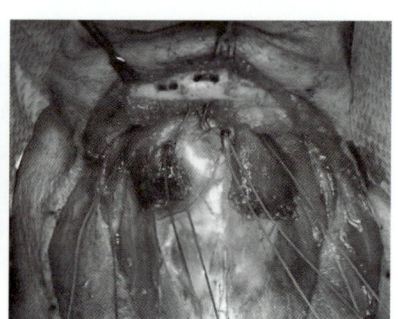

図6　喉頭挙上術

嚥下時の食道入口部開大不全による高度な通過障害を認めた．正面像で右梨状陥凹に残留あり（図1），側面像では梨状陥凹を中心に喉頭蓋谷にも少量の残留（図2）を認めた．また，VE 検査でも同様で，高度な鼻咽腔閉鎖不全と右喉頭麻痺を認めた．右梨状陥凹への唾液貯留があり（図3），ピオクタニン着色水テストでも右優位な残留を認めた（図4）．また，いずれの検査でも喉頭侵入とわずかな誤嚥を生じたが自力喀出可能であった．

発話：鼻咽腔閉鎖機能不全あり．口唇・舌の運動範囲制限なし．反復運動にて運動速度低下．発声は湿性＋粗糙性＋気息性嗄声．発話明瞭度4（時々わかる）．

身体機能：上下肢麻痺なし．筋力は上肢 MMT5 下肢 MMT4．右上下肢失調あり．左上下肢痺れあり．起居動作は自立．ADL：FIM 87点．コミュニケーションは筆談，50音表のポインティング，音声発話の併用．食事は OE 法．排泄自立．四脚型歩行器にて病室内移動は見守りで可．

認知：長谷川式簡易知能検査 19点．短期記銘力低下．注意持続困難．

2007年7月5日，嚥下機能改善術（棚橋法）施行．両側の輪状咽頭筋を頸部食道筋層までの約5 cm 切除し（図5），甲状軟骨を下顎骨に4点で挙上した（図6）．気管切開術も行い発声孔のあるカフ付きの複管カニューレ装着とした．

【リハ経過】
術翌日より PT・OT による廃用性予防や ADL 維持向上目的に筋力増強訓練や歩行訓練，食事動作練習を状態に合わせて実施した．

【経口摂取経過】
術後5日目：VF 実施．食道入口部の開大十分

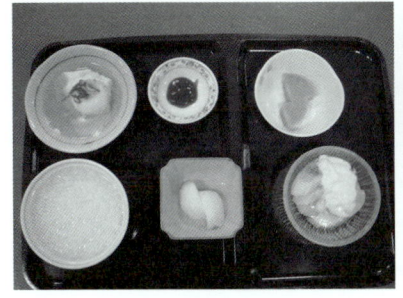

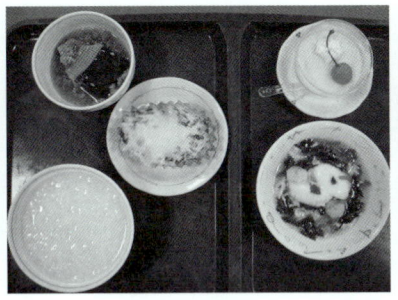

図7 全粥＋嚥下食4　　図8 全粥＋軟々菜食　　図9 軟飯＋軟菜食

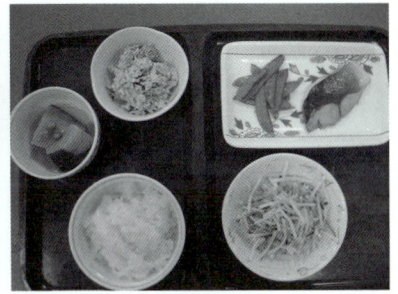

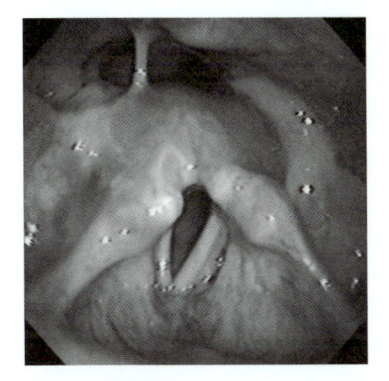

図10 術後VE
広く開放された食道入口部

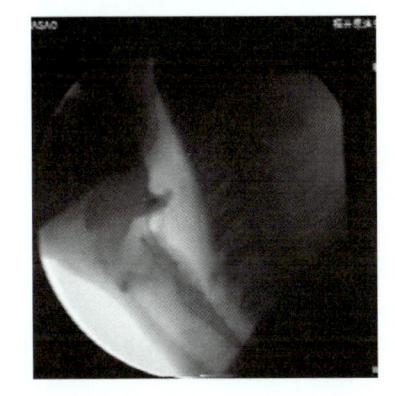

図11 術後VF
開放された食道入口部

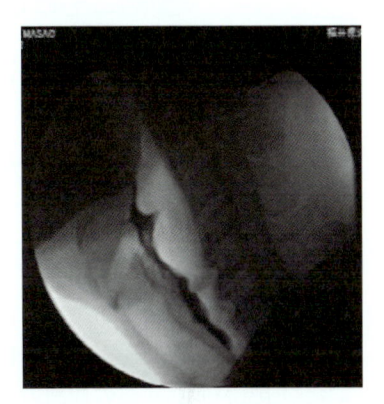

図12 術後VF
誤嚥のない十分な通過性

であったが下顎突出嚥下指導するもとまどいを認め，タイミングの乱れによると思われるトロミ液体での誤嚥とむせを認めた．一方，半固形では舌の送り込み弱く摂取困難であったため，嚥下食1（トロミ液体）のみでの直接的嚥下訓練開始とした．

術後12日目：カニューレをカフのないスピーチタイプのカニューレに変更．

術後19日目：VF実施．下顎突出嚥下にてスムーズに嚥下可能．誤嚥なし．食事内容・回数をあげる．2食を全粥＋嚥下食2（全粥＋半固形食＋とろみ液体）．

術後32日目：食事内容をあげる．全粥＋嚥下食4（図7）．

術後34日目：気管カニューレ抜去．

術後36日目：間欠的経管栄養を中止し，不足分は経口から経腸栄養剤を嚥下．

術後39日目：食事内容および回数をあげる．3食とも全粥＋軟々菜食（図8）．

術後41日目：食事内容をあげる．軟飯＋軟菜食（図9）．しかし嚥下はたどたどしく嚥下反射と下顎突出のタイミングのずれあり．軟飯＋軟々菜食に変更．

術後48日目：VF・VE実施．VEにて十分に開大した食道入口部を確認し（図10），VFでもVE同様の開大（図11）と滑らかな食塊通過を認めた（図12）．誤嚥は全く認めなかった．

術後51日目：リハ終了，約40分かけて食事摂取．主食を副食にスプーンに乗せて一緒に食べるスタイル．水分にはポタージュ状のとろみをつける．

術後53日目：自宅退院．

【下顎突出嚥下の獲得】

棚橋法術後は嚥下直後に下顎を突出して下咽頭・頸部食道腔を広げスムーズな嚥下ができるような方法をとる．患者は術後のVFにおいて下顎突出嚥下にやや戸惑いがみられたため獲得のための十分な指導が必要であった．訓練当初は下顎の

図13 患者への視覚的な提示

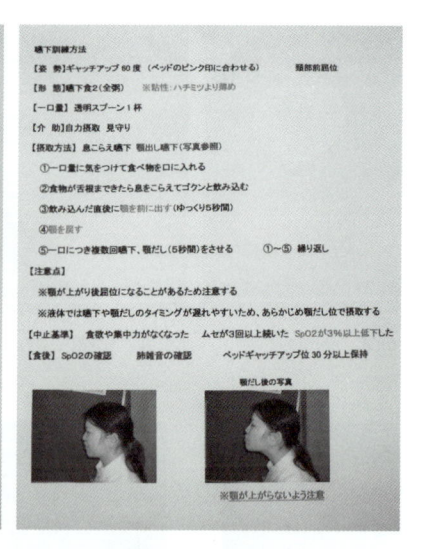

図14 看護師への依頼の張り紙（例）

突出を促しても，下顎のみを前方に移動させることができず，頭位全体を上に向ける上向き嚥下になってしまっていた．上向きでは下咽頭腔も狭くなり，口腔から咽頭への傾斜の面でも誤嚥しやすくなるため，安定した経口摂取ができず術後の直接訓練が進まなかった．そこで，座位姿勢を約60°程度のリクライニングポジションとして下顎突出を指導した．後頭部をベッドに安定させることで頭位自体が固定され上向きになれなくなることと，リクライニングによって口腔に入った食塊が重力で自然に梨状陥凹方向に流れていき，喉頭蓋谷などへの残留を招きにくくするためであった．この嚥下姿勢の変更によって，下顎の突出のイメージもつくれるようになり，嚥下反射とのタイミングのズレから生じていたむせも少しずつ修正されていった．しかし，認知面の問題から何度も同じことを聞き返すために視覚的な提示（図13）をして患者の理解を促した．STは昼食時に1時間弱の訓練を行った．また，訓練時に看護師が同席し，訓練内容や注意事項の申し送りをしさらにベッドサイドに張り紙（図14）することで，ST訓練時以外でも同様の対応が可能となるように依頼した．

【NSTの関与】

術後は末梢点滴と術前通りのOE法で1,500 kcal摂取．糖尿病があり，血糖管理をしながら食注内容を考慮した．

術後5日目：VF検査後より経口栄養は嚥下食1（トロミ液体：135 kcal）にて直接訓練開始．1回/日で最初は6割摂取できた．

術後19日目：経口摂食量の増加に伴い，経腸栄養量を1,000 kcalに減量．一方で，経口栄養は嚥下食2＋全粥（400 kcal）を1回/日を6割摂取可能なため食事回数を増やす．

術後40日目：OE法による経管栄養は中止．経口栄養は，軟飯＋軟々菜を2回/日（1,400 kcal）を5割摂取．STより，軟菜食に食形態をアップすることは現状ではむずかしいと判断し，現状の食形態を3回/日で自宅退院を考える．また，経口摂取5割以下の場合，経腸栄養剤の補足が必要であると管理栄養士からの提案あり，経腸栄養剤（250 kcal×2＝500 kcal）にとろみをつけて経口摂取することにする．経腸栄養剤の変更に伴い，看護師が血糖管理に注意する．

術後47日目：経口栄養は軟飯＋軟々菜を3回/日（1,400 kcal）を6割以上摂取．疲労や集中力の持続が困難なためこれ以上の経口摂取量の増加はむずかしい．経腸栄養剤（250 kcal×2＝500 kcal）の経口摂取を補足し，在宅維持できると考える．

【家族への指導】

本人のみならず家族も，治療前後での変化に対する不安と受け入れ困難な様子がみられたため，

キーパーソンである家族（娘さん）が来院したさいには，STから湿声の聞き分けや嚥下のタイミングなどを指導し，管理栄養士からも食事のつくり方や栄養指導を行い在宅での対応を依頼した．

また，主治医や看護師からも順調に経過していることや在宅復帰に向けてMSWとの相談を勧め，かかりつけ医への情報提供を行い，時折当科へも通院することで安心が得られ自宅退院となった．

文　献

本書で使用する主な用語

1．嚥下と摂食
1) 真島英信：生理学（第18版）．文光堂，1990.
2) 後藤　稠（編集代表）：医学大辞典．医歯薬出版，1987.
3) Logemann JA：Evaluation and Treatment of Swallowing Disorders. Pro-Ed, 1983.
4) 藤島一郎：脳卒中の摂食・嚥下障害　第2版．医歯薬出版，1998.
5) 堀口利之：摂食障害とは？　嚥下障害とは？　吉田哲二（編），嚥下障害 Q & A（Q38）．医薬ジャーナル社，2001, pp. 100～101.
6) 日本医師会（編）：症候から診断へ（第1集，一般症候：呼吸器・心臓・血管）．日本医事新報社，1998.
7) NIDCD（National Institute of Deafness and Other Communication Disorders）：Dysphagia. Heath information in the Homepage of National Institute of Health（NIH）. http://www.nidcd.nih.gov/health/voice/dysph.htm
8) 高橋三郎・染谷俊幸・大野　裕（訳）：DSM-Ⅵ-TR 精神疾患の診断・統計マニュアル．医学書院，2003.

2．嚥下反射
1) Miller A, Bieger D, et al.：Functional controls of deglutition. In AL Palmer and K Schulze-Delrieu（eds.）, Deglutition and its Disorders. Singular publishing Group, 1997, pp. 449～461.
2) Thexton AJ and Crompton AW：The control of swallowing. In RWA Linden（ed.）, The Scientific Basis of Eating. Karger, 1998, pp. 168～222.
3) 進　武幹：神経機序からみた嚥下とその病態．音声言語医学，**41**：320～329, 2000.
4) 角　忠明：嚥下の神経機構．神経内科，**58**：260～269, 2003.
5) Robbins J, Butler SG, Daniels SK, et al.：Swallowing and dysphagia rehabilitation—Translating principles of neural plasticity into clinically oriented evidence. *JSLHR*, **51**：S276～S300, 2008.
6) 廣瀬　肇：口蓋反射，咽頭反射，絞扼反射，嚥下反射，嘔吐反射の違いについて．吉田哲二（編），嚥下障害 Q & A（Q9）．医薬ジャーナル社，2001, pp. 32～33.

3．舌の区分と名称
1) 前川喜久雄：音声学．岩波講座・言語の科学（2）音声，第1章．岩波書店，2000.
2) IPA：Handbook of the IPA. Cambridge University Press, 1999.（国際音声記号ハンドブック）
3) 切替一郎・野村恭也：新耳鼻咽喉科学（第8版）．南山堂，1989.
4) 池田　稔：口腔の構造と機能．山下敏夫（編），新図説耳鼻咽喉科・頭頸部外科講座（4）．メジカルビュー社，2000, pp. 2～3.
5) Catford JC：A practical introduction to phonetics（2nd ed.）. Oxford University Press, 2001.

4．梨状陥凹
1) 小川鼎三（原著），養老孟司（改訂）：分担解剖学（3）感覚器学・内蔵学．金原出版，1982.
2) Standring S（ed.）：Gray's Anatomy（31st edition.）. Elsevier, 2005.
3) Yamashina A, Tanimoto K, Ohtsuka M, et al.：A morphological comparison of the piriform sinuses in head-on and rotated views in the seated position using cone beam computed tomography. Oral Radiology（in press）.
4) Dang J and Honda K：Acoustic characteristics of the piriform fossa in models amd humans. *Journal of Acoustical Society of America*, **101**：456～465.

5．食道入口部
1) Snell RS（著），山内昭雄（訳）：スネル臨床解剖学（第3版）．メディカル・サイエンス・インターナショナル，2002.
2) Cunningham ET and Jones B：Anatomical and physiological overview. In B Jones（ed.）, Normal and Abnormal Swallowing-Imaging in Diagnosis and Therapy（2nd edition）. Springer-Verlag, NY, 2003, pp. 11～34.
3) Corbin-Lewis K, Liss JM, and Sciortino KL：Clinical Anatomy and Physiology of the Swallowing Mwchanism. Thomson Delmar Learning, 2005.
4) Jones B：Adaptation, compensation, and decompensation. In B Jones（ed.）：Normal and Abnormal Swallowing-Imaging in Diagnosis and Therapy（2nd edition）. Springer-Verlag, NY, 2003, pp. 83～90.
5) Diedrich WM and Youngstrom KA：Alaryngeal speech. Charles C. Thomas, 1966.

6．蠕動と蠕動様運動
1) Ganong WF（著），岡田泰伸他（訳）：医科生理学展望（原著20版）．丸善，2002.
2) Logemann JA：Evaluation and Treatment of Swallowing Disorders（2nd edition）. Pro-Ed, 1997.
3) Corbin-Lewis K, Liss JM, and Sciortino KL：Clinical Anatomy and Physiology of the Swallowing Mwchanism. Thomson Delmar Learning, 2005.

7．咽頭クリアランスと咽頭残留
1) Palmer JB and Carden EA：The role of radiology in rehabilitation of swallowing. In B Jones（ed.）：Normal and Abnormal Swallowing-Imaging in Diagnosis and Therapy（2nd edition）. Springer-Verlag, NY, 2003, pp. 261～273.
2) 稲木匠子：咽頭クリアランスの低下の定義と評価基準について．吉田哲二（編），嚥下障害 Q & A（Q24）．医薬ジャーナル社，2000, pp. 68～69.
3) Logemann JA：Evaluation and Treatment of Swallowing Disorders（2nd edition）. Pro-Ed, 1997.
4) Jones B：Interpreting the study. In B Jones（ed.）, Normal

and Abnormal Swallowing-Imaging in Diagnosis and Therapy (2nd edition). Springer-Verlag, NY, 2003, pp. 55〜82.

8. 気道防御の問題：喉頭侵入，誤嚥，誤飲
1) Logemann JA : Evaluation and Treatment of Swallowing Disorders (2nd edition). Pro-Ed, 1997.
2) 藤島一郎：脳卒中の摂食・嚥下障害 第2版. 医歯薬出版, 1998.
3) Baredes S, Blitzer A, Krespi YP, and Logemann JA : Swallowing disorders and aspiration. In A Blitzer et al. (eds.), Neurologic Disorders of thee Larynx. Thieme Medical Publishers, 1992, pp. 201〜213.
4) Rosenbek J, Robbins J, Roecker EB, et al. : A penetration-aspiration scale. *Dysphagia*, **11**：93〜98, 1996.
5) 後藤 稠（編集代表）：医学大辞典. 医歯薬出版, 1987.

9. 咳嗽（反射）と咳払い
1) 塩谷隆信：咳. 有田秀穂（編），呼吸の事典. 朝倉書店, 2006, pp. 210〜220.
2) 後藤 稠（編集代表）：医学大辞典. 医歯薬出版, 1987.
3) von Leden H and Issiki N : An analysis of cough at the level of the larynx. *Acta Otolaryngologia*, **81**：616〜625, 1965.

10. 嚥下障害の類型
1) Logemann JA : Evaluation and Treatment of Swallowing Disorders (2nd edition). Pro-Ed, 1997.
2) 藤島一郎：脳卒中の摂食・嚥下障害 第2版. 医歯薬出版, 1998.
3) 丘村 熙：嚥下のしくみと臨床. 金原出版, 1993.

11. 誤嚥性肺炎
1) 藤島一郎：脳卒中の摂食・嚥下障害 第2版. 医歯薬出版, 1998.
2) Yoneyama T, Yoshida M, Matsui T, and Sasaki H : Oral care and pneumonia. *Lancet*, **353**：1761, 1999.
3) 後藤 稠（編集代表）：医学大辞典. 医歯薬出版, 1987.

12. ビデオ嚥下透視検査（VF検査）
1) Logemann JA : Manual for the Videofluoroscopic Study of Swallowing (2nd edition). Pro-ed, 1993.
2) Jones B : The tailored examination. In B Jones (ed.), Normal and Abnormal Swallowing-Imaging in Diagnosis and Therapy (2nd edition). Springer-Verlag, NY, 2003, pp. 3553〜34.
3) Logemann JA : Evaluation and Treatment of Swallowing Disorders. Pro-Ed, 1983.
4) 才藤栄一，木村彰男，矢守 茂他：嚥下障害のリハビリテーションにおけるVideofluorographyの応用. リハ医学, **23**：121〜124, 1986.

13. 治療・代償アプローチ
1) 藤島一郎：脳卒中の摂食・嚥下障害 第2版. 医歯薬出版, 2000.
2) Logemann JA : Evaluation and Treatment of Swallowing Disorders. Pro-Ed, 1983.
3) Logemann JA : Evaluation and Treatment of Swallowing Disorders (2nd edition). Pro-Ed, 1997.

14. 口腔衛生と口腔ケア
1) 鈴木俊夫（監修）：口腔ケア実践マニュアル. 日総研出版, 1995.
2) 鈴木俊夫，迫田綾子（編）：これからの口腔ケア. JNNスペシャル73, 2003.

15. 代替栄養法
1) Griggs BA（著）：嚥下障害の看護. Groher ME（編），藤島一郎（監訳）：嚥下障害-その病態とリハビリテーション（原著第3版）. 医歯薬出版, 1997.
2) 益田 慎：補助的治療. 三原千恵（編）：嚥下障害とPEG. フジメディカル出版, 2000, pp. 56〜63.
3) 渡辺明示，福井富穂（編）：今日の病態栄養療法. 南江堂, 2003.

16. 粘度
1) 新村 出（編）：広辞苑（第6版）. 岩波書店, 2008.
2) 日本咀嚼学会（監修）：サイコレオロジーと咀嚼. 建帛社, 1995.
3) Paik N-J, Han TR, Park JW, et al. : Categorization of dysphagia diets with the line spread test. *Archives of Physical Medicine and Rehabilitation*, **85**：857〜861, 2004.

17. アイスマッサージとアイシング
1) 藤島一郎：脳卒中の摂食・嚥下障害（第2版）. 医歯薬出版, 2000.
2) 藤島一郎（編）：口から食べる・嚥下障害Q&A（Q61：のどのアイスマッサージについて教えてください）. 中央法規, 1995, pp. 163〜165.
3) 金子芳洋（編）：食べる機能の障害. 医歯薬出版, 1987.

第1章 摂食・嚥下機能（解剖と生理）とその障害

第1章のあらまし
1) Leopold N. A., Kagel M. C. : Swallowing, ingestion and dysphagia : A reappraisal. *Arch. Phys. Med. Rehabil*, **64**：371〜373, 1983.
2) Palmer, J. B., Rudin, N. J., Lara, G., Cromptoh, W. : Coordination of mastication and swallowing. *Dysphagia*, **7**：187〜200, 1992.

1．先行期
1) Leopold NA, Kagel MC. : Swallowing, ingestion and dysphagia : a reappraisal. *Arch Phys Med Rehabil*, **64**：371〜373, 1983.
2) 中里雅光：摂食中枢の調節機構. *Clinical neuroscience*, **24**：873〜876, 2006.
3) 大村 裕：摂食行動の神経機構. *Clinical neuroscience*, **24**：887〜891, 2006.
4) 原 寛美：7. 前頭葉. 高次脳機能障害（武田克彦・波多野和夫編），中外医学社, 2006, pp156〜190.
5) Kindell J, 金子芳洋訳：認知症と食べる障害. 1〜6, 医歯薬出版, 2005.

6) Liepmann H：Apraxie. *Erg ges Med*, **1**：516〜543, 1920.
7) 板東充秋：失行. 臨床神経心理学(K.M. ヘイルマン・E. バレンスティン編/杉下守弘監訳), 朝倉書店, 1995, pp93〜107.
8) 遠藤邦彦：口・顔面失行（BFA）の症状と責任病巣；行動理論から見た失行症の出現のメカニズム. 失語症研究, 1〜10, 1994.
9) Tuch BE：Apraxia of swallowing. *Bull of Los Angeles Neurol Soc*, **6**：52〜54, 1941.
10) Daniels SK, Swallowing apraxia：a disorder of the Praxis system? *Dysphagia*, **15**：159〜166. 2000.
11) 元村直靖：2. 失行症. 高次脳機能障害（武田克彦・波多野和夫編），中外医学社，2006，pp71〜83.
12) 長谷川賢一：その他の問題に伴う摂食・嚥下障害. 言語聴覚士のための摂食・嚥下障害学（倉智雅子編），医歯薬出版，2013，pp73〜83.
13) 野原幹司編：認知症患者の摂食嚥下リハビリテーション，南山堂，2013.
14) 河合啓介, 久保千春：神経性食思不振症のメカニズムと治療. *Clinical neuroscience*, **24**：932〜935, 2006.
15) 巨島文子：摂食・嚥下障害, 構音障害. medicina **51**（7）：1238〜1241, 2014.
（引用改変/Goyal RK：Dysphagia. Harrison's Principles of Internal Medicine 17th Ed, Joseph Loscalzo（ed），McGraw-Hill Professional, 2008, pp217-219.）

2．準備期・口腔期
1) 間川博之, 椿原彰夫：リハビリ期の嚥下障害（I）. 臨床リハ, **4**：725〜730, 1995.
2) 藤島一郎：脳卒中の摂食・嚥下障害. 医歯薬出版, 1993.
3) Logemann JA：Evaluation and treatment of swallowing disorders. College Hill, 1983
4) 金子丑之助：日本人体解剖学. 南山堂, 1968.
5) Netter FH, 山形【敵】-監修：消化器第1部上部消化管, 丸善, 東京, 1991.
6) ウォーフィル H 著, 矢谷令子, 小川恵子訳；図説 筋の機能解剖第4版, 医学書院, 1993.
7) 上條雍彦：口腔解剖学5, アナトーム社, 1979, pp1401〜1454.
8) Palmer JB：Integration of oral and pharyngeal bolus propulsion；A new model for the physiology of swallowing, 摂食嚥下リハ学誌, **1**：15〜30, 1997.
9) Dodds WJ, et al：Tipper and dipper types of oral swallows, *AJR*, **153**：1197〜1199, 1989.
10) Pommerenke MT：A study of the sensory areas eliciting the swallowing reflex. *Am J Physiology*, **84**：36〜41, 1928.
11) Ravinov k, Weber AL：Radiology of the salivary glands, GK Hall medical publishers, 159, Boston, 1985.
12) Buchholz DW：Oropharyngeal dysphgia due to iatrogenic neurological dysfunction. *Dysphagia*, **10**：248〜254, 1995.
13) Tanimoto K, et al：Effects of lingual nerve anesthesia on swallowing, The 8th world congress of the imternational rehabilitation medicine association（abstracts），p298, 1997.
14) 日本医師会編：脳神経疾患のみかた ABC, 医学書院, 1993, pp44〜47.

3．咽頭期・食道期
1) 山内昭雄, 飯野晃啓：スネル臨床解剖学. メディカル・サイエンス・インターナショナル, 1984, pp651〜667.
2) Platzer W, Monsen H：Atlas of topographic and applied human anatomy, Pernkopf Anatomy（3rd Ed），Urban & Schwarzenberg, Baltimore, 1989
3) 丘村 熙：嚥下のしくみと臨床. 金原出版, 1993, pp11〜21・48〜61.
4) 進 武幹：嚥下の神経機序とその異常. 耳鼻, **40**（補1）：247〜421, 1994

第2章　重症度に関連する諸因子と臨床の流れ

1．重症度に関連する諸因子とその分類
1) 藤島一郎：脳卒中の摂食・嚥下障害, 第2版, 医歯薬出版, 1998, p85.
2) Cherney LR, et al.：Clinical evaluation of dysphagia. Aspen Publication. 1986, pp41〜42.
3) 窪田俊夫・他：脳卒中患者の麻痺性嚥下障害とその治療計画. 診断と治療 **74**（12）：2493〜2497, 1986.
4) 才藤栄一, 他：脳卒中と重度嚥下障害. 総合リハ, **22**（11）：943〜947, 1994.
5) 古川浩三：老人の嚥下. 耳鼻咽喉科・頭頸部外科 MOOK No **12**：145〜150, 1989.
6) 塚本芳久：急性期嚥下障害へのアプローチ. 臨床リハ, **4**（8）：721〜724, 1995.
7) 才藤栄一：脳血管障害による嚥下障害のリハビリテーション. 総合リハ, **19**（6）：611〜615, 1991.
8) Logemann JA, et al：The benefit of head rotation on pharyngoesophageal dysphagia. *Arch Phys Med Rehabil* **70**：767〜771, 1989.
9) Delisa JA：Rehabilitation Medicine. Second Edition. Lippincott Company, Philadelphia, 1993, p655.
10) 近藤克則, 他：急性期脳卒中患者に対する段階的嚥下訓練. 総合リハ, **16**（1）：19〜25, 1988.
11) Leopold NA, et al：Swallowing, ingestion and dysphagia：A reappraisal. *Arch Phys Med Rehabil* **64**：371〜373, 1983.
12) 藤島一郎：脳卒中の摂食・嚥下障害. 医歯薬出版, 1993, p19.
13) 藤島一郎：脳卒中の摂食・嚥下障害. 医歯薬出版, 1993, pp150〜151.
14) Meadows JC：Dysphagia in unilateral cerebral lesions. *J Neurol Neurosurg Psychiat* **36**：853〜860, 1973.
15) 平野 実, 他：誤嚥の臨床的分類とその意義. 日気食会報, **31**（4）：285〜290, 1980.
16) Logemann JA：Evaluation and treatment of swallowing disorders, College-Hill Press, San Diego, 1983, pp64〜69.
17) 才藤栄一：平成11年度厚生科学研究費補助金（長寿科学総合研究事業）「摂食・嚥下障害の治療・対応に関する統合的研究」統括研究報告書, 2000, pp1〜7.

18) 小口和代, 馬場 尊, 才藤栄一：摂食・嚥下障害のスクリーニングテスト. 臨床リハ, 10：714～719, 2001.
19) 本多知行：重症度分類の追補；医師・歯科医師のための摂食・嚥下障害ハンドブック, 第2版, 医歯薬出版, 2007, pp99～104.
20) 馬場 尊, 才藤栄一：摂食・嚥下障害に対するリハビリテーションの適応. 臨床リハ, 9：857～863, 2000.

2．諸因子への対応の優先度と臨床の流れ
1) 藤島一郎：脳卒中の摂食・嚥下障害. 医歯薬出版, 1993.
2) 藤島一郎, 他：「摂食・嚥下状況のレベル評価」簡便な摂食・嚥下評価尺度の開発. 第43回日本リハ医学会学術集会抄録集 43（Suppl）：S249, 2006.
3) 藤島一郎, 他：摂食・嚥下障害へのリハ的アプローチ——特に脳血管障害を中心とした対応. 臨床リハ, 6：640～646, 1997.
4) 藤島一郎：JJNスペシャル, No. 52, 摂食・嚥下リハビリテーションマニュアル. 才藤栄一, 他編, 成人の摂食・嚥下とその障害, 在宅生活. 1996, pp92～93.
5) 才藤栄一, 他：脳卒中と重度嚥下障害. 総合リハ, 22：943～947, 1994.
6) 寺師 栄：エキスパートナース, No. 17, 基本手技マニュアル, 気管内挿管. 1996, pp57～62.
7) 阪本敏久, 他：リハと外科手術 15. 気管切開, 臨床リハ, 6：264～266, 1997.
8) Toshiro Kisa, et al.：Intermittent oral catheterization（IOC）for dysphagic stroke patients, リハ医学, 34：113～120, 1997.
9) 今泉有美子, 他：嚥下障害スクリーニングテスト「唾液飲みテスト」の試み (1). 正常値, 日本リハビリテーション医学会学術集会抄録集：181, 1996.
10) 馬場 尊, 他：JJNスペシャル, No. 52, 摂食・嚥下リハビリテーションマニュアル. 才藤栄一, 他編, 成人の摂食・嚥下とその障害, 摂食・嚥下障害の病歴・身体所見. 1996, pp32～35.
11) 窪田俊夫, 他：脳血管障害における麻痺性嚥下障害——スクリーニングテストとその臨床応用について. 総合リハ, 10：271～276, 1982.
12) 角谷直彦, 他：第Ⅱ相嚥下障害のリハビリテーション——バルーンカテーテルによる間欠的空気拡張法. 総合リハ, 20：513～516, 1992.
13) 才藤栄一, 他：嚥下障害のリハビリテーションにおける videofluorography の応用. リハ医学, 23：212, 124, 1996.
14) 溝尻源太郎：内視鏡評価と咽頭期の訓練. 第9回日本嚥下障害臨床研究会抄録集：15～16, 1997.

3．治療の組み立て
1) 上田 敏：リハビリテーション医学の世界, 三輪書店, 1992.
2) 上田 敏：目でみるリハビリテーション医学（第2版）. 東京大学出版会, 1994.
3) 藤島一郎：脳卒中の摂食・嚥下障害, 医歯薬出版, 1993.
4) 二木 立, 上田 敏：脳卒中の早期リハビリテーション. 医学書院, 1992.

第3章 検査と診断（評価）

1．疑診から診断へ
1）嚥下障害のスクリーニング
1) 藤島一郎：脳卒中の嚥下障害. 医歯薬出版, 1993.
2) 大熊るり, 藤島一郎・他：嚥下障害スクリーニングのための質問紙の開発. 日摂食嚥下リハ会誌, 6 (1)：3～8, 2002.
3) 窪田俊夫, 三島博信・他：脳血管障害における麻痺性嚥下障害—スクリーニングテストとその臨床応用について. 総合リハ, 10 (2)：271～276, 1982.
4) 才藤栄一：個人の摂食能力に応じた「味わい」のある食事内容・指導等に関する研究：摂食能力の減退に対する診断方法の開発. 平成7年度厚生省・健康政策調査研究事業報告書. 1996, pp43～52.
5) 才藤栄一：平成11年度長寿科学総合研究事業報告書. 2000, 1～17.

2）摂食・嚥下の精査
1) 丘村 熙：嚥下のしくみと臨床, 1993, 金原出版, pp28～29.
2) 平野 実, 他：嚥下とその障害. 耳鼻咽喉科・頭頸部外科学, 医歯薬出版, 1986.
3) 今泉有美子, 他：嚥下障害スクリーニングテスト「唾液飲みテスト」の試み (1) 正常値. 日本リハビリテーション医学会学術集会抄録集：181, 1996.
4) 窪田俊夫, 他：脳血管障害における麻痺性嚥下障害—スクリーニングテストとその臨床応用について, 総合リハ, 10：271～276, 1982.

3）摂食・嚥下障害の危険因子
1) 吉田義一, 他：嚥下障害の原因とその分類. 耳鼻咽喉科, 48：699～702, 1976.
2) 矢守麻奈, 他：脳血管障害における誤嚥の危険因子. 東京都衛生局学会誌, 93：212～213, 1994.
3) 矢守麻奈, 他：脳血管障害における嚥下障害（特に誤嚥）についての多面的検討. 平成7年度東京都衛生局臨床研究報告書, 183～188, 1996.
4) 野村浩一郎, 他：病理的所見による老年者誤嚥症例の検討. 東京都養育院老年学会誌 1：31～33, 1994.

2．診断への手がかり
1）摂食・嚥下障害に直結している症候
1) Groher ME（編）：嚥下障害—その病態とリハビリテーション第2版. 医歯薬出版, 1996.
2) 藤島一郎：脳卒中の摂食・嚥下障害. 医歯薬出版, 1993.
3) 才藤栄一, 他：JJNスペシャル, No. 52, 摂食・嚥下リハビリテーションマニュアル. 医学書院, 1996.

4) 大橋　靖，砂川　元，他：かむことののむことたべること―咀嚼の科学．医歯薬出版，1996．
5) 東儀英夫（編）：図説神経症候診断マニュアル．医学書院，1996．
6) 平山恵造：神経症候学．文光堂，1971．
7) 岩田　誠：神経症候学を学ぶ人のために．医学書院．
8) 佐々木英忠：老人の呼吸器疾患．永井書店，1994．
9) 上田　敏：目でみるリハビリテーション医学第2版．東京大学出版会，1994．
10) Gregory AE, Clark RM（編）：ワシントンマニュアル第7版．メディカル・サイエンス・インターナショナル，1996．
11) 上田慶二，上島国利，他（編）：介護保険と高齢者医療．日本医師会，1997．

2）他の症状との関わり
（1）高次脳機能障害
1) 才藤栄一，向井美惠監修：摂食・嚥下リハビリテーション，第2版．医歯薬出版，2007．
2) 鈴木孝治・他編：高次脳機能障害マエストロシリーズ3（リハビリテーション評価），医歯薬出版，2006．
3) 後藤圭乃・他：病棟で行うリハビリテーション・言語聴覚士の役割＜摂食・嚥下と高次脳機能への関与＞．総合リハビリテーション，34（5）：451～458，2006．

（2）発声・構音器官の障害
1) Darley F. L., Aronson A. E. and Brown J.（柴田貞雄訳）：運動障害性構音障害．医歯薬出版，1982，pp.61～64．
2) 福迫陽子：脳血管障害のリハビリテーション―コミュニケーション障害．治療，62：1141～1149，1980．
3) Yorkston K. M., Miller R. M. et al：Management of speech and swallowing in degenerative diseases. Communication Skill Builders, 1995.
4) 日本音声言語医学会言語障害検査法検討委員会：運動障害性（麻痺性）構音障害 dysarthria の検査法―第1次案．音声言語医学，21：194～211，1980．
5) 日本音声言語医学会企画監修：耳で診断する音声検査の手引き．嗄声のサンプルテープ．メディカル・リサーチ・センター，1981（「日本音声言語医学会：動画で見る音声障害 Ver1.0，インテルナ出版，2005」の付録 CD に再録されている）．
6) 日本音声言語医学会企画監修：耳で診断することばの異常．麻痺性構音障害の評価用基準テープ．メディカル・リサーチ・センター，1982．
7) 日本音声言語医学会編：声の検査法．基礎編．第2版，医歯薬出版，1994，pp75～85．
8) 日本音声言語医学会編：声の検査法　臨床編．第2版，医歯薬出版，1995，pp24～38．
9) 竹内愛子，河内十郎：脳卒中後のコミュニケーション障害．協同医書出版，1995，pp96～99．
10) Darley FL and Spriesterbach DC（笹沼澄子，船山美奈子監訳）：言語病理学診断法．改定第2版，協同医書出版，1982，pp323～343．
11) 椿原彰夫，山本純子：嚥下障害・構音障害の評価とその対策．総合リハ，24：521～531，1996．
12) 西尾正輝：標準ディサースリア検査（AMSD）．インテルナ出版，2004．
13) 小澤義嗣，城本　修，武内和弘，綿森淑子：発声発語器官の構音運動能力における教示方法の違いの影響―健常成人の場合―．広島県立保健福祉短大紀要，2：39～43，1996．
14) Brookshire RH（勝木準訳）：神経疾患によるコミュニケーション障害入門．協同医書出版，1996，pp217～218．
15) Duffy JR：Motor speech disorders. Substrates, differential diagnosis, and management. Mosby, 1995, pp394～396.
16) 柴田貞雄：麻痺性構音障害．笹沼澄子編：言語障害，医歯薬出版，1991，pp155～244．
17) 今村義典，森田秀明：言語障害に対するアプローチ―構音障害．麻痺性構音障害について．総合リハ，20：978～982，1992．
18) 日本言語療法士協会：言語聴覚療法―臨床マニュアル．協同医書出版，1992，pp139～181．
19) Yorkston KM（伊藤元信監訳，富永優子訳）：拡大・代替コミュニケーション入門．協同医書出版，1996．
20) 渡辺正仁：理学療法士・作業療法士のための解剖学．廣川書店，1995，p49．
21) Winitz, H 編（船山美奈子・岡崎恵子監訳）：臨床家による臨床家のための構音障害の治療．協同医書出版，1993，pp218～219．
22) 船山美奈子・竹下圭子：機能性構音障害．新編言語治療マニュアル（伊藤元信・笹沼澄子編），医歯薬出版，2002，p88．

（3）嚥下障害と発声発語障害の関連
1) Logemann JA：Evaluation and Treatment of Swallowing Disorders（2nd edition）. Pro-Ed, Austin, 1998.
2) Kariyasu M and Brandt JF：Vocal tract outputs with a special reference to oropharyngeal dysphagia. *J. of Kyoshu Univ. of Health and Welfare*, 1：151～163, 2000.
3) Titze I：Principles of voice production. Prentice-Hall, NJ, 1994. 新美誠二（監訳）：音声生成の科学．医歯薬出版，2005．
4) 益田　慎，苅安　誠：発声の仕組み．苅安　誠（編），音声障害（第1章）．建帛社，2001．
5) von den Berg J：Myoelastic-aerodynamic theory of voice production. *JSHR*, 1：227～243, 1958.
6) IPA：The IPA Handbook. Cambridge University Press, 1999．竹林　滋・神山孝夫（訳）：国際音声記号ガイドブック．大修館書店，2003．
7) Warren DW：Regulation of speech aerodynamics. In NJ Lass（ed.）, Principles of Experimental Phonetics（Chap. 2, pp. 46～92）. Mosby, 1996.
8) Ball MJ and Rahilly J：Phonetics—The Science of Speech. Oxford University Press, 1999.
9) Fant G：Acoustic Theory of Speech Production With Calculations based on X-ray Studies of Russian Articulaitions. Mouton, 1960.
10) Lindblom BEF and Sundberg JEF：Acoustical consequences of lip, tongue, jaw, and larynx movement. *Journal of*

Acoustical Society of America, **50**：1166～1179, 1971.
11) Stevens KN：Acoustic phonetics. MIT Press, 1998.
12) Kent RD and Reed C：The Acoustic Analysis of Speech. Singular Publishing Group, 1992. 荒井隆行・菅原勉訳：音声の音響分析. 海文堂, 1996.
13) Duffy JR：Motor speech disorders. Mosby, St. Louis, 1995. 苅安 誠（監訳）：運動性構音障害. 医歯薬出版, 2004.
14) Fletcher H：Speech and Hearing in Communication. Reprinted by ASA, 2000.（original print in 1953）
15) Kariyasu M and Kawano H：Prediction of dysphagia based upon speech analysis. Paper presented at ASHA, San Diego, November 2005. 第16回と17回日本嚥下障害臨床研究会（2004・2005）に於いて Study（1）と Study（2）を発表.
16) Jones B and Donner MW：Adaptation, compensation, and decompensation. In B Jones and MW Donner (eds.), Normal and Abnormal Swallowing—Imaging in Diagnosis and Therapy. Springer-Verlag, 1991.（Also found in the second edition of 2002）.
17) Kent RD：The uniqueness of speech among motor systems. *Clinical Linguistics and Phonetics*, **18**：495～505, 2004.
18) Schmit RA（著）, 調友孝治（訳）：運動学習とパフォーマンス. 大修館書店, 1994.
19) Kotoby N：Accent Method. 2000 渡辺陽子（訳）：アクセント法. 医歯薬出版, 2006.
20) Fink BR and Demarest RJ：Laryngeal biomechanics. Harvard University Press, 1978.
21) Shaker R, Kern M, Bardan E, et al.：Augmentation of deglutitive upper esophageal sphincter opening in the elderly by exercise. *American Journal of Physiology*, **272**：G1518～G1522, 1997.
22) Sharkawi AE, Ramig L, Lgemann JA et al.：Swallowing and voice effects of Lee Silverman Voice Treatment (LSVTR)—A pilot study. *Journal of Neurology, Neurosurgery, and Psychiatry*, **72**：31～36, 2002.
23) Duffy R：Motor Speech Disorders. Mosby, 1995. 苅安 誠（監訳）：運動性構音障害（第17章：発声発語訓練）. 医歯薬出版, 2004.
24) Robbins J, Kays SA, Gangnon RE, et al.：The effects of lingual exercise in stroke patients with dysphagia. *Archives of Physical Medicine and Rehabilitation*, **88**：150～158, 2006.
25) Robin DA, Goel A, Somodi LB, and Luschei ES：Tongue strength and endurance—Relation to highly skilled movements. *JSHR*, **35**：1239～1245, 1992.
26) Kleim JA and Jones TA：Principles of experience-dependent neural plasticity—Implications for rehabilitation after brain damage. *JSHLR*, **51**：S225～S239, 2008.
27) Robbins J, Butler SG, Doniels Sk, et al.：Swallowing and dysphagia rehabilitation—Translating principles of neural plasticity into clinically oriented evidence. *JSHLR*, **51**：S276～S300, 2008.

28) 小泉英明：脳は出会いで育つ. 青灯社, 2005.
29) Sascha du L：Motor learning. In RA Wilson and FC Keil (eds.), The MIT Encyclopedia of the Cognitive Sciences (pp. 571～572). MIT Press, 1999.
30) Rizzolatti G, Fadiga L, Gallese V, and Fogassi L：Premotor cortex and the recognition of motor actions. *Cognitive Brain Research*, **3**：131～141. 1996.
31) 苅安 誠：発語時の舌の前後運動と咽頭クリアランスとの関係. 第45回日本リハビリテーション医学会, 横浜市. 2008.

（4）その他の身体所見
1) 和才嘉昭, 嶋田智明：リハビリテーション医学全書5 測定と評価. 第2版, 医歯薬出版, 1987.
2) 津山直一 訳：新・徒手筋力検査法. 原著第7版, 協同医書出版社, 2005.
3) 福井圀彦, 前田真治：老人のリハビリテーション. 第4版, 医学書院, 1997, pp28～29, 173.
4) 小泉幸毅, 小川 彰, 村山謙治, 他：拘縮の実態. 拘縮の予防と治療. 医学書院, 2003, pp1～17.
5) Shimada T, TakemasaS, HidakaM, et al.：Factors affecting development ofcontracture in hemiplegic patients. *Bull Allied Med Sci Kobe*, **10**：37～44, 1994.
6) 武政誠一, 嶋田智明, 日高正巳, 他：在宅高齢者脳卒中片麻痺の関節可動域制限とその関連要因. 神大医保健紀要, **12**：9～15, 1996.
7) Brunnstrom, S：Motor Testing Procedure in Hemiplegia. *Amer. J. Phys. Ther.*, **46**：4, 1966.
8) 千野直一, 他：脳卒中患者の機能評価. シュプリンガー・フェアラーク, 1997.
9) 太田清人：頭頸部腫瘍術後の嚥下障害と誘導療法アプローチ. PTジャーナル, 228～234, 1999.
10) 山田拓実, 阿部 直：呼吸筋と姿勢制御__呼吸と循環, **48**：231～239, 2000.
11) 太田清人, 藤谷順子, 他：摂食・嚥下障害リハビリテーション実践マニュアル. 頸部・体幹・姿勢のコントロール. *Monthly Book Medical Rehabilitation*, **57**：26～33, 2005.
12) 東嶋美佐子：嚥下量および頸部位置の違いが嚥下時の喉頭運動・嚥下音・嚥下性無呼吸に及ぼす影響. 作業療法, **21**（4）：320～329, 2002.
13) 島村宗夫：姿勢反射の生理. 理学療法, **2**（2）：85～92, 1985.
14) 平野 実：嚥下の生理と病態生理. 理学療法, **2**（3）：1985.
15) 松田政朗, 他：慢性閉塞性肺疾患患者の嚥下機能障害の検討. 日本胸部臨床, **63**：465～471, 2004.
16) Nishino T, et al.：Hypercapnia Enhances the Development of Coughing during Continuous Infusion of Water into the Pharynx. *Am J RespiCrit Care Med*, **157**：815～821, 1998.
17) 日野原重明, 岡田 定：バイタルサインの見方・読み方. 照林社, 2005, pp50～61.
18) 太田清人：平成19年度誤嚥性肺炎リハビリテーション臨床研究会講習会資料.

19) 戸原　玄，太田清人，他：訪問で行う摂食・嚥下リハビリテーションのチームアプローチ．全日本病院出版会，2007，pp54～62．
20) 山田拓実，阿部　直：呼吸筋と姿勢制御．呼吸と循環，48：231～239，2000．
21) 吉田哲二，太田清人，他：嚥下障害Q＆A．医療ジャーナル社，2001．
22) 井上登太・他：誤嚥時における身体評価─嚥下造影検査結果と頸部聴診法，呼吸音聴取判定の相関性─．日本呼吸ケア・リハビリテーション学会誌，17：50～56，2007．
23) 井上登太・他：動脈血中酸素飽和度の変化に注目した航空機搭乗中の注意点．呼吸器ケア，5（2）：139～143，2007．
24) Heymsfield SB, et al：Enteralhyperalimentation；an alternative to central venoushyperalimentation. *Ann Int Med*, 90：63～71, 1979.
25) 太田清人，田上裕記・他：理学療法士・作業療法士のための摂食機能療法．メディカルプレス，2008（出版予定）．
26) 関節可動域表示ならびに測定法．リハビリテーション医学，32：207～217，1995．

3．ベッドサイドで行う検査
1) 窪田俊夫，他：脳血管障害における麻痺性嚥下障害─スクリーニングテストとその臨床応用について．総合リハ，10：271～278，1982．
2) 今泉有美子，他：嚥下障害スクリーニングテスト「唾液飲みテスト」の試み（1）正常値．日本リハビリテーション医学会学術集会抄録集：181，1996．
3) 德田佳生，木佐俊郎，永田智子，井後雅之：咽頭反射の嚥下評価における臨床的意義．リハ医学，40：593～599，2003．
4) 才藤栄一：平成13年度厚生科学研究補助金（長寿科学研究事業），「摂食・嚥下障害に治療・対応に関する統合的研究」総括研究報告書．2002，pp1～17．
5) Wakasugi Y, et al.：Screening test for silent aspiration at the bedside. *Dysphagia*, 23：364～370, 2008.
6) Teramoto S, Fukuchi Y：Detection of aspiration and swallowing disorder in older Stroke patients：Simple swallowing provocation test versus water swallowing test. *Arch Phys Med Rehabil*, 81：1517～1519, 2000.

4．詳細な検査
1）ビデオ嚥下造影法（VF）
1) Logemann JA：Manual for the videofluorographic study of swallowing. Pro-ed, Austin, 1993.
2) Logemann JA：Evaluation and treatment of swallowing disorders. College-Hill Press, San Diego, 1983.
3) Fleming SM, Weaver AM：Feeding Device for glossectomy, patients, *Arch Phys Med Rehabil*, 64：183～185, 1983.
4) Groher ME：藤尾一郎監訳：嚥下障害その病態とリハビリテーション，p192，医歯薬出版，1996．
5) 江畑智希，秋田幸彦，片山　信，大島　章，他：ガストログラフィンによる嚥下性肺炎の1例，八千代病院紀要，13：10～11，1993．
6) Gray C, Sivaloganathan S, Simpkins KC：Aspiration of high-density barium contrast medium causing acute pulmonary inflammation-report of two fatal cases in elderly women with disordered swallowing, *Clinical Radiology*, 40：397～400, 1989.
7) Ratcliffe JF：The use of ioxagalate in the paediatric gastrointestinal tract. a report of 25 caces, *Clinical Radiology*, 34：579～587, 1983.
8) Ratcliffe JF：The use of low osmolality water soluble（LOWS）contrast media in the pediatric gastro-intestinal tract. A report of 115 examinations, *Pediatr Radiol*, 16：47～52, 1986.
9) Ginai AZ, et al：Experimental evaluation of various available cntrast agents fou use in the upper gastrointestinal tract in case of suspected leakage. *Effects on lungs*, BIR, 57：895～901, 1984.
10) 小塚隆弘，打田日出夫，中村仁信：造影剤要覧，第27版，バイエル薬品，2008．
11) Miyazawa T, et al：Effect of water-soluble contrast medium on the lung in rats comparison of iotrolan iopamidol, and Diatrizoate, *Invest Radiol*, 25：999～1003, 1990.
12) 藤島一郎：脳卒中の摂食・嚥下障害，第2版，医歯薬出版，1988，pp64～72，p207．
13) 国際放射線防護委員会勧告 ICPR Publication 26，日本アイソトープ協会，東京，1977．
14) 長谷川純，砂屋敷忠，武内和弘．嚥下造影検査（VF）における検査者の放射線被曝線量の推定．日摂食嚥下リハ会誌，11（1）：33～41，2007．
15) 矢守麻奈：評価（4）精査（医師とともに行う検査・医師が行う検査）．言語聴覚療法マニュアル　改訂第2版（小寺富子監修），p451，協同医書出版社，2004．
16) 棚橋汀路，吉田義一：嚥下障害のX線透視検査記録の試案，耳鼻，34：121～125，1988．
17) 谷本啓二編：嚥下障害治療におけるVideofluorography（VF）検査．日本嚥下障害臨床研究会，広島，1996，p26．

2）ビデオ内視鏡検査（VEまたはFEES）
1) 渡邊　宏，進　武幹，仲秋功司，他：ファイバースコープによる正常嚥下動態の観察，耳鼻と臨床，36；944～948，1990．
2) Bastian RW：The Videoendoscopic swallowing study. An alternative and partner to the videofloroscopic swallowing study, *Dysphagia*, 8：359～367, 1993.
3) Karnell MP：Videoendoscopy. from Velopharynx to Larynx, Singular Publishing Group, Inc. San Diego, California, 1994, pp119～125.

3）その他の検査
1) 髙橋浩二　企画・監修：ビデオ版　頸部聴診法による嚥下障害診断法．医歯薬出版，2002．
2) 髙橋浩二：頸部聴診法による摂食・嚥下障害のスクリーニング法．セミナーわかる！摂食・嚥下リハビリテーションⅠ評価法と対処法（植松　宏監修），医歯薬出版．

2005, pp72～87.
3) Hayashi R, et al：A novel handy probe for tongue pressure measurement. *Int J Prosthodont*, 15：385～388, 2002.
4) 津賀一弘, 島田瑞穂, 黒田留美子, 林　亮, 吉川峰加, 佐藤恭子, 斉藤慎恵, 吉田光由, 前田祐子, 木田修, 赤川安正：「高齢者ソフト食」摂取者の食事形態と舌圧の関係. 日摂食嚥下リハ会誌, 9(1)：56～61, 2005.
5) Hayashi R, et al：A novel handy probe for tongue pressure measurement. *Int J Prosthodont*, 15：385～388, 2002.
6) 津賀一弘, 島田瑞穂, 黒田留美子, 林　亮, 吉川峰加, 佐藤恭子, 斉藤慎恵, 吉田光由, 前田祐子, 木田修, 赤川安正：「高齢者ソフト食」摂取者の食事形態と舌圧の関係. 日摂食嚥下リハ会誌, 9(1)：56～61, 2005.

第4章　リハビリテーションの実際

1．リハビリテーションプログラムの立案
1) 才藤栄一：脳血管障害による嚥下障害のリハビリテーション. 総合リハ 19(6)：611～615, 1991.
2) 才藤栄一・他：嚥下障害のリハビリテーションにおける videofluorography の応用. リハ医学, 23：121～124, 1986.
3) Logemann JA, et al：The benefit of head rotation on pharyngoesophageal dysphagia. *Arch Phys Med Rehabil* 70：767～771, 1989.
4) 伊藤裕之：嚥下障害の食餌の検討. 日気食会報, 40(4)：357～360, 1989.
5) 近藤克則, 他：急性期脳卒中患者に対する段階的嚥下訓練. 総合リハ, 16(1) 19～25, 1988.
6) 才藤栄一, 他：脳卒中と重度嚥下障害. 総合リハ, 22(11)：943～947, 1994.
7) 藤島一郎：脳卒中の摂食・嚥下障害 第2版. 医歯薬出版, 1998, p85.

2．患者管理の実際
（2）経管栄養法の問題～（4）訓練中のリスク管理
1) 高橋福佐代・他：経鼻経管栄養チューブの外壁汚染についての細菌学的検討. 日摂食嚥下リハ会誌, 9(2)：199～205, 2005.
2) 野原幹司・他：経管栄養チューブ挿入にともなう嚥下頻度の変化. 日摂食嚥下リハ会誌, 9(2)：51～55, 2005.
3) 才藤栄一・他：家庭復帰への援助. 脳血管障害による嚥下障害のリハビリテーション. 総合リハ, 22：943～947, 1994.
4) Toshiro Kisa, et al：Intermittent Oral Catheterization (IOC) for Dysphagic Stroke Patients. *Jpn J Rehabil Med*, 34：113～120, 1997.
5) 尾崎隆之：2) 栄養管理　②代替（補助）栄養法の種類と選択. 医師・歯科医のための摂食・嚥下障害ハンドブック（本多知行, 溝尻源太郎編）, 第2版, 2002, pp188～195.
6) Donaldoson, et al：Total glossotomy for cancer. *Am J Surg*, 116：585～590, 1968.
7) 伊藤裕之：嚥下障害症例におけるフィーディングチューブの自己管理. 耳展, 34：195～198, 1991.
8) 辻内和人・他：眼筋咽頭筋ジストロフィー患者の嚥下障害に対する間欠的経管摂食法の利用. リハ医学, 34：230～233, 1997.
9) 藤島一郎：脳卒中の摂食・嚥下障害. 第2版, 医歯薬出版, 1998.
10) 木佐俊郎：今求められる代替栄養の使い分け. 難病と在宅ケア, 6：32～35, 2001.
11) 重白啓司・他：療養病棟における IOC（間欠的口腔カテーテル栄養法）5年間のとりくみ—PEG との比較から—. 日本摂食嚥下リハビリテーション学会誌, 10(1)：43～51, 2006.
12) 徳田佳生・他：咽頭反射の嚥下評価における臨床的意義. リハ医学, 40：593～599, 2003.
13) 石井雅之・他：嚥下障害—栄養管理とリスク　間欠的および持続的経管栄養. 臨床リハ, 8：703～707, 1999.
14) 木佐俊郎：摂食・嚥下障害と PEG. 臨床栄養, 6(3) 327～333, 2005.
15) 野崎園子・他：筋萎縮性側索硬化症に対する間欠的経口経管栄養法. 神経内科, 60(5)：543～548, 2004.
16) Gauderer, M. W. L., et al：Gastrostomy without laparotomy：A percutaneous technique. *J. Pediatr. Surg.*, 872～875, 1980.
17) 木佐俊郎：焦点　ただしい PEG 管理　PEG がわかる Q & A. 看護技術, 52：99～104, 2006.
18) 大石英人, 城谷典保, 亀岡信悟：PTEG 患者の栄養管理. 臨床栄養, 106：(3) 316～319, 2005.
19) 高橋美香子：焦点　正しい PEG 管理　胃瘻カテーテル交換時のトラブル対策. 看護技術, 52(2)：118～124, 2006.
20) 坂本興美・他：内視鏡造設後にふたたび経口摂取可能となった患者の検討. 天草医学会雑誌, 16：15～19, 2002.
21) 宮澤靖：胃瘻（PEG）のケアと栄養管理　PEG から経口摂取へのステップアップ—NST の実践活動から—. 看護技術, 50(7)：11～15, 2004.
22) 藤岡真：PEG による栄養管理　嚥下リハビリテーション　PEG と経口摂取の併用. 在宅医療, 4(4)：33～37, 1997.
23) 合田文則：半固形化栄養剤（食品）による胃瘻からの短時間注入法. 臨床栄養, 106(6)：757～762, 2005.
24) 稲川利光：ただしい PEG 管理　PEG の管理　Q & A　長期経過からみた胃瘻の管理 Q & A. 看護技術, 52(2)：112～115, 2006.

（5）嚥下障害患者の MRSA 対策
1) Ebihara S, et al：Infection and its control in group homes for the elderly in Japan. *J Hospital Infection*, 68：185～186, 2008.
2) Kanda A, et al：A combinational therapy for pneumonia in elderly people. *J Am Geritr Soc*, 52(5)：846～847, 2004.

（6）誤嚥性肺炎の問題

1) Watando A, et al：Effect of temperature on swallowing reflex in elderly patients with aspiration pneumonia. *J Am Geriatr Soc*, **52**（12）：2143〜2144, 2004.
2) Tominaga M, et al：Thermosensation and Pain. *J Neurobiol* **61**：3〜12, 2004.
3) 海老原覚, 海老原孝枝. 誤嚥性肺炎の新しい治療・予防法. 医学のあゆみ Vol222, 351〜356, 2007.

4. 間接訓練（食物を用いない訓練）
1）間接訓練の適応と導入

1) Burkhead LM, et al：Strength-training exercise in dysphagia rehabilitation：principles, procedures, and directions for future research, *Dysphagia*, **22**：251〜265, 2007.
2) 東口高志：摂食・嚥下障害と栄養管理.（才藤栄一, 向井美惠・編）, 摂食・嚥下リハビリテーション, 医歯薬出版, 2006, pp237〜244.
3) 岡田澄子：間接訓練. 摂食・嚥下障害（清水充子・編）, 言語聴覚療法シリーズ, 建帛社, 2004, pp69〜74.

2）全身への配慮
（1）全身への配慮の留意点

1) 有働尚子, 他：嚥下障害を呈する寝たきり（高齢）患者における腹臥位療法の効果について. 第35回日本リハビリテーション医学会学術集会抄録集, 1988.
2) 小泉千秋, 他：姿勢・呼吸の評価と理学療法. *MB Med Reha*, **88**（1）：21〜28, 2008.
3) 小野典子, 他：マットを用いて座位姿勢を調節し, 口腔相の障害が改善したCVAの一例. 第10回日本嚥下障害臨床研究会抄録集, 1998.

（2）呼吸・気道に関係すること

1) 神津 玲・他：摂食・嚥下障害に対する呼吸理学療法. Modern Physiuam,（26）：50〜52, 2006.
2) 進 武幹：嚥下の神経機序とその異常. 第95回日本耳鼻咽喉科学会総会宿題報告. pp106〜107, 1994.
3) 千住秀明：改訂呼吸リハビリテーション入門. 神陵文庫, 1993.
4) 神津 玲：肺理学療法, よくわかる嚥下障害（藤島一郎・編）, pp189〜201, 永井書店, 2005.
5) 俵 祐一・他：呼吸訓練法, ナースのための摂食・嚥下障害ガイドブック（藤島一郎・編著）中央法規出版, 2005, pp148〜159.

（3）口腔衛生（口腔ケア）

1) 石川 昭：口腔ケアによる咽頭細菌数の変動. 看護技術, 2000.
2) Yoneyama T, et al：Oral and Pneumonia. *Lancet*, **354**：515, 1999.
3) 竹腰恵治, 小谷順一郎, 他：重度痴呆性老人の義歯装着可否の目安について. 老年歯学, **10**：100〜105, 1995.
4) 上田 実：摂食機能障害の治療（3）. 術後機能回復を中心として, 日歯医学会誌, **16**：108〜111, 1997.

（4）咽頭衛生, 気管切開例に対して

1) 伊藤裕之：嚥下障害のリハビリテーション. 特集嚥下障害, 理学療法ジャーナル, **28**：226〜232, 1994.
2) 藤島一郎：脳卒中の摂食・嚥下障害. 医歯薬出版, 1993.
3) 伊藤裕之, 加藤孝邦：摂食・嚥下障害への耳鼻咽喉科的アプローチ. 特集摂食・嚥下障害への多面的アプローチ, 臨床リハ, **6**：647〜652, 1997.

（5）食前の総合的準備

1) 藤島一郎：脳卒中の摂食・嚥下障害, 医歯薬出版, 1993, p93.
2) 藤島一郎：脳卒中の摂食・嚥下障害, 1993, pp88〜89.
3) Logemann. J. A.：Manual for the videofluorographic study of swallowing, second edition. Pro-ed, 1993, pp52〜53.

3）先行期・準備期・口腔期
（1）意識レベル, 認知面に関するアプローチ

1) Jacqueline Kindell, 金子芳洋訳：認知症と食べる障害. 認知症, 医歯薬出版, 2005, p3.
2) 東嶋美佐子, 山根智恵・他：認知症専門病棟における摂食機能療法の展開. 第42回日本作業療法学会誌, 2008, 査読中.
3) 東嶋美佐子：作業療法技術ガイド（石川 齊・他編）摂食・嚥下障害, 文光堂, 2003, pp433〜442.
4) 服部一郎, 細川忠義, 和才嘉昭：リハビリテーション技術全書, 医学書院, 1985, pp191〜196.

（2）口腔内形態の機能的意義と摂食・嚥下リハにおける補綴的アプローチ

1) 大山喬史, 谷口 尚・編：顎顔面補綴の臨床―咀嚼・嚥下・発音の回復のために―. 医学情報社, 2006.
2) 咀嚼・嚥下機能の検査法. 日本顎口腔機能学会, 2007.
3) Ono T, et al：Pattern of tongue pressure on hard palate during swallowing. *Dysphagia*, **19**：259〜264, 2004.
4) Hori K, et al：Coordination of tongue pressure and jaw movement in mastication. *J Dent Res*, **85**：187〜191, 2006.
5) 小野高裕, 堀 一浩, 岩田久之, 他：咀嚼・嚥下における舌圧測定法とその臨床応用. 日摂食嚥下リハ会誌, **10**：207〜219, 2006.
6) 小野高裕：咀嚼・嚥下機能の定量解析を目指して. ；咬合・咀嚼が創る健康長寿（野首孝祠編著）, 大阪大学出版会, 2007, pp18〜25.
7) Hori K, et al：Tongue pressure against hard palate during swallowing in post-stroke patients. *Gerodontology*, **22**：227〜233, 2005.
8) 小野高裕, 野首孝祠：術後早期の咀嚼・嚥下機能訓練と歯科補綴的アプローチ. 口腔・中咽頭がんのリハビリテーション―構音障害, 摂食・嚥下障害―（溝尻源太郎, 熊倉勇美編）, 医歯薬出版, 2000, pp171〜184.
9) 小野高裕, 野首孝祠：歯科補綴的アプローチ. 言語聴覚療法シリーズ（9）運動障害性構音障害（熊倉勇美編著）, 建帛社, 2001, pp133〜139.
10) Ono T, et al：A case of collaboration of a dentist and speech-language pathologist in the rehabilitation of a stroke patient with dysarthria *Gerodontology*, **22**：116〜119, 2005.

（3）口腔器官の運動性の改善

1) 古澤正道, 他：脳卒中後嚥下障害への運動療法. 理学療法学, **25**：519〜522, 1998.

2) Davies P. M.：5 reanimating face and mouth "Starting Again" Springer-Verlag New York, 1994, pp217～229.
3) 椎名英貴：入門講座　理学療法ワンポイントアドバイス2　摂食・嚥下障害　基礎的な練習としての姿勢の調整．PTジャーナル，38：132～136，2003.
4) 椎名英貴：摂食・嚥下障害，構音障害の評価と治療．理学療法MOOK 2 脳損傷の理学療法2（吉尾雅春・編），三輪書店，1998，pp119～128.
5) Hellen A. Mueller：第18章　食事　脳性麻痺児の家庭療育（梶浦一郎，鈴木恒彦・訳），Handling the young child with cerebral palsy at home（Finnie N. R. ed.），医歯薬出版，1999，pp220～233.
6) Davies P. M.：5 reanimating face and mouth "Starting Again" Springer-Verlag New York, p217～220, 1994 ⇒ 2) と重複？
7) 中澤優子：（4）オーラルコントロール．嚥下障害の臨床（監修日本嚥下障害臨床研究会），医歯薬出版，1998，p219.
8) 岩根章夫，他：器具「素材」の紹介・変形できるローラーの作成．ボバースジャーナル，21（2）：234～235，1998.

4）咽頭期における間接訓練
（1）咽頭期の役割と咽頭期障害の訓練目標
1) Froeschels E, et al：A method of therapy for palalytic conditions of the mechanisms of phonation, respiration and deglutition *J Speech Hear Disord*, 20：365～370, 1995.
2) Logemann JA：Evaluation and treatment of swallowing disorders：1998, 1983.

（2）thermal tactile stimulation
1) Logemann JA：Evaluation and treatment of swallowing disorders. College-Hill Press, San Diego CA, 1983.
2) Lazzara G, Lazarus C, and Logemann JA：Impact of thermal stimulation on the triggering of the swallowing reflex. *Dysphagia*, 1；73～77, 1986.
3) Rosenbek JC, et al：Effects of thermal application on dysphagia after stroke. *J Speech Hear Res*. 34；1257～1268, 1991.
4) Rosenbek JC, Roecker EB, Wood JL, and Robbins J：Thermal application reduces the duration of stage transition in dysphagia after stroke. *Dysphagia*, 11；225～233, 1996.
5) 藤島一郎：脳卒中の摂食・嚥下障害．医歯薬出版，1993.
6) Kent A, et al：Oral sensation；A review and clinical peospective. In Winitz H (ed.), Human communication and its disorders—A review Ⅱ．York Press, Maryland, 1990, pp135～191.
7) Rath EM, Essick GK：Perioral somesthetic sensitivity；Do the skin of the lower face and the midface exhibit comparable sensitivity? *Oral and Maxillofacial Surgery*, 48：1181～1190, 1990.
8) 角　忠明：嚥下の神経機構．神経内科，58：260～269, 2003.
9) 藤島一郎（監訳）：嚥下障害．第3版，Groher M ed., Dysphagia, 3nd ed. 医歯薬出版，1998.
10) Miller A, Bieger D, and Conkin JL：Functional controls of deglutition. Deglutition and its disorders, In Perlman AL & Schulze-Delrieu K eds., Singular Publishing Group, San Diego CA, 1997, pp43～97.
11) Martin JH：Neuroanatomy. 2nd ed., Appleton & Lange, Connecticut, 1995.
12) 廣瀬　肇：口蓋反射，咽頭反射，嚥下反射，嘔吐反射の違いについて．嚥下障害Q＆A（吉田哲二編），医薬ジャーナル，2001.
13) 苅安　誠，伊藤清吾：嚥下反射の誘発—適当刺激の部位と温度．日本リハビリテーション医学会，東京，1988．第3回嚥下障害臨床研究会，神戸，1988.
14) Pommerenke W：A study of the sensory areas eliciting the swallowing reflex. *American Journal of Physiology*, 84：36～41, 1928.
15) Kaatzke-McDonald MN, Post E, and Davis PJ：The effects of cold, touch, and chemical stimulation of the anterior faucial pillar on human swallowing. *Dysphagia*, 11：198～206, 1996.
16) Fujiu M, Toleikis JR, Logemann JA, and Larson CR：Glossopharyngeal evoked potentials in normal subjects following mechanical stimulation of the anterior faucial pillars. *Electroencepharology and Clinical Neurophysiology*, 92；183～195；1994.
17) Froeschels E, Kastian S, and Weiss DA：A method of therapy for palalytic conditions of the mechanisms of phonation, respiration and deglutition *J Speech Hear Disord*. 20：365～370, 1995.
18) Logemenn JA, Kahrilas PJ：Relearning to swallow after stroke-application of maneuver and indirect biofeedback. A case study, *Neurology*, 40：1136～1138, 1990.
19) 岡田澄子：間接的訓練法．摂食・嚥下リハビリテーションマニュアル，JJNスペシャル，52，1996，pp51～61.
20) Logemann JA：Author's response to Tonya Warms. *Dysphagia*, 2；56～58.
21) Logemann JA：Preswallow sensory input. Its potential importance to dysphagic patients and normal individuals, *Dysphagia*, 11：9～10, 1996.
22) Smith CH, Logemann JA, Burghardt WR, Carrell TD, and Zecker SG：Oral sensory discrimination of fluid viscosity. *Dysphagia*, 12；68～73, 1997.
23) 苅安　誠，吉田香奈子：バリウムの温度による嚥下咽頭期時間の変化．総合リハ，22：49～50，1994.

（3）シャキア法
1) 岡田澄子：障害の状態に応じた摂食・嚥下リハビリテーション，嚥下リハビリテーションと口腔ケア，藤島一郎，藤谷順子編著，p118～119，メヂカルフレンド社，2006.
2) Shaker R, et al：Rehabilitation of swallowing by exercise in tube-fed patients with pharyngeal dysphagia secondary to abnormal UES opening. *Gastroenterology*, 122：1314～1321, 2002.
3) Shaker R, et al：Augmentation of deglutitive upper esophageal sphincter opening in the elderly by exercise,

Am J Physiol, **272**：G1518～1522, 1997.
4) 藤島一郎訳：嚥下障害入門, p225～226, 医歯薬出版, 2007.

（4）メンデルソン法
1) 藤島一郎訳：嚥下障害入門, p221～222, 医歯薬出版, 2007.
2) 藤島一郎：脳卒中の摂食・嚥下障害第2版, p109, 医歯薬出版, 1998.
3) Bartolome, G., & Neumann, S (1993). Swallowing therapy inpatients with neurological disorders causing cricopharyngeal dysfunction. *Dysphagia*, **8**, 146～149.
4) 藤谷順子：間接訓練, 金子芳洋, 千野直一監修, 摂食・嚥下リハビリテーション, 157～158, 医歯薬出版, 1998.

（5）pushing 法（プッシング法：押し訓練, 声帯の内転訓練）
1) Froeschels E, et al：A method of therapy for palalytic conditions of the mechanisms of phonation, respiration and deglutition *J speech Hear Disord*, **20**：365～370, 1995.
2) Logemann 摂食・嚥下障害：医歯薬出版, 2000, pp230～232.
Logemann：Evaluation and treatment of swallowing disorders second ed., 1998.
3) 藤島一郎：脳卒中の摂食・嚥下障害　第2版, 1998, p106.

（6）supraglottic swallow
1) 藤島一郎訳：嚥下障害入門, p218～221, 医歯薬出版, 2007.
2) 藤島一郎監訳：嚥下障害　その病態とリハビリテーション　原著第3版, p233, 医歯薬出版, 1989.
3) 道　健一, 道脇幸博監訳：Logemann 摂食・嚥下障害, p170～173, 医歯薬出版, 2000 声門閉鎖嚥下法.
4) Logemann JA.：Evaluation and treatemt of swallowing disorders second edition, 214～222, pro-ed, 1998.

（7）chin down 法
1) Logemann, J. A.：Evaluation and treatment of swallowing disorders. 2nd ed. PRO-ED, Inc.；1998, p406.
2) Okada, S., et al.：What is the "Chin down" posture?-A questionnaire survey of speech language pathologists in Japan and the United States-. *Dysphagia*, **22**（3）：204～209, 2007.
3) 藤島一郎：脳卒中の摂食・嚥下障害, 第2版, 医歯薬出版, 1993, p212.
4) 藤島一郎：脳卒中の摂食・嚥下障害, 第2版, 医歯薬出版, 1993, p117.

5）IOC
1) 藤島一郎：私信, 2007.
2) 舟橋満寿子, 他：嚥下困難児に対する口腔ネラトン法の試み. 脳と発達, **17**：3～9, 1985.
3) 木佐俊郎・他：口腔ネラトン法の応用. 第25回日本リハビリテーション医学会抄録集, 1989, p289.
4) 木佐俊郎・他：摂食・嚥下障害に対する"口腔ネラトン法"の応用. 総合リハ, **19**：423～430, 1991.
5) 木佐俊郎, 他：脳卒中に伴う嚥下障害に対する"口腔ネラトン法"を応用した治療と管理. 総合リハ, **20**：235～239, 1992.
6) Cambel-Taylor, et al：Oro-esophageal tube feeding. An Alternative to nasogastric or gastrostomy tubes, *Dysphagia*, **2**：220～221, 1988.
7) 塚本芳久・他：間欠的口腔食道経管栄養実施時における消化管運動のX線透視画像. 経鼻経管栄養との比較. 臨床リハ, **5**（5）：511～514, 1996.
8) 木佐俊郎：リハビリテーション技術　間欠的口腔カテーテル栄養法. 臨床リハ, **14**：653～655, 2005.
9) M. nakazima, et al：Intermittent oro-esophageal tube feeding in acute stroke patients—a pilot study. *Acta Neurol Scand*, **113**：36～39, 2006.
10) 野原幹司・他：口腔腫瘍術後の嚥下障害症例に対する Intermittent oro-esophageal tube feeding（IOE）法の適用. 日摂食嚥下リハ会誌, **6**（2）：115～121, 2002.
11) 藤本保志・他：癌専門病院における嚥下障害への取り組み. 耳鼻咽喉科展望, **46**（2）：167～173, 2003.
12) 重白啓司・他：療養病棟における IOC（間欠的口腔カテーテル栄養法）5年間のとりくみ—PEG との比較から—. 日本摂食・嚥下リハビリテーション学会誌, **10**（1）：43～51, 2006.
13) 野崎園子・他：筋萎縮性側索硬化症に対する間欠的経口経管栄養法. 神経内科, **60**（5）：543～548, 2004.
14) Tokuda Y, et al：Intermittent oral catheterization（IOC）for stroke patiens with feeding dysphagia. IRMA Ⅷ. Monduzzi Editore, 1997, pp. 1687～1690.
15) Toshiro Kisa, et al：Intermittent Oral Catheterization（IOC）forDysphagic Stroke Patients. *Jpn J Rehabil Med*, **34**：113～120, 1997.
16) 稲富雄一郎：脳梗塞急性期パス—脳疾患専門病棟における感染・栄養管理—. *Nutrition Support Journal*, **5**（増刊号）：34～38, 2004.

6）バルーン法
1) 北條京子・他：輪状咽頭嚥下障害に対するバルーンカテーテル訓練法—4種類のバルーン法と臨床成績. 日摂食嚥下リハ会誌, **1**：45～56, 1997.
2) 藤島一郎, 藤谷順子編著：嚥下リハビリテーションと口腔ケア, 摂食・嚥下リハビリテーションの実際「摂食・嚥下リハビリテーションの実践例②脳血管障害（球麻痺）患者の場合. メジカルフレンド社, 2001, pp89～95.
3) 聖隷三方原病院嚥下チーム：嚥下障害ポケットマニュアル, 第2版, 医歯薬出版, 2003.
4) 藤島一郎：脳卒中の摂食・嚥下障害, 第2版, 医歯薬出版, 1998.
5) K. Hojo, et al.：Research into the effectiveness how well the balloon dilatation method causes the desired outcome for cricopharyngeal dysphagia at the chronic stage in cerebrovascular disease. 言語聴覚研究, **3**（3）：105～115, 2006.

5．直接訓練（食物を用いる訓練）
1）直接訓練の概要
1) 藤島一郎：脳卒中の摂食・嚥下障害. 医歯薬出版, 1993.

2）直接訓練の一般的事項
1) 矢守麻奈：嚥下障害〔日本言語療法士協会編著：言語聴覚療法臨床マニュアル〕．協同医書．1992, pp225〜239．
2) 藤島一郎：脳卒中の摂食・嚥下障害．医歯薬出版, 1993.
3) 矢守麻奈：VF所見と嚥下訓練(1)〔谷本啓二編：嚥下障害におけるVideofluorography（VF）検査—第7回日本嚥下障害臨床研究会教育ワークショップ講演集〕．日本嚥下障害臨床研究会, 1996.
4) 尾本和彦：摂食機能訓練．食べる機能の障害（金子芳洋・編），医歯薬出版，1987, pp103〜104.

3）摂食・嚥下障害の各期における直接訓練
1) 藤島一郎：脳卒中の摂食・嚥下障害．第2版，医歯薬出版，1998.
2) 聖隷三方原病院嚥下チーム：嚥下障害ポケットマニュアル，第2版．医歯薬出版, 2003.
3) 才藤栄一・向井美惠監修：摂食・嚥下リハビリテーション，第2版．医歯薬出版, 2007.
4) 藤島一郎：よくわかる嚥下障害．永井書店，
5) Kojima C, et al：Jaw Opening and Swallow Triggering Method for Bilateral-Brain-Damaged Patients：K-Point Stimulation, *Dysphagia* 17：273〜277, 2002.
6) Lazzara G, Lazarus C, and Logemann JA：Impact of thermal stimulation on the triggering of the swallowing reflex. *Dysphagia*, 1：73〜77, 1986.
7) 小島義次・他：麻痺性嚥下障害に対する嚥下反射促通手技の臨床的応用．音声言語医学, 36：360〜364, 1995.
8) Logemann J. A.：Evaluation and treatment of swallowing disorders, San Diego：College-Hill-Press. Austin, TX：PRO-ED, 1983.
9) Crary MA, Groher ME,：Introduction to Adult Swallowing Disorders. Butterworth/Heinemann, 2003.

4）段階的な摂食訓練と効果判定
1) 藤島一郎：脳卒中の摂食嚥下障害．第2版，医歯薬出版，1998.

6．NST
1) 東口高志：NST完全ガイド　栄養療法の基礎と実践，照林社, 2005.
2) 東口高志：NSTが病院を変えた！，医学芸術社, 2003.
3) 東口高志：Nutrition support team の新しいかたち "potluck party method（PPM）" の評価と展望．静脈経腸栄養，14：13〜17, 1999.
4) 日本静脈経腸栄養学会・NSTプロジェクト実行委員会・東口高志編：NSTプロジェクト・ガイドライン，医歯薬出版, 2001.
5) 大柳治正：日本静脈経腸栄養学会認定・NST（栄養サポートチーム）稼動施設．静脈経腸栄養, 22：2007.
6) 日本静脈経腸栄養学会編：コメディカルのための静脈・経腸栄養ガイドライン．南江堂, 2003.
7) 大類　孝：高齢者における葉酸欠乏と誤嚥性肺炎．治療，85：1552〜1553, 2003.
8) 寺本信嗣：呼吸器感染症と栄養障害．栄養-評価と治療，22：51〜54, 2005.
9) 矢吹浩子：栄養ケアにおけるベッドサイドのモニタリング．静脈経腸栄養, 22：137〜139, 2007.
10) 川口　恵：NST設立から5年が経過して—NSTのOutcome評価—．静脈経腸栄養, 21：49〜55, 2006.

9．フォローアップ
1) 藤島一郎他：「摂食・嚥下状況のレベル評価」簡便な摂食・嚥下評価尺度の開発．リハ医学，43：S249, 2006.
2) 藤島一郎：口から食べる—嚥下障害Q&A．第3版，中央法規出版, 2002.

第5章　チームアプローチ

第5章のあらまし
1) 上田　敏：リハビリテーションの世界，三輪書店，pp305〜327, 1992.

1．業務分担
1) 藤島一郎：摂食・嚥下障害リハビリテーションのチームアプローチにおいて言語聴覚士に望むこと—リハビリテーション医の立場から．言語聴覚研究, 1(1)：39〜45, 2004.
2) Michael E. Groher 編　藤島一郎　監訳：嚥下障害 その病態とリハビリテーション．原著第2版，医歯薬出版, 1996, pp251〜261.
3) 大野友久，藤島一郎，相澤秀夫，松田紫緒，岩佐康行，小宮山ひろみ，高柳久代，岩崎静乃，小島千枝子，植松　宏：総合病院における新しい歯科の役割—リハビリテーション科の一部門としての歯科—．総合リハ, 32 (3)：271〜276, 2004.
4) 藤島一郎：嚥下障害患者における薬剤投与—口腔内崩壊錠を中心に—．Pharma Mdica, 25 (5)：125〜128, 2007.
5) 藤島一郎監修，倉田なおみ執筆：内服薬　経管投与ハンドブック　第2版，じほう, 2006.
6) O'Sullivan N：Dysphagia Care. Team Approach with Acute and Long Term Patients. Second Edition. Cottage Square（Los Angeles）, 1995, pp44〜59.
7) Ravich WJ, et al.：The Swallowing Center：Concepts and Procedures. *Gastrointest Radiol*, 10：255〜261, 1985.

3．チームアプローチの実践例

1）聖隷三方原病院
1) 藤島一郎：脳卒中の摂食・嚥下障害．第2版，医歯薬出版，1998.

2）埼玉県総合リハビリテーションセンター
1) 上田　敏：リハビリテーションを考える．青木書店, 1993.
2) 伊藤元信他：運動障害性（麻痺性）構音障害 dysarthria の検査法-第1次試案．音声言語医学，21：194〜211, 1980.
3) 藤島一郎：脳卒中の摂食・嚥下障害．医歯薬出版, 1993.
4) 清水充子，他：重度摂食・嚥下障害を合併した慢性期頭部外傷患者のリハビリテーション—経鼻的経管栄養法から経口摂取自立へ—．摂食・嚥下リハ学会雑誌, 1：81〜88, 1997.
5) 里宇明元，他監修：ケーススタディ摂食・嚥下リハビリテーション．医歯薬出版, 2008.

あとがき

　1998年に『嚥下障害の臨床』を世に送って，はや10年の歳月が流れた．日本嚥下障害臨床研究会も2008年で20年を迎えた．これを機会に，本書をできるだけ新しい内容にしながら，なお，本書の良さを残して，使いやすい本にしたいとの願いを込めて今回の改訂を行った．前回，中心になって本書を編集した耳鼻咽喉科医の溝尻は，リハビリテーション医の本多に改訂を託し，多忙のため自らは身を引いて，代わりに耳鼻咽喉科医の津田が編集委員に加わった．STの小椋も同じくSTの苅安に交代した．10年前には新しかったことが10年の歳月を経て，当然古くなったことも多い．このような部分を見直して，現場で使える教科書に改訂し上梓した．

　とくに今回大きな改訂となったのは第5章で，研究会内でつくったワーキンググループの結晶である．この間，種々の変遷はあったが，現在会員数は450名を数え，10年前に比べ約150名増加した．研究会としては，会員数の増加をあまり望んでいないが，高齢社会を迎え，在宅や施設・病院で摂食・嚥下障害患者が増加し，現場で嚥下障害の患者を避けることができなくなっているためであろう．日本嚥下障害臨床研究会は1年に1回しか総会を開かず地方会もないが，年1回の研究会の内容はとても濃く，本当に勉強になったと言う声が多い．今後も，常に臨床の場に役立つをモットーに研究会を継続していきたい．

　本書の出版にあたり，医歯薬出版の関係諸氏に一方ならぬお世話になった．前回のあとがきでも述べたように，斎藤氏は，本書の初版の編集中に嚥下障害を経験され，得も言われぬ因縁を感じさせられた．幸いほとんど後遺症の残らぬ状況で職場に復帰されており，多くの患者さんにも少しでも良くなっていただけるよう，執筆者一同心より願ってやまない．

　　　　　　　　　　　　　　2008年7月　日本嚥下障害臨床研究会　世話人代表
　　　　　　　　　　　　　　　　　　　　谷本啓二

和文索引

ア
アイスマッサージ　215, 221
アイスマッサージとアイシング　10
アロマセラピー　189
赤ちゃんせんべいを用いる方法　271

イ
イメージ倍増管　132
インターネット　194
位置関係　229
胃食道逆流　281
胃食道逆流現象　89
胃瘻　182, 187, 244, 246
胃瘻カテーテル交換　184
移動能力　92
意思伝達装置　194
意識障害　15
意識レベル　50
意欲　193
息こらえ嚥下　180, 242, 277
息止め　120
一側嚥下　279
咽頭圧縮　121
咽頭感覚　129
咽頭期　234
咽頭期（嚥下第2期）　34
咽頭期嚥下　236
咽頭クリアランス　6
咽頭残留　6, 119, 241, 274
咽頭残留除去法　279
咽頭収縮筋　36
咽頭食道接合部　242
咽頭通過　274
咽頭通過時間　239
咽頭内圧　234
咽頭反射　68, 69, 128, 129, 182, 245
咽頭へのアイスマッサージ　270
咽頭への送り込み　113, 274

ウ
ウェルニッケ失語　88
うなずき嚥下　244
運動機能評価　122
運動性構音障害　108
運動の学習　121

エ
永久気管孔造設　70
栄養管理　202
栄養サポートチーム　292
栄養士　322
栄養指導　313
栄養補助食品　310
液体の摂取　289
円背　92
嚥下　119
嚥下圧　152, 153
嚥下音　152
嚥下機能　119
嚥下機能が改善してきた場合　314
嚥下機能回復訓練　166
嚥下機能改善手術　296
嚥下機能の予測　119
嚥下機能は変動する　313
嚥下訓練　48, 166
嚥下訓練開始の基準　77
嚥下後の誤嚥　91
嚥下失行　16
嚥下手技　243
嚥下障害食　255
嚥下障害に対する手術療法　297
嚥下障害の質問紙　83
嚥下障害のステージ（障害部位）　50
嚥下障害の分類　161
嚥下障害の類型　7
嚥下障害をまず疑う　82
嚥下食　252, 253
嚥下食の作り方の指導　350
嚥下性無呼吸　120
嚥下前・嚥下中の誤嚥　91
嚥下造影　119, 132, 269
嚥下造影（VF）と内視鏡（VE）の経時的評価　351
嚥下造影検査　91, 135, 136, 156
嚥下造影用検査食　310
嚥下体操　215
嚥下チーム　348
嚥下中枢　237
嚥下聴診法　179
嚥下と摂食　3
嚥下内視鏡検査　269
嚥下のタイミングのずれ　274
嚥下反射　4, 188, 234, 236, 250, 273
嚥下反射運動の促通訓練　166
嚥下反射促通手技　277
嚥下反射遅延　239
嚥下反射の促通　236
嚥下反射誘発と誤嚥防止　275
嚥下反射誘発部位　276

オ
オーラルコントロール　229
オーラルヘルスケア　206
オトガイ舌骨筋　40
オリーブ橋小脳萎縮症　44
押し訓練　241
押しつぶし嚥下　287
大きな声　120
送り込み困難　119
奥舌に食物を置く　350
重湯ゼリー　306
音響分析　117
音声　113, 114
音声機能検査　116
音声特徴　116

カ
カーテン徴候　112
カーテン様徴候　33
カニューレ装着例　179
カフ　176
ガーゼガム　255, 256
かすれ声　114
下咽頭　39
下顎の固定と口唇閉鎖　271, 274
仮性球麻痺　1, 96, 274
価値観・性格等への配慮　251
家族　322
家族関係への配慮　252
家族の介護能力　74
過緊張の口唇・舌　231
過敏性　230
介助者の留意点　291
回復期　90
改訂水飲みテスト　131
開口困難　272
開口障害　207
開口制限　272
開始食　275, 305
開鼻声　116
外出　193
外食　193
咳嗽（反射）　7
覚醒　269
喀出能力　120
学習　121
顎関節症　99
顎関節の拘縮予防　208
顎義歯　223
顎舌骨筋　40

顎二腹筋の前腹　40
活動係数　293
空嚥下　88, 279
看護師　322
看護助手　322
寒天　305
間欠的経管栄養法　244
間欠的経口胃栄養法　182
間欠的経口経管栄養法　181
間欠的経口食道栄養法　181
間欠的口腔カテーテル（栄養）法　244
間欠的口腔カテーテル栄養法　67, 181
間接訓練　166, 201, 229, 270
感覚障害　17
感覚入力　239
感情失禁　52
管理栄養士　322
緩慢な発語　116, 117, 119
環境整備　291
環境設定　270
観念失行　16
含嗽　291
含嗽剤　207
癌　44
顔面神経麻痺　33

キ

気管カニューレ　304
気管カニューレ管理　175
気管開窓術　68
気管切開　66
気管切開カニューレ　100
気管切開術　175, 303
気管内挿管　66
気息性（B）　108
気息性嗄声　118, 235
気道消化管　113
気道閉塞　103
気道防御　113
気道防御の問題　7
記憶障害　107
基礎エネルギー消費量　293
基本的観察事項　148
期間限定集中的リハビリテーション　366
器質的障害　1, 28
機会誤嚥　60
機能維持　201
機能的障害　1, 28
偽性球麻痺　16
義歯　105, 223
義歯性口内炎　206
義歯の不適合　273

客体　222
客観的栄養評価法　293
吸引　291
急性期医療　365
球麻痺　1, 96, 246
球麻痺タイプ　274
筋萎縮性側索硬化症　85, 183, 191, 360
筋電図法　152
筋疲労　202
筋力増強　121
禁忌食品　290
緊張　229

ク

クモ膜下出血術後　351
グループ訓練　215, 219, 220
グレード　64
口ジスキネジー　96
口尖らし反射　230
黒コショウ　189
訓練過程で肺炎　354
訓練期間　202
訓練プログラム　201, 202
訓練目標　201
訓練量　202

ケ

ケースワーカー　321
外科的アプローチ　159
外科的治療とチーム医療　366
経口摂取の回数　287, 289
経皮食道胃管挿入術　184
経皮内視鏡的胃瘻造設術　183
軽度問題　60
傾眠状態　221
憩室　90
頸髄損傷　90
頸部過伸展　92
頸部回旋　279
頸部屈曲　276
頸部屈曲位　243
頸部伸展　259
頸部前屈　92
頸部前屈突出位　243
頸部聴診法　152
頸部突出法　279, 303
検査食　140
権利　194
言語聴覚士　321

コ

コーチ　121
コーティング　307
コードレス内視鏡　148

コミュニケーション　348
コミュニケーション機器　191
コミュニケーションボード　191, 192
ゴール　64, 320
呼気　113
呼気努力　120
呼気保持　120
呼気流率　108
呼吸　113
呼吸運動　120
呼吸音　152
呼吸器科　321
呼吸器症状　312
呼吸機能評価　126
呼吸訓練　204
呼吸困難　103
呼吸と嚥下の協調運動　204
呼吸と嚥下の協調運動の訓練　166
呼吸療法認定士　321
固形物と液体の一口同時摂取　290
固形物の摂取　289
固形物の段階分類　289
孤束神経核　237
誇張した発語運動　120
誤飲　7
誤嚥　119, 140, 253, 274
誤嚥性気管支炎　102
誤嚥性肺炎　8, 51, 62, 82, 86, 102, 128, 155, 187, 188, 292
誤嚥のタイプ　57
誤嚥の程度（VF検査）　50
誤嚥防止　120
誤嚥防止機構　39
誤嚥防止手術　162, 301
誤嚥防止の訓練　205
誤嚥率　91
口蓋帆挙筋　35
口蓋帆張筋　35
口峡　21
口腔衛生　9, 206, 313
口腔衛生指導　363
口腔顔面失行　16, 222
口腔期　18
口腔期の障害　31
口腔器官の運動性　120
口腔機能　206
口腔ケア　9, 53, 206
口腔腫瘍　245
口腔真菌症　206
口腔内衛生　291
口腔内残留　274
口腔内補填装置　323
口腔ネラトン法　244
口腔の衛生　218

口腔問題　60
口唇の閉鎖　118
甲状舌骨筋　35, 40
甲状輪状間膜切開　176
交互嚥下　262, 279
交流　194
咬合　224
咬反射　230
咬反射による開口　272
高次脳機能　288
高次脳機能障害　14, 54, 105
喉頭　113
喉頭蓋谷　23, 26
喉頭蓋の倒れ込み　39
喉頭挙上　276
喉頭挙上術　70, 299
喉頭侵入　42
喉頭侵入・誤嚥　7
喉頭全摘　70
喉頭知覚　129
喉頭知覚低下　87
喉頭摘出術　53
喉頭閉鎖　39, 120
喉頭閉鎖（または摘出）術　68
喉頭閉鎖嚥下法　242
喉頭閉鎖術　302, 303
硬起声　120
絞扼反射　237
構音　114
構音障害　91, 119
構音の利用　234
声　113
声の大きさ　114
声の高さ　114
声の途切れ　117
国際音声記号　111
骨棘　90

サ

作業療法士　321
嗄声　115, 117
再評価　202
催吐反射　236
在宅歯科システム　313
酸素飽和度計　89

シ

シーズニング　307
シェーグレン症候群　87
子音　114
子音の調音　115
支援体制　74
姿勢評価　123, 125
姿勢保持機能　16
姿勢保持能力　92

指示嚥下　21
視空間無視　222
歯科医師　322
歯科衛生士　323
歯科技工士　223
歯科補綴治療　223
歯間ブラシ　210
示差的特徴　111
耳鼻咽喉科医　320
持続的経鼻経管栄養法　245
失語群　91
失語症　107
失行　106
失声　115, 117
疾患特異性と疾患による障害部位　50
湿性嗄声　92
社会　192
手術療法の適応　161
主観・客観的評価　159
主観的包括的栄養評価法　293
主治医　320
集中的対応　365
重症筋無力症　85
重症歯性感染症　206
重症度分類　48, 155
重力を利用　350
準備期　18, 21, 30, 31
初期評価　49
小児科医　320
消化器科　321
症状　82
照射野　137, 143
障害受容　251
障害の理解　190
上気道　113
上部消化管　113
条件つきで経口摂取を可　159
情動障害　52
食塊　23, 24, 25, 147
食塊形成　23, 25, 26, 253
食塊の形成と保持　113
食事がとれないとき　315
食事介助器　274
食事記録　268
食事場面の観察　218
食事場面の雰囲気　252
食事場面の様子　85
食生活の価値観　251
食道アカラシア　43
食道胃境界部括約筋　43
食道括約筋　280
食道癌　90
食道期　42
食道期（食道通過）障害　280

食道内逆流　281
食道入口部　6, 39, 235
食道入口部の開大不全　239
食道の蠕動運動　280
食道への送り込み　274
食の楽しみ　192
食物形態　252, 287
食物形態調整　254
食物誤嚥　60
食欲　14
食器　291
心身機能障害　223
心不全の治療　83
神経筋疾患　321
神経系の可塑性　121
進行性疾患　51, 191
人工呼吸器　194

ス

スクリーナー　82
ストレス係数　294
ストローピペット法　217, 262
スプーン　288
スプーンの選択　281
スプーンを手渡す方法　270
スペクトログラム　117
スライス型　277
すりつぶし嚥下　287
水頭症術後　351
水分誤嚥　60
吸飲み　291
推進力　37
遂行機能障害　107
遂行障害　15
随意の咳反射　235
随意的な咳反射　234

セ

ゼラチン　305
ゼラチンゼリー　275
ゼリースライス丸呑み法　277
ゼリーを交互に摂取　350
生理的な狭窄部位　43
声帯　113
声帯の内転訓練　241
声帯麻痺　235
声道　113
声門下圧　113
声門越え嚥下　242, 277
声門閉鎖　39, 40, 235
声門閉鎖嚥下法　242
声門閉鎖強化　120
声門閉鎖不全　87
声量低下　115
精神科医　192

精神機能等（注意力，理解力，記憶力，失語症，難聴）への配慮　252
精神症状　223
静的障害　1, 28
咳払い　7, 113, 116
脊髄小脳変性症　191
摂食行動　219
摂食試行・段階的水飲み検査　288
摂食習慣　261
摂食障害　17
摂食状況　265
摂食状況の記録　267
摂食調節機構　14
摂食場面　262, 266
摂食ペース　260
摂食レベル　290
説明し理解を得る　190
説明と理解　251
舌　118, 121
舌圧　226
舌圧検査法　152
舌圧センサシート　226
舌咽神経　237
舌縁の形成　233
舌音　118
舌口蓋閉鎖　21, 23, 31, 147
舌口蓋閉鎖不全　25, 32
舌骨上筋群　239
舌骨上筋部　239
舌根沈下　100
舌接触補助床　228
舌接触補助装置　226
舌尖の挙上　233
舌苔　207
舌の萎縮　94
舌の運動制限　116
舌のくぼみの形成　233
舌の区分と名称　4
舌の上方運動の促進　233
舌の前方運動の促進　233
舌の抵抗運動　121
舌の麻痺　94
先行期　14
先行期障害　220, 269
専門的口腔ケア　208
洗口液　207
選手　121
全失語　88
全身管理　78
全身状態　50, 54
喘息　83
蠕動　6
蠕動運動　36
蠕動様運動　6, 36, 234

ソ

咀嚼障害　273
咀嚼と食塊形成　273
咀嚼の促進　232
咀嚼様運動　273
粗糙性（R）　108
総合的評価　155
造影剤　138, 140
増粘剤　140, 254, 274, 281, 305

タ

唾液嚥下　230
唾液誤嚥　60, 352
唾液腺　19
唾液飲みテスト　66, 69, 88, 128, 130
対応に苦慮した球麻痺例　348
体位と食物形態のアップの優先順位　282
体幹支持　113
体幹支持困難　92
体幹バランス訓練　349
代償姿勢　141, 142
代償的嚥下　53
代替栄養法　9, 64
脱水　84, 104
脱水症　53
棚橋法　303, 353
段階的嚥下訓練　349
段階的摂食訓練　169, 275
段階的摂食訓練の重要性　282

チ

チームアプローチ　355
チアノーゼ　103
地域一体型NST　295
地域連携　366
治療・代償アプローチ　8
治療目標の設定　72
窒息　62, 314
着色水飲みテスト　66, 128, 130
中心静脈栄養法　186
注意障害　15, 106
長期臥床　90
超音波検査法　152
調音　113
調音運動　120
聴取　113
聴診　99
直接訓練　167, 250, 252, 269

ツ

強い息こらえ嚥下　242

テ

ティッシュコンディショニング　208
ディアドコキネシス（diadochokinesis）検査　112
デンチャープラーク　206
でんぷん　305
手本　122
低栄養状態　53, 311
低酸素血症　103
低酸素脳症　90
抵抗運動　121
適応的　119
典型的な仮性球麻痺例　348
点滴　84
電動歯ブラシ　210

ト

努力性（S）　108
努力性嚥下　279
投薬内容　90
等尺性運動　240
等尺性筋収縮　121
等張性運動　240
糖尿病性の神経症　34
頭頸部癌　245
頭部外傷　190, 362
頭部挙上訓練　120
頭部挙上訓練法　239
頭部屈曲位　243
動的障害　1, 28, 31

ナ

内視鏡解剖　148
軟口蓋　21
軟口蓋・咽頭の麻痺　96
軟口蓋挙上装置　112, 229, 323

ニ

認知, 知的機能　50
認知機能　291
認知機能障害　16, 92
認知症　16, 223
認知障害　223

ネ

ネットワーク　194
年齢　50
粘度　9

ノ

のどのアイスマッサージ　217, 236, 276
飲み込み困難　85

脳幹梗塞　85
脳外科医　321
脳血管疾患　90
脳卒中　190
脳卒中急性期　245
脳卒中後遺症　245
喉詰め声　114

ハ

ハイムリッヒ法　314
ハリスベネディクト計算方法　305
ハンドリング　229
バイタルサイン　203
バルーン拡張術　70
バルーン訓練法　354
バルーン法　246
パーキンソン病　85
パルスオキシメーター　89
長谷川式　87
歯の欠損　273
肺癌　90
肺水腫　103
廃用症候群　51, 105
廃用性変化　157
発語　114
発語失行　91
発症後期間　51
発声　113
発声機能低下　119
発声訓練　120
発声発語　113, 119
発声発語機能　113
発声発語と嚥下との関連性　113
発声発語の訓練　119, 120
発話明瞭度　92
反復唾液飲みテスト　66, 84, 128
半側臥位　256
半側空間無視　107

ヒ

ビデオ嚥下造影　67, 89
ビデオ嚥下造影検査等　288
ビデオ嚥下造影法　132
ビデオ嚥下透視検査　8
び漫性嚥下性細気管支炎　102
び漫性軸索損傷　362
披裂軟骨　242
非VF系嚥下機能評価　60
非言語性動作　121
非進行性疾患　51
鼻咽腔閉鎖　121
鼻咽腔閉鎖不全　112
一口量　260, 287
評価のポイント　161
評価表　143, 145

標準失語症検査　88
病期別口腔ケア　207
病態の説明　251
病態別口腔ケア　208

フ

フードテスト　150
フォローアップ時のチェックポイント　312
フォローアップの頻度　312
フラットパネル　132, 133
ブローイング　121
プッシング法　241
不顕性誤嚥　128
不正確な子音　118
不正確な母音　118
不明瞭な発語　116, 117
付着性　305
負荷量　202
深い吸気　120
服薬のコンプライアンス　314
複合屈曲位　243
複数回嚥下　262, 279
文化　192

ヘ

ヘルパー　322
ベッドアップ　256
ペーシング　260
変形性頸椎症　90, 92

ホ

ボランティア　322
補綴装置　223
補綴物　223
母音　114
母音の持続発声　116
母音の調音　115
放射線科　323
放射線技師　323
頬ふくらませ　121

マ

麻痺側への傾き　92

ミ

ミニ・メンタルステート　87
味覚障害　207
味覚鈍麻　94
水飲みテスト　68, 69, 84, 88, 128, 129, 130
水飲みテスト変法　130

ム

むせと誤嚥がパラレル　349

むせのない誤嚥　91, 92
無力性（A）　108

メ

メール　194
メディカルディバイス　208
メンデルソン手技　240
メンデルソン法　235, 240
命令嚥下　21
明瞭度ドリル　121
迷走神経　34

モ

モチベーション　202
文字盤　192
模擬食品　140
目標指向的な取り組み　71

ヤ

薬剤　17
薬剤師　323

ユ

油断　83

ヨ

予後予測の問題　71
横向き嚥下　279

ラ

楽飲み　291

リ

リーシルバーマン法　120
リクライニング位　275
リクライニング位頸部屈曲　274
リスク管理　78, 250
リハ科の医師　320
リハビリテーション　121
リベース　208
リラクセーション　217
梨状陥凹　5
理学療法士　321
罹患率　89
律動性ミオクローヌス　96
流動性　305
輪状咽頭筋　38, 86
輪状咽頭筋が神経原性の筋萎縮　351
輪状咽頭筋開大不全　274
輪状咽頭筋開大不全への対処法　279
輪状咽頭筋切断術　301
輪状咽頭筋切断術プラス喉頭挙上術　353

輪状咽頭筋の弛緩　235
輪状咽頭切断術　70
輪状咽頭部の狭窄　354
臨床心理士　192
臨床的病態重症　59

ル

るいそう　17

レ

レティナ　352
レベル　64
連続嚥下　26

ロ

老年症候群　82

ワ

ワレンベルグ症候群　52, 85, 249, 300

欧文索引

A

ADL訓練　349
alignment　229
ALS　193, 245, 360

B

Brunnstrom recovery stage test　124

C

catheter feeding　244
chin down　243
CNG　185, 245
CT　153

D

deconditioning　53, 157
dipper type　21
direct therapy　250
driving force　37

F

FEES　147

G

gastoroesophageal reflux　89
GER　89
Glasgow Coma Scale　87
GRBAS尺度　108

H

Harris-Benedictの方法　293
head raising exercise　239

I

intermittent oral catheterization　181, 244
intermittent tube feeding　244
　IOC　67, 68, 69, 181, 183, 186, 244, 245
IOE　181, 244, 294

IOG　182
ITF　244
IVH　186

J

JCS. 3-3-9度方式　283

K

K-point刺激　272
K-point刺激法　270, 277

L

LES　43
lower esophageal sphincter　43

M

Mendelsohn法　240
mobility　92
MRI　153
MRSA　187

O

OE法　244, 348, 363
OG法　182, 244
OPCA　44
OT　321

P

P/F/C比率　305
PAP　228
PEG　183, 184, 185, 294
PEG法　244
PEJ　294
PEM　311
percutaneous endoscopic gastostomy　183
percutaneous trans esophageal gastrotubling　184
PES　242
PLP　229
PPN　294

PT　321
PTEG　184, 294
pushing法　241

S

Shaker（シャキア）法　239
silent aspiration　91, 92, 235
SLTA　88
ST　321
stability　92
super supraglottic swallow　235, 242
supraglottic swallow　235, 242
supraglottic swalow　277

T

thermal tactile stimulation　236
think swallow　235
tipper type　21
tone　229
TPN　186, 294
TRPチャネル　188
TTS　236

V

VE　269
VF　67, 68, 130, 269, 358
VF検査　8

W

WAIS成人知能検査　87

X

X線被曝　143

【時計数字】

Ⅲ-3方式　87

【算用数字】

30°仰臥位頸部前傾姿勢　256

嚥下障害の臨床―リハビリテーションの考え方と実際― 第2版	ISBN978-4-263-21322-3

1998年 9 月10日　第1版第1刷発行
2007年 1 月20日　第1版第8刷発行
2008年 9 月15日　第2版第1刷発行
2016年10月15日　第2版第8刷発行

　　編　　集　　日本嚥下障害臨床研究会
　　編集委員　　苅安　　誠　清水　充子
　　　　　　　　谷本　啓二　津田　豪太
　　　　　　　　本多　知行

　　発行者　　大　畑　秀　穂
　　発行所　　医歯薬出版株式会社
　　〒113-8612　東京都文京区本駒込1-7-10
　　TEL.（03）5395-7628（編集）・7616（販売）
　　FAX.（03）5395-7609（編集）・8563（販売）
　　http://www.ishiyaku.co.jp/
　　郵便振替番号 00190-5-13816

乱丁，落丁の際はお取り替えいたします　　印刷・三報社印刷／製本・明光社
　　　　　© Ishiyaku Publishers, Inc., 1998, 2008. Printed in Japan

----
本書の複製権・翻訳権・翻案権・上映権・譲渡権・貸与権・公衆送信権（送信可能化権を含む）・口述権は，医歯薬出版（株）が保有します．

本書を無断で複製する行為（コピー，スキャン，デジタルデータ化など）は，「私的使用のための複製」などの著作権法上の限られた例外を除き禁じられています．また私的使用に該当する場合であっても，請負業者等の第三者に依頼し上記の行為を行うことは違法となります．

|JCOPY| ＜（社）出版者著作権管理機構　委託出版物＞

本書をコピーやスキャン等により複製される場合は，そのつど事前に（社）出版者著作権管理機構（電話03-3513-6969，FAX 03-3513-6979，e-mail:info@jcopy.or.jp）の許諾を得てください．